全国医药类高职高专“十三五”规划教材 · 药学类专业

药物化学（第2版）

主　审　李群力
主　编　许　军　杨瑞虹
副主编　张春桃　钟辉云
编　者　（以姓氏笔画为序）
卢茂芳　湖南中医药大学
刘燕华　江西中医药大学
米浩宇　长春工业大学
许　军　江西中医药大学
李彩艳　山西职工医学院
杨瑞虹　山西职工医学院
肖晓飞　汉中职业技术学院
张　卫　郑州铁路职业技术学院
张春桃　湖南中医药大学
陈小兵　赣南卫生健康职业学院
钟辉云　四川卫生康复职业学院
袁秀平　杨凌职业技术学院
郭飞宇　宜春职业技术学院
黑育荣　杨凌职业技术学院
熊　俭　江西中医药大学

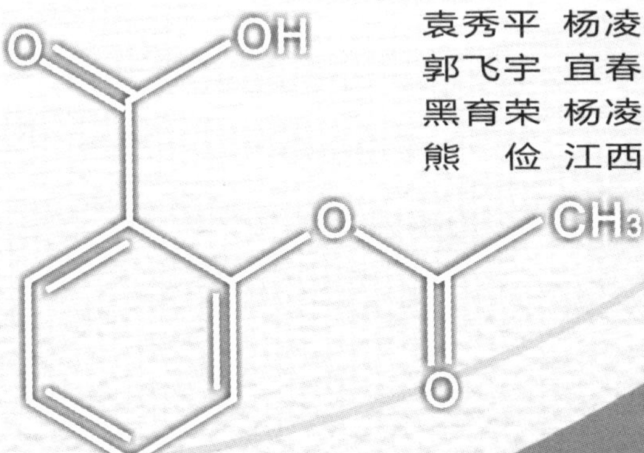

U0914617

西安交通大学出版社
XI'AN JIAOTONG UNIVERSITY PRESS

图书在版编目(CIP)数据

药物化学/许军，杨瑞虹主编. —2 版. —西安：西安交通大学出版社，2017.5

全国医药类高职高专“十三五”规划教材·药学类专业

ISBN 978-7-5605-9579-5

Ⅰ. ①药… Ⅱ. ①许… ②杨… Ⅲ. ①药物化学 Ⅳ. ①R914

中国版本图书馆 CIP 数据核字(2017)第 077170 号

书　　名　药物化学(第 2 版)
主　　编　许　军　杨瑞虹
责任编辑　王　雯

出版发行　西安交通大学出版社
（西安市兴庆南路 10 号　邮政编码 710049）
网　　址　http://www.xjtupress.com
电　　话　(029)82668357　82667874(发行中心)
(029)82668315(总编办)
传　　真　(029)82668280
印　　刷　陕西元盛印务有限公司

开　　本　787mm×1092mm　1/16　**印张**　26.75　**字数**　648 千字
版次印次　2017 年 7 月第 2 版　2017 年 7 月第 1 次印刷
书　　号　ISBN 978-7-5605-9579-5
定　　价　49.00 元

读者购书、书店添货、如发现印装质量问题，请与本社发行中心联系、调换。
订购热线：(029)82665248　(029)82665249
投稿热线：(029)82668803　(029)82668804
读者信箱：med_xjup@163.com

版权所有　侵权必究

再版说明

全国医药类高职高专规划教材于2012年出版，现已使用近4年，为我国药学类职业教育培养大批药学专业技能型人才发挥了积极的作用。教材着力构建具有药学专业特色和专科层次特点的课程体系，以职业技能的培养为根本，力求满足学科、教学和社会三方面的需求。全套教材共18种，主要供药学类专业学生使用。

随着我国职业教育体制改革地不断深入，药学类专业办学规模不断扩大，办学形式、专业种类、教学方式亦呈多样化发展。同时，随着我国医疗卫生体制改革、国家基本药物制度、执业药师制度建设地不断深入推进与完善，以及《中国药典》(2015年版)的颁布等，对药学职业教育也提出了新的要求和任务。为了更好地贯彻落实《国家中长期教育改革和发展规划纲要(2011—2020年)》文件精神，顺应职业教育改革发展的趋势，同时也为"十三五"期间申报国家规划教材做准备，在总结汲取1版教材成功经验的基础上，西安交通大学出版社医学分社于2016年启动了"全国医药类高职高专'十三五'规划教材·药学类专业"的再版工作。

本轮教材改版，以《高等职业学校专业教学标准(试行)》为依据，按照《药品管理法》《国家基本药物目录》《国家非处方药目录》要求，进一步提高教材质量，邀请医药院校教师、医药企业人员共同参与，以对接高职高专药学(药品)类专业教学标准和职业标准。以就业为导向，以能力为本位，以学生为主体，突出药学专业特色，以国家执业助理药师资格准入标准为指导，以培养技能型、应用型专业技术人才为目标，坚持"基础够用，突出技能"的编写原则，做到精简实用，从而更有效地施惠学生、服务教学。

为了便于学生学习、教师授课，在教材内容、体例设置上编出特色，教材各章开篇以高职高专教学要求为标准，编写"学习目标"；正文中根据课程、教材特点有选择性地增加"知识拓展""实例解析""课堂活动""思维导图"等模块；在每章内容后附有"目标检测"，供教师和学生检验教学效果、巩固学习使用。此外，本轮教材编写紧扣执业助理药师资格考试大纲，增设了"考纲提示"模块，根据岗位需要设计教材内容，力求与生产实践、职业资格鉴定(技能鉴定)无缝对接。

由于众多教学经验丰富的专家、学科带头人和教学骨干教师积极踊跃并严谨认真地参与本轮教材的编写，使教材的质量得到了不断完善和提高，并被广大师生所认同。在此，西安交通大学出版社医学分社对长期支持本套教材编写和使用的院校、专家、老师及同学们表示诚挚的感谢！我们将继续坚持"用最优质的教材服务教学"的理念，为我国医药学职业教育做出应有的贡献。

本轮教材出版后，各位教师、学生在使用过程中，如发现问题请及时反馈给我们，以便及时更正和修订完善。

编审委员会

主任委员

高健群（宜春职业技术学院）

杨　红（首都医科大学燕京医学院）

副主任委员

刘诗泆（江西卫生职业学院）

李群力（金华职业技术学院）

王玮瑛（黑龙江护理高等专科学校）

刘　敏（宜春职业技术学院）

郭晓华（汉中职业技术学院）

张知贵（乐山职业技术学院）

涂　冰（常德职业技术学院）

郑向红（福建卫生职业技术学院）

魏庆华（河西学院）

委　　员（按姓氏笔画排序）

马廷升（湖南医药学院）

马远涛（西安医学院）

王　萍（陕西国际商贸学院）

王小莲（河西学院）

方　宇（西安交通大学）

邓超澄（广西中医药大学）

刘　徽（辽宁医药职业学院）

刘素兰（江西卫生职业学院）

米志坚（山西职工医学院）

许　军（江西中医药大学）

李　淼（漳州卫生职业学院）

吴小琼（安顺职业技术学院）

张多婷（黑龙江民族职业学院）

陈素娥（山西职工医学院）

孟令全（沈阳药科大学）

郝乾坤（杨凌职业技术学院）

侯志英（河西学院）

侯鸿军（陕西省食品药品监督管理局）

姜国贤（江西中医药高等专科学校）

徐世明（首都医科大学燕京医学院）

徐宜兵（江西中医药高等专科学校）

黄竹青（辽宁卫生职业技术学院）

商传宝（淄博职业学院）

彭学著（湖南中医药高等专科学校）

曾令娥（首都医科大学燕京医学院）

谢显珍（常德职业技术学院）

蔡雅谷（泉州医学高等专科学校）

前　　言

《药物化学》(第 2 版)是全国医药类高职高专“十三五”规划教材药学类专业教材。根据教育部制定的药学及相关专业的教学大纲和国家执业药师资格考试的需求,教材突出了“三基(基本理论、基本知识、基本技能)、五性(思想性、科学性、先进性、启发性、适用性)、三特定(特定的对象、特定的要求、特定的限制)”原则。教材编写围绕知识点明确、学生好学、教师好教,使学生在尽可能短的时间内掌握所学课程的知识点要求,体现以就业为导向、能力为本位、学生为主体的高职高专教育特色。

本版教材传承了第一版教材特色鲜明、编排新颖的特点,按照临床常用药物来编排先后顺序。考虑到现代药物发展,第二版教材除增加了第四章抗病毒药外,还在多个章中增加了新的内容:如第七章增加了小分子靶向抗肿瘤药,第十一章增加了抗血小板及抗凝药等。

本教材分为上篇理论知识和下篇实训指导。上篇共十九章,每章有学习目标、课堂讨论、知识拓展、合成介绍、案例分析、考点提示模块;介绍典型药物的化学结构、理化性质、体内代谢、构效关系、生物活性以及新药的发展,同时简要介绍药物设计与研究方法。下篇有十项实训指导,供各院校根据自己的学时安排和实验条件选择教学。本教材适用于高职高专药学、药物制剂、制药工程、化学制药、药品营销和食品药品管理等专业教学使用,也可作为全国执业药师资格考试的辅导书,还可供药学工作者参考。

本书的编写和出版得到了西安交通大学出版社、参编学校各级领导和有关专家的大力支持与帮助,在此一并表示衷心的感谢。由于编者水平所限,教材不足之处,敬请广大读者和同行专家批评指正。

编　者

2017 年 4 月

目　　录

上篇　理论知识

下篇　实训指导

上　篇

理论知识

第一章　绪　论

学习目标

【掌握】药物化学的内容和任务，以药物的化学结构为中心学习药物化学知识。

【熟悉】药物的名称、药物质量标准。

【了解】药物化学的近代史与我国药物化学事业的成就。

一、药物化学的研究内容

药物，指能影响机体生理、生化和病理过程，用以预防、缓解、诊断、治疗疾病、调节机体生理功能的效应的化学物质。药物通常是低相对分子质量的化学制品，可与体内的大分子靶点结合产生效应，这种效应的产生与所使用药物的结构及给药剂量有关。

根据来源的不同，药物一般分为天然药物、化学药物和生物药物。天然药物是指动物、植物、矿物等自然界中存在的有药理活性的天然产物。化学药物主要来自于矿物、动物和植物中提取的有效化学成分单体、化学合成、生物发酵制得的药物。生物药物是指运用生物学、医学、生物化学等的研究成果，利用生物体、生物组织、细胞、体液等制造的药物。目前在临床上化学药物的应用占主要部分。

药物化学(medicinal chemistry)是建立在医学、化学和生物学基础上，研究药物及其活性，发现与发明药物、合成药物、阐明药物理化性质、在分子水平上研究药物作用规律的一门重要学科。药物化学主要研究药物名称(中文名、英文名、化学名称)、化学结构、药物制备合成、理化性质、药物的化学结构和活性之间的关系，阐明药物与受体的相互作用以及通过药物分子设计或对先导化合物的化学修饰获得新化学实体创制新药等方面。

作为药学领域的重要组成部分，药物化学的主要任务为：①研究药物的化学结构与理化性质间的关系，为药物的化学结构修饰、剂型选择、药品的分析检测和正确使用及其保管贮藏等奠定化学基础。②研究药物的化学结构与生物活性间的关系即构效关系(structure activity relationships，SAR)，从分子水平上揭示药物及具有生理活性物质的作用机制，研究药物进入体内后的生物效应、毒副作用及生物转化等化学-生物学内容，药物分子在生物体中作用的靶点以及药物与靶点结合的方式等。为临床药学研究中配伍禁忌和合理用药，以及新药研究和开发过程中药物的结构改造奠定理论基础。③为生产化学药物提供先进、经济的方法和工艺。④为创制新药探索新的途径和方法。

总之，药物化学的主要任务是掌握常用药物的来源、特点和应用，探索、研究发现新的高效低毒药物，造福人类。

二、药物化学发展的过程和趋势

药物化学的发展历程，可概括为几个阶段。最早的药物开始于天然物质，古代人们用一些天然物质来治疗疾病与缓解伤痛。我国现存最早的药物学专著为《神农本草经》，该书分三卷，分上、中、下三品，载药 365 种(植物药 252 种，动物药 67 种，矿物药 46 种)，文字简练古朴，是我国药物学著作的精髓。明朝李时珍的《本草纲目》全书共 52 卷，收载药物 1892 种，插图 1160 帧，药方 11 000 余条，分为 16 部、60 类，约 190 万字，它是几千年来对祖国药物学的总结。

在 19 世纪中叶，人们开始利用化学方法提取天然产物中的有效成分。例如：从茶叶中提取具有兴奋作用的咖啡因，从古柯叶中提取具有麻醉作用的可卡因，从金鸡纳树皮中提取具有抗疟疾作用的奎宁，从罂粟中提取具有良好镇痛作用的吗啡等。

19 世纪中期以后到 19 世纪末，随着科学技术的不断发展，特别是煤、染料等化学工业的崛起，有机合成方法不断革新，促进了药物合成的进步。Ehrlich 化学治疗概念的建立，为 19 世纪化学药物的合成和进展奠定了基础，逐步发展到药物合成、构效关系及结构改造等诸多领域。1875 年 Buss 首先发现水杨酸盐具有解热与抗风湿作用，1898 年 Hoffmann 合成的乙酰水杨酸，到目前仍然是临床上的常用药物，1891 年 Ehrlich 发现亚甲蓝的染料可以治疗疟疾，1910 年合成的胂凡纳明用于治疗梅毒。Ehrlich 对药物化学进展的更大贡献是他进一步发展了 Langley 于 1878 年提出的受体(receptor)概念。他认为药物与哺乳动物细胞中存在受体结合后才能发挥药效。

20 世纪 30 年代中期发现百浪多息和磺胺后，合成了一系列磺胺类药物。1938 年合成磺胺吡啶，1940 年发现合成磺胺噻唑、磺胺嘧啶等，1951—1953 年间合成了磺胺甲基异噁唑和磺胺嘧啶等，1956 年发现了长效磺胺药磺胺甲氧嗪，后来又发现了广谱增效剂甲氧苄胺嘧啶与磺胺类药物合用，可提高疗效。1940 年第一个被发现的青霉素疗效得到肯定，β-内酰胺类抗生素得到飞速发展，逐渐地发现了许多类型的抗生素药物以及半合成抗生素药物，化学治疗的范围日益扩大。1940 年 Woods 和 Fildes 抗代谢学说的建立，不仅阐明抗菌药物的作用机制，也为寻找新药开拓了新的途径。例如根据抗代谢学说发现抗肿瘤药、利尿药和抗疟药等。药物结构与生物活性关系的研究也随之开展，为创制新药和先导物提供了重要依据。20 世纪 30—40 年代发现的化学药物最多，此时期是药物化学发展史上的丰收时代。

进入 20 世纪 50 年代后，新药合成数量不及初阶段，但随着生物学、医学的发展，药物在机体内的作用机制和代谢变化逐步得到阐明，联系生理、生化效应和针对病因寻找新药方法开始应用。例如利用潜效(latentiation)和前药(prodrug)概念，设计能降低毒副作用和提高疗效的新化合物。前药即前体药物，是指一些在体外活性较小或者无活性的化合物，在体内经过酶的催化或者非酶作用，释放出活性物质从而发挥其药理作用的化合物，其常常指将活性药物(原药)与某种无毒性化合物以共价键相连接而生成的新化学实体。

20 世纪 60 年代以后构效关系研究发展很快，药物研究的发展速度加快，合成的新化合物数量增多，已由定性转向定量方面。定量构效关系(quantitative structure activity relationships，QSAR)是将化合物的结构信息、理化参数与生物活性进行分析计算，建立合理的数学模型，研究构-效之间的量变规律，为药物设计、指导先导化合物结构改造提供理论依据。此时期是药物化学发展的重要时期。非甾体抗炎药是 60 年代中期以后研究的活跃领域，之后一系列抗炎新药先后上市。70 年代对药物潜在作用靶点开始进行深入研究。另外，分子力学和量子化学与药学科学的渗透，X 衍射、生物核磁共振、数据库、分子图形学的应用，为研究药物与生物大分子三维结构、药效构象以及二者作用模式、构效关系提供了理论依据和先进手段。

20 世纪 80 年代初诺氟沙星用于临床后，迅速掀起喹诺酮类抗菌药的研究热潮，相继合成了一系列抗菌药物，这类抗菌药和一些新抗生素的问世，是合成抗菌药发展史上的重要里程碑。与此同时，化学和分子生物学的发展，计算机的广泛应用，精密的分析测试技术如放射免疫测定、质谱、磁共振和 X 射线结晶学的进步，使药物化学的理论与药物设计的方法与技巧不断地升华和完善。90 年代初以来上市的新药中生物技术产品占有较大的比例。利用转基因动物-乳腺生物反应器研制、生产药品，成为生物技术领域研究的热点之一。

20 世纪中、后期药物化学的进展和大量新药上市，可归纳为有三方面的主要原因：①生命科学，如结构生物学、分子生物学、分子遗传学、基因学和生物技术的进展，为发现新药提供了理论依据和技术支撑；②信息科学的突飞猛进，如生物信息学的建立、生物芯片的研制、各种信息数据库和信息技术的应用，可便捷地检索和搜寻所需要的文献资料，研究水平和效率大为提高；③制药企业为了争取国际市场，投入大量资金用于新药研究和开发，新药品种不断增加，促进了医药工业快速发展。

21 世纪是知识经济的新世纪，知识创新、技术创新、促进科技进步和经济发展将是我们的主要任务。近年来发展的组合化学技术，能合成数量众多的结构相关的化合物，建立有序变化的多样性分子库，进行集约快速筛选。这种大量合成和高通量筛选，无疑对发现先导化合物和提高新药研究水平具有重要意义。除此之外生命科学和信息科学将日益得到发展，为防病治病及新药研究提供重要的基础。精准医学、药物化学与生物学科、生物技术紧密结合，相互促进，促进了医药工业快速发展，仍是今后发展的大趋势。

目前，我国药物化学得到了巨大发展，截至 2015 年 11 月底，全国共有原料药和制剂生产企业 5065 家，可以生产化学原料药 2000 余种。建立了较为完整的药物科研、教学、管理、生产、营销体系，促进了医药工业的发展，保障了人民身体健康。

三、常用药物作用靶点简介

1. 受体

受体是细胞表面或亚细胞组分中的一种分子，可以识别并特异地与有生物活性的化学信号物质结合，从而激活或启动一系列生物化学反应，最后导致该信号物质特定的生物效应。对受体的深入研究，尤其许多受体亚型的发现，促进了受体激动剂和拮抗剂的发展，寻找特异性地、仅作用于某一受体亚型的药物，可提高其选择性，增加药物的活性。如作用于肾上腺素 α 和 β 受体及其亚型的激动剂和阻滞剂是治疗心血管系统疾病的常用药物；组胺 H_1 受体阻滞剂能治疗过敏，H_2 受体阻滞剂能治疗胃及十二指肠溃疡；内源性脑啡肽类对阿片受体有激动作用，产生镇痛活性，目前阿片受体有多种亚型（如 δεγηκ 等），可以用于设计特异性镇痛药。

2. 酶

酶指由生物体内活细胞产生的一种生物催化剂，是生命细胞内产生的具有高度专一性和催化效率的蛋白质，又称为生物催化剂，广泛存在于各种细胞中，大多数由蛋白质组成（少数为 RNA）。酶能在机体中十分温和的条件下，高效率地催化各种生物化学反应，促进生物体的新陈代谢。生命活动中的消化、吸收、呼吸、运动和生殖都是酶促反应过程，酶是细胞赖以生存的基础，细胞新陈代谢包括的所有化学反应几乎都是在酶的催化下进行的。目前将酶分类为：氧化还原酶类（oxidoreductase）、转移酶类（transferases）、水解酶类（hydrolase）、裂解酶类（laases）、异构酶类（isomerases）、合成酶类（ligases）等等。随着对酶的三维结构、活性部位的深入研究，许多酶抑制剂的研究取得重大进展，得到了很多药物。例如通过干扰肾素（renin）-血管紧张素（angiotensin）-醛固酮（aldosterone）系统调节而达到降压效用的血管紧张素转化酶（ACE）抑制剂，具有降压作用，这类药物有卡托普利、依那普利、氯沙坦等等。

3. 离子通道

离子通道类似于活化酶，存在于机体的各种组织，由细胞产生的特殊蛋白质构成，它们聚集起来并镶嵌在细胞膜上，一般是由若干个亚单位组成的中空环状结构，外表面高度疏水，能与膜中的脂质融合，中间形成水分子占据的孔隙，这些孔隙就是水溶性物质快速进出细胞的通道。离子通道对实现细胞各种功能具有重要意义，参与调节多种生理功能。20 世纪 70 年代末发现的一系列钙拮抗剂（calcium antagonists）是重要的心脑血管药，其中二氢吡啶类药物较多，各具药理特色，如硝苯地平、氨氯地平。生物膜离子通道（ion channels of biomembrane）是各种无机离子跨膜被动运输的通路。生物膜对无机离子的跨膜运输有被动运输（顺离子浓度梯度）和主动运输（逆离子浓度梯度）两种方式。被动运输的通路称离子通道，主动运输的离子载体称为离子泵。生物膜对离子的通透性与多种生命活动过程密切相关。例如，感受器电位的发生、神经兴奋与传导和中枢神经系统的调控功能、心脏搏动、平滑肌蠕动、骨骼肌收缩、激素分泌、光合作用以及氧化磷酸化过程中跨膜质子梯度的形成等。

四、药物的命名

化学药物的每个药物都有自身的名称，主要包括药物通用名、化学名和商品名三种。

1. 药物通用名

药物通用名是一种国际非专利药品名称，简称 INN（International Nonproprietary Names for Pharmaceutical Substances），是世界卫生组织给每种药品的一个官方的非专利性名称。INN 是新药开发者在新药申请时向政府主管部门提出的正式名称，不能取得专利及行政保护，是任何该产品的生产者都可以使用的名称，也是文献、教材及资料中以及在药品说明书中标明的有效成分的名称，在复方制剂中只能作为复方组分的使用名称。INN 名称已被世界各国采用，我国药典委员会根据 INN，结合具体情况编写了中国药品通用名称（China Approved Drug Names，CADN）。

2. 药物化学名

药物化学名是根据药物的化学结构式进行的命名，其英文化学名是国际的通用名称。命名方法以药物一个母核为基本结构，然后连上取代基或官能团的位置和名称，并按照规定顺序注明取代基或官能团的序号，对于手性化合物规定其立体构型或几何构型。化学名称的命名可参考有机化学命名法和中国化学会公布的有机化学命名原则。由于美国《化学文摘》（*Chemical Abstracts*，CA）在世界范围广为应用，现已经作为药物化学命名的基本依据。药物英文名所采用的系统命名是以 CA 为依据的。

例如：对乙酰氨基酚　Paracetamol

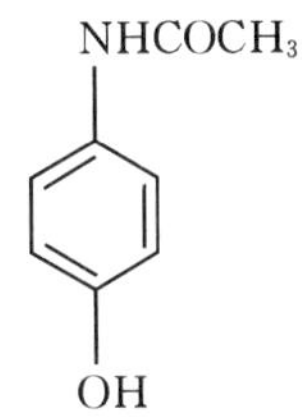

化学名：N-(4-羟基苯基)乙酰胺，别名扑热息痛、醋氨酚、acetaminophen。

3. 药物商品名

药品的商品名系指经国家药品监督管理部门批准的特定企业使用的商品名称，例如解热镇痛药“对乙酰氨基酚”是通用名；不同药厂生产，其商品名分别为泰诺、百服宁、必理通等。药物商品名是药品生产企业为了树立自己的品牌，往往给自己的产品注册不同的商品名以示区别。因此，同一个药品可以有多个不同的商品名。药品通用名称不得作为药品商标名使用，药物商品名是每个国家都认可的上市药物名称，但是制药企业在命名时其商品名必须符合国家法规规定，不能是含有暗示药物的疗效、用途等名称。为解决“一药多名”问题，国家食品药品监督管理局早已颁布修订的《药品说明书和标签管理规定》，规定要求从2006年6月1日起，仿制药将不再获批商品名，而只能使用通用名；同一企业生产的同一药品，成分相同但剂型或规格不同的，也必须使用同一商品名。《规定》还要求，药品包装上必须显著标示药品的通用名，商品名的单字面积不得大于通用名的1/2。药品标签使用注册商标的，应当印在标签的边角；含文字的，其字体大小（以单字面积计）不得大于通用名的1/4。《规定》特别要求，未经注册的商标，以及未经国家食品药品监督管理局批准的药品名称，不得在药品说明书和标签中使用。

五、药物质量标准和药物纯度

《中华人民共和国药典》（简称《中国药典》）和《药品标准》为我国的国家药品标准，由国家药典委员会制定，国家食品药品监督管理局颁布，是法定的强制性标准。药品标准是国家对药品质量、规格及检验方法所做的技术规定，是药品生产、供应、使用、检验和药政管理部门共同遵循的法定依据。《中华人民共和国药典》自新中国成立以后，已经颁布了十版，分别是1953年版、1963年版、1977年版、1985年版、1990年版、1995年版、2000年版、2005年版、2010年版、2015年版。现在执行的是2015年版。未被列入《中国药典》的药品，其质量必须达到《药品标准》的要求。

药品是一种特殊的商品，其质量必须符合国家法定标准，药物质量的优劣直接影响人民的身体健康和生命安全。为了保证药物安全、有效，就需要一个统一的药品标准，所以各个国家为了确保药物质量均制定了药物的质量标准。

我国药典对药物的质量做了具体的规定，质量标准一般包括药品名称（通用名、汉语拼音名、英文名），化学结构式、分子式、分子量、化学名、含量限度、性状、理化性质、鉴别、纯度检查、含量测定、作用类别、贮藏、制剂、有效期等项内容，以保证药品使用的安全、合理、有效。

在新药研究中，药品的质量研究与质量标准的制订是药物研究的主要内容之一。药品质量标准是否科学、合理、可行，直接关系到药品质量的可控性、安全性和有效性。研发药物需对其质量进行系统的、深入的研究，制定出合理的、可行的质量标准，并不断地修订和完善，以控制药品的质量、保证药品的安全有效。药品质量标准的建立主要包括:确定质量研究的内容、进行方法学研究、确定质量标准的项目及限度、制定及修订质量标准。以上过程不是孤立的,而是密切相关的,且相互支持、相互印证。

药物的纯度是指药物的纯净程度,也称药用纯度或药用规格,是药物中杂质限度的一种体现。药物的纯度要求与化学品及试剂的纯度要求不同,药物的纯度必须以保证药物疗效和不危害机体健康为前提。药物的杂质是指无治疗作用,影响药物稳定性和疗效,对人体健康有害的物质。所以,化学品及试剂无论纯度级别怎样,是不能作为药物直接使用的。

药物的杂质检查是控制药物纯度的一个非常重要的方面,所以药物的杂质检查也可称为纯度检查。药物中杂质是药物生产和贮存过程中可能引入的药物以外的其他物质。生产过程中引入杂质来自于:反应不完全残留原料、反应中间体、副产物、试剂、溶剂、催化剂、同分异构及同质异晶体,以及器皿、装置和管道等。药物贮藏过程中引入杂质来自于:保管不当,贮藏时间过长以及受外界条件(温度、湿度、日光、空气等)影响下,或因微生物的作用,引起药物发生水解、氧化、分解、异构化、晶型转变、聚合、潮解和发霉等变化,使药物中产生有关的杂质。杂质不仅使药物的外观性状发生改变,更重要的是降低了药物的稳定性和质量,甚至失去疗效或对人体产生毒害。

药物中的杂质根据来源不同分为两类:一是一般性杂质,一般性杂质在自然界中分布广泛,是在大多数药物的生产及贮存过程中容易引入的杂质,如酸、碱、水分、氯化物、硫酸盐、重金属、铁盐等。二是特殊性杂质,是药物在生产及贮存过程中由药物本身的性质和生产工艺所引入的杂质,具有特殊性,只存在于个别的药物之中。如乙酰水杨酸在生产及贮存过程中引入或分解产生的水杨酸,就是乙酰水杨酸中的特殊性杂质。

药物杂质的存在可能产生不良反应和毒性,并且影响药物的疗效,因而质量好的药物应该是达到一定纯度且杂质的含量越少越好,但是在实际生产中考虑到完全除去杂质是否必要以及杂质存在对机体健康的影响程度,除去杂质必然增加生产成本、降低产量,一般情况下,在不影响药物疗效和人体健康的前提下,国家标准允许药物中存在一定限量的杂质。

我国药典规定了各种杂质检查项目,系指该药物在按既定工艺进行生产和正常贮藏过程中可能含有或产生并需要控制的杂质。《中国药典》中规定的杂质检查均为限量(或限度)检查(limit test)。杂质限量是指药物中所含杂质的最大容许量,通常用百分之几或百万分之几来表示。对危害人体健康、影响药物稳定性的杂质,必须严格控制其限量。

课堂讨论

什么是药物化学?《药物化学》学习什么主要内容?

知识拓展

Chemistry 意味着什么

英语的 chemistry 起源于 alchemy,即炼金术。Chemist 至今还保留着两个相关的含义:化学家和药剂师。

化学和药物的历史渊源非常古老,可以说自从有了人类,化学和药物便与人类结下了不解之缘。

人类学会在熊熊的烈火中由黏土制出陶器、由矿石提炼出金属，学会用谷物酿酒、给丝麻等织物染上颜色等等。这些都是在实践经验的直接启发下经过长期摸索而来的最早的化学工艺，但还没有形成化学知识，只是化学的萌芽时期。后来，化学被炼丹术、炼金术所控制。为求得长生不老的仙丹或象征富贵的黄金，炼丹家和炼金术士们开始了最早的化学实验，在探索“点石成金”的方法中实现了物质间用人工方法进行的相互转变，积累了许多物质发生化学变化的条件和现象，为化学的发展积累了丰富的实践经验。

考点提示

一、填空题

1. 药物化学(medicinal chemistry)是药学领域对药物及其活性进行研究的一门重要的带头学科，是建立在__________、__________和__________的基础上，发明与发现药物、合成药物、阐明药物理化性质、在分子水平上研究药物作用规律的一门学科。

2.《神农本草经》一书分三卷，分上、中、下三品，载药__________种。

3. 前药即前体药物，是指一些在体外活性较小或者无活性的化合物，在体内经过酶的催化或者非酶作用，释放出__________从而发挥其药理作用的化合物。

4. 受体是细胞表面或亚细胞组分中的一种分子，可以识别并特异地与有生物活性的化学信号物质结合，从而激活或启动一系列__________反应，最后导致该信号物质特定的生物效应。

5. 酶指由生物体内活细胞产生的一种生物催化剂，是生命细胞内产生的具有高度专一性和催化效率的蛋白质，又称为__________。

二、单项选择题

1. 药物化学的主要任务一般有______个

A. 1　　B. 2　　C. 3　　D. 4

2. 酶是生命细胞内产生的具有高度专一性和催化效率的______，也称为生物催化剂，广泛存在于各种细胞中

A. 蛋白质　　B. 糖　　C. 盐　　D. 水

3. 受体是细胞表面或亚细胞组分中的______种分子

A. 1　　B. 2　　C. 3　　D. 4

4. 药物的名称是药物规范化、标准化的主要内容之一，同时也是药物质量标准的重要组成部分。化学药物的名称类型通常有______种

A. 1　　B. 2　　C. 3　　D. 4

5. 我国药品的英文名应尽量采用世界卫生组织编订的国际非专利药名；INN 没有的，可采用其他合适的英文名称。中文名应尽量与外文名相对应，一般以______为主

A. 习惯　　B. 音译　　C. 结构　　D. 药物作用

药物化学

三、多项选择题

1. 目前药物作用的靶标主要集中在什么方面

A. 受体　　B. 酶　　C. 组织　　D. 核酸(DNA和RNA)

2. 化学药物的名称类型通常有哪些

A. 生产厂名　　B. 化学名　　C. 通用名　　D. 商品名

3. 我国药品名称要严格遵循《药品管理法》规定，药品名称应

A. 科学　　B. 明确　　C. 代号　　D. 简短

4. 化学名称的命名可参考______命名法和______公布的有机化学命名原则

A. 有机化学　　B. 中国化学会

C. 取代基或官能团的名称　　D. 取代基或官能团的位置

5.《中国药典》对药物的质量做了具体的规定，质量标准一般包括

A. 药品名称　　B. 化学结构式

C. 化学名　　D. 有效期

四、配伍选择题

(备选答案在前，试题在后。每组题均对应同一组备选答案，每题只有一个正确答案。每个备选答案可重复选用也可不选用。)

A. 当前《中国药典》执行的是

B. 明朝李时珍撰写的经典药物学著作是

C. 我国最早的本草经是

D. 从古柯叶中提取具有麻醉作用的药物是

E. 从罂粟中提取的具有良好镇痛作用的药物是

1.《本草纲目》

2. 2015年版

3. 可卡因

4.《神农本草经》

5. 吗啡

五、问答题

1. 常用药物的作用靶点有哪些?

2. 请说明药物的命名方法。

3. 药物的杂质来源有哪些?

(许　军　郭飞宇)

第二章　抗生素

学习目标

【掌握】 各类抗生素的结构类型、结构特点和药理作用，青霉素、阿莫西林、头孢噻肟钠、红霉素、硫酸链霉素、四环素、氯霉素的结构、理化性质和临床用途。

【熟悉】 耐酸、耐酶、广谱半合成β-内酰胺类抗生素的结构特点，红霉素衍生物的结构改造方法，亚胺培南、氨曲南、克拉维酸、舒巴坦、阿奇霉素、盐酸林可霉素、磷霉素钠的结构、理化性质和临床用途。

【了解】 临床其他常用抗生素的结构及临床用途。

抗生素是某些微生物的次级代谢产物或合成的类似物，在低浓度对其他微生物的生长具有抑制或杀灭作用，而对宿主不会产生严重的毒副作用。抗生素的临床用途广泛，除用于细菌性感染外，还可用于真菌、病毒、立克次体、螺旋体、原虫及肿瘤等引起的疾病，有些还具有免疫抑制和刺激植物生长的作用，因此，抗生素在医疗、农业、畜牧业、食品工业都有广泛应用。临床应用的抗生素主要通过生物合成制得，也可以通过化学全合成和半合成的方法制得。抗生素种类繁多，结构比较复杂，有多种分类方法，本章按照化学结构分类法，重点介绍临床常用的几类抗生素。

第一节　β-内酰胺类抗生素

一、概述

β-内酰胺类抗生素是指分子中具有β-内酰胺环，是临床应用最广泛的抗生素。

（一）β-内酰胺类抗生素的分类

按照β-内酰胺环相稠合杂环结构的差异，此类抗生素分为青霉素类、头孢菌素类及非经典的β-内酰胺类。非经典的β-内酰胺类抗生素主要有碳青霉烯类、青霉烯类、氧青霉烷（棒烷）类和单环β-内酰胺类等。各类型β-内酰胺类抗生素的结构通式如下：

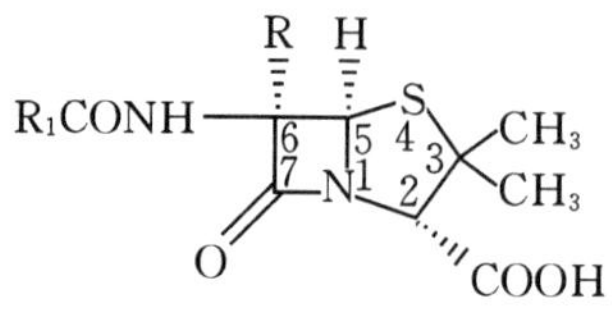

青霉素类

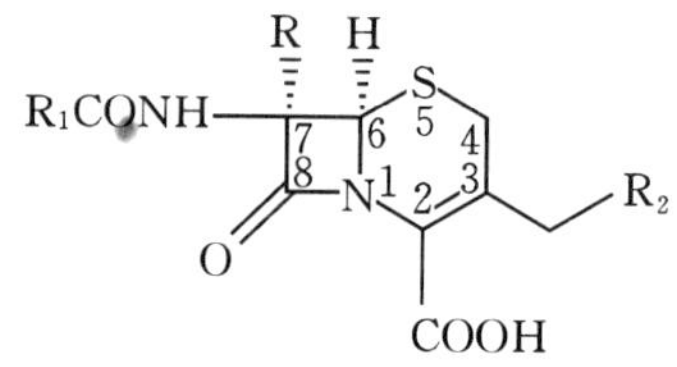

头孢菌素类

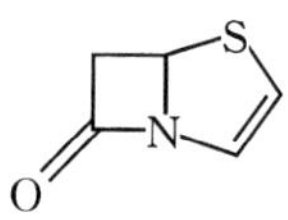

青霉烯类

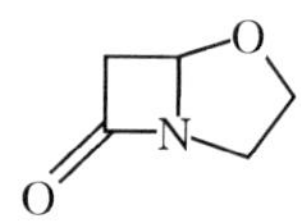

氧青霉烷类

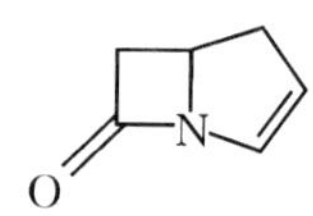

碳青霉烯类

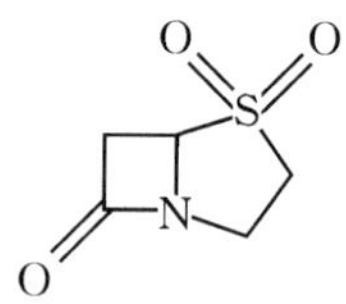

青霉烷砜类

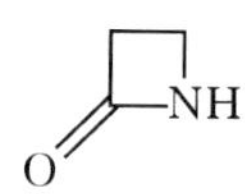

单环β-内酰胺类

（二）β-内酰胺类抗生素的结构特点

（1）含有四元β-内酰胺环。

（2）β-内酰胺环通过N原子和邻近的第三个碳原子与第二个杂环相稠合（单环β-内酰胺类除外）。

（3）与氮相邻的碳原子上（2或3位）连有一羧基（单环β-内酰胺类除外）。

（4）青霉素类、头孢菌素类β-内酰胺环的α位连有一个酰胺侧链。

（5）β-内酰胺环是平面结构，与多元环稠合后为非平面结构，两环沿稠合边折叠。

（三）β-内酰胺类抗生素的作用机制

β-内酰胺类抗生素通过抑制黏肽转肽酶活性和增加细菌细胞壁自溶酶活性，从而抑制细菌细胞壁的合成而发挥抑菌作用。β-内酰胺环是本类抗生素发挥抗菌活性的必需结构，因其结构与肽聚糖末端D-丙氨酰-D-丙氨酸的末端结构类似，可以和青霉素结合蛋白（PBPs）活性位点不可逆地结合，抑制转肽酶活性，阻止肽聚糖合成，导致细菌细胞壁缺损；同时增加细胞壁自溶酶活性，使细菌自溶或胞壁质水解死亡。由于人类细胞无细胞壁结构，故β-内酰胺类抗生素对细菌的选择性强，尤其对繁殖期细菌的杀灭力强。

二、青霉素类抗生素

青霉素类抗生素按照来源，可分为天然青霉素和半合成青霉素两大类。

（一）天然青霉素

天然青霉素是从青霉菌培养液中提取的，目前利用发酵工业生产，一般可获得7种天然青霉素，其中以青霉素G和青霉素V疗效较好。青霉素G不耐酸，不可口服，只能注射给药；青霉素V相对稳定，耐酸，可口服。

青霉素G作用强、产量高、价格低廉，是治疗敏感菌的首选药，因为其为有机酸，不溶于水，药用其钠盐或钾盐以提高水溶性。

青霉素钠 Benzylpenicillin Sodium

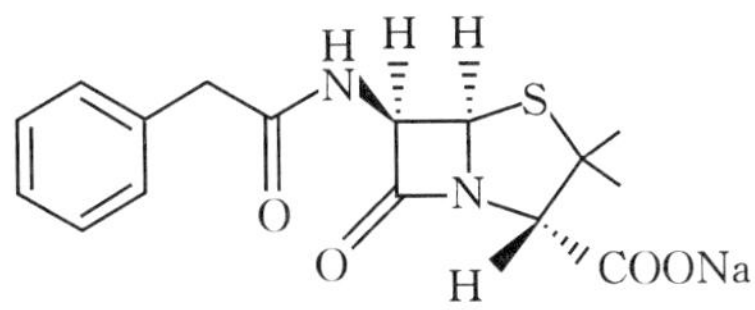

化学名：(2S,5R,6R)-3,3-二甲基-6-(2-苯乙酰氨基)-7-氧代-4-硫杂-1-氮杂双环[3.2.0]庚烷-2-甲酸钠盐，又名苄青霉素钠、青霉素G钠。

本品为白色结晶性粉末；无臭或微有特异性臭味；有引湿性；在水中极易溶解，在乙醇中溶解，在脂肪油或液体石蜡中不溶。

本品的粉末在室温下较稳定，但水溶液稳定性极差，室温放置24小时后基本失效，高温、金属离子和氧化剂均可加速水解，故药用形式为注射用粉针剂，注射前用注射用水现配现用。本品应密闭，在凉暗干燥处保存。

本品在酸、碱条件下，或在β-内酰胺酶存在下，易发生β-内酰胺环的水解开环反应而失效。因为青霉素类抗生素的母核是由β-内酰胺环和五元的氢化噻唑环稠合而成，两个环的环张力都比较大；且两环呈非平面结构，β-内酰胺环的羰基与氮上的孤对电子对不能形成共轭，易受到亲核或亲电性试剂的进攻，导致β-内酰胺环破裂。

遇到胺和醇时，胺和醇也同样会向β-内酰胺环进攻，生成青霉酰胺和青霉酸酯。

金属离子、温度和氧化剂均可催化上述反应。

青霉素在碱性条件下与羟胺反应，β-内酰胺环破裂生成羟肟酸，后者在酸性溶液中与三价铁离子生成酒红色配合物。

本品通过静脉滴注或肌内注射给药，吸收迅速，广泛分布于全身各部位。排泄快，作用时间较短，1小时内可达到血药浓度峰值，半衰期为0.5～1小时，以原形经肾排泄，90%经肾小管分泌排出。

本品是治疗敏感的革兰阳性球菌和杆菌、革兰阴性球菌及螺旋体感染的首选药，但对革兰阴性杆菌不敏感，抗菌谱较窄。临床用于治疗敏感菌所致的咽炎、扁桃体炎、猩红热、败血症、心内膜炎、大叶性肺炎、细菌性脑膜炎等疾病，每次使用前必须做皮试，以防过敏。

(二)半合成青霉素

青霉素安全、价廉、疗效确切，但不耐酸（口服无效）、不耐酶（易产生耐药性）、抗菌谱窄。为克服上述缺点，自20世纪60年代开始，人们以6-氨基青霉烷酸(6-APA)为原料，对其6位酰胺键侧链进行结构修饰，得到了一些耐酸、耐酶或广谱的半合成青霉素，目前已有40余种药物广泛用于临床。

1. 口服耐酸青霉素

通过对天然耐酸可口服的青霉素V的结构分析发现，在青霉素6位酰胺侧链的α-碳原子上引入吸电子基团，可降低羰基氧的电子云密度，阻碍酸性条件下羰基电子向β-内酰胺环的转移，增加药物对酸的稳定性。本类药物有非奈西林、丙匹西林、阿度西林等。

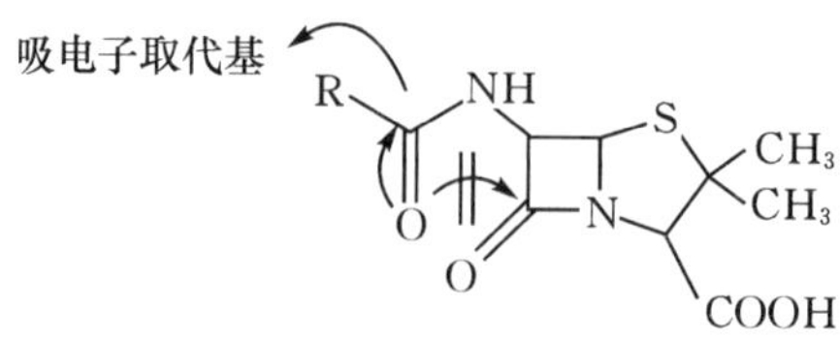

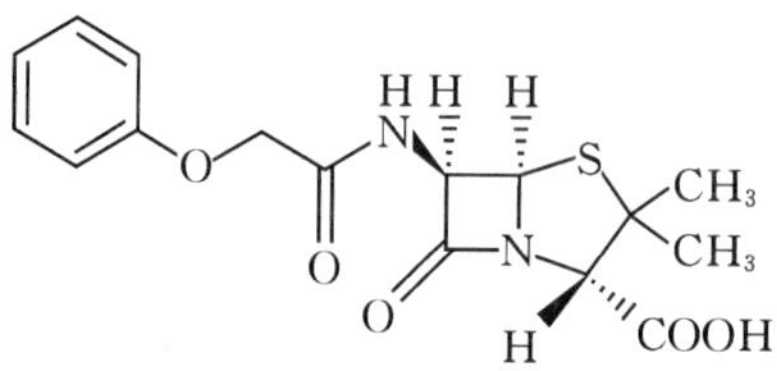
青霉素 V

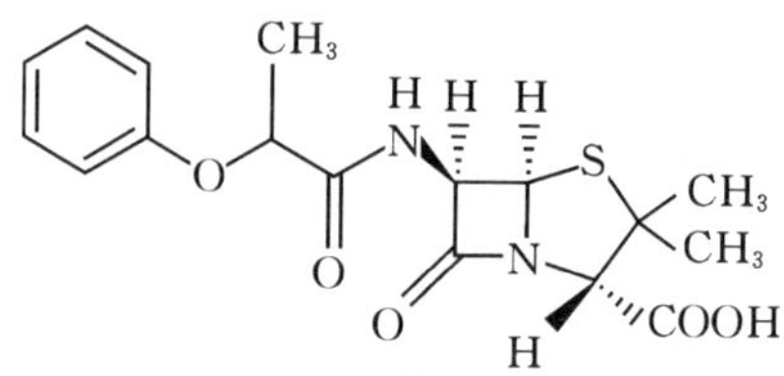
非奈西林

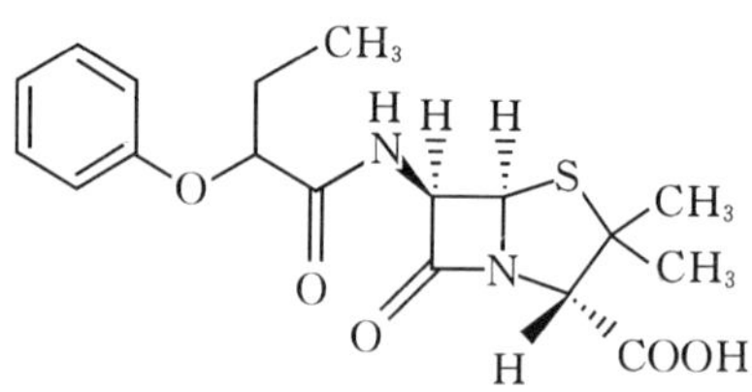
丙匹西林

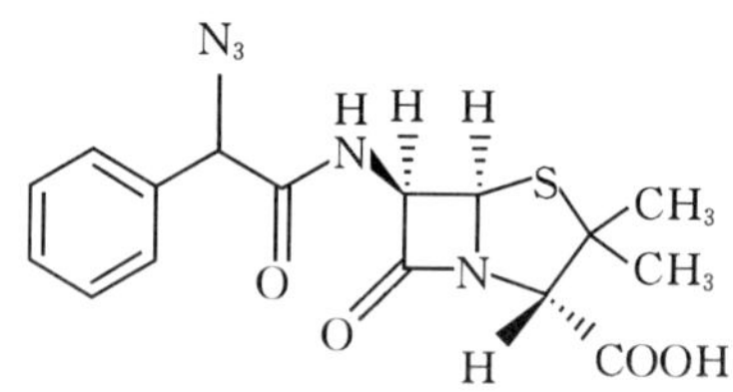
阿度西林

2. 耐酶青霉素

研究发现三苯甲基青霉素对β-内酰胺酶稳定的原因在于取代基的空间位阻作用，因此在青霉素 6 位酰胺侧链的α-碳原子上引入空间位阻较大的取代基，使它与酶作用的亲和性降低，从而保护了分子中β-内酰胺环不被酶破坏，因此对耐药菌有效。本类药物有甲氧西林、萘夫西林、苯唑西林、氟氯西林、氯唑西林等。

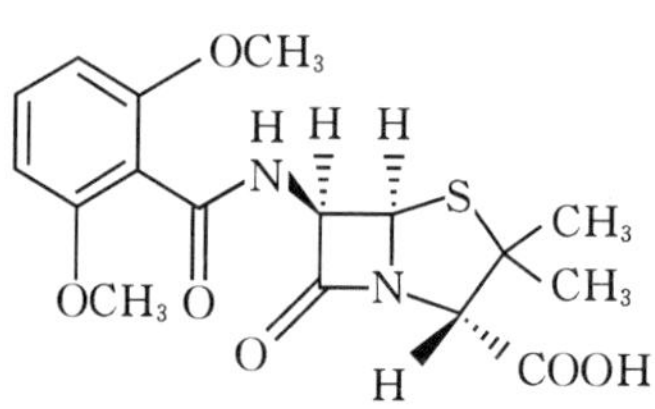
甲氧西林

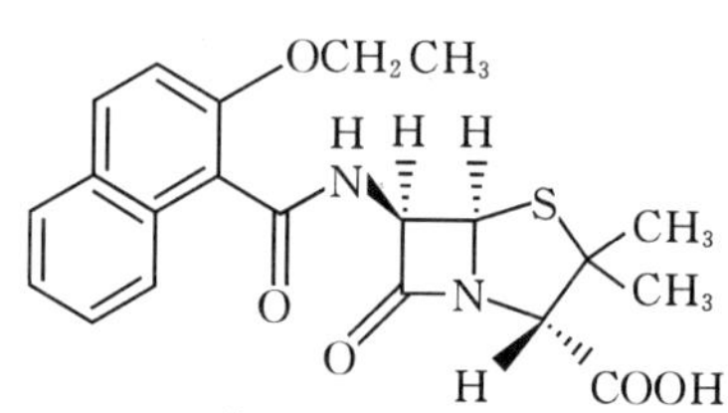
萘夫西林

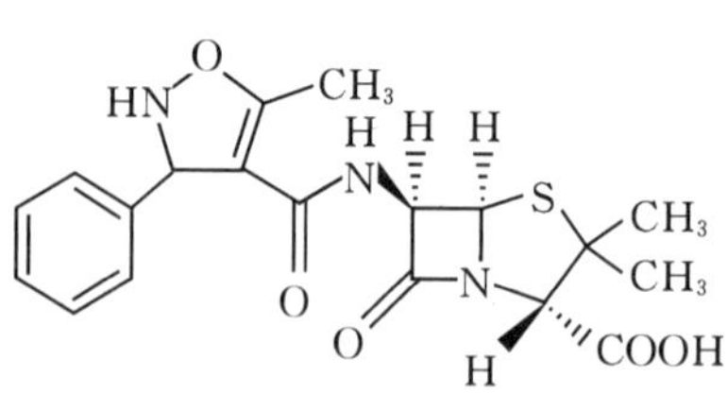
苯唑西林

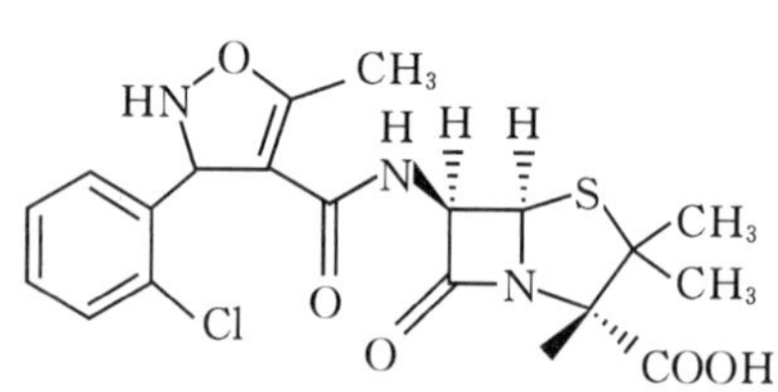
氯唑西林

3. 广谱青霉素

在青霉素 6 位酰胺侧链的α-碳原子上引入氨基、羧基或磺酸基等极性、亲水性基团，使药物不仅对革兰阴性菌有效，对铜绿假单胞菌和变形杆菌也有较强的作用，扩大了抗菌谱。本类药物有氨苄西林、阿莫西林、羧苄西林、磺苄西林、哌拉西林、替莫西林等。

氨苄西林对革兰阳性菌、阴性菌均有强抑制性，是临床第一个广谱青霉素，但口服吸收较差。在氨苄西林苯环对位引入羟基，得到阿莫西林，具有广谱、耐酸、可口服的特点，是临床常用的口服广谱青霉素。氨苄西林、阿莫西林不耐酶，主要治疗嗜血流感杆菌、化脓性链球菌、肺炎链球菌引起的呼吸道感染，以及大肠埃希菌、肠球菌引起的尿道感染。

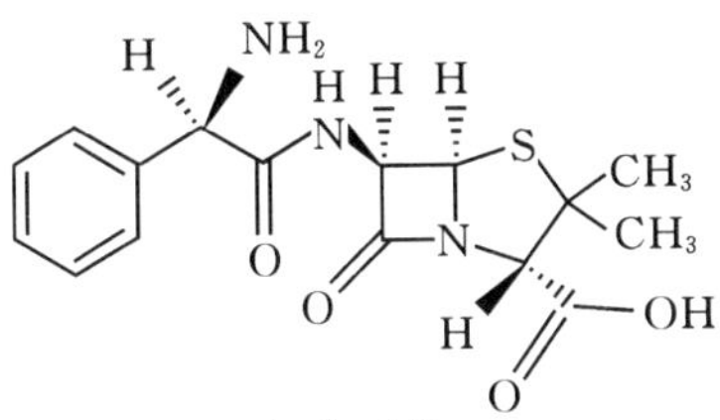

氨苄西林

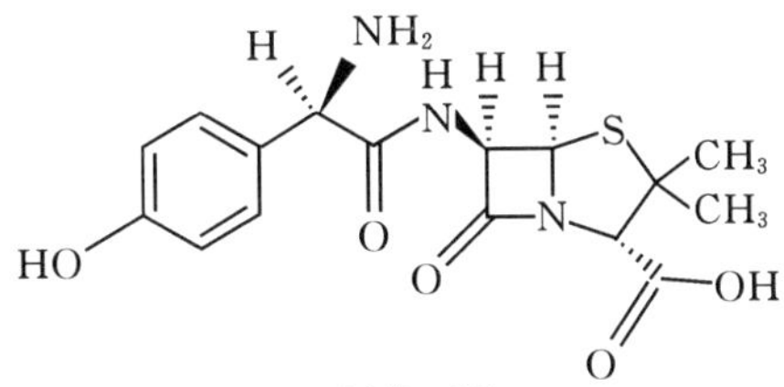

阿莫西林

将氨苄西林的氨基转换为羧基和磺酸基获得羧苄西林和磺苄西林，对革兰阳性菌、阴性菌均具有抑制作用，并且对铜绿假单胞菌抑制作用较强。在氨苄西林氨基上通过酰胺键引入杂环取代基得到哌拉西林、美洛西林等产物，抗菌谱更广，对铜绿假单胞菌作用更强，上述药物是临床常用的抗铜绿假单胞菌青霉素。

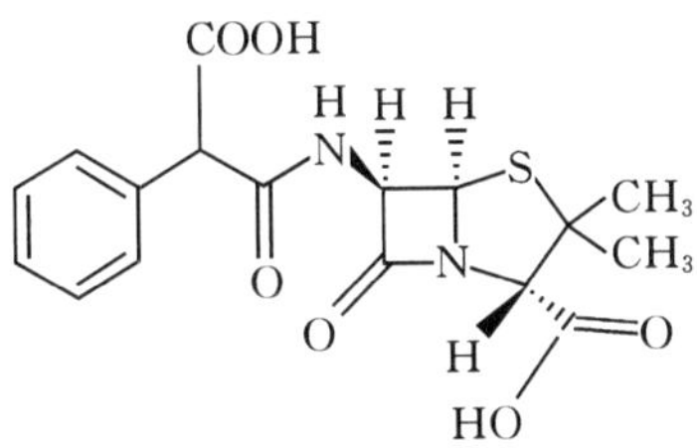

羧苄西林

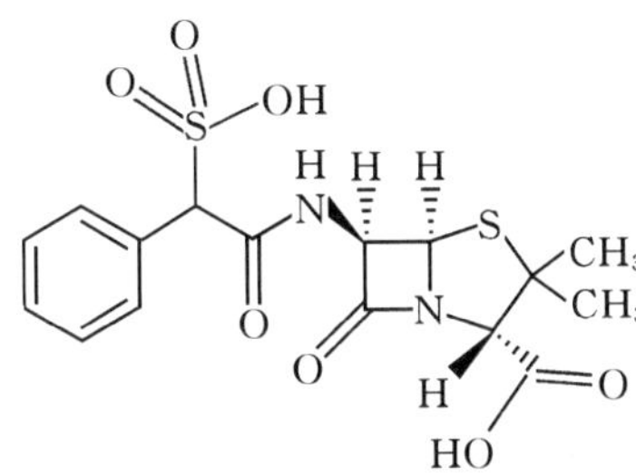

磺苄西林

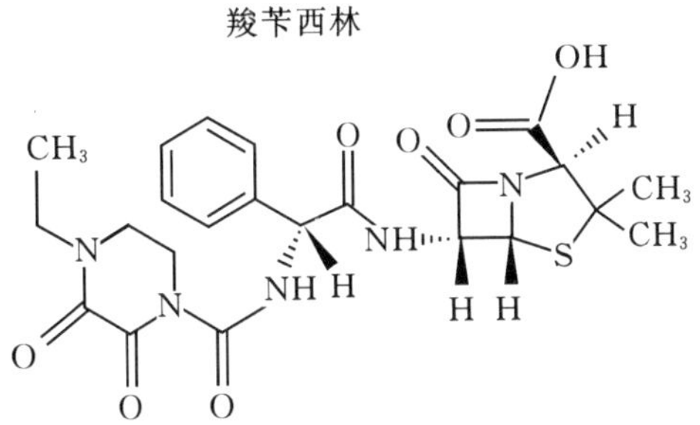

哌拉西林

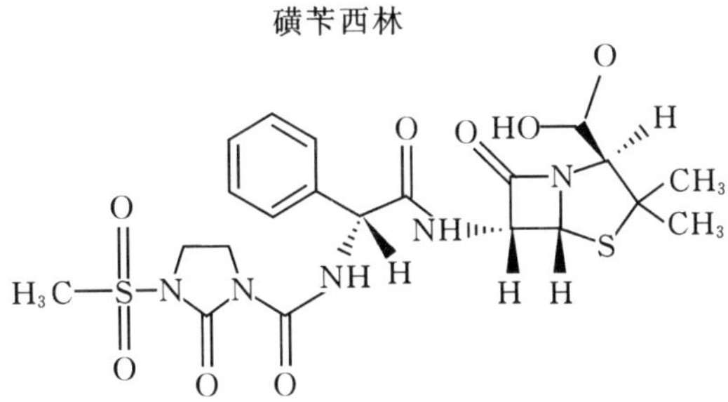

美洛西林

阿莫西林　Amoxicillin

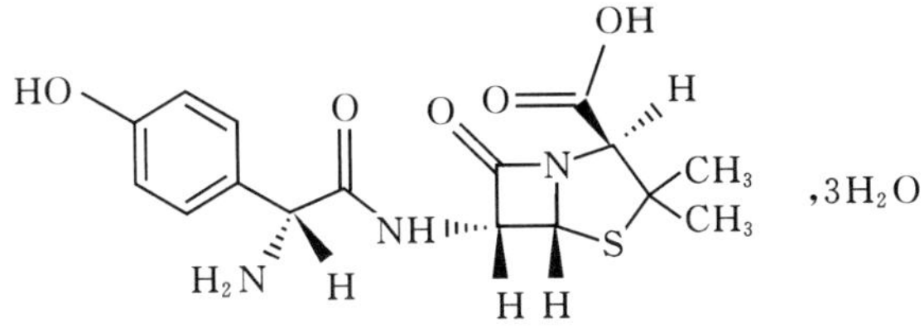

化学名：(2S，5R，6R)-3，3-二甲基-6-[(R)-(-)-2-氨基-2-(4-羟基苯基)乙酰氨基]-7-氧代-4-硫杂-1-氮杂双环[3.2.0]庚烷-2-甲酸三水合物。

本品为白色或类白色结晶性粉末；味微苦。在水中微溶，在乙醇中几乎不溶。本品水溶液的比旋度为＋290°～＋350°(2mg/ml)。

阿莫西林结构中具有酸性的羧基、弱酸性的羟基和碱性的氨基，其2mg/ml水溶液的pH为3.5～5.5。

阿莫西林由于侧链中酚羟基的催化作用，其聚合反应较氨苄西林快且易于发生，《中国药典》规定需控制阿莫西林聚合物的含量。

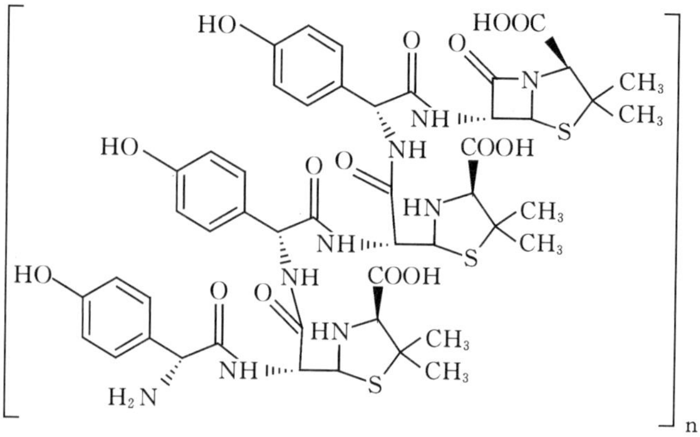

本品具有酚羟基，可与三氯化铁试液反应呈色；亦具有α-氨基酸的性质，与茚三酮试液作用显紫色，加热后显红色。

阿莫西林对革兰阳性菌的抗菌作用与青霉素G相同或稍低，对革兰阴性菌的作用较强，但使用后易产生耐药性，临床上主要用于泌尿系统、呼吸系统、胆道等的感染。

三、头孢菌素类抗生素

头孢菌素又称先锋霉素，包括天然头孢菌素和半合成头孢菌素。天然头孢菌素抗菌活性较弱，临床使用的药物，均为头孢菌素C经结构改造后得到的半合成头孢菌素。

(一)头孢菌素C

头孢菌素C是从青霉菌近源的头孢菌属的真菌中分离出的抗生素，由7-氨基头孢烷酸(7-ACA)与D-α-氨基己二酸缩合而成。结构如下：

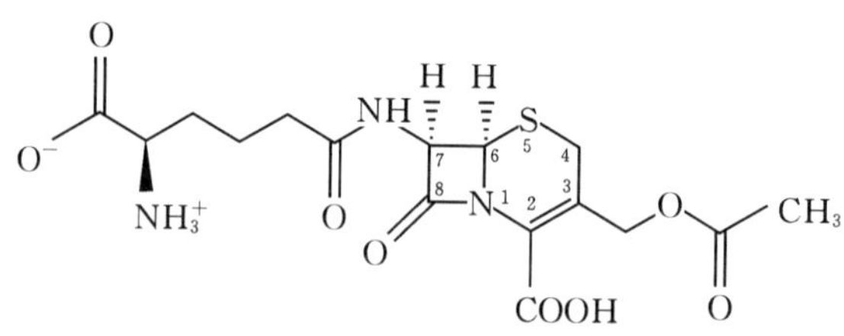

(二)半合成头孢菌素的分类

与青霉素相比，头孢菌素C更稳定，抗菌谱广，具有耐酸、耐酶、毒性小、很少或无交叉过敏反应等优点，但抗菌活性低，且口服不吸收。其结构改造主要体现在7位氨基侧链、3-乙酰氧基和7-α位的结构修饰。

半合成头孢菌素的中间体包括两种，一种是由头孢菌素C水解得到的7-ACA；另一种是由青霉素G扩环后得到的7-ADCA(7-氨基去乙酰氧基头孢烷酸)。

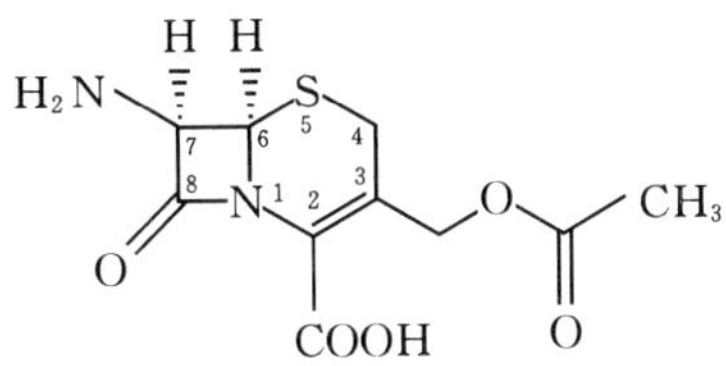

7-ACA

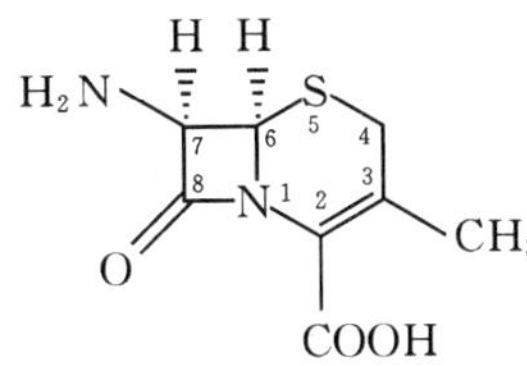

7-ADCA

半合成头孢菌素发展迅速，具有抗菌谱广、活性强、毒副作用低等优点。自20世纪60年代以来，已经发展出四代。

1. **第一代头孢菌素**

第一代头孢菌素主要用于耐青霉素酶的金黄色葡萄球菌等革兰阳性球菌感染及部分革兰阴性菌感染。因为第一代头孢菌素对革兰阴性菌的β-内酰胺酶的抵抗力较弱，因此，革兰阴性菌对本代抗生素较易耐药。代表药物有头孢唑啉、头孢氨苄、头孢拉定、头孢噻吩、头孢匹林等。其中除头孢唑啉只能供注射外，其他均可用于口服，也称口服头孢。

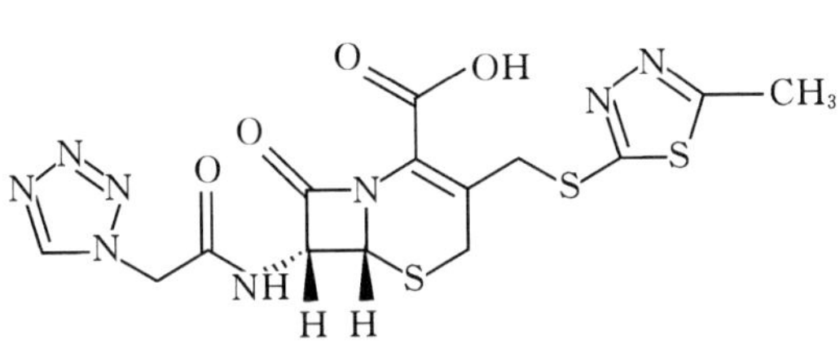

头孢唑啉

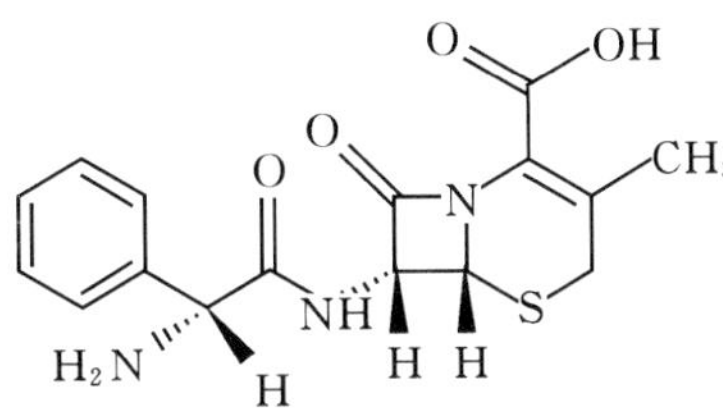

头孢氨苄

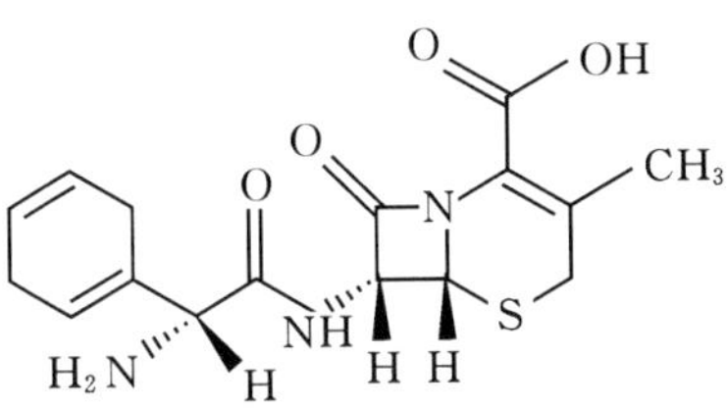

头孢拉定

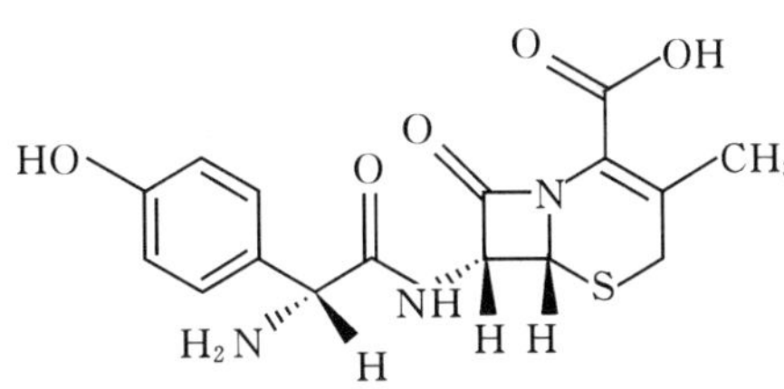

头孢羟氨苄

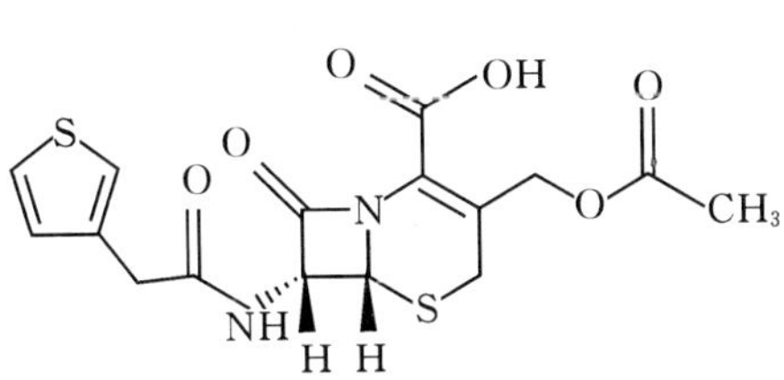

头孢噻吩

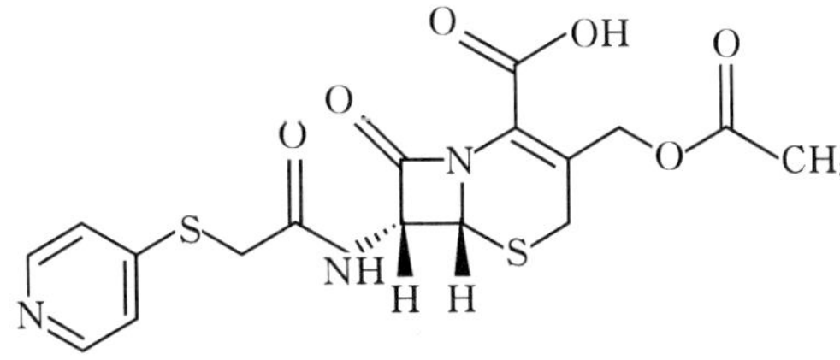

头孢匹林

2. **第二代头孢菌素**

第二代头孢菌素对革兰阳性菌的活性略逊于第一代，但对革兰阴性菌的活性强于第一代，对多数β-内酰胺酶稳定。代表药物有头孢呋辛、头孢孟多、头孢克洛、头孢替安、头孢尼西等。

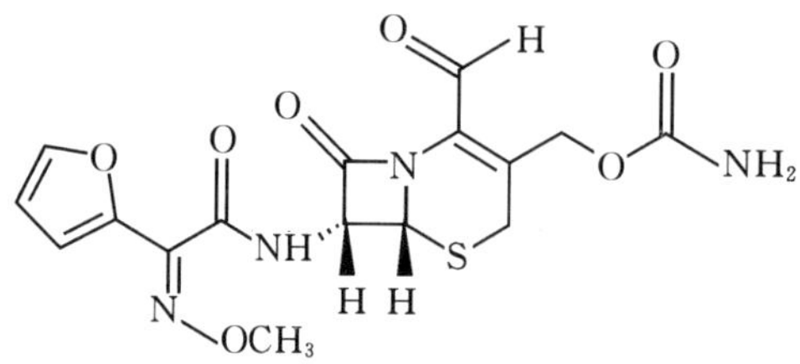

头孢呋辛

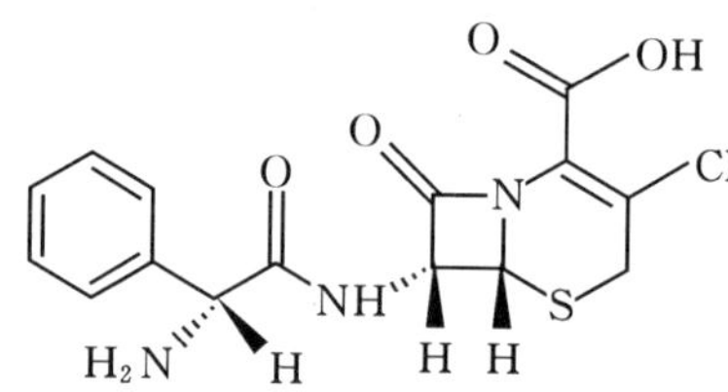

头孢克洛

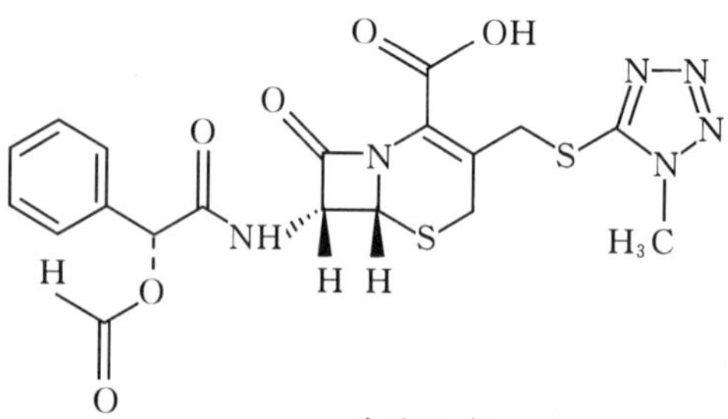

头孢孟多

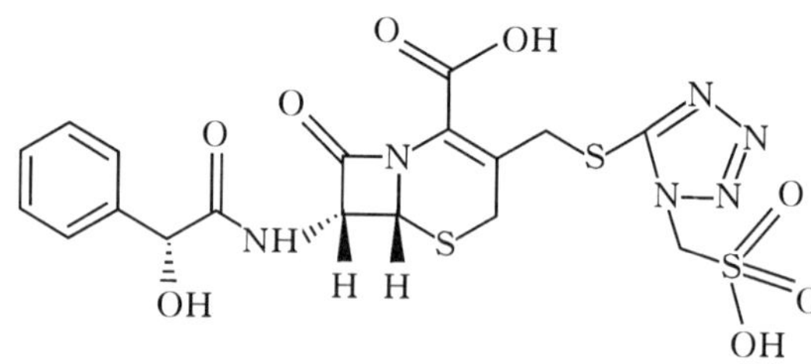

头孢尼西

3. **第三代头孢菌素**

第三代头孢菌素在结构上与第一、第二代有显著差别，其特点是在7-氨基侧链引入2-氨基噻唑基和甲氧肟基(甲氧亚氨基)。此类药物抗菌谱更广，对革兰阴性菌产生的β-内酰胺酶高度稳定，因此，对革兰阴性菌的活性优于第二代，部分药物对铜绿假单胞菌有较强活性，但对革兰阳性菌的活性较一、二代差(个别品种相近)。代表药物有头孢噻肟、头孢哌酮、头孢他啶、头孢曲松、头孢唑肟、头孢克肟、头孢罗齐等。

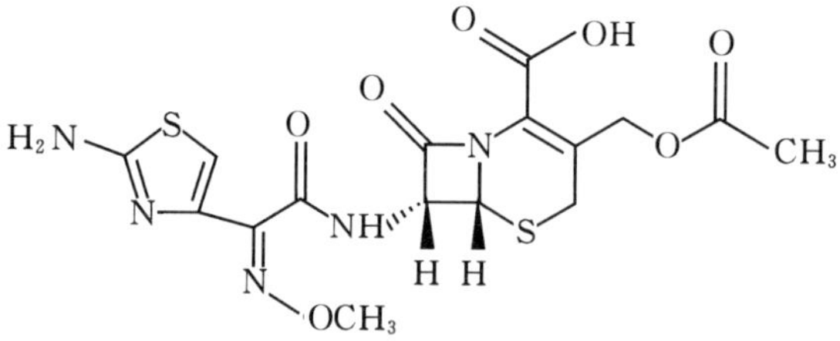

头孢噻肟

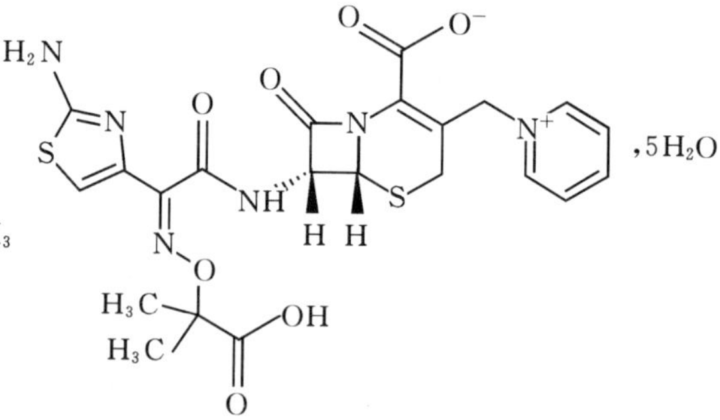

头孢他啶

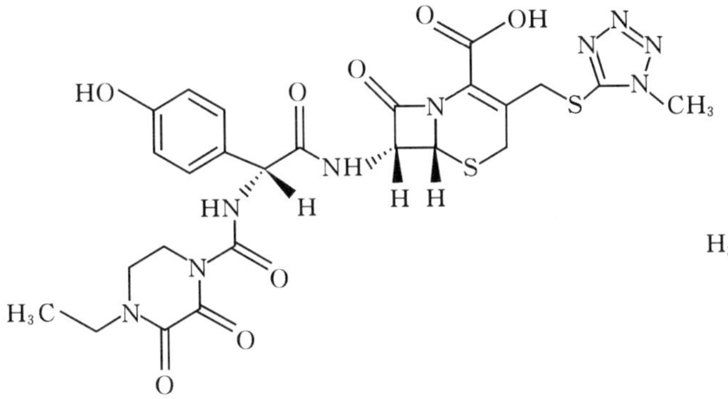

头孢哌酮

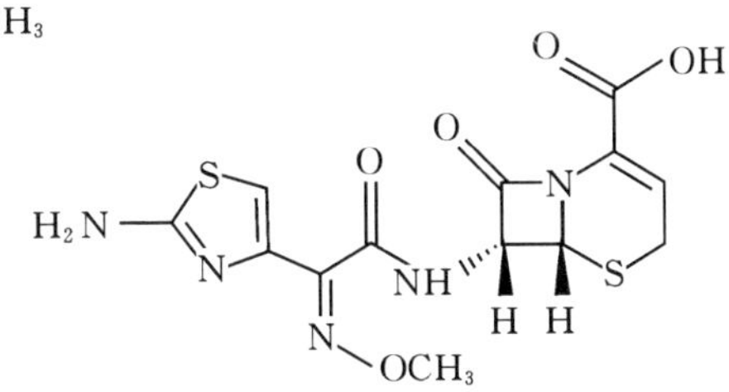

头孢唑肟

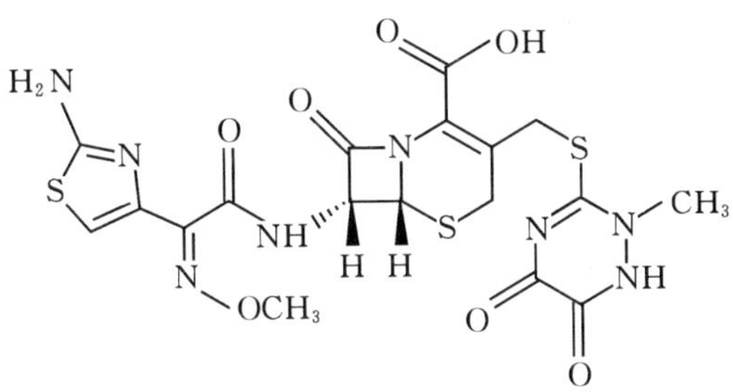

头孢曲松

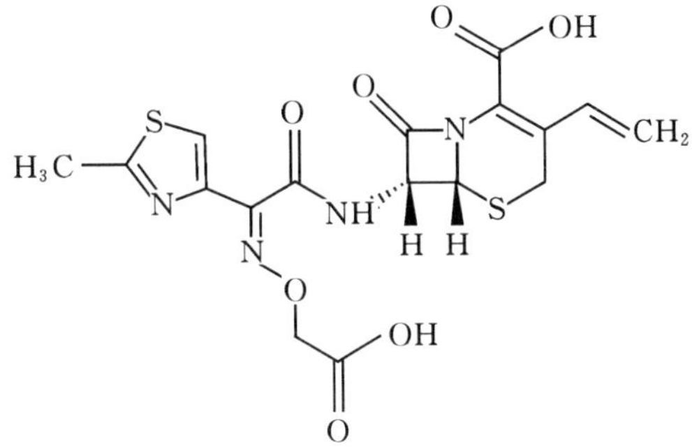

头孢克肟

4. 第四代头孢菌素

第四代头孢菌素与第三代相比，除在 7 -氨基侧链引入 2 -氨基噻唑基和甲氧肟基外，在 3 位引入季铵基团，增加了药物对细胞膜的穿透力和抗菌活性，尤其是增强了对金黄色葡萄球菌等革兰阳性菌的抗菌活性。代表药物有头孢吡肟、头孢匹罗、头孢唑兰、头孢喹肟等。

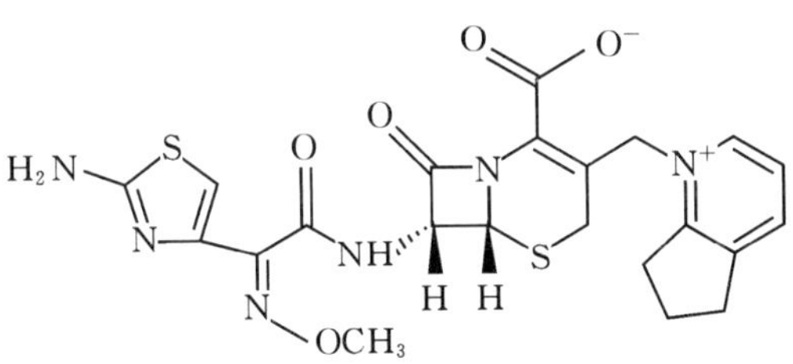

头孢匹罗

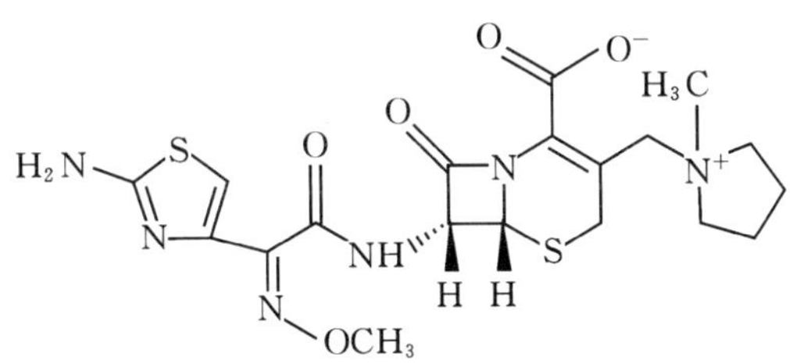

头孢吡肟

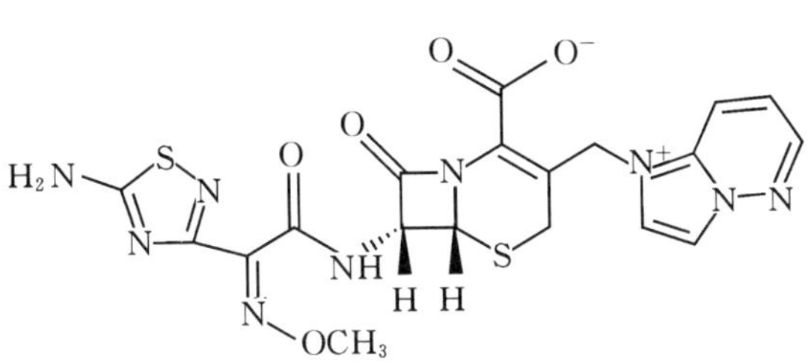

头孢唑兰

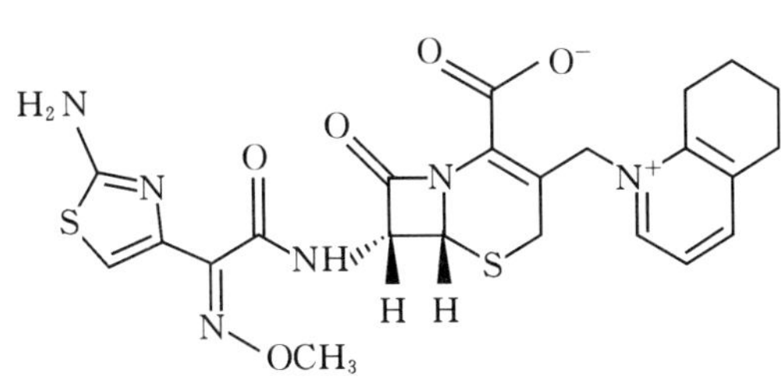

头孢喹肟

头孢噻肟钠 Cefotaxime Sodium

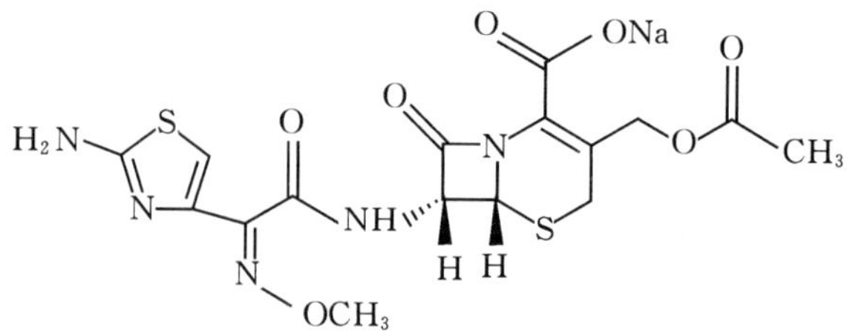

化学名：(6R,7R)-3-[(乙酰氧基)甲基]-7-[(2-氨基-4-噻唑基)-(甲氧亚氨基)乙酰氨基]-8-氧代-5-硫杂-1-氮杂双环[4.2.0]辛-2-烯-2-甲酸钠盐。

本品为白色至微黄色结晶或粉末；无臭或微有特殊臭；在水中易溶，乙醇中微溶，三氯甲烷中不溶。本品在水中比旋度为+58°～+64°(10mg/ml)。

本品结构中具有α位的甲氧肟基(对酶稳定)和2-氨基噻唑基(增加药物与细菌青霉素结合蛋白的亲和力)，这两个基团是第三代头孢类药物耐酶和广谱的特征结构。顺式结构的甲氧肟基的抗菌活性比反式结构强40～100倍，但在光照下，会向反式异构体转化，故本品应避光保存。

本品对革兰阴性菌的抗菌活性较高，尤其对肠杆菌及大多数厌氧菌有强的抑制作用，主要用于大肠埃希菌、肺炎杆菌等肠科细菌引起的呼吸道、泌尿生殖道感染及败血症的治疗。

四、非经典的β-内酰胺类抗生素

非经典的β-内酰胺类抗生素是用氧原子、亚甲基等代替噻唑和噻唑环中的硫原子后生成的化合物，包括青霉烯类、氧青霉烷类、碳青霉烯类、单环β-内酰胺类等。

(一)碳青霉烯类

碳青霉烯类抗生素的结构与青霉素类的青霉环相似，不同之处在于噻唑环上的硫原子为亚甲基所替代，且C-2与C-3之间存在不饱和双键；同时其6位羟乙基侧链为反式构象(α位)。碳青霉烯类抗生素是抗菌谱最广、抗菌活性强的β-内酰胺类抗生素，其对多种β-内酰胺酶高度稳定，因而对革兰阳性菌、阴性菌及厌氧菌都有强大的抗菌活性，已经成为治疗严重细菌感染最主要的抗菌药物之一。

亚胺培南 Imipenem

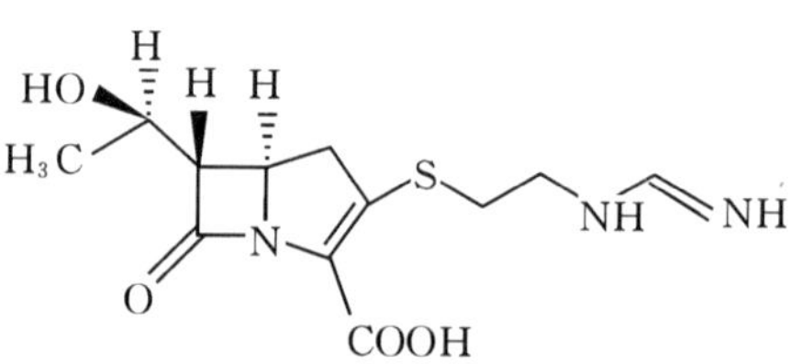

化学名：(5R,6S)-6-[(1R)-1-羟乙基]-3-[[2-[(亚氨基甲基)氨基]乙基]硫代]-7-氧代-1-氮杂双环[3.2.0]庚-2-烯-2-羧酸。

亚胺培南是第一个上市的碳青霉烯类抗生素，本品对脆弱杆菌和铜绿假单胞菌有高效，其缺点是单独使用时，在肾脏受肾肽酶代谢而分解失活，临床上通常和肾肽酶抑制剂西司他丁合用，制剂为亚胺培南西司他丁钠(商品名为泰能)。

本品在临床上主要用于革兰阳性菌、阴性菌、厌氧菌所致的呼吸道感染、胆道感染、泌尿系统和腹腔感染、皮肤软组织、骨和关节、妇科感染等。

目前已开发出各种对肾肽酶稳定的碳青霉烯类衍生物，如美罗培南、多利培南等。部分培南类药物杀菌作用甚至超过第三代头孢菌素类，且具有血药浓度高、组织分布广、结构稳定等优点，是目前公认的治疗医院肺炎(nosocomial pneumonia, NP)的特效抗生素。

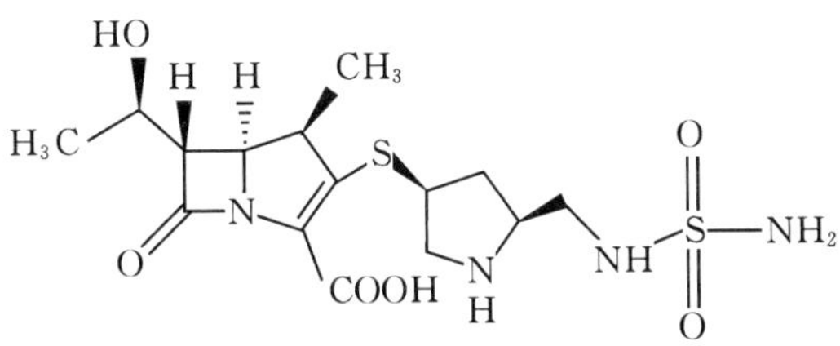

美罗培南

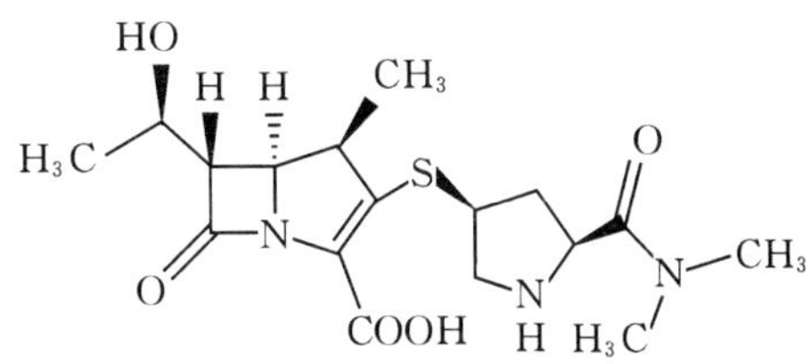

多利培南

(二)单环β-内酰胺类

单环β-内酰胺类又称单环菌素，其发展是由于诺卡霉素的发现而开始的。尽管诺卡霉素抗菌谱窄、抗菌活性差，但对酸、碱都稳定。因此，对诺卡霉素进行结构修饰，合成了多种衍生物，其中氨曲南是第一个全合成的单环β-内酰胺类抗生素。

氨曲南 Aztreonam

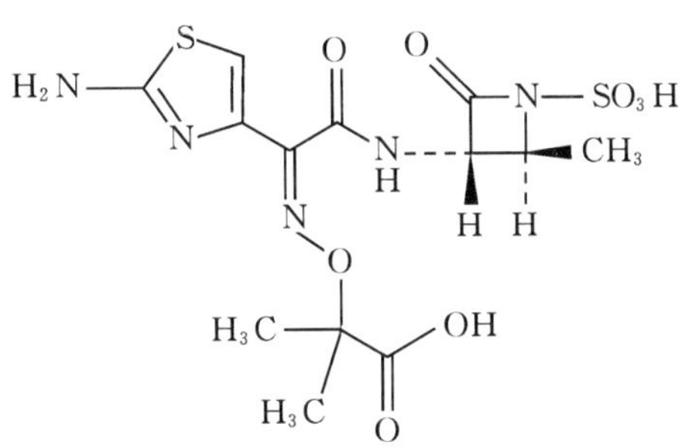

化学名：[2S -[2α,3β(Z)]]- 2[[[1 -(2 -氨基- 4 -噻唑基)- 2 -[(2 -甲基- 4 -氧代- 1 -磺基- 3 -氮杂环丁烷基)氨基]- 2 -氧代亚乙基]氨基]氧]- 2 -甲基丙酸。

本品结构中N原子上连有吸电子的磺酸基，有利于β-内酰胺环开环，C - 2位的α-甲基可以增加氨曲南对β-内酰胺酶的稳定性。

本品对革兰阴性菌，尤其是铜绿假单胞菌有很强的抑制作用，对需氧革兰阳性菌和厌氧菌作用较小，对各种β-内酰胺酶稳定，可透过血脑屏障，副反应少，并与青霉素类或头孢菌素类不发生交叉过敏。临床用于尿路感染、呼吸道感染、败血症等，疗效良好。

(三)β-内酰胺酶抑制剂

β-内酰胺酶是细菌产生的保护性酶，它们可使某些β-内酰胺抗生素的β-内酰胺环开环水解失去抗菌活性，这是细菌对β-内酰胺类抗生素产生耐药性的主要机制。β-内酰胺酶抑制剂能抑制β-内酰胺酶的活性，与β-内酰胺类抗生素合用，兼具抗菌和耐酶作用，最大限度发挥药物疗效。目前临床使用的β-内酰胺酶抑制剂主要有氧青霉烷类和青霉烷砜类。

1. 氧青霉烷类

克拉维酸 Clavulanic Acid

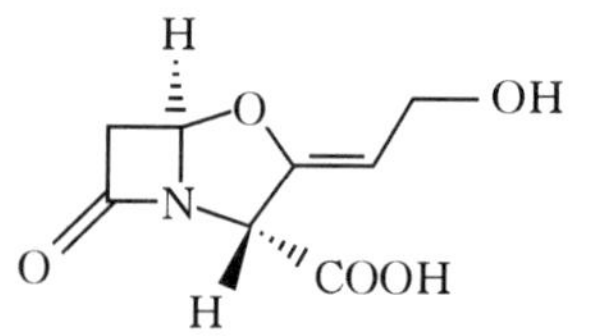

克拉维酸，又称棒酸，是第一个用于临床的β-内酰胺酶抑制剂，由链霉菌提取的新的含氧母核β-内酰胺类抗生素。其结构由β-内酰胺环和氢化异噁唑环稠合而成，3位为乙烯基醚结构，且6位无取代基，临床用其钾盐。本品本身无抗菌活性，但对耐药金黄色葡萄球菌、肠杆菌、嗜血杆菌等产生的β-内酰胺酶有较强的抑制作用，常与青霉素类抗生素制成复方制剂应用于临床，使药效显著增加数十倍以上，如奥格门汀(阿莫西林-克拉维酸，2∶1)、特美汀(注射用替卡西林钠克拉维酸钾，15∶1)。

2. 青霉烷砜类

舒巴坦 Sulbactam

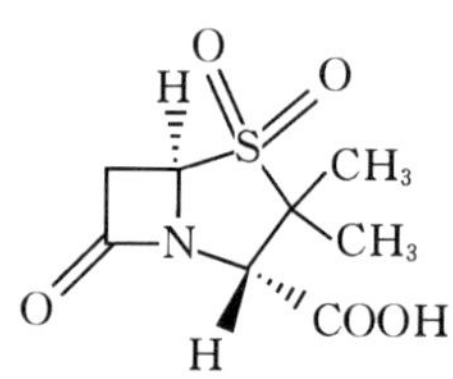

舒巴坦为人工合成的化合物，是青霉烷酸中的硫被氧化为砜的产物。其抑酶作用比克拉维酸广，药用其钠盐，化学结构稳定，口服吸收差，多注射给药。本品与氨苄西林以1∶1以次甲基相连形成双酯结构的前体药物——舒他西林，口服具有较好的疗效，也可与β-内酰胺类抗生素制成复方制剂用于临床，如舒普深(注射用头孢哌酮钠舒巴坦钠，2∶1)。

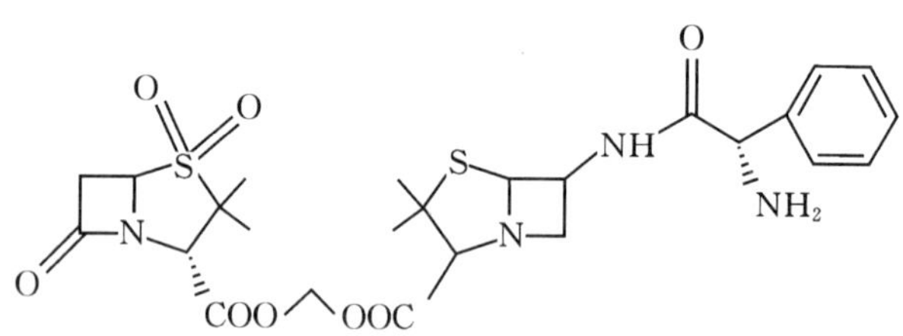

课堂讨论

1. 比较青霉素类和头孢菌素类抗生素的结构通式有何异同。
2. 比较青霉素和头孢菌素C的结构，分析比较它们的稳定性。

知识拓展

他唑巴坦

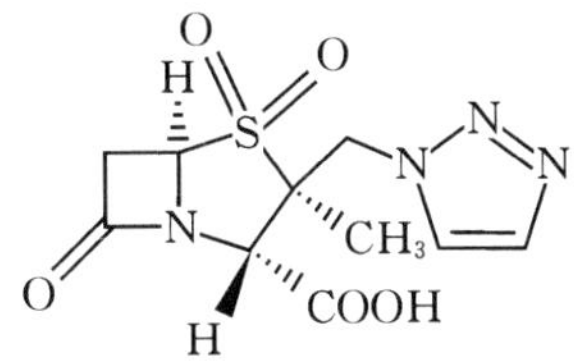

他唑巴坦是一种合成的新化学实体，是舒巴坦的衍生物。本品具有抑酶活性强、抑酶谱广、稳定性好、毒副反应低等特点，比目前应用的舒巴坦钠效果强十倍以上，被国际化疗会议评价为最有前途的β-内酰胺酶抑制剂。

第二节　大环内酯类抗生素

一、概述

大环内酯类抗生素因结构中具有与去氧氨基糖或6-去氧糖以苷键结合的内酯大环而得名。大环内酯类抗生素在临床上主要用于革兰阳性菌和某些阴性菌感染，对葡萄球菌(包括耐酶金黄色葡萄球菌)、军团菌、脑膜炎奈瑟菌、破伤风杆菌等感染有特效，对肺炎支原体、衣原体等感染作用良好，还具有抗寄生虫、抗肿瘤、抗病毒等临床作用。

(一)大环内酯类抗生素的结构类型及分类

大环内酯类抗生素根据内酯环结构的不同，可分为十四元大环内酯类抗生素、十五元大环内酯类抗生素和十六元大环内酯类抗生素(表2-1)。

表2-1　大环内酯类抗生素的分类

分类		典型药物
十四元大环内酯类	红霉素	红霉素
	红霉素衍生物	罗红霉素、琥乙红霉素、依托红霉素、克拉霉素、氟红霉素
	酮基大环内酯类抗生素	泰利霉素
十五元大环内酯类	红霉素衍生物	阿奇霉素
十六元大环内酯类	麦迪霉素类	麦迪霉素、麦白霉素
	螺旋霉素类	乙酰螺旋霉素

(二)大环内酯类抗生素的理化性质

本类药物水溶性较小，因具有氨基糖，呈碱性，可与酸成盐，盐易溶于水。内酯键和苷键化学性质不稳定，苷键在酸性条件下易水解，内酯键在碱性条件下易水解。由于水解产物抗菌作用降低或丧失，此类药物需在适宜的pH条件下保存。

本类药物多为复合物，含有多种结构相似的组分，如红霉素包括红霉素A、红霉素B和红霉素 C，麦迪霉素包括麦迪霉素 A_1、麦迪霉素 A_2、麦迪霉素 A_3、麦迪霉素 A_4，螺旋霉素包括螺旋霉素Ⅰ、螺旋霉素Ⅱ、螺旋霉素Ⅲ。不同组分的药效存在差异，其比例的变化常影响药品的质量。

(三)大环内酯类抗生素的作用机制

大环内酯类能与细菌核糖体 50S 亚基上可逆结合，通过阻断 tRNA 转肽作用及 mRNA 转位作用；亦可与细菌核糖体 50S 亚基的 L22 蛋白质结合，导致核糖体结构破坏，使肽酰 tRNA 在肽键延长阶段较早地从核糖体上解离，最终选择性抑制蛋白质合成。

二、十四元大环内酯类抗生素

(一)红霉素

红霉素及其衍生物均具有十四元红霉内酯环，其 C-3 通过苷键与克拉定糖(也称红霉糖)相连，C-5 通过苷键与脱氧氨基糖相连。

红霉素是第一个用于临床的大环内酯类抗生素，由红色链丝菌产生，包括红霉素 A、红霉素 B、红霉素 C 三种。红霉素 A 为抗菌的主要成分，红霉素 C 的活性低，红霉素 B 活性低且毒性大，当菌种或生产工艺不同时，产品中各组分的比例也明显不同，对产品的质量有影响。通常说的红霉素是指红霉素 A，而其他两个组分被视为杂质，成为《中国药典》规定需控制的特殊杂质。

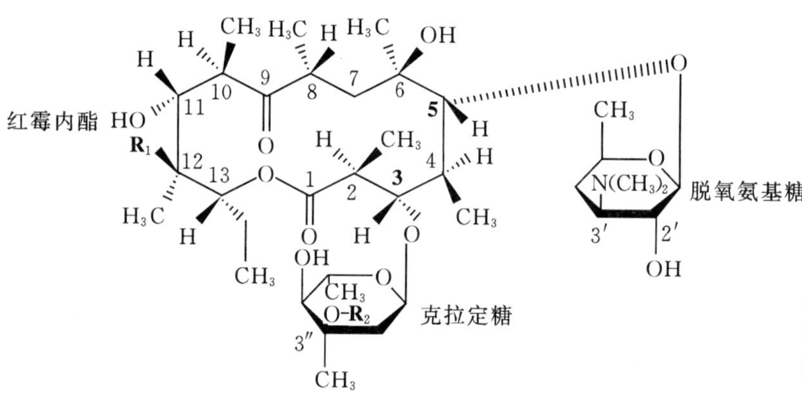

	R_1	R_2
红霉素 A	—OH	$—CH_3$
红霉素 B	—H	$—CH_3$
红霉素 C	—OH	—H

红霉素 Erythromycin

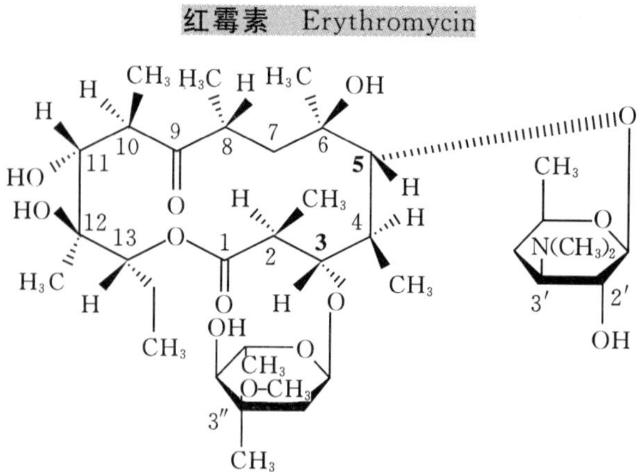

本品为白色或类白色的结晶或粉末，无臭，味苦；微有引湿性；在甲醇、乙醇或丙酮中易溶，水中极微溶解。本品无水乙醇溶液的比旋度为-71°～-78°(20mg/ml)。

本品饱和水溶液对石蕊试纸呈中性或弱碱性反应，能与酸成盐。

本品在干燥状态时稳定，水溶液则在中性(pH=7.0左右)时稳定；过酸、过碱或遇热不稳定，分子中内酯环、苷键均可水解。

本品在酸性条件下，易发生脱水环合反应，红霉素 C_6-羟基与 C_9-酮基形成半缩酮的羟基，再与 C_8-H 消去一分子水，形成 8,9-脱水-6,9 半缩酮的衍生物，并进一步环合、脱水并水解成红霉胺和红霉糖，使红霉素失去抗菌活性。

本品与硫酸作用，即显红棕色；本品丙酮溶液遇盐酸即显橙黄色，渐变为紫红色，再加三氯甲烷振摇，三氯甲烷层显蓝色。

本品对革兰阳性菌作用较强，但对多数肠道革兰阴性菌无效，是治疗军团菌病、百日咳、空肠弯曲菌肠炎及耐β-内酰胺类金黄色葡萄球菌和溶血性链球菌感染的首选药，也可用于治疗厌氧菌引起的口腔感染和肺炎支原体、衣原体等病原菌感染所致的呼吸道及泌尿系统感染。与临床常用的其他抗生素之间无交叉耐药性。

(二)红霉素衍生物

通过对红霉素 A 的结构修饰，研制出许多稳定性好、生物利用度高的红霉素衍生物。

将 C-5 位的脱氧氨基糖 2′羟基制成各种酯的衍生物，可提高药物的稳定性，且可制成不同的口服剂型。如依托红霉素、琥乙红霉素、红霉素碳酸乙酯、红霉素硬脂酸酯等，它们均通过在体内水解释放出红霉素而发挥药效，结构见表 2-2。

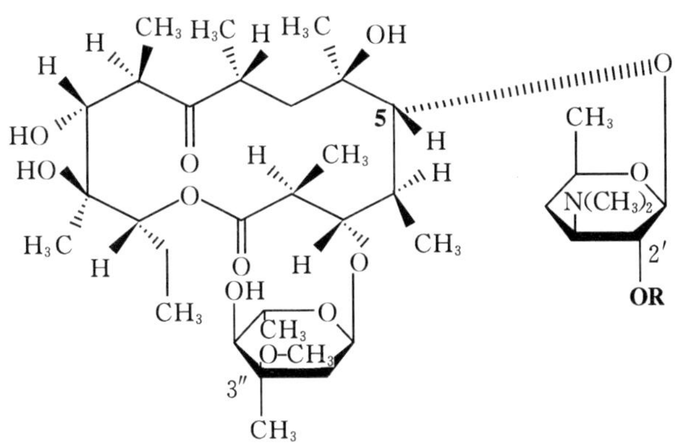

表 2-2　红素酯型衍生物

药物名称	R	作用特点
依托红霉素 (无味红霉素)	$—COOC_2H_5 \cdot C_{12}H_{25}SO_3H$	在酸中较稳定，服用后血药浓度高，但可引起黄疸及肝脏损害，有慢性肝病或肝功能损害者应慎用
琥乙红霉素	$—CO(CH_2)_2OCOCH_2CH_3$	在酸中较稳定，可制成不同的口服剂型，肝毒性虽较依托红霉素低，但肝功能不全者仍应慎用
红霉素碳酸乙酯	$—COOCH_2CH_3$	稳定性好，可制成混悬剂
红霉素硬脂酸酯	$—CO(CH_2)_{16}CH_3$	无苦味，药代动力学良好，作用时间长

改变内酯环 C－9 位羰基、C－6 位羟基、C－8 位氢，可阻断降解，提高药物稳定性。如罗红霉素、克拉霉素、氟红霉素等(表 2－3)。

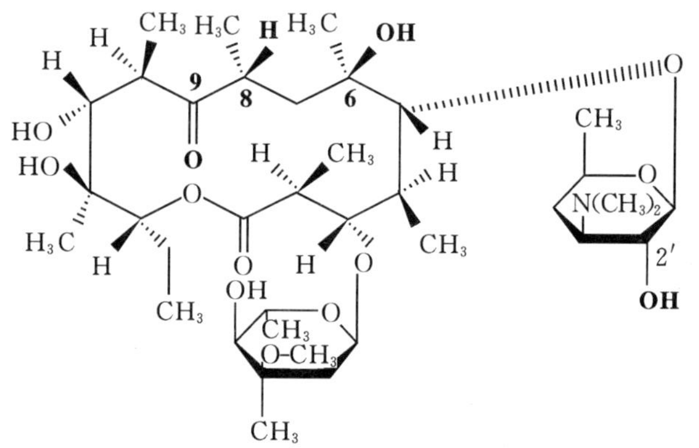

表 2－3　红霉内酯环衍生物

药物名称	结构改造方法	作用特点
罗红霉素	将 C-9 位羰基转化成肟后，再进一步醚化	对酸稳定，口服吸收迅速，治疗指数高，不良反应小
克拉霉素	C-6 位羟基甲基化	对酸稳定，且血药浓度高而持久，活性比红霉素强 2～4 倍，毒性小
氟红霉素	C-8 氢用氟取代	对酸稳定，对肝脏无毒性

三、十五元大环内酯类抗生素

阿奇霉素　Azithromycin

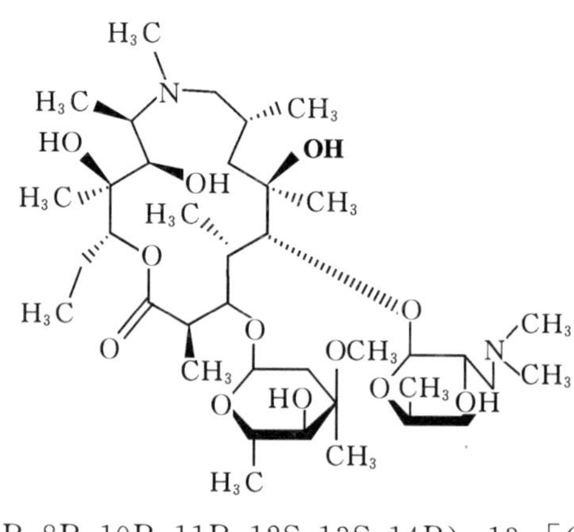

化学名：(2R,3S,4R,5R,8R,10R,11R,12S,13S,14R)－13－[(2,6－二脱氧－3－C－甲基－3－O－甲基－α－L－核－已吡喃糖基)氧]－2－乙基－3,4,10－三羟基－3,5,6,8,10,12,14－七甲基－11－[[3,4,6－三脱氧－3－(二甲氨基)－β－D－木－已吡喃糖基]氧]－1－氧杂－6－氮杂环十五烷－15－酮。

本品为白色或类白色结晶性粉末，无臭，味苦；微有引湿性；在甲醇、丙酮、三氯甲烷、无水乙醇或稀盐酸中易溶，乙腈中溶解，水中几乎不溶。本品无水乙醇溶液的比旋度为-45°～-49°(20mg/ml)。

与其他大环内酯类抗生素相比，本品具有抗菌谱广、抗菌性强、口服吸收快、组织分布广、细胞内浓度高、半衰期长的优点。本品对革兰阴性菌活性高，对流感嗜血杆菌、耐β-内酰胺细菌抑制作用强，对肺炎支原体的作用在大环内酯类抗生素中最强，但对耐红霉素的革兰阳性细菌呈现交叉耐药性。临床用于治疗敏感菌所致的急性咽炎、急性扁桃体炎、急性支气管炎、肺炎支原体肺炎、皮肤软组织感染及沙眼衣原体感染等疾病。

四、十六元大环内酯类抗生素

(一)麦迪霉素及其衍生物

麦迪霉素是米加链霉菌产生的具有十六元内酯母核的抗生素，其内酯环和碳霉胺糖及碳霉糖以苷键结合，具有碱性，性质稳定。麦迪霉素由麦迪霉素 A_1、麦迪霉素 A_2、麦迪霉素 A_3 和麦迪霉素 A_4 四种成分组成，由于菌种不同，各成分的比例有些差异(表 2-4)。国产麦迪霉素主要含有麦迪霉素 A_1(不低于 48%)，同时含有不同比例的吉他霉素 A_6 等组分，称为麦白霉素。麦白霉素对革兰阳性菌、奈瑟菌和支原体抗菌作用强，临床用于治疗敏感菌所致的呼吸道及皮肤软组织感染。

吉他霉素，又称为柱晶白霉素。国产吉他霉素含有 A_1～A_{13}，其中 A_5 含量应达 35%～70%，与麦迪霉素不同的是大环 C-3 为游离羟基，碳霉糖上取代基为异丁酰基(表 2-5)。吉他霉素对钩端螺旋体、立克次体作用强，对耐药金黄色葡萄球菌有较好的抗菌作用，且肝脏毒性弱。

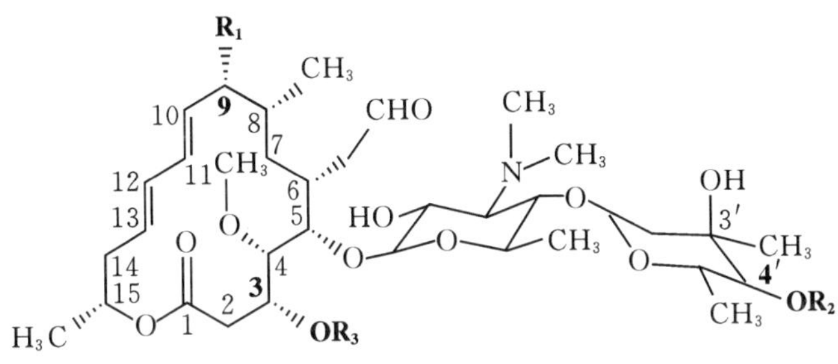

表 2-4　麦迪霉素

	R_1	R_2	R_3
麦迪霉素 A_1	—OH	$—COCH_2CH_3$	$—OCOCH_2CH_3$
麦迪霉素 A_2	—OH	$—COCH_2CH_2CH_3$	$—OCOCH_2CH_3$
麦迪霉素 A_3	=O	$—COCH_2CH_3$	$—OCOCH_2CH_3$
麦迪霉素 A_4	=O	$—COCH_2CH_2CH_3$	$—OCOCH_2CH_3$

表 2-5　吉他霉素

	R_1	R_2	R_3
吉他霉素 A_1	—OH	$—COCH_2CH(CH_3)_2$	—H
吉他霉素 A_3	—OH	$—COCH_2CH_2CH_3$	$—COCH_3$
吉他霉素 A_4	—OH	$—COCH_2CH_2CH_3$	—H
吉他霉素 A_5	—OH	$—COCH_2CH_2CH_3$	$—COCH_3$
吉他霉素 A_6	—OH	$—COCH_2CH_3$	—H
吉他霉素 A_{13}	—OH	$—COCH_2CH_2CH_2CH_2CH_3$	—H

(二)螺旋霉素及其衍生物

螺旋霉素是螺旋杆菌产生的具有十六元内酯环的抗生素，其内酯环具有双烯结构，C-9与脱氧氨基糖以苷键结合，C-5与碳霉胺糖及碳霉糖以苷键结合，具有碱性。螺旋霉素是多组分混合物，主要含有Ⅰ、Ⅱ、Ⅲ三种组分，国产螺旋霉素以Ⅱ、Ⅲ为主(表2-6)。

螺旋霉素稳定性较差，味苦，吸收不好，且易于体内水解脱除碳霉糖而失活，为提高其稳定性和生物利用度，在碳霉糖3″和4″位分别进行乙酰化得到乙酰螺旋霉素。国产乙酰螺旋霉素是4″位单乙酰螺旋霉素Ⅱ、Ⅲ和3″,4″位双乙酰螺旋霉素Ⅱ、Ⅲ四种组分为主的混合物(表2-7)。乙酰螺旋霉素抗菌活性弱于螺旋霉素，但对酸稳定，亲脂性高，口服吸收好，组织细胞内浓度高，在胃肠道水解为螺旋霉素后发挥作用。螺旋霉素和乙酰螺旋霉素主要对革兰阴性菌和奈瑟菌有良好的抗菌作用，临床用于敏感菌所致的呼吸道、皮肤、软组织感染及肺炎等，也可用于艾滋病患者并发的隐孢子虫病、弓形体等感染。

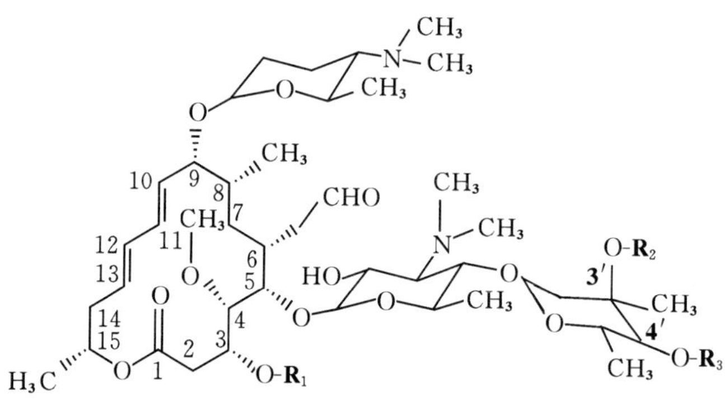

表 2-6　螺旋霉素

	R_1	R_2	R_3
螺旋霉素Ⅰ	—H	—H	—H
螺旋霉素Ⅱ	$—COCH_3$	—H	—H
螺旋霉素Ⅲ	$—COCH_2CH_3$	—H	—H

表 2-7　乙酰螺旋霉素

	R_1	R_2	R_3
单乙酰螺旋霉素Ⅱ	$-COCH_3$	$-H$	$-COCH_3$
单乙酰螺旋霉素Ⅲ	$-COCH_2CH_3$	$-H$	$-COCH_3$
双乙酰螺旋霉素Ⅱ	$-COCH_3$	$-COCH_3$	$-COCH_3$
双乙酰螺旋霉素Ⅲ	$-COCH_2CH_3$	$-COCH_3$	$-COCH_3$

课堂讨论

红霉素有水溶性较小、只能口服、对酸极不稳定、胃肠道反应大、抗菌谱窄等缺点，我们可以采用哪些方法或手段克服上述缺点？

知识拓展

红霉素

由于红霉素在酸性条件下较不稳定，因此不可与酸性饮料（橘子饮料）、酸性药物（阿司匹林、维生素C、五味子制剂、乌梅制剂、山楂制剂）等同服，以防红霉素的药效降低或丧失。

第三节　氨基糖苷类抗生素

一、概述

氨基糖苷类抗生素是一类含有氨基糖苷结构的抗生素，其抗菌谱广，对需氧革兰阴性杆菌具有强大的抗菌活性，对葡萄球菌、结核分枝杆菌等也有很好的抗菌活性，目前已有数十个天然抗生素或半合成抗生素应用于临床。天然的氨基糖苷类抗生素由链霉菌、小单孢菌和细菌所产生，由链霉菌属培养液中提取获得的有链霉素、卡那霉素、妥布霉素、新霉素、大观霉素等，由小单孢菌属培养液中提取获得的有庆大霉素、西索米星、小诺米星等；人工半合成的氨基糖苷类抗生素主要有阿米卡星、奈替米星等。

1. 氨基糖苷类抗生素的结构特点及理化性质

氨基糖苷类抗生素由碱性1,3-二氨基肌醇和氨基糖缩合而成，1,3-二氨基肌醇为碱性多元环己醇结构。

氨基糖苷类抗生素具有共同的结构特征，因此表现出相似的理化性质：

（1）因氨基糖苷类抗生素结构中含碱性功能基，故可与硫酸、盐酸成盐；该类抗生素为极性化合物，水溶性较大，在胃肠道很难吸收，需注射给药；结构中具有苷键，易发生水解反应；除链霉素中链霉糖上的醛基易被氧化外，本类药物的固体性质稳定。

（2）氨基糖苷类抗生素与血清蛋白结合率低，与肾组织亲和力高，绝大多数以原药形式经肾小球滤过排出，肾毒性较大，可引起蛋白尿、管型尿、血尿、氮质血症和肾功能减退，诱发药源性肾衰竭。此类药物还对第八对脑神经有较大损伤，可引起前庭功能障碍和耳蜗听神经损伤，导致眩晕、恶心、共济失调、耳鸣、听力减退和永久性耳聋等。另外，此类抗生素还有肌麻痹和变态反应等不良反应。

2. 氨基糖苷类抗生素的分类

氨基糖苷类抗生素按化学结构可分为链霉素类、庆大霉素类、卡那霉素类和新霉素类（表2-8）。

表2-8　氨基糖苷类抗生素分类

分类		代表药物
链霉素类		硫酸链霉素
庆大霉素类	庆大霉素C组分	硫酸庆大霉素
	庆大霉素衍生物	硫酸小诺霉素、硫酸奈替米星、硫酸依替米星、硫酸西索米星
卡那霉素类	卡那霉素	硫酸卡那霉素
	卡那霉素衍生物	硫酸阿米卡星、妥布霉素
新霉素类		新霉素、核糖霉素、巴龙霉素

二、链霉素类抗生素

硫酸链霉素　Streptomycin Sulfate

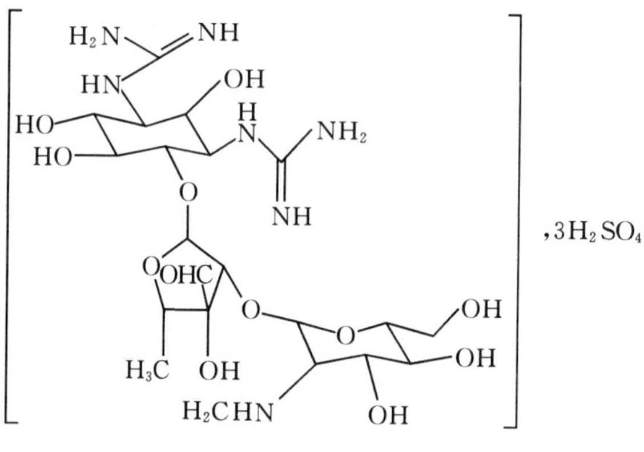

化学名：O-2-甲氨基-2-脱氧-α-L-葡吡喃糖基-(1→2)-O-5-脱氧-3-C-甲酰基-α-L-来苏呋喃糖基-(1→4)-N^1,N^3-二脒基-D-链霉胺硫酸盐。

链霉素是从链霉菌中分离出的第一个氨基糖苷类抗生素，水溶性较大，口服吸收差，临床药用为硫酸盐。

本品为白色或类白色粉末，无臭或几乎无臭，味微苦；有引湿性；在水中易溶，乙醇和三氯甲烷中不溶。

本品具有双糖结构，碱性条件下迅速水解完全，在酸性条件分步水解，水解产物为链霉胍、链霉糖和N-甲基葡萄糖胺。链霉胍与8-羟基喹啉乙醇液和次溴酸钠试液发生坂口反应，产物显橙红色。链霉糖可在加热条件下，进一步脱水重排为麦芽酚，与硫酸铁铵试液反应显紫红色，此为麦芽酚反应。坂口反应和麦芽酚反应是硫酸链霉素的法定鉴别方法。

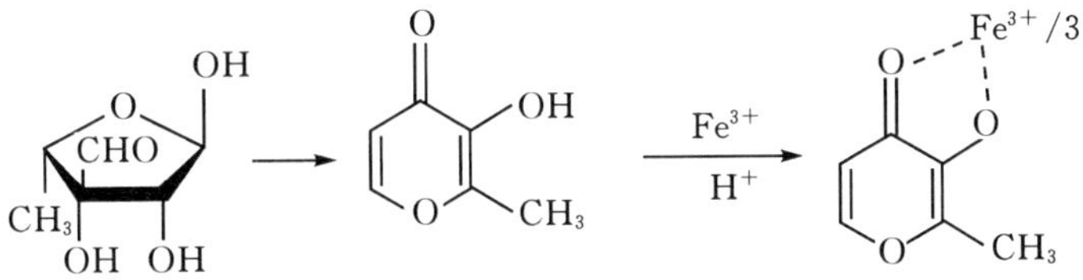

本品链霉糖中的醛基具有氧化还原性，应避光、密封保存，以免自动氧化生成链霉素酸而失效。

本品不仅对革兰阳性菌有抑制作用，且对多数革兰阴性菌也有良好的效果，特别是对结核分枝杆菌的抗菌作用强，主要用于结核病的治疗，尤其是结核性脑膜炎和极性浸润性肺结核，因易产生耐药性，多与其他抗结核药物协同使用。本品对尿道感染、肠道感染、败血症等也有效。

三、庆大霉素类抗生素

庆大霉素(Gentamycin)是从小单孢菌中得到的抗生素，国产庆大霉素是庆大霉素 C_1、庆大霉素 C_{1a}和庆大霉素 C_2的混合物，并称庆大霉素 C 组分(表 2－9)。

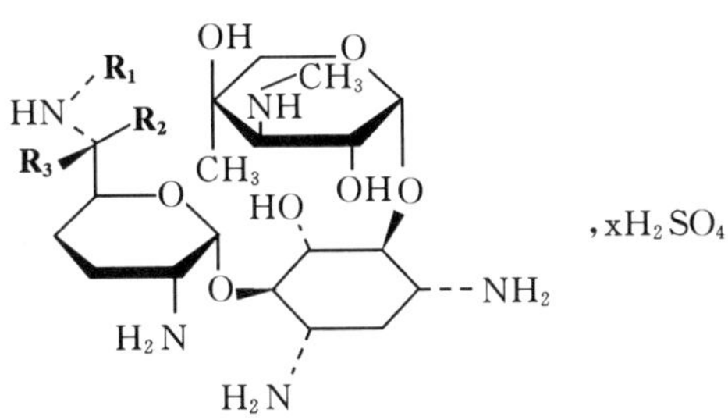

表 2－9　庆大霉素

	R_1	R_2	R_3
庆大霉素 C_1	$-CH_3$	$-CH_3$	$-H$
庆大霉素 C_{1a}	$-H$	$-H$	$-H$
庆大霉素 C_2	$-H$	$-CH_3$	$-H$
庆大霉素 C_{2a}	$-H$	$-H$	$-CH_3$

庆大霉素含多个氨基，显碱性，口服吸收很少，肌内注射吸收迅速而完全，主要分布于细胞外液，较少代谢，可在肾内大量积聚，高出血浆浓度数倍。

本品为广谱的抗生素，是治疗各种革兰阴性杆菌感染的重要抗菌药，价格便宜，是氨基糖苷类的首选药物。临床上主要用于铜绿假单胞菌或耐药阴性菌感染、败血症、尿路感染、脑膜炎和烧伤感染。由于 β－内酰胺类抗生素可导致庆大霉素氨基酰化失活，故二者不可在同一输液瓶内混合使用。

小诺霉素是小单孢菌产生的抗生素，其结构与庆大霉素类似，在 6′为 N－甲基取代。其抗菌谱与庆大霉素类似，作用强、排泄快、毒性小，临床用硫酸盐。硫酸小诺霉素主要用于革兰阴性菌感染引起的败血症、支气管炎、肺炎、腹膜炎、肾炎、膀胱炎等，对革兰阳性菌所引起的感染亦有效。

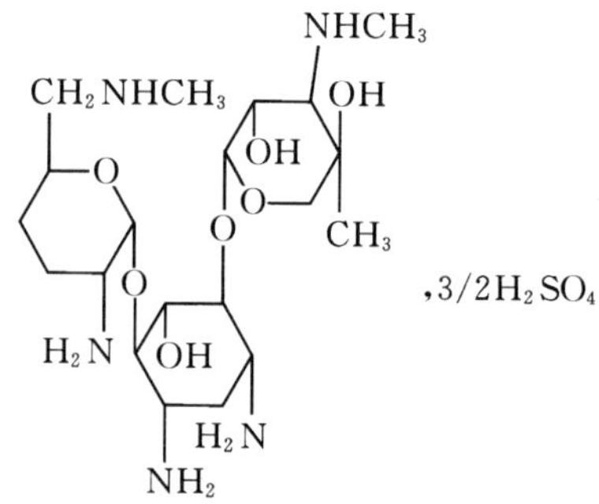

硫酸小诺霉素

对庆大霉素 C_{1a} 进行结构修饰，获得一些作用良好的半合成衍生物，如奈替米星、依替米星和西索米星（表 2－10）。

表 2－10　庆大霉素 C_{1a} 衍生物

药物名称	化学结构	作用特点
硫酸奈替米星	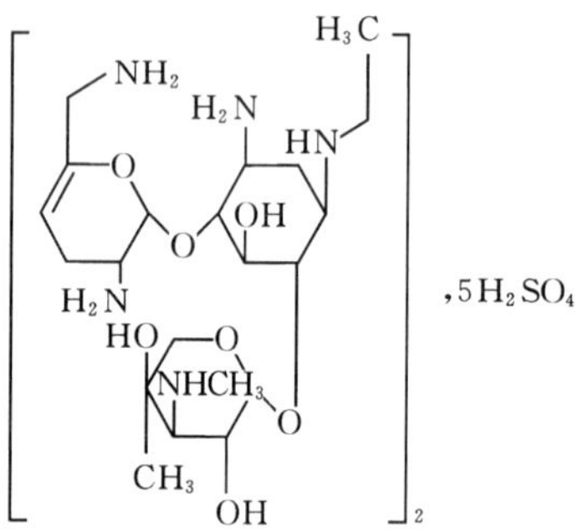	肌内注射吸收迅速而完全，血药浓度达到峰值时间为 0.5～1 小时，主要分布在细胞外液。对肠科杆菌有强大杀菌力，对葡萄球菌和其他革兰阳性球菌作用强于其他氨基糖苷类抗生素，对耐药菌有较好的抗菌活性，临床用于治疗各种敏感菌引起的严重感染。耳毒性和肾毒性在氨基糖苷类抗生素中发生率最低，损伤程度也较轻
硫酸依替米星	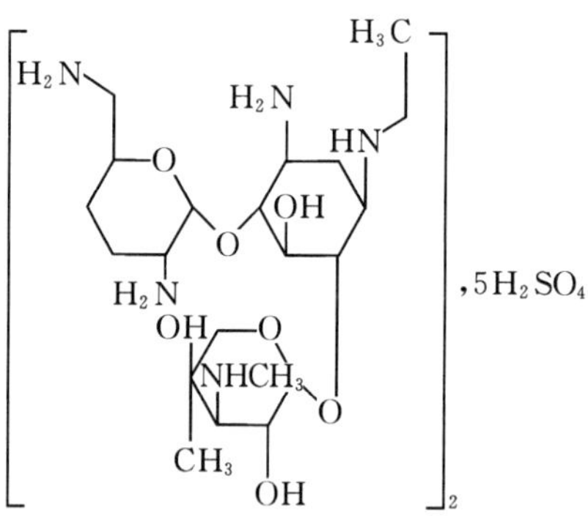	半衰期约为 1.5 小时，无明显的蓄积作用。抗菌谱广，对大肠埃希杆菌、克雷伯肺炎杆菌、肠杆菌属、沙雷菌属、沙门菌属、流感嗜血杆菌及葡萄球菌属等有较高的抗菌活性，对部分庆大霉素、小诺霉素和头孢唑啉耐药的金黄色葡萄球菌、大肠埃希菌和克雷伯肺炎杆菌有效
硫酸西索米星	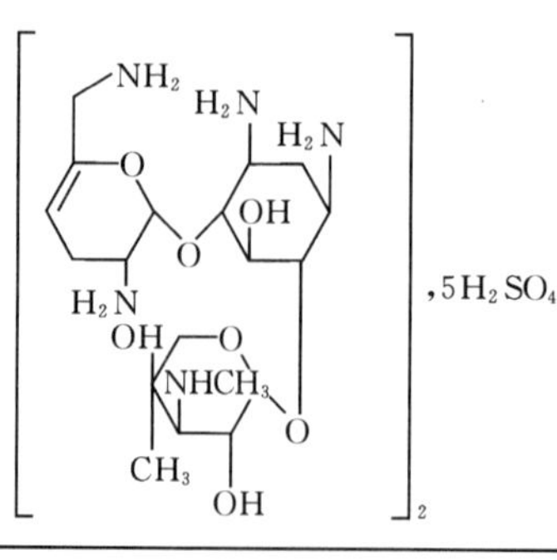	本品的体内过程与庆大霉素相近，半衰期约为 2 小时，可在肾中积聚。抗菌谱与庆大霉素相似，对金黄色葡萄球菌、大肠埃希菌、肠杆菌属、铜绿假单胞菌等革兰阴性菌有效，对铜绿假单胞菌的抗菌作用较庆大霉素强。用于革兰阴性菌（包括铜绿假单胞菌）、葡萄球菌和其他敏感菌所致呼吸系统感染、泌尿生殖系统感染、胆道感染、皮肤和软组织感染、感染性腹泻及败血症等

四、卡那霉素类抗生素

卡那霉素是从放线菌中发现的抗生素，主要包括卡那霉素 A、卡那霉素 B、卡那霉素 C 组分，卡那霉素 A 为其主要成分。

卡那霉素是广谱抗生素，对革兰阴性杆菌、阳性菌和结核杆菌都有效，临床用于败血症、心内膜炎、呼吸道感染、肠炎、菌痢和尿路感染的治疗。

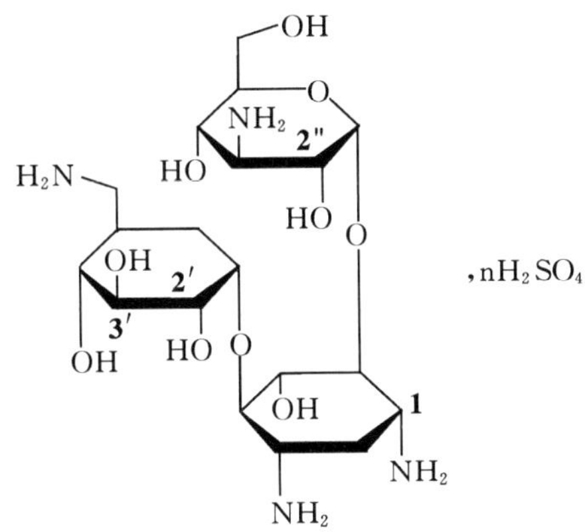

硫酸卡那霉素

卡那霉素稳定性好，耐热、耐酸碱，但易于产生耐药性而失活。为解决其耐药性问题，对其 C1、C2′、C3′、C2″进行结构改造，得到一些对耐药菌作用优良的衍生物，如阿米卡星、妥布霉素等。

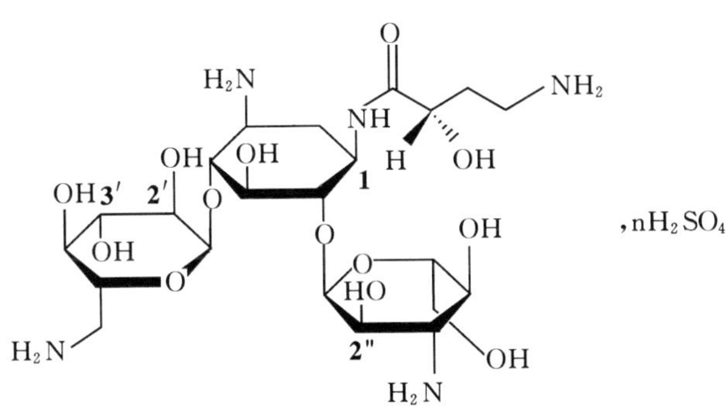

硫酸阿米卡星

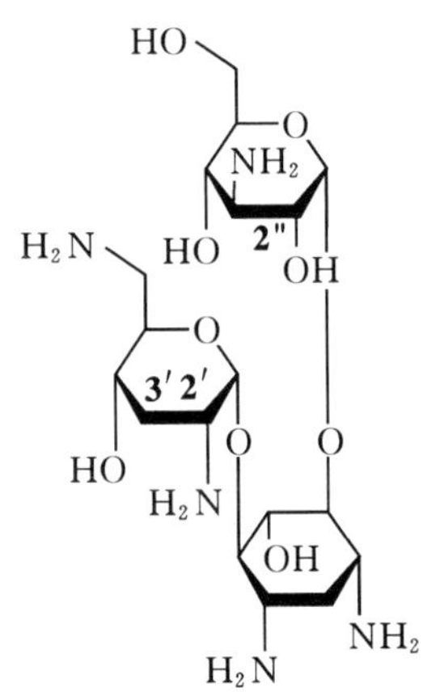

妥布霉素

五、新霉素类抗生素

本类抗生素主要包括新霉素、核糖霉素和巴龙霉素等(表 2－11)。

表 2－11　新霉素类抗生素

药物名称	化学结构	作用特点
硫酸新霉素	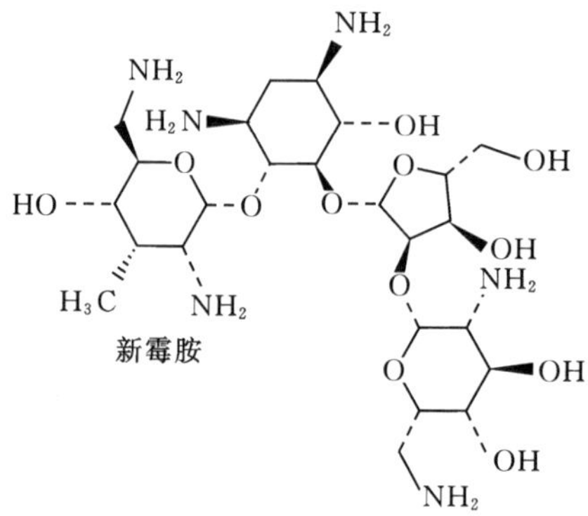 ,xH_2SO_4	链霉素菌产生的抗生素，药用成分为新霉素 B。毒性较大，不宜全身用药，仅用于皮肤、肠道、耳、鼻、咽喉等感染，药用其硫酸盐
硫酸核糖霉素	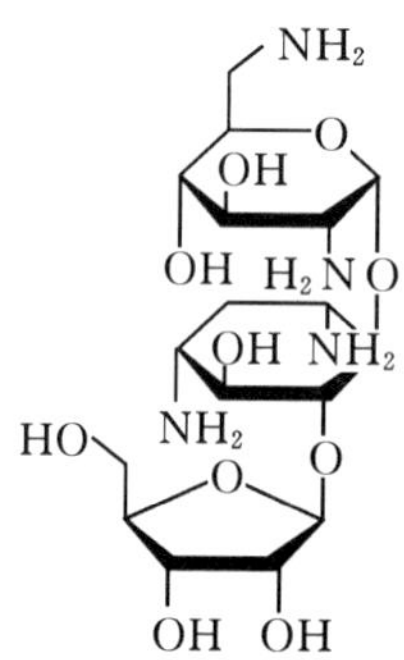 ,nH_2SO_4	链霉素菌产生的抗生素，抗菌作用低于卡那霉素，但毒性较大多数氨基糖苷类抗生素低，安全性好
硫酸巴龙霉素	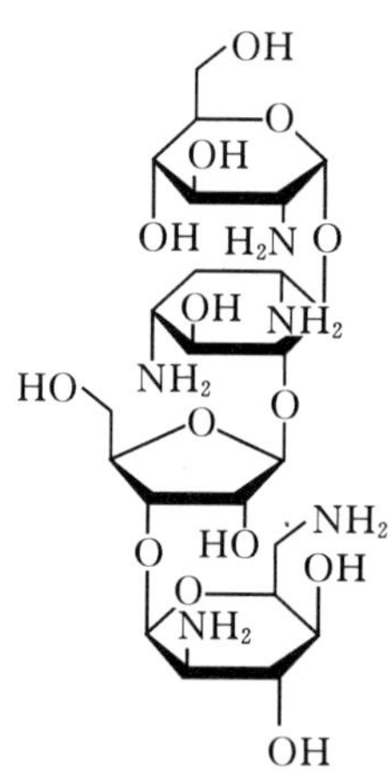 ,nH_2SO_4	放线菌产生的抗生素，是肠道专用药物，治疗各种菌痢

课堂讨论

根据硫酸链霉素的结构，分析影响其稳定性的结构因素有哪些。

知识拓展

硫酸链霉素

硫酸链霉素分子中含有一醛基，可被维生素 C 等具有还原性的药物还原成双氢链霉素，毒性增加，因此使用时应避免与具有还原性的药物配伍。

第四节　四环素类抗生素

一、概述

四环素类抗生素是由放线菌产生的一类可口服的广谱抗生素，对革兰阳性菌、革兰阴性菌、立克次体、支原体等有抑制作用，是布鲁菌病、霍乱、斑疹伤寒、出血热等的首选药物。

四环素类抗生素由 A、B、C、D 四个环组成，具有十二氢化并四苯的基本结构，包括金霉素、土霉素、四环素等天然四环素类(表 2－12)和多西环素、米诺环素等半合成衍生物。四环素类抗生素的基本结构如下：

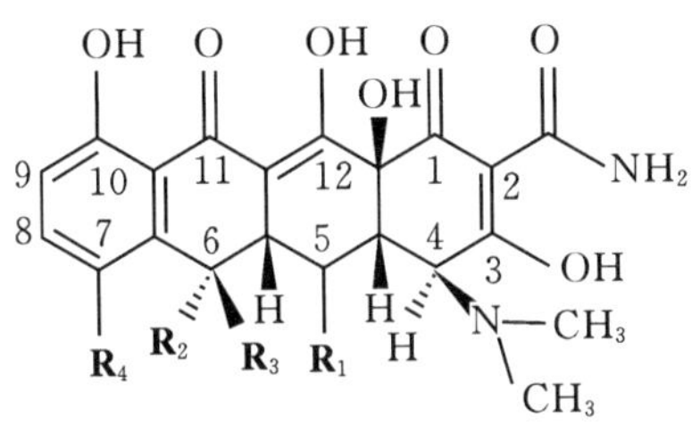

表 2－12　天然四环素的结构

	R_1	R_2	R_3	R_4
四环素	—H	—OH	$—CH_3$	—H
土霉素	—OH	—OH	$—CH_3$	—H
金霉素	—H	—OH	$—CH_3$	—Cl

四环素类抗生素在干燥状态下稳定，遇光易变色。天然四环素在不同的酸、碱条件下分别发生脱水、差向异构化、与金属离子的反应及重排反应等，生成脱水物、差向异构体、不溶性螯合物及内酯结构的异构体，导致药效降低或失去抗菌活性。此外，细菌对此类抗生素耐药现象比较严重，毒副作用也比较多，临床应用受到一定的限制。半合成四环素类抗生素对酸、碱较稳定，半衰期延长，抗菌活性增强。

二、天然四环素类抗生素

盐酸四环素　Tetracycline Hydrochloride

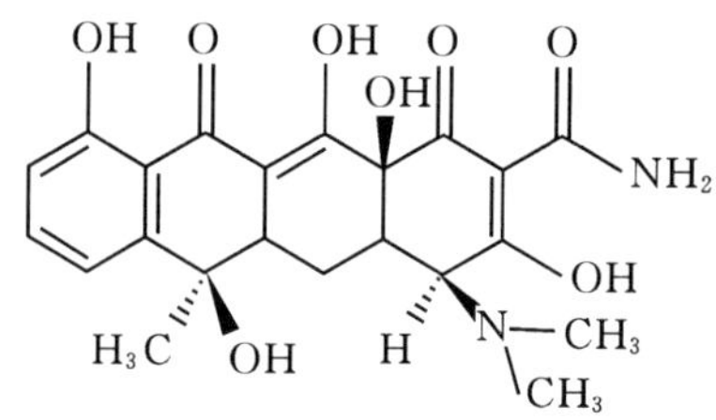

化学名：(4S,4aS,5aS,6S,12aS)-6-甲基-4-(二甲氨基)-3,6,10,12,12a-无羟基-1,11-二氧代-1,4,4a,5,5a,6,11,12a-八氢-2-并四苯甲酰胺盐酸盐。

本品为黄色结晶性粉末，无臭，味苦；略有引湿性；遇光色渐变深，在碱性溶液中易破坏失效；在水中溶解，乙醇中微溶，三氯甲烷或乙醚中不溶。

本品结构中含有酸性的酚羟基和烯醇羟基以及碱性的二甲氨基，属于两性化合物，临床用其盐酸盐。

本品在干燥条件下固体比较稳定，但遇日光可变色。在酸性及碱性条件都不够稳定，易发生水解。

(1)pH<2 时，C-6 上的羟基和 C-5a 上的氢发生消除反应，生成无活性的脱水四环素，呈橙黄色。

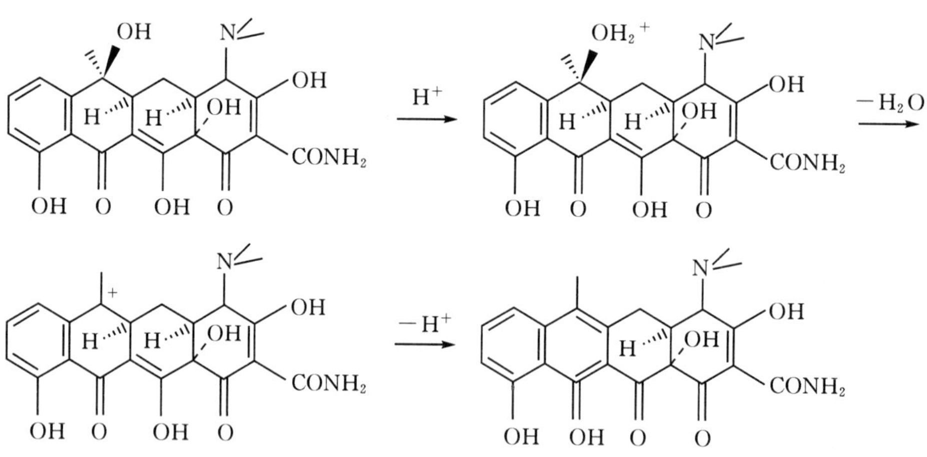

(2)pH2～6 时，C_4-二甲胺基易发生可逆的差向异构化反应，生成无活性的差向异构四环素。差向异构体毒性较大，可引起范科尼(Fanconi)综合征，导致肾小管功能受损，产生烦渴、蛋白尿、糖尿、氨基酸尿、低血钾、高尿酸症和酸中毒等反应，是《中国药典》需检查的特殊杂质。

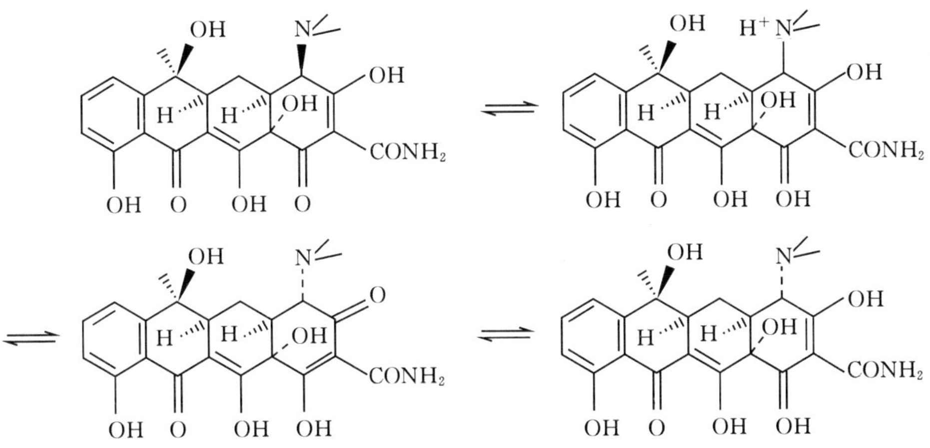

4 位差向异构化产物在酸性条件下会进一步脱水生成脱水差向异构化产物。脱水产物及差向异构化产物的抗菌活性均减弱或消失。

(3)碱性条件：由于 OH^- 的作用，C_6-OH 形成氧负离子，向 C_{11} 发生分子内亲核进攻，经电子转移，C 环破裂，生成无活性的具有内酯结构的异构体。

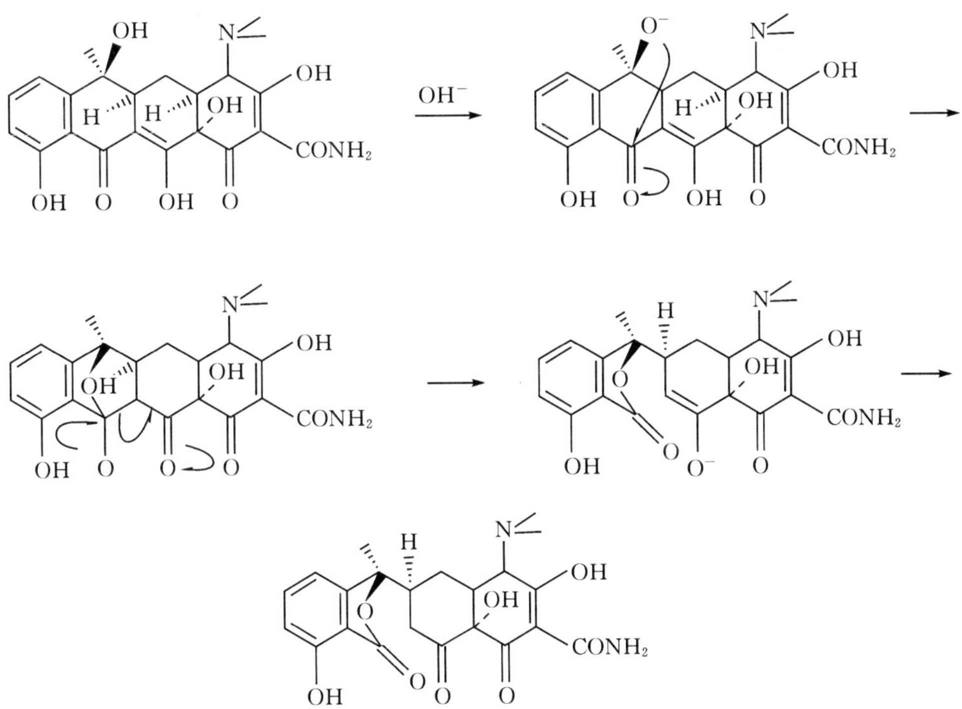

四环素类药物结构中含多个羟基、烯醇羟基及羰基等，在近中性条件下可与多种 M^{n+} 生成不溶性螯合物。与钙或镁离子形成不溶性的钙盐或镁盐，与铁离子形成红色络合物；与铝离子形成黄色络合物。

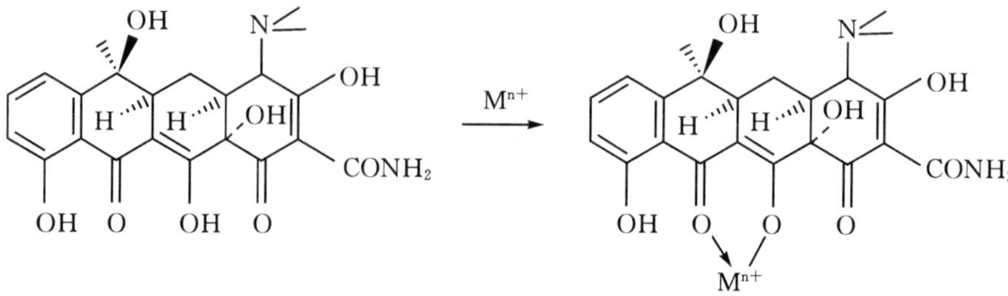

本品口服吸收不完全，与血浆蛋白结合率低，易于在骨髓、骨骼和牙齿沉积，具有肝肠循环。本品为广谱抗菌药，曾是霍乱、布鲁菌病等的首选药物，炭疽、破伤风、鼠疫等的次选药物，因耐药性的增长，目前主要用于立克次体病、衣原体病、支原体病及螺旋体病的治疗。

三、半合成四环素类抗生素

研究表明，天然四环素 C－6 位的羟基是产生脱水及异构的主要因素，且并非抗菌的必要结构。因此以 C－6 位羟基(R_2)为核心，对天然四环素进行了结构修饰，得到了多西环素、米诺环素、美他环素等半合成四环素类抗生素(表 2－13，2－14)，显著改善了药物的稳定性、抗菌活性和代谢动力学性质。

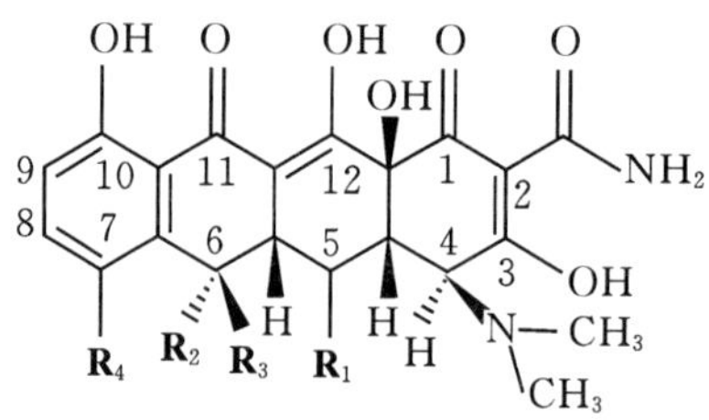

表 2－13 半合成四环素的结构

	R_1	R_2	R_3	R_4
多西环素	—OH	—H	$—CH_3$	—H
米诺环素	—H	—H	—H	$—N(CH_3)_2$
美他环素	—OH	$—CH_3$	—H	—H

表 2－14 常用半合成四环素类抗生素

药物名称	化学结构	作用特点
多西环素	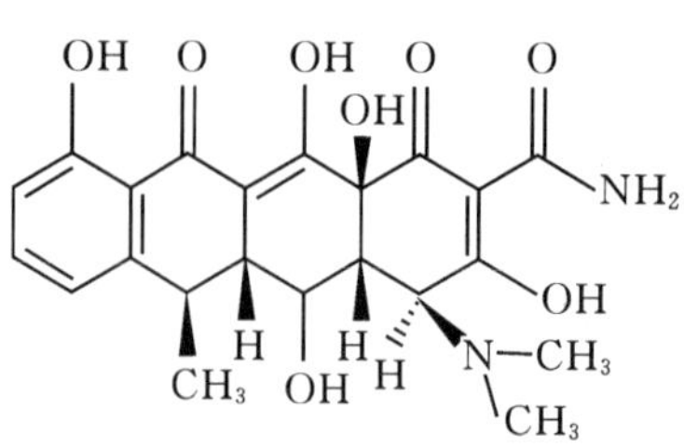	为土霉素的脱氧衍生物，口服吸收完全而迅速，不受同服食物的影响。半衰期为 12～22 小时。可每日服药 1 次。组织浓度较同类药物高 5～10 倍。抗菌活性比四环素强，对耐四环素金黄色葡萄球菌有效，是目前四环素类抗生素的首选或次选药物

续表

药物名称	化学结构	作用特点
米诺环素	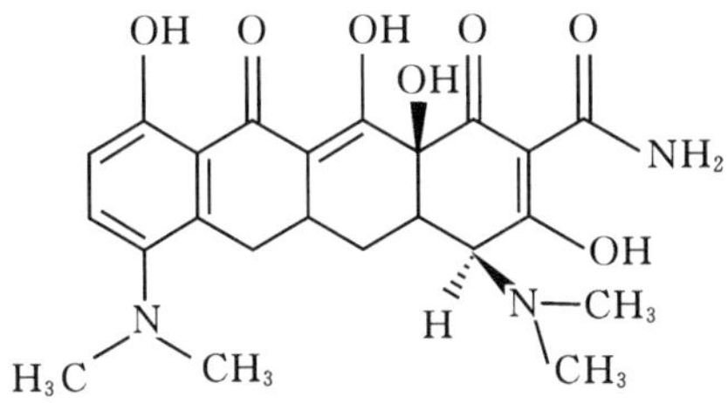	脂溶性高，抗菌活性强，口服吸收迅速而完全。不受牛奶等食物影响，抗酸药及含金属离子药物等会降低其吸收。组织渗透性高，抗菌活性高于四环素，对耐四环素菌株有效，对革兰阳性菌作用强，临床用于治疗敏感菌、肺炎支原体、沙眼衣原体、立克次体等所致感染

课堂讨论

根据四环素的结构与性质，分析盐酸多西环素的稳定性。

知识拓展

四环素类抗生素

四环素类抗生素因可与金属离子形成络合物，故不能与牛奶等富含金属离子的食物及铁剂等富含金属离子的药物同服。

四环素类抗生素能与体内的钙离子形成黄色络合物，沉积在骨骼和牙齿上，小儿服用会发生牙齿变黄（四环素牙），孕妇服用后其产儿可能发生牙齿变色，骨骼生长抑制。因此，从胚胎4个月到儿童7～8周岁换牙前期，应慎用或禁用四环素类抗生素；孕妇和哺乳期妇女，也不宜使用该类药物。

第五节　氯霉素类抗生素和其他抗生素

一、氯霉素类抗生素

（一）氯霉素

氯霉素于1947年从委内瑞拉链霉菌中得到，后经化学方法合成。

氯霉素　Chloramphenicol

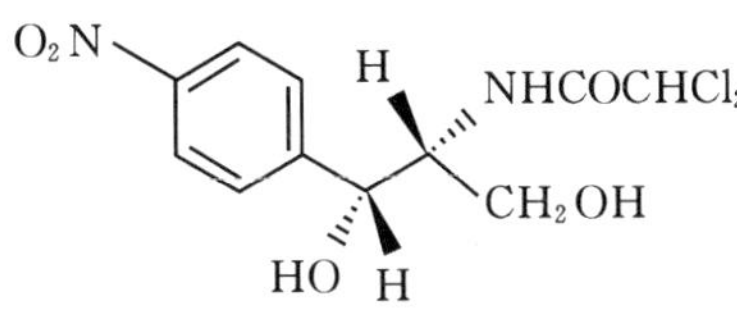

化学名：D-苏式-(-)-N-[α-(羟基甲基)-β-羟基-对硝基苯乙基]-2,2-二氯乙酰胺。

本品为白色至微带黄绿色的针状、长片状结晶或结晶性粉末，味苦；熔点为149℃～152℃；

在甲醇、乙醇及丙酮或丙二醇中易溶，水中微溶。本品在无水乙醇中比旋度为＋18.5°～＋21.5°(50mg/ml)。

本品结构中含有两个手性碳原子，四个光学异构体，药用为1R,2R(-)或D(-)苏阿糖型。

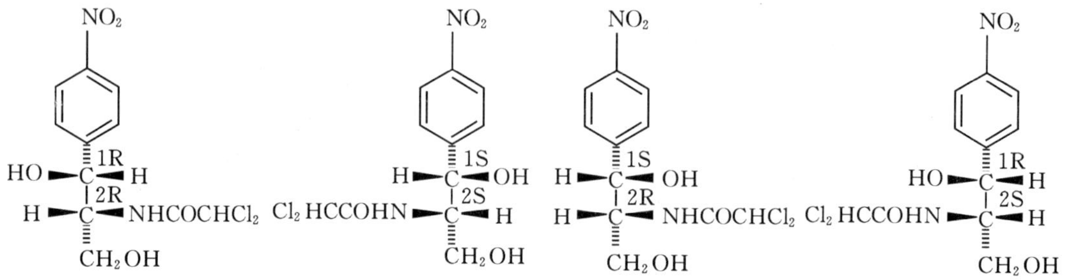

D-(－)-Threo　　L-(－)-Threo　　D-(＋)-Erythro　　L-(－)-Erythro

本品性质稳定，耐热，干燥状态下可保持抗菌活性5年以上。水溶液在中性或弱酸性(pH4.5～7.5)条件下稳定，在强酸或强碱条件下，可水解生成对硝基苯基-2-氨基-1,3-丙二醇而失效。

本品分子中硝基经氯化钙和锌粉还原成羟胺衍生物，在醋酸钠存在下与苯甲酰氯反应，生成的酰化物在弱酸性溶液中与Fe^{3+}生成紫红色络合物。

氯霉素为广谱抗生素，对革兰阴性菌作用强于革兰阳性菌，临床上主要用于治疗伤寒、副伤寒、斑疹伤寒等，对百日咳、沙眼、细菌性痢疾及尿道感染等也有效。

氯霉素可与细菌的70S核糖体的50S亚基可逆性结合，阻断氨酰tRNA与核糖体受体的结合，从而使新肽链的形成受阻，抑制蛋白质合成。由于人的骨髓造血细胞线粒体70S核糖体与细菌的70S核糖体结构相似，氯霉素也可与人体线粒体的70S核糖体结合，因而长期和多次应用氯霉素会引起骨髓抑制、再生障碍性贫血和“灰婴综合征”等严重的不良反应。

(二)氯霉素衍生物

氯霉素的衍生物有甲砜霉素、琥珀氯霉素和棕榈氯霉素，其化学结构和作用特点见表2-15。

表2-15　常用氯霉素类抗生素

药物名称	化学结构	作用特点
甲砜霉素	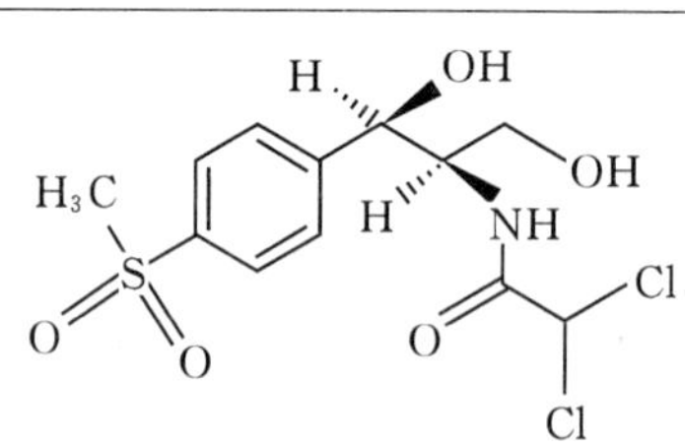	甲砜霉素为氯霉素的合成类似物。本品抗菌活性增强，水溶性加大，但抗菌谱与氯霉素基本相似。临床用于呼吸道感染、尿路感染、败血症、脑炎和伤寒等，副反应较少
琥珀氯霉素	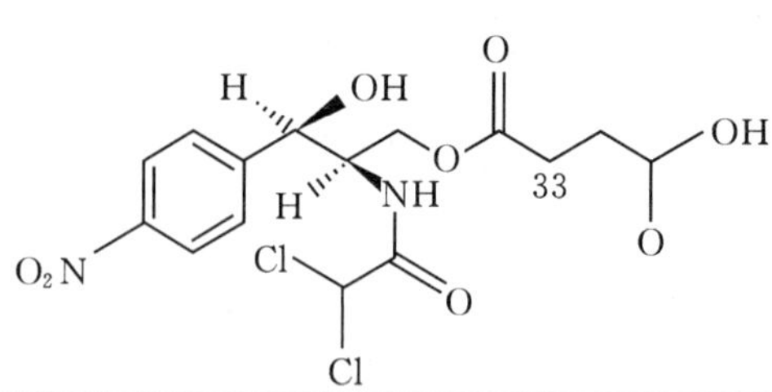	本品为氯霉素前药，体内水解为氯霉素发挥作用。因消除氯霉素的苦味，适合儿童服用

续表

药物名称	化学结构	作用特点
棕榈氯霉素	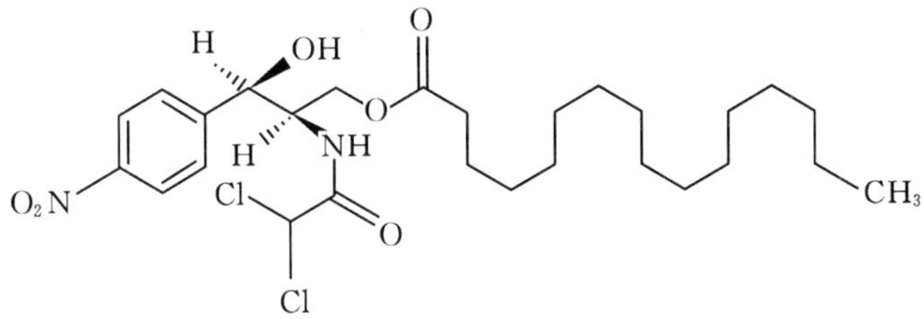	具有酸性，可与碱成盐，制成注射剂使用

二、林可霉素及其衍生物

林可霉素及其衍生物系 N－甲基－4－正丙基－吡咯烷羧酸和甲硫基脱氧－6－氨基－α－D－半乳辛吡喃糖缩合而成的酰胺化合物，属于林可酰胺类抗生素。

盐酸林可霉素　Lincomycin Hydrochloride

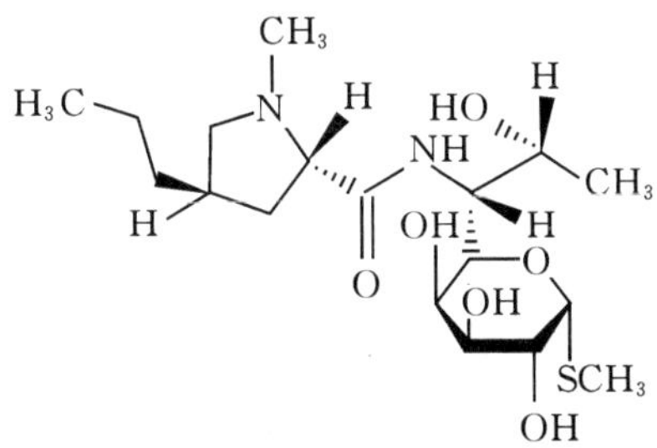

,HCl,H_2O

化学名：6－(1－甲基－反－4－丙基－L－2－吡咯烷甲酰氨基)－1－硫代－6，8－二脱氧－D－赤式－α－D－半乳辛吡喃糖甲苷盐酸盐一水合物，又名洁霉素。

林可霉素由链霉菌发酵产生，有 A、B 两种组分，B 组分活性低，是需严格控制的杂质，药用其盐酸盐。本品为白色结晶性粉末，有微臭或特殊臭，味苦；在水或甲醇中易溶，乙醇中略溶。

本品为窄谱抗生素，抗菌谱类似于大环内酯类抗生素，对革兰阳性球菌有较好作用，特别对厌气菌、金黄色葡萄球菌及肺炎球菌有高效。临床主要用于敏感菌引起的各种感染，如肺炎、心内膜炎、蜂窝织炎、扁桃体炎、丹毒、疖及泌尿系统感染等。由于本品可进入骨组织中，和骨有特殊亲和力，故特别适用于厌气菌引起的感染及金黄色葡萄球菌性骨髓炎。

克林霉素又称氯洁霉素，是林可霉素 7 位羟基被氯取代的半合成衍生物，药用其盐酸盐。

林可霉素类抗生素的抑菌机制为通过与敏感菌核糖体的 50S 亚基结合，阻止肽链的延长，从而抑制细菌蛋白质合成；亦可清除细菌表面 A 蛋白和绒毛状外衣，使细菌易被吞噬和杀灭。

三、磷霉素类抗生素

磷霉素由链霉菌产生，属广谱抗生素，目前通过化学合成方法制备。

磷霉素钠 Fosfomycin Sodium

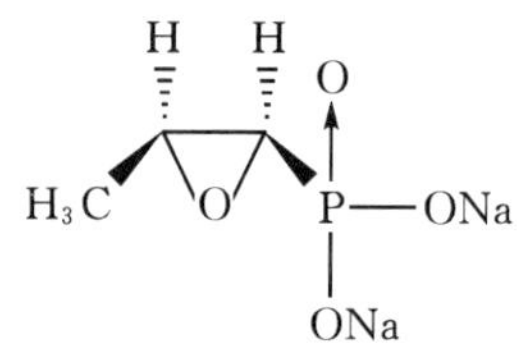

化学名:(—)-(1R,2S)-1,2-环氧丙基膦酸二钠盐。

本品为白色结晶性粉末,无臭,味咸;有引湿性,在空气中易潮解;在水中易溶,甲醇中微溶,乙醇中几乎不溶。

本品有两个手性碳原子,临床用其(-)-(1R,2S)构型,左旋体。因结构中含有磷,用高氯酸水浴破坏后,加入钼酸铵试液和1-氨基2-萘酚-4-磺酸试液,溶液显蓝色。

本品可抑制细胞壁的早期合成,与其他抗生素间无交叉耐药性,可协同使用。临床上主要用于敏感菌所致的呼吸道感染、皮肤软组织感染、肠道感染、泌尿道感染、败血症、脑膜炎等。

课堂讨论

林可霉素类抗生素能否与大环内酯类抗生素配伍使用?

知识拓展

细菌耐药性与"超级细菌"

细菌耐药性又称抗药性,系指细菌对于抗菌药物作用的耐受性。耐药性根据其发生原因可分为天然耐药性和获得耐药性。天然耐药性是由细菌染色体基因决定的,代代相传,不会改变的,如链球菌对氨基糖苷类抗生素天然耐药;铜绿假单胞菌对多数抗生素均不敏感。获得性耐药性是由于细菌与抗生素接触后,由质粒介导,通过改变自身的代谢途径,使其不被抗生素杀灭,如金黄色葡萄球菌产生β-内酰胺酶而耐药。细菌的获得性耐药可因不再接触抗生素而消失,也可由质粒将耐药基因转移至染色体而代代相传,成为固有耐药。当长期应用抗生素时,占多数的敏感菌株不断被杀灭,耐药菌株就大量繁殖,代替敏感菌株,而使细菌对该种药物的耐药率不断升高。为了保持抗生素的有效性,应重视其合理使用。

"超级细菌"泛指临床上出现的多种耐药菌,对绝大多数抗生素均不敏感。这种病菌的可怕之处是它对普通杀菌药物——抗生素的抵抗能力,对这种病菌,人们几乎无药可用。2010年,英国媒体爆出:南亚发现新型超级病菌NDM-1,抗药性极强,可全球蔓延。2013年以英国为发源地的超级细菌已经开始在多个国家被发现。据美国媒体报道,这种超级细菌被称为LA-MASA超级细菌,主要存在于禽类体内,感染率极高,但是对人体危害很小。2016年5月26日,美国卫生官员报告,美国发现首例对所有已知抗生素有抵抗力的细菌感染病例,如果这种超级细菌传播,可能造成日常感染的严重危险。

案例分析

1. 患儿，男，12 岁。因恶寒、发热、咽痛 2 天，前来就医。诊断：急性扁桃体炎。用青霉素等药物治疗，皮试(-)。注射青霉素后，约 10 分钟，顿觉心里不适，面色苍白，冷汗如注，测血压为 50/30mmHg。诊断：青霉素过敏性休克。

请分析，该药品发生过敏反应的原因。

2. 一位孕妇女患肺炎来门诊输液，因有青霉素过敏史，医生建议使用氯霉素。

请分析，该用药是否合理。

合成介绍

半合成青霉素的合成方法

以青霉素 G 为原料，在偏碱性条件下，经青霉素酰化酶酶解，得到 6－APA 后，再与相应的侧链酰氯或侧链酸酐进行缩合，即可制得各种半合成青霉素。其缩合方法通常有三种：①酰氯法：是较常用的方法，将侧链酸制成酰氯，在低温、中性或近中性(pH6.5～7.0)条件下进行；②酸酐法：将侧链酸制成酸酐或混合酸酐来进行反应；③DCC 法：将侧链酸和 6－APA 在有机溶剂中进行缩合，以 N,N′-二环己碳亚胺(DCC)作为缩合剂。

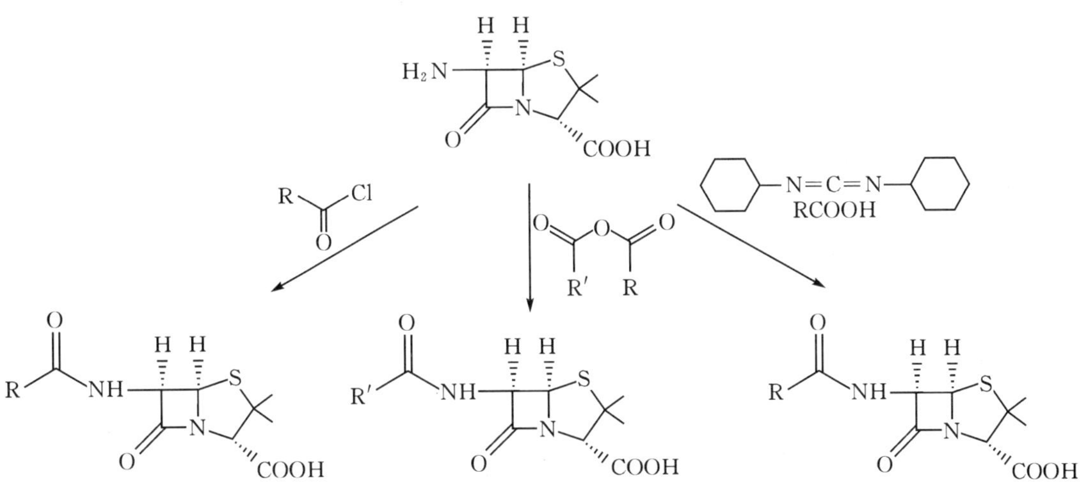

考点提示

一、填空题

1. 6－氨基头孢烷酸是抗菌活性的__________，由__________和__________骈合而成。

2. β－内酰胺类抗生素包括__________、__________、__________、__________、__________和__________类。

3. 链霉素在酸性条件下水解，生成__________和链霉双糖胺。

4. 四环素分子中含有__________和__________显弱酸性，同时__________显弱碱性，故为化合物，能溶于碱性溶液或酸性溶液。

5. 氯霉素分子中含有__________个手性碳原子，共有__________个光学异构体，其中临床使用的为__________型。

二、单项选择题

1. 具有如下化学结构的药物是

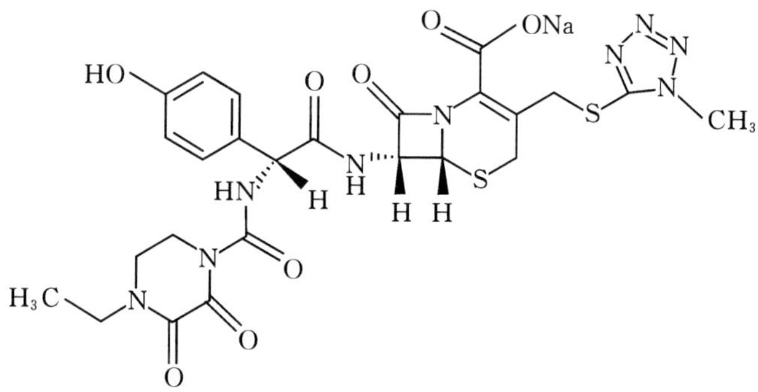

A. 头孢氨苄　　B. 头孢噻吩　　C. 头孢哌酮　　D. 头孢噻肟

2. 青霉素钠在室温和稀酸溶液中会发生哪种变化

A. 发生裂解生成青霉酸和青霉醛酸　　B. 6-氨基上的酰基侧链发生水解

C. β-内酰胺环水解开环生成青霉酸　　D. 发生分子内重排生成青霉二酸

3. 各种青霉素在化学上的区别在于

A. 聚合的程度不一样　　B. 不同的酰基侧链

C. 分子的光学活性不一样　　D. 分子内环的大小不同

4. 头孢菌素类抗生素的基本母核所含的手性碳原子数应为

A. 一个　　B. 两个

C. 三个　　D. 四个

5. β-内酰胺类抗生素结构中易被破坏的部位是

A. 酰胺基　　B. 噻唑环

C. β-内酰胺环　　D. 苯环

6. 麦迪霉素属于哪种结构类型的抗生素

A. 大环内酯类　　B. 氨基糖苷类

C. β-内酰胺类　　D. 四环素类

7. 下列哪一个药物的作用机制不是抑制细菌细胞壁的合成

A. 氨苄西林　　B. 阿莫西林

C. 头孢噻肟　　D. 阿奇霉素

8. 对第八对颅脑神经有损害作用，可引起不可逆耳聋的药物是

A. 大环内酯类抗生素　　B. 四环素类抗生素

C. 氨基糖苷类抗生素　　D. 氯霉素类抗生素

9. 阿莫西林的化学结构式为

A. 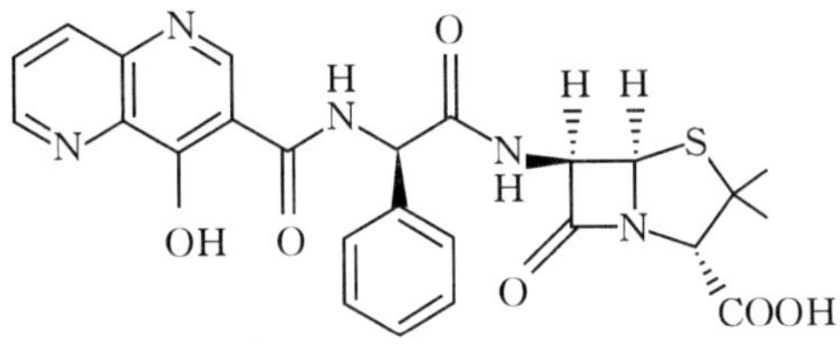

B. 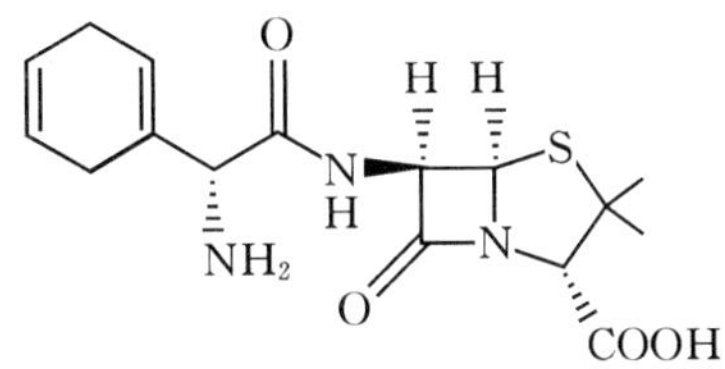

C. 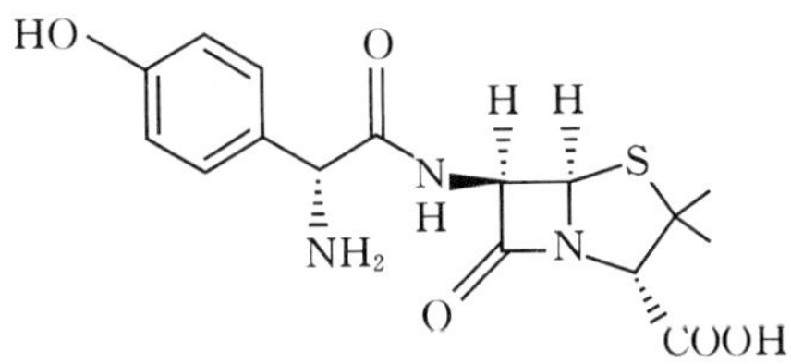

D. 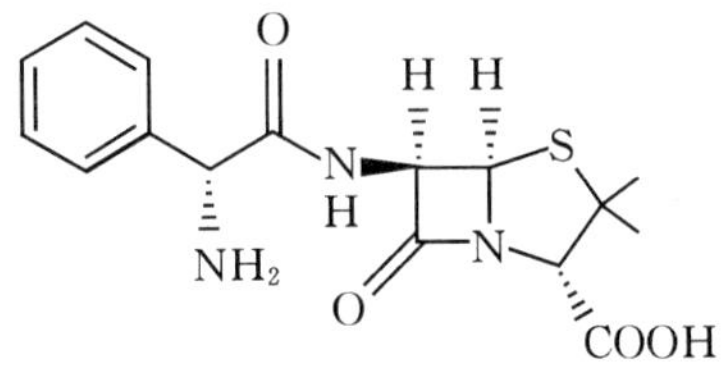

10. 下列哪个药物属于单环β-内酰胺类抗生素

A. 舒巴坦　　B. 氨曲南

C. 克拉维酸　　D. 亚胺培南

11. 下列哪一项叙述与氯霉素不符

A. 药用左旋体

B. 可直接用重氮化-偶合反应鉴别

C. 本品性质稳定，水溶液煮沸5小时不致失效

D. 分子中硝基可还原成羟胺衍生物

12. 3位为氯原子取代基的头孢菌素为

A. 头孢吡肟　　B. 头孢克洛

C. 头孢孟多　　D. 头孢氨苄

三、多项选择题

1. 下列药物中，哪些药物是半合成红霉素衍生物

A. 氟红霉素　　B. 克拉霉素

C. 甲砜霉素　　D. 罗红霉素

2. 属于半合成抗生素的有

A. 青霉素　　B. 多西环素

C. 头孢噻吩　　D. 氯霉素

3. 青霉素结构改造的目的是希望得到

A. 耐酶青霉素　　B. 广谱青霉素

C. 口服青霉素　　D. 无交叉过敏的青霉素

4. 在半合成β-内酰胺类药物中，基本原料是

A. 7-ABA　　B. 6-APA

C. 7-ACA　　D. 7-ADCA

5. 头孢噻肟钠的结构特点包括

A. 含有噻吩结构　　B. 含有氧哌嗪的结构

C. 含有四氮唑的结构　　D. 含有 2-氨基噻唑的结构

6. 红霉素符合下列哪些性质

A. 为大环内酯类抗生素　　B. 对耐青霉素的金黄色葡萄球菌有效

C. 结构中有 5 个羟基　　D. 在水中的溶解度较大

7. 克拉维酸可以对下列哪些抗菌药物起增效作用

A. 阿莫西林　　B. 头孢羟氨苄

C. 克拉霉素　　D. 阿米卡星

8. 下列哪些药物属于四环素类抗生素

A. 土霉素　　B. 氯霉素

C. 阿米卡星　　D. 盐酸米诺环素

9. 下列哪些药物属于β-内酰胺酶抑制剂

A. 他唑巴坦　　B. 克拉维酸

C. 克林霉素　　D. 舒巴坦

四、配伍选择题

(备选答案在前,试题在后。每组题均对应同一组备选答案,每题只有一个正确答案。每个备选答案可重复选用也可不选用。)

A. 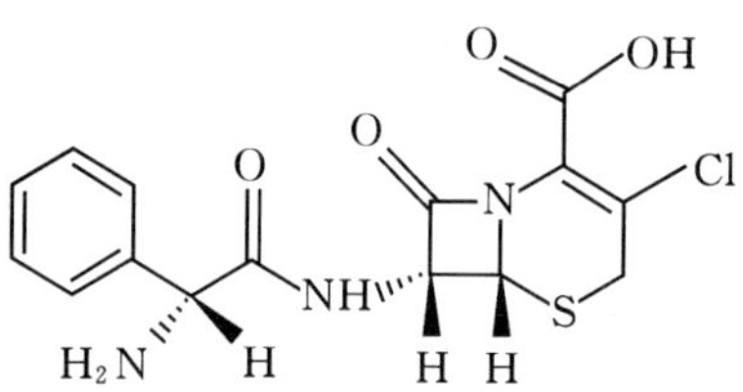

B. 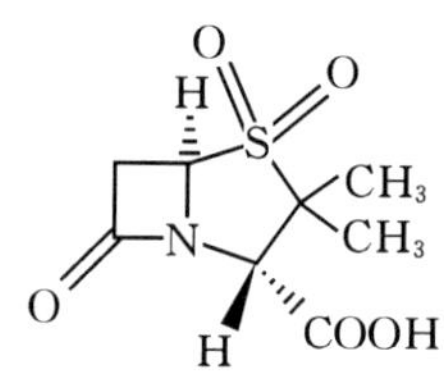

C. 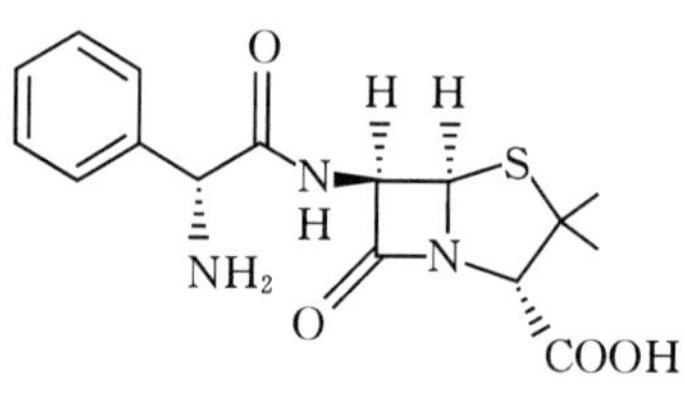

D. 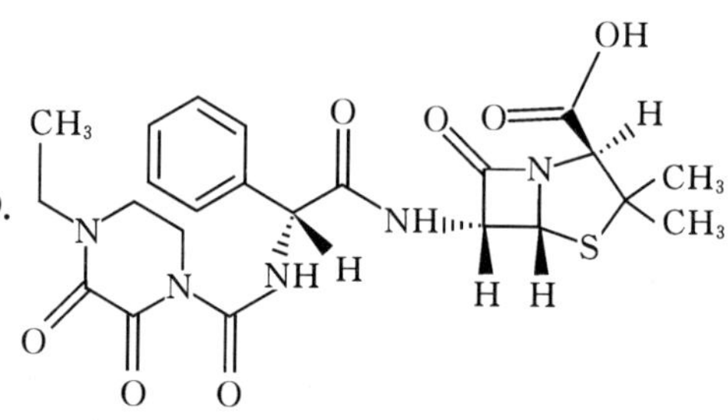

E. 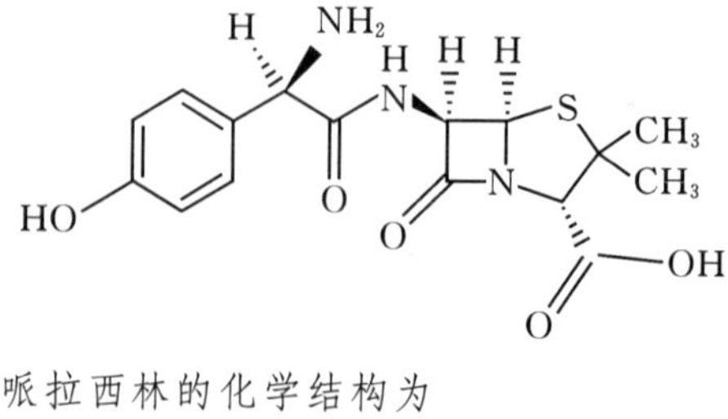

1. 哌拉西林的化学结构为

2. 舒巴坦的化学结构为

3. 阿莫西林的化学结构为

4. 头孢克洛的化学结构为

A. 泰利霉素　B. 氨曲南　C. 甲砜霉素
D. 阿米卡星　E. 土霉素

5. 属于氨基糖苷类抗生素的是
6. 属于四环素类抗生素的是
7. 属于氯霉素类抗生素的是
8. 属于大环内酯类抗生素的是

A. 氯霉素　B. 头孢噻肟钠　C. 阿莫西林
D. 四环素　E. 克拉维酸

9. 可发生聚合反应
10. 在 pH2～6 条件下易发生差向异构化
11. 在光照条件下，顺式异构体向反式异构体转化
12. 以 1R，2R(-)体供药用

A. 头孢氨苄　B. 头孢羟氨苄　C. 头孢噻吩
D. 头孢噻肟　E. 头孢哌酮

13. 3 位侧链含有 1-甲基四唑基的是
14. 3 位有甲基，7 位侧链有 2-氨基对羟基苯乙酰氨基的是
15. 3 位有乙酰氧甲基，7 位侧链有 2-氨基-4-噻唑基的是
16. 3 位有乙酰氧甲基，7 位侧链不含 2-氨基-4-噻唑基的是

五、问答题

1. 天然青霉素 G 有哪些缺点？试述半合成青霉素的结构改造方法。

2. 为什么大环内酯类抗生素在低温和 pH7 时最稳定，在酸性或碱性条件下易失效？简述半合成红霉素的结构改造方法。

3. 奥格门汀是由哪两种药物组成的？说明两者合用起增效作用的原理。

4. 四环素类的基本结构为氢化并四苯的衍生物，根据四环素类的基本结构可以推测四环素的酸碱性并简述四环素的稳定性。

5. 硫酸链霉素有何结构特点？如何鉴别？

（郭飞宇　张　卫）

第三章 合成抗菌药和抗寄生虫药

学习目标

【**掌握**】各类合成抗菌药、抗寄生虫药的结构类型，磺胺类药物和甲氧苄啶代谢拮抗的作用机制，左氧氟沙星、磺胺甲噁唑、甲氧苄啶、异烟肼、盐酸乙胺丁醇、氟康唑、青蒿素的结构特征、理化性质和临床用途。

【**熟悉**】奎宁、阿苯达唑、甲硝唑的结构和用途。

【**了解**】其他抗菌药的结构和用途。

各种微生物所致的感染性疾病日益增多，导致抗菌药、抗寄生虫药物得到快速发展和广泛应用。与抗生素类药物不同，合成抗菌药是通过化学合成方法得到的，对病原微生物具有抑制或杀灭作用的药物。本章所讨论的合成抗菌药主要包括喹诺酮类抗菌药、抗结核病药、磺胺类抗菌药、抗真菌药、抗寄生虫药以及其他抗菌药等。

第一节 喹诺酮类抗菌药

喹诺酮类抗菌药的开发始于 1962 年萘啶酸(Nalidixic Acid)的发现，尤其是 1978 年诺氟沙星(Norfloxacin)的问世，至今已开发出几十种该类药物。由于喹诺酮类抗菌药具有抗菌谱广、抗菌效力强、合成方法相对简单、给药方便、与其他常用药物无交叉耐药性等优势，发展极为迅速，已经成为仅次于 β-内酰胺抗生素的抗菌药物，是抗感染药物研发中最活跃的领域之一。

一、喹诺酮类抗菌药物的发展概况

喹诺酮类药物按发现先后顺序及其抗菌活性的不同，目前已发展到第四代产品。

第一代喹诺酮类药物(1962—1969)有萘啶酸和吡咯酸(Piromidic Acid)，抗菌谱窄，仅对大肠杆菌、痢疾杆菌和变形杆菌等少数几种菌有效。药代动力学及安全性均不理想，现已完全淘汰。

第二代喹诺酮类药物(1969—1979)有吡哌酸(Pipemidic Acid)、西诺沙星(Cinoxacin)等。其结构特点是在喹诺酮分子中的 7 位引入哌嗪环，从而增加了对细菌螺旋酶的亲和力，抗菌谱较第一代喹诺酮类有所扩大，对革兰阴性菌作用较强，因吸收代谢后在尿液和胆汁中浓度很高，故对急慢性肾盂肾炎、膀胱炎和前列腺炎等尿路感染及胆道感染、菌痢和肠炎等疗效更好。

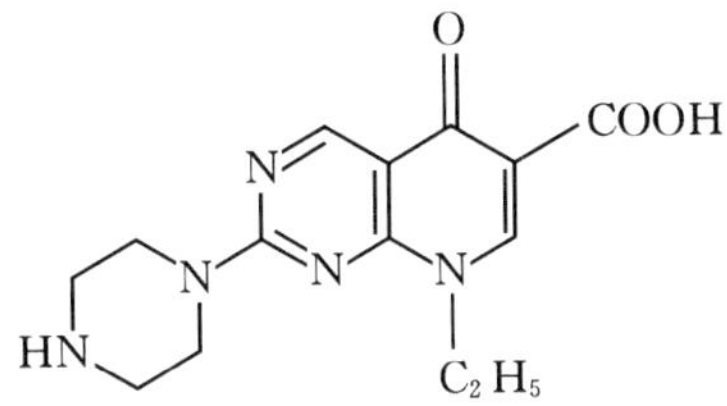

第三代喹诺酮类药物(1980—1998)始于1980年问世的诺氟沙星(Norfloxacin),由于在喹啉环的6位引入氟原子,抗菌谱更为扩大,对革兰阴性菌的作用进一步加强,并对革兰阳性菌有明显活性。但由于在血浆和组织中浓度较低,临床只用于胃肠道和尿路感染。通过对诺氟沙星进一步的结构修饰,得到了环丙沙星(Ciprofloxacin)、氧氟沙星(Ofloxacin)、培氟沙星(Pefloxacin)、氟罗沙星(Fleroxacin)和洛美沙星(Lomefloxacin)等。这些药物抗菌作用更强,较低浓度即显抗菌活性。体内分布广泛,对组织有良好的渗透性,可进入大多数药物不能进入的骨、关节和前列腺组织等。临床用于治疗重感染及反复发作的慢性感染,尤其是泌尿系统感染,一些药物的药效甚至可与头孢菌素类抗生素相媲美。

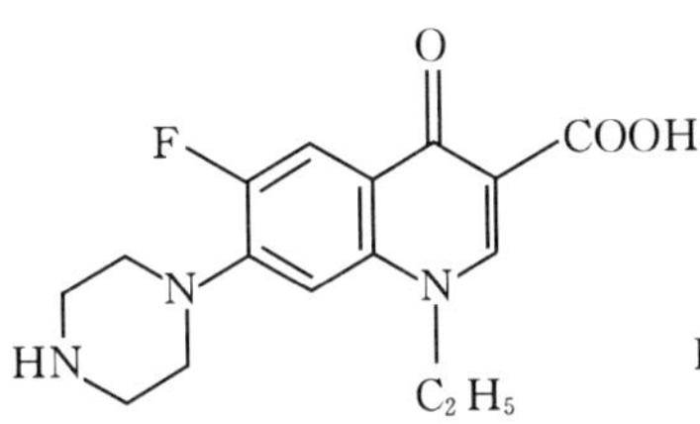

诺氟沙星

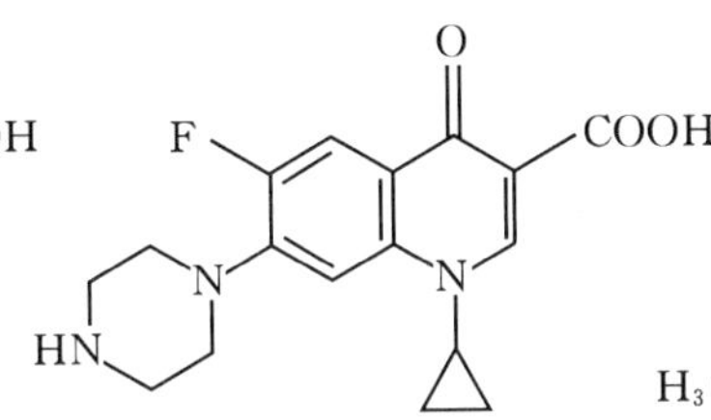

环丙沙星

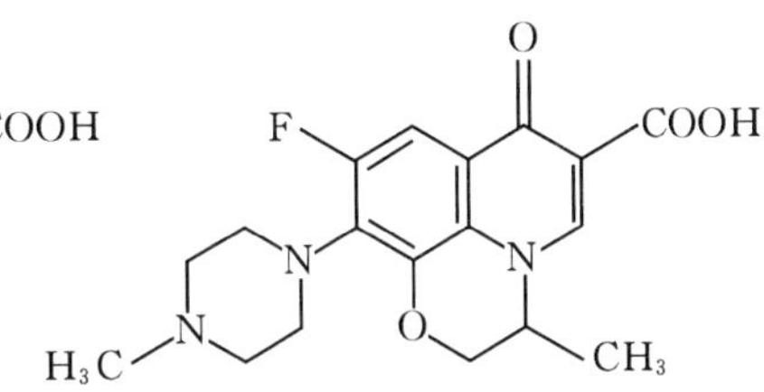

氧氟沙星

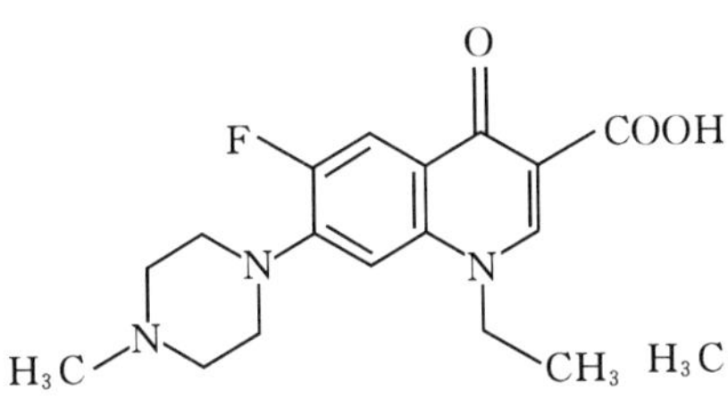

培氟沙星

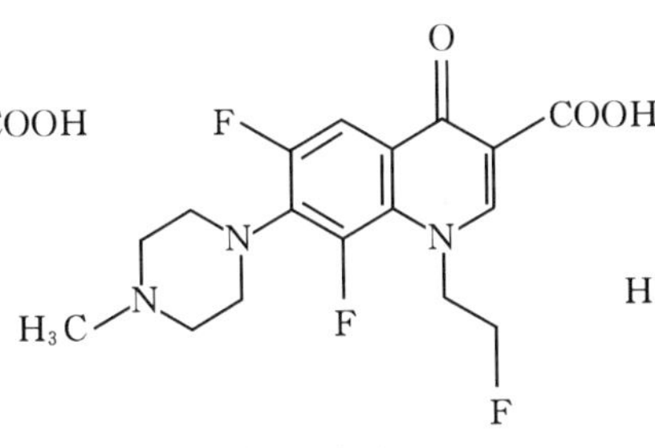

氟罗沙星

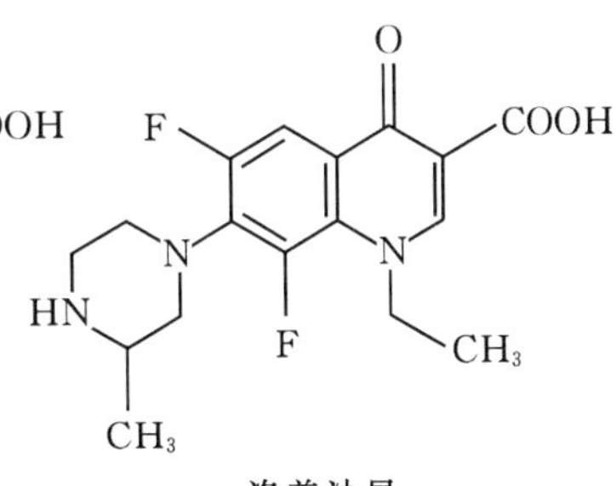

洛美沙星

第四代喹诺酮类药物(1997年以后)在第三代的基础上通常在8位引入甲氧基,代表型药物有莫西沙星(Moxifloxacin)、加替沙星(Gatifloxacin)和帕珠沙星(Pazufloxacin)等。第四代喹诺酮类药物既保留了前三代抗革兰阴性菌的活性,又明显增强抗革兰阳性菌的活性,对支原体、衣原体和厌氧菌的抗菌活性优于三代。同时药代动力学性质更为优异,吸收快、体内分布广、半衰期更长。因此,在临床上既可用于治疗需氧菌感染,也可用于治疗混合感染。

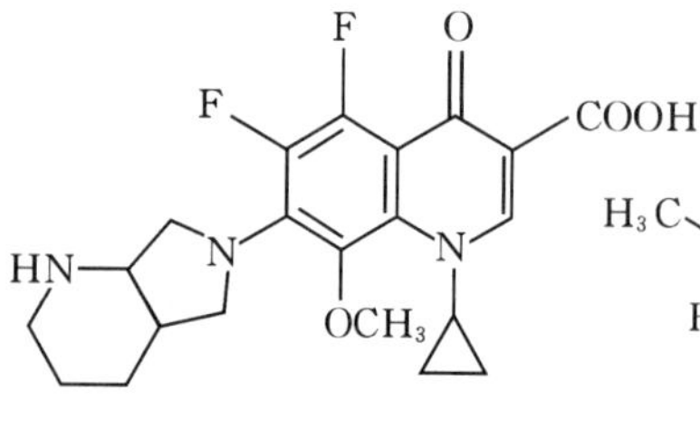

莫西沙星

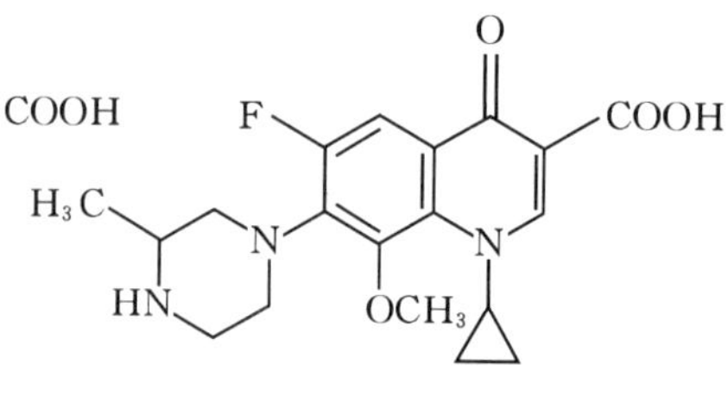

加替沙星

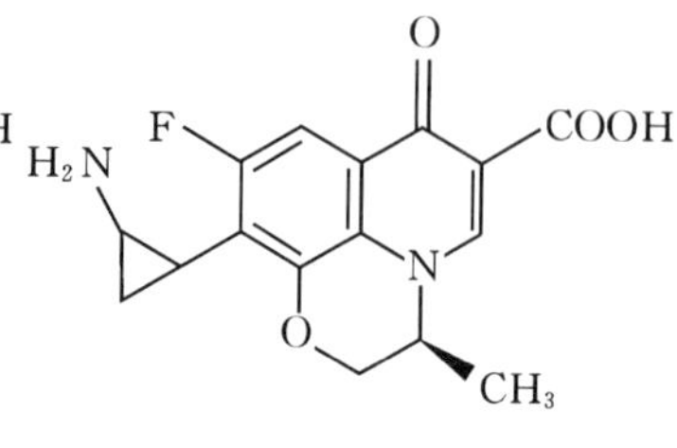

帕珠沙星

二、喹诺酮类抗菌药物的构效关系

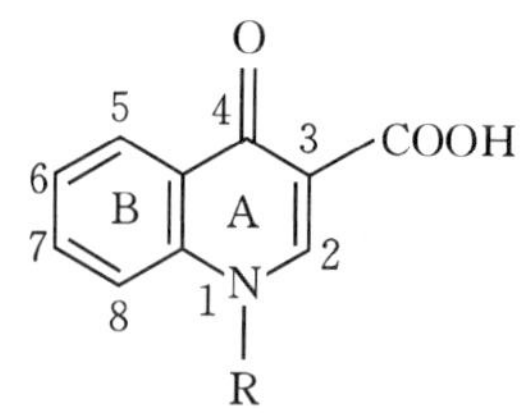

喹诺酮类抗菌药通常为吡啶酮酸的衍生物，其中 A 环是抗菌作用必需的基本药效结构，变化较小，其中 3 位羧基和 4 位酮基与 DNA 回旋酶和拓扑异构酶Ⅳ结合，是抗菌活性的必需基团，被其他取代基取代时药效消失。

B 环可做较大改变，可以是骈合的苯环、吡啶环或嘧啶环，但本类药物 B 环大多是苯环。

6 位通常为氟原子，故该类药物又被称为氟喹诺酮类。引入氟原子可使药物与细菌 DNA 螺旋酶的结合力增大 2～17 倍，同时由于氟原子的亲脂性，药物对细胞壁的穿透能力也增加了 1～70 倍，结果使抗菌活性大大增大，是无取代的药物活性的 30 倍。

喹啉环的 1、5、7、8 位可有不同取代基取代。7 位引入哌嗪环抗菌活性最好，哌嗪基的 4 位被甲基取代可提高抗革兰阳性菌的活性。

三、诺酮类抗菌药物结构与毒性之间的关系

由于本类药物结构中 3,4 位分别为羧基和酮羰基，极易和金属离子如钙、镁、铁、锌等形成螯合物，不仅降低药物的抗菌活性，同时也使体内的金属离子流失，尤其对孕妇、儿童可引起缺钙、缺锌、贫血等不良反应。孕妇、未成年人不宜使用该类药物，也不宜和牛奶等含钙、铁丰富的食物同服。

本类药物在用药过程中受紫外线照射，可诱发皮肤出现光过敏现象，即光毒性，主要表现为红斑、水肿、疼痛、皮疹和色素沉着等，严重者可能导致灼伤。若 8 位引入氟原子，可使光毒性增加。

四、喹诺酮类抗菌药物的作用机制

喹诺酮类抗菌药的作用机制是抑制细菌的 DNA 回旋酶及拓扑异构酶Ⅳ。DNA 回旋酶可使细菌的双股 DNA 链扭曲成为袢状或螺旋状（称为超螺旋），其对于细菌的复制、转录和修复起决定性作用。拓扑异构酶Ⅳ为解链酶，可在 DNA 复制时将缠绕的子代染色体释放，对细菌染色体的分裂起关键的作用。

对大多数革兰阴性细菌，DNA 回旋酶是喹诺酮类药物的主要靶酶，而对于大多数革兰阳性细菌，喹诺酮类药物主要抑制细菌的拓扑异构酶Ⅳ。

喹诺酮类抗菌药以氢键和敏感细菌 DNA 回旋酶-DNA 复合物结合，细菌超螺旋合成受阻，造成染色体复制和基因转录中断。同时也阻断拓扑异构酶Ⅳ的解旋活性，干扰细菌 DNA 复制、转录、转运及重组，阻碍细菌 DNA 合成而导致细菌死亡。

左氧氟沙星　Levofloxacin

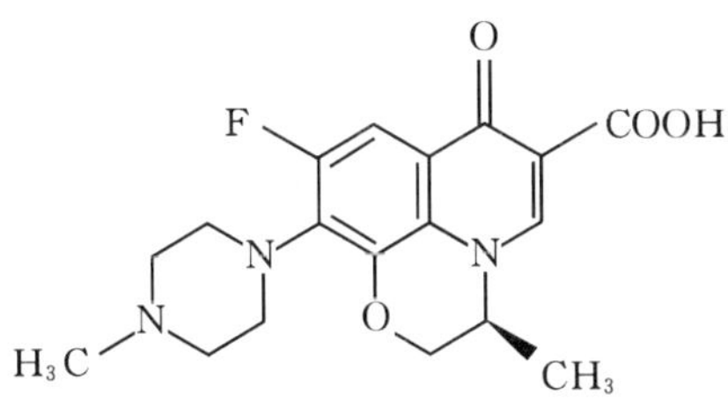

化学名：(—)-(S)-3-甲基-9-氟-2,3-二氢-10-(4-甲基-1-哌嗪基)-7-氧代-7*H*-吡啶并[1,2,3-*de*]-[1,4]-苯并噁嗪-6-羧酸。

本品为类白色至淡黄色的结晶性粉末，无臭，味苦。在水中微溶，冰醋酸中易溶，略溶于三氯甲烷、稀酸和氢氧化钠溶液。比旋度为-47°～-52°(20mg/ml 盐酸盐水溶液)。

本品为左旋体，其消旋体氧氟沙星也在临床使用。左氧氟沙星的水溶性是消旋体的 8 倍，更易制成注射剂。抗菌作用强，抗菌活性比其母体药物氧氟沙星高 2 倍，是右旋异构体的 8～128 倍，而且用量仅为氧氟沙星的一半，毒副作用是已上市的同类药物中最小的，不良反应发生率仅为 2.77%，是临床应用最为广泛的喹诺酮类抗菌药。

本品对多数肠杆菌科细菌、流感嗜血杆菌、嗜肺军团菌、淋病奈瑟菌等革兰阴性菌有较强的抗菌活性，对金黄色葡萄球菌、肺炎链球菌、化脓性链球菌等革兰阳性菌和支原体、衣原体也有抗菌作用。组织穿透力较强，可在细胞内达到有效治疗浓度。临床上主要用于敏感细菌所致的呼吸系统、泌尿系统、消化系统和生殖系统的感染。

课堂讨论

根据喹诺酮类药物的化学结构，分析临床用药时需要注意哪些情况？

知识拓展

《卫生部办公厅关于进一步加强抗菌药物临床应用管理的通知》

2009 年，卫生部办公厅在《关于抗菌药物临床应用管理有关问题的通知》中明确，医疗机构要进一步加强氟喹诺酮类药物临床应用管理，严格掌握临床应用指征，控制临床应用品种数量。氟喹诺酮类药物的经验性治疗可用于肠道感染、社区获得性呼吸道感染和社区获得性泌尿系统感染，其他感染性疾病治疗要在病情和条件许可下，逐步实现参照致病菌药敏试验结果或本地区细菌耐药监测结果作为外科围手术期预防用药。对已有严重不良反应报告的氟喹诺酮类药物要慎重遴选，使用中密切关注安全性问题。

第二节 抗结核药

结核病(tuberculosis,TB)是一种常见并可致命的慢性传染病,由分枝杆菌感染所致。分枝杆菌通常感染破坏肺脏,称为肺结核病,还可累及全身其他脏器,如脑、中枢神经系统、循环系统、骨骼和关节等,是急需治疗控制的主要对象。

分枝杆菌是一种顽强的致病菌,以富含脂质的细胞壁为其天然屏障,对某些消毒剂和酸、碱、醇具有高度稳定性,侵入人体后具有潜伏性、冬眠性及突变性等特点,故结核病在临床上需较长程的联合化疗才能彻底治愈,即使当前已被公认的短程化疗也需6个月的疗程,否则易于复发,甚至发展为耐药结核病。

结核病的化学治疗是结核病治疗的最重要的基本手段,是控制结核病流行的最为有效的措施。自20世纪40年代以来,不断发现有效的抗结核药物,使结核病流行得到了有效控制。目前已有10余种抗结核药,按化学结构分为两类,即合成抗结核药物和抗结核抗生素。

合成抗结核药主要有异烟肼(Isoniazid)、吡嗪酰胺(Pyrazinamide)、对氨基水杨酸钠(Sodium Aminosalicylate)和乙胺丁醇(Ethambutol)等,这是本节介绍的重点。

异烟肼 Isoniazid

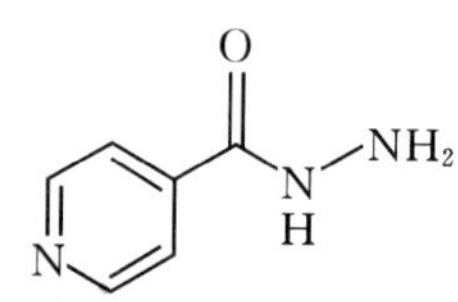

化学名:为4-吡啶甲酰肼,又名雷米封。

本品为无色结晶、白色或类白色结晶性粉末,无臭,味微甜后苦。熔点为170℃～173℃。在水中易溶,在乙醇中微溶,在乙醚中极微溶解。遇光渐变质。

本品含有肼基,具有较强的还原性,可被多种氧化剂如溴、碘、溴酸钾氧化。如在酸性条件下与溴水反应,生成异烟酸并放出氮气。与氨制硝酸银作用,即有银镜生成并放出氮气。

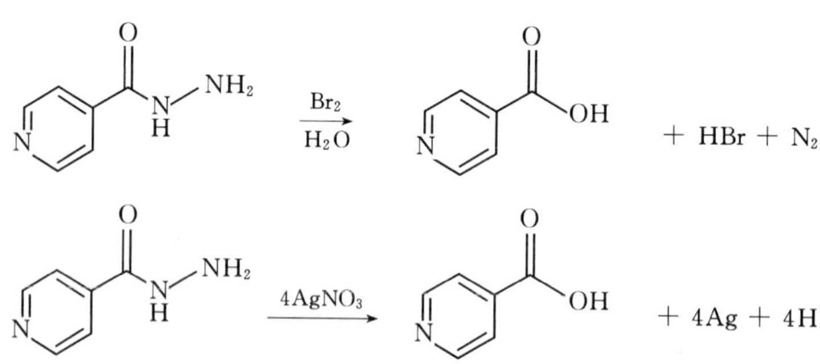

微量金属离子可使异烟肼溶液变色,如铜离子在酸性条件下可与异烟肼生成一分子的红色螯合物,在pH 7.5时,与异烟肼生成两分子螯合物。故配制水溶液时应避免与金属器皿接触。

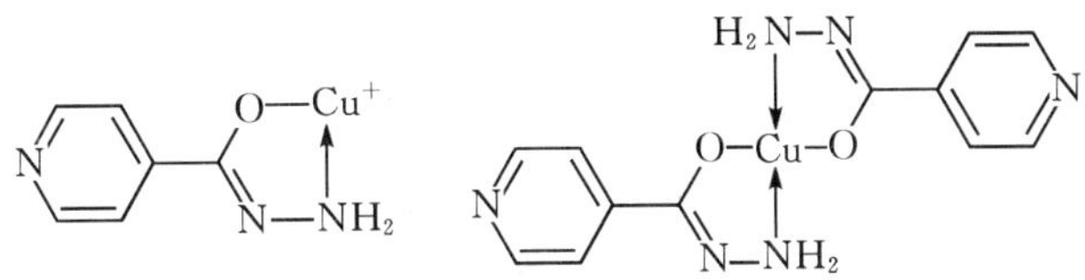

本品含酰肼基结构，在酸或碱存在下，水解变质生成异烟酸和肼，后者毒性较大，故变质后不可供药用，光、重金属离子、温度、pH 等因素均可加速异烟肼水解。

本品水溶液加香草醛的乙醇溶液，微热放冷后可析出黄色的异烟腙结晶，可用于鉴别。异烟腙的抗结核作用与异烟肼类似，但毒性略低，不损害肝功能，患者不能耐受异烟肼时可改用本品。

本品在体内主要通过乙酰化代谢，少量发生水解代谢。由于遗传的差异性，人群可分为快乙酰化者与慢乙酰化者。异烟肼在不同人群中的半衰期有显著差异。在肝脏内异烟肼被代谢为 *N*-乙酰异烟肼，其抗结核活性仅为异烟肼的 1%。这种乙酰化作用受细胞质的 *N*-乙酰基转移酶的控制，酶浓度高的人群乙酰化速度快，而酶浓度低的人群乙酰化速度则较慢。因此对不同患者需要调节使用剂量。*N*-乙酰异烟肼进一步水解释放出乙酰肼，乙酰肼是 CYP450 的底物，在肝脏内代谢形成活性中间体羟胺，进一步生成活性的乙酰自由基，可以将肝蛋白乙酰化，导致肝坏死。因此乙酰肼是使用异烟肼治疗时产生肝毒性的原因。

本品为一线抗结核药，对结核杆菌有强大抑制和杀灭作用，对细胞内外的结核杆菌均有效，单用易产生耐药性，常与其他抗结核药联合，用于各种类型结核病及部分非结核分枝杆菌病。

盐酸乙胺丁醇　Ethambutol Hydrohloride

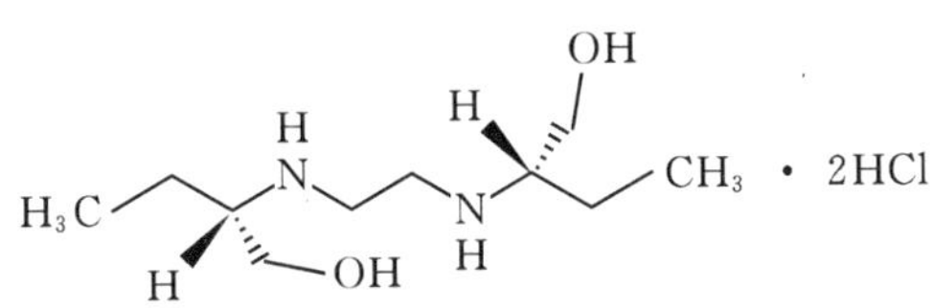

化学名：[2R,2[S-(R*,R*)]-R]-(+)2,2′-(1,2-乙二基二亚氨基)-双-1-丁醇二盐酸盐。

本品为白色结晶性粉末，无臭或几乎无臭，略有引湿性。熔点为 199℃～204℃。在水中极易溶解，在乙醇中略溶，在三氯甲烷中极微溶解，在乙醚中几乎不溶。水溶液的比旋度为 +6.0°～+7.0°。

本品含有 2 个构型相同的手性碳原子，有 3 个旋光异构体，右旋体(2R,2R′)的活性最强，是左旋体的 200～500 倍，是内消旋体的 12 倍，药用其右旋体。

本品具 α-氨基醇结构，水溶液加硫酸铜和氢氧化钠试液生成深蓝色络合物(1∶1)，可用于鉴别。

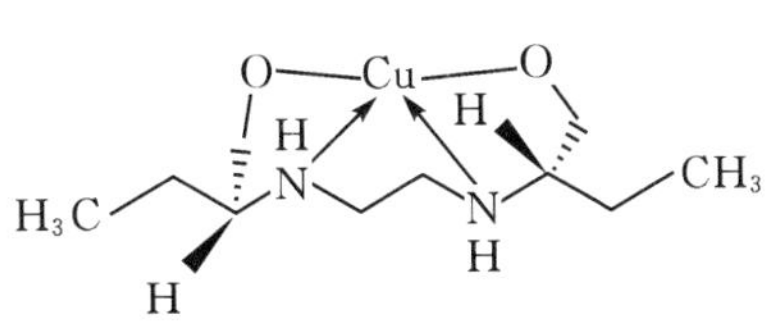

本品的水溶液可显氯化物的鉴别反应。

本品主要经肝脏代谢，约15%以代谢物形式排出体外，主要是两个羟基氧化为醛，进一步氧化为酸，其余50%以上以原形由尿排出。

本品作用机制尚未完全阐明，只对繁殖期的分枝杆菌有效，可能是渗入到菌体内与二价金属离子 Mg^{2+} 结合，干扰 RNA 的合成从而抑制细菌的繁殖。多与异烟肼、利福平合用治疗结核分枝杆菌所致的肺结核，也可用于治疗非典型分枝杆菌所致的感染。

课堂讨论

分析对异烟肼的化学结构，说明其理化性质与结构的关系。

知识拓展

肺结核的药物治疗

肺结核药物治疗的主要作用在于缩短传染期、降低死亡率、感染率及患病率。对于每个具体患者，则为达到临床及生物学治愈的主要措施，合理化治疗是指对活动性结核病坚持早期、联用、适量、规律和全程使用敏感药物的原则。

1. 早期治疗　一旦发现和确诊后立即给药治疗。
2. 联用　根据病情及抗结核药的作用特点，联合两种以上药物，以增强与确保疗效。
3. 适量　根据不同病情及不同个体规定不同给药剂量。
4. 规律　患者必须严格按照治疗方案规定的用药方法，有规律地坚持治疗，不可随意更改方案或无故随意停药，亦不可随意间断用药。
5. 全程　乃指患者必须按照方案所定的疗程坚持治满疗程，短程通常为6～9个月。一般而言，初治患者按照上述原则规范治疗，疗效高达98%，复发率低于2%。

目前国际上通用的抗结核药物有十余种，一般可分为基本抗结核药物（即一线药物）及次要抗结核药物（即二线抗结核药物，复治用药）两大类。基本抗结核药物包括异烟肼、利福平、利福喷丁、吡嗪酰胺、链霉素、乙胺丁醇。次要抗结核药物共包括卡那霉素、丁胺卡那、卷曲霉素、对氨基水杨酸、丙硫异烟胺、β-内酰胺类与β-内酰胺酶抑制复合剂、新大环内酯类抗生素等。

第三节　磺胺类药物及抗菌增效剂

磺胺类药物是最早人工合成的防治全身性细菌感染的化学治疗药。它的发现和应用，使死亡率很高的细菌性传染病得到了控制，开创了化学治疗的新纪元。

一、磺胺类药物

早在1908年就合成了用作偶氮染料中间体的对氨基苯磺酰胺，但无人注意到它的医用价值。直到1932年 Domagk 发现百浪多息，可使兔、鼠免受链球菌和葡萄球菌的感染，次年报道了用百浪多息(Prontosil)治疗葡萄球菌感染引起败血症的第一个病例，才引起了医学界的极大关注。

在研究百浪多息的基础上，法国巴斯德研究所最初认为偶氮基团是其抑菌的有效基团，并在这一理论的指导下合成了一系列的偶氮化合物。但研究结果表明只有含磺酰胺的偶氮染料才有抗链球菌的作用，而没有磺酰胺基团的偶氮染料则无抗链球菌的作用，由此证明了偶氮基团不是抗菌的有效基团。

其后发现百浪多息在体外无效，只有在生物体内才显效，又从服用该药患者尿中分离得到对乙酰氨基苯磺酰胺。由于乙酰化是体内代谢常见的反应，因此推断百浪多息在体内代谢成对氨基苯磺酰胺，而产生抗菌作用，随后证明了它在体内外均具有抑菌作用，由此确认了磺胺类药物的基本结构。

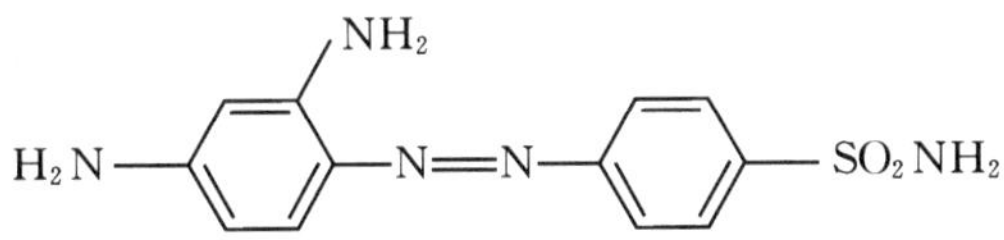

百浪多息

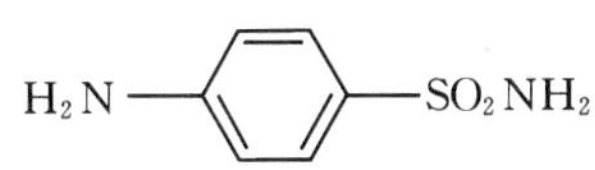

对氨基苯磺酰胺

之后合成了大量具有对氨基苯磺酰胺结构的化合物，至 1946 年共合成了 5500 余种磺胺类化合物，从中筛选出 20 余种在临床使用的化合物，代表药物有磺胺甲噁唑(Sulfamethoxazole)、磺胺醋酰(Sulfacetamide)、磺胺嘧啶(Sulfadiazine)、柳氮磺吡啶(Sulfasalazine)等。

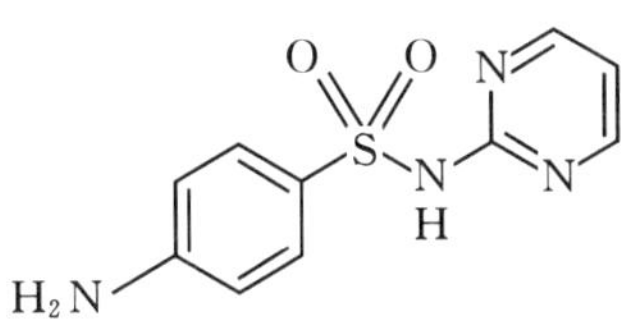

磺胺嘧啶

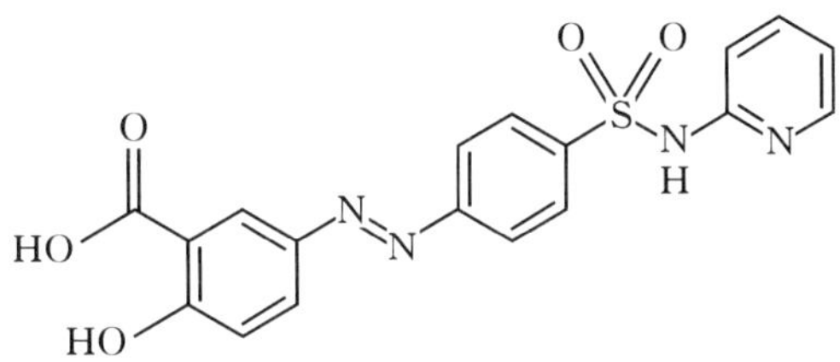

柳氮磺吡啶

Domagk 因为百浪多息的开发而获得 1939 年诺贝尔生理或医学奖。磺胺类药物是青霉素还未普及的第二次世界大战早期用于治疗感染的药物，是当时的战场急救药物之一，它的应用拯救了许多士兵的生命。

根据临床使用情况，该类药物可分为三类：①肠道易吸收的磺胺类药物，主要用于全身感染。按其作用时间长短又可分为三类，即短效磺胺，如磺胺异噁唑；中效磺胺，如磺胺嘧啶、磺胺甲噁唑；长效磺胺，如磺胺多辛。②肠道难吸收的磺胺类药物，能在肠道内保持较高的浓度，主要用于肠道感染，如柳氮磺吡啶。③外用磺胺药，主要用于灼伤感染、眼科疾病等，如磺胺嘧啶银、磺胺醋酰钠等。由于磺胺嘧啶在脑脊液中浓度较高，对预防和治疗流行性脑炎有突出作用，使其在临床上占有一席之地。

磺胺甲噁唑　Sulfamethoxazole

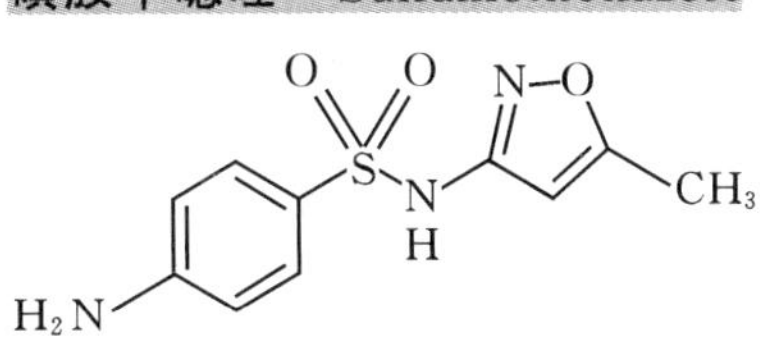

化学名：N-(5-甲基-3-异噁唑基)-4-氨基苯磺酰胺，又称新诺明。

本品为白色结晶性粉末；无臭，味微苦。熔点为168℃～172℃。在水中几乎不溶；在稀盐酸、氢氧化钠试液或氨试液中易溶。

本品在碱性条件下可与硫酸铜试液生成草绿色沉淀，可用于鉴别。

本品含有芳伯胺基易被空气氧化，在光线及重金属离子催化下，加速氧化变质，色泽变深。故应遮光、密封保存。

本品的芳伯胺基还可发生重氮化-偶合反应，在酸性条件下与亚硝酸钠试液进行重氮化反应生成重氮盐；重氮盐在碱性条件下与β-萘酚偶合，生成橙红色偶氮化合物沉淀。

磺胺甲噁唑为广谱抑菌剂，对革兰阳性菌和革兰阴性菌具有抗菌活性，作用特点是吸收或排泄缓慢，一次给药后有效血药浓度可维持10～24小时。较少单用，多与抗菌增效剂甲氧苄啶合用，抗菌作用可增强数倍至数十倍，应用范围也扩大，临床用于敏感细菌所致的泌尿道感染、呼吸道感染、外伤及软组织感染等。该复方制剂被称为复方新诺明，磺胺甲噁唑和甲氧苄啶按5∶1的比例配伍。

磺胺醋酰钠　Sulphacetamide Sodium

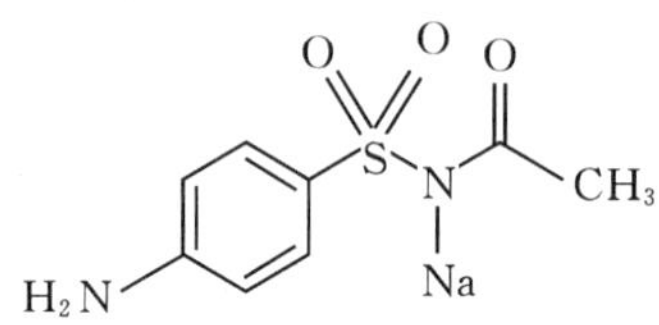

化学名：N-[4-(氨基苯基)磺酰基]乙酰胺钠盐。

本品为白色结晶性粉末，无臭，味微苦。在水中易溶，在乙醇中略溶。熔点为182℃～184℃。

本品的结构特征与磺胺甲噁唑基本相同，不同点在磺酰胺基上没有碱性的杂环取代。故可与硫酸铜试液生成蓝绿色沉淀，水溶液在碱性条件下易氧化。磺胺醋酰钠滴眼液在配制过程中需加抗氧剂硫代硫酸钠、金属络合剂等，并遮光密闭，在阴凉处保存。

临床用制剂主要是滴眼剂，用于结膜炎、角膜炎、泪囊炎、沙眼及其他敏感菌引起的眼部感染。

二、抗菌增效剂

目前常用的抗菌增效剂主要包括甲氧苄啶(Trimethoprim)、丙磺舒(Probenecid)、β-内酰胺酶抑制剂及免疫增强剂等。抗菌增效剂的类型不同，其增效原理亦各不相同。

甲氧苄啶　Trimethoprim

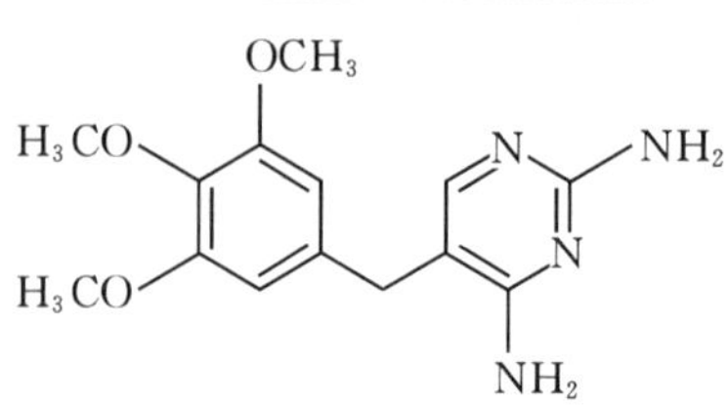

化学名：5-[(3,4,5-三甲氧基苯基)甲基]-2,4-嘧啶二胺，简称TMP。

本品为白色或类白色结晶性粉末，无臭，味苦。在冰醋酸中易溶，在三氯甲烷中略溶，在乙醇或丙酮中微溶，在水中几乎不溶。熔点为 199℃～203℃。

本品加稀硫酸溶解后，加入碘试液即生成棕褐色沉淀。

本品也具有芳伯氨基，在空气中易发生自动氧化，在日光及重金属催化下，氧化加速。因此应遮光、密闭保存。

本品具广谱抗菌作用，抗菌谱与磺胺类药物相似，抗菌作用弱，单独应用细菌易产生耐药性。早期常与磺胺甲噁唑配伍，可产生协同抗菌效果，使抗菌作用增强至数十倍，甚至有杀菌作用，还可使细菌的耐药性减少。近年来又发现还可增强其他抗生素，如头孢氨苄、磷霉素、红霉素和小檗碱等的抗菌作用。

三、磺胺类药物和抗菌增效剂的作用机制

关于磺胺类药物的作用机制，目前得到公认的是 Wood－Fields 学说。该学说认为磺胺类药物是通过干扰细菌的酶系统对对氨基苯甲酸（PABA）的利用而发挥抑菌作用的。

磺胺类药物之所以能和 PABA 竞争性拮抗二氢蝶酸合成酶，是由于它与 PABA 在分子大小和电荷分布方面十分相似。

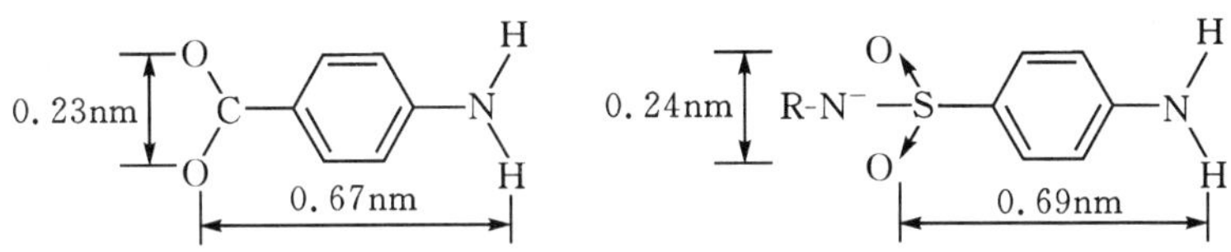

由于磺胺类药物和 PABA 这种相似性，使得 PABA 的生物合成中，磺胺类药物可以取代 PABA 位置，生成无功能的化合物，从而影响微生物 DNA、RNA 及蛋白质的合成，最终抑制细菌的生长繁殖。

抗菌增效剂甲氧苄啶是二氢叶酸还原酶可逆性抑制剂，阻碍二氢叶酸还原为四氢叶酸，从而影响微生物核酸的合成，最终抑制细菌的生长繁殖。

当磺胺类药物和甲氧苄啶二者合用时，可双重阻断叶酸代谢两个不同阶段，抗菌作用增强数倍至数十倍，产生协同抗菌作用。

由于人类可利用食物中的四氢叶酸，故磺胺类药物对人类的影响较小。尽管人类和动物辅酶 F 的合成过程与微生物相同，但甲氧苄啶对微生物的二氢叶酸还原酶的亲和力比对人和动物的二氢叶酸还原酶的亲和力大 10 万倍，所以它不干扰人的叶酸代谢，对人的影响很小，毒性较弱。

磺胺类药物从发现、应用到作用机制学说的建立，只有短短十几年的时间，尤其是作用机制的阐明奠定了代谢拮抗理论，广泛运用于抗菌、抗疟和抗肿瘤药物的设计中，在药物化学的发展史上做出了巨大贡献。而且在对磺胺类药物的进一步地深入研究中，又从其副作用中，发现了具有磺酰胺结构的利尿药和降血糖药。

课堂讨论

以磺胺甲噁唑为例，分析其化学结构中氮原子的酸碱性。

知识拓展

磺胺类药物的临床应用

经过临床长期使用，有些毒性大的磺胺药逐渐被淘汰，实际用于临床仅4～5种，如磺胺嘧啶、磺胺甲噁唑、磺胺醋酰钠、柳氮磺吡啶等。虽然许多细菌对磺胺药产生抗药性，但由于磺胺类药物价格便宜，使用方便，而且也不会产生广谱抗生素常引起的肠道菌群失调，故对磺胺类药物敏感的细菌仍主要使用其来治疗，其效价与抗生素相当或更高些。

第四节　抗真菌药

真菌感染是一种常见病，居住环境较差、卫生习惯不好、气候潮湿、生活质量低下的人群较易发生。水杨酸和苯甲酸最早用来治疗皮肤、指甲等真菌感染疾病，效果满意但刺激性太大。早期真菌感染疾病主要表现在皮肤、黏膜、皮下组织，称之为浅部真菌感染，很少发现有内脏的深部真菌感染。

近年来由于广泛应用广谱抗生素、皮质激素、免疫抑制药，以及器官移植、导管手术、化学治疗和获得性免疫缺陷综合征的增多，导致深部真菌感染日益增多，也愈来愈严重，抗真菌药物的临床使用明显增多。

目前，临床使用的抗真菌药物按化学结构可分为抗真菌抗生素、唑类抗真菌药物和其他抗真菌药物。

一、抗真菌抗生素

抗真菌抗生素按化学结构分为多烯和非多烯两类。

多烯类抗真菌抗生素包括制霉菌素（Nystatin）、两性霉素 B（Amphotericin B）等，在该类药物分子内都含有共轭多烯的大环内酯环，并连有一个氨基糖，这些多烯类抗生素亲脂性比较强，在水中溶解度较低。

制霉菌素是第一个应用于临床的多烯类抗真菌药物，具有共轭四烯结构。口服不吸收，局部应用可治疗消化道、口腔、阴道念珠菌感染。毒性大，不能用于全身真菌感染。

非多烯类抗生素主要包括灰黄霉素（Griseofulvin），对皮肤真菌感染有效，但有一定毒性，一般只供外用。

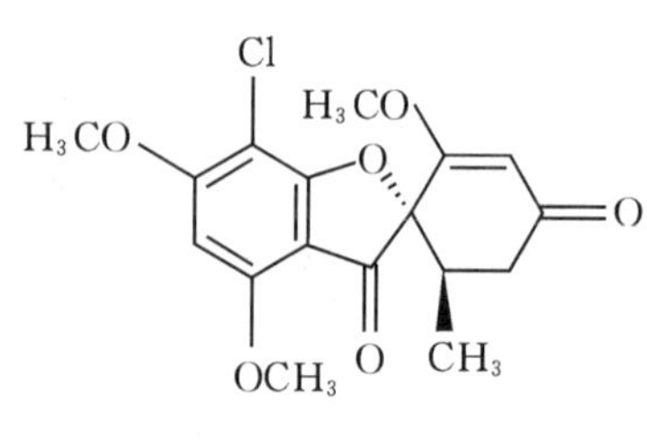

灰黄霉素

二、唑类抗真菌药

唑类抗真菌药发展始于1969年发现的克霉唑，是目前临床应用最广泛的一类。通过对唑类抗真菌药的系统研究，该类药物的结构通式为：

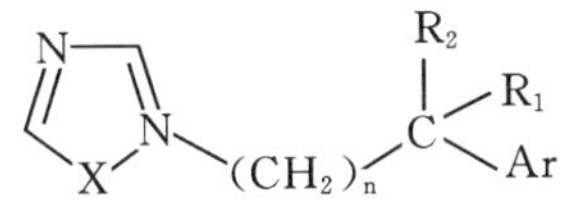

分子中应至少含有一个五元的芳香唑环，唑环被其他基团取代时活性消失；且都以唑环1位氮原子通过中心碳原子与芳烃基相连；芳烃基一般为一卤或二卤取代苯环；R_1、R_2上的取代基结构类型变化较大，如酮康唑、氟康唑等。

唑类抗真菌药的作用机制是对真菌依赖的细胞色素P450具高度特异性，抑制甾醇14α-脱甲基酶，导致14α-甲基化甾醇的蓄积，细胞膜麦角甾醇不能合成，诱导细胞通透性发生改变，导致胞内重要物质外渗继而造成真菌细胞的死亡。然而人体内也普遍存在细胞色素P450系，该类药物唑环上3位氮原子也可与人体内其他细胞色素P450酶系的血红蛋白辅基Fe原子配位结合，这是该类药物存在一定肝毒性和肾毒性的重要原因。

根据唑环的结构不同，本类药物可分为咪唑类和三氮唑类抗真菌药。

(一)咪唑类抗真菌药

克霉唑(Clotrimazole)上市以后，由于良好的抗真菌活性，引起研究者对此类结构的关注，随后大量咪唑类药物被开发出来，包括益康唑(Econazole)、咪康唑(Miconazole)、酮康唑(Ketoconazole)等。

这些药物体外有较高活性，抗真菌谱广，对白色念珠菌、球孢子菌、芽生菌、拟酵母菌等深部真菌和一些表皮真菌以及酵母菌等都有良好的抗菌作用。但是这些药物虽然局部使用效果较好，但在体内很快代谢失活，口服或静脉注射给药时，因口服生物利用度较低及较差的持续性血浆浓度，加之静脉给药时产生较高的毒副作用，另外该类药物亲脂性比较强，和血浆蛋白有较高的亲和力，从而造成血液中游离的活性物质浓度比较低，使上述药物难以治疗深度真菌感染。

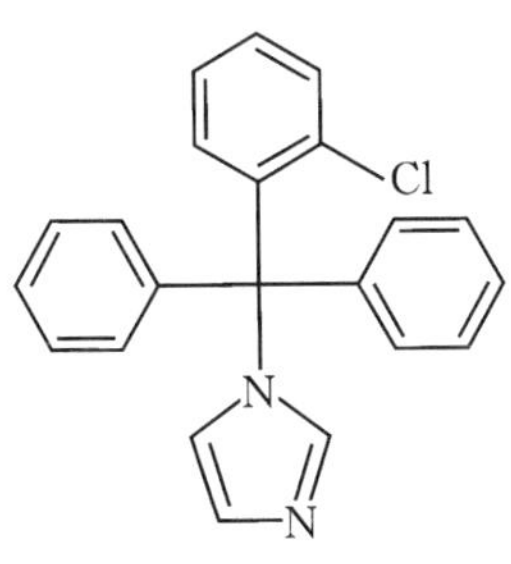

克霉唑

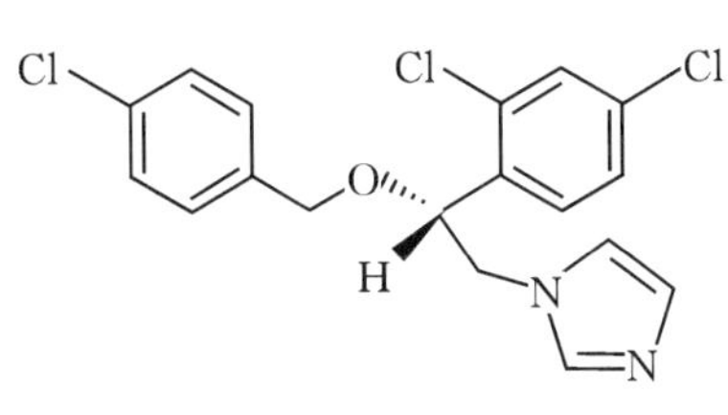

益康唑

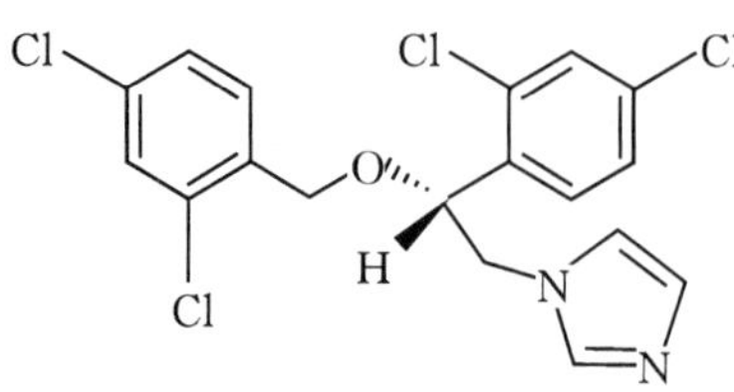

咪康唑

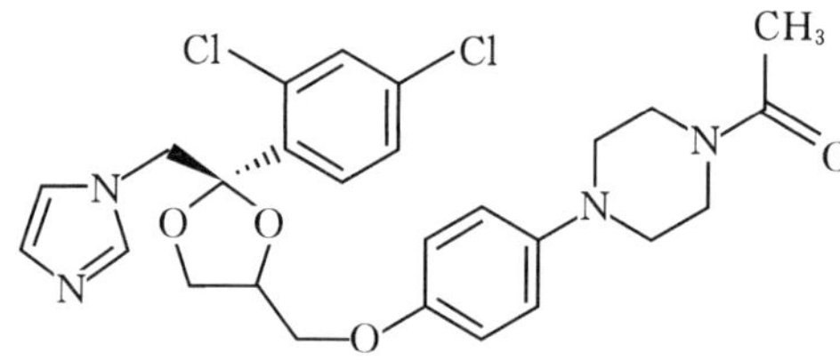

酮康唑

(二)三氮唑类抗真菌药

在对咪唑类抗真菌药进行构效关系的研究中,以三氮唑环替代咪唑环,得到三氮唑类抗真菌药,如氟康唑(Fluconazole)、伊曲康唑(Itraconazole)和伏立康唑(Voriconazole)等,抗真菌作用强,抗菌谱广,可口服或注射给药,治疗浅部和深部真菌感染。

氟康唑 Fluconazole

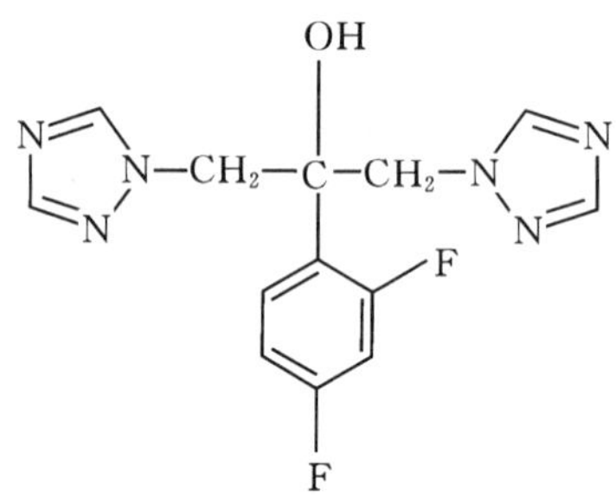

化学名: α-(2,4-二氟苯基)-α-(1*H*-1,2,4-三唑-1-基甲基)-1*H*-1,2,4-三唑-1-基乙醇。

本品为白色或类白色结晶或结晶性粉末,无臭或微带特异臭,味苦。熔点为137℃~141℃。在甲醇中易溶,在乙醇中溶解,在二氯甲烷、水或醋酸中微溶,在乙醚中不溶。

本品结构中含有两个弱碱性的三氮唑环和一个亲脂性的2,4-二氟苯基,使其具有一定的亲水性。

本品加乙醇制成每1ml中约含200μg的溶液,在261nm与267nm波长处有最大吸收,在264nm波长处有最小吸收。

本品为广谱抗真菌药,体外无活性,但体内抗真菌活性是酮康唑的5~20倍。口服生物利用度高,蛋白结合率较低,且不受食物、抗酸药、组胺H_2受体拮抗剂等药物的影响。在体内分布广,可渗入脑脊液中。临床用于治疗食道、口腔、阴道感染的假丝酵母菌病,对多数真菌性(隐球菌、粗球孢子菌和假丝酵母菌等)脑膜炎可作为首选药,对荚膜组织胞浆菌病和皮炎芽生菌病等也有效。

伏立康唑(Voriconazole)是为改善氟康唑水溶性设计得到的衍生物,具有广谱抗真菌活性,临床用于治疗侵袭性曲霉病、对氟康唑耐药的念珠菌引起的严重侵袭性感染等。但本品为肝药酶抑制剂,药物相互作用发生率高于氟康唑,用药期间还须监测肾功能。

伊曲康唑(Itraconazole)是继氟康唑后上市的另一个三氮唑类抗真菌药,化学结构、抗菌谱与酮康唑基本相似,体内外抗真菌作用比酮康唑强5~100倍。伊曲康唑脂溶性强,口服吸收良好,但抑制胃酸分泌的药物会影响其吸收。在肺、肾脏和上皮组织中浓度较高,尤其是皮

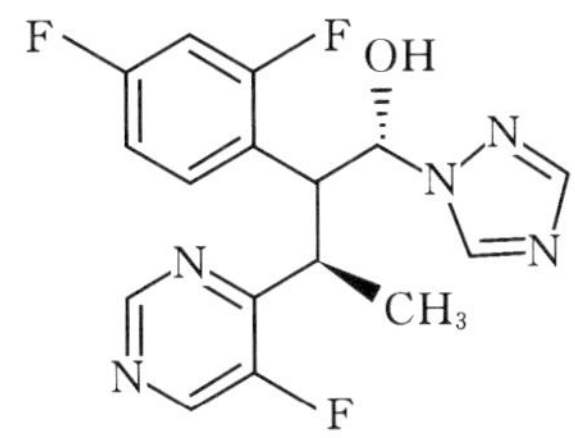

伏立康唑

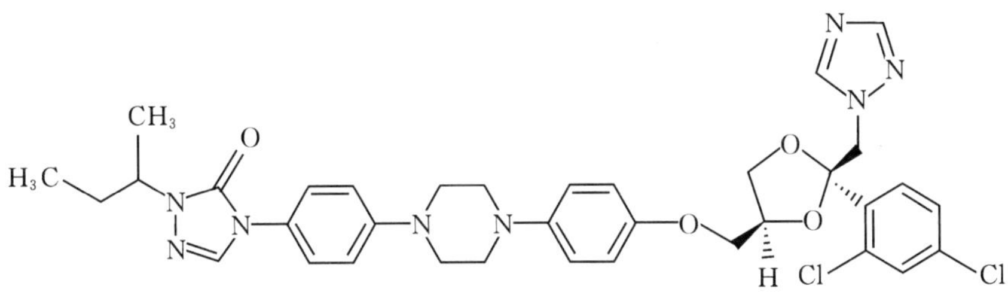

伊曲康唑

肤中的浓度比血浆浓度高 4 倍。与血浆蛋白结合率高达 99%以上，很少透过血脑屏障。在体内代谢产生羟基伊曲康唑，活性更强，但半衰期略短。抗菌谱与氟康唑相似，对深部真菌和浅部真菌均有抗菌作用，临床主要应用于深部真菌所引起的感染。

三、其他抗真菌药物

1981 年发现了萘替芬(Naftifine)具有较高的抗真菌活性，局部使用治疗皮肤癣菌病的效果优于克霉唑和益康唑，治疗白色念珠菌病效果同克霉唑。由于其良好的抗真菌活性和新颖的结构特征，受到广泛关注。在萘替芬的基础上进行结构修饰，用乙炔基代替苯环，得到特比萘芬，抗真菌活性更高、毒性更低。

特比萘芬(Terbinafine)为丙烯胺类抗真菌药，是一种高亲脂性的游离碱，不溶于水，仅溶于极性有机溶剂，临床使用其盐酸盐。

特比萘芬作用机制与唑类抗真菌药不同，高选择性地抑制真菌细胞麦角甾醇合成过程中的鲨烯环氧化酶，阻断角鲨烯环氧化反应，使鲨烯在细胞中蓄积而起杀菌作用。因其抗真菌作用与细胞色素 P450 酶系统几乎无关，故不影响人体内分泌功能、肝脏损害极少，与其他药物的相互作用也相当低。具有广谱抗真菌作用，对皮肤真菌有杀菌作用，对白色念珠菌则起抑菌作用，适用于浅表真菌引起的皮肤、指甲感染。

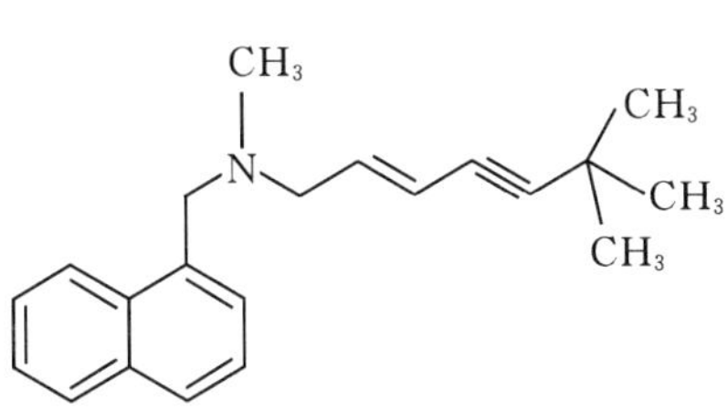

特比萘芬

课堂讨论

哪些抗真菌药物可以口服治疗深部真菌感染?

知识拓展

抗真菌药物的临床应用及注意事项

抗真菌作用显著的药物有抗生素和合成药两大类。

1. 抗生素　主要有灰黄霉素、制霉菌素和两性霉素B等。灰黄霉素只对皮肤癣菌病有效,主要是头癣、体癣、股癣、手足甲癣等。制霉菌素治疗胃肠道念珠菌病,外用治疗皮肤黏膜念珠菌感染。两性霉素B主要治疗深部真菌病,如系统性念珠菌病、隐球菌病、曲霉病和组织胞浆菌病等。

2. 合成药　包括:咪唑类药物、氟胞嘧啶、丙烯胺衍生物。5-氟胞嘧啶治疗念珠菌病、隐球菌病和着色芽生菌病。克霉唑、益康唑和咪康唑基本供外用。咪康唑也可静脉滴注。伊曲康唑也可口服,主要治疗深部和浅部的真菌病,外用时主要治疗皮肤真菌病和皮肤念珠菌病。棘白菌素类药物是一类全新的抗真菌药,如卡泊芬净等,通过非竞争性抑制β-1,3-葡萄糖合成酶,干扰真菌细胞壁β-1,3-葡萄糖的合成,导致真菌细胞壁渗透性改变,细胞溶解死亡。

第五节　抗寄生虫药

寄生虫病是寄生虫侵入人体而引起的疾病。因虫种和寄生部位不同,引起的病理变化和临床表现各异。本类疾病分布广泛,世界各地均可见到,但以贫穷落后、卫生条件差的地区多见,热带和亚热带地区更多。寄生虫病有蛔虫病、蛲虫病、钩虫病、弓形虫病、阿米巴病和疟疾病等种类。

抗寄生虫药主要是指用于杀灭、驱除和预防寄生于人和动物体内的各种寄生虫的药物。由于人民生活水平不断提高,寄生虫病的发病率已经明显下降,抗寄生虫药的市场份额也愈来愈小,本节只介绍抗疟药、驱肠虫药等。

一、抗疟药

疟疾是世界上流行最广、发病率和病死率最高的热带寄生虫传染病,是由于按蚊叮咬而感染疟原虫所引起的。致病疟原虫有四种,分别是间日疟原虫、卵形疟原虫、三日疟原虫及恶性疟原虫。

疟原虫的发育过程可分为红细胞前期、红细胞外期、红细胞内期和配子体四个阶段。各种抗疟药是通过影响疟原虫生活史的不同发育过程而发挥其抗疟效果。

按照化学结构分类,抗疟药主要分为喹啉醇类、氨基喹啉类、2,4-二氨基嘧啶类和青蒿素类。

(一)喹啉醇类

奎宁(Quinine)是最早应用的抗疟药,为喹啉醇类结构,是金鸡纳树及其同属植物的树皮中的主要生物碱。

奎宁可抑制或杀灭红细胞内期疟原虫,多用于治疗耐氯喹虫株所致的恶性疟和间日疟。但复发率高,治疗量和中毒量接近,不良反应较多,加之氯喹等合成药物的问世,现已退居为二线抗疟药物。

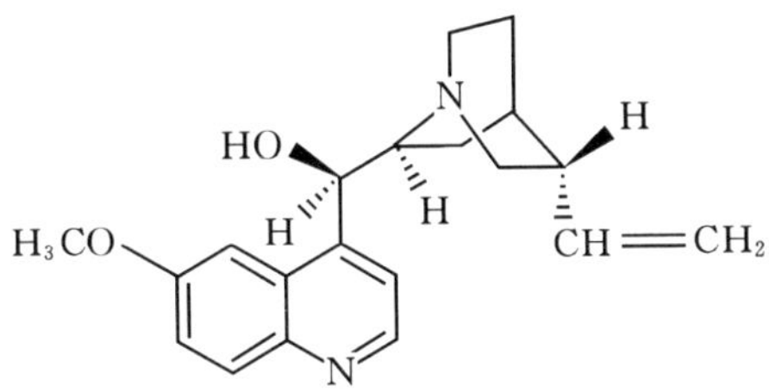

奎宁

(二)氨基喹啉类

临床应用氨基喹啉类抗疟药有氯喹(Chloroquine)、伯氨喹(Primaquine)等。

氯喹为4-氨基喹啉类药物,从1944年开始应用于临床,主要作用于红内期裂殖体,用于治疗疟疾急性发作、控制疟疾症状,对恶性疟疾有根治效果。但对间日疟的红外期无效,不能根治间日疟。对红前期无效,对配子体也无直接作用,亦不能用于病因预防及阻断传播。近年来发现某些疟疾对本品产生抗药性,使疗效降低,需改用其他抗疟药或采用联合用药。

伯氨喹为8-氨基喹啉类药物,对间日疟红细胞外期迟发型子孢子有较强的杀灭作用,与血液裂殖体杀灭剂(如氯喹)合用,能根治良性疟,减少耐药性的发生。能杀灭各种疟原虫的配子体,阻止各型疟疾传播。对红细胞内期无效,不能控制疟疾临床症状的发生。

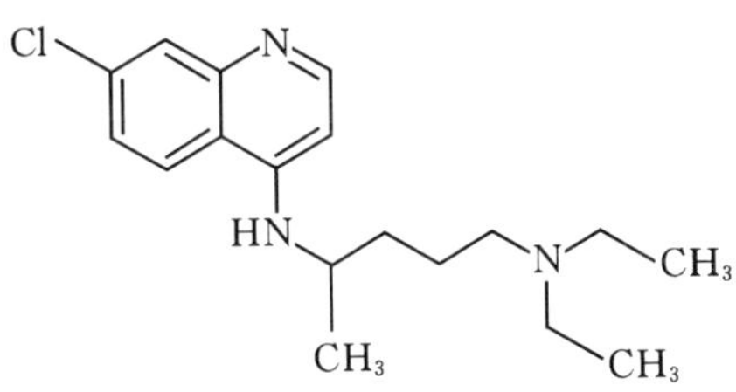

氯喹

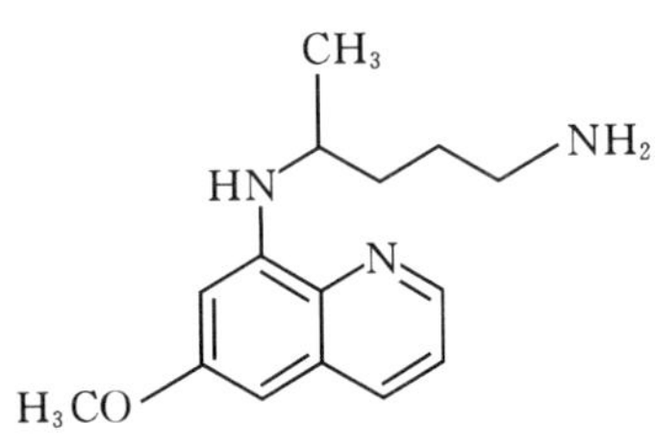

伯氨喹

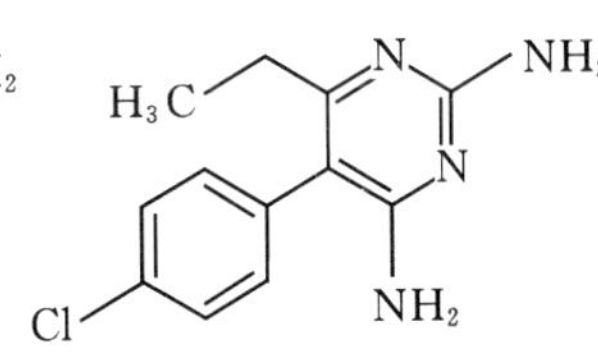

乙胺嘧啶

(三)2,4-二氨基嘧啶类

2,4-二氨基嘧啶类结构抗疟药乙胺嘧啶(Pyrimethamine),可抑制疟原虫的二氢叶酸还原酶,因而干扰疟原虫的叶酸正常代谢,对恶性疟及间日疟原虫红细胞前期有效,常用作病因性预防药。近年来常与磺胺类抗菌药磺胺多辛组成复方制剂,通过对四氢叶酸合成的双重阻断增强疗效,对氯喹耐药的疟原虫有效。

(四)青蒿素类

青蒿素是我国科学家在1971年首次从菊科植物黄花蒿中提取、分离得到的新型抗疟药，对疟原虫红细胞内型裂殖体有高度的杀灭作用，对耐氯喹株恶性疟原虫引起的感染同样具有高效、迅速的抗疟作用。青蒿素的发现，是从天然药物中寻找新药的又一成功案例。

青蒿素 Arteannuin

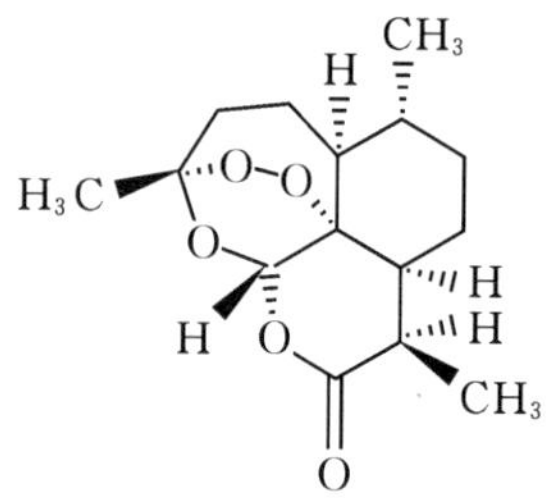

化学名：(3*R*,5*aS*,6*R*,8*aS*,9*R*,12*S*,12*aR*)-八氢-3,6,9-三甲基-3,12-桥氧-12*H*-吡喃[4,3-j]-1,2-苯并二塞平-10(3*H*)-酮。

本品为无色针状晶体，味苦，熔点为150℃～153℃。在丙酮、乙酸乙酯、三氯甲烷中易溶，在甲醇、乙醇、乙醚及石油醚中溶解，在水中几乎不溶。比旋度为+75°～+78°。

本品结构中含有过氧桥键，加无水乙醇溶解后，加碘化钾试液、稀硫酸与淀粉指示液，立即呈紫色。

本品具倍半萜内酯结构，加无水乙醇溶解后，加盐酸羟胺试液与氢氧化钠试液，置水浴中微沸，放冷后，加盐酸和三氯化铁试液，立即显深紫色。

青蒿素的抗疟原理与其他抗疟药明显不同，过氧桥键是其抗疟活性的必需结构。通过过氧桥键，经血红蛋白分解后产生的游离铁离子(Ⅱ)介导，产生不稳定的自由基，然后与疟原虫的蛋白质结合，破坏疟原虫的膜系结构而导致虫体结构瓦解。

青蒿素为高效、速效抗疟药，主要用于间日疟、恶性疟的症状控制。由于脂溶性高，可透过血脑屏障进入脑组织，特别适用于恶性脑型疟抢救。毒性低，使用安全，一般无明显不良反应。

青蒿素不溶于水，在油中溶解度也不大，其剂型仅为栓剂，口服生物利用度较低，影响了其药效的发挥，同时本品抗疟活性较低，复发率较高。针对这些缺点，以青蒿素为先导化合物进行优化，得到了一些高效的半合成抗疟药，如双氢青蒿素(Dihydroartemisinin)、蒿甲醚(Artemether)和青蒿琥酯(Artesunate)等。

双氢青蒿素(Dihydroartemisinin)是青蒿素的体内还原代谢产物，将青蒿素C-10酮基还原为羟基即得。抗疟作用是青蒿素的1倍，适用于各种类型疟疾的症状控制，尤其是对抗氯喹恶性及凶险型疟疾有较好疗效。常与磷酸哌喹及甲氧苄啶配伍组成复方制剂应用于临床。

蒿甲醚(Artemether)是将双氢青蒿素的10位羟基醚化得到的半合成衍生物，在油中的溶解度较青蒿素大。作用机制同青蒿素，抗疟作用为青蒿素的6倍，临床主要用于抗氯喹恶性疟治疗和凶险型恶性疟的急救，常与苯芴醇配伍组成口服制剂，复发率较青蒿素低。

青蒿琥酯(Artesunate)是双氢青蒿素和琥珀酸进行酯化得到的水溶性药物，可口服或静脉注射给药。对疟原虫无性体有较强的杀灭作用，能迅速控制疟疾发作。适用于脑型疟及各种危重疟疾的抢救，毒副作用低。

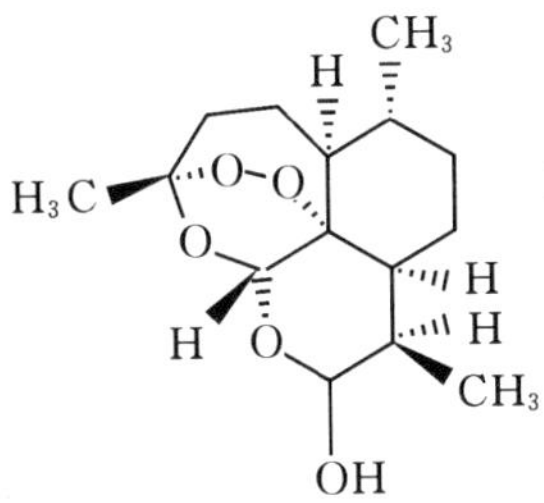

双氢青蒿素

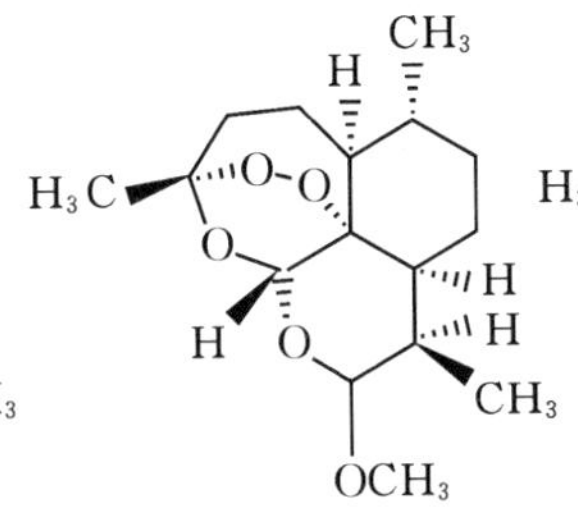

蒿甲醚

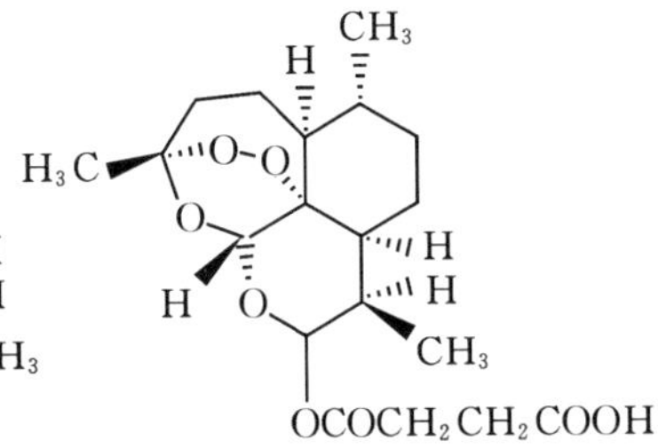

青蒿琥酯

二、驱肠虫药

驱肠虫药作用于肠道寄生虫（蛔虫、钩虫、蛲虫及绦虫等），将其杀死或驱出体外。

驱肠虫药按照化学结构可分为五类：哌嗪类、咪唑类、嘧啶类、三萜类和酚类。其中咪唑类是应用最多的驱肠虫药。临床常用的有左旋咪唑（Levamisole）、阿苯达唑（Albendazole）和甲苯达唑（Mebendazole）等。

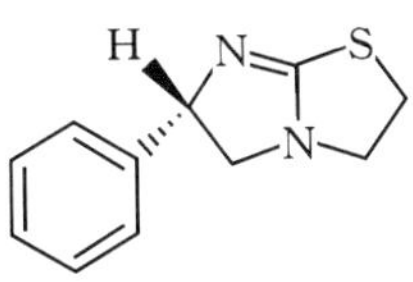

左旋咪唑

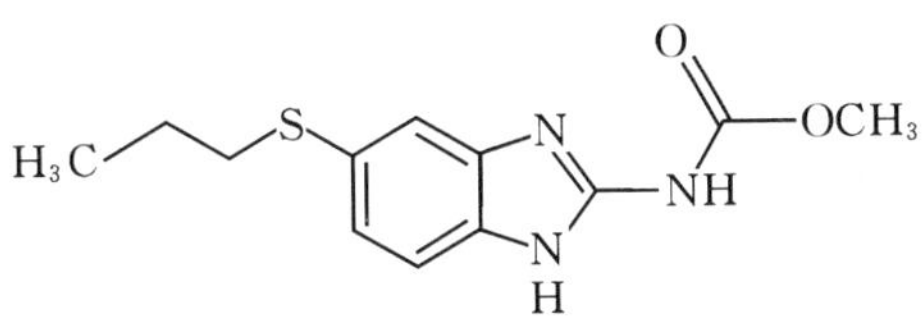

阿苯达唑

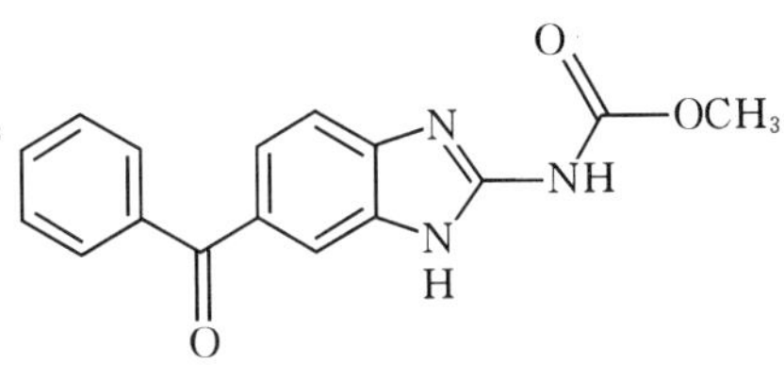

甲苯达唑

阿苯达唑　Albendazole

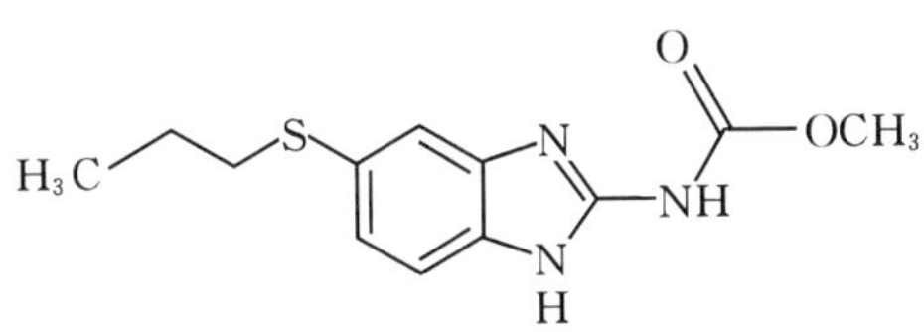

化学名：5 -（丙硫基）- 2 -苯并咪唑-氨基甲酸甲酯。

本品为白色或类白色粉末，无臭，无味。熔点为 206℃～212℃，在冰醋酸中溶解，在丙酮或三氯甲烷中微溶，在乙醇中几乎不溶，在水中不溶。熔融时同时分解。

本品置试管底部，管口放一湿润的醋酸铅试纸，加热灼烧试管底部，产生的气体能使醋酸铅试纸显黑色。

本品溶于微温的稀硫酸中，滴加碘化铋钾试液，即生成红棕色沉淀。

本品在体内迅速代谢为活性产物阿苯达唑亚砜，抑制寄生虫对葡萄糖的吸收，导致虫体内源性糖原耗竭，并抑制延胡索酸还原酶系统，阻碍 ATP 产生，使寄生虫无法存活和繁殖。

本品为咪唑类药物中驱虫谱较广、杀虫作用最强，对线虫、血吸虫、绦虫均有高度活性，而且对虫卵发育具有显著抑制作用。由于水溶性有限，胃肠道吸收较差，有利于其对肠道寄生虫的治疗。毒性小，较为安全。但有致畸作用和胚胎毒性，故 2 岁以下小儿及孕妇禁用。

左旋咪唑（Levamisole）是四咪唑的左旋体，驱虫作用是外消旋体的 2 倍，不良反应也小于右旋体。为广谱的驱肠虫药，对蛔虫、钩虫、蛲虫和粪类圆线虫病有较好疗效，还具有免疫增强作用,可提高免疫功能低下者的免疫力,但对正常机体作用不明显。

课堂讨论

奎宁含有两个氮原子,为什么喹核碱上的氮原子碱性更强?

知识拓展

青蒿素的发现

疟疾是一种严重危害人类生命健康的世界性流行病。因疟原虫对喹啉类药物已产生抗药性,20世纪60年代以来,美、英、法、德等国花费大量人力和物力,寻找有效的新结构类型化合物,但始终没有满意的结果。

1967年5月23日,中国集中全国60多个单位的科研人员,同心协力,寻找新的抗疟疾药物,这项工作后来被称为"523"项目。

屠呦呦和同事根据东晋名医葛洪《肘后备急方》中"青蒿一握,水一升渍,绞取汁,尽服之"可治"久疟"的记载,历经反复试验,用低沸点溶剂乙醚从青蒿中提取得到了抗疟的有效成分,并从中分离出具有高效抗疟活性的无色结晶体物质,将其命名为"青蒿素"。

2011年9月,屠呦呦获得被誉为诺贝尔奖风向标的"拉斯克奖"。2015年10月9日,屠呦呦和其他两位科学家共同获得2015年诺贝尔生理学或医学奖,由此实现了中国人在自然科学领域诺贝尔奖零的突破。屠呦呦还获得2016年度国家最高科学技术奖。

第六节　其他抗菌药

其他抗菌药主要包括异喹啉类、硝基呋喃类、硝基咪唑类和其他类。

一、异喹啉类

异喹啉类抗菌药的典型药物为盐酸小檗碱(Berberine Hydrochloride),它是中药三颗针和黄连的抗菌成分。抗菌谱广,对多种革兰阳性菌及阴性菌均有抑菌作用,但由于本品为季铵结构,口服吸收差,临床主要用于肠道感染。近年来还发现有阻断α受体,抗心律失常作用。

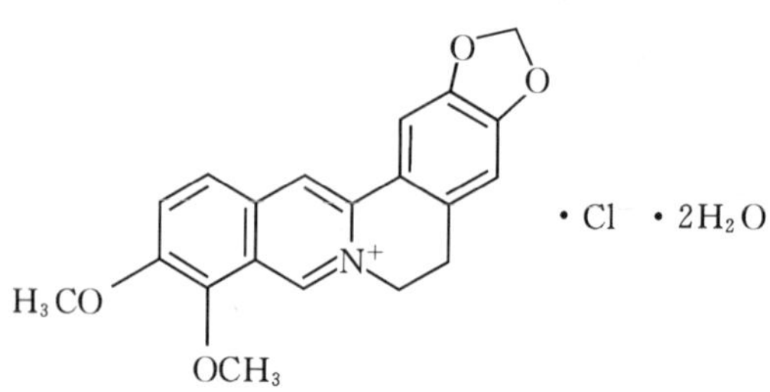

盐酸小檗碱

二、硝基呋喃类

硝基呋喃类抗菌药是一类具有5-硝基呋喃甲醛缩氨结构的衍生物,如呋喃唑酮(Furazolidone)，主要用于肠道内的感染；呋喃妥因(Nitrofurantoin)，主要治疗大肠埃希菌、变形杆菌等引起的泌尿感染。

三、硝基咪唑类

硝基咪唑类抗菌药对厌氧菌及阿米巴原虫有独特的杀灭作用，与其他抗生素联合应用于临床的各个领域。临床常用的该类药物有甲硝唑(Metronidazole)、替硝唑(Tinidazole)和奥硝唑(Ornidazole)等。

甲硝唑　Metronidazole

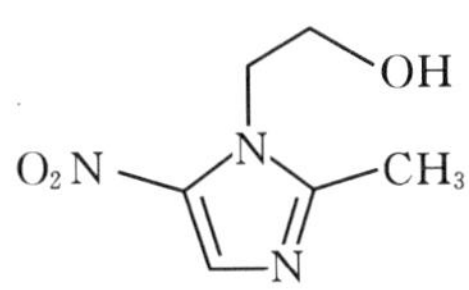

化学名：2-甲基-5-硝基咪唑-1-乙醇。

本品为白色至微黄色的结晶或结晶性粉末，有微臭，味苦而略咸。熔点为159℃～163℃。在乙醇中略溶，在水或三氯甲烷中微溶，在乙醚中极微溶解。

本品加氢氧化钠试液，微温，即显紫红色；滴加稀盐酸使成酸性后即变成黄色；再加过量的氢氧化钠试液则变成橙红色，此为芳香硝基化合物的一般反应。

本品加硫酸溶液(3→100)适量，应能溶解；加三硝基苯酚试液，放置后即生成黄色沉淀。

甲硝唑的杀菌机制尚未完全阐明，厌氧菌的硝基还原酶在无氧环境中，将分子中的硝基还原成氨基或通过自由基的形成，与细胞成分相互作用，从而导致厌氧菌的死亡。

甲硝唑对大多数厌氧菌具有强大的抗菌作用，对需氧菌或兼性需氧菌则无效。临床广泛用于厌氧菌感染的治疗，还可用于治疗阴道滴虫病、肠道和肠外阿米巴病等。

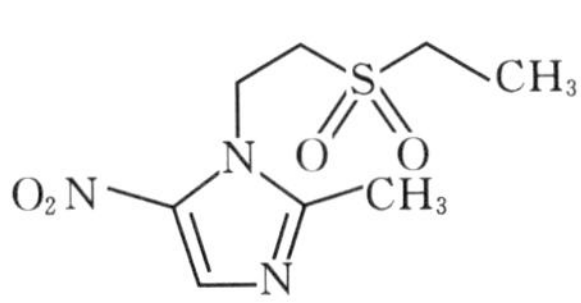

替硝唑

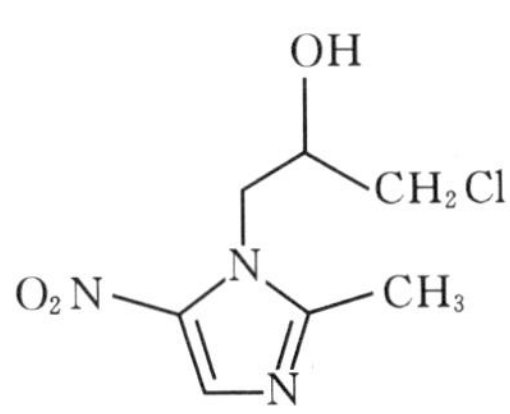

奥硝唑

替硝唑(Tinidazole)与甲硝唑同属硝基咪唑类，是甲硝唑的羟基用乙磺酰基取代的类似物，本品对脆弱拟杆菌、消化球菌、厌氧菌等有较高活性，通过抑制细菌的DNA代谢过程，促使细菌死亡。适用于各种厌氧菌感染，结肠直肠、妇产科及口腔手术等的术前预防用药。

奥硝唑(Ornidazole)是第三代硝基咪唑类药物，比甲硝唑、替硝唑抗感染优势更为明显。奥硝唑血浆半衰期为14.4小时，血浆蛋白结合率小于15%，高于甲硝唑的4.8小时和替硝唑的12.7小时，可减少服药次数；致突变和致畸作用低于甲硝唑和替硝唑；最低抑菌浓度和最低杀菌浓度均小于甲硝唑和替硝唑，疗效优于二者。

奥硝唑结构中含有一个手性碳原子，其左旋体的抗厌氧菌作用是奥硝唑的2～3倍，不良作用却只是奥硝唑的1/15，临床总不良反应发生率显著降低，而右旋体是奥硝唑产生神经毒性的主要根源。目前其左旋体(左奥硝唑)已被批准上市。

四、其他类

利奈唑胺(Linezolid)是第一个应用于临床的新型噁唑烷酮类抗菌药,作用于细菌50S核糖体亚单位,抑制mRNA与核糖体连接,阻止70S起始复合物的形成,从而抑制细菌蛋白质的合成。本品作用部位和方式独特,不影响肽基转移酶活性,因此在具有本质性或获得性耐药特征的阳性细菌中,都不易与其他抑制蛋白合成的抗菌药发生交叉耐药,在体外也不易诱导细菌耐药性的产生。临床用于治疗多重耐药的革兰阳性球菌感染,包括耐甲氧西林金黄色葡萄球菌引起的院内获得性肺炎(HAP)、社区获得性肺炎(CAP)、复杂性皮肤或皮肤软组织感染(SSTI)以及耐万古霉素肠球菌(VRE)感染。常见的不良反应为腹泻、头痛和恶心,用药时间过长(超过28天)可引起骨髓抑制、周围神经病和视神经病(有的进展至失明)、乳酸性酸中毒等。

夫西地酸钠(Fusidate Sodium)为一种具有甾体骨架的抗生素,通过抑制细菌蛋白质合成而产生杀菌作用。对革兰阳性菌尤其是葡萄球菌有强大的抗菌作用,临床用于各种敏感细菌,尤其是葡萄球菌引起的各种感染,如骨髓炎、心内膜炎、肺炎、创伤性感染、皮肤及软组织感染等,对耐其他抗生素的菌株尤为适宜。单独应用细菌对本品易产生耐药性,应与其他抗菌药联合使用。本品组织渗透性好,即使在血管分布较少的组织如脓液、痰液、心脏、骨组织等,浓度均超过其对葡萄球菌的最小抑菌浓度。

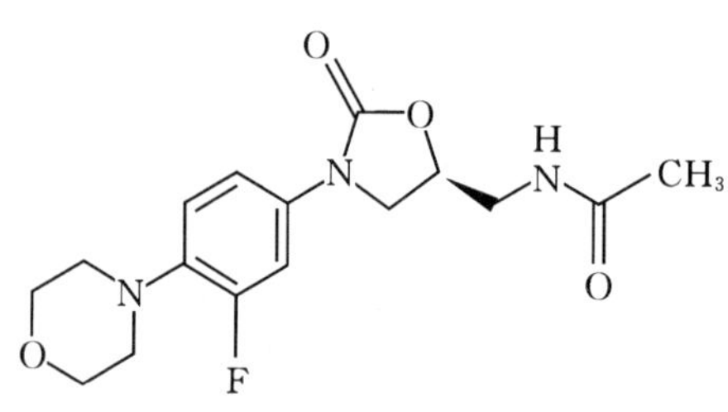

利奈唑胺

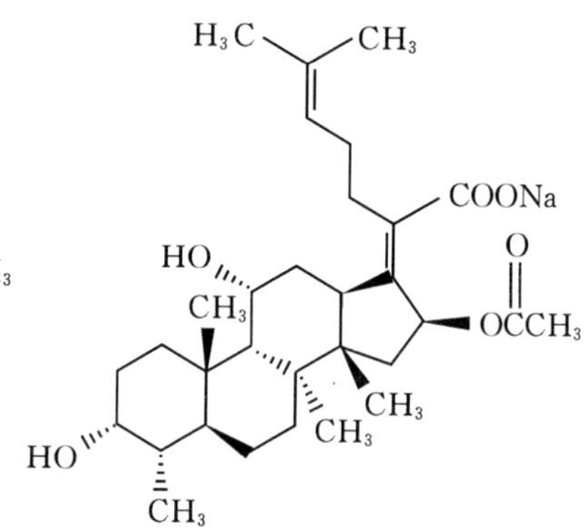

夫西地酸钠

课堂讨论

分析甲硝唑的化学结构,说明其水溶性性质与结构关系。

知识拓展

厌氧菌

厌氧菌是一类在无氧条件下比在有氧环境中生长好,而不能在空气(18%氧气)和(或)10%二氧化碳浓度下的固体培养基表面生长的细菌。这类细菌缺乏完整的代谢酶体系,其能量代谢以无氧发酵的方式进行。它能引起人体不同部位的感染,包括阑尾炎、胆囊炎、中耳炎、口腔感染、心内膜炎、子宫内膜炎、脑脓肿、心肌坏死、骨髓炎、腹膜炎、脓胸、输卵管炎、脓毒性关节炎、肝脓肿、鼻窦炎、肠道手术或创伤后伤口感染、盆腔炎以及菌血症等。随着培养技术的不断改进，厌氧菌得以及时分离和鉴定，厌氧菌感染的报道渐渐增多，厌氧菌在细菌感染性疾病中的重要地位已日益受到临床工作者的重视。老年脑血管病患者，意识障碍、吞咽困难患者，慢性疾病、肿瘤、器官移植、血液病患者，以及长期应用免疫抑制剂、糖皮质激素的患者均为本病易感人群。

合成介绍

异烟肼的合成

异烟肼的合成是以4-甲基吡啶为原料，在金属钒的催化下，与空气中的氧作用，氧化成为异烟酸，再和水合肼缩合得异烟肼。

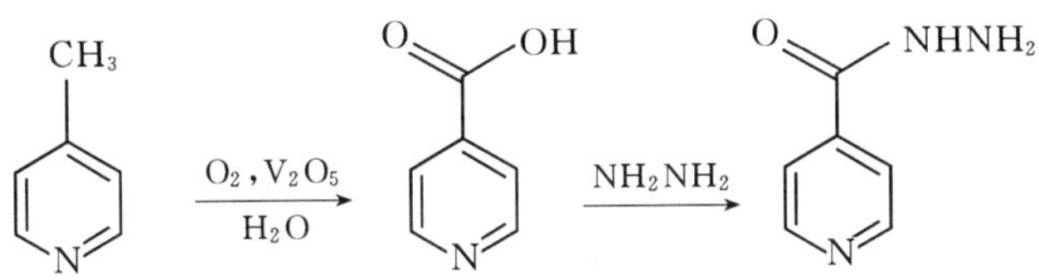

案例分析

马某是一位接受免疫抑制治疗(环孢菌素和肾上腺皮质激素)的67岁男性心脏移植患者，他在手术后两个月再次入院，正经受着发热、不舒服、关节痛和痛苦的口腔损伤(白斑)。心输出量和肾功能测试是正常的，表明无组织排斥性。胸部的射线照片揭示了肺内有扩散性浸润物。在血液和喉咙培养基中得到白色念珠菌。对马某采用静脉缓慢滴注两性霉素B的治疗。20小时后，在接近注射位点处产生了严重的血栓性静脉炎。尽管咪康唑可以用来静脉给药，但心脏病专家还是不愿意使用它来进行治疗。

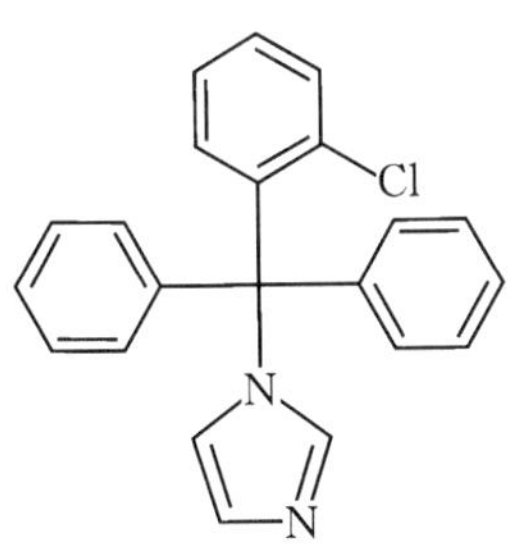

克霉唑

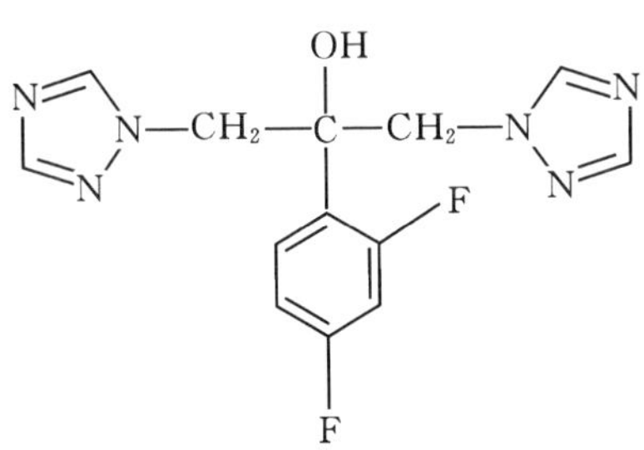

氟康唑

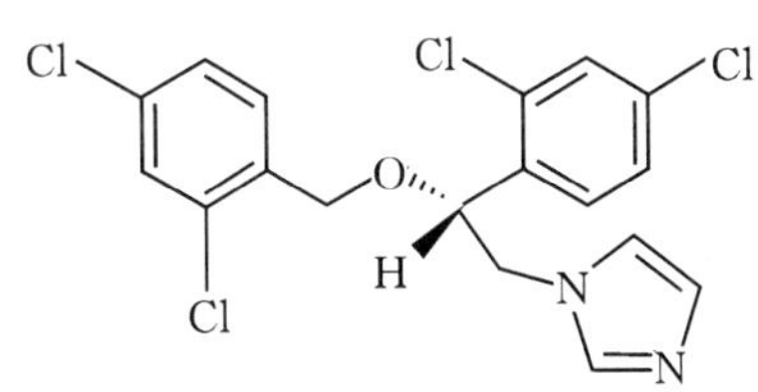

咪康唑

请分析：

1. 描述咪康唑的注射形式。医生不愿意用此药来治疗患者的基本原因是什么？

2. 从已知的咪唑类抗真菌药结构(克霉唑、氟康唑和咪康唑)中选择一种最适宜的静脉给药物。基于结构和溶解性的特点来证明你的选择。

药物化学

考点提示

一、填空题

1. 喹诺酮类抗菌药化学结构通常为__________的衍生物。

2. 喹诺酮类抗菌药抗菌作用必需的基本药效基团为3位的__________和4位__________。

3. 异烟肼的化学名为__________，化学结构为__________。

4. 乙胺丁醇有3个旋光异构体，临床使用的是__________。

5. 复方磺胺甲噁唑为磺胺甲噁唑和__________复方制剂。

6. 磺胺类药物具芳伯胺基，常用__________反应用于鉴别和含量测定。

7. 唑类抗真菌药按化学结构又可分为__________和__________抗真菌药。

8. 甲硝唑的化学名为__________。

9. 奥硝唑结构中含有__________个手性碳原子，__________旋体的抗厌氧菌作用是奥硝唑的2～3倍，不良作用却只是奥硝唑的1/15，目前已被批准上市。

10. 甲硝唑、替硝唑和奥硝唑属于__________类抗菌药，临床主要用于__________感染。

二、单项选择题

1. 左氧氟沙星的化学结构为

A.
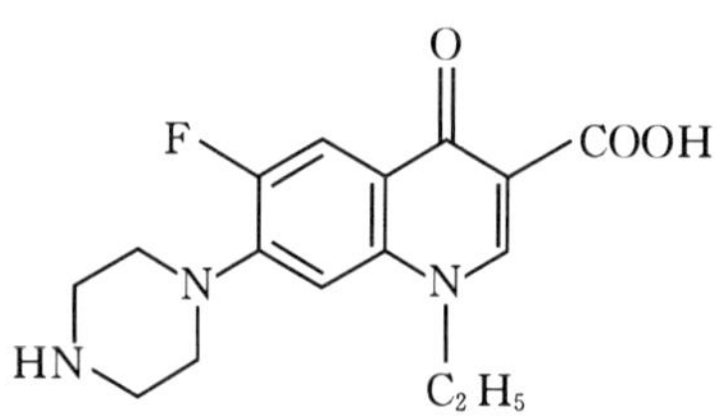

B.
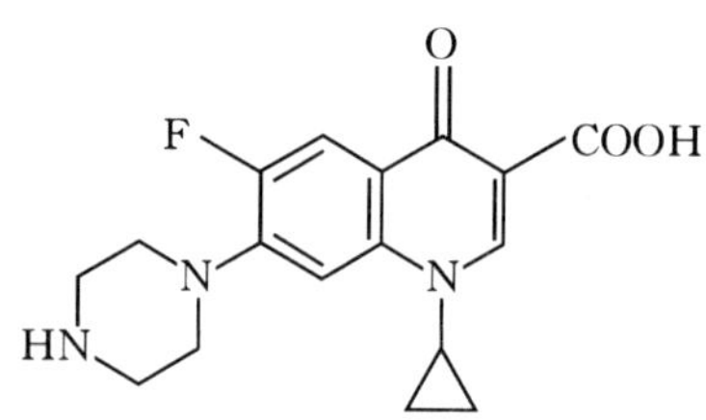

C.
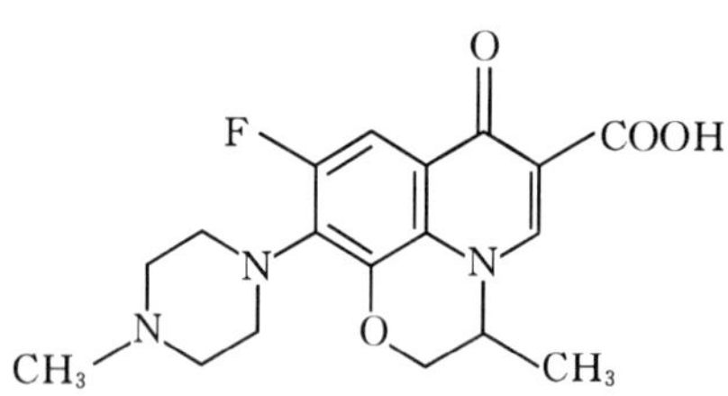

D.
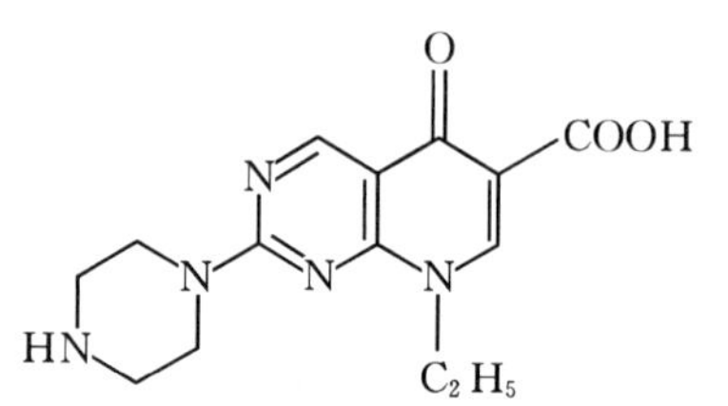

2. 喹诺酮类抗菌药的光毒性主要来源于几位取代基

A. 5位　B. 6位　C. 7位　D. 8位

3. 下列哪个药物具手性碳，临床有纯光学异构体上市

A. 吡哌酸　B. 氧氟沙星　C. 环丙沙星　D. 诺氟沙星

4. 喹诺酮类药物影响儿童对钙离子吸收的结构因素是

A. 1位上的脂肪烃基　B. 6位的氟原子

C. 3位的羧基和4位的酮羰基　D. 7位的脂肪杂环

5. 喹诺酮类抗菌药可与钙、镁、铁等金属离子形成螯合物，是因为分子中存在

A. 7位哌嗪基团　B. 6位氟原子

C. 8位甲氧基　D. 3位羧基和4位酮羰基

6. 下列有关喹诺酮抗菌药构效关系的描述错误的是

A. 3 位 COOH 和 4 位 C=O 为抗菌活性不可缺少的部分

B. 8 位与 1 位以氧烷基成环，使活性下降

C. 6 位引入氟原子可使抗菌活性增大

D. 7 位引入五元或六元杂环，抗菌活性均增加

7. 能与硝酸银试液生成黑色单质银的是

A. 异烟肼　　B. 乙胺丁醇

C. 吡嗪酰胺　　D. 对氨基水杨酸钠

8. 结构中含有两个手性碳原子的药物为

A. 异烟肼　　B. 乙胺丁醇

C. 吡嗪酰胺　　D. 对氨基水杨酸钠

9. 下列药物中可发生重氮化-偶合反应的药物是

A. 对氨基水杨酸钠　　B. 异烟肼

C. 吡嗪酰胺　　D. 乙胺丁醇

10. 能进入脑脊液的磺胺类药物是

A. 磺胺醋酰　　B. 磺胺嘧啶

C. 磺胺甲噁唑　　D. 磺胺噻唑嘧啶

11. 甲氧苄氨嘧啶的化学名为

A. 5-[[3,4,5-三甲氧基苯基]甲基1]-4,6-嘧啶二胺

B. 5-[[3,4,5-三甲氧基苯基]甲基]-2,4-嘧啶二胺

C. 5-[[3,4,5-三甲氧基苯基]乙基]-2,4-嘧啶二胺

D. 5-[[3,4,5-三甲氧基苯基]甲基]-2.4-吡啶二胺

12. 具有下列结构的药物是

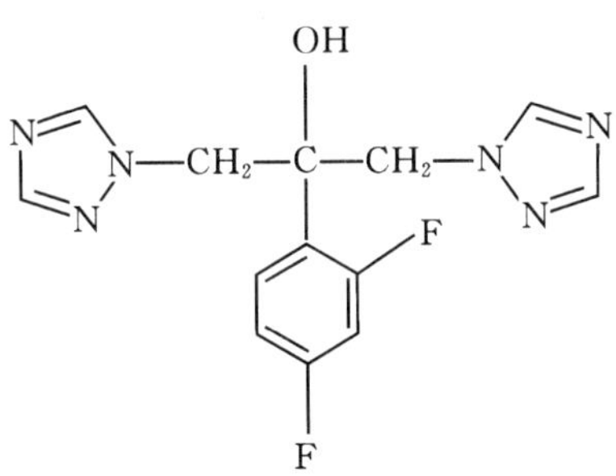

A. 克霉唑　　B. 酮康唑　　C. 氟康唑　　D. 特比萘酚

13. 下列抗真菌药物中含有三氮唑结构的药物是

A. 伊曲康唑　　B. 酮康唑　　C. 益康唑　　D. 克霉唑

14. 不含咪唑环的抗真菌药物是

A. 酮康唑　　B. 克霉唑　　C. 伊曲康唑　　D. 咪康唑

15. 下列哪个药物对危重深部真菌有效

A. 咪康唑　　B. 两性霉素 B　　C. 伊曲康唑　　D. 氟康唑

16. 下列咪唑类抗真菌药物中哪个药物可以口服

A. 克霉唑　　B. 咪康唑　　C. 益康唑　　D. 酮康唑

17. 下列哪项不符合氟康唑的性质

A. 具有三氮唑环　　B. 具有2,4-二氟苯基

C. 具有一个手性碳原子

D. 可渗入脑脊液中,用于治疗中枢真菌感染

18. 有关青蒿素的结构和性质,下列说法错误的是

A. 结构中有过氧键,遇碘化钾试液析出碘,加淀粉指示剂,立即显紫色

B. 内过氧化物对活性是必须的

C. 青蒿素是半合成的药物

D. 代谢产物双氢青蒿素有活性

19. 可与碱形成水溶性盐,用于口服或静脉注射给药的药物是

A. 青蒿素　　B. 二氢青蒿素　　C. 青蒿琥酯　　D. 蒿甲醚

20. 与阿苯达唑相符的叙述是

A. 有旋光性,临床应用其左旋体　　B. 易溶于水和乙醇

C. 有免疫调节作用的广谱驱虫药　　D. 含苯并咪唑环的广谱高效驱虫药

三、多项选择题

1. 喹诺酮抗菌药物的作用机制为其抑制细菌DNA的

A. DNA回旋酶　　B. 拓扑异构酶Ⅳ

C. P450　　D. 二氢叶酸合成酶

2. 对盐酸乙胺丁醇描述正确的是

A. 含有两个手性碳原子,有四个光学异构体

B. R,R-构型右旋异构体的活性最高

C. 在体内与镁离子结合,干扰细菌RNA的合成

D. 在体内两个羟基氧化代谢为醛,进一步氧化为酸

3. 下列符合异烟肼性质的是

A. 还原性较强,可被溴水、溴酸钾氧化

B. 在适宜条件下可水解成异烟酸和肼

C. 铜离子可使其氧化变色

D. 可与香草醛反应生成黄色结晶,用于鉴别

4. 关于磺胺甲噁唑的性质叙述正确的是

A. 碱性条件下可与硫酸铜生成草绿色沉淀

B. 具有芳伯胺基,可发生重氮化-偶合反应

C. 可与甲氧苄啶配伍使用

D. 为广谱杀菌剂

5. 关于甲氧苄啶的叙述错误的是

A. 化学名为5-[(3,4,5-三甲氧基苯基)甲基]-1,2-嘧啶二胺

B. 可溶于冰醋酸

C. 具有芳伯胺基,可发生重氮化-偶合反应

D. 二氢叶酸还原酶可逆性抑制剂

6. 含有三氮唑环，可口服的抗真菌药物有

A. 伊曲康唑　　B. 伏立康唑

C. 硝酸咪康唑　　D. 氟康唑

四、配伍选择题

（备选答案在前，试题在后。每组题均对应同一组备选答案，每题只有一个正确答案。每个备选答案可重复选用也可不选用。）

A. 盐酸诺氟沙星　　B. 环丙沙星

C. 氧氟沙星　　D. 司帕沙星

1. 结构中含 8 位甲氧基，抗菌活性强，但有强光毒性的喹诺酮类药物是

2. 广谱抗菌药，以左旋体为临床使用的喹诺酮类药物是

3. 结构中含 1 位乙基的喹诺酮类药物是

A. 异烟肼　　B. 盐酸乙胺丁醇

C. 对氨基水杨酸钠　　D. 吡嗪酰胺

4. 在体内被水解成羧酸，抑制结核杆菌生长的药物是

5. 在酸性条件下，与铜离子生成红色螯合物的药物是

6. 在体内与二价金属离子，与 Mg^{2+} 结合，产生抗结核作用的药物是

A. 柳氮磺吡啶　　B. 磺胺嘧啶

C. 磺胺醋酰钠　　D. 甲氧苄啶

7. 口服不吸收，用于治疗慢性结肠炎的药物是

8. 结构中含有嘧啶结构，常与磺胺甲噁唑组成复方制剂的药物是

9. 可制成银盐，用于烧伤治疗的药物是

10. 可制成滴眼剂的药物是

A. 青蒿素　　B. 蒿甲醚　　C. 苯芴醇　　D. 乙胺嘧啶

11. 含有内酯结构的抗疟药物是

12. 具有抑制二氢叶酸还原酶作用的抗疟药物是

五、问答题

1. 喹诺酮类药物是否可以干扰骨骼的生长？

2. SMZ 与 TMP 联合使用后，抗菌作用如何增强，试从作用机制的角度加以说明。

3. 写出唑类抗真菌药分类和代表性药物，并指出哪些药物可以口服。

4. 写出异烟肼的化学结构式，并分析化学结构、阐明其化学性质。

5. 试以抗疟药物的研究概况，阐述从天然药物进行结构改造得到新药的途径与方法。

（张　卫　许　军）

第四章　抗病毒药

学习目标

【掌握】抗病毒药物的结构类型，阿昔洛韦、利巴韦林、齐多夫定的结构特征、理化性质、作用机制和临床用途。

【熟悉】阿昔洛韦的结构改造，奥司他韦、拉米夫定的结构特征和临床用途。

【了解】膦甲酸钠、司他夫定、恩曲他滨、奈韦拉平和沙奎那韦的结构特征和用途。

病毒是病原微生物中最小的一种，在细胞内繁殖，其核心是核糖核酸或脱氧核糖核酸，外壳是蛋白质，不具有细胞结构。

病毒对人类健康的困扰从未间断过，临床传染性疾病约 70％由病毒引起，病毒性疾病常见的有流行性感冒、病毒性肝炎、疱疹、水痘、流行性腮腺炎以及艾滋病等，很多病毒引起的疾病传染性很强，治愈率较差，严重威胁着人类的健康。

由于病毒自身没有明显区别于人类的代谢系统，无法独立进行繁殖，只能够利用宿主细胞的酶系统进行 DNA 和 RNA 合成和复制，加之大多数病毒又很易变异，所以理想的抗病毒药物应能有效干扰病毒的复制，又不影响正常细胞代谢。但目前还没有一种抗病毒药物可以达到此目的。多数抗病毒药物抗病毒谱窄，临床疗效有限，往往对宿主细胞亦具有一定毒性。

按对不同病毒的作用，抗病毒药可分为两类：抗非逆转录病毒药和抗逆转录病毒药。后者多用于人类免疫缺陷病毒(HIV)感染的获得性免疫缺陷综合征(AIDS)。引起艾滋病的病毒为 RNA 病毒，即逆转录酶病毒。该病毒依赖于一种关键的逆转录酶进行自我复制，抑制该酶活性可有效抑制病毒复制，人们据此设计了以逆转录酶为靶点的抗病毒药物。

按化学结构的不同，抗病毒药可分为核苷类抗病毒药、非核苷类抗病毒药和其他抗病毒药。

第一节　抗非逆转录病毒药物

一、核苷类抗病毒药

核苷由碱基和戊糖通过糖苷键连接而成。由天然的五种碱基(A、T、C、G、U)中的一种与核糖或脱氧核糖形成的核苷是人体中重要的生命遗传物质 DNA 和 RNA 的重要组成单元。运用代谢拮抗理论，通过结构修饰天然碱基或戊糖中的某些基团合成的人工核苷，多具有抑制病毒的活性。

核苷类抗病毒药物通常需要在体内转变成三磷酸酯的形式发挥作用，这是此类药物共同的作用机制。

最早应用的核苷类抗病毒药物是阿糖腺苷（Vidarabine），是从链霉菌的培养液中提取得到。本品静滴后在体内迅速被血液中的腺苷脱氨酶脱氨生成阿拉伯糖次黄嘌呤，具有抑制病毒 DNA 合成的功能，但脱氨产物的抗病毒作用比阿糖腺苷作用弱。对疱疹病毒、水痘、带状疱疹病毒、腺病毒等 DNA 病毒有抑制作用，对大多数 RNA 病毒无效，临床用于治疗慢性乙型肝炎、带状疱疹性脑炎及疱疹性角膜炎等。

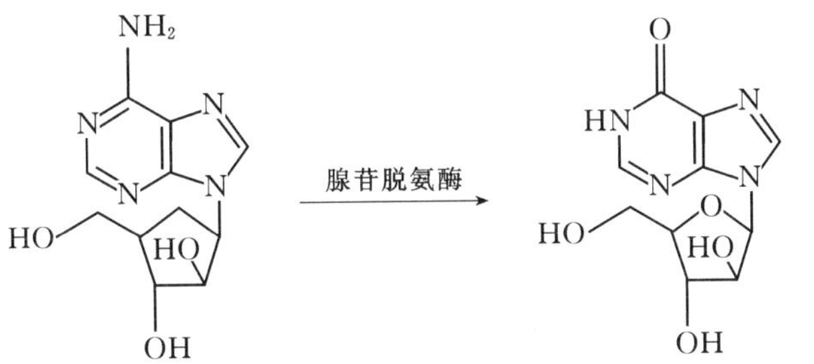

阿糖胞苷　　　　阿拉伯糖次黄嘌呤

鉴于腺苷类药物在体内易被脱氨酶转化为脱氨化合物而丧失活性，因此在腺苷脱氨酶抑制剂的研究过程中，发现开环核苷有较好的抗病毒活性，典型代表性药物是阿昔洛韦（Aciclovir）。

阿昔洛韦　Aciclovir

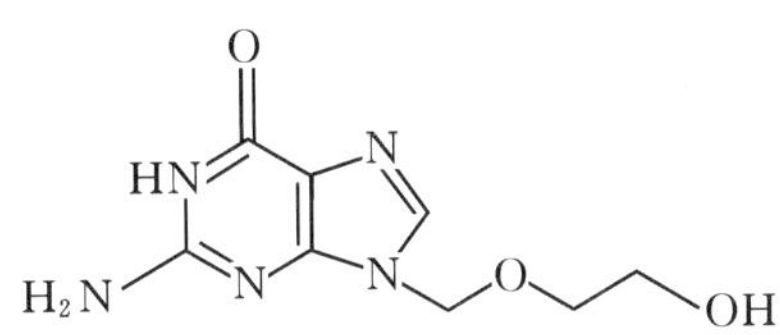

化学名：9-(2-羟乙氧基甲基)鸟嘌呤，又名无环鸟苷。

本品为白色结晶性粉末，无臭，无味。熔点为 256℃～257℃。在冰醋酸和热水中略溶，在氢氧化钠试液中易溶。

本品 1 位氮上的氢有弱酸性，注射剂需加入辅料氢氧化钠，增加水溶性，供注射用。

本品加入盐酸与氯酸钾后置水浴上蒸干，冷却，残渣中滴加氨试液，显紫红色，再加氢氧化钠试液数滴，紫红色消失。

本品的水溶液加入氨制硝酸银试液，即产生白色絮状沉淀。

本品的作用机制独特，只有在被感染细胞中经病毒的胸苷激酶磷酸化成单磷酸或二磷酸核苷，随后在细胞酶系中转化为三磷酸核苷，竞争性抑制病毒 DNA 多聚酶，此外，三磷酸阿昔洛韦还可掺入病毒正在延长的 DNA 链，导致病毒 DNA 合成中止。由于以上代谢特点，阿昔洛韦的靶向性较高，对未感染的宿主细胞仅有很低的活性，对人体的毒性较低。

本品为第一个上市的开环核苷类似物，系广谱抗病毒药物，临床为抗疱疹病毒的首选药物，广泛用于治疗疱疹性角膜炎、生殖性疱疹、全身性带状疱疹、疱疹性脑炎及病毒性肝炎等。

本品存在水溶性差、口服生物利用度低、耐药性差等缺点，在对阿昔洛韦进行结构改造中，得到了伐昔洛韦（Valaciclovir）、更昔洛韦（Ganciclovir）、喷昔洛韦（Penciclovir）、泛昔洛韦（Famciclovir）和阿德福韦酯（Adefovir Dipivoxil）等药物。

药物化学

伐昔洛韦(Valaciclovir)是阿昔洛韦和缬氨酸形成的前体药物，在体内被酯酶转化为阿昔洛韦，从而起到抗病毒作用，口服生物利用度显著高于阿昔洛韦。

更昔洛韦(Ganciclovir)的侧链比阿昔洛韦多一个羟甲基，可以看成是具有 C－3′羟基和 C－5′羟基的开环脱氧鸟苷衍生物，对巨细胞病毒(CMV)的作用比阿昔洛韦强，对耐阿昔洛韦的单纯疱疹病毒仍然有效，但毒性较大，临床仅限于治疗巨细胞病毒引起的严重感染。

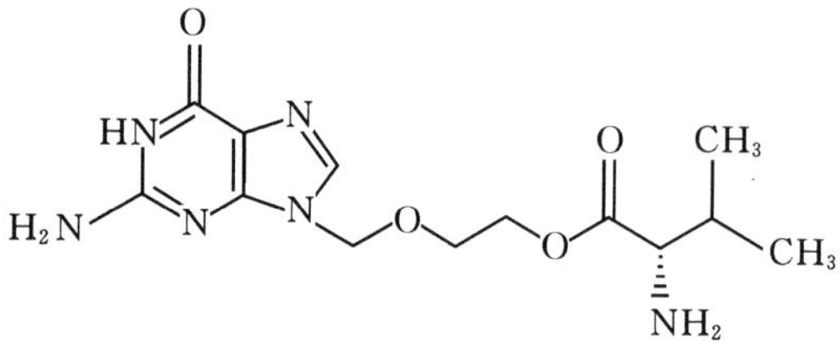

伐昔洛韦

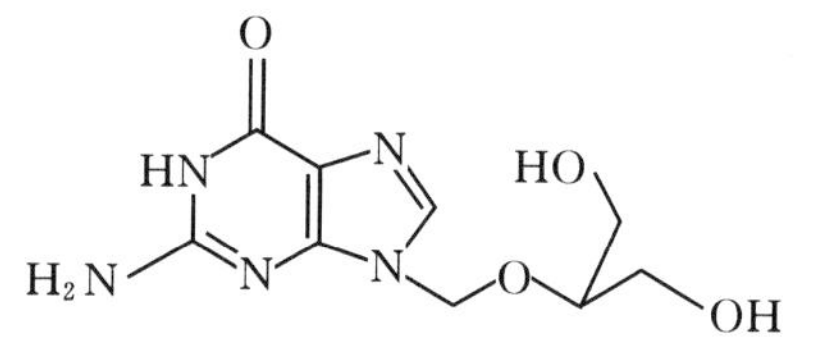

更昔洛韦

喷昔洛韦(Penciclovir)是更昔洛韦的生物电子等排体，与阿昔洛韦有相同的抗病毒谱。其三磷酸酯稳定性比阿昔洛韦三磷酸酯的稳定性高，且在病毒感染的细胞中浓度也较高，故停药后仍可保持较长时间的抗病毒活性，而阿昔洛韦停药后其抗病毒活性则迅速消失。本品不良反应较少，有较好的安全性和耐受性，但生物利用度低，须外用给药。

泛昔洛韦(Famciclovir)是喷昔洛韦 6－脱氧衍生物的二乙酸酯，体内经脱乙酰化和氧化代谢，转化为有活性的喷昔洛韦，口服吸收好，生物利用度可达 70%以上，故可替代喷昔洛韦口服给药。

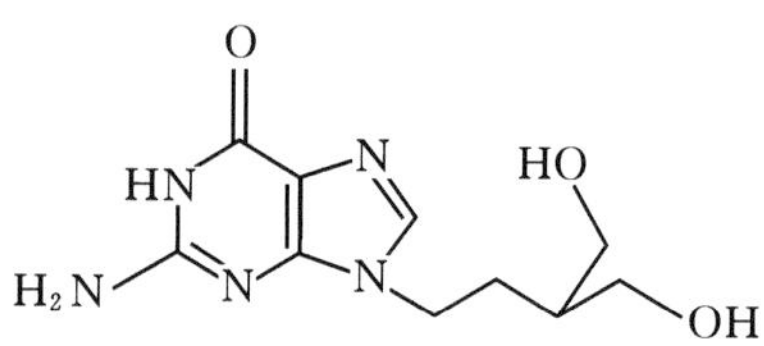

喷昔洛韦

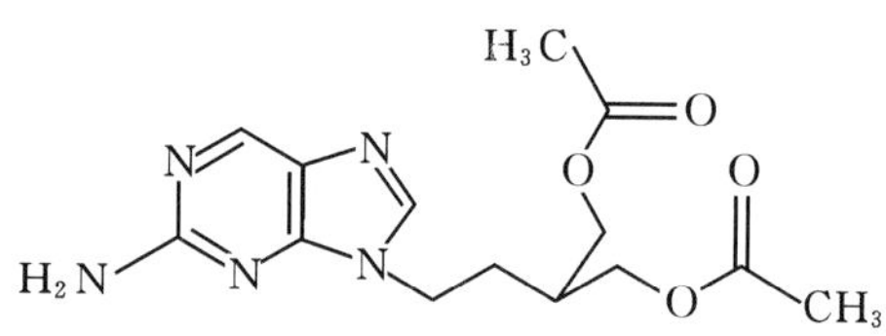

泛昔洛韦

阿德福韦酯(Adefovir Dipivoxil)是阿德福韦的双新特戊酰氧基甲醇酯，在体内迅速水解为阿德福韦。阿德福韦是 5′－单磷酸脱氧阿糖腺苷的无环类似物。在细胞激酶的作用下被磷酸化为有活性的代谢产物阿德福韦二磷酸酯，抑制乙肝病毒(HBV)的 DNA 多聚酶，对嗜肝病毒、逆转录病毒和痤疮病毒均有明显抑制作用，尤其适用于需长期用药或已发生拉米夫定耐药者，且无致畸、致癌及胚胎毒性。口服生物利用度为 59%以上，口服后约 45%迅速代谢为阿德福韦，经肾排出。

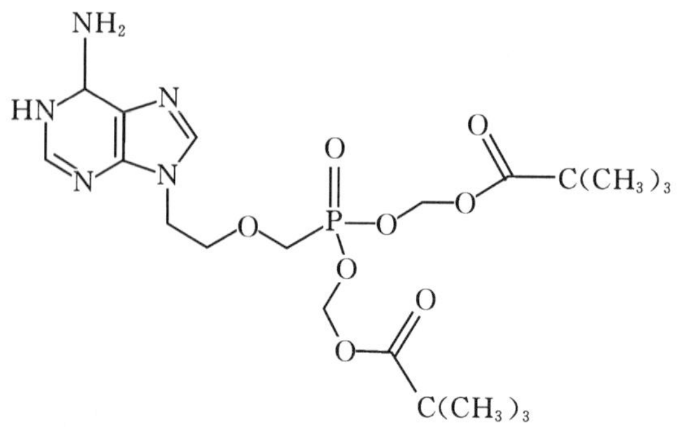

阿德福韦酯

以上核苷类药物由于其核苷结构中的核糖为开环结构，故结构类型属于开环核苷类抗病毒药物。

二、非核苷类抗病毒药

利巴韦林　Ribavirin

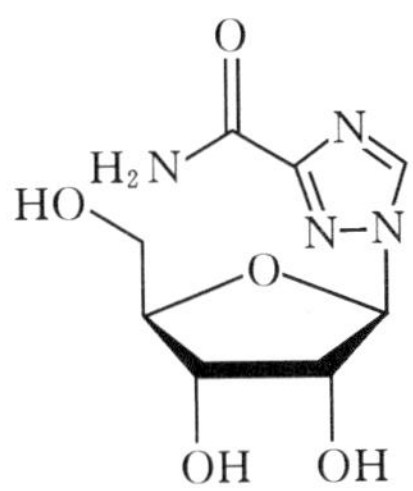

化学名： 1－β－D－呋喃核糖基－1*H*－1，2，4－三氮唑－3－羧酰胺，又名病毒唑、三氮唑核苷。

本品为白色结晶性粉末，无臭，无味。熔点为174℃～176℃。比旋度为－35.0°～－37.0°（40mg/ml水溶液）。在水中易溶，在乙醇中微溶，在乙醚或三氯甲烷中不溶。

本品水溶液加氢氧化钠试液，加热至沸，即产生氨气，可使湿润的红色石蕊试纸变为蓝色。

本品常温下稳定，但光照下易变质，需遮光、密封保存。

本品可口服或注射给药，吸收迅速而完全，主要代谢产物为利巴韦林－5′－单磷酸酯、利巴韦林－5′－二磷酸酯、利巴韦林－5′－三磷酸酯以及1，2，4－三氮唑－3－羧酰胺，代谢产物均有显著抗病毒活性。利巴韦林－5′－单磷酸酯可抑制单磷酸次黄嘌呤脱氢酶，从而抑制磷酸鸟苷（GMP）的生物合成。利巴韦林－5′－三磷酸酯可抑制mRNA的5′末端鸟嘌呤化和末端残基的N7甲基化，并且与GTP和ATP竞争，抑制RNA聚合酶。

本品为广谱强效的抗病毒药物，适用于呼吸道合胞病毒（RSV）引起的病毒性肺炎、腮腺炎及支气管炎、乙型脑炎、皮肤疱疹病毒感染等。不良反应较少，但大剂量长期使用可引起白细胞减少。

非核苷类抗病毒药物还包括膦甲酸钠（Foscarnet Sodium）。膦甲酸钠是焦磷酸的有机类似物，直接结合于病毒DNA聚合酶上的焦磷酸结合位点上，抑制病毒DNA聚合酶，阻止疱疹病毒的复制，还可以抑制HIV逆转录酶，临床用于治疗免疫功能损害患者耐阿昔洛韦单纯疱疹病毒性皮肤黏膜感染，也可用于艾滋病患者巨细胞病毒性视网膜炎。由于其不需要被胸腺嘧啶激酶或其他激酶激活（磷酸化），故耐阿昔洛韦的HSV株或耐更昔洛韦的CMV株可能会对其敏感。本品生物利用度低，仅外用和静脉注射。

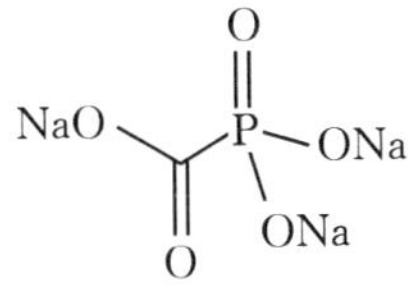

膦甲酸钠

本类药物和前面介绍的开环核苷类抗病毒药物主要是通过选择性抑制病毒的转录酶或其他重要酶，如激酶、聚合酶，从而阻断病毒RNA和DNA的合成，故作用机制属于干扰病毒核酸复制的药物。

三、其他抗病毒药

临床上使用的其他抗病毒药包括抗流感病毒药金刚烷胺(Amantadine)、流感神经氨酸酶抑制剂奥司他韦(Oseltamivir Phosphate)等。

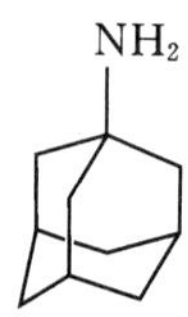

金刚烷胺

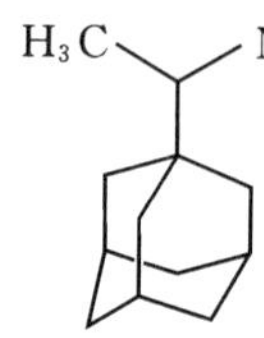

金刚乙胺

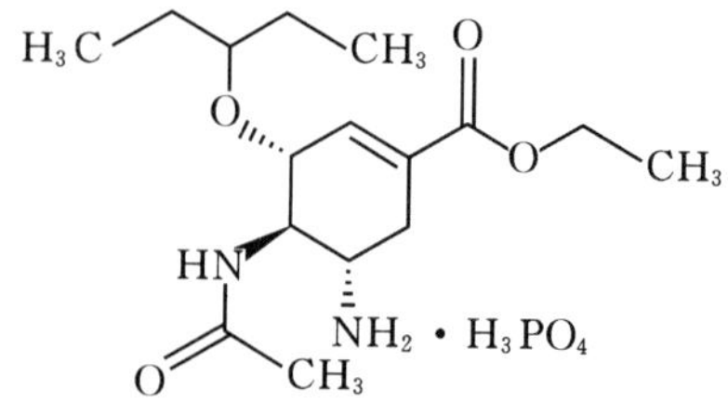

磷酸奥司他韦

金刚烷胺(Amantadine)化学结构为对称的三环状胺,是最早用于抑制流感病毒的抗病毒药,可以抑制病毒颗粒穿入宿主细胞,也可以抑制病毒早期复制和阻断病毒基因的脱壳及核酸向宿主细胞的侵入。口服吸收良好,能穿透血脑屏障,临床用于预防或治疗A型流感病毒所引起的呼吸道感染,但抗病毒谱较窄。同类物有金刚乙胺,抗A型流感病毒的活性较金刚烷胺强,中枢神经的副作用也较低。

磷酸奥司他韦(Oseltamivir Phosphate),又名达菲,具有全碳六元环结构。口服后经肠道酯酶和肝脏迅速催化转化为其活性代谢物奥司他韦羧酸,奥他米韦羧酸的构型与神经氨酸的过渡态相似,能够竞争性地与流感病毒神经氨酸酶的活动位点结合,抑制神经氨酸酶作用,干扰流感病毒从被感染的宿主细胞中释放,从而减少甲型或乙型流感病毒的传播,并且可以大大减少并发症(主要是气管与支气管炎、肺炎、咽炎等)的发生和抗生素的使用,因而是目前预防和治疗流感的最常用药物之一,也是预防和治疗H5N1型禽流感的首选药物。

课堂讨论

何为代谢拮抗?根据代谢拮抗的理论可以设计哪些药物?

知识拓展

病毒性疱疹

本病是由DNA病毒的病毒性疱疹(HSV)所致。人类病毒性疱疹分为两型,即病毒性疱疹Ⅰ型(HSV-Ⅰ)和病毒性疱疹Ⅱ型(HSV-Ⅱ)。Ⅰ型主要引起生殖器以外的皮肤、黏膜(口腔黏膜)和器官(脑)的感染。Ⅱ型主要引起生殖器部位皮肤黏膜感染。此两型可用荧光免疫检查及细胞培育法相判定。

人是病毒性疱疹的唯一天生宿主,健康人群中约有50%以上为本病毒的携带者。病毒经气道、口腔、生殖器黏膜以及残破皮肤进入体内,可长期隐匿于体内。原发性感染多为隐性,仅有个别患者有临床症状。HSV在人体内不产生经久免疫力,每当机体免疫力下降时,如发热、胃肠功能紊乱、月经、妊娠、病灶感染时，体内隐匿的 HSV 被激活而发病，病理上表现为表皮内水疱、表皮坏死、多核上皮巨细胞、嗜酸性核内包涵体和显著中性白细胞及淋巴细胞炎症浸润。

带状疱疹是由于体内潜伏的水痘-带状疱疹病毒被激活，这种病毒自首次感染患者后，长期潜伏于机体神经细胞中，免疫功能低下时诱发，其组织病理与前者相似，但后者炎症较前者重。

单纯疱疹采用全身和局部治疗。全身治疗当采取对症、抗病毒和免疫治疗；局部治疗以干燥、收敛、预防感染为原则，因可抑制血清中干扰素所以忌用皮质类固醇激素软膏。

第二节　抗艾滋病药物

艾滋病(AIDS)全称为获得性免疫缺陷综合征，是由人免疫缺陷病毒Ⅰ型(HIV－1)感染引起的严重疾病。HIV 是一种能攻击人体免疫系统的病毒，主要攻击目标是免疫系统中最重要的 CD4 T 淋巴细胞，大量破坏该细胞，使人体丧失免疫功能。HIV 感染者要经过数年、甚至长达 10 年或更长的潜伏期后才会发展成艾滋病患者，因机体抵抗力极度下降会出现多种感染，如带状疱疹、口腔霉菌感染、肺结核，特殊病原微生物引起的肠炎、肺炎、脑炎，念珠菌等多种病原体引起的严重感染等，后期常常发生恶性肿瘤，并发生长期消耗，以至全身衰竭而死亡。在病毒复制的过程中，逆转录酶、整合酶和蛋白酶是关键的三个酶，任何一个酶的失活都将会阻止病毒的复制。目前绝大多数抗 HIV 药物都是与作用于这三个酶中某一个酶有关。

目前仍缺乏根治 HIV 感染的有效药物，抗病毒治疗是艾滋病治疗的关键。采用高效抗逆转录病毒联合疗法，大大提高抗 HIV 的疗效，显著改善患者的生活质量和预后。

一、逆转录酶抑制剂

逆转录酶是艾滋病病毒复制过程中的一个重要酶，在正常情况下，人类细胞中无此酶存在，而在动物的研究过程中发现对该酶具有抑制作用的抑制剂，从而开创了以逆转录酶为作用靶点的抗艾滋病药物。

1. **核苷类**

核苷类逆转录酶抑制剂是合成 HIV 的 DNA 逆转录酶底物脱氧核苷酸的类似物，在体内转化成具有活性的三磷酸衍生物，与体内的三磷酸脱氧核苷酸竞争性与 HIV 逆转录酶结合，抑制逆转录酶的作用，阻止病毒的合成。

齐多夫定　Zidovudine

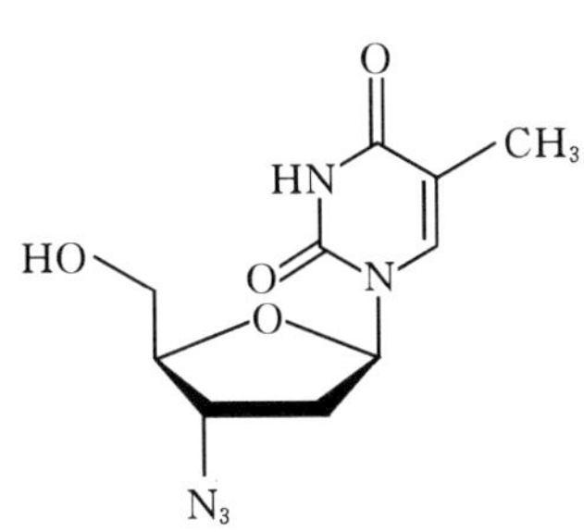

化学名：3′-叠氮-2′-3′-双脱氧胸腺嘧啶，又名叠氮胸苷，缩写 AZT。

本品为白色或类白色结晶性粉末，无臭。熔点为106℃～112℃。微溶于水，溶于乙醇。

本品为胸苷的类似物，在其脱氧核糖部分的3位上以叠氮基取代，对光、热敏感，应低温、避光保存。原为抗癌药，后发现其具有抗逆转录酶活性，在宿主细胞的胸苷激酶、胸苷酸激酶和核苷二磷酸激酶催化下，生成5′-三磷酸化齐多夫定，由于5′-三磷酸化齐多夫定的3′位为叠氮基，不能进行3′,5′-磷酸二酯键结合，从而终止病毒DNA链的延长，抑制病毒复制。临床用于艾滋病或与艾滋病有关的综合征患者及免疫缺陷病毒(HIV)感染的治疗，是第一个被批准的抗艾滋病药物。单独应用易产生耐药性，常与拉米夫定和蛋白酶抑制剂等合用，治疗HIV感染的不同病期的患者，改善患者的临床症状，使病毒转阴，生存期延长。

齐多夫定不仅骨髓抑制的副作用较大，且易产生耐药性。为克服这些缺点，相继有司他夫定(Stavudine)、拉米夫定(Lamivudine)和恩曲他滨(Emtricitabine)等品种被开发出来。

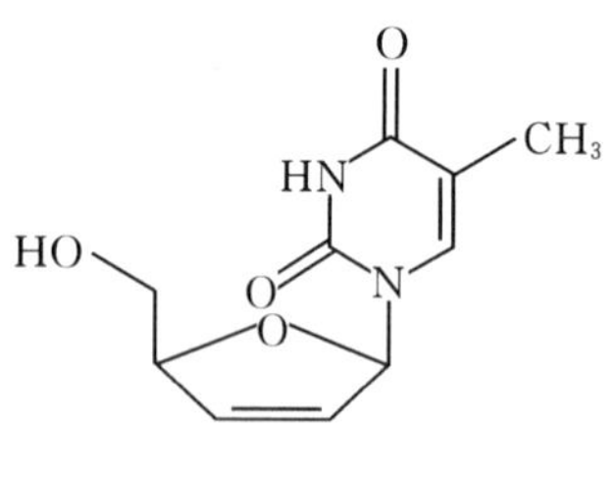

司他夫定

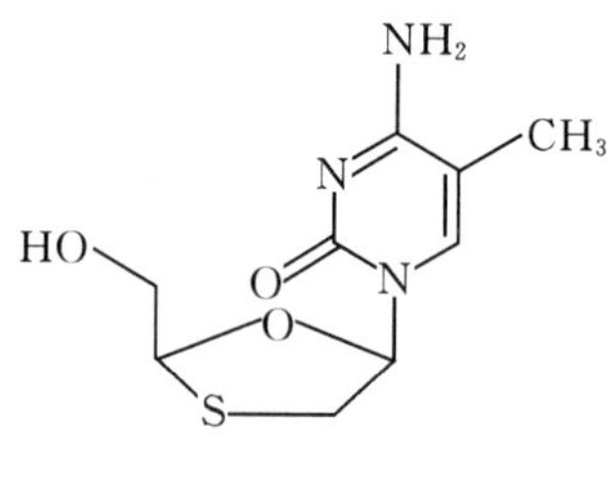

拉米夫定

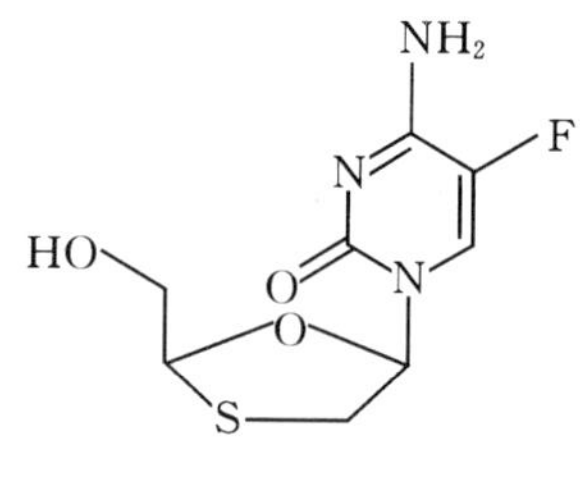

恩曲他滨

司他夫定(Stavudine)为脱氧胸腺嘧啶核苷的脱水衍生物，在2′,3′-位引入双键，是不饱和胸苷的衍生物。作用机制和齐多夫定相似，进入细胞后，在5′位逐步磷酸化，生产三磷酸酯，竞争性抑制逆转录酶活性，使HIV DNA键断裂。本品对酸稳定，口服吸收良好。适用于对齐多夫定、扎西他滨等不能耐受或治疗无效的艾滋病及其相关综合征。

拉米夫定(Lamivudine)是双脱氧硫代胞苷化合物，有β-D-(+)及β-L-(-)两种异构体，两种异构体都具有较强的抗HIV-1的作用。但β-L-(-)-异构体对胞苷-脱氧胞苷脱氨酶的脱氨作用可产生拮抗。本品可抑制病毒逆转录酶和DNA多聚酶活性，并对病毒DNA链的合成和延长有竞争性抑制作用，还可提高机体免疫机能。临床可单用或与齐多夫定合用治疗病情恶化的晚期HIV感染患者，还可用于治疗乙肝、乙型肝炎病毒复制的慢性乙型肝炎。

在拉米夫定胞嘧啶碱基的5位以氟取代，得到恩曲他滨(Emtricitabine)，对HIV和HBV均有较强的抑制作用，和其他抗艾滋病药一起使用具有很好的协同作用。

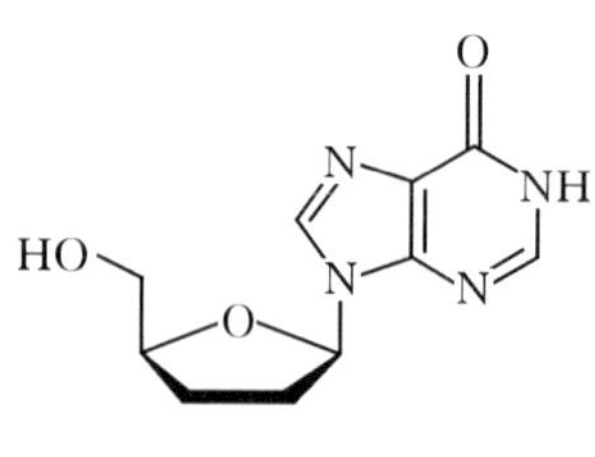

去羟肌苷

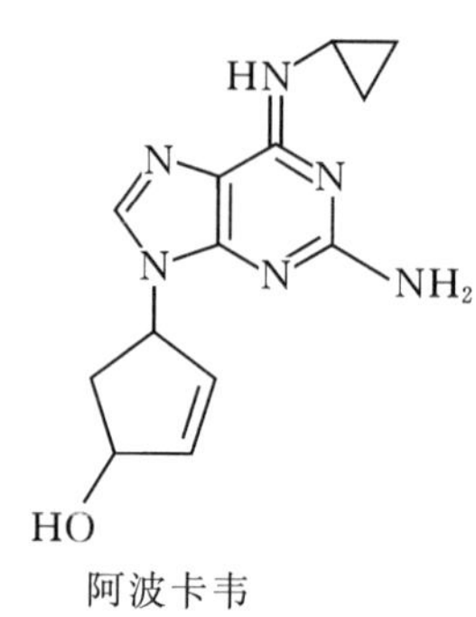

阿波卡韦

去羟肌苷(Didanosine)又名二脱氧肌苷，为嘌呤核苷类衍生物。作用机制与齐多夫定相似，能抑制 HIV 的复制，临床主要用于治疗不能耐受齐多夫定或对齐多夫定治疗无效的晚期 HIV 感染的患者。本品的主要副作用有胰腺炎、乳酸性酸中毒，脂肪变性重度肝肿大等。

阿波卡韦(Abacavir)为新的碳环 2′-脱氧鸟苷类药物，常用其硫酸盐，口服生利用度高，易渗入中枢神经系统，临床常与其他抗病毒药物合用治疗艾滋病，未发现有药物之间的相互作用。

上述药物相对于开环核苷类抗病毒药物，其核苷结构中的核糖为闭环结构，故又称为非开环核苷类抗病毒药物。

2. 非核苷类

非核苷类逆转录酶抑制剂的作用机制与齐多夫定等核苷类逆转录酶抑制剂不同，它们不需要磷酸化，可直接与病毒逆转录酶催化活性部位的 P_{66} 疏水区结合，使酶蛋白构象改变而失活。由于非核苷类逆转录酶抑制剂不抑制细胞的 DNA 聚合酶，故毒性小，缺点是容易产生耐药性。临床已上市的药物有奈韦拉平(Nevirapine)、依法韦仑(Efavirenz)等。

奈韦拉平(Nevirapine)是专一性的 HIV－1 逆转录酶抑制剂，对其他逆转录酶无作用。和核苷类抑制剂合用时有相加作用，对齐多夫定抗药的 HIV 病毒株也有效。但是本品使用过程中易出现快速诱导抗药性，故只能与核苷类逆转录酶抑制剂联合使用治疗成年晚期 HIV 感染患者。对于分娩时未使用抗逆转录病毒治疗的孕妇，应用奈韦拉平可预防 HIV－1 的母婴传播。

依法韦仑(Efavirenz)是野生型和耐药变异型 HIV－1 的有效抑制剂，和茚地那韦合用可显著增加 CD 4 细胞的数量和减少 HIV－1 RNA 的量。半衰期长，每天只需服用一次，可作为茚地那韦的替代药物，与齐多夫定和拉米夫定合用进行 AIDS 病鸡尾酒疗法，可减少患者服药的次数，降低鸡尾酒疗法的副作用，且价格便宜，对成年和儿童患者均可使用。

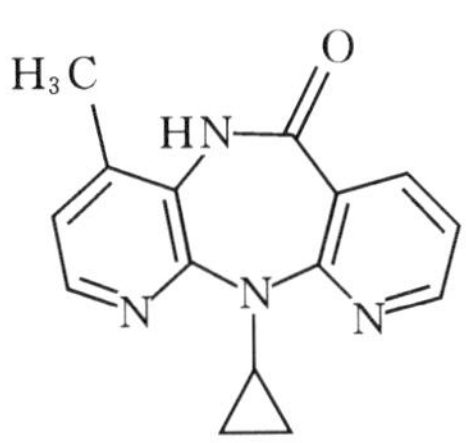

奈韦拉平

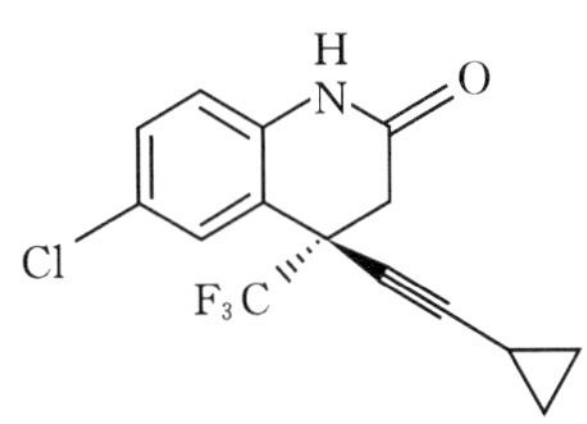

依法韦仑

二、HIV 蛋白酶抑制剂

HIV 蛋白酶是人类免疫缺陷病毒基因编码中的一种特异天冬酰蛋白酶，其作用是将基因和基因表达所产生的蛋白裂解，成为具有活性的病毒结构蛋白和酶，是 HIV 病毒复制的关键物质。抑制 HIV 蛋白酶，可阻止病毒进一步感染。

HIV 蛋白酶抑制剂大致有三大类型，即最初的肽类抑制剂、拟肽类抑制剂和非肽类抑制剂。临床使用的药物多为拟肽类抑制剂。

拟肽类抑制剂是最大的一类 HIV 蛋白酶抑制剂，在这类抑制剂中仍采用与蛋白酶水解肽类化合物类似的过渡态形式得到的化合物，但在侧链至少保留一个天然氨基酸。

沙奎那韦(Saquinavir)是第一个上市的 HIV 蛋白酶抑制剂，进入体内后不需代谢激活，可直接与 HIV－1 蛋白酶活性部位结合，抑制病毒的复制。与 HIV 蛋白酶的亲和力较人类蛋白酶的亲和力高 50 000 倍，毒性较小。单独使用时作用与齐多夫定类似，临床常与其他逆转录酶抑制剂合用治疗成人 HIV-1 感染。

茚地那韦(Indinavir)与蛋白酶的活性部位可逆结合，发挥竞争性抑制效应，从而阻止病毒前体多聚蛋白的分裂并干扰新的病毒颗粒成熟，延迟了 HIV 在细胞间的蔓延，进而阻止新的感染病灶发生。本品与非核苷类逆转录酶抑制剂联用可产生协同作用。

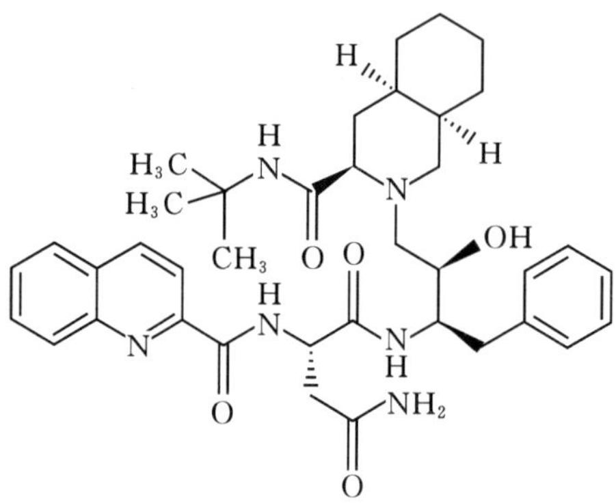

沙奎那韦

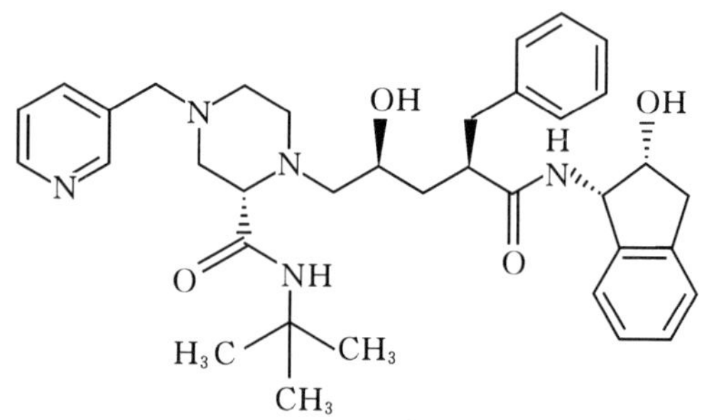

茚地那韦

课堂讨论

逆转录酶抑制剂的核苷类药物和抗非逆转录病毒的核苷类药物化学结构有何区别?

知识拓展

何谓“鸡尾酒疗法”

“鸡尾酒疗法”是由美籍华裔科学家何大一首先提出来的，是通过三种或三种以上的抗病毒药物联合使用来治疗艾滋病，通常是两种逆转录酶抑制剂加上蛋白酶抑制剂。由于药物的配制方法和配制鸡尾酒很相似，都是将多种药物混合，用特殊的方法将其混合均匀，故而得名。

该疗法的应用可以减少单一用药产生的抗药性，最大限度地抑制病毒的复制，使被破坏的机体免疫功能部分甚至全部恢复，从而延缓病程进展，延长患者生命，提高生活质量。虽然“鸡尾酒疗法”不能完全治愈艾滋病，但它是目前阻断艾滋病进攻的最有效的办法。

合成介绍

阿昔洛韦的合成

阿昔洛韦的合成是由鸟嘌呤与硅烷化剂在高温和无水条件下反应得其硅烷化保护的鸟嘌呤，再与乙酰乙氧卤代甲烷在 9 位烷基化后，经乙醇脱保护基得 9-乙酰乙氧甲基鸟嘌呤，再经水解，重结晶得阿昔洛韦。

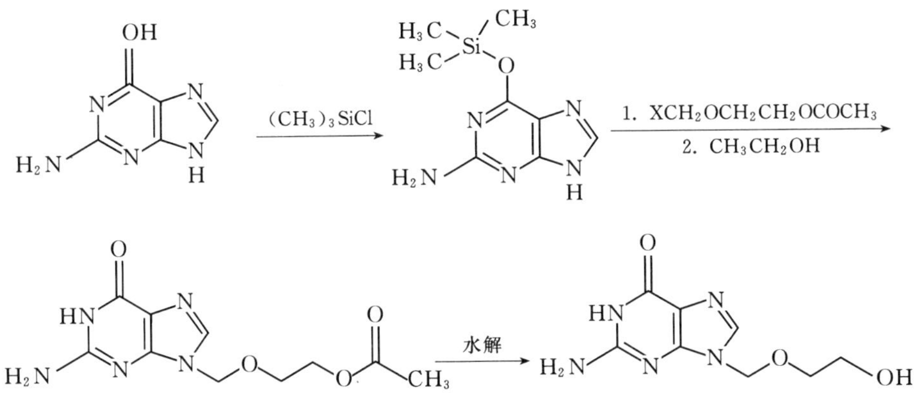

案例分析

有一患者患单纯疱疹性脑炎住院治疗，医生使用阿昔洛韦进行抗病毒治疗，处方如下：

10%葡萄糖注射液　　500ml

注射用阿昔洛韦　　0.25g×3

维生素 C 注射液　　0.3g　　×9

维生素 B_6 注射液　　0.2g

氯化钾注射液　　1.0g

用法：静脉滴注，每天 3 次。

请分析该处方是否合理。

考点提示

一、填空题

1. 核苷类抗病毒药物是运用__________理论，通过结构修饰天然碱基或戊糖中的某些基团合成的人工核苷。

2. 核苷类抗病毒药物按照与碱基相连的戊糖是否为环状结构，可分为__________和__________。

二、单项选择题

1. 下列哪一个是开环的核苷类抗病毒药物

A. 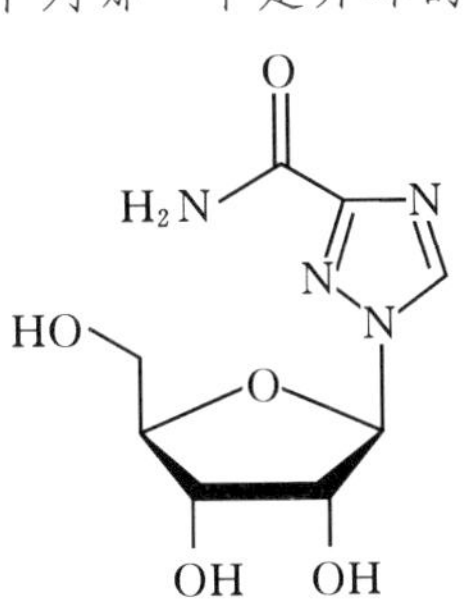

B. 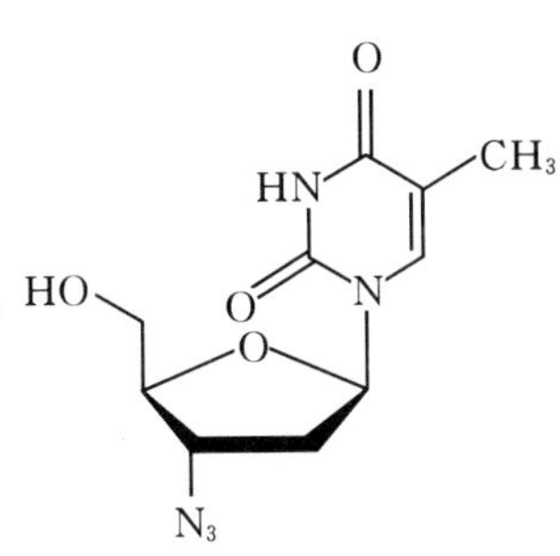

C. 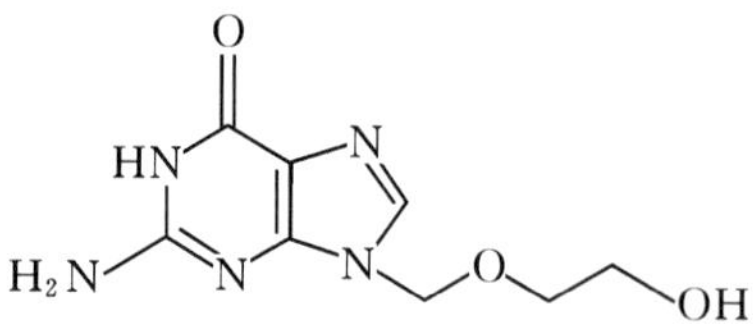

D. 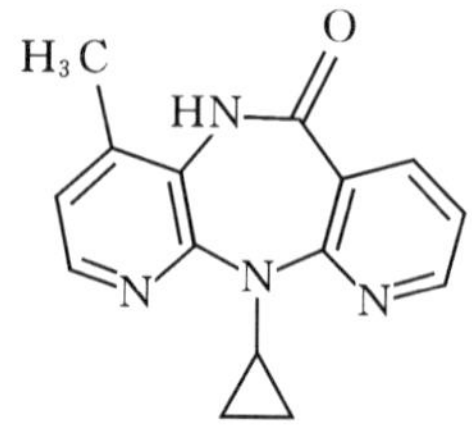

2. 下列核苷类抗病毒药物中，哪个为前体药物

A. 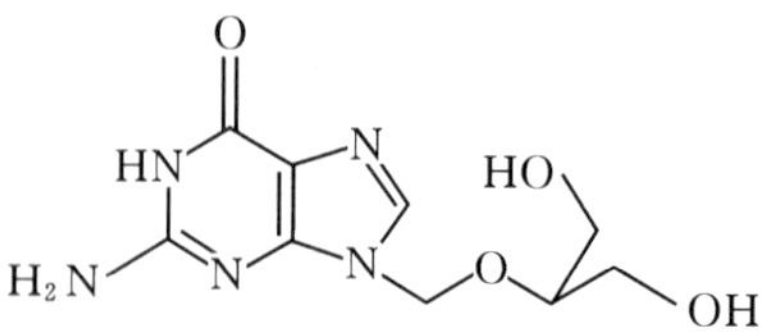

B. 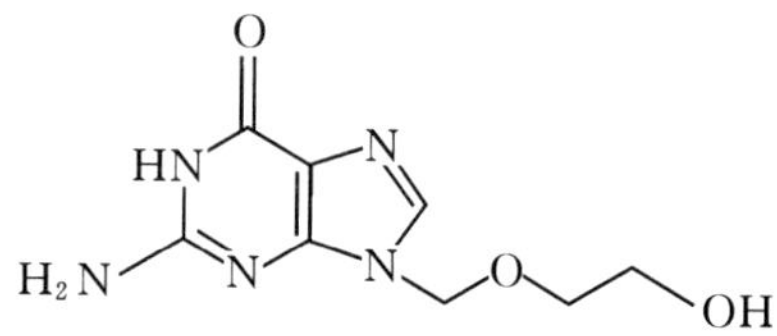

C. 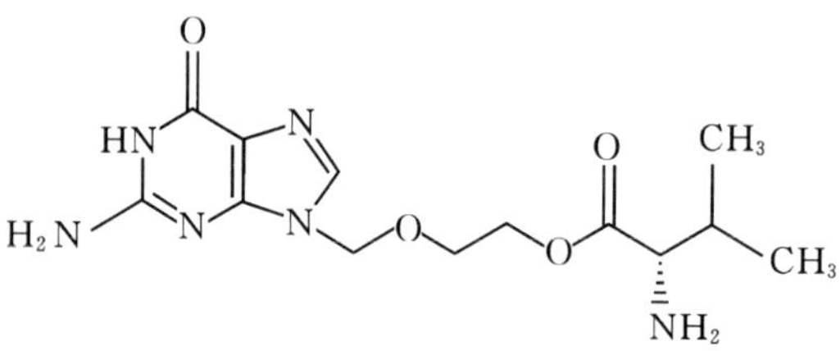

D. 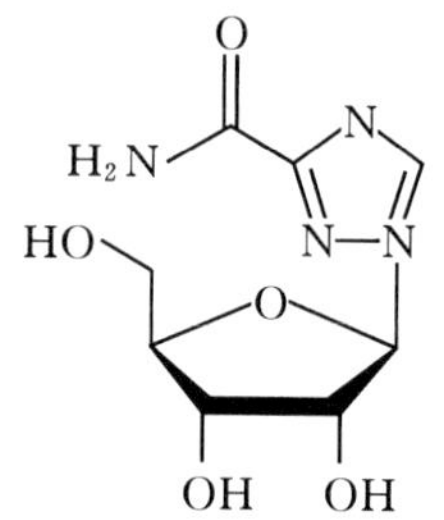

3. 下列不符合利巴韦林性质的是

A. 白色结晶性粉末，不溶于水

B. 碱性条件下可水解

C. 广谱抗病毒药物

D. 大剂量长期使用可引起白细胞减少

4. 下列符合阿昔洛韦性质的是

A. 非开环核苷类抗病毒药

B. 具弱酸性，注射剂中需加入辅料氢氧化钠

C. 半衰期短，临床使用时需快速静滴

D. 不需磷酸化即可发挥抗病毒作用

5. 阿昔洛韦的母核结构是

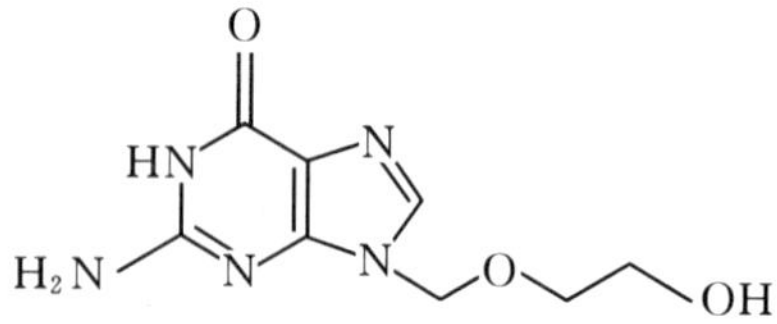

A. 甾体　　B. 吩噻嗪环　　C. 二氢吡啶环　　D. 鸟嘌呤环

6. 具有下列结构的药物是

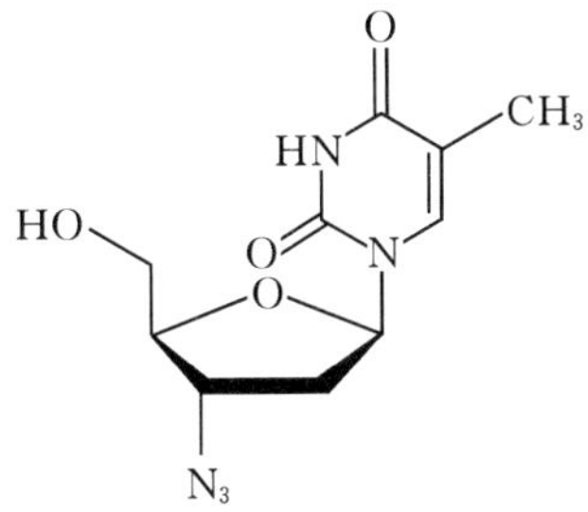

A. 拉米夫定　　B. 齐多夫定　　C. 司他夫定　　D. 更昔洛韦

7. 具有下列结构的药物临床可以用于

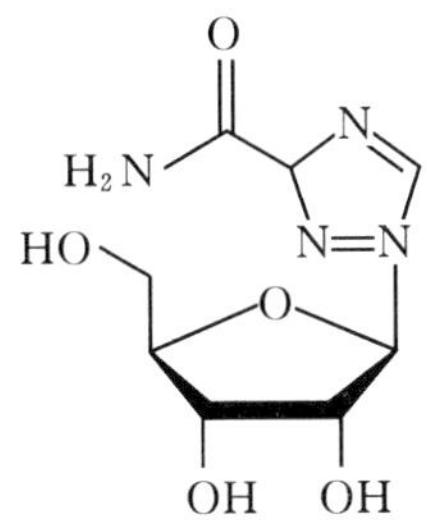

A. 抗细菌感染　　B. 抗真菌感染　　C. 抗病毒感染　　D. 抗寄生虫感染

8. 关于齐多夫定，正确的是

A. 齐多夫定为胸苷的类似物

B. 属于典型的开环核苷类抗 HIV 药

C. 在脱氧核糖部分的 5-位上有叠氮基取代

D. 对 DNA 肿瘤病毒有抑制作用

三、多项选择题

1. 属于前体药物的开环核苷类抗病毒药物有

A. 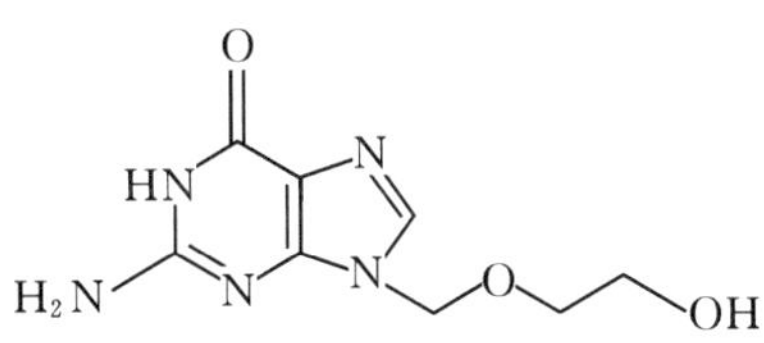

阿昔洛夫

B. 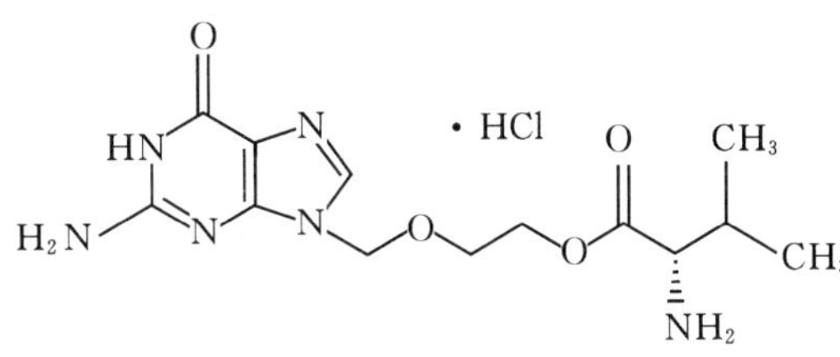

盐酸伐昔洛韦

C. 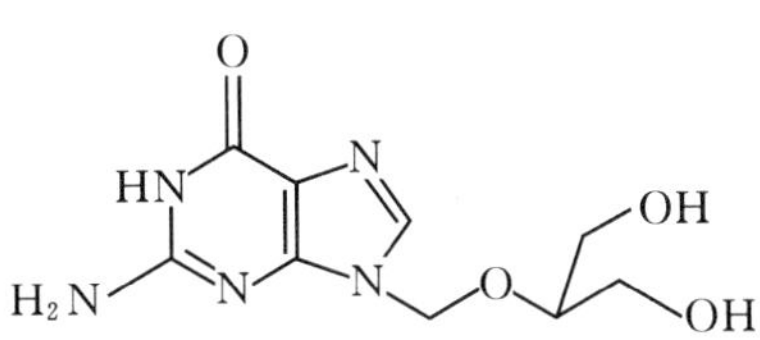

更昔洛韦

D. 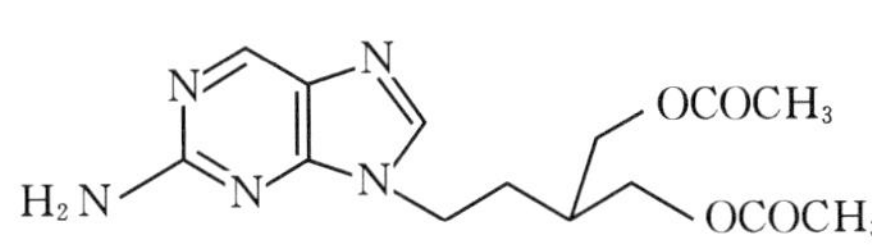

泛昔洛夫

2. 下列药物哪个属于非开环核苷类抗病毒药

A. 阿昔洛韦　　B. 奥塞米韦　　C. 齐多夫定　　D. 拉米夫定

3. 下列属于其他抗病毒药的是

A. 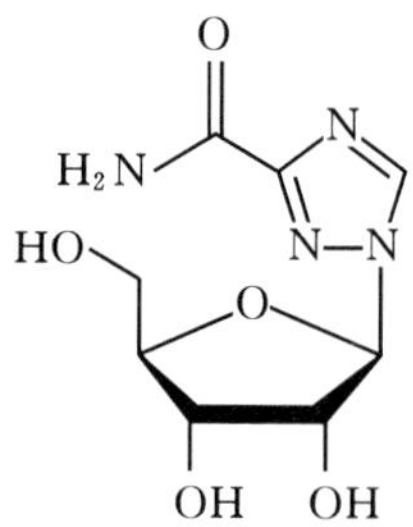

利巴韦林

B. 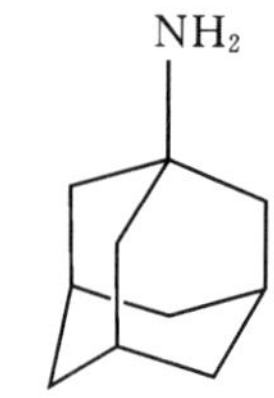

金刚烷胺

C. 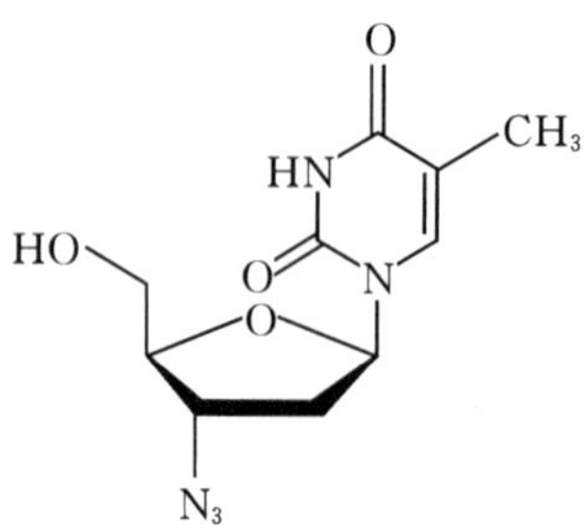

齐多夫定

D. 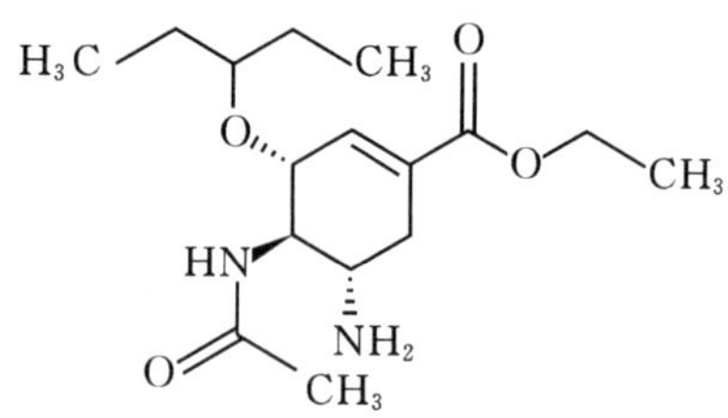

奥司他韦

4. 属于核苷类抗病毒药物的有

A. 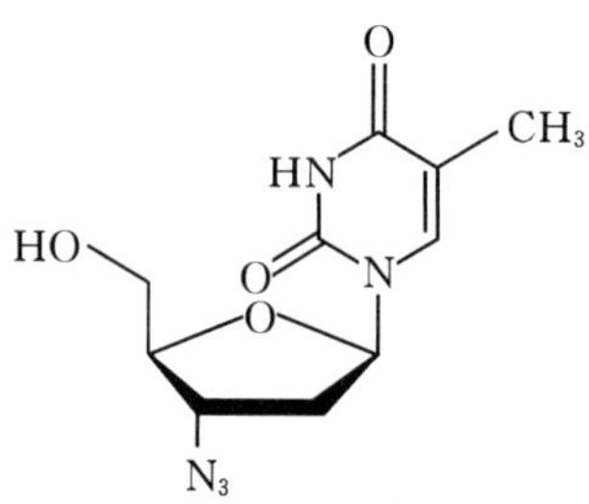

齐多夫定

B. 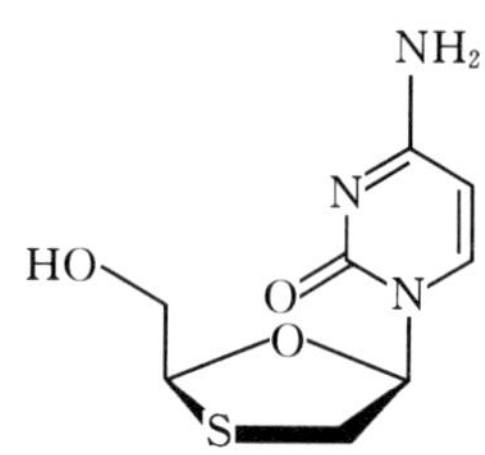

拉米夫定

C. 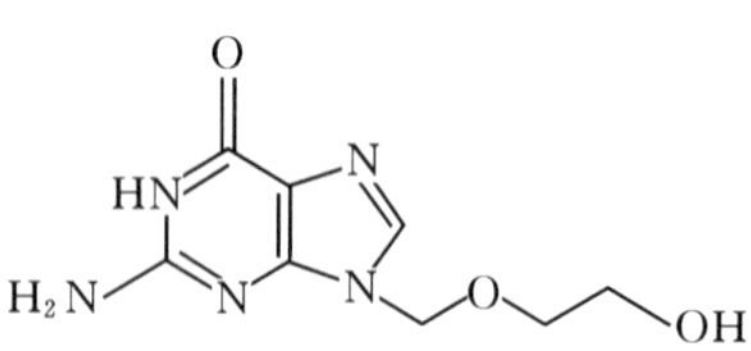

阿昔洛韦

D. 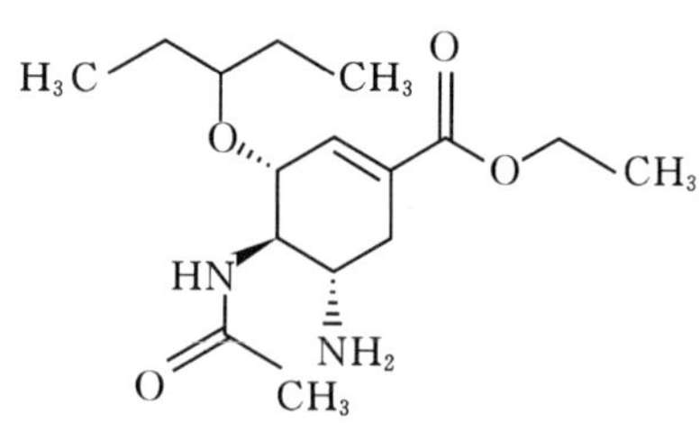

奥司他韦

四、配伍选择题

(备选答案在前，试题在后。每组题均对应同一组备选答案，每题只有一个正确答案。每个备选答案可重复选用也可不选用。)

A. 阿昔洛韦　　B. 拉米夫定　　C. 奥司他韦　　D. 沙奎那韦

1. 高效、高选择性的 HIV 蛋白酶抑制剂是
2. 具有神经氨酸酶抑制作用的抗流感病毒药物是
3. 具有抗乙肝病毒作用的核苷类药物是

A. 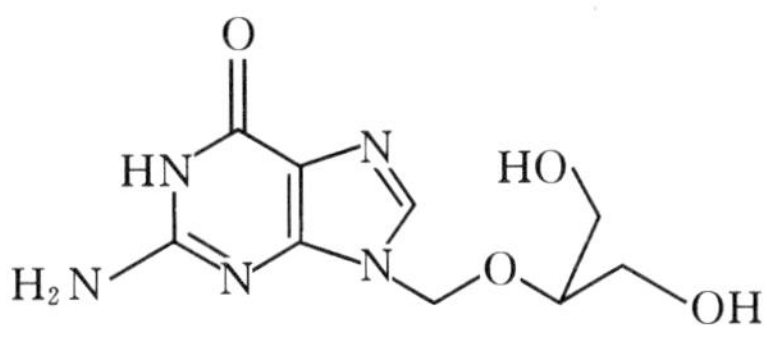

更昔洛韦

B. 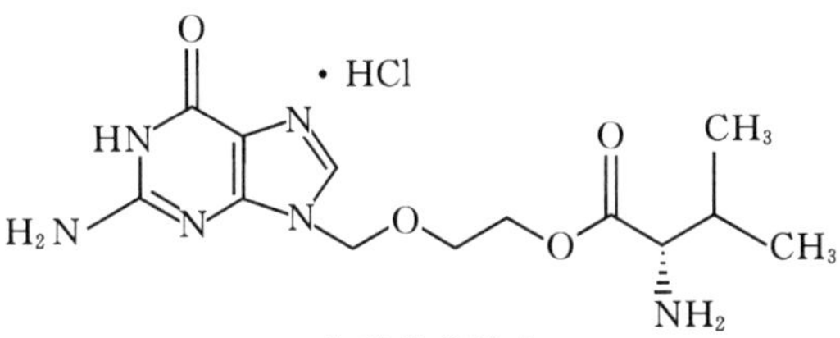

盐酸伐昔洛韦

C. 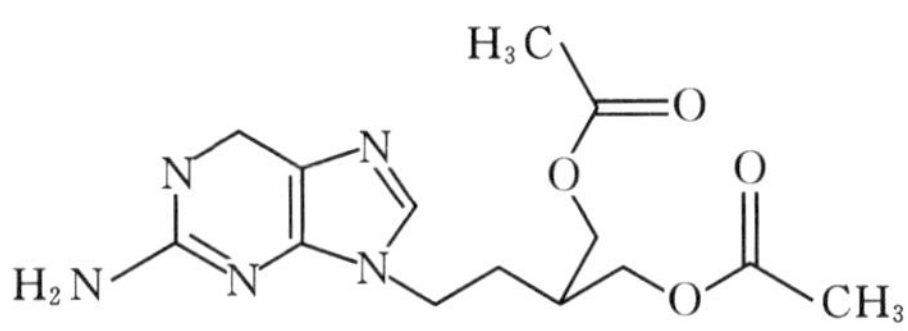

泛昔洛韦

D. 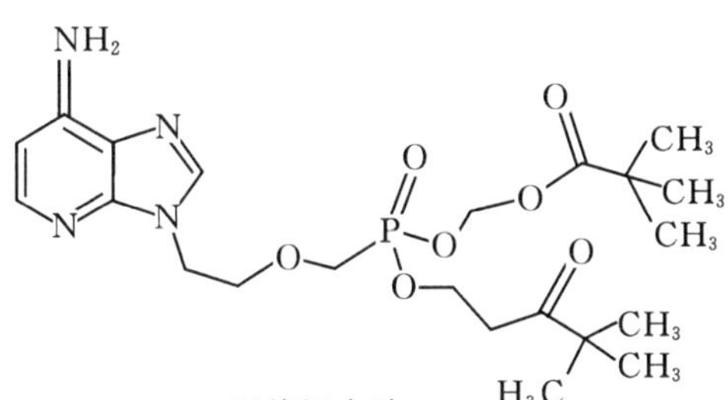

阿德福韦酯

4. 含新特戊酸酯结构的前体药物是
5. 含缬氨酸结构的前体药物是
6. 在肠壁吸收后可代谢生成喷昔洛韦的前体药物是

五、问答题

1. 为何在化学治疗药物中，对细菌及真菌的药物研究领先于对病毒药物的研究，如何进一步提高抗病毒药物研究的速度？

2. 抗病毒药物按照化学结构可以分为哪几类？举例说明。

（张　卫　钟辉云）

第五章 解热镇痛药和非甾体抗炎药

学习目标

【掌握】解热镇痛药和非甾体抗炎药的结构类型、作用机制，阿司匹林、对乙酰氨基酚、吲哚美辛、双氯芬酸钠、布洛芬的结构、理化性质、体内代谢及主要用途。

【熟悉】美洛昔康、丙磺舒、别嘌醇的结构、作用特点及主要用途。

【了解】非甾体抗炎药的最新进展以及抗痛风药的分类及其代表药。

解热镇痛药，是一类能使发热患者的体温恢复正常，并能缓解疼痛的药物。非甾体抗炎药(nonsteroidal anti-inflammatory drugs)是能抑制环氧合酶(Cyclooxygenase)的活性，减少体内从花生四烯酸(Arachidonic Acid)合成前列腺素(Prostaglandine，PG)和血栓素前体的一大类具有不同化学结构的药物。解热镇痛药多具有抗炎作用，少数药物只有解热镇痛作用，而无抗炎作用。解热镇痛药与非甾体抗炎药的作用机制均是与体内的环氧合酶作用，抑制前列腺素的合成，所以二者并无本质的区别。本类药物的镇痛作用机制不同于作用于中枢阿片受体的镇痛药，其消炎作用的机制不同于具有甾体结构的肾上腺皮质激素类抗炎药物。广义的非甾体抗炎药还包括用于治疗其他炎症为主要症状的药物，如抗痛风药物。

第一节 解热镇痛药

机体发热是一种防御反应，也是许多疾病常见症状之一。人体正常体温的恒定有赖于下丘脑体温调节中枢对产热和散热两个过程的调节。现代研究表明，前列腺素(PG)为一种发热的物质。人体受到病原体及其毒素侵袭后，刺激中性粒细胞，产生和释放内热原，内热原使中枢合成与释放前列腺素增多，前列腺素作用于体温调节中枢，使调定点提高到37℃以上，使产热增加，散热减少，引起体温升高。解热镇痛药对内热原引起的发热有解热作用，但对直接注射的前列腺素引起的发热无效，因此认为其作用机制可能是通过抑制前列腺素在下丘脑的合成而发挥解热作用。

解热镇痛药的镇痛作用部位主要在外周，只适用于头痛、牙痛、神经痛、肌肉痛、关节痛等轻、中度慢性钝痛，对严重创伤性剧痛及内脏平滑肌痉挛所致的绞痛则无效。一般不产生欣快感和药物依赖性，也不抑制呼吸，故临床使用广泛。

解热镇痛药按化学结构主要分为水杨酸类(Salicylic Acid)、苯胺类和吡唑酮类。这三类化合物临床上应用时间较长，其中水杨酸类因其副作用较低，应用较广；苯胺类和吡唑酮类因毒副作用大，应用不如前者广泛，有些品种现已在临床上停止使用。

一、水杨酸类

植物来源的水杨酸是人类最早使用的解热镇痛药之一，1838 年水杨酸首次从植物中提取出来。1860 年 Kolbe 首次用苯酸钠和二氧化碳成功合成水杨酸；1875 年水杨酸钠因具有解热镇痛和抗风湿作用而被用于临床；1886 年水杨酸苯酯应用于临床。1853 年乙酰水杨酸被合成，1899 年被作为药物使用。Dreser 将乙酰水杨酸命名为 Aspirin，其字母 a 源于乙酰基 acetyl，而 spirin 来源于 spirea 植物中得到的天然水杨酸的老名称。

水杨酸的酸性较强，pKa 值为 3.0，对胃肠道的刺激较大，现只供外用治疗皮肤病。阿司匹林虽在临床上被广泛使用，但其大剂量口服或长期使用仍对胃黏膜有刺激，甚至引起胃及十二指肠出血，这主要是因为阿司匹林结构不稳定，易水解，产生游离的水杨酸，造成对胃肠道的刺激作用。另外它是花生四烯酸环氧合酶的不可逆抑制剂，抑制胃黏膜前列腺素的生物合成，造成胃部血流量减少、缺血而引起溃疡。因此对阿司匹林进行了系列结构修饰：将阿司匹林制成盐，如与赖氨酸成盐得到赖氨匹林（Lysine Acetylsalicylate），其水溶性增加，可制成注射剂，避免了对胃肠道的刺激作用；与金属铝制成乙酰水杨酸铝（Aluminium Acetylsalicylate），在胃内几乎不分解，在小肠内才分解，对胃刺激较小。将阿司匹林制成酰胺，如乙氧苯酰胺（Ethoxy Benzamide），其解热镇痛作用均比阿司匹林强。制成酯，如贝诺酯（Benorilate，扑炎痛）是阿司匹林与对乙酰氨基酚生成的酯，是阿司匹林的前药，即在体外无活性或活性较少，在体内经酸或酶水解成阿司匹林起作用。

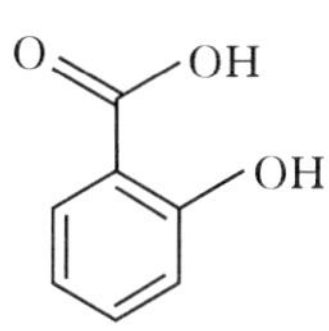

水杨酸

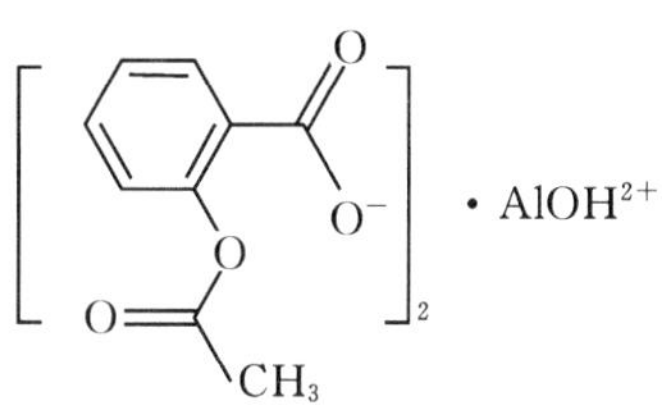

乙酰水杨酸铝

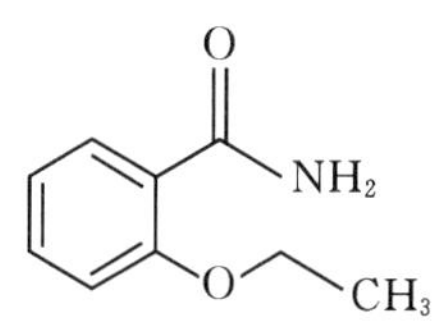

乙氧苯酰胺

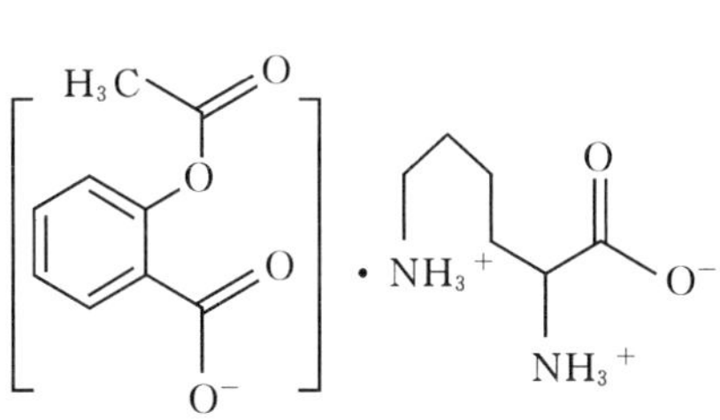

赖氨匹林

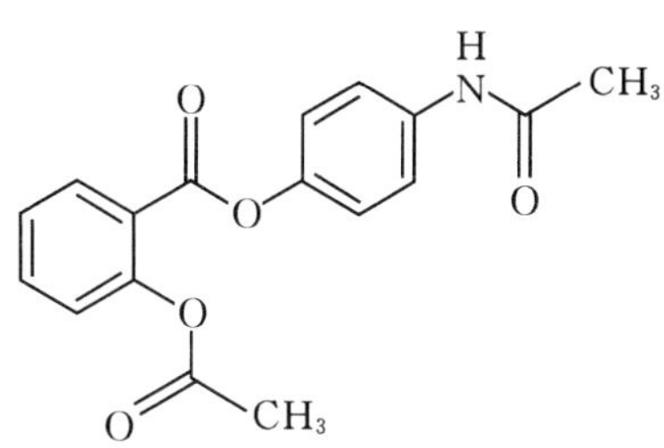

贝诺酯

此外，在研究阿司匹林的结构改造时，发现 5-位氟苯取代的氟苯柳（Flufenisal）及二氟尼柳（Diflunisal），其消炎、镇痛作用均比阿司匹林强，对胃肠道的刺激小，且药效的持续时间较长。

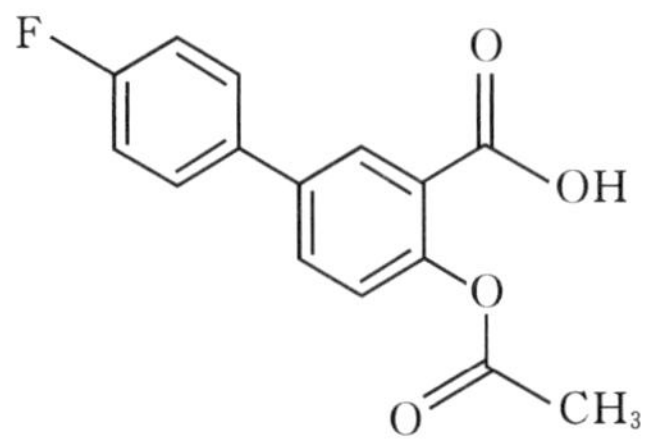

氟苯柳

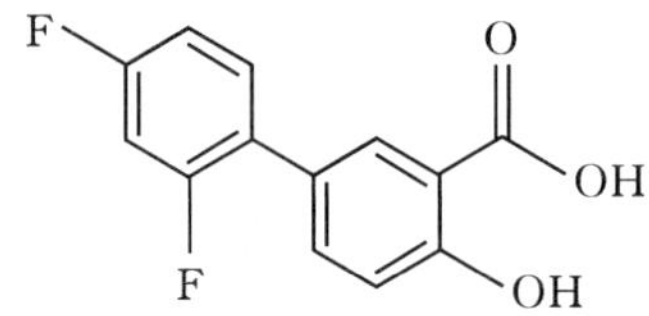

二氟尼柳

在构效关系研究中,研究人员认为,水杨酸阴离子是活性的必要结构,若酸性减弱,其镇痛作用保持,但抗炎活性降低。羧基被置换为酚羟基可影响疗效和毒性。邻位的羧基和羟基变为间位或对位,可使活性消失。

阿司匹林 Aspirin

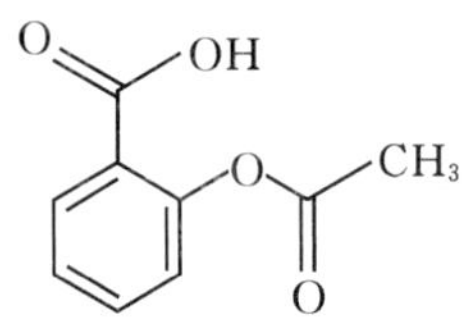

化学名:2-(乙酰氧基)苯甲酸,又称乙酰水杨酸(Acetylsalicylic Acid)。

本品为白色结晶或结晶性粉末;无臭或微带醋酸臭,味微酸。在干燥空气中稳定,遇湿气即缓慢水解。在乙醇中易溶,在三氯甲烷或乙醚中溶解,在水或无水乙醚中微溶;在氢氧化钠溶液或碳酸钠溶液中溶解(因为水杨酸弱酸性)。

本品的溶液中加入三氯化铁试液,不发生变化。但将上述溶液加热后可显紫堇色。这是因为本品分子中本身无游离酚羟基,不与三氯化铁反应,加热后其水解成水杨酸,水杨酸的羧基和酚羟基与三价铁离子结合所致。此反应可用于检查阿司匹林中水杨酸的含量。

本品的碳酸钠溶液加热放冷后,与稀硫酸反应,析出白色水沉淀,并发出醋酸臭气。这是阿司匹林水解后生成水杨酸和醋酸钠,经硫酸酸化而析出水杨酸的沉淀和醋酸。

本品的制备是以水杨酸为原料,分别用硫酸、醋酐进行催化和乙酰化而制得。

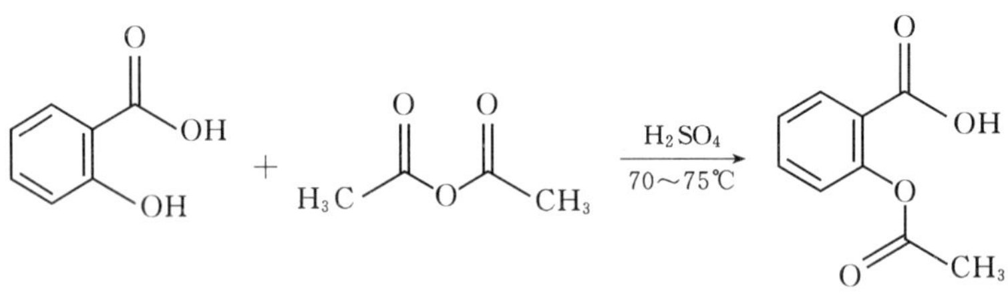

本品在制备过程中可能从原料中带入苯酚类物质,在生产工艺中也可产生醋酸苯酯、水杨酸苯酯和乙酰水杨酸苯酯。这些杂质的酸性均小于阿司匹林,不溶于碳酸钠试液。故《中国药典》规定检查碳酸钠不溶物来控制上述杂质的含量。此外在其合成过程中,由于醋酐具有较强的脱水作用,可能会产生少量的乙酰水杨酸酐副产物,该杂质会引起过敏反应,在产品中也要检查其限量。

本品在生产中可能带入或因储藏期间水解而含有水杨酸。因水杨酸毒副作用较大,故《中国药典》采用高效液相色谱法对其含量进行控制。而且水杨酸在空气中可逐渐被氧化而呈淡黄、红棕甚至深棕色,使阿司匹林变色,变色后本品不可使用。

本品的解热、镇痛、消炎作用较强。它是花生四烯酸环氧合酶的不可逆抑制剂，能选择性地使细胞内环氧合酶乙酰化，抑制环氧合酶的活性。影响下丘脑中致热因子前列腺素的合成，使体温中枢恢复体温调节的正常反应。

本品还可抑制血小板中血栓素 A_2 合成，具有强效的抗血小板凝聚作用，被用于防治动脉血栓和心肌梗死。

本品口服主要在胃及小肠中吸收，在肝脏代谢，在体内被酯酶水解生成水杨酸及乙酸，代谢产物水杨酸与甘氨酸或葡萄糖醛酸结合，随后以结合物的形式随尿液排出体外。

本品的不良反应是刺激胃黏膜细胞，长期服用可出现胃肠道反应，甚至引起胃及十二指肠出血。这是因为前列腺素能保护胃黏膜，而本品抑制前列腺素的合成，使黏膜容易受到损伤。而且前列腺素 E 对支气管平滑肌有很强的收缩作用，因此本品抑制前列腺素合成可能会引起过敏性哮喘。

二、苯胺类

最早(1886 年)用于临床的苯胺类解热镇痛药是乙酰苯胺，它具有强的解热镇痛作用，又被称为退热冰。乙酰苯胺在体内易水解成苯胺，而苯胺的毒性较大，能严重破坏血红素而产生高铁血红蛋白，因此很快被停用。后在乙酰苯胺的体内代谢过程进行研究时，发现乙酰苯胺在体内的代谢物有对氨基酚，研究者在对氨基酚的基础上进行结构改造得到非那西丁(Phenacetin，对乙酰氨基苯乙醚)，它的解热镇痛作用强，广泛应用于临床。在 20 世纪 70 年代，非那西丁被发现对肾有持续性的毒性并可导致胃癌及对视网膜产生毒性而被弃用。1948 年，Brodie 发现非那西丁的代谢物对乙酰氨基酚(Paracetamol)毒性及副作用都较低，它有较强的解热镇痛作用，但无抗炎和抗风湿作用。临床上用于镇痛和退热。至今在临床上仍被广泛使用。

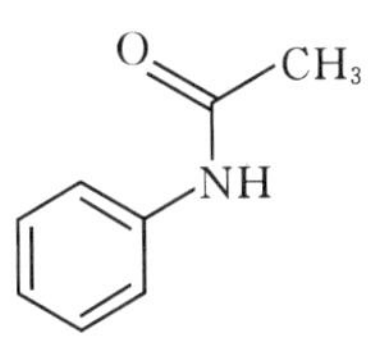

乙酰苯胺

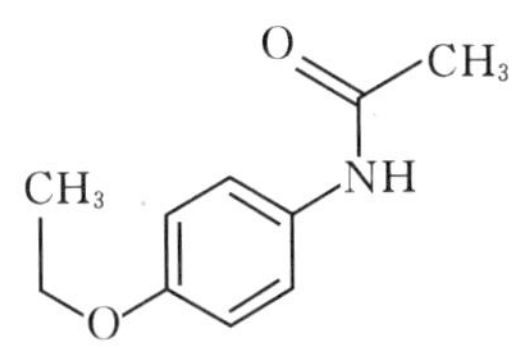

非那西丁

对乙酰氨基酚　Paracetamol

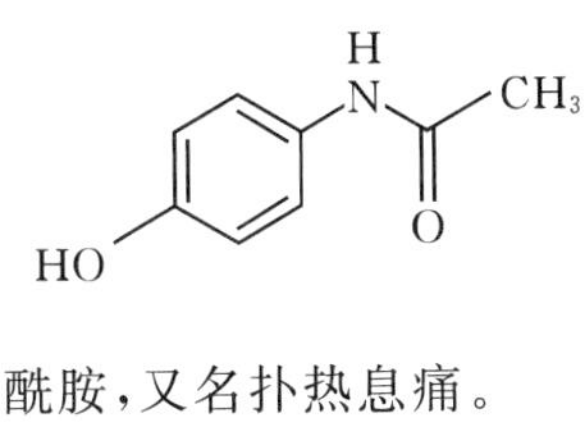

化学名：N-(4-羟基苯基)乙酰胺，又名扑热息痛。

本品为白色结晶或结晶性粉末；无臭，味微苦；熔点为 168℃～172℃；在热水或乙醇中易溶，在丙酮中溶解，在水中略溶。

本品含酚羟基，显酸性，其水溶液遇到三氯化铁试液显蓝紫色，可作为鉴别。

本品在酸性条件下加热水解生成对氨基酚后，滴加亚硝酸钠试液，生成重氮盐，再加碱性 β-萘酚试液，生成红色偶氮化合物(对氨基酚的重氮化-偶合反应)。

本品在 45℃以下稳定，在潮湿的条件下会水解成对氨基酚，对氨基酚可进一步氧化成醌亚胺类化合物，颜色渐变成粉红色至棕色，最后成黑色。本品水溶液的稳定性与溶液的 pH 值有关，在 pH6 时最为稳定，25℃半衰期为 21.8 年。

对硝基苯酚经铁粉还原得对氨基酚，再经醋酸酰化后即可得对乙酰氨基酚。

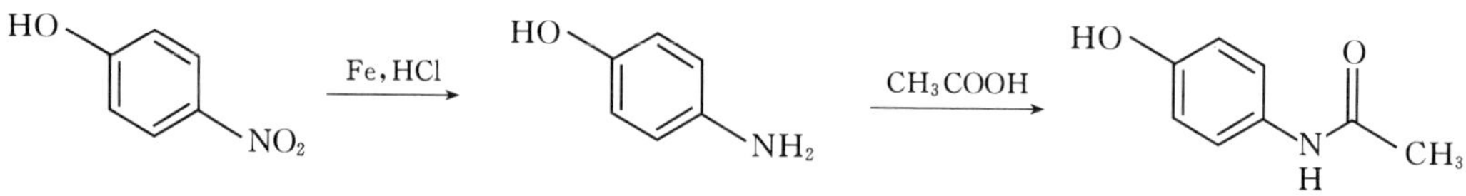

反应过程中乙酰化不完全，或者贮存不当使成品部分水解，均可带入对氨基酚。因对氨基酚毒性较大，所以《中国药典》规定应做检查，要求对氨基酚的含量不得超过 0.005%。

本品为解热镇痛药，其解热镇痛作用与阿司匹林相当，但无抗炎作用，这可能与该药对中枢环氧合酶的抑制作用选择性相对较高有关。本品对血小板及尿酸排泄无影响，对风湿病及痛风患者除减轻症状外，无实质性治疗作用。临床上用于治疗感冒、发热、关节痛、头痛、神经痛和肌肉痛等。因无明显的胃肠刺激，适合于阿司匹林过敏、消化性溃疡病、阿司匹林诱发哮喘等不宜使用阿司匹林的头痛、发热患者。且该药不良反应相对较少，不诱发瑞夷综合征和溃疡，被世界卫生组织推荐为少儿首选解热镇痛药。

本品在肝脏代谢，代谢产物主要与硫酸成酯或以葡萄糖醛酸结合物的形式从尿中排出体外，小部分代谢物 N-羟基衍生物有毒性，可引起血红蛋白血症、溶血性贫血、毒害肝细胞。N-羟基衍生物还能转化成毒性更大的代谢物 N-乙酰亚胺醌（对乙酰氨基酚产生肝肾毒性的主要原因之一）。治疗量时产生的 N-乙酰亚胺醌不多，与肝脏中的谷胱甘肽的巯基反应即可解毒，但长期或大剂量服用后，肝中贮存的谷胱甘肽被耗光，N-乙酰亚胺醌可以共价键的形式与肝中重要的酶和蛋白分子不可逆结合，引起肝损伤。

三、吡唑酮类

吡唑酮类药物是人们在合成抗疟药奎宁基本母核时，意外地得到了吡唑酮衍生物，这类药物具有良好的解热镇痛和消炎、抗风湿作用，一般用于治疗高热和镇痛。1884 年在对其进行改造后，合成了安替比林（Antipyrine）用于临床，因毒性较大，未继续使用。随后研究者又在安替比林分子中引入二甲氨基，合成氨基比林（Aminopyrine），其解热镇痛效果较好，且作用持久，曾广泛用于临床。后来发现氨基比林毒性较大，引起白细胞减少及粒细胞缺乏症，我国于 1982 年淘汰了该药。

为增加氨基比林的水溶性，在其结构中引入水溶性的基团亚甲基磺酸钠，得到水溶性的安乃近（Metamizole Sodium），毒性有所降低，而解热和镇痛作用迅速、强大。为增强该类药物的解热镇痛作用，降低毒性，还合成了一些吡唑酮类的衍生物。如临床上应用的异丙基安替比林（Isopropylantipyrine）、烟酰氨基安替比林（Nicotinoyl Aminoantipyrine）、尼芬那宗（Nifenna-zone），此外还合成了吡唑二酮衍生物。

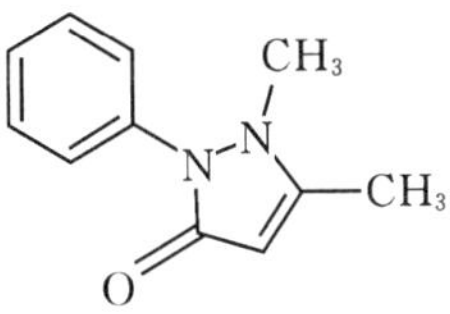
安替比林

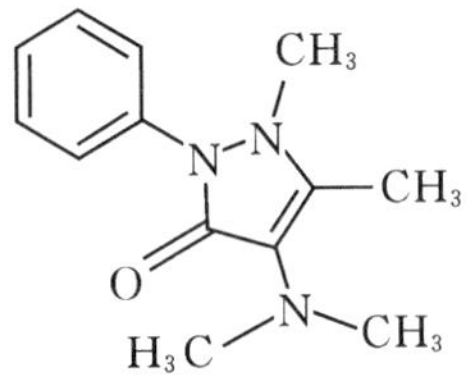
氨基比林

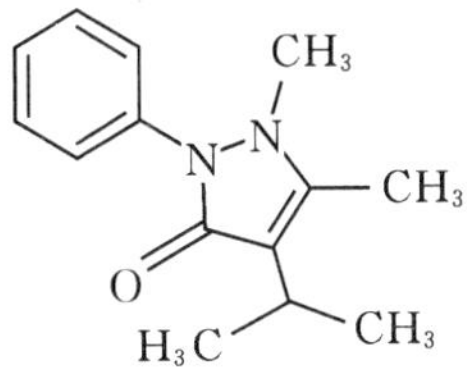
异丙基氨基比林

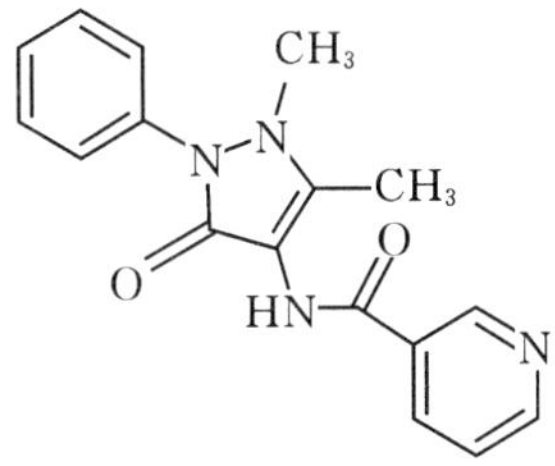
烟酰胺基安替比林

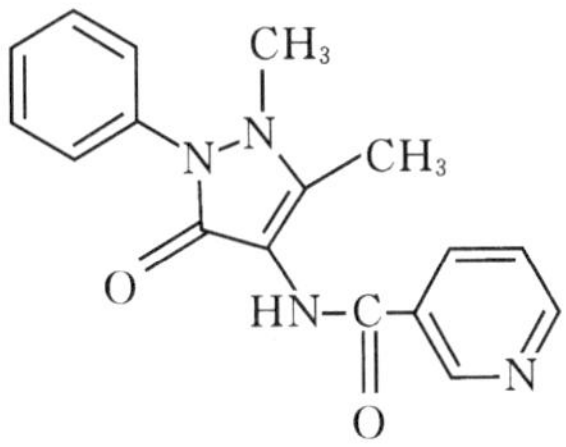
尼芬那宗

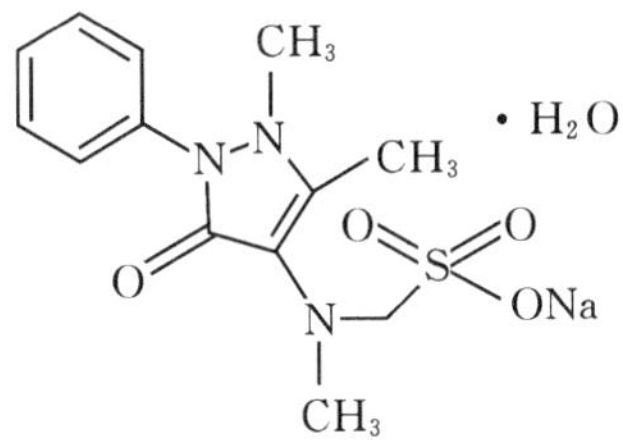
安乃近

本类药物的解热镇痛作用与不良反应均较强。主要不良反应为导致肾脏损害、粒细胞减少、药热和过敏性皮炎，偶见严重的过敏反应。这些不良反应限制了该类药物的应用。

课堂讨论

1. 请问：你能用简单的物理方法初步判定阿司匹林是否发生了水解变质吗？

2. 阿司匹林与对乙酰氨基酚在作用上有何明显差别，在临床应用上有何不同？以及如何区别阿司匹林和对乙酰氨基酚？

知识拓展

百年经典——阿司匹林

阿司匹林是历史悠久的解热镇痛药，它诞生于1899年，迄今已应用超过百年，成为医药史上三大经典药物之一，目前它仍是世界上应用最广泛的解热镇痛抗炎药，其消费量在非甾体抗炎药中排列第一，但临床上主要是以服用小剂量预防缺血性心脏病，而较少用于治疗类风湿关节炎等疾病。由于它还具有抗血小板凝聚的作用，于是重新引起了人们极大的兴趣。将阿司匹林及其他水杨酸衍生物与聚乙烯醇、醋酸纤维素等含羟基聚合物进行熔融酯化，使其高分子化，所得产物的抗炎性和解热镇痛性比游离的阿司匹林更为长效。

第二节　非甾体抗炎药

以红肿、疼痛为主要表现的炎症是机体对感染的一种防御机制，其生理病理机制非常复杂。研究表明，前列腺素是产生炎症的介质之一，当细胞膜受到损伤时，便可释放前列腺素。

前列腺素是一类"致炎物质"的总称，在所有损伤组织中，均有它的合成和释放，是由体内的游离花生四烯酸经环氧合酶的作用而合成的。非甾体抗炎药的作用机制主要是抑制环氧合酶、减少前列腺素的合成，从而起到抗炎作用。非甾体抗炎药主要用来治疗胶原组织疾病，如风湿性关节炎、类风湿关节炎、风湿热、骨关节炎、红斑狼疮等。

非甾体抗炎药按其结构类型可分为：3，5－吡唑烷二酮类、芳基烷酸类、芬那酸类、1，2－苯并噻嗪类、吲哚乙酸类及选择性的环氧合酶－2抑制剂。

一、3，5－吡唑烷二酮类

该类药物是以氨基比林为先导，经结构改造得到的一类抗炎药物，即在吡唑烷环上引入两个酮基而形成3，5－吡唑烷二酮。1946年，具有3，5－吡唑烷二酮结构的保泰松（Phenylbutazone）被合成，其解热镇痛作用较弱，而抗炎作用较强，有促进尿酸排泄的作用，临床上用作抗炎药。保泰松的毒副作用仍然较大，除胃肠道刺激及过敏反应外，也对肝脏及血象有不良影响。1961年发现保泰松的体内代谢物羟布宗（Oxyphenbutazone，羟基保泰松）也具有抗炎作用，且毒性较低，副作用较小，后被用于临床。而后磺吡酮（Sulfinpyrazone）被发现，其消炎镇痛作用弱于保泰松，但具有较强的排尿酸作用，用于治疗痛风及风湿性关节炎。保泰松的体内代谢物除羟布宗外，还有γ－羟基保泰松，将它进一步氧化得到凯布宗（Kebuzone，γ－酮基保泰松），也可用于治疗痛风及风湿性关节炎。

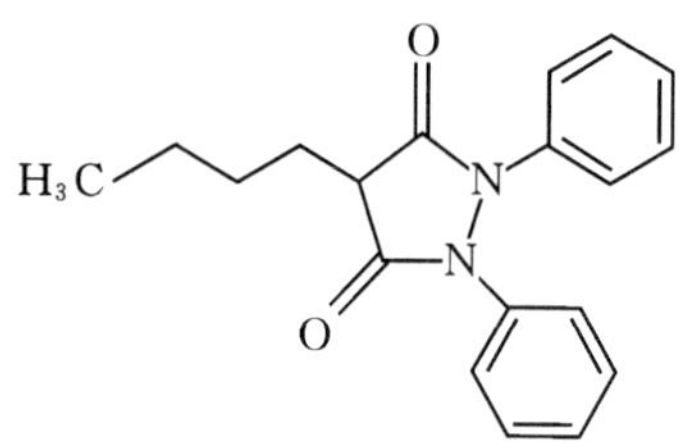

保泰松

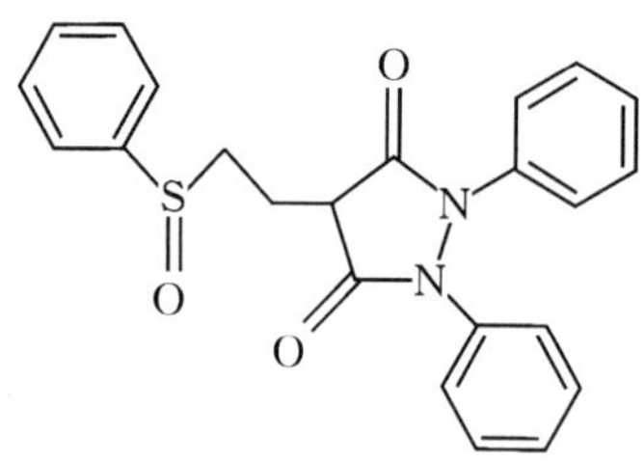

磺吡酮

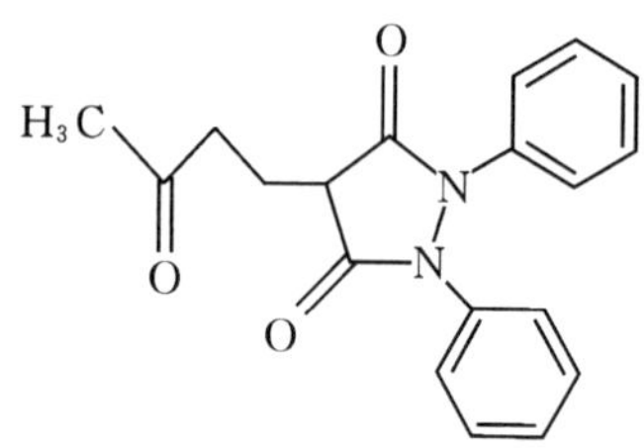

凯布宗

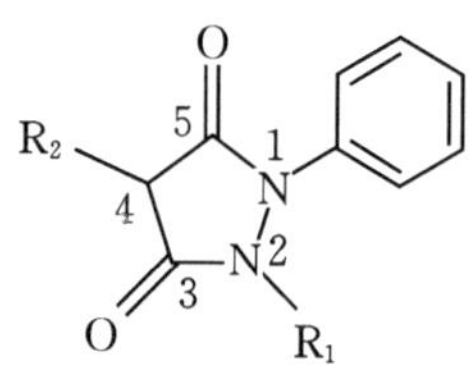

此类药物的构效关系研究表明：3，5－吡唑烷二酮类药物的抗炎作用与化合物的酸性密切相关，酸性增强则抗炎作用减弱，但排尿酸作用增加。烯醇化的二酮结构是抗炎作用必需的。此类药物的抗炎作用与具有能解离的质子有关，当4位碳上无氢原子时，抗炎活性消失，因此必须保留一个可解离的氢原子。R_2是丙基、正丁基、烯丙基或γ－酮基正丁基时，均有抗炎活性，但若是γ－羟基正丁基则无抗炎活性。分子中的吡唑环若为吡咯、异噁唑环仍可具有活性，但若为环戊烷或环戊烷烯则活性消失。

羟布宗　Oxyphenbutazone

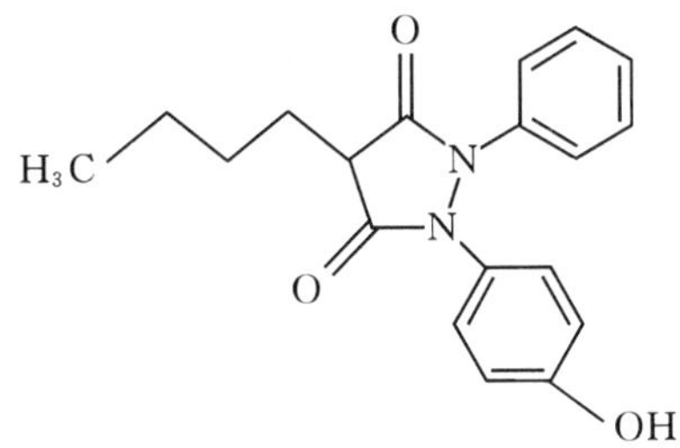

化学名:4-丁基-1-(4-羟基苯基)-2-苯基-3,5-吡唑烷二酮,又称羟基保泰松。

本品为白色结晶性粉末;无臭,味苦。熔点为96℃~98℃。易溶于乙醇、丙酮,能溶于氯仿、乙醚,几乎不溶于水,易溶于氢氧化钠和碳酸钠溶液中。

本品与冰醋酸、盐酸水解产生4-羟基氢化偶氮苯,再转位重排生成对羟基邻氨基苯胺和2,4-二氨基联苯酚。二者均能与亚硝酸钠作用生成黄色的重氮盐,再与碱性β-萘酚偶合得橙色沉淀。

本品用于治疗痛风、风湿性关节炎、类风湿关节炎及强直性脊椎炎。它是保泰松的体内代谢物,能在体内继续发挥疗效。其代谢途径主要是形成葡萄糖醛酸而排出体外。

二、芬那酸类

芬那酸类药物都具有邻氨基苯甲酸的结构,又称为邻氨基苯甲酸类药物,如甲芬那酸(Mefenamic Acid)、甲氯芬那酸(Meclofenamic Acid)、氯芬那酸(Chlofenamic Acid)、氟芬那酸(Flufenamic Acid)等。其中,氯芬那酸是我国自行研制的消炎药。芬那酸类药物是采用生物电子等排原理设计,以氮原子取代水杨酸中氧原子的衍生物。这类药物具有很强的镇痛抗炎作用,如甲芬那酸的抗炎活性约是保泰松的1.5倍,而甲氯芬那酸的作用最强,是甲芬那酸的25倍。临床上用于治疗风湿性关节炎和类风湿关节炎,但此类药物与水杨酸类相比并无明显优点,且副作用较多,除刺激胃肠道外,还可引起粒细胞缺乏症、血小板减少性紫斑等,现在已很少用。

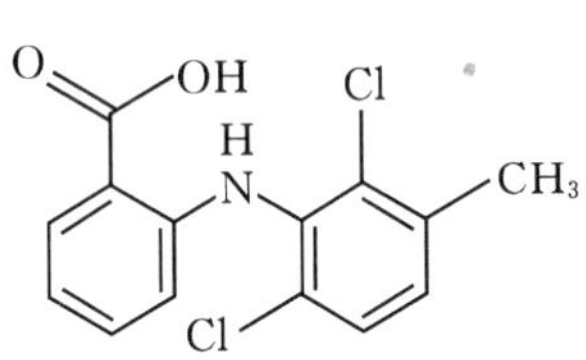

甲氯芬那酸

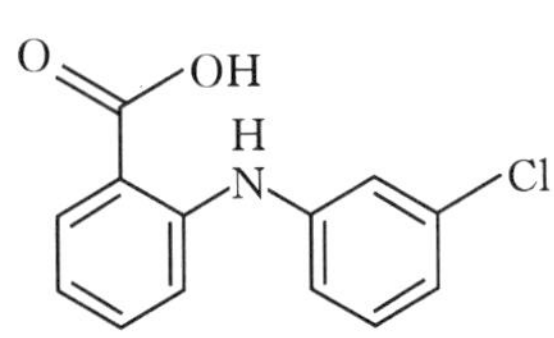

氯芬那酸

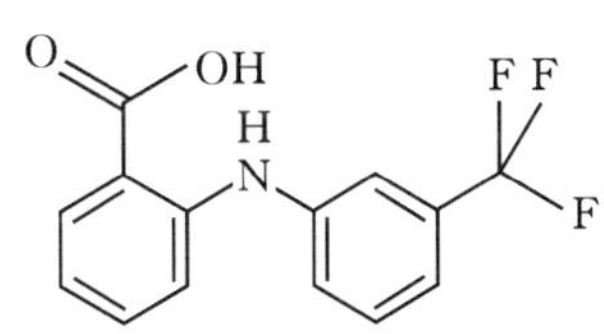

氟芬那酸

甲芬那酸　Mefenamic Acid

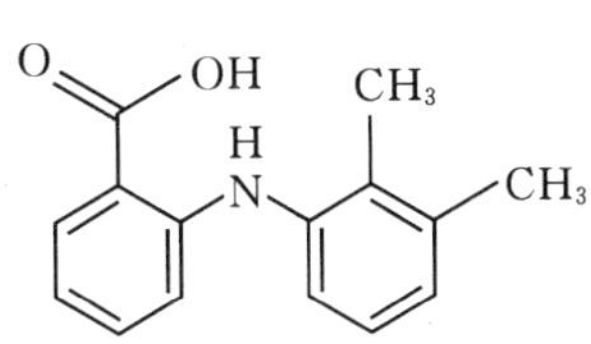

化学名:N -[(2,3 -二甲基苯基)氨基]-苯甲酸,又名甲灭酸。

本品为白色或类白色微细结晶性粉末;无臭。略溶于乙醚,微溶于乙醇或氯仿,不溶于水。

本品的氯仿溶液在紫外光灯(254nm)下,具有强烈绿色荧光。本品的硫酸溶液与重铬酸钾作用,显深蓝色,随即变为棕绿色。

本品主要用于轻度及中等度疼痛,如牙科、产科或矫形科手术后的疼痛,以及软组织运动性损伤(劳损或扭伤)引起的肌肉、骨骼疼痛。

三、吲哚乙酸类

目前,吲哚乙酸类药物研究比较迅速,本类药物不但消炎作用强,且毒性和副作用也比较少,已在临床广泛使用。炎症的化学致痛物质可能为 5 -羟色胺(Serotonin),5 -羟色胺的体内生物来源与色氨酸(Tryptophan)有关,而且风湿患者体内的色氨酸代谢水平较高。因此对吲哚类衍生物进行了研究,从而发现了吲哚美辛(Indomethacin)。

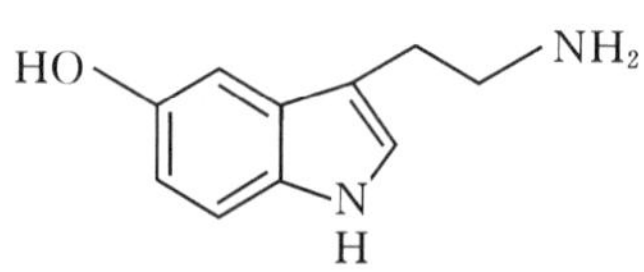

5-羟色胺

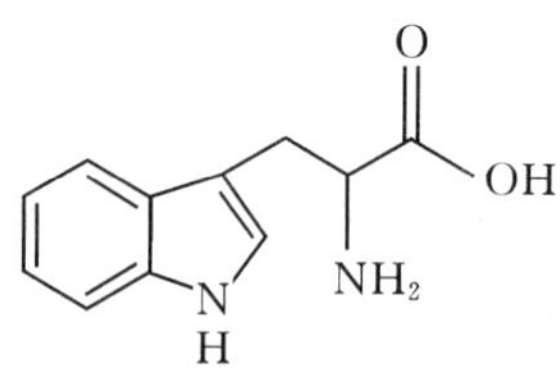

色氨酸

吲哚美辛是强效镇痛消炎药,作用强于阿司匹林和保泰松,但有较严重的胃肠道反应及中枢神经系统毒副作用。现已研究证明,吲哚美辛的作用机制不是对抗 5 -羟色胺,而是作用于环氧合酶,抑制前列腺素的合成。在对吲哚美辛的结构改造中,利用生物电子等排原理,用—CH=代替—N=,将吲哚环改造为茚环,获得舒林酸(Sulindac),它是前体药物,其抗炎效果弱于吲哚美辛,镇痛效果略强于吲哚美辛。

研究者在吲哚美辛的结构改造中发现,吲哚的 5 位甲氧基可以取代为烷氧基、乙酰基、二甲氨基或氟等基团,未取代或 5 -氯取代的化合物活性都比这些化合物活性弱。2 -甲基取代物比 2 -芳环取代物活性强。1 - N -苯甲酰基对位取代基的活性顺序为:$CF_3 < SH, CH_3CO < CH_2S, F, Cl$。3 -乙酸基是重要的,若用醛、醇、酯或酰胺基取代羧基,则活性降低。

吲哚美辛 Indometacin

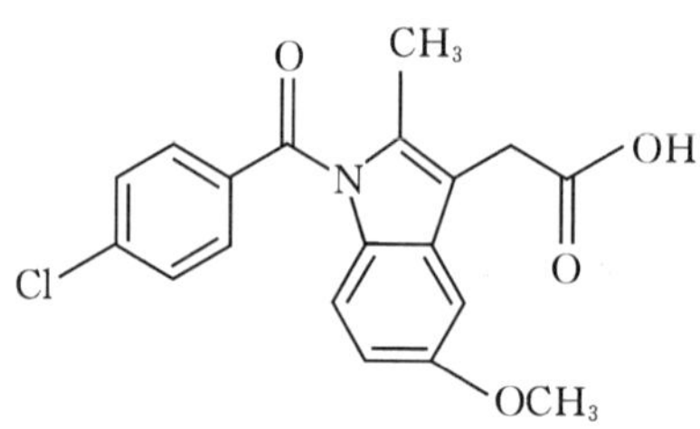

化学名:2 -甲基- 1 -(4 -氯苯甲酰基)- 5 -甲氧基- 1*H* -吲哚- 3 -乙酸,又称消炎痛。

本品为类白色至微黄色结晶性粉末;几乎无臭,无味。熔点为 158℃～162℃。在丙酮中易溶,在甲醇、乙醇、三氯甲烷或乙醚中略溶,在甲苯中极微溶解,在水中几乎不溶,可溶于氢氧化钠溶液。

本品的氢氧化钠溶液可与重铬酸钾溶液及硫酸反应而显紫色；若与亚硝酸钠溶液及盐酸反应则显绿色，放置后渐变为黄色。

本品在空气中稳定(室温)，遇到光会逐渐分解，需要避光保存。pH2～8 时水溶液较稳定，强酸或强碱条件下水解，生成对氯苯甲酸和 5 -甲氧基- 2 -甲基吲哚- 3 -乙酸。后者可脱羧生成 5 -甲氧基- 2，3 -二甲基吲哚。吲哚类的分解物还可进一步氧化为有色物质。

本品口服吸收迅速，2～3 小时血药浓度达峰值，血浆蛋白结合率高达 90%。主要经肝脏代谢，大约 50%被代谢为去甲基衍生物，10%与葡萄糖醛酸结合，代谢物从尿、胆汁和粪便排泄。

本品对炎症疼痛作用明显，是最强的前列腺素合成酶抑制剂之一。主要作为对水杨酸类不耐受、疗效不显著时的替代药，也可用于急性痛风和炎症发热。

本品是非甾体抗炎药中对中枢神经系统影响最为显著的药物，主要表现为精神抑郁、幻觉、精神错乱等，对肝功和造血系统也有影响，胃肠道反应和过敏反应也较常见。本品主要用于成人，精神性疾病患者和老年人慎用，孕妇、哺乳妇女、消化道溃疡和阿司匹林过敏者禁用。

四、芳基烷酸类

(一)芳基乙酸类

苯乙酸类是芳基乙酸类抗炎药中常见的药物类型，1974 年双氯芬酸钠(Diclofenac Sodium)首先在日本上市，它具有抗炎、解热和镇痛功能，其消炎镇痛作用强于吲哚美辛，且对心血管系统及中枢神经系统(除镇痛外)无影响。研究人员发现双氯芬酸钠具有三种作用机制：一是抑制花生四烯酸环氧酶系统，从而减少了前列腺素和血小板的生成；二是抑制脂氧酶(此酶能引起白三烯的生成)，尤其能抑制白三烯 B_4 的作用；三是抑制花生四烯酸的释放和刺激花生四烯酸的再摄入，由此减少了花生四烯酸的数量。

属于芳基乙酸的非甾体抗炎药除双氯芬酸钠外，还有芬氯酸(Fenclofenac)，其消炎镇痛作用与阿司匹林相似，弱于吲哚美辛。另外，吡咯乙酸衍生物托美汀(Tolmetin)和佐美酸(Zomepirac)的抗炎作用也较好。托美汀可以看作是吲哚乙酸除去苯环后的衍生物，具有较强的抗炎镇痛作用，其抗炎和镇痛作用分别是保泰松的 3～5 倍和 8～15 倍。口服吸收迅速完全，是一种速效、安全、低毒、副作用小的药物，临床上用来治疗类风湿关节炎、强直性脊椎炎等。

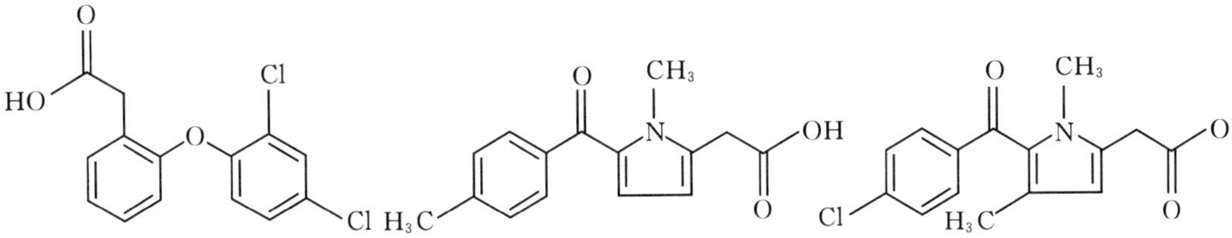

芬氯酸　　托美汀　　佐美酸

萘丁美酮(Nabumetone)，又名萘普酮，它是非酸性的前体药物。经小肠吸收，在肝脏首过代谢为具有活性的 6 -甲氧基- 2 -萘乙酸，所以将其列为芳基乙酸类药物。该代谢物能非常有效地在关节中抑制前列腺素的合成，而萘丁美酮在胃黏膜中不影响前列腺素环氧合酶的活性，且萘丁美酮结构中无羧基，服药后对胃肠道的刺激作用较少。本品的抗炎活性强于阿司匹林，弱于吲哚美辛和双氯芬酸钠。它是前体药物成功设计的典范。主要用于治疗类风湿关节炎。

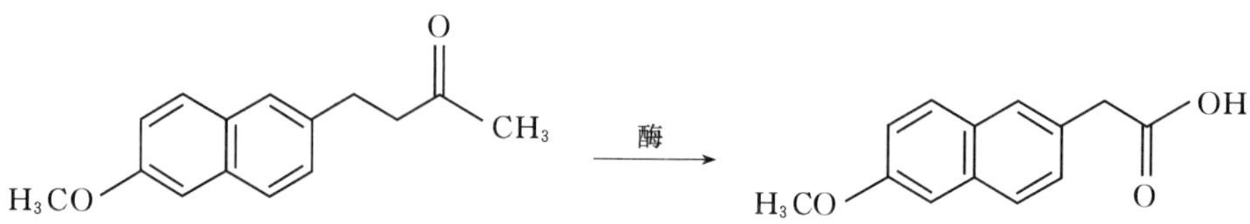

双氯芬酸钠 Diclofenac sodium

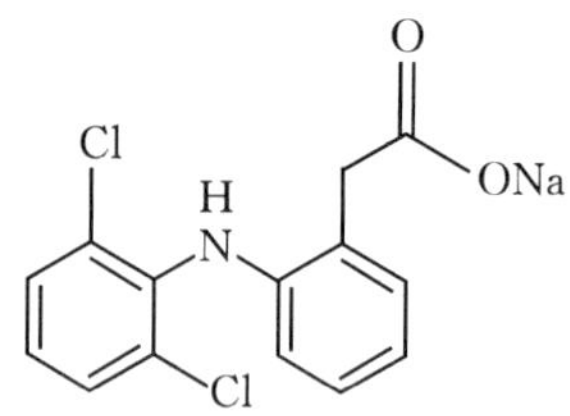

化学名：2－[(2,6－二氯苯基)氨基]－苯乙酸钠，又名双氯灭痛。

本品为白色或类白色结晶性粉末；有刺鼻感与引湿性。熔点为283℃～285℃。在乙醇中易溶，在水中略溶，在三氯甲烷中不溶。

本品口服吸收迅速，1～2小时内血药浓度达到峰值，排泄快，长期应用无蓄积作用。

本品药效强、不良反应少、剂量小、个体差异小。临床用于类风湿关节炎、神经炎、红斑狼疮、癌症和术后疼痛，以及各种原因引起的发热。其副作用主要是胃肠道反应，肝肾损害或有溃疡史者慎用。

本品在体内的代谢以两个苯环的氧化为主，代谢物主要是4′－羟基衍生物，此外还有5－羟基衍生物、3′－羟基衍生物和4′,5－二羟基衍生物，所有代谢物的活性都比原药活性低。

本品的构效关系研究表明，两个间位氯原子迫使苯胺中的苯环和苯乙酸中的苯环不共平面，这种结构有利于非甾体抗炎药与环氧合酶的活性部分结合。

(二)芳基丙酸类

在植物生长激素的研究中，研究者发现一些芳基乙酸类化合物具有抗炎作用，后对其衍生物进行研究。在芳基烷酸类化合物的构效关系研究中发现，在苯环上增加疏水基团(烷基、芳烷基等)可增强抗炎作用。4－异丁基苯乙酸(Ibufenac)是临床上首先应用于抗炎镇痛的此类化合物，但长期或大量服用时，会使谷草转氨酶增高。之后在乙酸基的α－碳原子上引入甲基得到布洛芬(Ibuprofen)，不但抗炎镇痛作用增强，而且毒性也有所降低，为临床上常用的抗炎镇痛药物。在布洛芬的芳基丙酸的基础上，新的药物不断被研制出，如萘普生(Naproxen)、氟洛芬(Fluprofen)、吲哚洛芬(Indoprofen)、酮洛芬(Ketoprofen)、吡洛芬(Suprofen)等，新药物的抗炎镇痛作用大都强于布洛芬，应用范围与布洛芬相同。

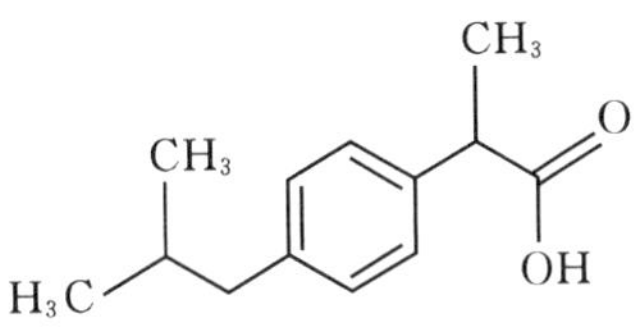

布洛芬

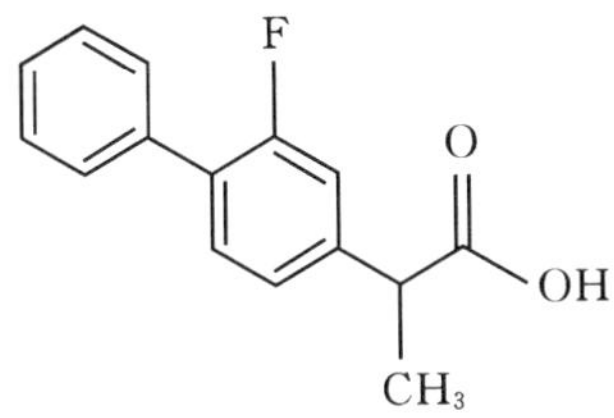

氟洛芬

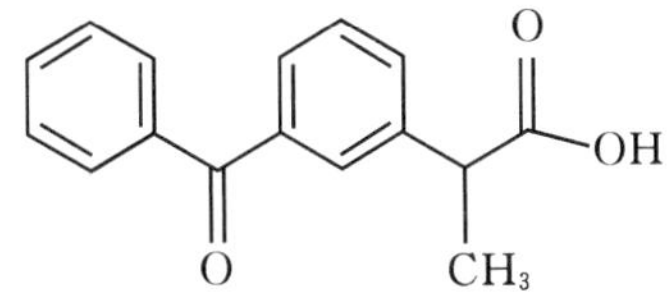

酮洛芬

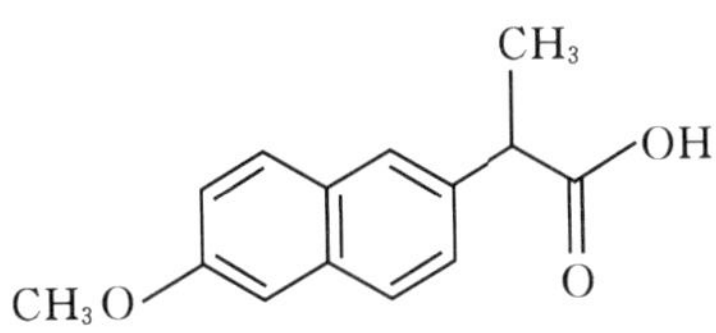

萘普生

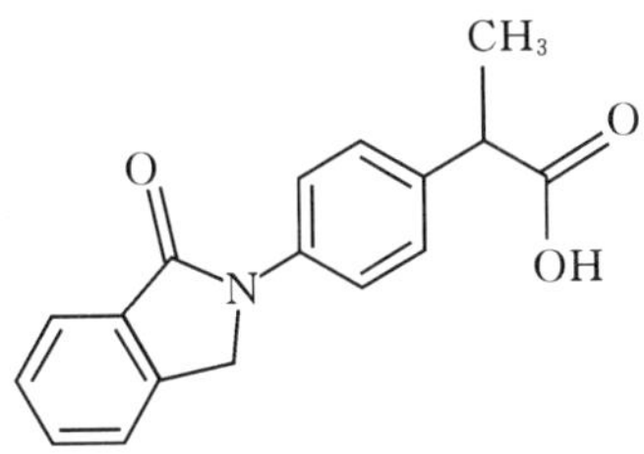

吲哚洛芬

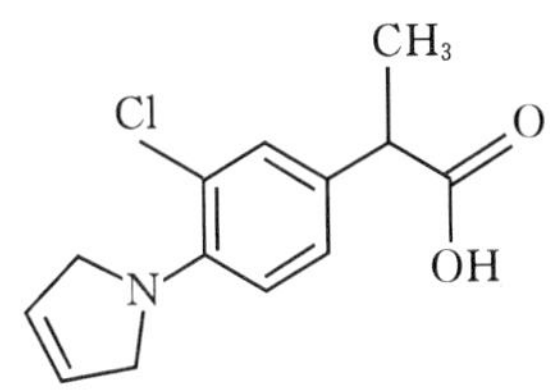

吡洛芬

芳基丙酸类药物的构效关系研究表明：α-甲基乙酸侧链以 S-(+)-构型的消炎作用较强；芳环上的疏水基团是产生抗炎作用的重要基团，它一般处于 α-甲基乙酸基的对位，可以是烷基、芳环、环己基或烯丙氧基；芳环上如有间位的 F、Cl 等吸电子取代基，抗炎作用较好。

布洛芬　Ibuprofen

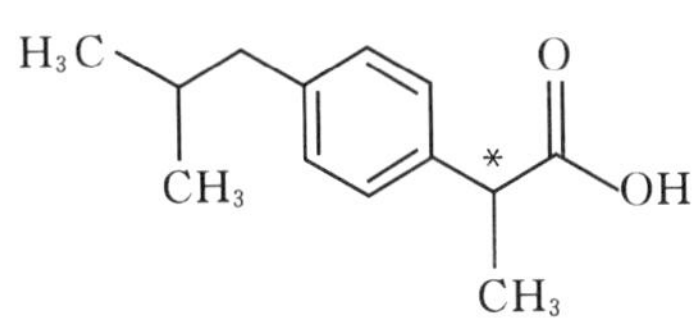

化学名：α-甲基-4-(2-甲基丙基)苯乙酸，又名异丁苯丙酸。

本品为白色结晶性粉末；稍有特异臭，几乎无味。熔点为 74.5℃～77.5℃。在乙醇、丙酮、三氯甲烷或乙醚中易溶，在水中几乎不溶，在氢氧化钠或碳酸钠试液中易溶。

本品口服吸收快、半衰期短，与血浆蛋白结合率高，用药后血药浓度变化大。服药后 70% 成代谢物从尿中排泄，代谢物主要为异丁基上的氧化，首先氧化为醇，再氧化为酸。

本品具有光学活性，临床上使用消旋体，其药理作用虽然主要来自 S(+)异构体，因在体内 R-对映异构体可转变成 S-对映体，故使用时不必拆分，可用外消旋体。

本品的消炎、镇痛和解热作用均大于阿司匹林，临床上广泛用于类风湿关节炎、风湿性关节炎、骨关节炎、急性痛风、轻度至中度的疼痛及各种原因引起的发热等。

五、1,2-苯并噻嗪类

1,2-苯并噻嗪类抗炎药又称为昔康类(Oxicams)非甾体抗炎药物，是一类结构中含有酸性烯醇羟基的化合物。昔康类药物是研究者对不同结构的苯并杂环化合物筛选得到的，属于体内环氧合酶的抑制剂。此类药物的半衰期一般较长，可一天给药一次，这是因为分子中含有烯醇式结构。代表药物有吡罗昔康(Piroxicam)、安吡昔康(Ampiroxicam),吡罗昔康是首个用于临床的此类药物,它是可逆的环氧合酶抑制剂,显效快,疗效显著,副反应小。安吡昔康是吡罗昔康的前体药物,口服后在胃肠道中转化为吡罗昔康产生作用,其安全指数比原药高。吡罗昔康分子中的芳杂环 2 -吡啶用 2 -噻唑替代,可得舒多昔康(Sudoxicam);在舒多昔康的 5 -位引入甲基则得美洛昔康(Meloxicam);其他衍生物如伊索昔康(Isoxicam)等,均为抗炎镇痛效果强、毒性小的长效药物,它们都有选择性抑制环氧合酶的功能。美洛昔康对环氧合酶- 2 (COX - 2)的选择性较强,致溃疡的副作用小。

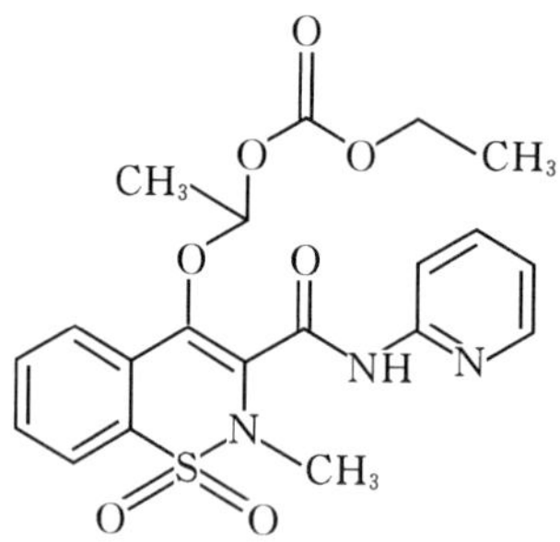

安吡昔康

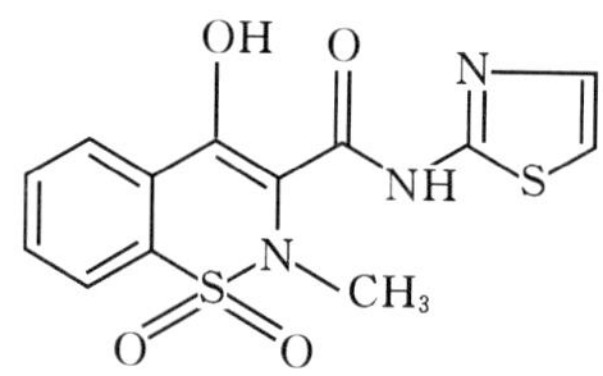

舒多昔康

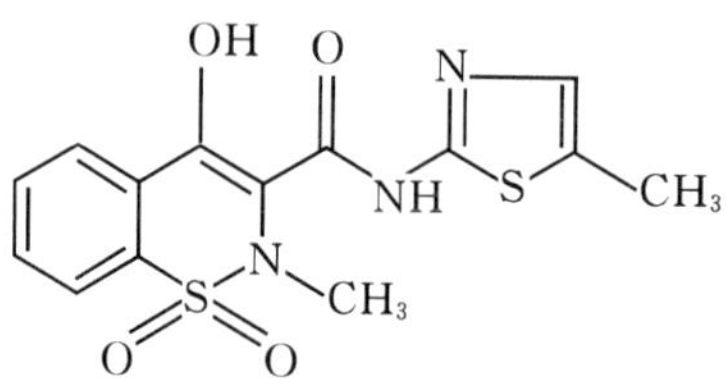

美洛昔康

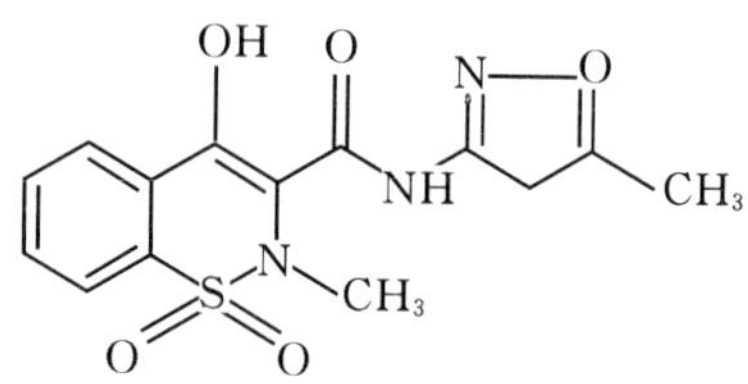

伊索昔康

美洛昔康 Meloxicam

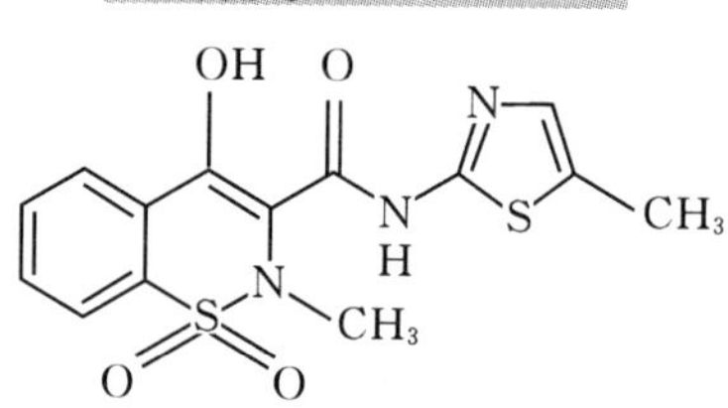

化学名:2 -甲基- 4 -羟基- N -(5 -甲基- 2 -噻唑基)- 2*H* - 1,2 -苯并噻嗪- 3 -甲酰胺- 1,1 -二氧化物。

本品为微黄色至淡黄色或微黄绿色至淡黄绿色的结晶性粉末;无臭,无味。在二甲基甲酰胺中溶解,在丙酮中微溶,在甲醇或乙醇中极微溶解,在水中几乎不溶。

本品的氯仿溶液与三氯化铁反应后,氯仿层显淡紫红色。

本品是新型的非甾体抗炎药,与传统药物相比,它是长效的选择性的环氧合酶- 2 抑制药,对各靶组织和器官的环氧合酶- 2 抑制作用比对环氧合酶- 1 的抑制作用强 10 倍以上,故抗炎的同时,对胃肠道和肾脏的不良反应较少。

本品具有较强的抗炎活性,可有效地治疗类风湿关节炎和骨关节炎。

本品口服吸收快而完全,经肝脏代谢,主要由肾脏排出。临床研究证明,每日口服 7.5～

15mg 对风湿性关节炎、骨关节炎、类风湿关节炎、神经炎、软组织炎均有良好的抗炎、镇痛作用，而对血小板聚集功能无明显影响。

六、选择性环氧合酶-2 抑制剂

非甾体抗炎药大多具有胃肠道刺激的副作用，且这种副作用与抗炎作用是平行的。曾经认为这与酸性药物对胃部的刺激有关，但做成非酸性前药或用制剂的方法改变吸收部位，均只能部分地减少这些副作用。现代研究认为药物被吸收后在全身分布，在抑制炎症部位的前列腺素合成的同时，也抑制了胃黏膜中前列腺素的合成。前列腺素对胃酸分泌有很强的抑制作用，可保护胃黏膜。故长期大剂量使用非甾体抗炎药，会使胃酸分泌过多，导致溃疡甚至出血。

传统的非甾体类抗炎药对 COX-1 和 COX-2 均有抑制作用，对 COX-2 的抑制作用是治疗作用的基础，而对 COX-1 的抑制则成为其不良反应的原因。因此致力于合成选择性的 COX-2 抑制剂，期盼可以避免或减少药物对胃肠道的损害。已有一些选择性的 COX-2 抑制剂上市，如塞利昔布(Celecoxib)、罗非昔布(Rofecoxib)和伐地昔布(Valdecoxib)等，大量的药物还在研究之中，此类研究是目前最活跃的领域之一。因为此类药物在临床使用时间短，其临床疗效及不良反应仍有待于进一步观察。最近国外临床试验表明，长期使用选择性 COX-2 抑制剂有可能增加心血管病的发生率，2004 年罗非昔布因严重心血管不良反应在全球撤市，而塞利昔布被美国食品药品监督管理局(FDA)要求修改说明书，还有文献报道非甾体类抗炎药(阿司匹林除外)都有影响心血管的功能，但强度较低。此外，COX-1 在炎症反应中的作用也尚未完全排除。因此，选择性 COX-2 抑制剂是否比非选择性抑制剂有更好的疗效与安全性仍有待于进一步观察。

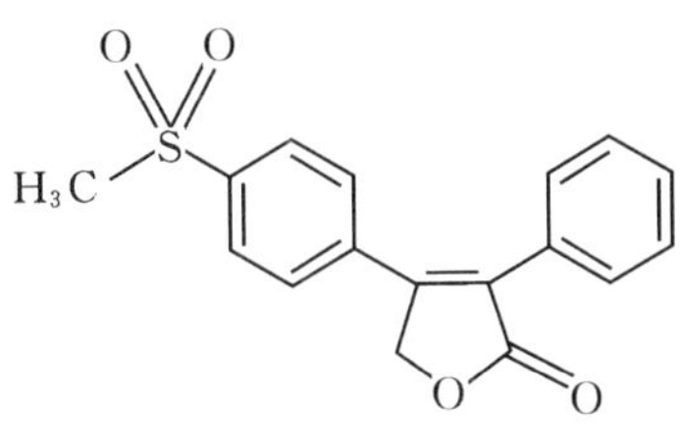

罗非昔布

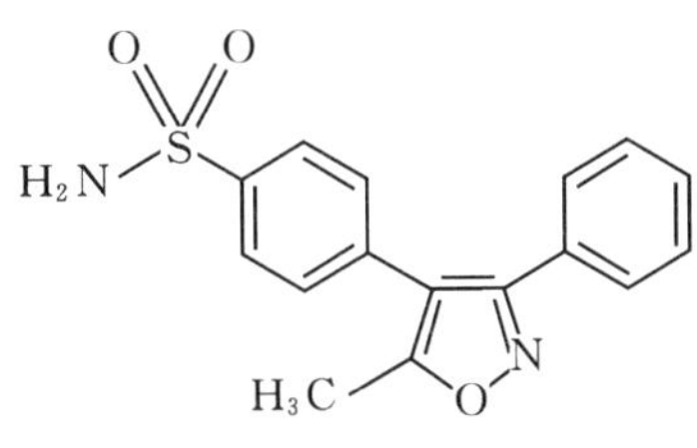

伐地昔布

塞利昔布　Celecoxib

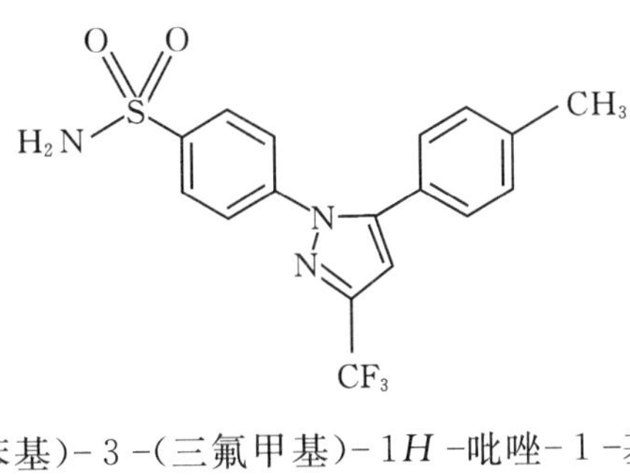

化学名：4-[5-(4-甲苯基)-3-(三氟甲基)-1*H*-吡唑-1-基]苯磺酰胺，又名西乐葆。

本品为白色粉末或浅黄色粉末；熔点为 160℃～163℃。不溶于水，溶于甲醇、乙醇、二甲亚砜及丙酮等有机溶剂。

本品是一种新型的非甾体抗炎药，具有独特的作用机制即特异性地抑制环氧合酶-2

(COX－2)。研究表明：塞利昔布对 COX－2 的抑制作用是对 COX－1 的 400 倍。

空腹给药的塞利昔布吸收良好，2～4 小时血药浓度达峰值，血浆蛋白结合率高，广泛分布于全身各组织，可通过血脑屏障。原形药具有药理活性，其主要代谢产物未测得 COX－1 和 COX－2 抑制活性。经肝脏代谢，代谢物与葡萄糖醛酸结合成葡萄糖醛酸苷从肠道中排出，少量药物以原形从尿中排出。多剂量给药无蓄积作用，与食物同服可延缓其吸收。

本品临床主要用于骨关节炎、类风湿关节炎和牙痛的治疗。本品不良反应发生率远低于其他非选择性非甾体抗炎药，其中，消化道不良反应比传统的非甾体抗炎药低 8 倍，长期用药(12～24 周)，胃、十二指肠溃疡发生率也比传统的此类药物低 2.5～4 倍。本品常见的不良反应为上腹疼痛、腹泻和消化不良，偶见肝功能损害。

七、其他类

1. 一氧化氮释放型非甾体抗炎药

此类药物是利用骈合原理在非甾体抗炎药上偶联一个能释放 NO 的部分，当药物进入体内后，立即释放出 NO 和非甾体抗炎药，NO 通过抑制中性粒细胞聚集，增强黏膜血流量和黏液分泌以及减少自由基生成等四个方面减少胃肠道副作用。此类药物是利用一氧化氮能阻断经典非甾体抗炎药产生的副作用，即一氧化氮在胃肠道能起到前列腺素相同的作用；而且此种药物能激活体内可溶性鸟苷酸环化酶，升高细胞内鸟苷酸水平，从而产生多种生物效应。

2. 选择性环氧合酶－2/脂氧酶(COX－2/LOX)双重抑制剂

炎症产生是个复杂的过程，多种因素均能生成“致炎物质”，其中一种机制与花生四烯酸的代谢过程有关。细胞膜磷脂在磷脂酶作用下生成花生四烯酸。当细胞膜受到刺激时，花生四烯酸的释放增加。花生四烯酸有两条代谢途径：一是环氧合酶代谢途径，即花生四烯酸在环氧合酶催化下经一系列转变代谢生成前列腺素；二是脂氧酶代谢途径，即花生四烯酸在脂氧酶催化下，经系列转变代谢生成白三烯(LTs)。这两条代谢途径生成的前列腺素和白三烯均是关节炎症中的致炎因子，都可以促进白细胞趋化，增加血管通透性，促进组织红肿。研究发现，两条代谢途径中存在一定的平衡关系，即当环氧合酶的活性被抑制时，脂氧酶的活性增强；当脂氧酶的活性被抑制时，则有更多的花生四烯酸进入环氧合酶代谢途径使前列腺素的生成增加，结果都加重炎症。因而设计 COX－2/LOX 双重抑制剂可以达到协同消炎的目的，可能比经典的非甾体抗炎药以及选择性的 COX－2 抑制剂具有更好的抗炎作用和较小的毒副作用。

课堂讨论

你知道哪些前列腺素合成酶抑制剂？请列举出来。

知识拓展

环氧合酶(COX)

解热镇痛药和非甾体抗炎药作用的靶点为环氧合酶(COX)，通过抑制 COX 而阻断花生四烯酸合成炎症介质前列腺素(PG)。环氧化酶有两种同工酶：COX－1 和 COX－2，这两种酶的生理性质有很多的区别。COX－1 是一种结构酶，存在于肠、胃、肾脏等大多数组织中，具有促进胃壁血流、分泌黏液和碳酸氢盐以中和胃酸起保护胃肠道黏膜不受损伤的作用，非甾体抗炎药在抑制 COX－1 时会导致对胃肠道的副作用。同时 COX－1 还能够使血小板聚集和血管收缩。而 COX－2 是诱导酶，在正常组织细胞内的活性极低，只有受到诱导才能大量产生，它通过对 PG 合成的促进作用，介导疼痛、炎症和发热等反应。因此，研究选择性 COX－2 抑制剂可避免产生对胃肠道的副作用。自 1998 年以来，选择性 COX－2 抑制剂塞来昔布等相继上市，但有增加严重心血管疾病的风险。因此，寻找活性更高、毒副作用更低的 COX－2 抑制剂是非甾体抗炎药的重要研究方向。

第三节　抗痛风药

痛风(gout)是体内嘌呤代谢紊乱或尿酸排泄减少而引起的一种疾病，主要表现为患者体内血浆、尿中的尿酸根水平增高，即高尿酸血症。尿酸是人体代谢的正常产物，它是体内的腺嘌呤、鸟嘌呤经过腺嘌呤氧化酶、黄嘌呤氧化酶、尿酸酶等的作用而得到的。尿酸是弱酸，水溶性较小，在生理 pH 值时，以尿酸钠的形式存在。尿酸在肾脏中可被重新吸收。当体内的尿酸生成增加或排泄减少，可导致尿酸水平增加。若超出其溶解限度，尿酸盐会在关节、结缔组织和肾脏沉积，引起粒细胞浸润、局部炎症和疼痛。在炎症过程中，滑液膜组织及白细胞中产生大量乳酸盐，使局部的 pH 值降低，从而使尿酸进一步沉积。慢性痛风可因尿酸盐的侵蚀造成永久的关节损伤。痛风急性发作主要表现为关节炎。

按作用特点，抗痛风药可分为四大类：抗痛风发作药、尿酸排泄剂、尿酸合成阻断剂以及其他抗痛风药。

一、抗痛风发作药

非甾体抗炎药吲哚美辛和保泰松具有轻度排尿酸作用，且能消除痛风发作引起的疼痛。但此类药物通常只能缓解痛风疼痛的症状，并不具有除去痛风病因的治疗作用。抗癌药秋水仙碱(Colchicine)无排泄尿酸的作用，却可以减轻由于尿酸盐沉积于组织而引发的炎症，因此曾被作为治疗痛风的首选药物。但因为毒副作用较大，长期用药可产生骨髓抑制，已逐渐被淘汰，只限用于急性痛风发作。

秋水仙碱　Colchicine

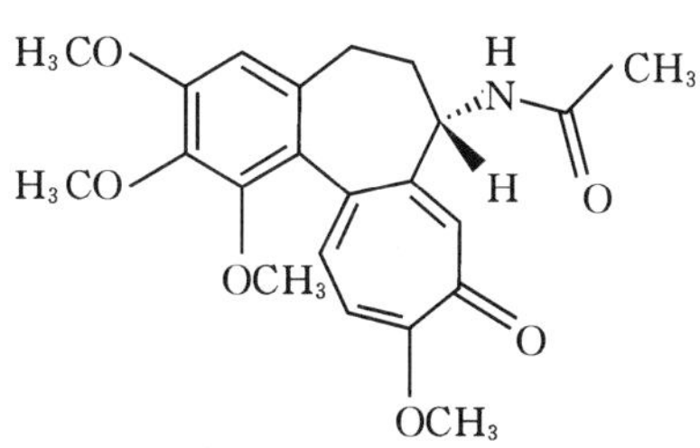

本品为从百合科植物丽江山慈菇的球茎中提取得到的一种生物碱。

本品为类白色至淡黄色结晶性粉末；无臭；略有引湿性；遇光颜色变深。需避光密闭保存。在乙醇或三氯甲烷中易溶，在水中溶解(但在一定浓度的水溶液中能形成半水合物的结晶析出)，在乙醚中极微溶解。比旋度为－240°～－250°。

药物化学

本品主要是通过与粒细胞的微管蛋白结合，妨碍粒细胞的活动，消除炎症和抑制粒细胞浸润。

本品对急性痛风性关节炎有选择性的消炎作用，用药后数小时关节红、肿、热、痛等症状消退。本品不影响尿酸盐的生成、溶解及排泄，因而无降血尿酸的作用，对慢性痛风无效。对一般性的疼痛及其他类型关节炎也无效。在肝中代谢，主要的代谢产物是酰胺水解得到的伯胺衍生物。

本品能抑制细胞菌丝分裂，有一定的抗肿瘤作用，此外，近几年秋水仙碱还被用于硬皮病、原发性胆汁性肝硬化、酒精性肝硬化等的临床治疗。

本品不良反应多见，且与剂量大小有明显相关性，口服比静脉注射安全性高。长期服用可见严重的出血性胃肠炎或吸收不良综合征。

二、尿酸排泄剂

尿酸排泄剂主要是抑制肾小管对尿酸盐的重吸收，增加尿酸的排泄而降低血中尿酸盐的浓度。此类药物如丙磺舒（Probenecid）、凯布宗（Kebuzone）、磺吡酮（Sulfinpyrazone）及苯溴马隆（Benzbromarone）等都具有良好的排尿酸盐的作用。

丙磺舒 Probenecid

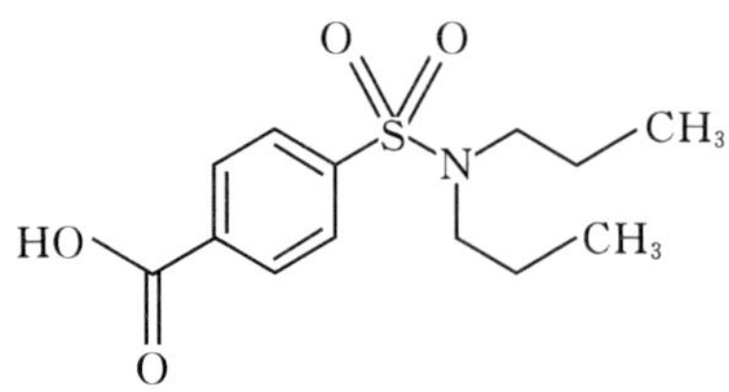

化学名：4-[（二丙氨基）磺酰基]苯甲酸。

本品为白色结晶性粉末；无臭，味微苦。熔点为 198℃～201℃。在丙酮中溶解，在乙醇或氯仿中略溶，在水中几乎不溶；在稀氢氧化钠溶液中溶解，在稀酸中几乎不溶。

本品的氢氧化钠溶液与三氯化铁试液反应成盐，形成米黄色沉淀。

本品用于慢性痛风的治疗，无抗炎、镇痛作用。

本品能抑制尿酸盐在肾近曲小管的重吸收，增加尿酸的排泄而降低尿酸盐的浓度，可减少或防止尿酸盐结晶的生成，减少关节的损伤，也可促进已结晶的尿酸盐溶解。

本品还可竞争性抑制弱有机酸类药物（如青霉素）在肾小管的排出，增加此类药物的血药浓度并延长它们的作用时间，可作为辅助用药。

苯溴马隆 Benzbromarone

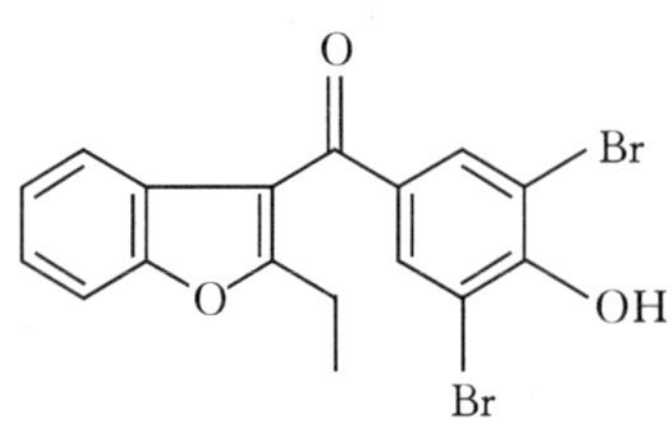

化学名：3,5-二溴-羟苯基-2-乙基-3-苯并呋喃基-甲酮。

本品为白色或微黄色结晶性粉末；无臭。熔点为 149℃～153℃。在二甲基甲酰胺中极易溶解，在氯仿或丙酮中易溶，在乙醚中溶解；在乙醇中略溶，在水中几乎不溶。

本品加无水碳酸钠，炽灼，加水加稀硝酸中和，溶液显溴化物的性质。

本品用于治疗原发性高尿酸血症、痛风性关节炎间歇期及痛风结节肿。

本品属苯并呋喃衍生物，主要是抑制肾小管对尿酸的重吸收，从而降低血中尿酸的浓度。在治疗期间需大量饮水以增加尿量，促进尿酸排出体外。同时，为了促进尿液碱化，可适当服用碳酸氢钠或枸橼酸合剂。

三、尿酸合成阻断剂

尿酸是体内次黄嘌呤及黄嘌呤在黄嘌呤氧化酶的作用下生成的。尿酸合成阻断剂作用于黄嘌呤氧化酶，使其无法与黄嘌呤或次黄嘌呤作用生成尿酸。别嘌醇(Allopurinol)是目前临床上唯一能抑制尿酸合成的药物。它是次黄嘌呤的同分异构体，并且是黄嘌呤氧化酶的抑制剂，它对黄嘌呤氧化酶的亲和力大于黄嘌呤或次黄嘌呤，从而抑制黄嘌呤和次黄嘌呤进一步氧化成尿酸，使血中尿酸的浓度降低。而体内黄嘌呤和次黄嘌呤的浓度及尿中的排泄量增加，因为二者的溶解度比尿酸大，故在泌尿道中不易析出，易于被肾清除。此外，尿酸在血浆中的浓度降低至其溶解度水平之下，既可避免尿酸结石的沉积，又有助于结石的重新溶解。别嘌醇在黄嘌呤氧化酶的作用下生成奥昔嘌醇(Oxipurinol)，此代谢物也有抑制黄嘌呤氧化酶的作用，半衰期比别嘌醇更长(18～30 小时)，用于治疗痛风性或非痛风性患者的肾尿酸结石症。

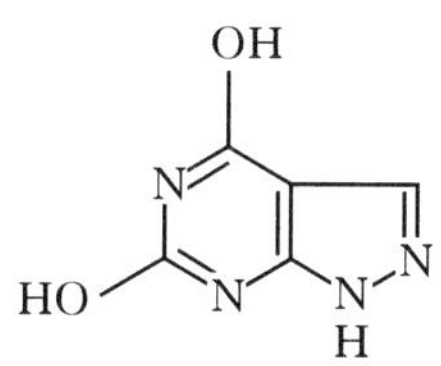

别嘌醇　　　　奥昔嘌醇

别嘌醇　Allopurinol

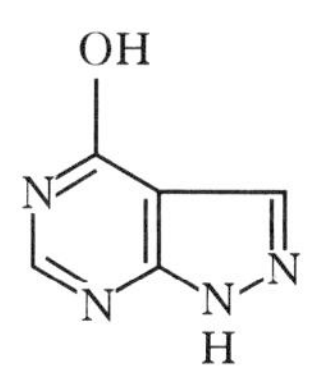

化学名：1*H*-吡唑并[3,4-d]嘧啶-4-醇，又名痛风宁。

本品为白色或类白色结晶性粉末；几乎无臭。在 0.1mol/L 氢氧化钠或氢氧化钾溶液中易溶，在水或乙醇中极微溶解，在氯仿或乙醚中不溶。

本品在 pH 值 3.1～3.4 时最稳定，升高 pH 值会使本品分解生成 3-氨基吡唑-4-羧酸胺。

本品的氢氧化钠溶液与碱性碘化汞钾试液反应，可生成黄色沉淀。

本品口服吸收后经肝脏代谢，约有 70%的量代谢为有活性的代谢物(奥昔嘌醇)。它可抑制肝药酶的活性，与其他药物合用时需注意。临床上用于痛风、痛风性肾病的治疗，也可用于白血病的治疗。

四、其他类

体内尿酸的生成与嘌呤代谢有关，在嘌呤代谢的最后一步中，次黄嘌呤在黄嘌呤氧化还原酶(OXR)的作用下生成黄嘌呤，再进一步生成尿酸，抑制该酶的活性可以有效减少尿酸的生成。非布索坦为目前世界上最新研制的 XOR 抑制剂，其通过高选择性地作用于该氧化酶的还原型和氧化型，减少体内尿酸合成，降低尿酸浓度，从而有效地治疗痛风疾病。

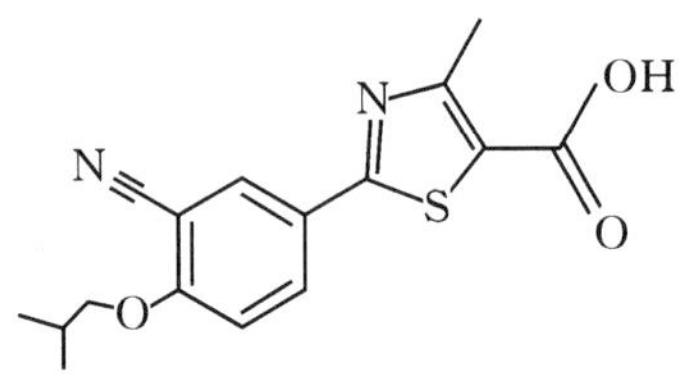

非布索坦

课堂讨论

你知道痛风疾病有哪些临床表现吗？关于痛风，在我们的日常饮食中需要注意哪些事项？

知识拓展

秋水仙碱对染色体的作用

秋水仙碱能抑制有丝分裂，破坏纺锤体，使染色体停滞在分裂中期。这种由秋水仙碱引起的不正常分裂，称为秋水仙碱有丝分裂(C－mitosis)。在这样的有丝分裂中，染色体虽然纵裂，但细胞不分裂，不能形成两个子细胞，因而使染色体加倍。自 1937 年美国学者布莱克斯利(A. F. Blakeslee)等，用秋水仙碱加倍曼陀罗等植物的染色体数获得成功以后，秋水仙碱就被广泛应用于细胞学、遗传学的研究和植物育种的工作中。

小麦与黑麦杂交，杂种是不育的，用秋水仙碱处理，使染色体加倍，就能变成可育的异源八倍体小黑麦，在云贵高寒地区种植，产量和品质都比小麦和黑麦好。20 世纪 50 年代日本用秋水仙碱处理一般甜菜得到了四倍体，后者与二倍体品种相间种植，从四倍体植株上收获到三倍体种子。推广种植三倍体甜菜，获得了很大的经济效益。

秋水仙碱不论是破坏还是抑制纺锤体的形成，作用都是一时的。秋水仙碱可以抑制纺锤体的形成，导致细胞不分裂，然后过一段时间秋水仙碱代谢掉，不再起作用，细胞继续分裂，然后才是“染色体数目加倍”(着丝点的分裂)。着丝点的分离与纺锤体无关，因为在用秋水仙碱处理、破坏微管的情况下，两条单体也可以分开。这是由于 Ca^{2+} 的诱导，使着丝点分开后，再由纺锤体牵引移向两极，也就是说纺锤体只起牵引染色体的作用。

秋水仙碱之所以造成两个方面的应用，是因为在利用时，秋水仙浓度的不同。用于中期核型分析的浓度较高而用于产生双倍体或多倍体时浓度较低，并且当秋水仙碱浓度很低时，还能加快染色体运动，使染色体更快到达两极！

合成介绍

布洛芬的合成

本品合成方法是以甲苯和丙烯为原料，以钠-碳为催化剂，制得异丁苯。异丁苯再与乙酰氯在无水三氯化铝催化下生成 4-异丁基苯乙酮，它再与氯乙酸乙酯反应制得 3-(4′-异丁基苯)-2,3-环氧丁酸丁酯，经水解、脱羧、重排生成 2-(4′-异丁基苯)丙醛，最后在碱性溶液中以硝酸银氧化即可。

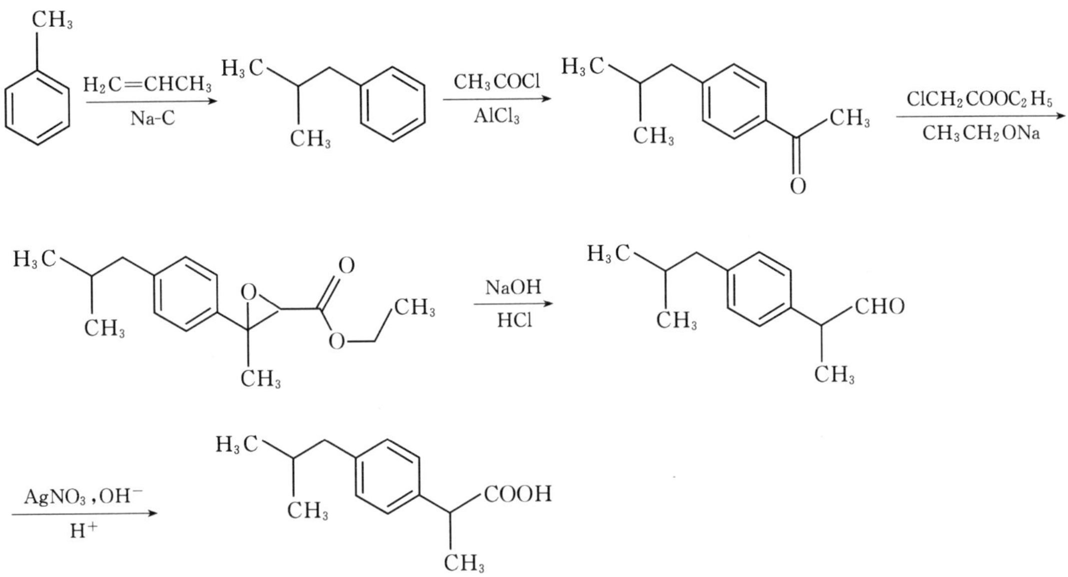

案例分析

安加黄敏胶囊为生活中常用的解热镇痛药，为什么与其他解热镇痛药合用会增加其肝毒性、肾毒性？

考点提示

一、填空题

1. 阿司匹林与氢氧化钠试液共热，放冷后，加入稀硫酸试液立即析出白色沉淀，此白色沉淀是__________。
2. 丙磺舒加氢氧化钠溶液溶解后，再加入__________试液，即生成米黄色沉淀。
3. 判断阿司匹林是否已变质，可以在阿司匹林水溶液中加入__________试液，若产生__________，则说明阿司匹林已分解产生了杂质__________。
4. 安乃近与稀盐酸共热，分解产生__________和__________的特臭。
5. 对乙酰氨基酚在酸性或碱性溶液中可水解生成__________，在盐酸酸性条件下与__________反应生成重氮盐，再加__________发生偶合反应，生成红色的偶氮化合物沉淀。

药物化学

二、单项选择题

1. 仅有解热镇痛作用，而不具有抗炎、抗风湿作用的药物是

A. 布洛芬　　B. 阿司匹林

C. 对乙酰氨基酚　　D. 萘普生

2. 以吲哚美辛为代表的芳基烷酸类药物的临床作用是

A. 抗过敏　　B. 抗病毒

C. 抗休克　　D. 抗炎、镇痛、解热

3. 结构中不含羧基却具有酸性的药物是

A. 阿司匹林　　B. 吡罗昔康

C. 布洛芬　　D. 吲哚美辛

4.《中国药典》中检查阿司匹林中游离水杨酸采用

A. 是否有醋酸味　　B. 检查水溶液的酸性

C. 与三氯化铁反应呈紫堇色

D. 与乙醇在浓硫酸存在下反应生成有香味的化合物

5. 下列叙述与阿司匹林不符的是

A. 解热镇痛药　　B. 易溶于水

C. 微带醋酸味　　D. 遇湿、酸、碱、热均易水解失效

E. 水溶液与三氯化铁溶液不发生显色反应

6. 显酸性，但结构中不含羧基的药物是

A. 阿司匹林　　B. 吲哚美辛

C. 安乃近　　D. 布洛芬

7. 可使药物的亲水性增加的基团是

A. 硫原子　　B. 羟基

C. 酯基　　D. 脂环

8. 下列说法与布洛芬相同的是

A. 不溶于氢氧化钠或碳酸钠试液　　B. 因结构中含有手性中心，不用消旋体供临床使用

C. 在酸性和碱性条件下均易水解　　D. 布洛芬的消炎镇痛作用弱于阿司匹林

9. 阿司匹林部分水解后不宜供药用，因其水解产物可导致

A. 完全吸收　　B. 刺激性和毒性增加

C. 疗效降低　　D. 排泄减慢

10. 下列哪个药物仅具有解热镇痛作用，不具有消炎、抗风湿作用

A. 安乃近　　B. 对乙酰氨基酚

C. 布洛芬　　D. 吲哚美辛

11. 下列哪个药物可以溶于水

A. 安乃近　　B. 羟布宗

C. 布洛芬　　D. 吲哚美辛

12. 贝诺酯由哪两种药物研合而成

A. 阿司匹林和丙磺舒　　B. 阿司匹林和对乙酰氨基酚

C. 布洛芬和阿司匹林　　D. 阿司匹林和丙磺舒

13. 遇三氯化铁试液显蓝紫色的药物是

A. 安乃近　　B. 对乙酰氨基酚

C. 布洛芬　　D. 贝诺酯

14. 可以抑制血小板凝聚,用于防治动脉血栓和心肌梗死的药物是

A. 阿司匹林　　B. 吡罗昔康

C. 布洛芬　　D. 吲哚美辛

15. 具有1,2-苯并噻嗪结构的药物是

A. 吲哚美辛　　B. 别嘌呤

C. 贝诺酯　　D. 吡罗昔康

16. 含有磺酰胺基的抗痛风药是

A. 布洛芬　　B. 吡罗昔康

C. 秋水仙碱　　D. 丙磺舒

17. 结构中含有二氯苯胺基的药物是

A. 阿司匹林　　B. 布洛芬

C. 秋水仙碱　　D. 双氯芬酸钠

18. 属于前体药物的是

A. 贝诺酯　　B. 布诺芬

C. 羟布宗　　D. 吲哚美辛

19. 含有手性碳原子的药物有

A. 布洛芬　　B. 丙磺舒

C. 吡罗昔康　　D. 吲哚美辛

20. 对乙酰氨基酚具有重氮化-偶合反应,是因其结构中具有

A. 酚羟基　　B. 酰胺基

C. 潜在的芳香第一胺　　D. 苯环

21. 具有酸碱两性的药物是

A. 吡罗昔康　　B. 丙磺舒　　C. 布洛芬　　D. 吲哚美辛

三、多项选择题

1. 化学结构中含有羧基的药物有

A. 吲哚美辛　　B. 阿司匹林

C. 贝诺酯　　D. 吡罗昔康

2. 关于阿司匹林的叙述正确的是

A. 水溶液显酸性　　B. 在氢氧化钠溶液中溶解,但同时水解

C. 水解产物加入三氯化铁试液显紫堇色　　D. 具有解热镇痛作用,不具有抗炎作用

3. 解热镇痛药根据结构不同可分为

A. 乙酰苯胺类　　B. 苯酰胺类

C. 1,2-苯并噻嗪类　　D. 吡唑酮类

4. 可与三氯化铁试液作用生成有色配合物的药物有

A. 对乙酰氨基酚　　B. 水杨酸

C. 丙磺舒　　D. 布洛芬

5. 下列哪些性质与布洛芬相符

A. 几乎易溶于水，易溶于乙醇、乙醚、丙酮或氯仿等

B. 含有一个手性中心，临床使用外消旋体

C. 易溶于碳酸钠和氢氧化钠溶液

D. 消炎作用与阿司匹林、吲哚美辛相似，为临床常用的镇痛消炎药

6. 对乙酰氨基酚具有哪些性质

A. 为白色结晶性粉末，易溶于热水或乙醇　B. 可与三氯化铁试液反应显蓝紫色

C. 其水溶液不稳定，易发生水解　　D. 为解热镇痛药，无抗炎作用

7. 下列哪些药物为抗痛风药

A. 贝诺酯　　B. 丙磺舒

C. 对乙酰氨基酚　　D. 别嘌醇

8. 作用于花生四烯酸环氧酶的药物有

A. 吲哚美辛　　B. 对乙酰氨基酚

C. 双氯芬酸钠　　D. 布洛芬

9. 作用机制与尿酸有关的药物有

A. 别嘌醇　　B. 布洛芬

C. 秋水仙碱　　D. 丙磺舒

10. 与吡罗昔康叙述相符的是

A. 分子中含有磺酰胺基　　B. 不含羧基，但显酸性

C. 分子中含有吡啶环，呈碱性　　D. 分子中的烯醇式羟基显弱酸性

四、配伍选择题

（备选答案在前，试题在后。每组题均对应同一组备选答案，每题只有一个正确答案。每个备选答案可重复选用也可不选用。）

A. 水杨酸类　B. 苯胺类　C. 吡唑酮类　D. 芳基乙酸类

1. 对乙酰氨基酚属于

2. 阿司匹林属于

3. 安乃近属于

4. 舒林酸属于

A. 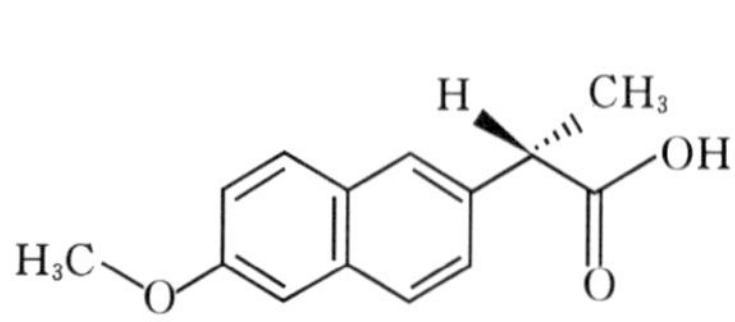

B. 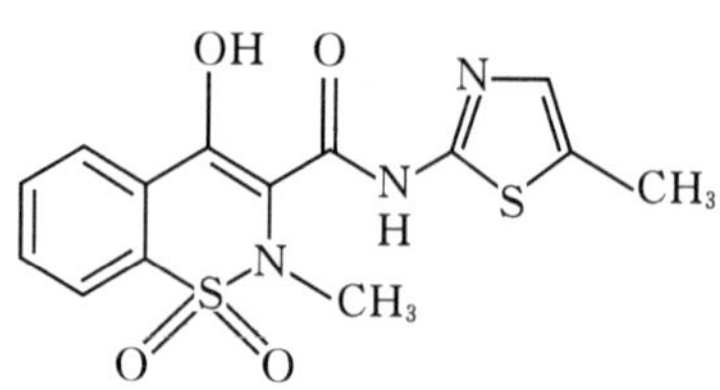

C. 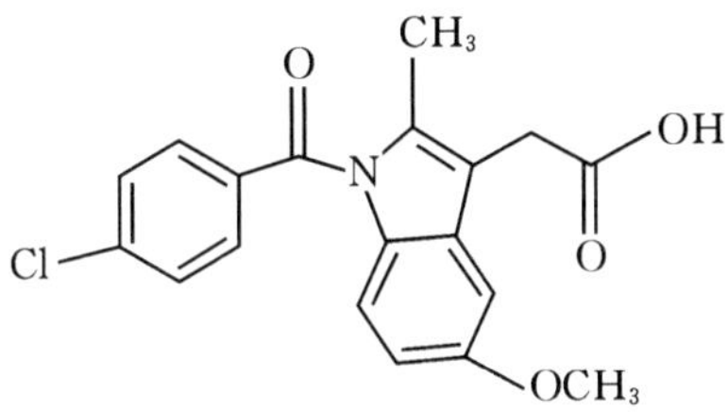　D. 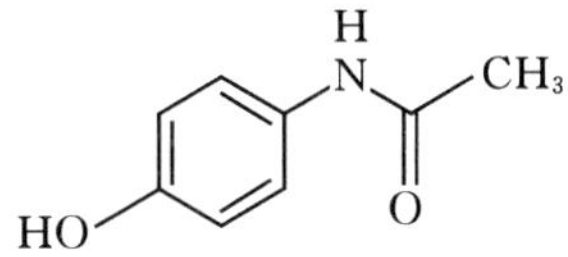

E. 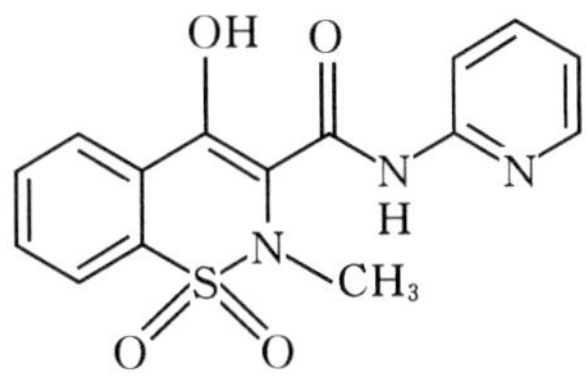

5. 萘普生的化学结构为
6. 扑热息痛的化学结构为
7. 美洛昔康的化学结构为
8. 吲哚美辛的化学结构为

A. 塞来昔布　　B. 阿司匹林　　C. 两者均是　　D. 两者均不是
9. 具有非甾体抗炎作用的是
10. COX 酶抑制剂是
11. COX－2 酶选择性抑制剂的是
12. 具有电解质代谢作用的是
13. 可增加胃酸分泌的是

五、问答题

1. 试说出解热镇痛药和非甾体抗炎药的作用机制。
2. 写出以甲苯和丙烯为原料制备布洛芬的路线。
3. 长期存放后的阿司匹林为什么有醋酸臭气？阿司匹林可否做成注射液？
4. 如何采用化学方法区别对乙酰氨基酚与阿司匹林？
5. 说出非甾体抗炎药的分类，并各举一例。复方制剂 APC 由哪些药物成分组成？
6. 分别写出阿司匹林、双氯芬酸钠、布洛芬和别嘌醇的结构式和化学名。
7. 为什么将含苯胺类的非那西汀淘汰，而保留对乙酰氨基酚？

（陈小兵　肖晓飞）

第六章 维生素

学习目标

【掌握】维生素类药物分类和维生素 A、维生素 D、维生素 E、维生素 K、维生素 C 的典型结构特点、理化性质、用途，能正确地使用、贮存以上药物。

【熟悉】维生素 B_1、维生素 B_2、维生素 B_6 的结构特点、理化性质和用途，能合理选用维生素 B 类药物。

【了解】维生素的概念及常见维生素的食物来源，能正确地选用食物来补充体内的相应维生素。

维生素是维持人体正常代谢所必需的一类微量有机化合物，英文名为 Vitamin，它不是构成人体组织的原料，也不是能量来源，但维生素主要作用于机体的能量调节和新陈代谢。对于维生素来说，人体体内自己不能合成或合成量少，所以需要从食物中摄取。绝大多数维生素是酶的辅酶或是辅酶的构成部分，作为重要的辅助因素参与不同的代谢反应。若来源不足，吸收减少或需要量增加时，就会产生维生素缺乏症，从而导致营养不良或产生疾病，如维生素 A 缺乏导致眼干燥症、夜盲症等；但过量服用维生素，不但无益，有时还可引起中毒，所以应特别加以注意。

维生素种类繁多，生理功能也不一样，其化学结构又缺乏类缘关系。故采用溶解度分类法，将其分为脂溶性维生素和水溶性维生素两类。

第一节 脂溶性维生素

脂溶性维生素包括维生素 A、维生素 D、维生素 E、维生素 K 等。它们在食物中与脂类共存，并随脂类一同被吸收。因脂溶性维生素排泄较慢，如摄取过多，可使其蓄积过量，引起中毒。

一、维生素 A

维生素 A 存在于动物的肝、奶、肉类及蛋黄中，尤以鱼肝油中含量最丰富。植物中仅含有维生素 A 原如 β-胡萝卜素、玉米黄色素等，在体内需转化才能生成维生素 A，但转化率及吸收率均较低。

维生素 A 有维生素 A_1 和维生素 A_2 两种，前者叫视黄醇，后者叫去氢视黄醇，二者结构相似。其中维生素 A_2 的生物活性仅为维生素 A_1 的 20%～50%。药典收载的维生素 A 为维生

素 A_1 的醋酸酯。

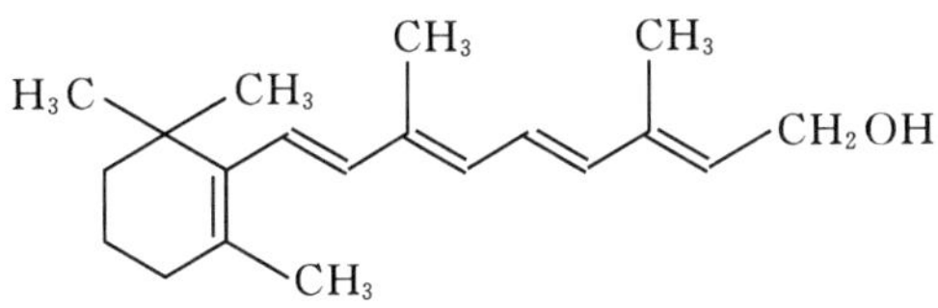

维生素 A_1

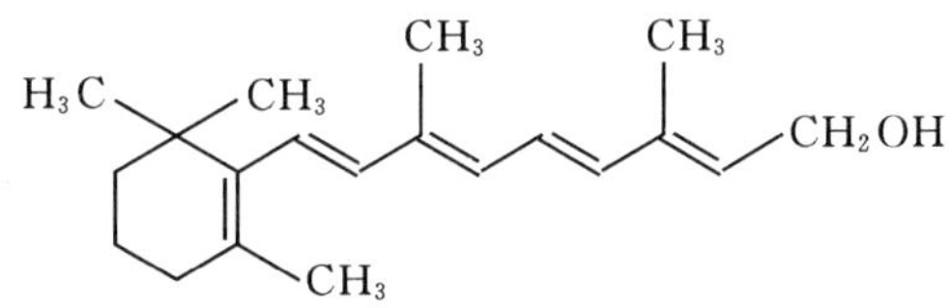

维生素 A_2

维生素 A 醋酸酯 Vitamin A Acetate

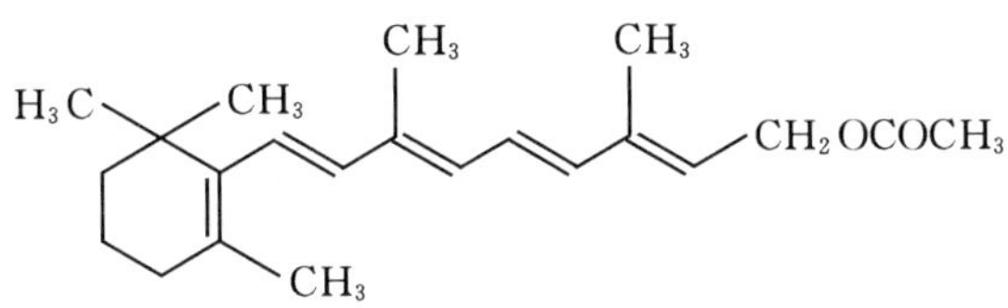

化学名:(全-E型)-3,7-二甲基-9-(2,6,6-三甲基-1-环己-1-烯基)-2,4,6,8-壬四烯-1-醇醋酸酯,又名视黄醇醋酸酯。

本品为淡黄色油溶液或结晶与油的混合物(加热至60℃应为澄明溶液);无酸败油臭味。极易溶于氯仿、乙醚、环己烷或石油醚,微溶于乙醇,不溶于水。

本品水解后得到维生素 A。维生素 A 为淡黄色结晶。熔点为63℃～64℃。不溶于水,可溶于油脂、无水乙醇、丙酮、氯仿和苯等有机溶剂。

维生素 A 结构上有共轭多烯醇侧链,具有较强的还原性,故性质不稳定,易被空气中的氧氧化。氧化产物为无活性的环氧化合物(如下),进一步生成相应的醛和酸。加热或有重金属离子(如铁离子等)存在均可促进氧化。维生素 A 在油溶液中比在空气中稳定,故常将其制成油溶液制剂。

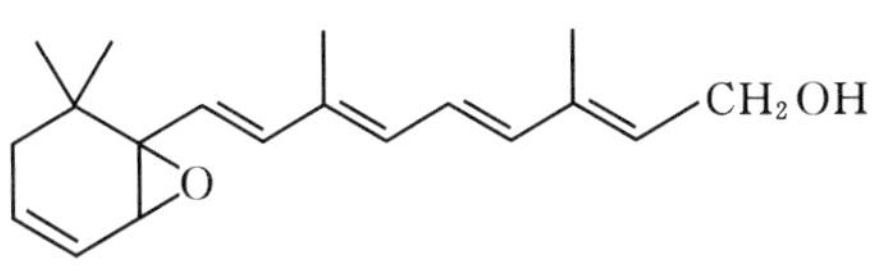

或

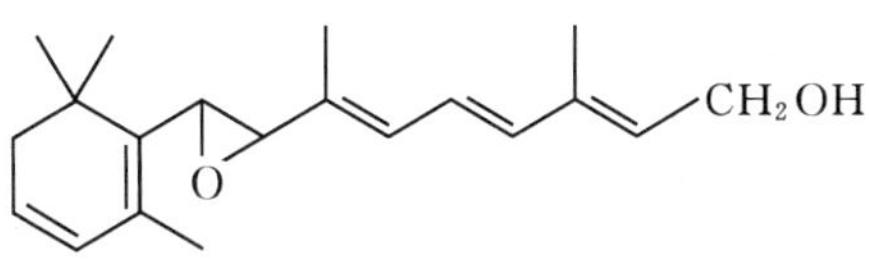

本品的氯仿溶液,加入三氯化锑的氯仿溶液后即显蓝色,逐渐变为紫红色。

本品为维生素类药。临床主要用于防治维生素 A 缺乏症,如角膜软化症、干眼症、夜盲症等。

二、维生素 D

维生素 D 是一类抗佝偻病维生素的总称,为甾醇衍生物,主要存在于鱼肝油、肝脏、蛋黄和乳汁中。目前已知的维生素 D 至少有十种,其中最为重要的是维生素 D_2 和维生素 D_3。植物和酵母中含有的麦角醇,经紫外线照射后转变为维生素 D_2;人体皮肤内含有的维生素 D_3 前体(7-脱氢胆甾醇),经紫外线照射后转变为维生素 D_3。

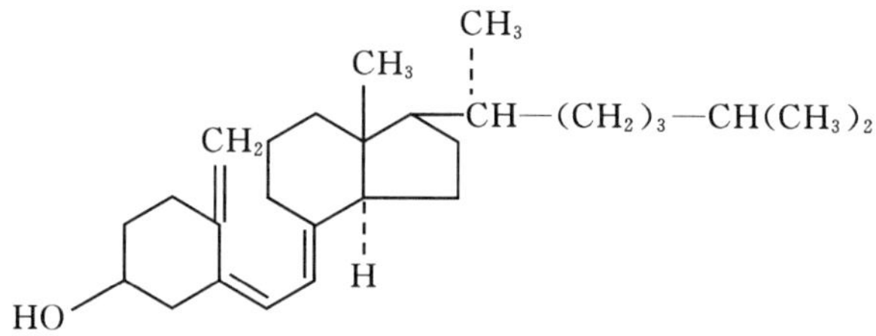

维生素 D_3

维生素 D_2 Vitamin D_2

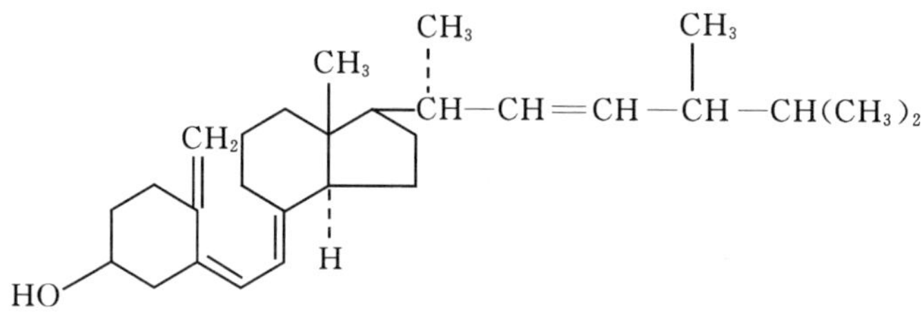

化学名:9,10-开环胆甾-5,7,10(19),22-四烯-3β-醇,又名骨化醇、麦角骨化醇。

本品为无色针状结晶或白色结晶性粉末;无臭无味。熔点为115℃~118℃,熔融的同时分解。极易溶于氯仿,易溶于乙醇、乙醚、丙酮,略溶于植物油中,不溶于水。

本品具有共轭多烯结构,因而具有一定还原性,在空气和日光下,遇酸或氧化剂,均易被氧化变质,使效价降低,毒性增加。

本品具有甾醇结构,所以具有甾醇类化合物的共同反应,即本品的氯仿溶液加入少许醋酐与硫酸,振摇后显黄色,渐变为红色,很快呈紫色,最后变为绿色。

本品为维生素类药。可促进人体钙和磷的吸收,促进骨骼钙化。临床主要用于治疗和预防软骨病、佝偻病等。

三、维生素 E

维生素 E 与人体生育有关,同时结构上又有酚羟基,故人们将其称为生育酚。维生素 E 大多存在于植物中,尤以麦胚油、豆类及蔬菜中含量最为丰富。维生素 E 是一类生理活性相似、化学结构类似的天然化合物的统称,其化学结构可以分为维生素 E 和生育三烯酚两类。根据苯并二氢吡喃环上甲基的数目和位置不同,维生素 E 和生育三烯酚又各有四个同类物,即 α、β、γ、δ,它们大多存在于植物中,以麦胚油、花生油、玉米油中含量最为丰富。常以 α-维生素 E 代表维生素 E。天然生育酚为右旋体,人工合成品为消旋体,后者生物活性仅为前者的40%。

《中国药典》收载的维生素 E 为 α-生育酚醋酸酯。

维生素 E 醋酸酯 Vitamin E Acetate

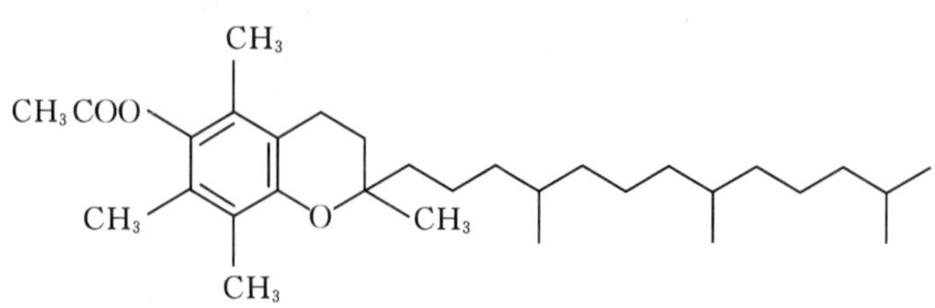

化学名：(±)-2,5,7,8-四甲基-2-(4,8,12-三甲基十三烷基)-6-苯并二氢吡喃醇醋酸酯，又名生育酚醋酸酯。

本品为微黄色或黄色黏稠油状透明液体；几乎无臭。易溶于无水乙醇、丙酮等有机溶剂中，不溶于水。折光率为1.494～1.499。

本品为生育酚的醋酸酯，较生育酚性质稳定。若本品与氢氧化钾醇溶液共热则酯键水解生成游离的α-生育酚。

α-生育酚具有较强的还原性，对紫外光和氧化剂很敏感。若遇弱氧化剂三氯化铁或空气中的氧易被氧化生成黄色的α-生育醌，反应中被还原生成的亚铁离子，若遇2,2′-联吡啶试剂则反应生成稳定的血红色络合物，以此鉴别本品。

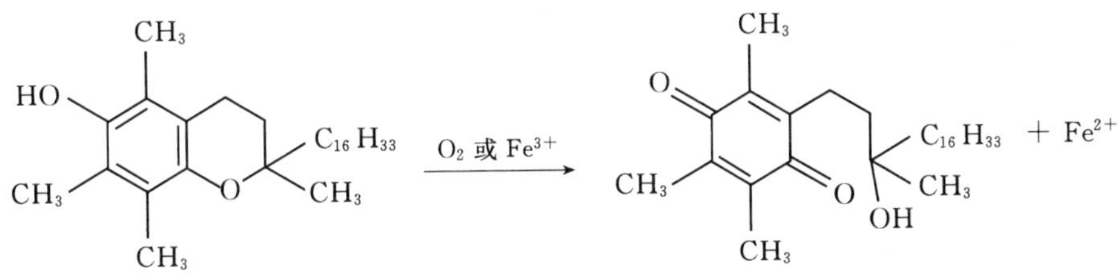

α-生育酚加无水乙醇溶解后，加硝酸微热，即被氧化生成生育红，溶液显橙红色。

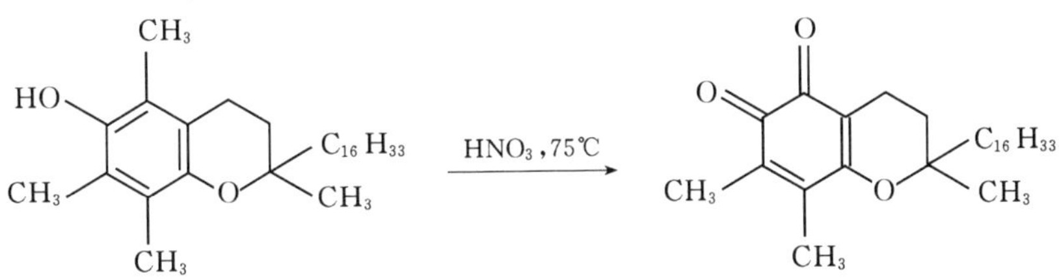

本品为维生素类药。临床常用于治疗不孕症、习惯性流产等疾病，也可用于治疗心血管疾病。因维生素E具有较强的还原性，药剂上常用作油溶液制剂的抗氧剂。

四、维生素K

维生素K是一类含萘醌结构、具有凝血作用的维生素的总称。它广泛存在于绿色植物中，尤以菠菜、白菜、萝卜、卷心菜中含量最为丰富。此外，瘦肉、牛肝、猪肝、蛋中的维生素K含量也较高。

维生素K有七种，其中维生素K_1、维生素K_2主要存在于绿色植物中，维生素K_3、维生素K_4为化学合成品。在所有的维生素K类中，维生素K_3的生物活性最强。

维生素K_3　Vitamin K_3

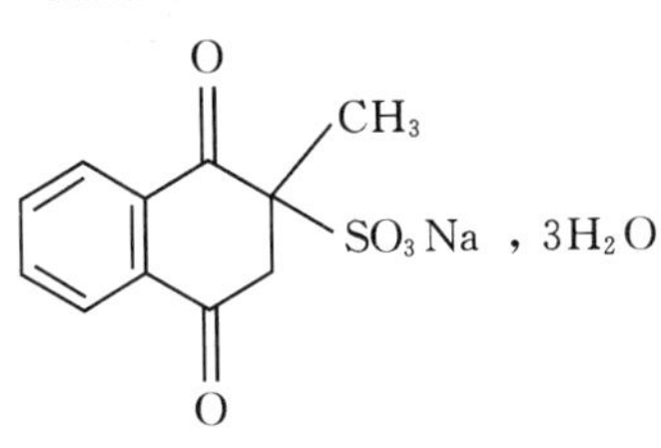

化学名:2-甲基-1,4-二氧代-1,2,3,4-四氢-萘-2-磺酸钠,又名亚硫酸氢钠甲萘醌。

本品为白色结晶或结晶性粉末;几乎无臭。有吸湿性。微溶于乙醇,不溶于乙醚和苯。

本品虽然属于脂溶性维生素,但由于结构上有亲水基团亚硫酸氢钠,故易溶于水。

本品水溶液遇光和热,部分可发生异构化,生成2-甲基-1,4-萘氢醌-3-磺酸钠和2-甲基-1,4-萘氢醌,活性降低。为防止这一反应的发生,可将溶液pH调至2～5,并加入稳定剂亚硫酸氢钠。

维生素K_3中的杂质2-甲基-1,4-萘氢醌-3-磺酸钠能与邻二氮菲试液作用,产生红色沉淀,而维生素K_3无此反应。

本品的水溶液与甲萘醌、亚硫酸氢钠间存在动态平衡。遇酸、碱或空气中的氧时亚硫酸氢钠分解,平衡被破坏,产生甲萘醌沉淀。光和热可加速此变化。加入焦亚硫酸钠并通入惰性气体,可增加本品稳定性。

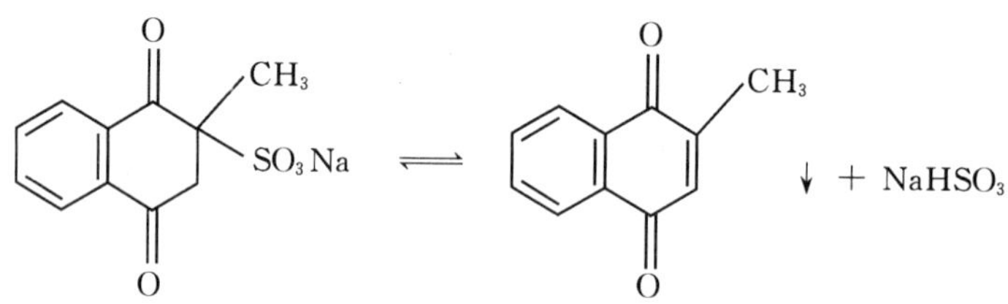

本品水溶液遇氢氧化钠试液析出甲萘醌黄色沉淀,遇稀盐酸在析出甲萘醌黄色沉淀的同时还放出二氧化硫气体。

本品为维生素类药。临床主要用于治疗凝血酶原过低症、新生儿出血症等。

课堂讨论

常见的脂溶性维生素有哪些?其中哪一个维生素溶解性较特殊,易溶于水?为什么?

知识拓展

注射用脂溶性维生素

本品为复方制剂,成分为维生素A、维生素D_2、维生素E、维生素K,主要用以满足儿童、成人每日对脂溶性维生素A、维生素D_2、维生素E、维生素K_1的生理需要。由于本品含维生素K_1,能与香豆素类抗凝血药发生相互作用,故二者不宜合用。

第二节　水溶性维生素

水溶性维生素包括维生素B族和维生素C。

一、维生素B族

维生素B族是从同一来源,如肝、酵母、米糠、麦麸等中分离得到的,所以虽然其化学结构和生理作用完全不同，但仍归为维生素B族。B族维生素主要包括维生素B_1（硫胺）、维生素B_2（核黄素）、维生素B_6（吡多辛）、维生素B_{12}（氰钴胺）、烟酸及烟酰胺等。

维生素B_1　Vitamin B_1

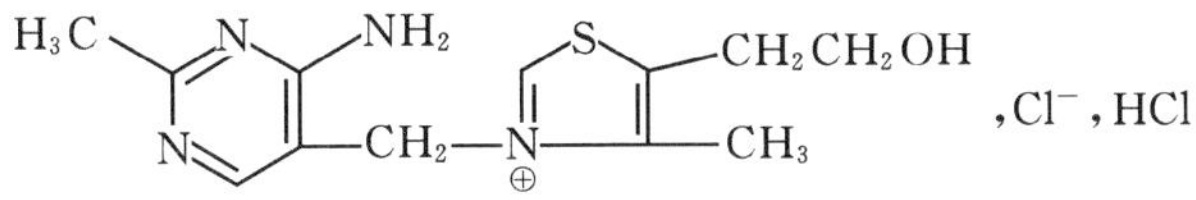

化学名：氯化4-甲基-3-[(2-甲基-4-氨基-5-嘧啶基)甲基]-5-(2-羟基乙基)噻唑鎓盐酸盐，又名盐酸硫胺。

本品为白色结晶或结晶性粉末；味苦；有微弱的特臭。熔点为245℃～250℃，熔融的同时分解。易溶于水，微溶于乙醇，不溶于乙醚。干燥品在空气中迅速吸收约4%水分。

本品固体在干燥条件下性质稳定，在密闭容器中长期放置，或于100℃加热24小时，均无明显变化。但其水溶液与空气接触，易被空气中的氧氧化成具有荧光的硫色素而失效。光、铜、铁等金属离子可加速其氧化。

本品在碱性条件下，噻唑环开环生成硫醇型化合物而失效。故本品注射液不能与碱性药物如磺胺类钠盐、氨茶碱、碳酸氢钠注射液等配伍使用。

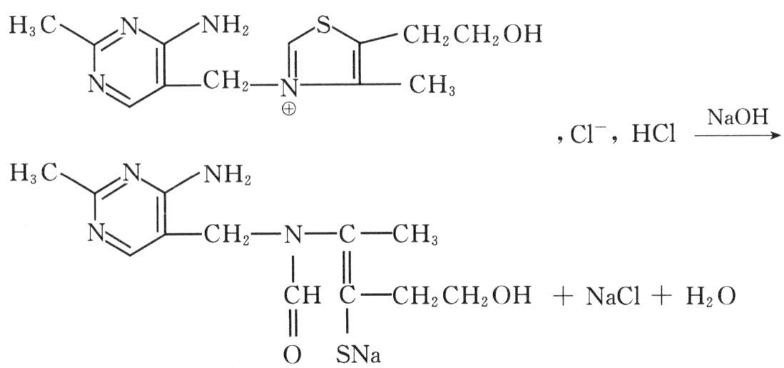

本品结构中的有机硫，能发生硫色素反应。即本品溶于氢氧化钠溶液中，生成硫醇化合物，继续被铁氰化钾氧化成硫色素，该色素溶于正丁醇中显蓝色荧光，加酸呈酸性，荧光消失，加碱荧光又复现。

本品水溶液遇碳酸氢钠、亚硫酸氢钠均能分解失效，故亚硫酸氢钠不可作为本品的抗氧剂。

本品分子中含有嘧啶环和噻唑环，能与某些生物碱沉淀试剂作用生成沉淀。如与碘化汞钾试剂反应生成黄色的沉淀（$B \cdot H_2Hg_2I_4$），与碘试剂反应生成红色沉淀（$B \cdot HI \cdot I_2$）。

本品为维生素类药。主要用于防治维生素B_1缺乏引起的脚气病，也可用于多发性神经炎和多种疾病的辅助治疗。

维生素 B_2 Vitamin B_2

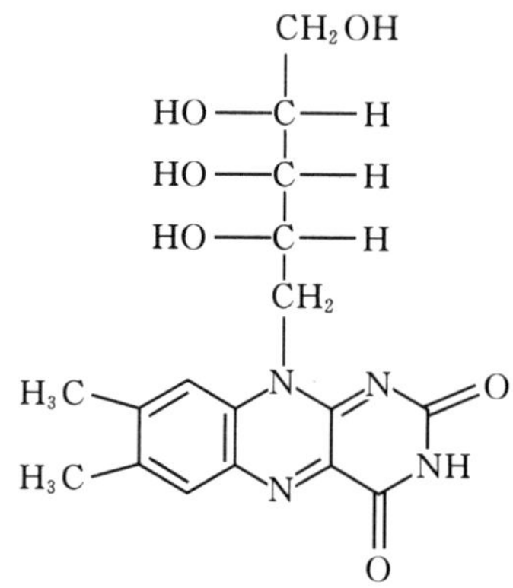

化学名:7,8-二甲基-10-[(2S,3S,4R)-2,3,4,5-四羟基戊基]-3,10-二氢苯并蝶啶-2,4-二酮,又名核黄素。

本品为橙黄色的结晶性粉末;微臭;味微苦。熔点为278℃～282℃,熔融的同时分解。微溶于水,不溶于乙醇或氯仿。

本品具有碳二酰亚胺结构,能互变异构为烯醇,故显弱酸性。同时由于结构上具有叔氨结构,显碱性。所以本品显酸碱两性,既能溶于稀氢氧化钠溶液,又能溶于稀酸。

本品水溶液呈黄绿色荧光,且荧光在pH为6.0～7.0时最强。若加酸或碱偏离此pH值范围,则本品发生解离,荧光立即消失。

本品干燥时性质稳定。其水溶液遇光极易分解,分解速度随温度和pH升高而加快。在碱性溶液中分解为感光黄素(光化黄),在酸性或中性溶液中则分解为光化色素(蓝色荧光素)。在避光条件下,本品的酸性水溶液较稳定,但在碱性溶液中极易分解变质,如本品在1%氢氧化钠溶液中24小时即可完全分解。

本品对过氧化氢等弱氧化剂比较稳定,但遇高锰酸钾等强氧化剂则易被氧化破坏。氧化产物遇连二亚硫酸钠或维生素C等还原剂时又可被还原为无色、无荧光的二氢核黄素并从水中析出,二氢核黄素悬浊液在空气中振荡,能再被氧化成核黄素。

本品为维生素类药。主要用于防治唇炎、舌炎、结膜炎和脂溢性皮炎等。

维生素 B_6 Vitamin B_6

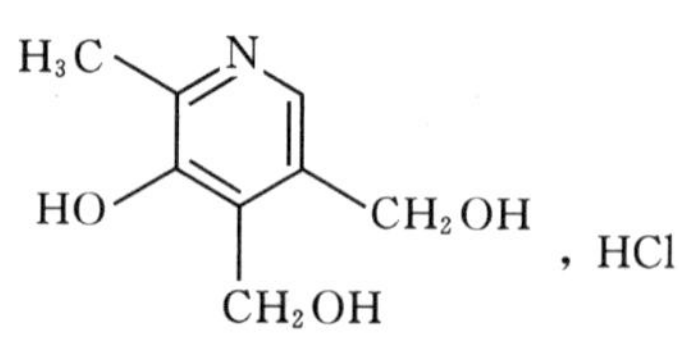

化学名:6-甲基-5-羟基-3,4-吡啶二甲醇盐酸盐,又名盐酸吡多辛、盐酸吡多醇。

在自然界中存在的维生素B_6除吡多辛外,还有吡多醛、吡多胺,它们在体内可相互转化。由于最初分离得到的是吡多辛,故一般将其作为维生素B_6的代表。

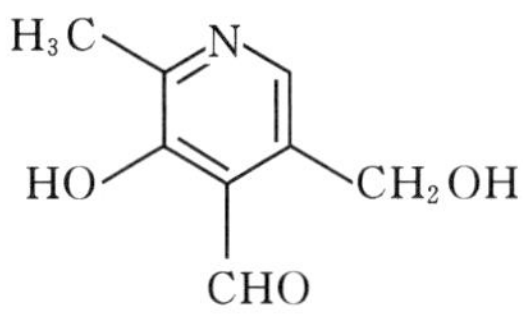

吡多醛

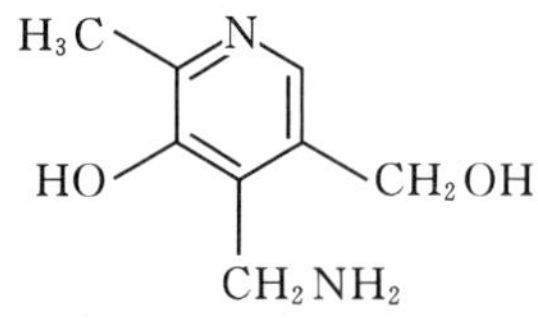

吡多胺

本品为白色或类白色的结晶或结晶性粉末，无臭，味微苦。熔点为205℃～209℃，熔融的同时分解。易溶于水，微溶于乙醇，不溶于氯仿和乙醚。本品干燥品对光和空气较稳定。由于结构上有三个羟基，其水溶液在空气中渐被氧化变色，且pH升高，氧化加速。除此之外，本品在中性或碱性溶液中见光还易发生聚合等其他变质反应，如本品中性水溶液受热至120℃左右，可发生两分子聚合而失去活性。

本品结构上有酚羟基，能与三氯化铁试剂反应呈红色。

本品能与氯化亚胺基-2,6-二氯醌试液反应生成蓝色化合物，继而转变为红色。

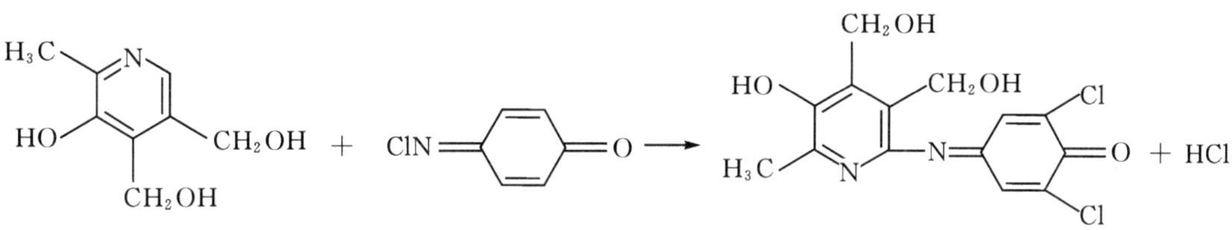

本品能与硼酸生成配合物，此配合物与氯化亚胺基-2,6-二氯醌试液不反应。而吡多醛和吡多胺不与硼酸生成配合物，所以在硼酸存在下仍能与氯化亚胺基-2,6-二氯醌试液反应呈色。据此，可区别吡多辛与吡多醛、吡多胺。

本品为维生素类药。用于防治异烟肼中毒，妊娠、放射病及抗癌药所致的呕吐、脂溢性皮炎等症。

二、维生素C

本类维生素广泛存在于柠檬、柑橘等水果、新鲜蔬菜及其他许多植物中。药用品由化学合成得到。

维生素C　Vitamin C

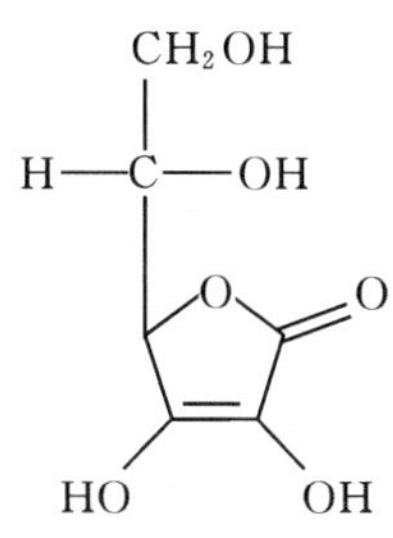

化学名：(*R*)-5-[(*S*)-1,2-二羟乙基]-3,4-二羟基-5*H*-呋喃-2-酮，又名L-抗坏血酸。

本品为白色结晶或结晶性粉末，久置色渐变黄；无臭；味酸。熔点为190℃～192℃，熔融的同时分解。本品易溶于水，略溶于乙醇，不溶于氯仿或乙醚。

本品中含有两个手性碳原子，故有四个光学异构体，其中 L(＋)-抗坏血酸活性最大。

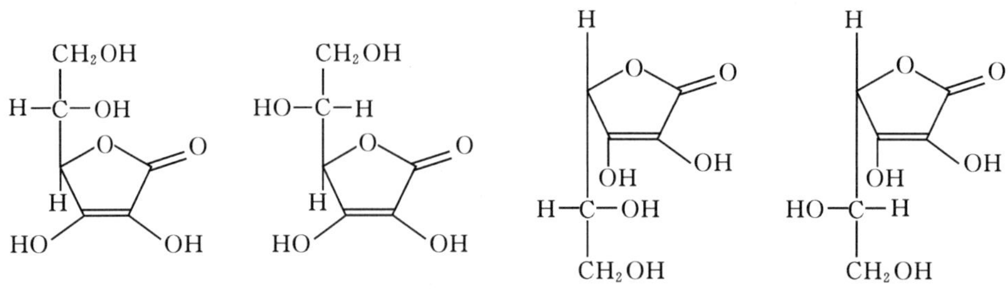

L(＋)抗坏血酸　D(－)异抗坏血酸　D(－)抗坏血酸　L(＋)异抗坏血酸

本品具有连二烯醇结构，所以显酸性，能与碳酸氢钠或稀氢氧化钠等碱性物质反应，生成本品的烯醇钠盐。

本品具有连二烯醇结构，具有较强的还原性，在水溶液中易被空气中氧或氧化性试剂如硝酸银、亚甲蓝、斐林试剂、三氯化铁、碘、二氯靛酚钠等氧化，且重金属离子可加速氧化反应的进行。本品被氧化成去氢维生素 C 后，可被水解生成 2,3-二酮古洛糖酸，并可被进一步氧化为苏阿糖酸和草酸。

本品结构上具有内酯结构，在空气、光线、温度的影响下，先氧化生成去氢维生素 C，后在一定条件下发生脱水、水解和脱羧反应生成糠醛，糠醛聚合呈色。这便是维生素 C 及其制剂在贮存中变色的主要原因。

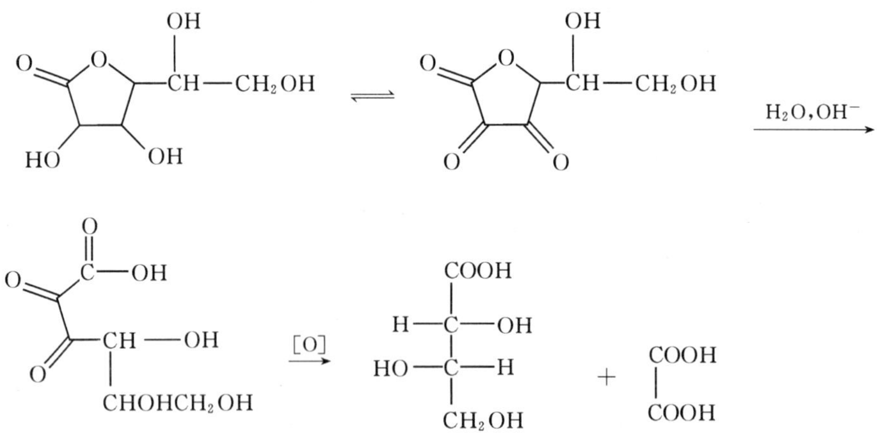

2,3-二酮古洛糖酸　苏阿糖酸　草酸

为增强本品的稳定性，防止本品被氧化和水解，在制片时采用干法制粒。配制其注射液时，使用二氧化碳饱和的注射用水，pH 控制在 5.0～7.0 之间，加入 EDTA 二钠和焦亚硫酸钠等作为稳定剂，通入二氧化碳或氮气等惰性气体置换安瓿液面上的空气。

本品水溶液，加入硝酸银试剂即产生黑色的金属银沉淀，加入二氯靛酚试液（试液本身为青色，在酸性溶液中为红色），溶液即由红色变为无色。

本品为维生素类药。主要用于防治坏血病，预防冠心病及各种急慢性传染病的辅助治疗。

由于本品具有较强的还原性，药剂上常用作水溶液制剂的抗氧剂。

课堂讨论

如何区别维生素 B_1 和维生素 C？为什么？

知识拓展

维生素 B_2 的发现

1879 年英国著名化学家布鲁斯发现牛奶的上层乳清中存在一种黄绿色的荧光色素，用各种方法提取都没有成功。1933 年，美国科学家哥尔倍格等从约 1000kg 牛奶中得到 18mg 这种物质。后来人们因为这种黄色物质分子式上有一个核糖醇，遂将其命名为核黄素，即维生素 B_2。

合成介绍

维生素 C 的合成

维生素 C 的合成有多种路线，我国创造的发酵法比较先进，具体步骤是以 D-葡萄糖为原料，氢化后得到 D-山梨糖，然后在醋酸菌酶作用下进行生物氧化，得到 L-山梨糖，后者再经过假单孢菌生物氧化，生成 2-酮-L-古龙酸，再经烯醇化和内酯化即得维生素 C。

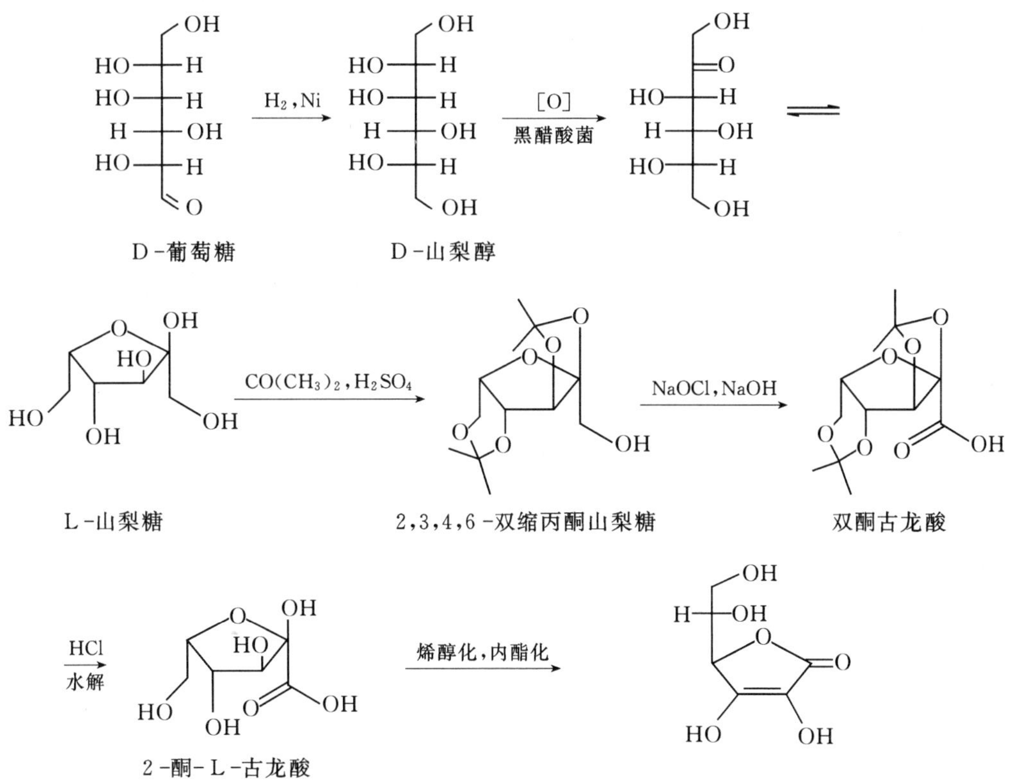

案例分析

1. 实验室有两瓶黄色液状药品，标签掉在了旁边。从标签得知两药是维生素 A 和维生素 E。王老师根据两药的理化性质，通过区别试验，轻易将两药区分出来，并将标签按区别出来的结果贴在了相应的药瓶上。试分析：

(1)如果是你，你会轻易将标签已掉的两瓶药随意扔掉吗？

(2)维生素 A 和维生素 E 分别有什么典型结构特点？分别有哪些较为专属的鉴别反应？

(3)王老师可能采用什么区别试验将两药进行区别？

2. 门诊药房刘组长在清理药物时，发现靠窗放置的未到有效期的维生素 C 注射液有三支变成了黄色。刘组长立即将已变色的三支维生素 C 注射液放入了报废药品箱中，并调整了其余维生素 C 注射液的搁放位置。试分析：

(1)你认为刘组长的处置方式正确吗？为什么？

(2)合格的维生素 C 注射液外观应该是什么性状？

(3)维生素 C 注射液为什么会变色？

(4)你认为刘组长应该将其余未变色的维生素 C 注射液调整到什么地方存放比较合适？除此之外还应采取什么措施来防止维生素 C 注射液变质失效？

考点提示

一、填空题

1. 维生素按其溶解性不同可分为__________和__________两类。

2. 因维生素 C 结构上具有__________结构，故可发生水解反应。

3. 维生素 B_6 包括__________、吡多醛和__________，它们在体内可相互转化。

4. 维生素 B_2 具有__________结构，能互变异构为烯醇，这是维生素 B_2 显酸碱两性中的酸性的原因。

二、单项选择题

1. 在脂溶性维生素中，由于结构上有亲水基团而易溶于水的是

A. 维生素 A　　B. 维生素 K_3

C. 维生素 E　　D. 维生素 D

2. 在以下维生素中，显酸碱两性的是

A. 维生素 A　　B. 维生素 D

C. 维生素 B_2　　D. 维生素 B_1

3. 在维生素 C 的四个光学异构体中，活性最大的是

A. L(＋)-抗坏血酸　　B. L(－)-抗坏血酸

C. D(＋)-抗坏血酸　　D. D(－)-抗坏血酸

4. 以下是维生素 A 结构式的是

A. 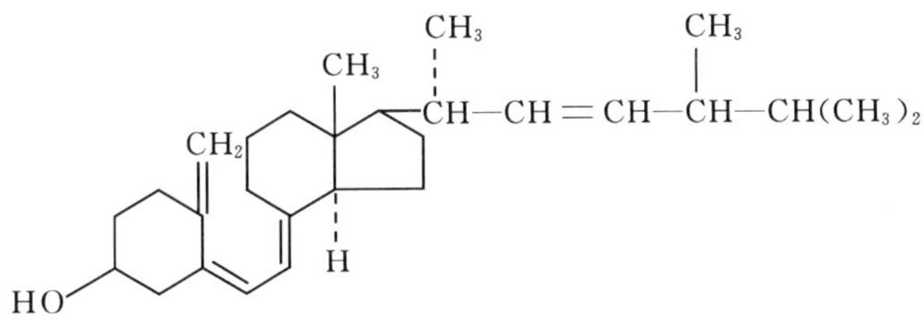

B. 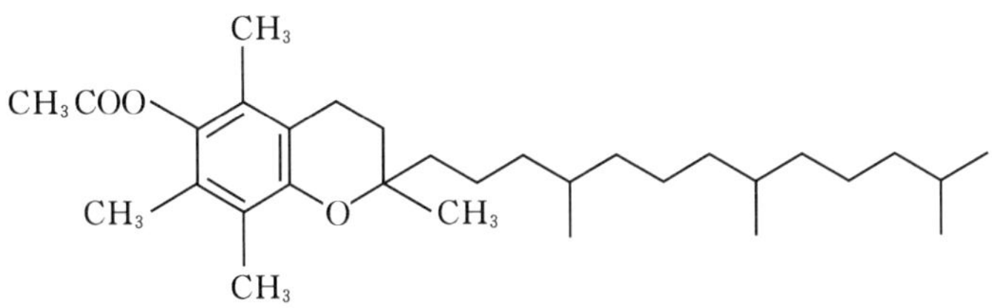

C. 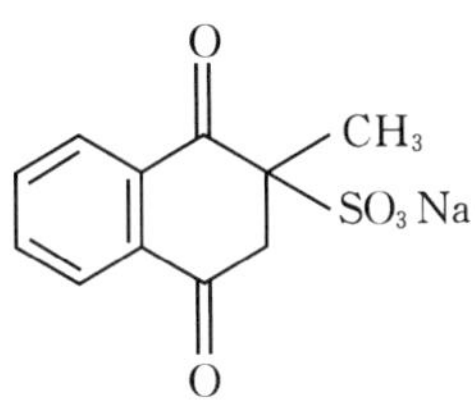

D. 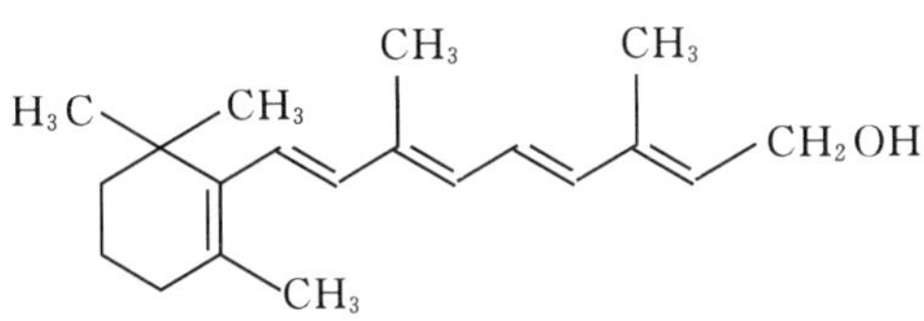

5. 以下能发生三氯化锑反应的是

A. 维生素 D　　B. 维生素 A

C. 维生素 B_2　　D. 维生素 K_1

6. 虽然属于水溶性维生素，但却几乎不溶于水的是

A. 维生素 B_6　　B. 维生素 K_3

C. 维生素 B_2　　D. 维生素 K_1

7. 由于具有较强的还原性，常用作油溶液制剂抗氧剂的是

A. 维生素 E　　B. 维生素 A

C. 维生素 B_2　　D. 维生素 C

8. 维生素 E 之所以叫生育酚，是因为其与生育有关，且结构上具有

A. 共轭多烯醇侧链　　B. 芳伯氨基

C. 酚羟基　　D. 连二烯醇

9. 由于具有较强的还原性，常用作水溶液制剂抗氧剂的是

A. 维生素 E　　B. 维生素 C

C. 维生素 B_2　　D. 维生素 B_6

10. 维生素 A 应

A. 遮光，密封在冷处保存

B. 遮光，密闭保存

C. 装于铝制或其他适宜的容器内，充氮气、密封，在凉暗处保存

D. 遮光，密封在干燥处保存

三、多项选择题

1. 以下属于水溶性维生素的药物有

A. 维生素 B_2　　B. 维生素 B_1

C. 维生素 K_3　　D. 维生素 B_6

2. 具有还原性可发生氧化变质反应的药物有

A. 维生素 A　　B. 维生素 D

C. 维生素 E　　D. 维生素 C

3. 以下能发生硝酸银反应的是

A. 维生素 C　　B. 维生素 B_6

C. 维生素 B_1　　D. 维生素 K_1

4. 以下显酸性的维生素有

A. 维生素 B_6　　B. 维生素 D

C. 维生素 E　　D. 维生素 C

5. 以下须遮光，密封保存的药物有

A. 维生素 B_2　　B. 维生素 A

C. 维生素 E　　D. 维生素 C

四、配伍选择题

（备选答案在前，试题在后。每组题均对应同一组备选答案，每题只有一个正确答案。每个备选答案可重复选用也可不选用。）

A. 维生素 A　B. 维生素 K　C. 维生素 E　D. 维生素 C　E. 维生素 D

1. 可用于防治坏血病的是

2. 可用于防治夜盲症的是

3. 可用于防治佝偻病的是

4. 与生育有关，可用于防治习惯性流产、不孕症的是

5. 与人体凝血功能有关的是

A. 共轭多烯醇侧链　B. 酚羟基　C. 异咯嗪环　D. 连二烯醇结构　E. 甲萘醌结构

6. 维生素 C 具有

7. 维生素 B_2 具有

8. 维生素 E 具有

9. 维生素 A 具有

10. 维生素 K_3 具有

A. 核黄素　B. 盐酸硫胺　C. 生育酚　D. 亚硫酸氢钠甲萘醌　E. 抗坏血酸

11. 维生素 C 的别名是

12. 维生素 B_2 的别名是

13. 维生素 B_1 的别名是

14. 维生素 E 的别名是

15. 维生素 K_3 的别名是

五、问答题

1. 维生素 C 及其制剂变色的原因是什么？应如何采取措施防止？

2. 维生素 A 能贮存在铁制容器中吗？为什么？你认为应如何贮存？

3. 维生素 K_3 属于脂溶性维生素但却易溶于水，为什么？

4. 如何采用化学方法区别维生素 B_1 和维生素 C？为什么？

（钟辉云　陈小兵）

第七章　抗肿瘤药

学习目标

【掌握】各类抗肿瘤药物的作用机制、代表性药物的结构、作用特点和主要用途。
【熟悉】各类抗肿瘤药物的结构类型及药效关系。
【了解】抗肿瘤药物发展的基本知识。

肿瘤是机体在各种致癌因素作用下，局部组织的细胞异常增生而形成的新生物，常表现为局部肿块。肿瘤细胞具有异常的形态、代谢和功能，它生长旺盛，常呈持续性生长。临床根据肿瘤对人体的危害程度将其分成两大类：良性肿瘤和恶性肿瘤。良性肿瘤细胞包在荚膜内，增殖慢，不发生转移；恶性肿瘤细胞不包在荚膜内，增殖异常迅速，能侵入周围组织，发生转移，具有很大的危害性。来源于上皮组织的恶性肿瘤叫“癌”，来源于间叶组织（包括结缔组织和肌肉）的恶性肿瘤叫“肉瘤”。通常所讲的“癌症”指的是所有的恶性肿瘤，包括“癌”与“肉瘤”等。多集中在胃、肝、肺、食管、子宫和乳腺等部位。肿瘤细胞的共同特点是与细胞增殖有关的基因被开启或激活，与细胞分化有关的基因被关闭或抑制。

抗肿瘤药是指治疗恶性肿瘤的药物，又称抗癌药。抗肿瘤药物按作用靶点可以分为以DNA为作用靶的药物，如烷化剂和抗代谢物；以有丝分裂过程为作用靶的药物，如某些天然抗肿瘤活性成分。本章按照药物的作用原理和来源分类，重点讨论生物烷化剂、抗代谢药物、抗肿瘤天然药物有效成分和抗肿瘤抗生素、小分子靶向抗肿瘤药等。

第一节　生物烷化剂

生物烷化剂，是使用最早的一类抗肿瘤药物，能在体内与生物大分子发生烷基化反应，属于细胞毒类药物。这类药物在体内能形成缺电子活泼中间体或其他具有活泼的亲电性基团的化合物，进而与生物大分子（如DNA、RNA或某些重要的酶类）中富电子基团（如氨基、巯基、羟基、羧基、磷酸基等）进行亲电反应，形成共价结合，使其丧失活性或使DNA分子发生断裂。

该类药物抗肿瘤活性强，但选择性差，在抑制和毒害增生活跃的肿瘤细胞的同时，对其他增生较快的正常细胞，如骨髓细胞、肠上皮细胞和毛发细胞等也产生抑制作用，会产生许多严重的副作用，如恶心、呕吐、骨髓抑制、脱发等。同时易产生耐药性而明显降低甚至失去治疗作用。按照化学结构的不同，生物烷化剂可分为氮芥类、乙撑亚胺类、亚硝基脲类、甲磺酸酯类与卤代多元醇类、金属铂配合物等。

一、氮芥类

氮芥类药物的发现源于芥子气，第一次世界大战期间使用芥子气作为毒气，实际上是一种烷化剂毒剂。后来发现芥子气对淋巴癌有治疗作用，由于对人的毒性太大，不可能作为药用，但在此药基础上发展出氮芥类抗肿瘤药。所有氮芥类化合物的结构可以分为两部分：烷基化部分（双-β-氧乙氨基）和载体部分。

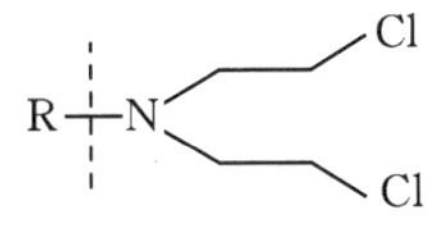

载体　　烷基化

烷基化部分是抗肿瘤活性的功能基，载体部分可以用于改善该类药物在体内的吸收、分布等药代动力学性质，提高药物的选择性和活性，降低药物的毒性。因此，设计选用不同的载体对氮芥类药物的研究开发具有重要的意义。

根据载体结构的不同，氮芥类药物又可分为脂肪氮芥、芳香氮芥、氨基酸氮芥、甾体氮芥及杂环氮芥等。

（一）脂肪氮芥

当氮芥的载体部分为脂肪烃基时，称为脂肪氮芥。

脂肪氮芥是最早应用于临床的抗肿瘤药物之一。脂肪氮芥的氮原子碱性较强，在游离状态和生理 pH(7.4)时，易和β位的氯原子作用生成高度活泼的乙撑亚铵正离子。乙撑亚铵正离子为亲电性的强烷化剂，极易与细胞中的亲核中心起烷化反应。

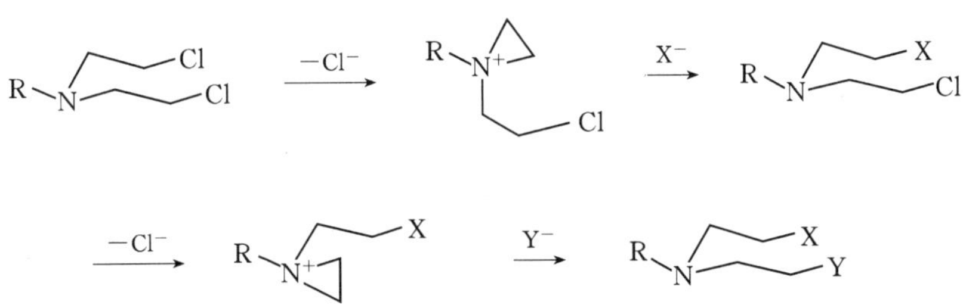

脂肪氮芥的烷化历程一般认为是双分子亲核取代反应（S_N2），反应速率与烷化剂和亲核中心的浓度相关。脂肪氮芥属强烷化剂，对肿瘤细胞的杀伤能力较大、抗瘤谱较广，但选择性比较差，毒性也较大。

目前在临床上使用的脂肪族氮芥有多种，如盐酸氮芥、盐酸氧氮芥等。盐酸氮芥是最早用于临床并取得突出疗效的抗肿瘤药物。

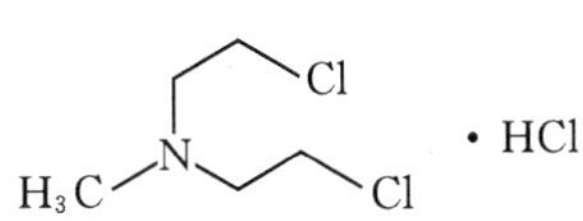

盐酸氮芥

为了改变脂肪氮芥的缺点，人们以氮芥为先导化合物进行结构修饰，通过减少氮原子上的电子云密度来降低氮芥的反应性，达到降低其毒性的作用，但这样修饰也降低了氮芥的抗肿瘤活性。

(二)芳香氮芥

将氮原子上的R基用芳香环进行取代，得到芳香氮芥。芳环的引入可使氮原子上的孤对电子和苯环产生共轭作用，减弱了氮原子的碱性，其作用机制也发生了改变，不像脂肪氮芥那样很快形成稳定的环状乙撑亚胺离子，而是失去氯原子形成碳正离子中间体，再与亲核中心作用。其烷化历程一般是单分子亲核取代反应(S_N1)，反应速率取决于烷化剂的浓度。

芳香氮芥常见的是芳基烷酸氮芥，构效关系研究表明当苯环和羧基之间相隔3个碳原子时效果最好。如苯丁酸氮芥(Chlorambucil，即瘤可宁 Leukeran)的抗肿瘤作用最强，口服有效，主要用于治疗慢性淋巴细胞白血病，对淋巴肉瘤、霍奇金病、卵巢癌也有较好的疗效。临床上用其钠盐，水溶性好，易被胃肠道吸收，在体内逐渐转变成游离苯丁酸氮芥而起作用。

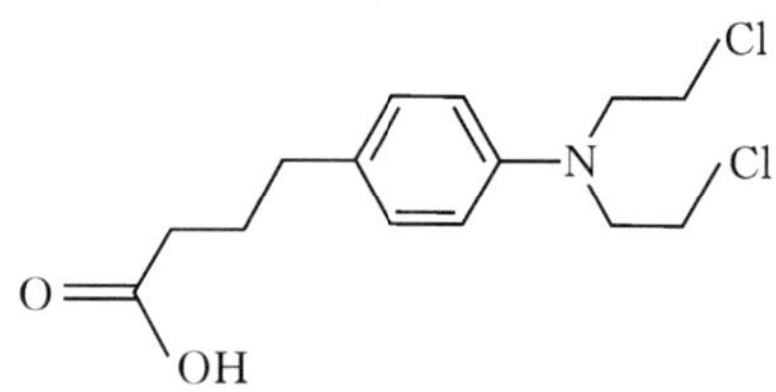

苯丁酸氮芥

(三)氨基酸氮芥

如果载体为氨基酸，则为氨基酸氮芥。引入天然氨基酸的目的是增加药物在肿瘤部位的浓度和亲和性，从而增加药物的选择性和疗效，降低其毒性。如以苯丙氨酸为载体的美法仑(Melphalan，溶肉瘤素)对卵巢癌、乳腺癌、淋巴肉瘤和多发性骨髓癌等有较好的疗效，但其选择性仍不高，且须注射给药。

对氨基进行酰化常常是用来降低药物毒性的方法之一。中国学者在美法伦的基础上将氨基进行甲酰化得到氮甲(甲酰溶肉瘤素，Formylmerphalan)，选择性有所提高。

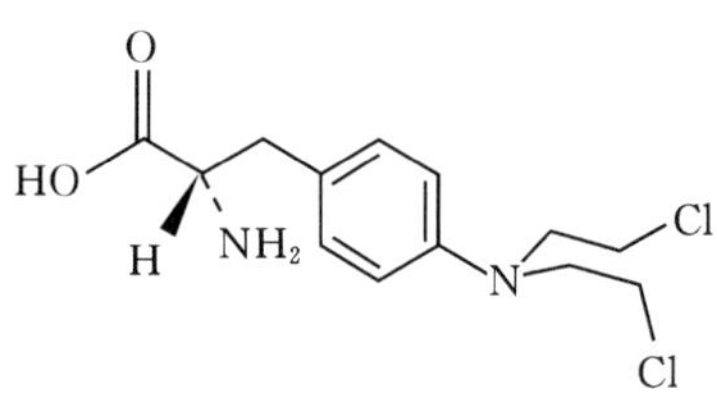

美法仑

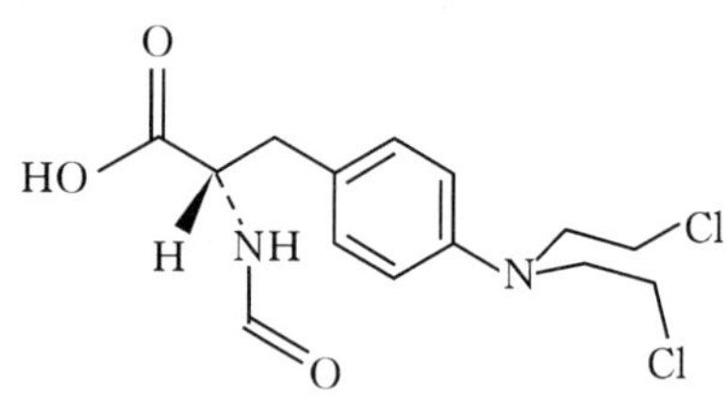

氮甲

美法仑和氮甲分子中都含有一个手性碳原子，存在两个旋光异构体，左旋体(L型)的活性强于右旋体(D型)，临床使用的是外消旋体，作用介于二者之间。

氮甲的适应证和美法仑基本相同，但选择性较美法仑高，毒性也低于美法仑，可口服给药。临床上氮甲对精原细胞瘤的疗效较为显著，对多发性骨髓瘤、恶性淋巴瘤也有效。

(四)甾体氮芥

由于某些肿瘤细胞中存在甾体激素受体，以甾体激素作为载体，可增加药物对肿瘤组织的选择性，同时又具有烷化剂和激素的双重作用。如苯丁酸氮芥的羧基与氢化泼尼松的C-21羟基进行酯化得到泼尼莫司汀(Prednimustine)，临床用于治疗恶性淋巴瘤和慢性淋巴细胞型白血病，选择性好，毒性比苯丁酸氮芥小。在雌二醇分子中引入氮芥，得到磷酸雌莫司汀，主要用于治疗前列腺癌。

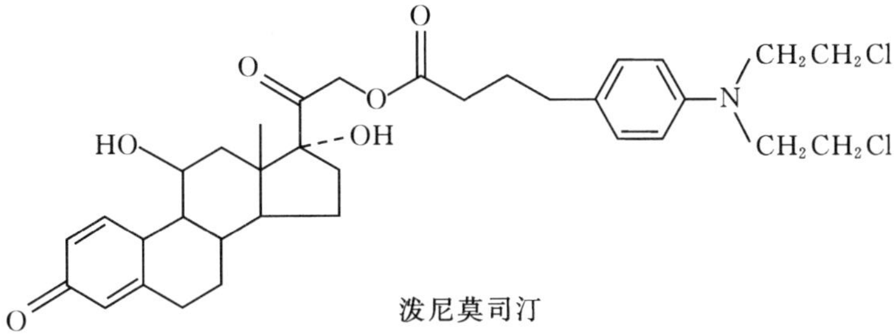

泼尼莫司汀

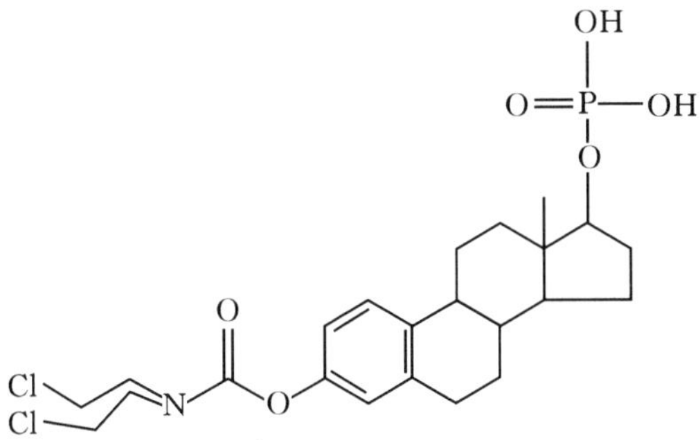

磷酸雌莫司汀

(五)杂环氮芥

以杂环为载体形成的氮芥为杂环氮芥，如以嘧啶衍生物作为载体的胸腺嘧啶氮芥、乌拉莫司汀和嘧啶苯芥等。

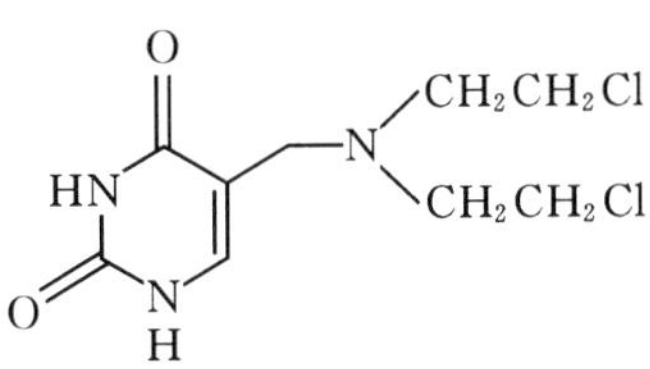

胸腺嘧啶氮芥

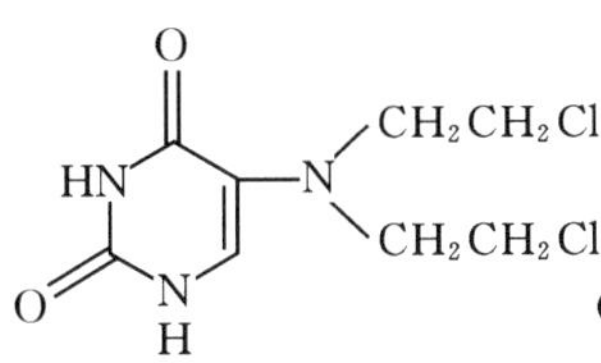

乌拉莫司汀

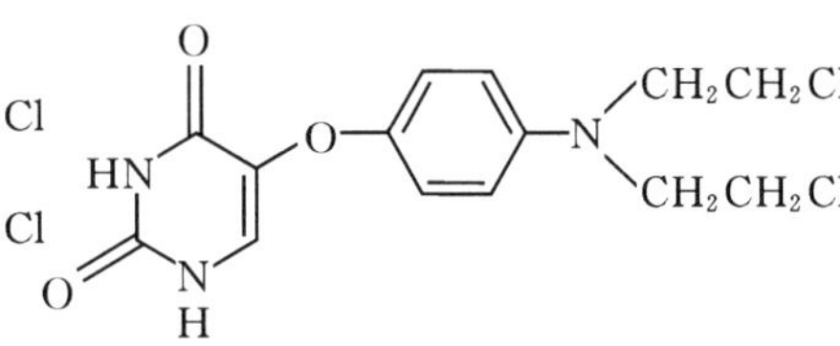

嘧啶苯芥

胸腺嘧啶氮芥适用于骨肉瘤、卵巢癌、恶性淋巴瘤等的治疗。乌拉莫司汀用于慢性粒细胞及淋巴细胞白血病、恶性淋巴瘤的治疗。嘧啶苯芥对多种肿瘤如慢性粒细胞白血病、淋巴瘤、乳腺癌均有较好的疗效。

如以吸电子的环状磷酰胺内酯为载体则得到环磷酰胺。

环磷酰胺　Cyclophosphamide

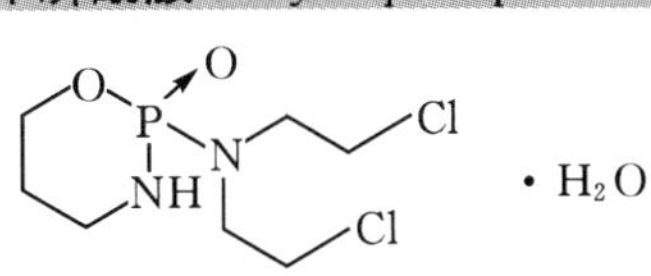

化学名：*P*-[*N*,*N*-双(β-氯乙基)]-1-氧-3-氮-2-磷杂环己烷-*P*-氧化物一水合物，又名癌得星(Endoxan,Cytoxan)。

本品为白色结晶或结晶性粉末；失去结晶水即液化。熔点 48.5℃～52℃。在乙醇中易溶，在水或丙酮中溶解。

环磷酰胺的水溶液不稳定，磷酰胺基易发生水解而失去生物烷化作用，故应在溶解后短期内使用。

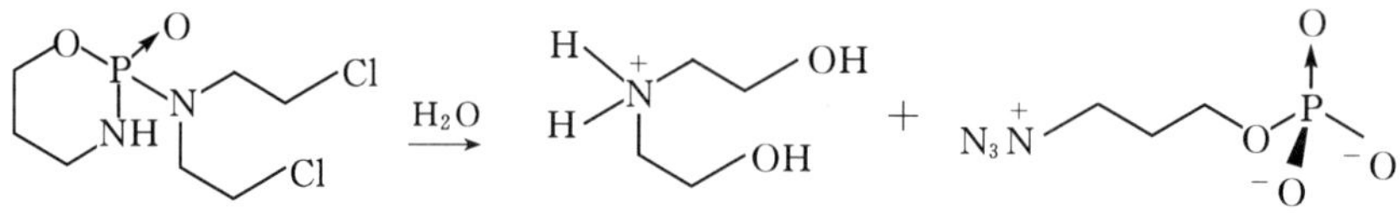

本品与无水碳酸钠混合，加热熔融后，放冷，加水使溶解，滤过，滤液加硝酸酸化后，显氯化物与磷酸盐的鉴别反应。

有报道认为，肿瘤细胞中磷酰胺酶的活性高于正常细胞，据此设计在氮芥的氮原子上连有一个吸电子的环状磷酰胺内酯即得环磷酰胺。分子中磷酰胺基为吸电子基团，可降低氮原子上的电子云密度，从而降低氯原子的烷基化能力，提高其选择性，降低毒性。

环磷酰胺是前体药物，在体外对肿瘤细胞无效，在体内经酶代谢活化后发挥作用，在肿瘤组织中被磷酰胺酶催化水解成活性的去甲氮芥[$HN(CH_2CH_2Cl)_2$]而起作用。

环磷酰胺的代谢主要发生在环上，在肝中被细胞色素 P450 氧化酶氧化生成 4-羟基环磷酰胺，再进一步氧化成无毒的 4-酮基环磷酰胺，也可经过互变异构生成开环的醛基化合物；醛基化合物再进一步氧化生成无毒的羧酸化合物，也可经 β-消除（逆 Michael 加成反应）生成丙烯醛和磷酰氮芥；磷酰氮芥及羧酸化合物都可经非酶水解生成去甲氮芥。丙烯醛、磷酰氮芥和去甲氮芥都是较强的烷化剂。在生理 pH 条件下，磷酰氮芥上的羟基解离成氧负离子，该负离子的电荷分散在磷酰胺的两个氧原子上，降低了磷酰基对氮原子的吸电子作用，使得磷酰氮芥仍具有较强的烷基化能力。

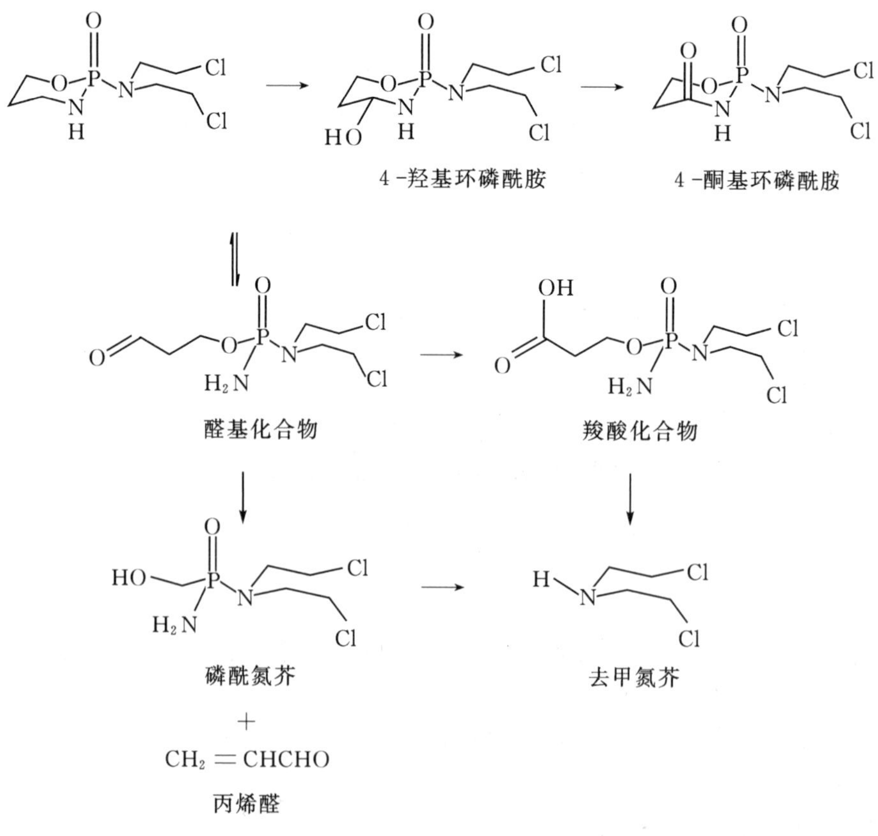

环磷酰胺为临床常用药物，抗瘤谱较广，主要用于恶性淋巴瘤、急性淋巴细胞白血病、多发性骨髓瘤、肺癌、神经母细胞瘤等，对乳腺癌、卵巢癌、鼻咽癌也有效；其毒性比其他氮芥类药物小，一些病例观察到有膀胱毒性，可能与代谢产物丙烯醛有关。

二、乙撑亚胺类

脂肪氮芥类药物主要是通过乙撑亚胺活性中间体而发挥烷基化作用，受此启发，设计合成了一系列直接含有活性乙撑亚胺基团的化合物。为了降低乙撑亚胺基团的反应性，在氮原子上引入吸电子基团以降低其毒性，如替派（Tepa）和塞替派（Thiotepa）。

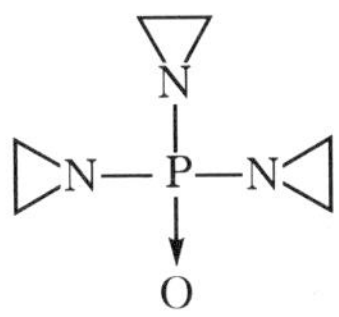

替派

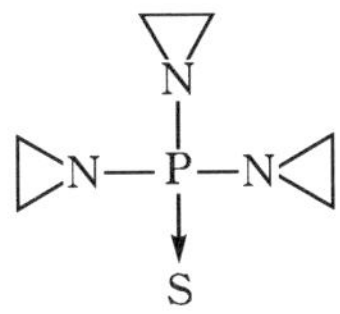

塞替派

替派和塞替派是通过分子中的环丙基分别在 DNA 中的腺嘌呤、鸟嘌呤的 N 上进行烷基化而起作用。

替派主要用于治疗白血病。

塞替派　Thiotepa

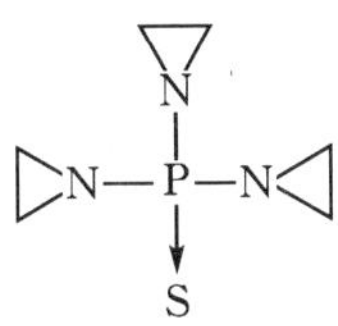

化学名：1，1′，1″-硫次膦基三氮丙啶，又名三胺硫磷、三乙烯硫代磷酰胺。

本品为白色鳞片状结晶或结晶性粉末；无臭或几乎无臭。熔点为 52℃～57℃。在水、乙醇或三氯甲烷中易溶，在石油醚中略溶。

本品稳定性差，遇酸后乙撑亚胺环开环生成聚合物而失效。

本品加无水碳酸钠混合后，炽灼至灰化，加水溶解后加稀硝酸酸化，分子中的硫氧化为硫酸盐，磷生成磷酸盐。将该溶液分成两份，一份加钼酸铵试液，加热，生成磷钼酸铵黄色沉淀；另一份加氯化钡则产生白色硫酸钡沉淀。

塞替派分子中由于含有硫代磷酰基，脂溶性大，对酸不稳定，不能口服，在胃肠道中吸收较差，须通过静脉注射给药。进入体内后迅速分布到全身，在肝中很快被肝 P450 酶系代谢生成替派而发挥作用，因此塞替派也可认为是替派的前体药物。

塞替派临床上主要用于卵巢癌、乳腺癌、膀胱癌和消化道癌的治疗，是膀胱癌的首选治疗药物，可直接注射入膀胱，效果较好。

三、亚硝脲类

亚硝脲类抗肿瘤药物的结构中具有 β-氯乙基-N-亚硝基脲的结构单元，是典型的烷化剂，具有广谱的抗肿瘤活性。

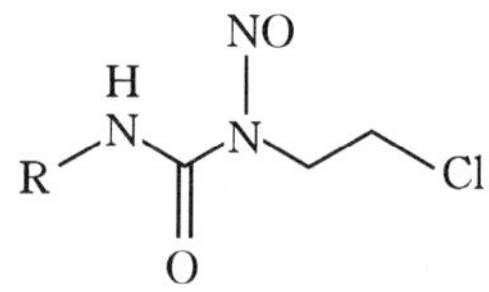

由于N-亚硝基的存在，使得连有亚硝基的氮原子与相邻的羰基之间的键变得不稳定，在生理pH条件下发生分解生成亲电基团，这些亲电基团对DNA进行烷基化而发挥抗肿瘤活性。

亚硝基脲类药物有卡莫司汀(Carmustine)、洛莫司汀(Lomustine)、司莫司汀(Semustine)、尼莫司汀(Nimustine)、链佐星(Streptozocin)和氯脲霉素(Chlorozotocin)等。

卡莫司汀 Carmustine

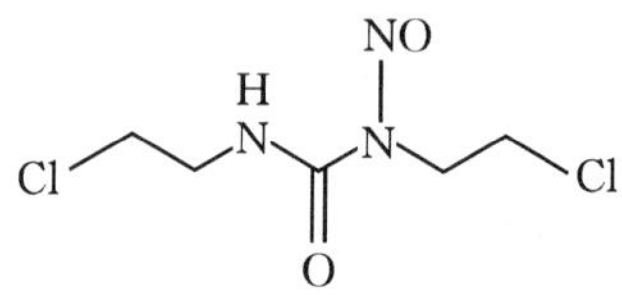

化学名：1,3-双(2-氯乙基)-1-亚硝基脲，又名卡氮芥、BCNU。

本品为无色至微黄或微黄色的结晶或结晶性粉末，无臭。熔点为30℃～32℃，熔融时同时分解。在甲醇或乙醇中溶解，在水中不溶。

本品含有脲基及亚硝基，在酸性或碱性条件下均不稳定，加氢氧化钠水解，用稀硝酸酸化后，再加硝酸银试液，可生成白色氯化银沉淀。

由于本品不溶于水，且有较高的脂溶性，在聚乙二醇、葡萄糖溶液中较稳定，故其注射液为聚乙二醇的灭菌溶液。

本品主要用于治疗脑瘤及中枢神经系统肿瘤，对恶性淋巴瘤、多发性骨髓瘤、急性白血病及霍奇金病也有效，与其他抗肿瘤药合用可增强疗效。

四、甲磺酸酯类与卤代多元醇类

生物烷化剂是通过离去基团的离去以及与生物大分子的结合(S_N1或S_N2反应)而起作用。可以认为，凡是具有上述性质的化合物均有可能成为具有抗肿瘤作用的生物烷化剂。甲磺酸酯及卤代多元醇类化合物即属于此类非氮芥类的烷化剂。

(一)甲磺酸酯类

由于甲磺酸酯基具有较好的离去性质，使C—O键容易断裂，并参与细胞内多种成分反应，人们就着手研究双磺酸酯类化合物，希望从中找到有效的新的生物烷化剂。研究表明，1～8个亚甲基的双甲磺酸酯具有较强的抗肿瘤活性，其中活性最强的为4个亚甲基的化合物白消安。

白消安 Busulfan

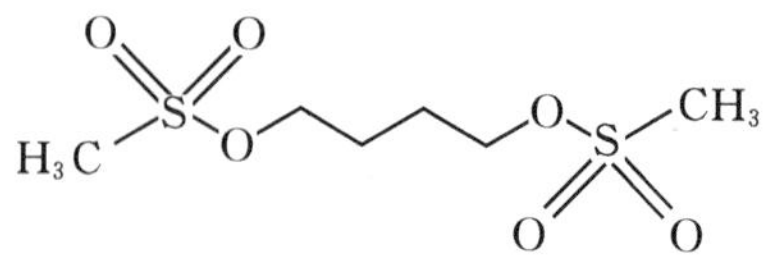

化学名：1,4-丁二醇二甲磺酸酯，又称为马利兰(Myleran)。

本品为白色结晶性粉末;几乎无臭。熔点为 114℃～118℃。在丙酮中溶解,在水和乙醇中微溶。

本品在碱性条件下水解生成丁二醇,再脱水生成具有乙醚样特臭的四氢呋喃。

本品加硝酸钾与氢氧化钾加热熔融,生成硫酸盐,能与氯化钡生成白色硫酸钡沉淀。

白消安是双功能烷化剂,可以对 DNA 分子中鸟嘌呤 N－7 进行烷基化而产生交联,也可以使氨基酸、蛋白质中的－SH 双烷基化,并进一步从分子中除去其 S 原子。

由于甲磺酸酯的特点,白消安口服吸收良好,吸收后迅速分布到各组织中。在体内甲磺酸酯经代谢后生成甲磺酸,代谢速度比较慢,自尿液中缓慢排出,24 小时排出不足 50%,故反复用药可引起蓄积。

白消安临床上主要用于治疗慢性粒细胞白血病,也可用于原发性血小板增多症及真性红细胞增多症。主要不良反应为消化道反应及骨髓抑制。

(二)卤代多元醇类

卤代多元醇类药物在体内转化为烷化能力很强的环氧化合物后可起到抗肿瘤的作用。如二溴甘露醇(Mitobronitol)和二溴卫矛醇(Mitolactol),两者在体内都脱去溴化氢,形成双环氧化物而产生烷化作用。

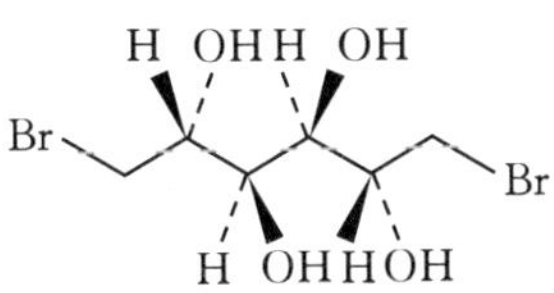

二溴甘露醇

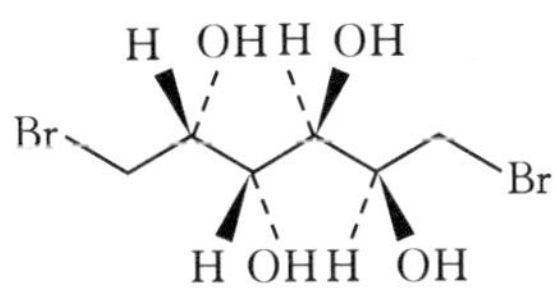

二溴卫矛醇

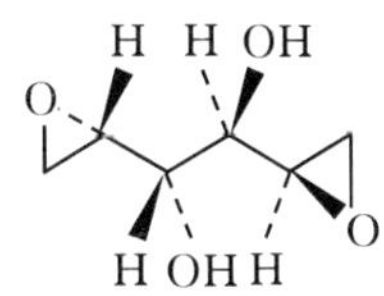

脱水卫矛醇

二溴甘露醇主要用于治疗慢性粒细胞白血病。二溴卫矛醇抗瘤谱更广,对某些实体瘤如胃癌、肺癌、结直肠癌、乳腺癌等有一定的疗效。

脱水卫矛醇(Dianhydrogalactitol)可以看成是二溴卫矛醇脱去溴化氢后的产物。该药对 L_{1210} 白血病的疗效比二溴卫矛醇强三倍,并能通过血脑屏障,对支气管肺癌、胃肠道及泌尿道肿瘤有效。

脱水卫矛醇的双乙酰化物、二乙酰脱水卫矛醇毒性比脱水卫矛醇还要小。

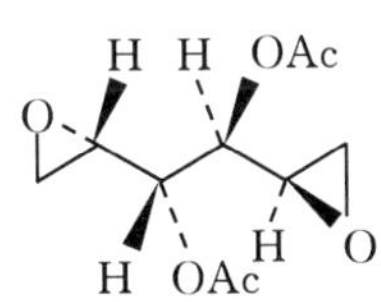

二乙酰脱水卫矛醇

五、金属铂配合物

金属铂配合物的抗肿瘤活性研究起始于 20 世纪 60 年代,由于发现顺铂对动物肿瘤有强烈的抑制活性,引起人们对金属配合物抗肿瘤研究的关注,证实铂、铑、钌、锗、锡等的配合物具有抗肿瘤活性,其中尤以铂的配合物引起人们的极大重视。

目前临床常用的铂类配合物有顺铂、卡铂和奥沙利铂等,是治疗实体肿瘤的一线药物。

顺铂 Cisplatin

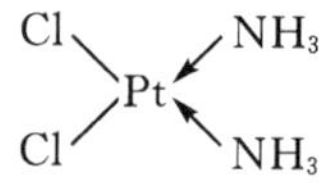

化学名:(*Z*)-二氨二氯铂,又名顺氯氨铂。

本品为亮黄色至橙黄色的结晶性粉末;无臭。在二甲基亚砜中易溶,在二甲基甲酰胺中略溶,在水中微溶,在乙醇中不溶。

本品加硫酸显灰绿色。

本品为顺式异构体,其反式异构体无效。顺铂在室温条件下对光和空气稳定,室温条件下可长期贮存。加热至170℃时转化为反式,270℃分解成金属铂。顺铂水溶液不稳定,水解转化为反式异构体和生成水合物,顺铂水合物进一步水解生成无抗肿瘤活性且有剧毒的低聚物;顺铂低聚物在0.9%氯化钠水溶液中可迅速完全转化为顺铂,因此临床上使用其含氯化钠的注射液不会导致中毒危险。

顺铂在甘露醇、葡萄糖和苯甲醇中稳定,可制成含甘露醇和氯化钠的冷冻干粉,临用前用注射用水溶解配制成溶液。

顺铂的作用机制是使肿瘤细胞DNA复制停止,阻碍细胞的分裂。顺铂进入体内后,可扩散通过细胞膜进入细胞内,由于细胞内Cl^-浓度低,顺铂水解为带正电荷的水合物,再解离生成羟基配合物。羟基配合物和水合物比较活泼,与DNA的两个鸟嘌呤碱基7-位氮配合形成五元环螯合物,从而破坏了两条多聚核苷酸链上嘌呤基和胞嘧啶之间的氢键,扰乱DNA的正常双螺旋结构,使其局部变性失活而丧失复制能力,反式铂配合物则无此作用。

顺铂是第一个用于临床的抗肿瘤铂配合物,具有广谱的抗肿瘤活性,为治疗睾丸癌和卵巢癌的优势药物,并用于治疗膀胱癌、前列腺癌、肺癌、头颈部癌、乳腺癌、恶性淋巴癌和白血病等。与甲氨蝶呤、环磷酰胺等有协同作用,无交叉耐药性,并有免疫抑制作用。

顺铂水溶性差,且只能注射给药,半衰期短,并伴有严重的肾、胃肠道毒性、耳毒性及神经毒性,毒副作用较大,长期使用会产生耐药性;对乳腺癌和结肠癌等疗效较低;有些肿瘤对顺铂天生具有耐药性,有些肿瘤在接受初始治疗后产生耐药性。为了进一步增强抗肿瘤活性和降低毒副作用,后又相继开发了卡铂(Carboplatin)、奥沙利铂(Oxaliplatin)等其他金属铂配合物。

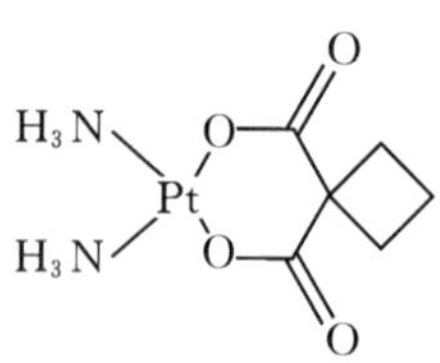

卡铂

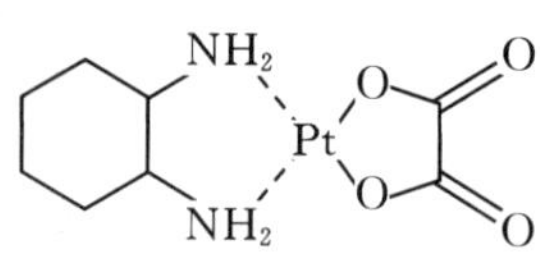

奥沙利铂

课堂讨论

为什么环磷酰胺的毒性比其他氮芥类抗肿瘤药物的毒性小?

知识拓展

氮芥类药物的发现

氮芥类药物源于芥子气，芥子气发现于1822年。其在纯液态时是一种略带甜味的无色油状液体，但工业品呈黄色或深褐色，并有芥末味。芥子气又称硫芥，是糜烂性毒剂，它能直接损伤组织细胞，引起局部炎症，吸收后能导致全身中毒。正常条件下，仅0.2mg/L的浓度就可使人受到毒害，在神经性毒剂出现之前，它有“毒剂王”之称。一战后期，德国首先作为化学武器使用。后来发现其对淋巴癌有治疗作用，但由于对人的毒性太大，不可能作为药用，而在此基础上发展出氮芥类抗肿瘤药。

第二节　抗代谢物

抗代谢物是指能与体内代谢物发生特异性结合，从而影响或拮抗代谢功能的药物，通常它们的化学结构与体内的核酸或蛋白质代谢物相似。抗代谢药物通过干扰DNA合成中所需的嘌呤、嘧啶、叶酸及嘧啶核苷的合成和利用，从而抑制肿瘤细胞的生存和复制而导致肿瘤细胞死亡。目前尚未发现肿瘤细胞有独特的代谢途径，但由于肿瘤细胞的生长过程中所需代谢物的量与正常细胞不同，所以用抗代谢物仍可杀死更多的肿瘤细胞，而对正常细胞影响较小。但实际上该类药物的选择性差，对增殖较快的正常组织如骨髓、消化道黏膜等也呈现一定的毒性。

抗代谢药物是利用代谢拮抗原理设计的抗肿瘤药物，大多数是对正常代谢物的结构做细微的改变而得到，例如利用生物电子等排原理，以F或CH_3代替H，以S或CH_2代替O，以NH_2或SH代替OH等，因此药物与正常代谢物（如嘧啶、嘌呤、叶酸等）的结构非常相似。

抗代谢药物是肿瘤化疗常用的药物，在肿瘤的化学治疗上占有较大的比重（约为40%）。其抗瘤谱相对于烷化剂较窄，临床上多数用于治疗白血病，但对某些实体瘤也有效。由于抗代谢药物的作用点各异，一般无交叉耐药性。

常用的抗代谢药物有嘧啶类抗代谢物、嘌呤类抗代谢物和叶酸类抗代谢物等。

一、嘧啶类抗代谢物

嘧啶类抗代谢物主要包括尿嘧啶类和胞嘧啶类。

（一）尿嘧啶类

尿嘧啶是体内正常的嘧啶碱基，其掺入肿瘤组织的速度比其他嘧啶快。根据生物电子等排原理，以卤原子代替氢原子得到卤代尿嘧啶衍生物。由于氟的原子半径和氢的原子半径相近，用氟原子取代尿嘧啶中的氢原子后，氟化物的体积与原化合物几乎相等，加之C－F键特别稳定，在代谢过程中不易分解，因此以氟原子代替尿嘧啶5位上的氢原子，得到的氟尿嘧啶抗肿瘤作用最好。

氟尿嘧啶能在分子水平上代替正常代谢物尿嘧啶，抑制胸腺嘧啶合成酶使其失活，从而抑制DNA的合成，最后导致肿瘤细胞死亡。

氟尿嘧啶 Flurouracil

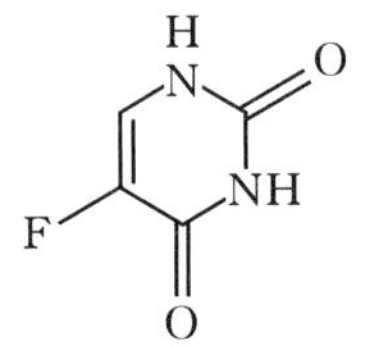

化学名：5-氟-2,4(1*H*,3*H*)-嘧啶二酮，简称 5-FU。

本品为白色或类白色的结晶或结晶性粉末。在水中略溶，在乙醇中微溶，在三氯甲烷中几乎不溶；在稀盐酸或氢氧化钠溶液中溶解。

本品结构中有烯键，遇溴试液发生加成反应，溴的红色消失。

本品的水溶液加氢氧化钡试液生成紫红色沉淀。

氟尿嘧啶在空气及水溶液中都非常稳定。在亚硫酸钠水溶液中较不稳定，亚硫酸氢根离子与氟尿嘧啶的5,6-位双键进行加成，生成5-氟-5,6-二氢-6-磺酸尿嘧啶；后者不稳定，消去 SO_3H^- 生成氟尿嘧啶，或消去 F^- 生成6-磺酸基尿嘧啶。氟尿嘧啶在强碱中则开环，生成2-氟-3-脲丙烯酸和氟丙醛酸。

氟尿嘧啶的抗瘤谱比较广，对绒毛膜上皮癌、恶性葡萄胎和白血病有显著疗效，对结肠癌、直肠癌、胃癌和乳腺癌、头颈部癌等有效，是治疗实体肿瘤的首选药物。

氟尿嘧啶的疗效好，但毒性也较大，可引起严重的消化道反应和骨髓抑制等副作用。为了降低毒性，提高疗效，研制了大量的衍生物。

为了提高药物疗效，降低毒性，采用前药原理设计了大量的氟尿嘧啶衍生物。根据氟尿嘧啶的结构特点，其分子中的N原子是主要的修饰部位。如替加氟(Tegafur)、卡莫氟(Carmofur)和去氧氟尿苷(Doxifluridine)等，均是氟尿嘧啶的前体药物，在体内转化为氟尿嘧啶而发挥作用，毒性较低。

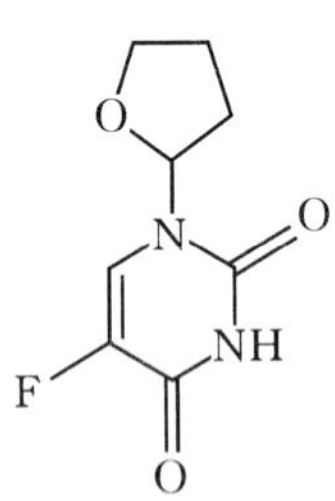

替加氟

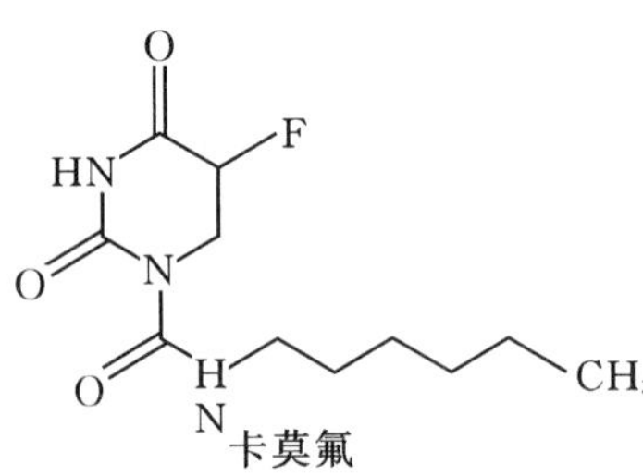

卡莫氟

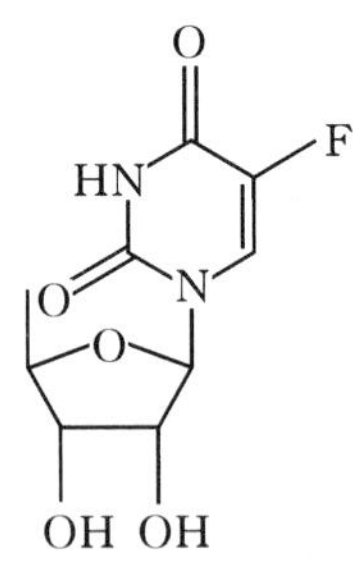

去氧氟尿苷

(二)胞嘧啶类

将胞苷中的核糖或去氧核糖以阿拉伯糖替代后所得到的阿糖胞苷亦有较好的抗肿瘤活性。

阿糖胞苷　Cytarabine

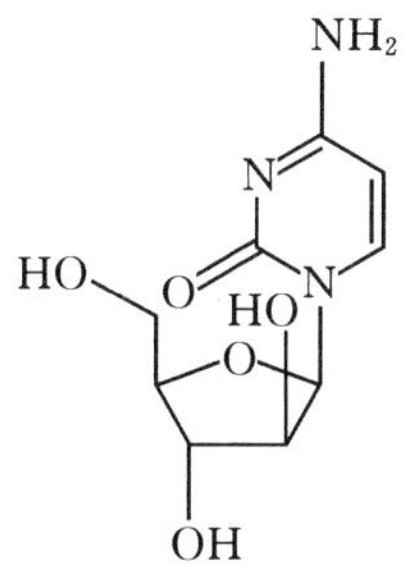

化学名：1-β-D-阿拉伯呋喃糖基-4-氨基-2(1*H*)-嘧啶酮。

本品为白色细小针状结晶或结晶性粉末。熔点为190℃～195℃（分解）。在水中极易溶，乙醇中略溶，氯仿中不溶。本品有旋光性，$[\alpha]_D^{25}$ +127℃（H_2O）。

阿糖胞苷和正常代谢物胞苷的化学结构极为相似，在体内转化为活性的三磷酸阿糖胞苷（Ara-CTP），抑制DNA多聚酶及少量掺入DNA中，阻止DNA的合成，抑制肿瘤细胞的生长。

阿糖胞苷临床上主要用于治疗急性粒细胞白血病，对慢性粒细胞白血病的疗效较差，与其他抗肿瘤药合用，可提高疗效。此外，本品还用于治疗带状疱疹病毒所引起的角膜炎等。

本品口服吸收较差，需通过静脉连续滴注给药才能得到较好的效果。阿糖胞苷会迅速被肝脏的胞嘧啶脱氨酶催化迅速脱氨，生成无活性的尿嘧啶阿糖胞苷。将氨基进行酰化后，可以减少阿糖胞苷在体内脱氨代谢失活。如依诺他滨（Enocitabine）和棕榈酰阿糖胞苷（N-Palmitoyl Arac），在体内代谢成阿糖胞苷而起作用，抗肿瘤作用比阿糖胞苷强而持久。

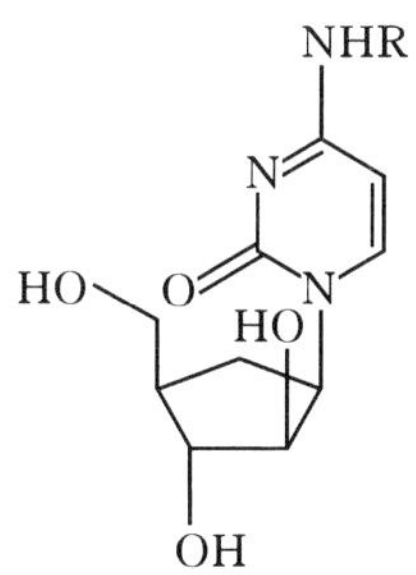

依诺他滨　R＝$-COC_{21}H_{43}$

棕榈酰阿糖胞苷　R＝$-COC_{15}H_{31}$

二、嘌呤类抗代谢物

腺嘌呤和鸟嘌呤是DNA和RNA的重要组分，次黄嘌呤是腺嘌呤和鸟嘌呤生物合成的重要中间体。嘌呤类抗代谢物主要是次黄嘌呤和鸟嘌呤的衍生物。

（一）黄嘌呤类

黄嘌呤类抗代谢物是将次黄嘌呤分子用生物电子等排体进行替换后得到的衍生物，主要代表药物有巯嘌呤和磺巯嘌呤钠。

将次黄嘌呤6-位的羟基以巯基取代则得到巯嘌呤。

巯嘌呤 Mercaptopurine

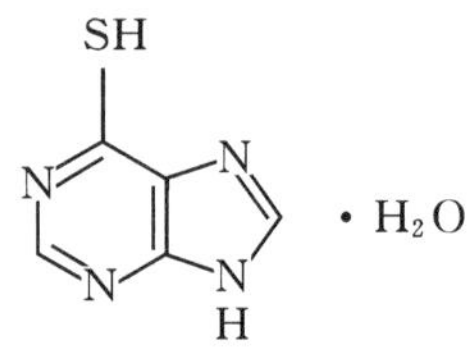

化学名:6-嘌呤硫醇一水合物,简称6-MP,又名乐疾宁。

本品为黄色结晶性粉末,无臭,味微甜。在水或乙醇中极微溶解,在乙醚中几乎不溶。遇光易变色。pKa=7.8。

本品结构中含有巯基,其乙醇溶液与醋酸铅作用,生成黄色的巯嘌呤铅沉淀。

本品分子中的巯基可以与氨反应生成铵盐而溶解,遇硝酸银溶液生成不溶于热硝酸的巯嘌呤银白色沉淀。

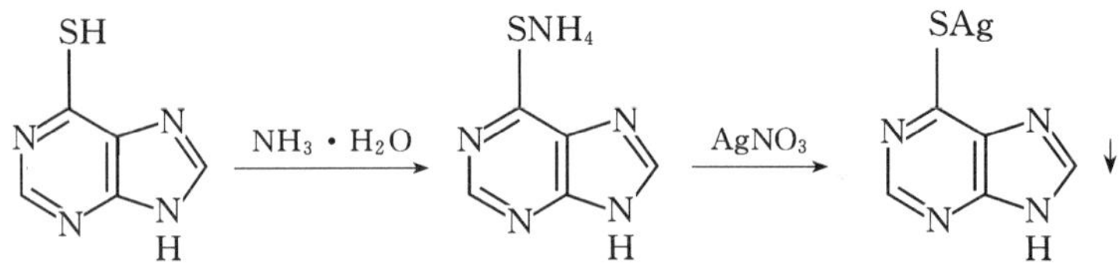

本品结构中的巯基具有还原性,可被硝酸氧化生成6-嘌呤亚磺酸,进一步氧化生成黄色的6-嘌呤磺酸,再与氢氧化钠作用生成黄棕色的6-嘌呤磺酸钠。

巯嘌呤结构与黄嘌呤相似,在体内经酶催化转变为活性的6-硫代次黄嘌呤核苷酸,抑制腺酰琥珀酸合成酶,阻止次黄嘌呤核苷酸转变为腺苷酸;还可抑制肌苷酸脱氢酶,阻止肌苷酸氧化为黄嘌呤核苷酸,从而抑制DNA和RNA的合成。临床主要用于各种急性白血病的治疗,对绒毛膜上皮癌、恶性葡萄胎也有效。

(二)鸟嘌呤类

受巯嘌呤在体内能抑制嘌呤核苷酸生物合成的启发,对鸟嘌呤的结构进行类似的改造,得到硫鸟嘌呤。

硫鸟嘌呤 Thioguanine

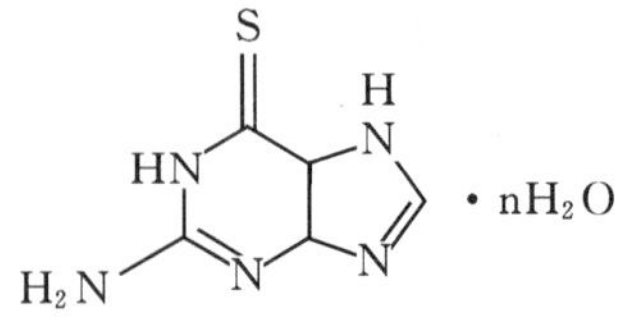

化学名:2-氨基嘌呤-6(*H*)硫酮,简称6-TG。

为淡黄色结晶性粉末,无臭或几乎无臭。在水、乙醇或三氯甲烷中不溶,在稀氢氧化钠溶液中易溶。

硫鸟嘌呤为鸟嘌呤的衍生物,在体内转化为硫代鸟嘌呤核苷酸,硫代鸟嘌呤核苷酸能掺入DNA和RNA中,使DNA不能复制,从而影响DNA和RNA的合成。临床主要用于各类型白血病，与阿糖胞苷合用，可提高疗效。

三、叶酸类代谢物

叶酸（Folic Acid）是核酸生物合成所需的代谢物，也是红细胞发育生长的重要因子，临床可用作抗贫血药。叶酸参与了许多重要的生物合成过程，当体内叶酸缺乏时，会导致白细胞减少，因此叶酸拮抗物可用于缓解急性白血病。

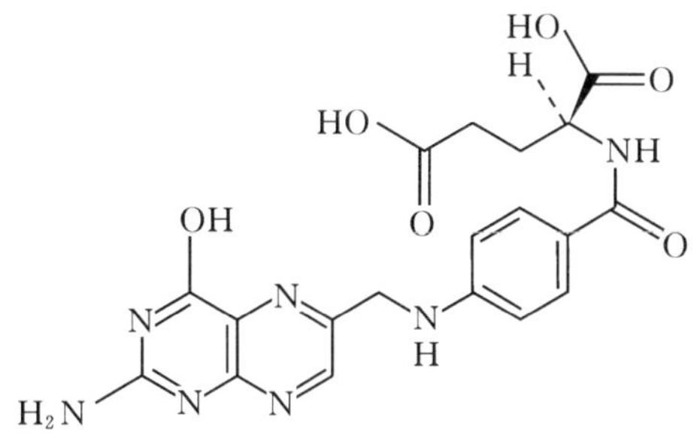

叶酸

叶酸的拮抗剂主要有甲氨蝶呤（Methotrexate）和氨基蝶呤（Aminopterin）等。甲氨蝶呤和氨基蝶呤在结构上与叶酸差别很小，氨基蝶呤是叶酸中蝶啶环上的羟基被氨基取代后的衍生物，甲氨蝶呤则比氨基蝶呤多一个—CH_3。两者均通过抑制二氢叶酸还原酶，影响核酸的合成而达到抗肿瘤作用。

甲氨蝶呤　Methotrexate

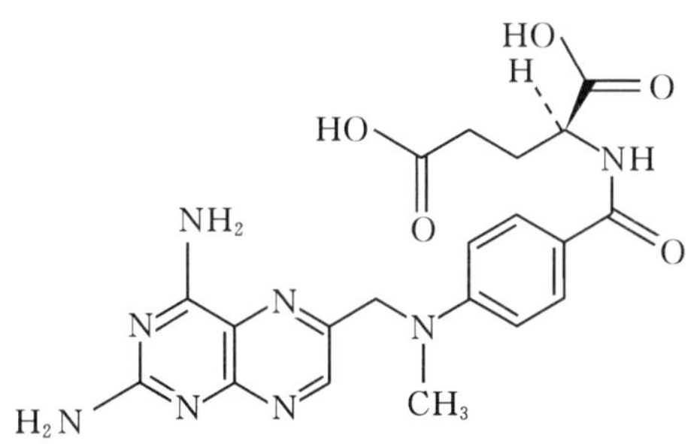

化学名：L-(+)-*N*-[4-[[(2,4-二氨基-6-蝶啶基)甲基]甲氨基]苯甲酰基]谷氨酸，又名氨甲蝶呤、氨甲基叶酸，简称 MTX。

本品为橙黄色结晶性粉末。在水、乙醇、三氯甲烷或乙醚中几乎不溶；在稀碱溶液中易溶，在稀盐酸中溶解。单水合物的熔点为 185℃～204℃（分解）。

甲氨蝶呤分子中的酰胺键不稳定，在强酸性溶液中发生水解，生成谷氨酸和蝶呤酸而失去活性。

甲氨蝶呤竞争性地与二氢叶酸还原酶结合，其亲和力比二氢叶酸强 1000 倍，几乎是不可逆地结合，从而干扰胸腺嘧啶脱氧核苷酸和嘌呤核苷酸的合成，进而抑制 DNA 和 RNA 的合成。

甲氨蝶呤大剂量引起中毒时，可用亚叶酸钙解救。亚叶酸钙可提供四氢叶酸，所以与甲氨蝶呤合用可降低毒性，不降低抗肿瘤活性。

甲氨蝶呤主要用于治疗急性白血病、绒毛膜上皮癌和恶性葡萄胎，对头颈部肿瘤、乳腺癌、宫颈癌、消化道癌和恶性淋巴癌也有一定效用。

课堂讨论

请分析氟尿嘧啶抗肿瘤作用机制。

知识拓展

白血病简介

白血病是一类造血干细胞恶性克隆性疾病。克隆性白血病细胞因为增殖失控、分化障碍、凋亡受阻等机制在骨髓和其他造血组织中大量增殖累积，并浸润其他非造血组织和器官，同时抑制正常造血功能。临床可见不同程度的贫血、出血、感染发热以及肝、脾、淋巴结肿大和骨骼疼痛。

第三节　抗肿瘤天然药物和抗肿瘤抗生素

一、抗肿瘤植物有效成分及其衍生物

许多化学合成的抗肿瘤药物是以天然抗肿瘤活性成分为先导化合物，进行结构修饰而成；到目前为止，天然产物仍是抗肿瘤新药研发中候选化合物的一个重要来源。对天然药物有效成分进行结构修饰而得到一些半合成衍生物，从中寻找疗效更好、副作用低的抗肿瘤药物，这方面的研究近年来发展较快，成为抗肿瘤药物的一个重要组成部分。自 20 世纪 60 年代以来，我国的医药专家根据各民族运用天然抗肿瘤药物的经验，从民族医药中研究和开发出了一批疗效确切、价格合理的天然抗肿瘤药物，为肿瘤的防治做出了较大的贡献。

临床应用的抗肿瘤植物有效成分已有很多，本节主要介绍喜树碱类、长春碱类和紫杉烷类药物。

(一)喜树碱类抗肿瘤药

喜树碱(Camptothecin)和羟基喜树碱(Hydeoxycamptothecin)是从中国特有的植物喜树(*Camptotheca acuminata*)中分离得到的具有抗肿瘤活性的内酯生物碱。

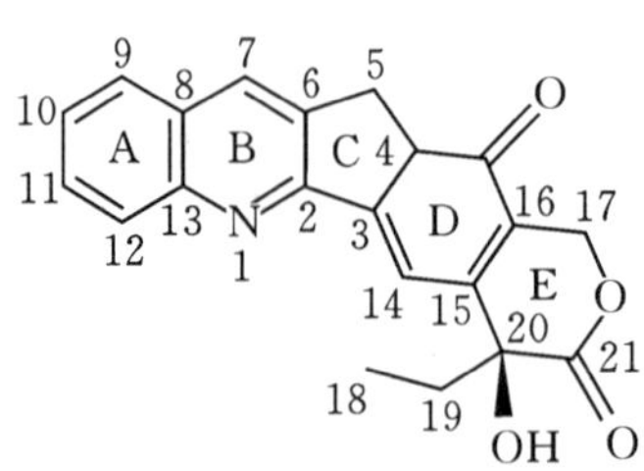

喜树碱

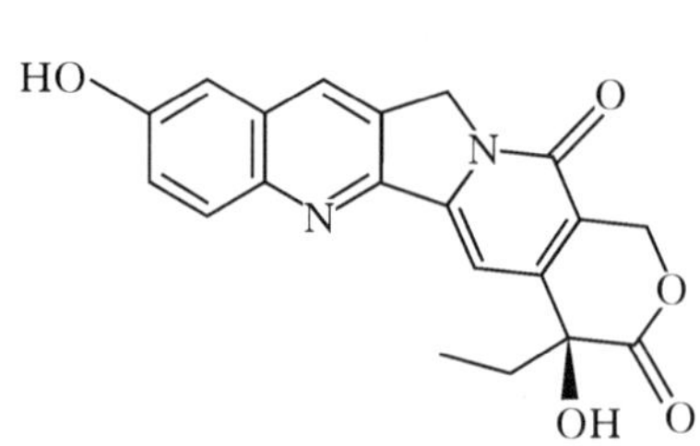

羟基喜树碱

喜树碱是由五个环稠合而成，其中 A、B 环构成喹啉环，C 环为吡咯环，D 环为吡啶酮结构，E 环为内酯环。分子中共有两个氮原子，一个在喹啉环上，另一个为吡啶酮的氮原子，为内酰胺结构，碱性都比较弱，与酸不能形成稳定的盐。分子中含有一个手性碳原子(C20)，天然的喜树碱为右旋，C20 为 S 型。

喜树碱不溶水，也几乎不溶于有机溶剂，临床应用困难。早期将喜树碱的内酯开环制成水溶性钠盐用于临床，但其开环形式产生毒性且抗癌活性差。

喜树碱对消化道肿瘤(如胃癌、结直肠癌)、肝癌、膀胱癌和白血病等恶性肿瘤有较好的疗效，但对泌尿系统的毒性比较大，主要为尿频、尿痛和尿血等。

羟基喜树碱化学名为 10 -羟基喜树碱，为喜树碱的 10 -位羟基衍生物。本品为黄色柱状结晶，在水中不溶，在有机溶剂中微溶；由于具有酚羟基而溶于碱性水溶液，溶液具有黄色荧光。

羟基喜树碱毒性比喜树碱低，很少引起血尿和肝肾功能损伤，临床主要用于肠癌、肝癌和白血病的治疗。但是羟基喜树碱和喜树碱一样，水溶性也比较差，因此在临床应用中受到了限制。

在喜树碱分子中引入极性基团，设计、合成了一些水溶性较大的喜树碱衍生物，如伊立替康(Irinotecan，CPT - 11)、拓扑替康(Topotecan)和 9 -氨基喜树碱(9 - Aminocamptothecin，NSC - 603071)。

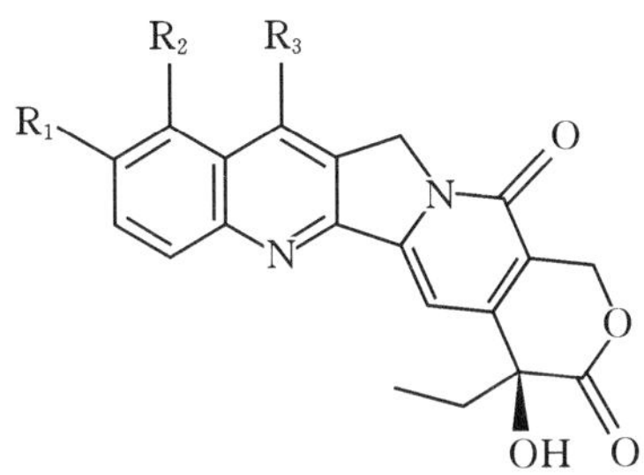

	R_1	R_2	R_3
伊立替康	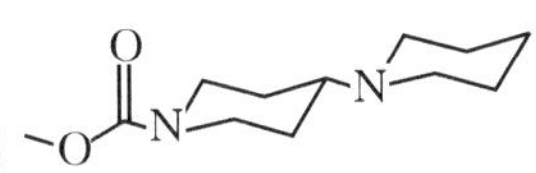	—H	—C_2H_5
拓扑替康	—OH	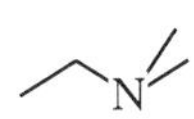	—H
9 -氨基喜树碱	—H	—NH_2	—H
SN - 38	—OH	—H	—C_2H_5

伊立替康临床用其盐酸盐，水溶性增加。抗肿瘤效果比喜树碱好，毒性低，对结肠癌、胸癌、小细胞肺癌和白血病疗效显著。

伊立替康属前体药物，在体外抗癌活性小，但它在体内代谢成为活性代谢物 SN - 38。其主要副作用是中性白细胞减少和腹泻。

在 10 -羟基喜树碱的 9 -位连接 N，N -二甲基氨甲基，得到拓扑替康。其盐酸盐有很好的水溶性，溶液的酸性避免了因内酯开环而降低活性的可能。

拓扑替康的商品名为 Hycamtin，1996 年被美国 FDA 批准上市，国内也已上市。其抗肿瘤谱较广，主要用于转移性卵巢癌的治疗，对小细胞肺癌、乳腺癌、结肠癌、直肠癌的疗效也比较好，对头颈癌和恶性神经胶质瘤也有效。副作用为血毒症、中性白细胞减少、呕吐和腹泻。

(二)长春碱类抗肿瘤药

长春碱(Vinblastine，VLB)和长春新碱(Vincristine，VCR)是由夹竹桃科植物长春花(*Catharanthzu Roseus* 或 *Vinca Rosea* L)中分离得到的具有抗肿瘤活性的生物碱，为干扰蛋白质合成的抗癌药物。

硫酸长春碱 Vinblastine Sulfate

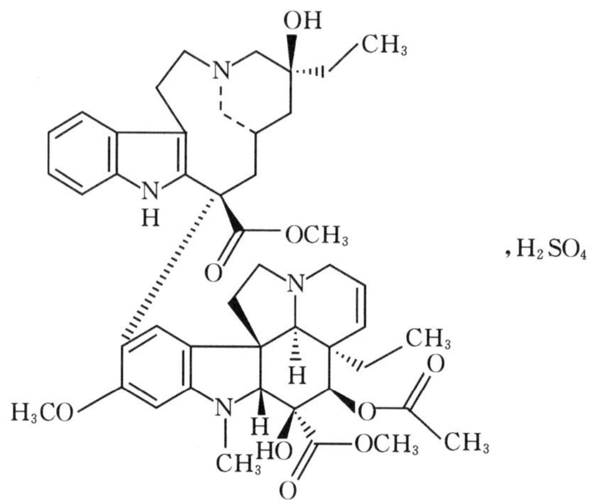

硫酸长春碱，为白色或类白色的结晶性粉末；无臭；有引湿性。在水中易溶，在甲醇和三氯甲烷中溶解，在乙醇中极微溶解。遇光或热易变黄。

长春碱分子中的吲哚环极易被氧化，在光照或加热情况下长春碱很容易变色。

长春碱具有吲哚类生物碱的特征颜色反应，如与1%硫酸铈铵的磷酸溶液显紫红色至暗紫红色。长春碱的水溶液显硫酸盐的鉴别反应。

长春碱主要对淋巴瘤、绒毛膜上皮癌及睾丸肿瘤有效，其他对肺癌、乳腺癌、卵巢癌及单核细胞白血病也有效。常见的副作用是骨髓抑制、肌痛。

长春新碱又名醛基长春碱，商品名为Oncovin，简称VCR，是将长春碱的二氢吲哚环上的$N-CH_3$以N－CHO取代，常用其硫酸盐。

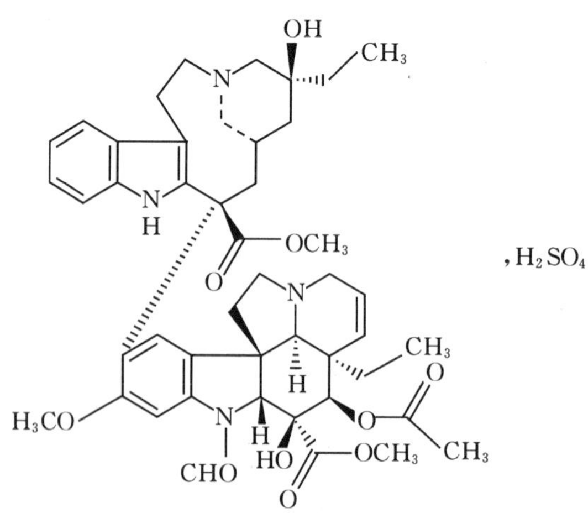

硫酸长春新碱

长春新碱也对光敏感，应避光保存，静脉滴注时应避免日光直接照射。

长春新碱可从长春花植物中提取分离得到，也可用低温氧化法将长春碱转化为长春新碱。

长春新碱对动物肿瘤的疗效超过长春碱，与长春碱之间没有交叉耐药现象。在临床上长春新碱应用较广，为基本药品之一。毒性反应与长春碱相近，但对神经系统毒性较突出，有剂量依赖性、神经毒性副作用，多在用药6～8周出现，有的患者可能发生运动障碍、骨髓抑制和胃肠道反应。

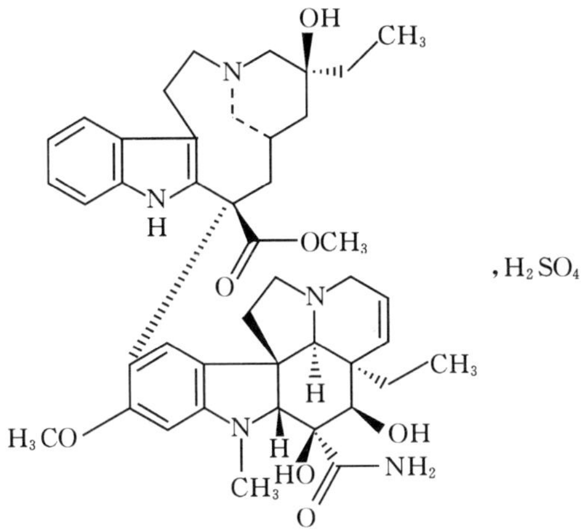

硫酸长春地辛

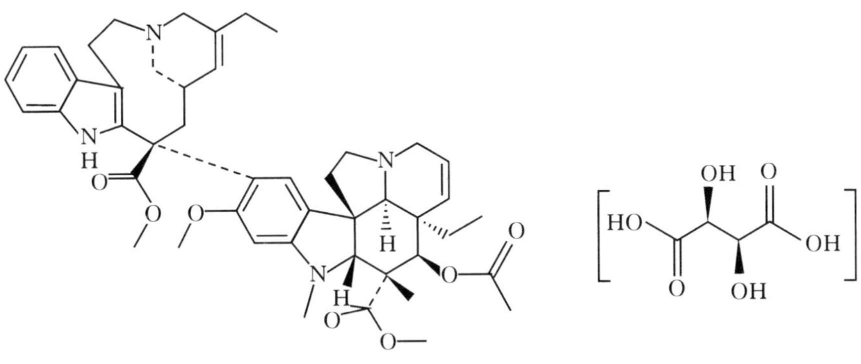

酒石酸长春瑞滨

对长春碱进行结构改造，合成了长春地辛(Vindesine)和长春瑞滨(Vinorelbine)。

将长春碱3-位甲酸酯换成甲酰胺，4-位酯基水解成羟基，得长春地辛。其活性远优于长春碱和长春新碱，毒性介于长春碱和长春新碱之间。对急性淋巴细胞白血病及慢性粒细胞白血病有显著疗效，对小细胞及非小细胞肺癌、乳腺癌也有较好疗效。

长春瑞滨作用近似长春新碱，对肺癌尤其对非小细胞肺癌的疗效好，还用于乳腺癌、卵巢癌、食管癌等的治疗。长春瑞滨的神经毒性比长春碱和长春新碱低。

(三)紫杉烷类抗肿瘤药

紫杉烷类抗肿瘤药物主要指紫杉醇及其衍生物，是近年来发展起来的抗肿瘤药物。

早在20世纪60年代发现美国西海岸的短叶红豆杉(*Taxus brevifolia*)树干的粗提物具有抗肿瘤活性，1971年从中分离得到紫杉醇(Paclitaxel)。迄今为止已从红豆杉科植物中分离出大量具有紫杉烷骨架及类似骨架的天然化合物，其中紫杉醇的抗癌活性最强，后来被开发成抗肿瘤药。

紫杉醇 Paclitaxel

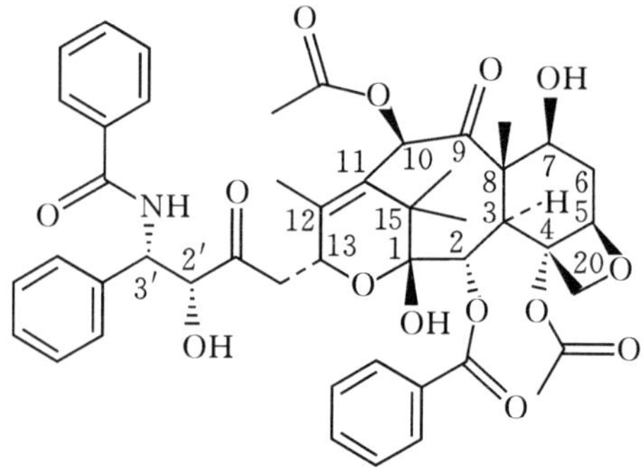

紫杉醇又名 taxol,为白色针状结晶。在水中难溶。熔点为 213℃～216℃(分解)。

紫杉醇为具有紫杉烷骨架的二萜类化合物,主要用于治疗卵巢癌、乳腺癌及非小细胞肺癌。由于其作用机制独特,对很多耐药患者有效,成为目前最热门的抗肿瘤药物之一。但紫杉醇在数种红豆杉属植物中含量很低,且紫杉生长缓慢,树皮剥去后不能再生,其来源受到限制。多西他赛(又称紫杉特尔)为紫杉醇的半合成衍生物,该药以 10-去乙酰浆果赤霉素Ⅲ为前体进行合成得到,能加强微管蛋白聚合作用和抑制微管解聚作用,导致形成稳定的非功能性微管束,因而破坏肿瘤细胞的有丝分裂。

与紫杉醇比较,多西他赛具有水溶性好、抗瘤谱广等优点,主要用于晚期乳腺癌、卵巢癌、非小细胞肺癌等的治疗,对胃癌、胰腺癌、黑色素瘤等也有一定疗效。

二、抗肿瘤抗生素

抗肿瘤抗生素是由微生物产生的具有抗肿瘤活性的化学物质。现已发现多种抗肿瘤抗生素,这些抗生素大多是直接作用于 DNA 或嵌入 DNA 中干扰其功能,为细胞周期非特异性药物。

目前已发现多种抗生素用于抗肿瘤,常用的主要有醌类和多肽两大类。

(一)醌类抗生素

1. 蒽醌类抗生素

蒽醌类抗生素是 20 世纪 70 年代发展起来的抗肿瘤抗生素,代表药物有多柔比星(Doxorubicin)和柔红霉素(Daunorubicin)。

多柔比星 Doxorubicin

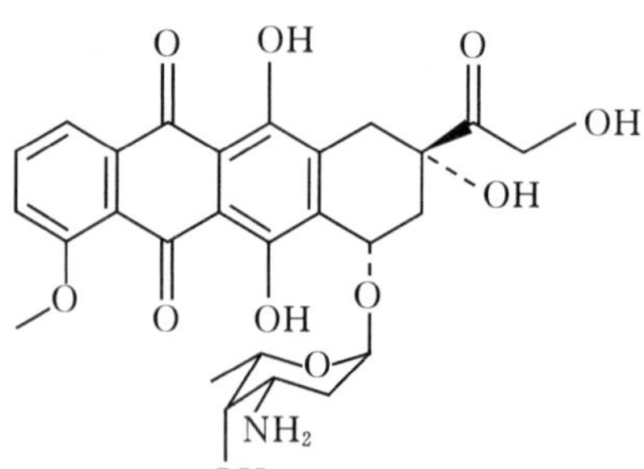

多柔比星又称阿霉素,是由 *Streptomyces peucetiumvar. caesius* 产生的蒽环糖苷抗生素,临床上常用其盐酸盐。其结构特征为平面的四环结构柔红霉酮(Daunomycinone)通过苷键和

柔红霉糖相联结。

由于结构中具有蒽醌结构，为橘红色针状结晶。盐酸多柔比星在水中易溶，水溶液稳定；在碱性条件下不稳定，易迅速分解。盐酸多柔比星的熔点为 201℃～205℃。

多柔比星具有脂溶性蒽环配基和水溶性柔红糖胺，又有酸性酚羟基和碱性氨基，易通过细胞膜进入肿瘤细胞，因此有很强的药理活性。盐酸多柔比星抗瘤谱较广，不仅可用于治疗急、慢性白血病和恶性淋巴瘤，而且还可以用于治疗乳腺癌、甲状腺癌、肺癌、卵巢癌、肉瘤等实体瘤。

表柔比星（表阿霉素，Epirubicin）由多柔比星结构改造而来，是多柔比星在柔红霉糖 4′位的 OH 差向异构体。临床用于乳腺癌、淋巴瘤、软组织肉瘤、小细胞肺癌等实体瘤及白血病的治疗，对白血病和其他实体瘤的疗效与多柔比星相似，但骨髓抑制和心脏毒性比多柔比星低 25%。

柔红霉素是由从中国河北省正定县土壤含有的放线菌 *Streptomyces peucetins* 中得到的抗生素，又称正定霉素。

柔红霉素盐酸盐为橙红色结晶或结晶性粉末，熔点为 181℃～181.9℃。用于治疗急性白血病，与其他抗肿瘤药联合应用可提高疗效。

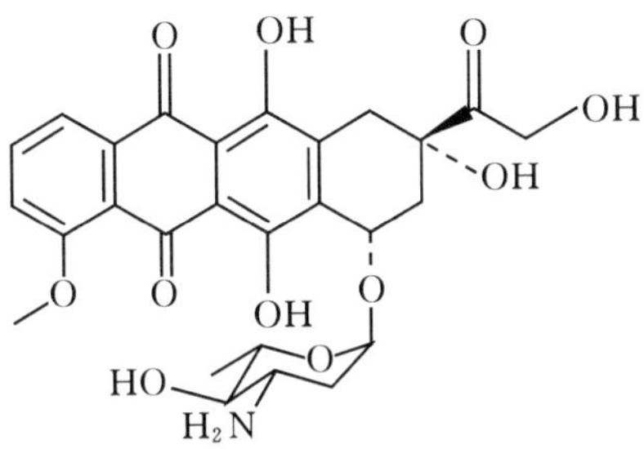

表柔比星

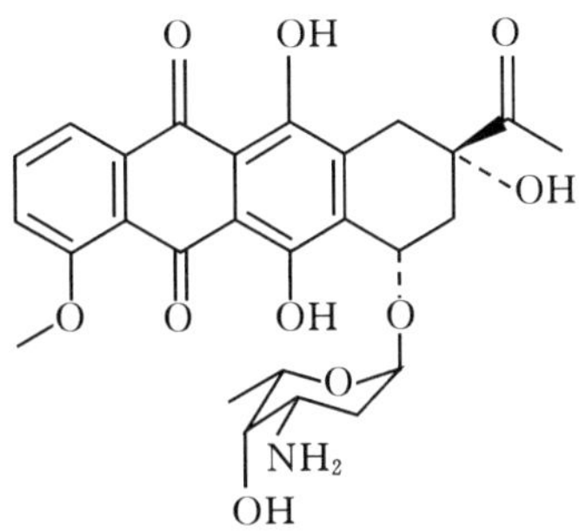

柔红霉素

由于柔红霉素和多柔比星结构上的相似性，多柔比星也可从柔红霉素通过化学转化得到，或通过化学全合成得到。

柔红霉素的作用与多柔比星相同，临床上主要用于治疗急性粒细胞白血病及急性淋巴细胞白血病。

在柔红霉素的基础上进行结构改造得到半合成衍生物佐柔比星（Zorubicin），临床用于急性淋巴细胞白血病和急性原始粒细胞白血病，疗效与柔红霉素相似。

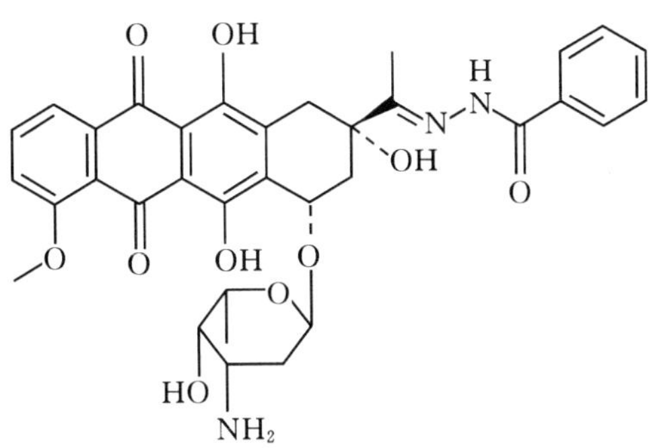

佐柔比星

以蒽醌为母核，用其他有氨基(或烃胺基)的侧链代替氨基糖，有可能保持活性而减小心脏毒性，如米托蒽醌。米托蒽醌抗肿瘤作用是多柔比星的5倍，而血液毒性和心脏毒性较小。临床用于治疗晚期乳腺癌、非霍奇金病淋巴瘤和成人急性非淋巴细胞白血病复发。

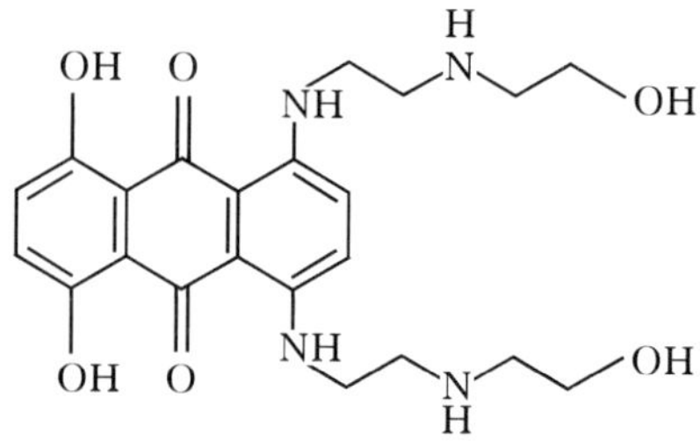

米托蒽醌

2. 对苯二醌类抗生素

丝裂霉素C(Mitomycin C)是由放线菌产生的一种抗生素。我国从放线菌H_{2760}菌株培养液中分离得到的抗生素，证明与文献报道的丝裂霉素C相同，称为自力霉素。

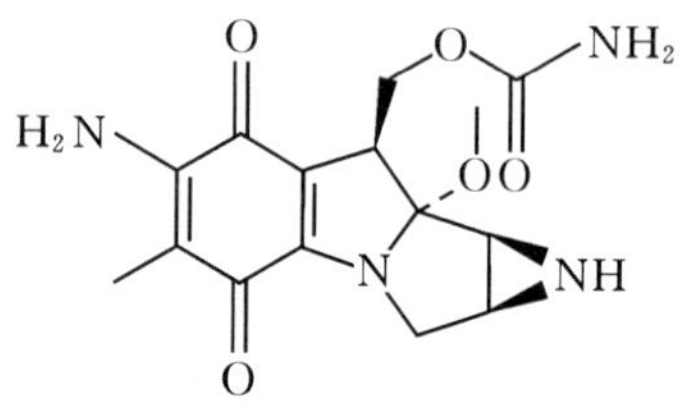

丝裂霉素C

丝裂霉素C及其衍生物的水溶液贮存时都不稳定，酸、碱或高温都能加速其分解。

丝裂霉素C对各种腺癌有效，如胃癌、胰腺癌、直肠癌、乳房癌等，对某些头颈癌和骨髓性白血病也有效。由于会引起骨髓抑制的毒性反应，较少单独应用，通常与其他抗癌药合用，治疗胃的腺癌。

(二)多肽类抗生素

放线菌素D(Dactinomycin D，又称更生霉素)，是从放线菌 *Streptomyces parvullus* 中提取分离的一种多肽抗肿瘤药物，属于放线菌素家族的一种抗生素。

放线菌素D　Dactinomycin D

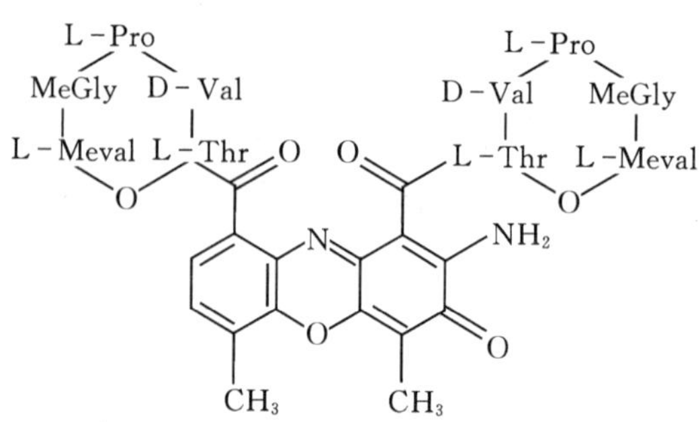

本品为鲜红色或红色结晶，或橙红色结晶性粉末；无臭；有引湿性。在丙酮、三氯甲烷、异丙醇中易溶，在甲醇中略溶、乙醇中微溶、水中几乎不溶。在乙醇溶液中显左旋性。

本品水溶液不稳定，酸、碱或高温都能加速其分解。

本品由 L -苏氨酸（L - Thr）、D -缬氨酸（D - Val）、L -脯氨酸（L - Pro）、N -甲基甘氨酸（MeGly）、L - N -甲基缬氨酸（L - MeVal）组成的两个多肽酯环与母核 3 -氨基- 1，8 -二甲基 2 -吩噁嗪酮- 4，5 -二甲酸通过羧基相连接而成。

放线菌素 D 主要用于治疗恶性淋巴瘤、霍奇金病、肾母细胞瘤、绒毛膜上皮癌、恶性葡萄胎等。与其他抗肿瘤药合用可提高疗效。与放疗结合可提高肿瘤对放疗的敏感性。

博来霉素（Bleomycin，BLM，又称争光霉素）是从放线菌 *Streptomyces verticillus* 中分离出的一类水溶性碱性糖肽抗生素。

用于临床的博来霉素是上述成分的混合物，以 A_2 为主（占 50%以上）。博来霉素 A_5 与从我国浙江平阳县土壤中的放线菌（*Streptomyces pingymgensis* n. SP）培养液中分离得到的平阳霉素（Bleomycin）为同一成分。

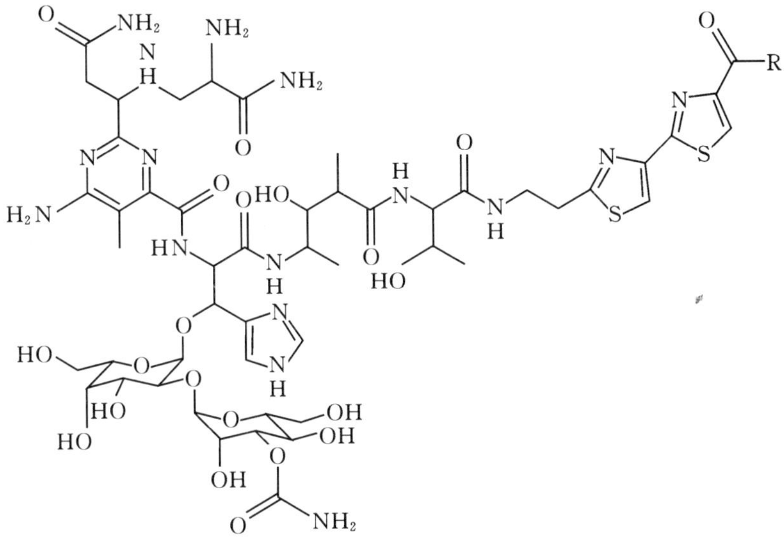

博来霉素 A_2　R=
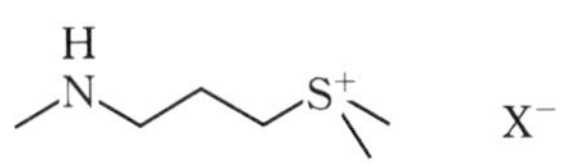

博来霉素 A_5　R=
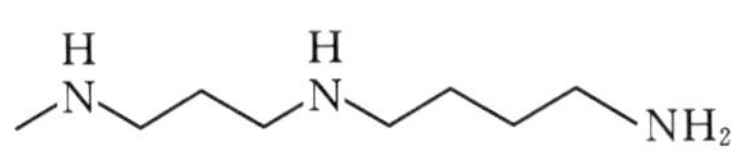

培洛霉素　R=
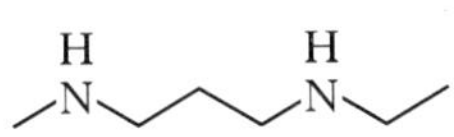

博来霉素为白色粉末。在水或甲醇中易溶。水溶液呈弱酸性，较稳定。

博来霉素对鳞状上皮细胞癌、宫颈癌和脑癌都有效。与放射治疗合并应用，可提高疗效。

课堂讨论

试述抗肿瘤抗生素药物的作用机制及代表药物。

知识拓展

红豆杉属植物简介

红豆杉属（学名：*Taxus* Linn.）植物均为常绿乔木或灌木，雌雄异株、异花授粉。球花小，单生于叶腋内，早春开放。雄球花为具柄、基部有鳞片的头状花序，有雄蕊6～14，盾状，每一雄蕊有花药4～9个；雌球花有一顶生的胚珠，基部托以盘状珠托，下部有苞片数枚。种子坚果状，球形，着生于红色肉质杯状假种皮中，当年成熟。该属约11种，叶常绿，深绿色，假种皮肉质红色，颇为美观。

第四节　小分子靶向抗肿瘤药

目前随着分子生物学、基因组学和蛋白组学等学科的快速发展，人们对肿瘤的发生、生长、发展有了更深入的了解，许多与肿瘤相关的信号传导机制和关键作用靶点被揭示，为肿瘤的靶向治疗奠定了坚实基础。依据已知肿瘤发生中涉及的异常分子和基因，设计针对这些特定分子和基因靶点的药物，选择性杀伤肿瘤细胞。肿瘤分子靶向治疗因具有疗效高、不良反应少且轻等特点而备受瞩目，各种新型分子靶向治疗药物成为近年来的研究热点，并逐步成为临床肿瘤治疗的重要组分。肿瘤领域的药物研发发生了巨大变化，从传统的细胞毒类药物转向了非细胞毒类的分子靶向药物开发。小分子靶向药物体现出与传统细胞毒类药物不一样的安全有效性特点，在临床研究设计和开发模式上也有所不同。近年来批准上市的一些典型案例如吉非替尼、克唑替尼、埃克替尼等小分子靶向药物。

吉非替尼　Gefitinib

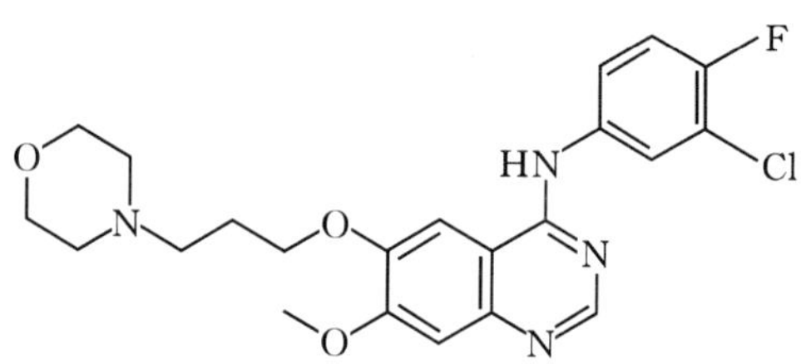

化学名：N-(3-氯-4-氟苯基)-7-甲氧基-6-[3-(吗啉-4-基)丙氧基]-4-喹唑啉胺，又名易瑞沙（Iressa）。

本品是英国阿斯利康公司研制开发的抗肿瘤靶向小分子药物，为针对EGFR蛋白酪氨酸激酶的抑制剂。

舒尼替尼　Sunitinib

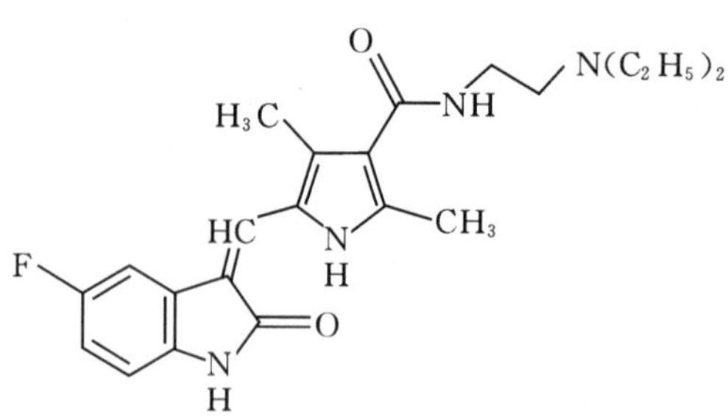

化学名：N-[2-(二乙胺基)乙基]-5-[(Z)-5-氟-2,3-二氢-2-氧代-1H-吲哚-3-基亚甲基]-2,4-二甲基-1H-吡咯-3-甲酰胺。

本品是由 Sugen 公司和辉瑞公司研制的一种多靶点受体酪氨酸激酶(receptor tyrosine kinases)抑制剂，临床用其苹果酸盐。该药分别于 2006 年 1 月和 2007 年 1 月被美国 FDA 和欧洲 EMEA 批准上市，临床上用于治疗标准治疗无效或不能耐受的恶性胃肠道间质瘤或转移性肾细胞癌。

课堂讨论

试述抗小分子靶向抗肿瘤药有哪些药物作用靶点。

知识拓展

蛋白酪氨酸激酶

蛋白酪氨酸激酶(protein tyrosine kinase，PTK)是一类催化 ATP 上 γ-磷酸转移到蛋白酪氨酸残基上的激酶，能催化多种底物蛋白质酪氨酸残基磷酸化，在细胞生长、增殖、分化中具有重要作用。迄今发现的蛋白酪氨酸激酶中多数是属于致癌 RNA 病毒的癌基因产物，也可由脊椎动物的原癌基因产生。根据 PTK 是否存在于细胞膜受体可将其分成非受体型和膜受体型。

合成介绍

1. 环磷酰胺的合成是用过量的三氯氧磷同时进行氯代和磷酰化，生成氮芥磷酰二氯，再和 3-氨基丙醇缩合即得。环磷酰胺的无水物为油状物，可在丙酮中和水反应生成水合物而结晶析出。

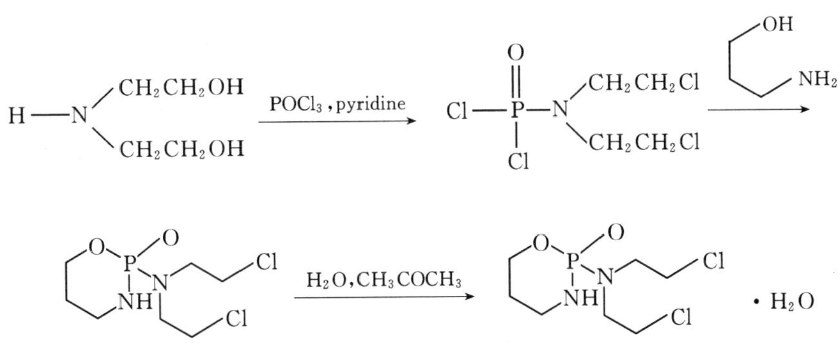

2. 氟尿嘧啶的合成是用氯乙酸乙酯在乙酰胺中与无水氟化钾作用进行氟化，得氟乙酸乙酯，然后与甲酸乙酯缩合得氟代甲酰乙酸乙酯烯醇型钠盐，再与甲基异脲缩合成环，稀盐酸水解即得本品。

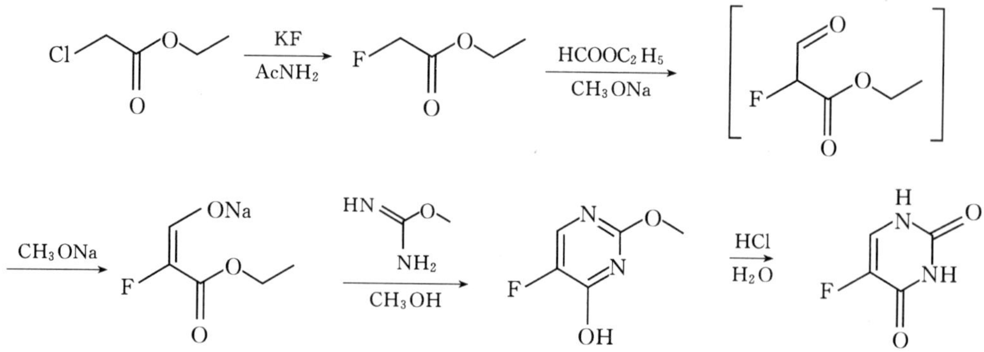

案例分析

李某今年45岁，是一位小学老师，最近被确诊为乳腺癌，经活组织检查，X线检查时可见肿块是恶性的，并已转移至周围的淋巴结。医生建议先进行原发肿块的切除及淋巴结的清扫，然后再进行系统地化疗。医生如何给这位患者进行化疗呢？

1. 请说明抗肿瘤药物氟尿嘧啶和环磷酰胺的作用机制和特点。
2. 是单用一个药物还是两者同时应用？
3. 如果活组织检查的结果表明是雌激素依赖性乳腺癌，还可选用什么药物？

考点提示

一、填空题

1. 按照药物的作用原理和来源分类，抗肿瘤药物分为________、________、________、________等。

2. 按照化学结构的不同，生物烷化剂可分为________、________、________与________、________等。

3. ________是最早用于临床并取得突出疗效的抗肿瘤药物。

4. 盐酸氮芥注射液应控制pH在________，且忌与药物配伍。

5. 顺铂的作用机制是使肿瘤细胞停止，阻碍细胞的分裂________。

6. 抗代谢药物通过干扰DNA合成中所需的________、________、________及嘧啶核苷的合成和利用，从而抑制肿瘤细胞的生存和复制而导致肿瘤细胞死亡。

二、单项选择题

1. 烷化剂类抗肿瘤药物的结构类型不包括

A. 氮芥类　　B. 乙撑亚胺类

C. 亚硝基脲类　　D. 硝基咪唑类

2. 环磷酰胺的毒性较小的原因是

A. 在正常组织中，经酶代谢生成无毒的代谢物

B. 烷化作用强，使用剂量小

C. 在体内的代谢速度很快　　D. 在肿瘤组织中的代谢速度快

3. 阿霉素的主要临床用途为

A. 抗菌　　B. 抗肿瘤

C. 抗真菌　　D. 抗病毒

4. 抗肿瘤药物卡莫司汀属于

A. 亚硝基脲类烷化剂　　B. 氮芥类烷化剂

C. 嘧啶类抗代谢物　　D. 嘌呤类抗代谢物

5. 环磷酰胺体外没有活性，在体内经代谢而活化。在肿瘤组织中所生成的具有烷化作用的代谢产物是

A. 4-羟基环磷酰胺　　B. 4-酮基环磷酰胺

C. 羧基磷酰胺　　D. 磷酰氮芥、丙烯醛、去甲氮芥

6. 氮甲的理化性质为

A. 与茚三酮试剂作用产生紫色　　B. 在稀盐酸中加茚三酮试剂加热后显红色

C. 可溶于水，不溶于乙醇　　D. 分子中含手性碳原子，溶液显右旋光性

7. 下列药物中，哪个药物为天然的抗肿瘤药物

A. 紫杉特尔　　B. 伊立替康

C. 多柔比星　　D. 长春瑞滨

8. 下列哪个药物不是抗代谢药物

A. 盐酸阿糖胞苷　　B. 氨甲蝶呤

C. 氟尿嘧啶　　D. 卡莫司汀

9. 下列哪个药物是通过诱导和促使微管蛋白聚合成微管，同时抑制所形成微管的解聚而产生抗肿瘤活性的

A. 盐酸多柔比星　　B. 紫杉醇

C. 伊立替康　　D. 鬼臼毒素

10. 下列叙述中哪条不符合环磷酰胺的特点

A. 属烷化剂类抗肿瘤药

B. 是根据前药原理设计的药

C. 可溶于水，但在水中不稳定，可形成不溶于水的物质

D. 在体外无活性，进入体内经代谢而发挥作用，因此本身是前体药物

11. 白消安(马利兰)与下列叙述中的哪条不符

A. 化学名为1,4-二甲基磺酸戊二酯

B. 为白色结晶性粉末微溶于水和乙醇

C. 与硝酸钾及氢氧化钾熔融后，在酸性条件下与氯化钡试液生成白色沉淀

D. 加氢氧化钠加热产生似乙醚样特臭

12. 下列叙述中哪条与氟尿嘧啶无关

A. 化学名为5-氟-2,4-二羟基嘧啶　　B. 属抗代谢类抗肿瘤药

C. 是尿嘧啶的生物电子等排体　　D. 与溴试液作用生成淡黄色沉淀

13. 下列叙述中哪条与巯嘌呤不符

A. 黄色结晶性粉末，易溶于水及乙醇

B. 乙酸溶液遇醋酸铅生成黄色沉淀

C. 被硝酸氧化后与氢氧化钠作用生成黄棕色沉淀

D. 可溶于氨，遇硝酸银生成白色絮状沉淀不溶于热硝酸

三、多项选择题

1. 以下哪些性质与环磷酰胺相符

A. 结构中含有双β-氯乙基氨基
B. 可溶于水，水溶液较稳定，受热不分解
C. 水溶液不稳定，遇热更易水解
D. 体外无活性，进入体内经肝脏代谢活化

2. 下列药物中含有硫元素的有

A. 顺铂
B. 巯嘌呤
C. 塞替派
D. 氟尿嘧啶

3. 以下哪些性质与顺铂相符

A. 化学名为(Z)-二氨二氯铂
B. 室温条件下对光和空气稳定
C. 为白色结晶性粉末
D. 水溶液不稳定，能逐渐水解和转化为无活性的反式异构体

4. 直接作用于 DNA 的抗肿瘤药物有

A. 环磷酰胺
B. 氮甲
C. 顺铂
D. 噻替哌

5. 下列药物中，哪些药物为前体药物

A. 紫杉醇
B. 卡莫氟
C. 环磷酰胺
D. 异环磷酰胺

6. 化学结构如下的药物具有哪些性质

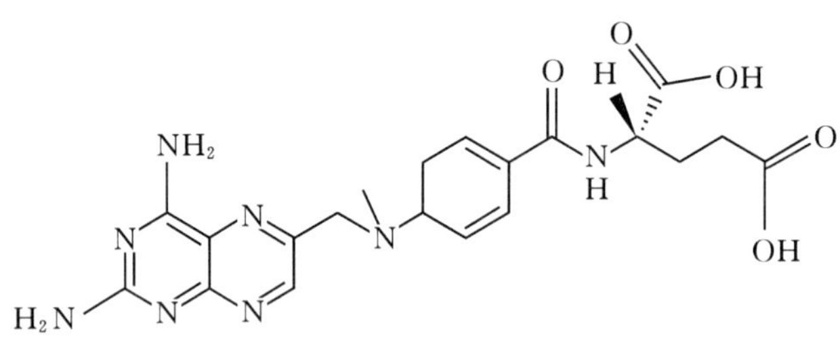

A. 为橙黄色结晶性粉末
B. 为二氢叶酸还原酶抑制剂
C. 为烷化剂类抗肿瘤药物
D. 体外没有活性，进入体内后经代谢而活化

7. 环磷酰胺体外没有活性，在体内代谢活化。在肿瘤组织中所生成的具有烷化作用的代谢产物有

A. 4-羟基环磷酰胺
B. 丙烯醛
C. 去甲氮芥
D. 磷酰氮芥

8. 巯嘌呤具有以下哪些性质

A. 为二氢叶酸还原酶抑制剂
B. 临床可用于治疗急性白血病
C. 为前体药物
D. 为抗代谢抗肿瘤药

9. 下列药物中哪些是半合成的抗肿瘤药物

A. 拓扑替康
B. 紫杉特尔

C. 长春瑞滨　　D. 多柔比星

10. 下列哪些说法是正确的

A. 抗代谢药物是最早用于临床的抗肿瘤药物

B. 芳香氮芥比脂肪氮芥的毒性小

C. 氮甲属于烷化剂类抗肿瘤药物

D. 顺铂的水溶液不稳定,会发生水解和聚合

四、配伍选择题

(备选答案在前,试题在后。每组题均对应同一组备选答案,每题只有一个正确答案。每个备选答案可重复选用也可不选用。)

A. 伊立替康　　B. 卡莫司汀

C. 环磷酰胺　　D. 塞替哌　　E. 鬼臼噻吩苷

1. 为乙撑亚胺类烷化剂的是

2. 为氮芥类烷化剂的是

3. 为亚硝基脲类烷化剂的是

A. 结构中含有1,4-苯二酚　　B. 结构中含有吲哚环

C. 结构中含有亚硝基　　D. 结构中含有喋啶环

E. 结构中含有磺酸酯基

4. 氨甲蝶呤

5. 硫酸长春碱

6. 米托蒽醌

7. 卡莫司汀

8. 白消安

五、简答题

1. 氮芥类抗肿瘤药物是如何发展而来的?其结构是由哪两部分组成的?并简述各部分的主要作用。

2. 试从作用机制解释脂肪氮芥和芳香氮芥类抗肿瘤药物的活性和毒性的差异。

3. 为什么氟尿嘧啶是一个有效的抗肿瘤药物?

4. 抗代谢抗肿瘤药物是如何设计出来的?试举一例药物说明。

(肖晓飞　黑育荣)

第八章 消化疾病药物和抗变态反应药

学习目标

【掌握】 盐酸雷尼替丁、法莫替丁、奥美拉唑、马来酸氯苯那敏、氯雷他定、盐酸西替利嗪等典型药物的化学名称、化学结构、理化性质和临床用途。

【熟悉】 甲氧氯普胺、枸橼酸莫沙必利、盐酸昂丹司琼、联苯双脂、熊去氧胆酸、盐酸苯海拉明的用途。

【了解】 H_2 受体拮抗剂的作用机制、分类，质子泵抑制剂抗溃疡的作用机制，组胺 H_1 受体拮抗剂的作用机制、结构类型。

消化系统药物种类比较多，根据治疗目的不同，消化药分为抗溃疡药、止吐药、促胃肠动力药、助消化药、健胃药、催吐药、泻药及止泻药和肝胆疾病辅助治疗用药等几大类。本章主要介绍抗溃疡药、促动力药、止吐药和肝胆疾病辅助治疗药物。

抗变态反应药物又称抗过敏药物，它包括抗组胺药、过敏反应介质阻释剂和其他抗变态反应药。本章主要介绍抗组胺药。

第一节 抗溃疡药

消化性溃疡有时简称为溃疡，是一种消化系统常见病，其中胃溃疡和十二指肠溃疡发病率较高。根据药物的作用机制不同，抗溃疡药分为中和过量胃酸的抗酸药、胃酸抑制剂、胃黏膜保护剂和抗幽门螺杆菌感染药等。

近代研究认为，胃酸分泌的过程有三步。

第一步，组胺、乙酰胆碱或胃泌素等内源性活性物质刺激壁细胞底边膜上相应的受体-组胺 H_2 受体、乙酰胆碱受体或胃泌素受体，引起第二信使 cAMP 或钙离子的增加；第二步，经 cAMP 或钙离子介导，由细胞内向细胞顶端传递刺激；第三步，在刺激下，细胞内管状泡与顶端膜内陷形成的分泌性微管融合，原位于管泡状处的 H^+/K^+ - ATP 酶（胃质子泵）移至分泌性胃管，将氢离子从胞浆泵向胃腔，与从胃腔进入胞浆的钾离子交换，氢离子与顶膜转运至胃腔的氯离子形成盐酸（即胃酸的主要成分）。

上述过程中由组胺刺激增加的 cAMP 作用比由乙酰胆碱和胃泌素刺激增加的钙离子作

用大得多，故组胺 H_2 受体拮抗剂抑制胃酸生成的作用远大于抗胆碱药和抗胃泌素药。H^+/K^+-ATP 酶作为胃酸分泌的最后一步，质子泵抑制剂抑制该酶的活性，可以完全阻断任何刺激引起的胃酸分泌。

近年来随着人们对胃壁细胞分泌功能及胃黏膜防御功能的深入研究，抗溃疡药物取得了突破性的进展，组胺 H_2 受体拮抗剂和质子泵抑制剂是两类最为常见的胃酸抑制剂。

一、组胺 H_2 受体拮抗剂

组胺是广泛存在于动植物体内的一种生物胺，是由组氨酸脱羧而形成的，通常贮存于组织的肥大细胞中。在体内，组胺是一种重要的化学递质，当机体受到某种刺激引发抗原-抗体反应时，引起肥大细胞的细胞膜通透性改变，释放出组胺，与组胺受体作用产生病理生理效应。组胺受体分为 H_1 受体和 H_2 受体。

胃壁细胞内存在组胺 H_2 受体，胃中的肠嗜铬细胞样细胞分泌组胺，激动 H_2 受体，促进胃酸的分泌。20 世纪 60 年代开始设法研制组胺 H_2 受体拮抗剂以治疗胃溃疡。起初，H_2 受体拮抗剂的研制是以组胺为先导化合物，保留其咪唑环进行侧链取代衍生合成，并将所得衍生物进行药理实验。经过大量试验性研究，1977 年第一个组胺 H_2 受体拮抗剂——西咪替丁正式上市，取代了传统抗酸药，开创了治疗消化性溃疡的新时代。

随着科技的发展，组胺 H_2 受体拮抗剂的结构也在不断地改进。根据化学结构中芳杂环的种类不同，H_2 受体拮抗剂分为咪唑类、呋喃类、噻唑类、哌啶甲苯类等。

1. 咪唑类

这类化合物的结构特点是含有咪唑环，是第一代 H_2 受体拮抗剂，代表药物是西咪替丁(Cimetidine)。此类药物还有依汀替丁(Etintidine)、奥美替丁(Oxmetidine)等。

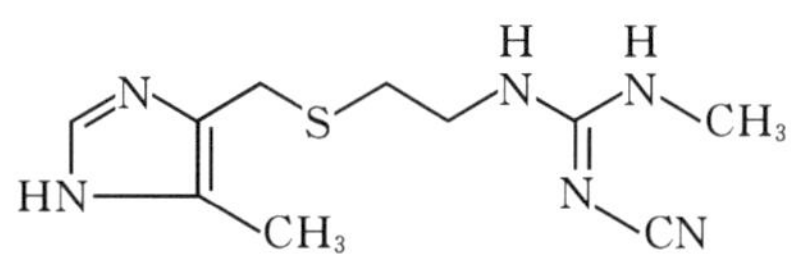

西咪替丁

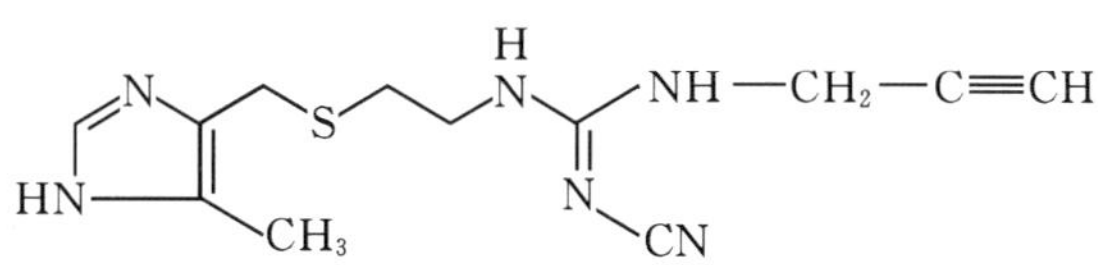

依汀替丁

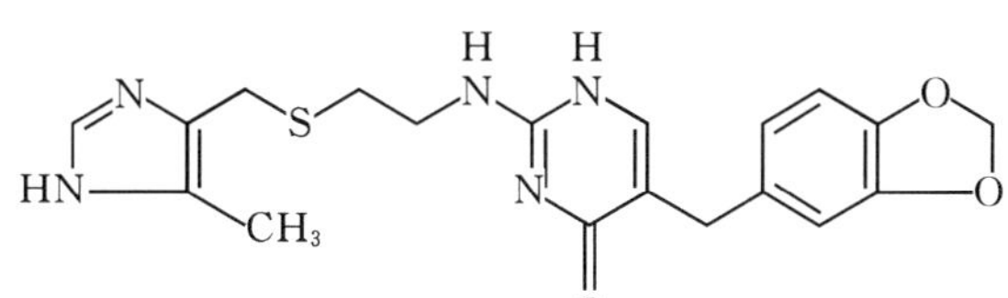

奥美替丁

西咪替丁适用于十二指肠溃疡、胃溃疡、反流性食管炎、上消化道出血等。停药后易复发，需维持治疗。本品有抑制雄性激素的作用，长期服用会引起男性乳腺发育、女性溢乳以及精神紊乱等不良反应，停药可消失。

2. 呋喃类

这类化合物的结构特点是含有呋喃环，为第二代 H_2 受体拮抗剂，代表药物有雷尼替丁(Ranitidine)。此类药物还有鲁匹替丁(Lupitidine)等。以二甲胺甲基呋喃环取代西咪替丁分子中的咪唑环，以二氨基硝基乙烯片段取代腈胍基，得到雷尼替丁。

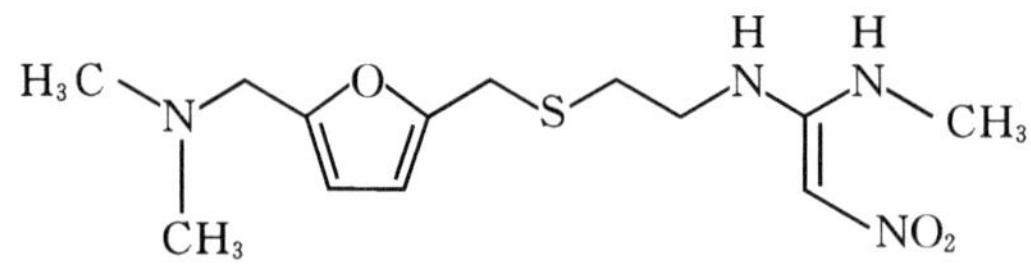

雷尼替丁

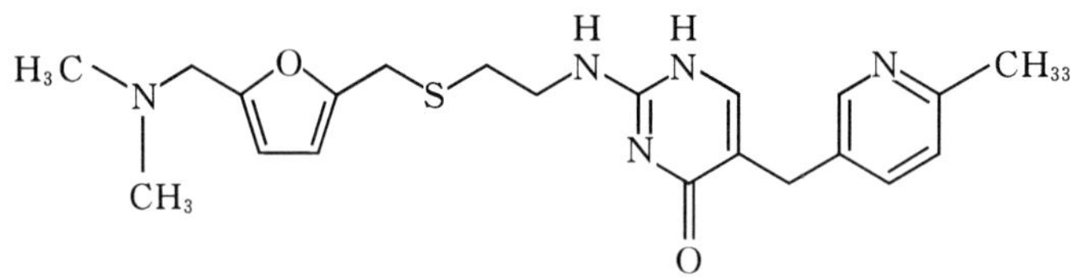

鲁匹替丁

雷尼替丁于1981年上市，其抗胃酸分泌作用为西咪替丁的4～10倍，同时还能抑制胃蛋白酶的分泌。本品抗雄性激素作用较弱，也未见中枢不良反应，停药也可能复发，但复发率低于西咪替丁。

3. 噻唑类

这类化合物的结构特点是含有噻唑环，是第三代 H_2 受体拮抗剂，代表药物为法莫替丁(Famotidine)。此类药物还有尼扎替丁(Nizatidine)等。以胍基噻唑环取代西咪替丁分子中的咪唑环，以氨磺酰脒基取代腈胍基，得到法莫替丁。以噻唑环取代雷尼替丁分子中的呋喃环，得到尼扎替丁。

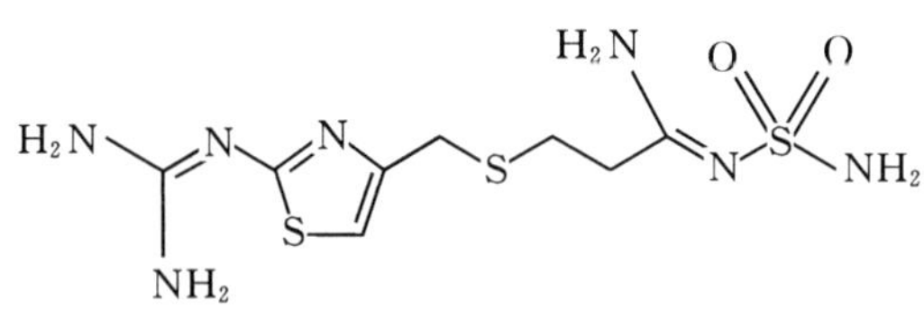

法莫替丁

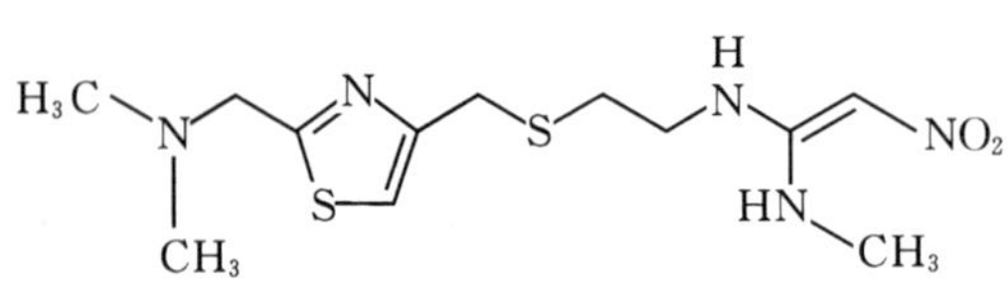

尼扎替丁

法莫替丁于1986年上市，它是目前选择性最好、作用最强的 H_2 受体拮抗剂，抗胃酸分泌作用为西咪替丁的20～25倍，为雷尼替丁的6～10倍，本品无肝酶抑制作用，与其他药物的配伍禁忌少，长期服用无抗雄性激素作用。

4.哌啶甲苯类

这类化合物的结构特点是含有哌啶甲苯基，是第四代 H_2 受体拮抗剂，代表药物为罗沙替丁(Roxatidine)，此类药物还有兰替丁(Lamtidine)等。以哌啶甲苯基取代西咪替丁中的咪唑环作为碱性芳环结构，以羟乙酰氨基取代腈胍基，连接链由原来的—$CH_2SCH_2CH_2$—替换为—$OCH_2CH_2CH_2$—，得到罗沙替丁。罗沙替丁分子中引入三氮唑，得到兰替丁。罗沙替丁抑制胃酸分泌作用比西咪替丁强 4～6 倍，生物利用度大于 90%。

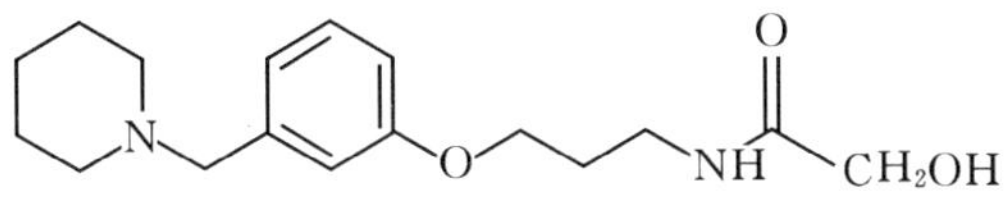

罗沙替丁

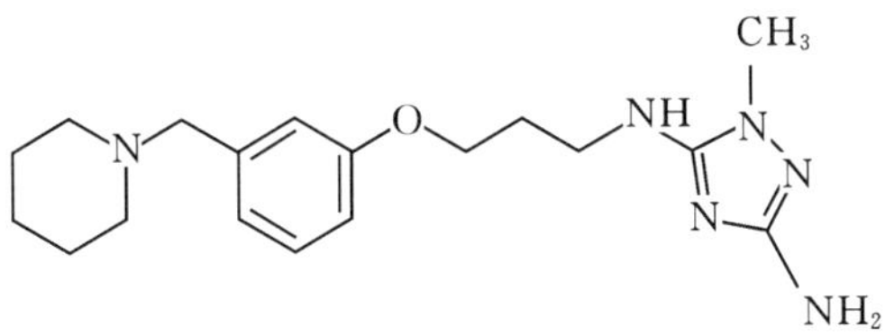

兰替丁

盐酸雷尼替丁　Ranitidine Hydrochloride

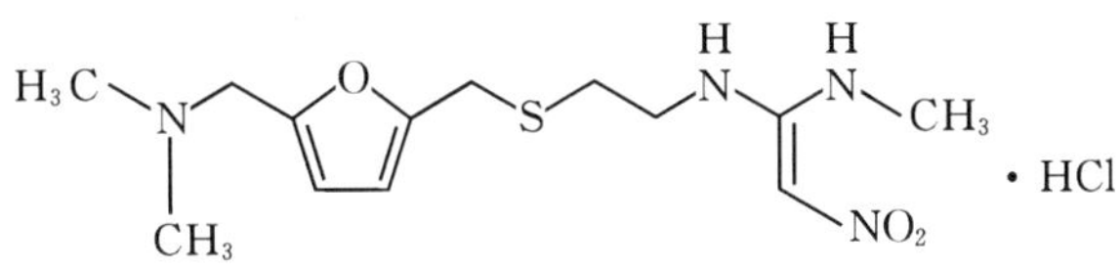

化学名：N'-甲基-N-[2-[[[5-[(二甲氨基)甲基]-2-呋喃基]甲基]硫代]乙基]-2-硝基-1,1-乙烯二胺盐酸盐，又名甲硝呋胍、呋喃硝胺。

本品为类白色或淡黄色结晶性粉末，有异臭，味微苦带涩；极易潮解，吸潮后颜色变深。熔点为 137℃～143℃。在水或甲醇中易溶，在乙醇中略溶，在丙酮中几乎不溶。

本品在室温干燥条件下稳定，保存 3 年含量不下降。本品在含氨基酸的注射用营养液中，室温 24 小时内可保持稳定，溶液的颜色、pH 值及药物的含量等均无明显变化。

本品经缓缓加热，产生硫化氢气体，能使湿润的醋酸铅试纸显黑色。

本品在胃肠道里迅速被吸收，2～3 小时达到高峰；约 50%发生首过代谢；肌注的生物利用度为 90%～100%。代谢物为 N-氧化雷尼替丁、S-氧化雷尼替丁、N-去甲基雷尼替丁；口服 30%和肌注的 70%，在 24 小时内以原形从尿中排出。

本品临床主要用于治疗十二指肠溃疡、良性胃溃疡、术后溃疡、反流性食管炎及佐林格-埃利森综合征等。静脉注射可用于上消化道出血的治疗。

法莫替丁　Famotidine

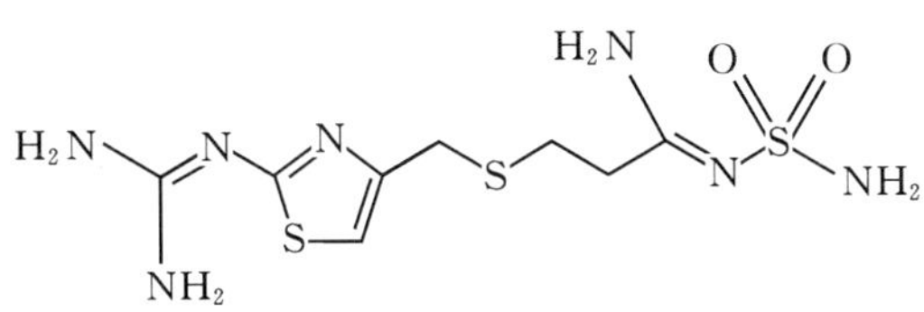

化学名：[1-氨基-3-[[[2-[(二氨基亚甲基)氨基]-4-噻唑基]-甲基]硫代]亚丙基]磺酰胺，又名高舒达、保胃健等。

本品为白色或类白色的结晶性粉末；味微苦；遇光色变深。熔点为160℃～165℃。在甲醇中微溶，在丙酮中极微溶解，在水或三氯甲烷中几乎不溶，在冰醋酸中易溶。

本品稳定性好，在室温条件下，保存于含有氨基酸、葡萄糖、脂肪、维生素、电解质和微量元素的营养液系统中，室温放置72小时，可保持稳定不变。

本品口服2～3小时达高峰，生物利用度高；体内代谢产物为*S*-氧化法莫替丁，主要从肾脏排泄，少量由胆汁排泄。

本品临床适用于治疗胃及十二指肠溃疡、反流性食管炎、上消化道出血、佐林格-埃利森综合征等症。

二、质子泵抑制剂

质子泵即H^+/K^+-ATP酶，存在于胃壁细胞中，具有分泌H^+、Cl^-及重吸收K^+的作用。该酶在催化胃酸分泌的最后一步，使氢离子与钾离子交换，负责转运胃酸到胃腔的最后一个环节，如果该酶被抑制，由各种因素刺激分泌的胃酸均不能被转运到胃腔。质子泵抑制剂可使H^+/K^+-ATP酶失活，从而阻断胃酸分泌。H^+/K^+-ATP酶仅存在于胃壁细胞，故质子泵抑制剂的作用较H_2受体拮抗剂专一、选择性高、副作用小。质子泵抑制剂类药物都是前药，进入胃壁细胞后，在酸性条件下被活化。1988年，第一个质子泵抑制剂奥美拉唑(Omeprazole)在瑞典正式上市。

奥美拉唑　Omeprazole

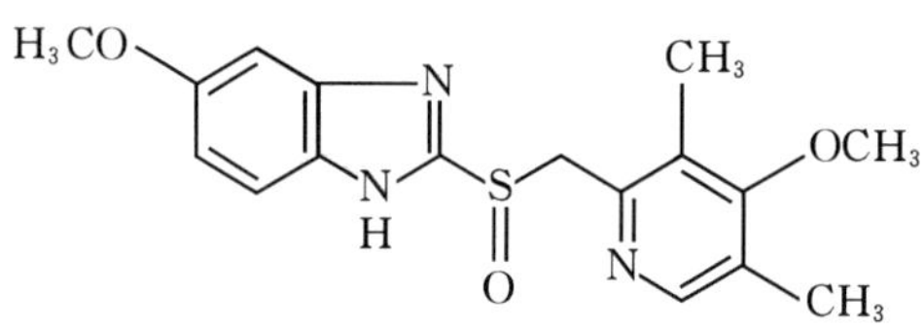

化学名：5-甲氧基-2-[[(4-甲氧基-3,5-二甲基-2-吡啶基)-甲基]-亚硫酰基]-1*H*-苯并咪唑，又名奥克、洛赛克。

本品为白色或类白色结晶性粉末；无臭；遇光易变色。熔点为156℃～157℃。在二氯甲烷中易溶，在甲醇或乙醇中略溶，在丙酮中微溶，在水中不溶，在0.1mol/L氢氧化钠溶液中溶解。

本品是两性化合物，分子中含有苯并咪唑环，显弱碱性；分子中的亚磺酰基显弱酸性。奥美拉唑以钠盐形式供药用。

本品在0.1mol/L氢氧化钠溶液中溶解后，加硅钨酸试液摇匀，再滴加数滴稀盐酸，即产生白色絮状沉淀。

本品在体内代谢较为复杂，代谢产物多。本品在肝脏代谢后，迅速通过肾脏排出。

本品主要适用于十二指肠溃疡、胃溃疡和反流性食管炎。临床用其治疗消化道溃疡，比传统的H_2受体拮抗剂作用更好，能迅速缓解疼痛，疗程短，治愈率高，不良反应少。

奥美拉唑为前药，在体外无抑制H^+/K^+-ATP酶的活性，进入胃壁细胞后，在酸的催化下发生重排，转化为螺环中间体，进一步形成次磺酸或次磺酰胺化合物，这两者均为药物的活性形式，与 H^+/K^+-ATP 酶上的巯基结合，形成二硫键的酶抑制剂复合物，从而抑制酶的活性，阻断胃酸的分泌。

奥美拉唑结构中亚硫酰基上的硫原子有手性，所以具有光学活性，药用外消旋体。其 S(-)型异构体比 R(-)型异构体代谢慢，作用时间长，现已用于临床，名为埃索美拉唑(Esomeprazole)。

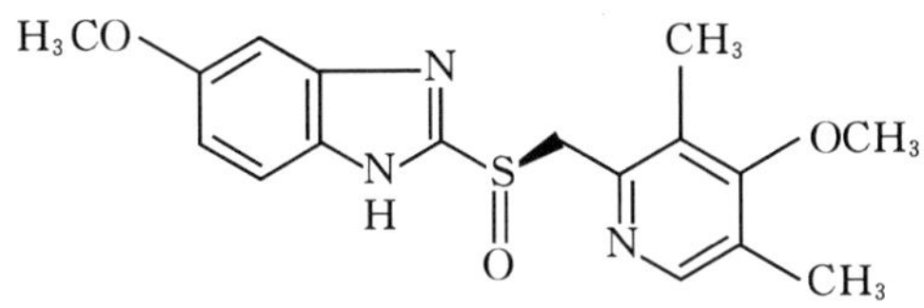

埃索美拉唑

通过对奥美拉唑两个环系进行修饰改造衍生合成，得到兰索拉唑(Lansoprazole)、泮托拉唑(Pantoprazole)、雷贝拉唑(Rabeprazole)等一系列质子泵抑制剂。目前质子泵抑制剂是治疗消化性溃疡最先进的一类药物。这一类药物都是前药，进入胃壁细胞后，在酸性条件下被活化。

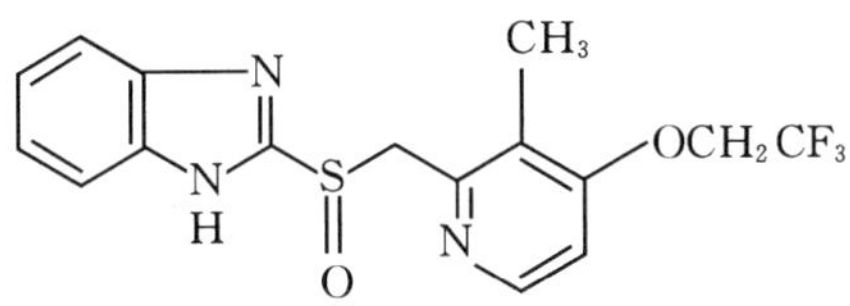

兰索拉唑

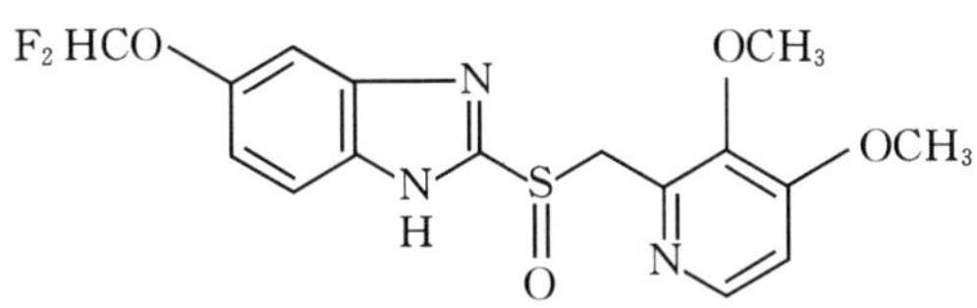

泮托拉唑

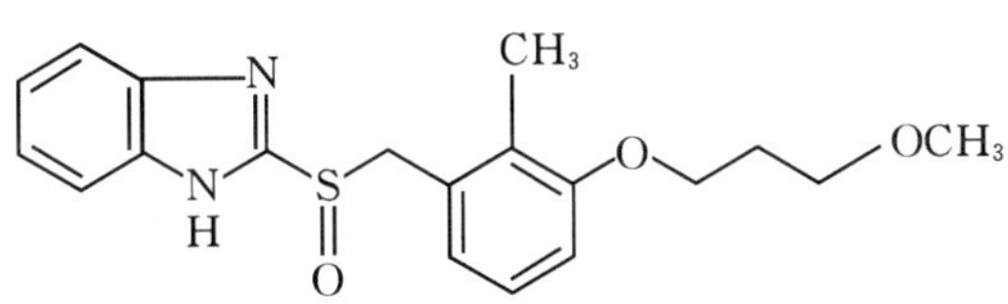

雷贝拉唑

课堂讨论

根据奥美拉唑的性质，该药适合制成哪些剂型？

知识拓展

H_2 受体拮抗剂的构效关系

H_2 受体拮抗剂的化学结构由三部分组成：碱性芳杂环或碱性基团取代的芳杂环、含氮的平面极性基团(胍脲基团)、易曲绕的四原子连接链。

1. 碱性芳杂环或碱性基团取代的芳杂环可形成阳离子，与受体上的阴离子部位结合。
2. 含氮的、平面型、有极性的“硫脲基团”可通过氢键与受体结合。
3. 连接基团多为易曲绕旋转的柔性四原子链，以含硫为佳。

运用生物电子等排原理，将不同的药效基团采用不同的连接方式，可获得新型药物。为增强分子的脂溶性，改善吸收，可引入疏水性基团。

第二节 促动力药

胃动力药是指能增加胃肠蠕动，促使胃肠道内容物向前移动的一类药物。临床上用于治疗胃肠道动力障碍性疾病，如反流性食管炎、功能性消化不良、肠梗阻等，另外还可用于放、化疗患者恶心呕吐的治疗。胃动力药自 20 世纪 60 年代问世至今已发展到第三代。

第一代常用胃动力药有甲氧氯普胺(Metoclopramide)。甲氧氯普胺促进胃及上部肠段的运动，阻滞胃食管反流，加强胃和食管蠕动，促进胃的排空。自 20 世纪 60 年代问世至今，临床应用历史最久，疗效确切。

第二代常用胃动力药有多潘立酮(Domperidone)。多潘立酮属于选择性胃动力药，不作用于结肠，较少引起腹泻，但偶尔会出现暂时性轻度腹部痉挛性疼痛。我国于 1997 年投产，现已成为国内最主要的胃动力药，作用较强。

第三代胃动力药有西沙比利(Cisapride)、莫沙必利(Mosapride)、伊托必利(Itopride)等。西沙比利属于全胃肠动力药，不仅作用于胃，还会作用于结肠，使肠道蠕动增快，引起腹部痉挛、肠鸣和腹泻等症状。在临床上比以往的胃动力药应用更广泛。对胃食管反流、胃轻瘫综合征、胃溃疡消化不良、特发性便秘等均有良好的效果。但有心律失常的副作用报道，现已退出市场。

莫沙比利是西沙比利的“改良品种”，主要作用于上消化道，较少引起腹泻。主要用于治疗食管反流疾病、慢性胃炎及手术后使用。能增强胃肠运动，但不影响胃酸分泌。无锥体外系反应和腹泻等副作用、耐受性好是它的优势。

伊托必利是第三代的新型胃动力药，由日本比陆制药研制开发，1995 年在日本上市。主要用于功能性消化不良的治疗。其特点是全胃肠道促动力作用，无锥体外系副作用，剂型为分散片，可明显缩短药物的起效时间，迅速缓解患者症状。

甲氧氯普胺 Metoclopramide

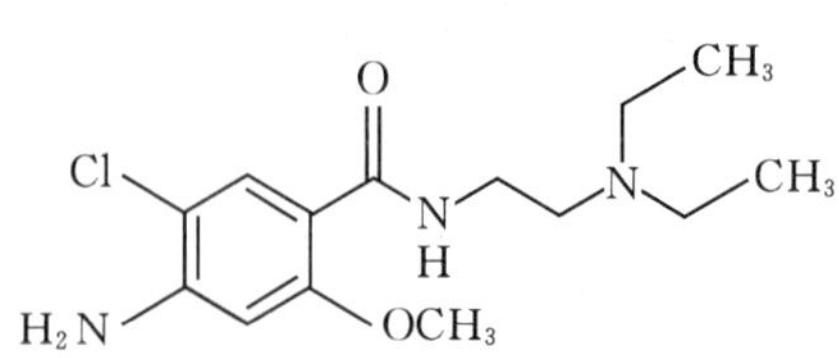

化学名：N－[(2－二乙氨基)乙基]－4－氨基－2－甲氧基－5－氯－苯甲酰胺，又名胃复安、灭吐灵，是苯甲酰胺的衍生物。

本品为白色结晶性粉末，无臭，味苦。熔点为147℃～151℃。在三氯甲烷中溶解，在乙醇或丙酮中略溶，在乙醚中极微溶解，在水中几乎不溶，在酸性溶液中溶解。

本品含叔胺和芳伯胺结构，具有碱性。

本品与硫酸共热，显紫黑色，加水摇匀，有绿色荧光，碱化后消失。因含芳伯氨基，可发生重氮化反应。

本品促进胃排空，故吸收和起效迅速，主要吸收部位在小肠。可口服、肌注、静脉滴注或直肠给药。口服有首过效应，生物利用度为70%。本品经肝脏代谢，半衰期一般为4～6小时，经肾脏排泄。

本品临床用于胃动力低下和功能性消化不良、反流性食管炎、各种原因引起的恶心呕吐、十二指肠溃疡等。长期使用易出现锥体外系反应，即表现有肌震颤、下肢肌肉抽搐、斜颈等，也可有头晕、嗜睡、泌乳等不良反应。

枸橼酸莫沙必利　Mosapride Citrate

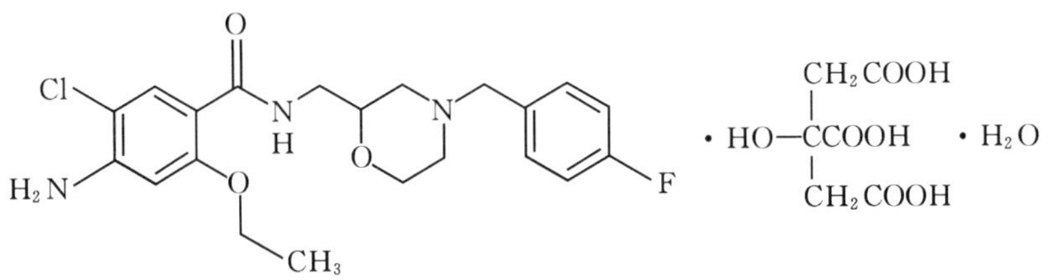

化学名：4－氨基－5－氯－2－乙氧基－N－{[4－(4－苯甲基)－2－吗啉基]甲基}苯甲酰胺枸橼酸盐二水合物。

本品为白色或类白色结晶性粉末，无臭，味微苦。在吡啶或二甲基甲酰胺或冰醋酸中易溶，在甲醇中略溶，在乙醇中微溶，在水或乙醚中几乎不溶。

本品中加入吡啶-醋酐(3∶1)后振摇，即生成黄色到红色或紫红色的溶液。

本品口服后，在胃肠道被迅速吸收，分布以胃肠、肝肾局部药物浓度最高，血浆次之；半衰期为2小时，血浆蛋白结合率99.0%。主要代谢产物为脱－4－氟苄基莫沙必利，经尿液和粪便排泄。

本品是强效选择性5－HT_4受体激动剂，通过兴奋5－HT_4受体，刺激乙酰胆碱释放，从而促进全胃肠道包括食管到肛门括约肌的动力，增强胃肠运动，但不影响胃酸分泌。主要用于消化不良、慢性胃炎伴有烧心、嗳气、恶心、呕吐等症状。有西沙必利在高敏患者中可出现Q－T间期延长或导致尖端扭转性室性心动过速，尽管莫沙必利的结构也是相似的苯甲酰胺类，但没有与西沙必利相似的导致尖端扭转性室性心动过速的电生理特性。

课堂讨论

对比第一、二、三代胃动力药的优缺点。

知识拓展

西沙必利的研发及应用过程

西沙必利是科研人员以甲氧氯普胺为先导化合物，进行结构改造，得到的第三代促胃动力药。该药于1988年在瑞典上市后，曾在多个国家被广泛使用。在本品上市后的不良反应监测中，发现西沙必利能引起室性心律不齐等严重的心血管并发症，因此，2000年美国和英国采取了限制或暂停销售西沙必利的措施。2000年7月我国发布了《关于加强对胃肠动力药西沙必利管理的通知》，自2000年9月1日起，全国药店停止零售西沙必利，并将其限制为医院医生处方药，由医院药房发售。

第三节　止吐药

呕吐是人体的一种本能，可将食入胃内的有害物质排出，从而保护人体。但频繁而剧烈的呕吐可能妨碍摄入食物，导致失水、电解质紊乱、酸碱平衡失调、营养障碍，甚至发生食管贲门黏膜裂伤等并发症。妊娠或某些疾病，如癌症患者的放射治疗和药物治疗等都可引起恶心、呕吐，可以进行对症治疗。

止吐药物能阻断呕吐的神经反射环，该神经反射环受多种神经递质影响。根据拮抗的受体将传统止吐药分为抗组胺受体止吐药、抗乙酸胆碱受体止吐药、抗多巴胺受体止吐药。由于组胺受体、乙酸胆碱受体、多巴胺受体在体内分布广，其生理作用复杂，作用于这些受体的药物除止吐外还兼有其他用途。近年来发现影响呕吐反射弧的5-羟色胺(5-HT)受体的亚型5-HT_3主要分布在肠道，在中枢神经系统相对较少，由此开发出系列新型的5-HT_3受体拮抗剂，这类药物疗效确切，不良反应少。

本节仅介绍5-HT_3受体拮抗剂止吐药。昂丹司琼(Ondansetron)是第一个用于临床的5-HT_3受体拮抗剂止吐药。

盐酸昂丹司琼　Ondansetron Hydrochloride

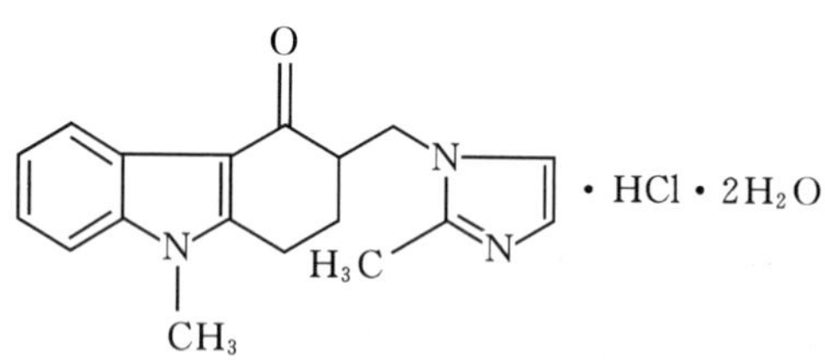

化学名：2,3-二氢-9-甲基-3-[(2-甲基咪唑-1-基)甲基]-4(1*H*)-咔唑酮盐酸盐二水合物，又名奥丹西隆、枢复宁。

本品为白色或类白色结晶性粉末，无臭，味苦。熔点为178.5℃～179.5℃。本品在甲醇中易溶，在水中略溶，在丙酮中微溶，在0.1mol/L盐酸溶液中略溶。

本品的水溶液加稀碘化铋钾试液，即生成猩红色沉淀。

本品静脉注射或口服，口服的生物利用度为60%，口服后吸收迅速，分布广泛，半衰期为3.5小时。90%以上在肝内代谢，尿中代谢产物主要为葡萄糖醛酸及硫酸酯的结合物，也有少量羟基化和去甲基化代谢物。

本品于20世纪90年代初上市，用于治疗由化学治疗和放射治疗引起的恶心、呕吐，可作为抗肿瘤药物的辅助药，也可预防和治疗手术后的恶心、呕吐。现已在世界各国得到广泛的应用。

常见的5－HT_3受体拮抗剂止吐药还有格拉司琼(Granisetron)、托烷司琼(Tropisetron)、地芬尼多(Difenidol)等。此类药物在经历长期的临床应用之后，已被广大临床医生所肯定，并已成为国际、国内止吐药市场的主流，特别适用于癌症患者因化学治疗或放射治疗引起的呕吐。

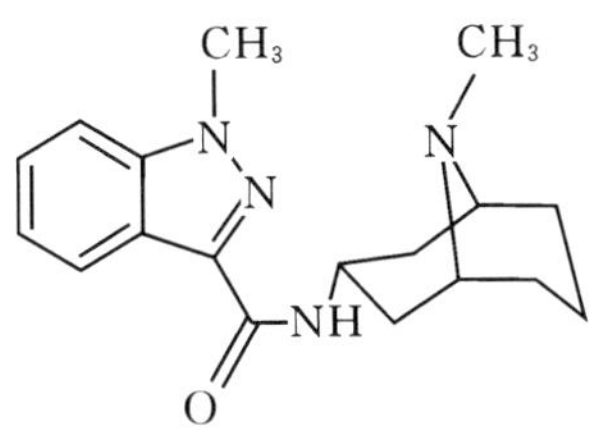

格拉司琼

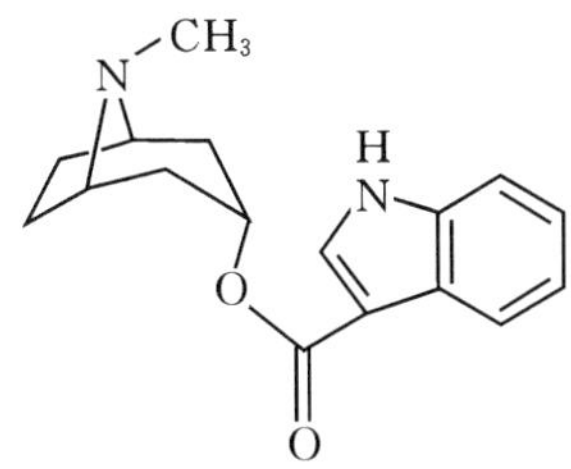

托烷司琼

课堂讨论

常用的5－HT_3受体拮抗剂止吐药有哪些?

知识拓展

5－HT的作用

5－HT是英文5－hydroxytryptamine的缩写，中文名5－羟色胺，又名血清素，作为自体活性物质，约90%合成和分布于肠嗜铬细胞，通常与ATP等物质一起储存于细胞颗粒内。在刺激因素的作用下，5－HT从颗粒细胞内释放弥散到血液，并被血小板摄取和储存，储存量约占全身总量的8%。5－HT作为神经递质，主要分布于松果体和下丘脑，可能参与痛觉、睡眠和体温等生理功能的调节。中枢神经系统5－HT的含量、功能异常可能与精神病、偏头痛等多种疾病的发病有关。

第四节　肝胆疾病辅助治疗药

一、肝病辅助治疗药

肝病辅助用药是指能够改善受损害的肝细胞代谢、促进肝细胞再生和功能恢复，增强肝脏解毒功能，减少肝脏结缔组织增生、防止肝硬化的药物。

肝病辅助药物主要有天然植物提取物、糖类、氨基酸等。肝病辅助药物根据其药理作用可分为降酶药、降黄疸药、促进解毒的药、促进能量代谢的药、促进蛋白质合成的药、肝细胞膜保护药、抗纤维化的药物等等。

联苯双酯 Bifendate

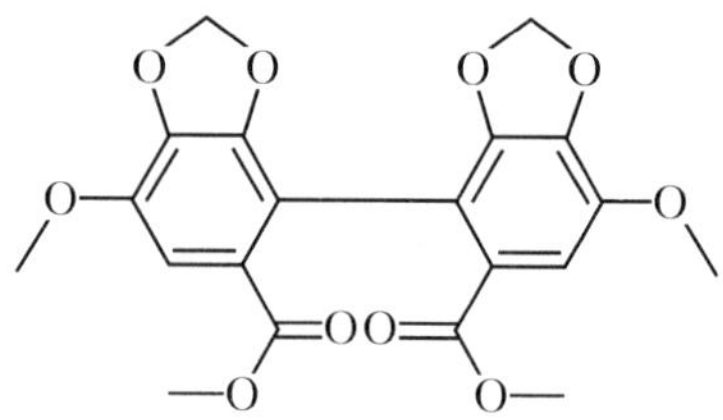

化学名:4,4′-二甲氧基-5,6,5′,6′-二次甲二氧-2,2′-联苯二甲酸二甲酯。

本品为白色结晶性粉末;无臭无味。熔点为180℃～183℃。本品在三氯甲烷中易溶,在乙醇或水中几乎不溶。

本品片剂口服后吸收率很低,仅20%～30%被人体吸收利用,滴丸剂的生物利用度为片剂的1.25～2.37倍。被吸收的药物在肝脏的首过作用下,迅速被代谢转化,服药后24小时内70%左右的药物自粪便中排出,血液中测不出原形药物。在体内起作用系其代谢产物或原形药物,尚待进一步研究。

本品能使血清谷丙转氨酶降低,增强肝脏的解毒功能和肝保护作用,疗效明显,无明显副反应。其不足之处是远期疗效不巩固,停止服药后,部分患者的血清转氨酶可上升,但继续服药仍有效。临床适用于迁延型肝炎和长期单项丙氨酸氨基转移酶异常者。

联苯双酯是我国研制的治疗肝炎的降酶药,是在用现代药学方法研究中药五味子的基础上得到的治疗肝炎的药物,是合成五味子丙素的一种中间体。于20世纪80年代初在我国上市,供临床使用。1995年载入《中国药典》。

水飞蓟宾 Silibinin

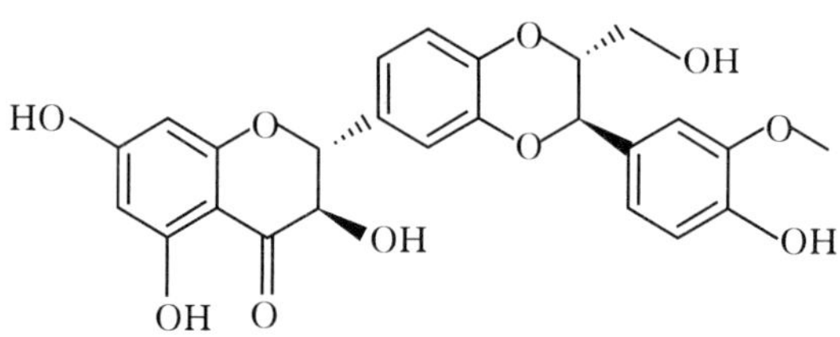

化学名:2,3-二氢-3-(4-羟基-3-甲氧基苯基)-2-羟甲基 6 (3,5,7-三羟基-4-氧代苯并吡喃-2-基)苯并二氧六环,又名益肝灵、西利马林、利肝隆。

本品为类白色结晶,无臭,味微苦涩,有引湿性。熔点为164℃～174℃。溶于丙酮、乙酸乙酯,略溶于甲醇、乙醇,难溶于氯仿,不溶于水。在稀碱液中易溶解。

为改善其溶解性,可做成水飞蓟宾葡甲胺盐(silybin - N - methylglucamine),即由水飞蓟宾与葡甲胺(1-甲氨基-1-去氧山梨醇)结合而成。该品为黄色结晶性粉末,溶于水,其吸收速度与疗效均优于不溶于水的水飞蓟宾,除片剂外还可做成针剂。

本品静脉注射后48小时约排出给药量的8%。本品口服后48小时约排出给药量的20%,其中约80%以代谢物形式由胆汁排出,其余大部分以原形排出。

本品具有改善肝功能、稳定肝细胞膜的作用,适用于各种类型的急性肝炎、慢性迁延性肝炎、慢性活动性肝炎及初期肝硬化、中毒性肝损伤、脂肪肝及淤胆引起的肝损害。

水飞蓟宾系从菊科植物水飞蓟(*Silybum marianum*)果实中提取分离而得的一种黄酮类化合物,具有明显的保护和稳定肝细胞膜的作用,可以改善肝功能,产生降酶效果,且不易发生酶反跳。

葡醛内酯　Glucuronolactone

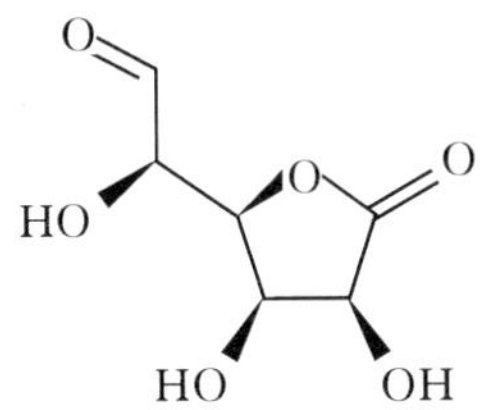

化学名： D-葡萄糖醛酸-γ-内酯，又名肝泰乐。

本品为白色结晶或结晶性粉末；无臭，味微苦；遇光色渐变深。本品在水中易溶，在甲醇中略溶，在乙醇中微溶。25℃时比旋度为+18.0°～20.0°。

本品熔点为170℃～176℃，熔融时同时分解。

本品溶于水后，一部分内酯变成葡萄糖醛酸，达到平衡状态，溶液显酸性。

本品具有保护肝脏和解毒的作用。适用于急、慢性肝炎、肝硬化、食物与药物中毒。此外，本品又是构成结缔组织的重要成分，故可用于治疗关节炎及胶原性疾病。

本品进入体内后，在酶的催化下内酯环被打开，转变为葡萄糖醛酸而发挥作用，后者是体内重要的解毒物质之一，能与肝内或肠内含有酚基、羟基、羧基和氨基的代谢产物、毒物或药物结合，形成无毒的葡萄糖醛酸结合物随尿排出体外。

二、胆病辅助治疗药

各种原因引起的肝内胆管、肝外胆管和胆囊的病变统称胆系疾病。胆管是将肝细胞分泌的胆汁输送到肠道的唯一通路，胆管某一部位一旦发生疾病，即可导致胆汁引流不畅，对人体危害很大。利胆药可刺激肝脏增加胆汁分泌，使排出量增加，利于胆系疾患的治疗。胆病辅助治疗药物还可用于急慢性肝炎的治疗。

熊去氧胆酸　Ursodeoxycholic Acid

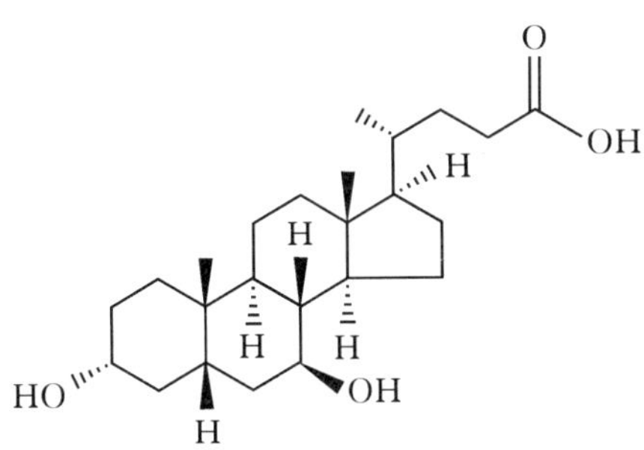

化学名： 3α,7β-二羟基-5β-胆甾烷-24-酸，存在于胆汁中，又名Ursodiol。

本品为白色粉末；无臭，味苦。熔点为200℃～204℃。在乙醇中易溶，在三氯甲烷中不溶，在冰醋酸中易溶，在氢氧化钠试液中溶解。比旋度为+59.0°～+62.0°。

本品为甾体化合物，系胆酸类似物。本品遇硫酸甲醛试液，生成蓝绿色悬浮物。

本品能增加胆汁酸分泌，并使胆汁成分改变，降低胆汁中胆固醇及胆固醇脂，有利于胆结石中的胆固醇逐渐溶解。本品临床用于胆石症、胆囊炎、胆管炎、黄疸等疾病的治疗；还用于原发性胆汁性肝硬化和原发性硬化性胆管炎。

熊去氧胆酸是从中药熊胆中分离的活性成分之一，为胆甾酸类化合物。1927 年首次从熊胆汁中分离得到纯结晶，1957 年合成成功并开始作为利胆剂用于临床。因天然来源熊胆汁较少，现多用来源较丰富的牛、羊胆酸或鹅去氧胆酸为原料，通过半合成制备。因鹅去氧胆酸是熊去氧胆酸的 C7 差向异构体，可在 C7 位氧化成酮基，再还原成羟基，使其 7α-羟基换成 7β-羟基，两步即可。

本品疗效优于鹅去氧胆酸，副作用小于鹅去氧胆酸。熊去氧胆酸与鹅去氧胆酸仅在 C7 光学活性不同，但其分布、代谢和消除有很大的区别，这导致了两药的药效区别。鹅去氧胆酸因有首过代谢，剂量较大，耐受性稍差，腹泻发生率高，且对肝脏有一定毒性，目前已少用。

课堂讨论

为什么熊去氧胆酸与鹅去氧胆酸相比疗效优、副作用小？

知识拓展

保肝药联苯双脂的研发过程

中药五味子具有保肝及再生肝脏组织的作用。在研究五味子对肝脏的生化药理效应的过程中，为寻找五味子中降谷丙转氨酶的有效成分，从五味子的乙醇提取物中分离到七种单体成分。在七种单体中，五味子丙素有较好的降谷丙转氨酶作用，但其在五味子中含量很低，仅占 0.08%。为确证其化学结构，并进行药理研究，开展了五味子丙素的化学合成研究。由于五味子丙素的化学合成难度较大，只好把合成工作中得到的中间体和类似物共 31 个进行了初步药理研究，其中 16 个化合物表现出降酶活性。在明显有降酶活性的化合物中，经过初步毒性测定，选择了五味子丙素 γ 的中间体联苯双酯及二苯已烯做了进一步研究。后通过临床比较，放弃了二苯已烯，而把化学结构较为简单、化学合成比较容易、毒性比较低的联苯双酯发展为一种新的保肝药物，并于 20 世纪 80 年代初在我国上市，供临床使用。

第五节　抗变态反应药

变态反应也称为过敏反应，是机体受同一抗原物质再次刺激后引起的组织损伤或生理功能紊乱的异常免疫反应。用于防治变态反应性疾病的药物为抗变态反应药物，又称抗过敏药物。抗变态反应药根据其作用机制不同可分为抗组胺药、过敏反应介质阻释剂、钙剂、免疫抑制剂等。本节主要介绍抗组胺药。

用于抗变态反应的抗组胺药主要是组胺 H_1 受体拮抗剂。组胺 H_1 受体拮抗剂能与组胺竞争细胞上的组胺 H_1 受体，使组胺不能同 H_1 受体结合，从而抑制其引起过敏反应的作用。H_1 受体拮抗剂种类较多，按化学结构特点可分为六类：乙二胺类、氨基醚类、丙胺类、三环类、哌嗪类、哌啶类。

一、乙二胺类

芬苯扎胺(Phenbezamine)为第一个应用于临床的乙二胺类组胺 H_1 受体拮抗剂，活性高，毒性较低；通过生物电子等排体交换，用吡啶代替苯环，得到了活性巨大和副作用更小的抗过敏药，如曲吡那敏（Tripelennamine）；将乙二胺结构环化成杂环，仍为有效的组胺 H_1 受体拮抗剂，如安他唑啉（Antazoline）。

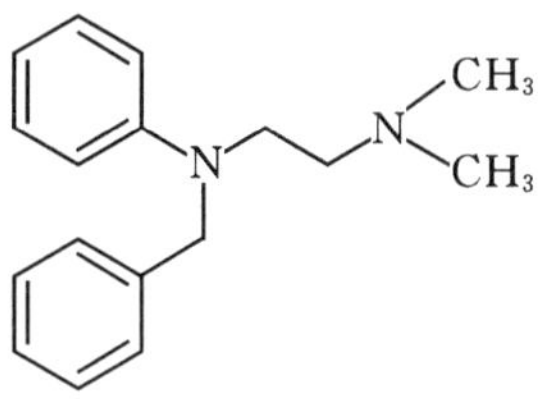

芬苯扎胺

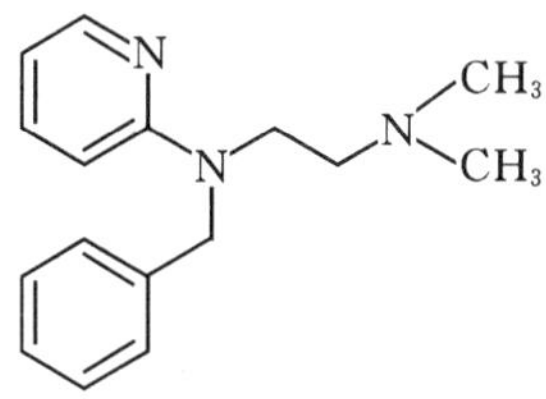

曲吡那敏

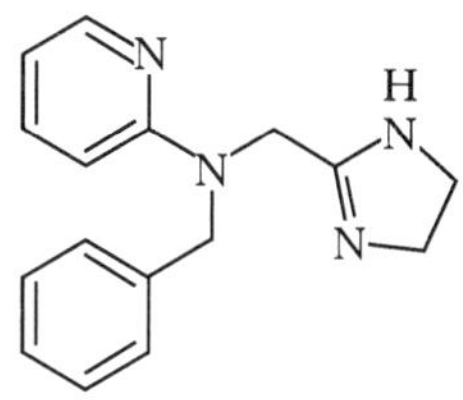

安他唑啉

二、氨基醚类

氨基醚类组胺 H_1 受体拮抗剂，主要的药物苯海拉明（Diphenhydramine），除用于抗过敏外，还有抗晕动病作用。氨基醚类药物中的氯马斯汀（Clemastine）、司他斯汀（Setastine）均为非镇静性的新型组胺 H_1 受体拮抗剂，属于第二代抗组胺药。

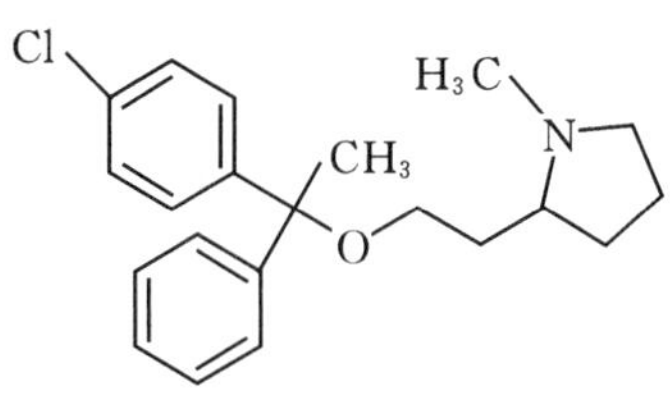

氯马斯汀

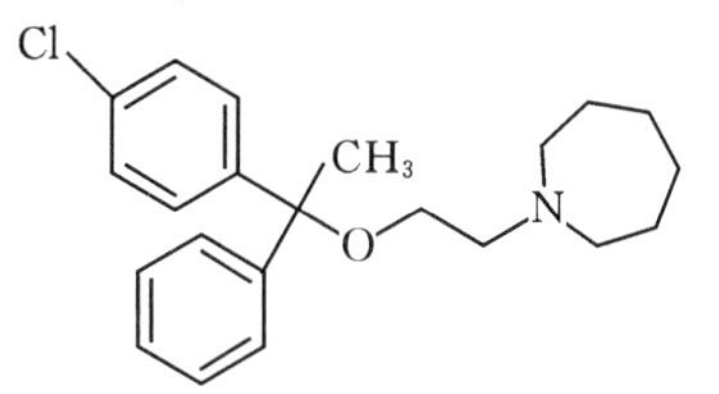

司他斯汀

盐酸苯海拉明　Diphenhydramine Hydrochlorid

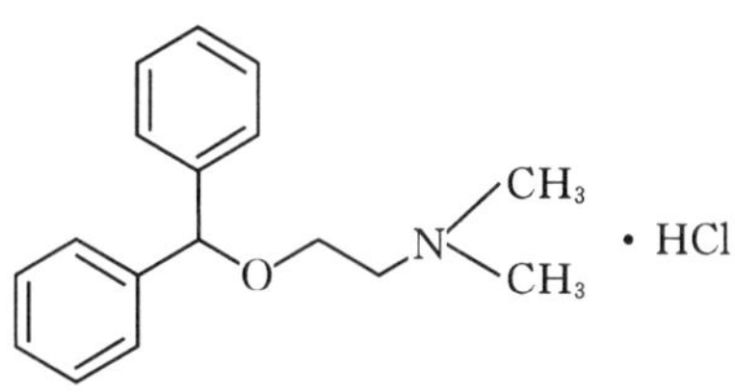

化学名：N，N 二甲基-2-（二苯基甲氧基）乙胺盐酸盐。

本品为白色结晶性粉末（游离碱为淡黄色至黄色澄明液体），无臭，味苦，随后有麻痹感；熔点 167℃～171℃。本品在水中极易溶解，在乙醇或三氯甲烷中易溶，在丙酮中略溶，在乙醚中极微溶解。

本品在弱碱性条件下稳定，在酸性条件下受超共轭效应的影响，易水解生成二甲氨基乙醇和二苯甲醇，紫外线可催化这一分解反应。若本品中含有二苯甲醇杂质，则水溶液的澄明度不好；同时二苯甲醇见光易氧化变色。

本品为抗过敏药，兼有镇静止吐作用。用于过敏性疾病，也常用于乘车、船引起的恶心、呕吐等。

三、丙胺类

丙胺类组胺 H_1 受体拮抗剂，这类药物的抗组胺作用强而中枢镇静作用较弱，嗜睡副作用较轻。该类药物有非尼拉敏(Pheniramine)、氯苯那敏(Chlorphenamine)、曲普利啶(Triprolidine)、阿伐斯汀(Acrivastine)等。阿伐斯汀具有选择性地阻断组胺 H_1 受体的作用，结构中的丙烯酸基使其具有相当的亲水性而难以通过血脑屏障，减少了中枢副作用，是非镇静组胺 H_1 受体拮抗剂。

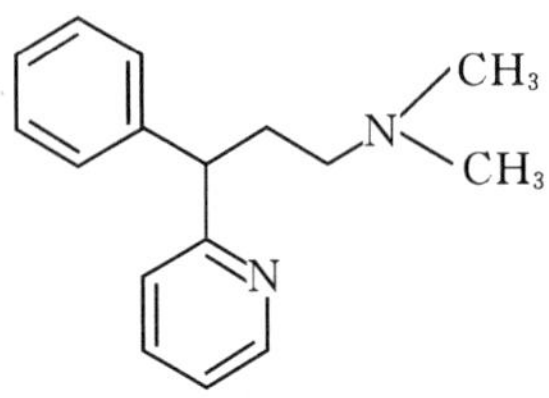

非尼拉敏

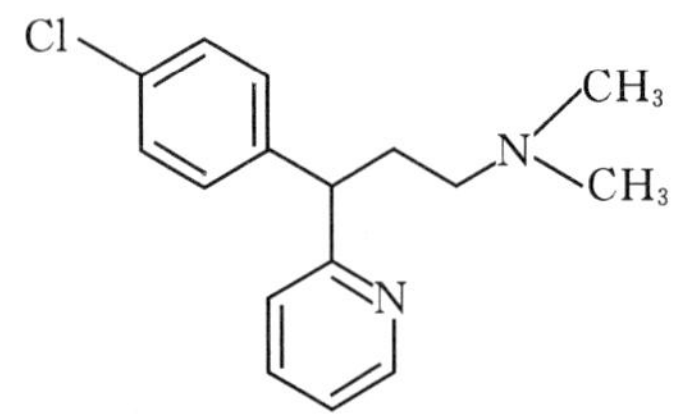

氯苯那敏

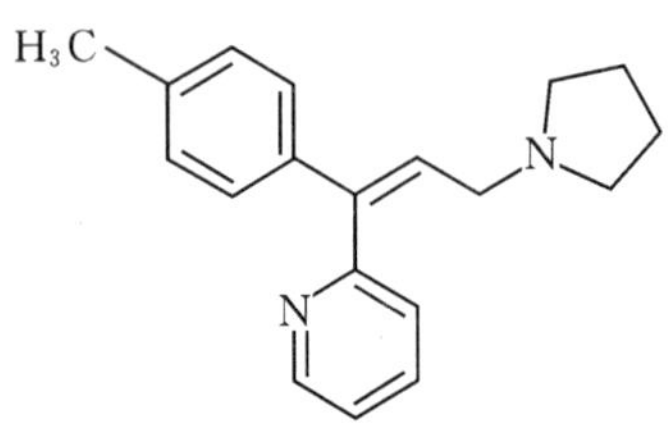

曲普利啶

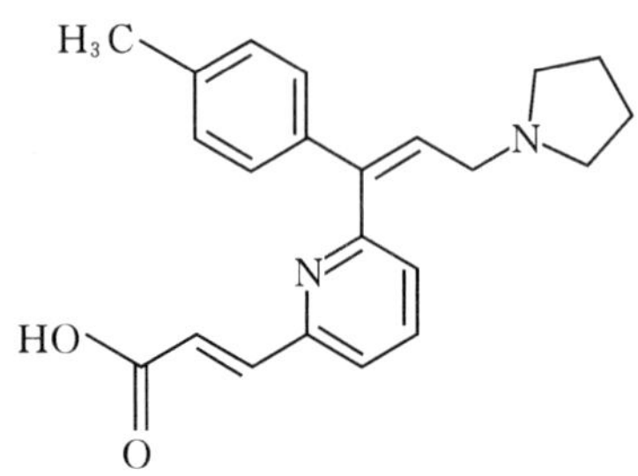

阿伐斯汀

马来酸氯苯那敏 Chlorphenamine Maleate

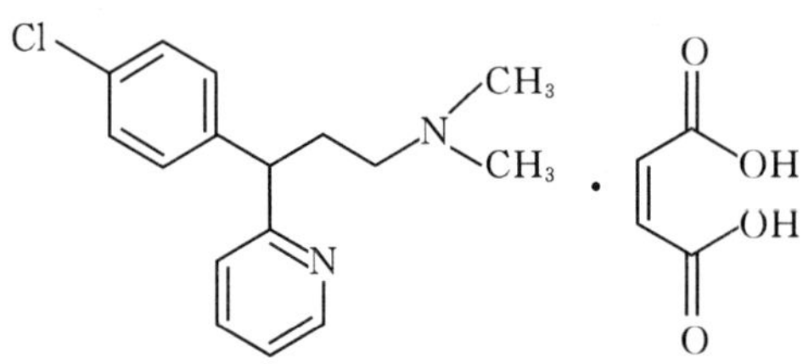

化学名：2-[对-氯-a-[2(二甲氨基)乙基]苯基]吡啶马来酸盐，又名扑尔敏。

本品为白色结晶性粉末，无臭；熔点为 131.5℃～135℃。本品在水或乙醇或三氯甲烷中易溶，在乙醚中微溶；本品的水溶液呈酸性，pH 为 4.0～5.0。

本品与枸橼酸-醋酐试液在水浴上加热，即显红紫色。

本品在稀硫酸中与高锰酸钾反应，高锰酸钾红色消失。

本品结构中含一手性碳原子，其 S 构型右旋体的活性强于 R 构型左旋体，临床上药用其外消旋体。

本品临床主要用于过敏性鼻炎、皮肤黏膜的过敏、荨麻疹、花粉症以及药物和食物引起的过敏性疾病。副作用有嗜睡、口渴、多尿等。常用剂型有片剂、滴丸和注射液。

四、三环类

乙二胺类、氨烷基醚类、丙胺类分子通过一个或两个碳原子相连，再利用生物电子等排原理改造，衍生出了三环类组胺 H_1 受体拮抗剂，如异丙嗪（Promethazine）、赛庚啶（Cyproheptadine）、氯雷他定（Loratadine）和酮替芬（Ketotifen）等，均有良好的拮抗组胺 H_1 受体活性。

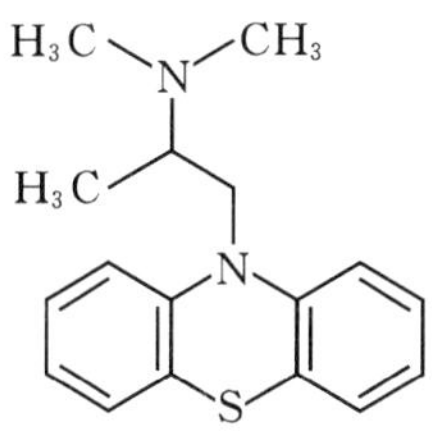

异丙嗪

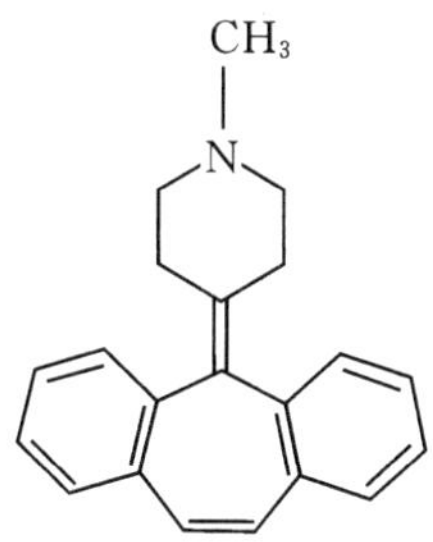

赛庚啶

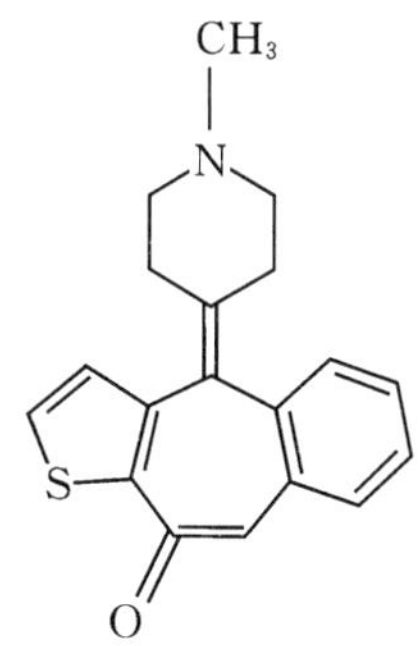

酮替芬

氯雷他定　Loratadine

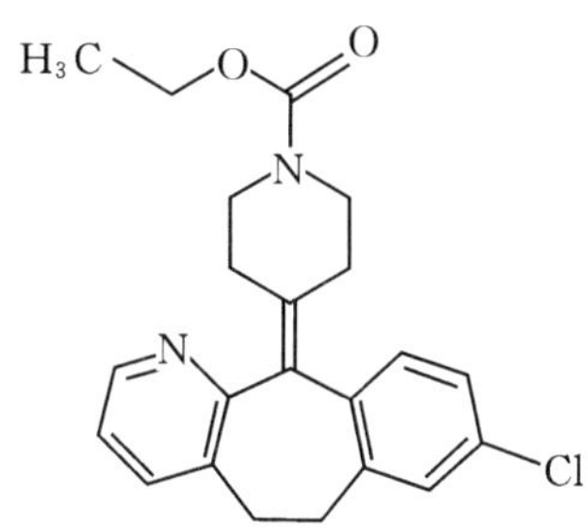

化学名：4-(8-氯-5,6-二氢-11H-苯并[5,6]环庚并[1,2-b]吡啶-11-亚基)-1-哌啶羧酸乙酯。

本品为白色或类白色结晶性粉末，无臭。熔点为 133℃～137℃。在甲醇、乙醇或丙酮中易溶，在 0.1mol/L 盐酸溶液中略溶；在水中几乎不溶。

本品在稀盐酸溶液中溶解后，加碘化铋钾试液，产生橙黄色沉淀。

本品口服吸收良好，起效迅速，某些患者在半小时内就显现作用，1.5～2 小时后达到血药峰值，消除半衰期为 8～14 小时。在肝脏迅速而广泛地代谢，经尿和粪便排除。随乳汁分泌少，因此哺乳期用药是安全的。

本品可用于过敏性鼻炎、急性和慢性荨麻疹以及其他过敏性皮肤病。

五、哌嗪类

这类药物结构中有哌嗪环，如西替利嗪（Cetirizine）和氟桂利嗪（Flunarizine）。西替利嗪自 1987 年上市以来，以高效、低毒、非镇静性等特点成为哌嗪类组织胺 H_1 受体拮抗剂的典型药物；氟桂利嗪的钙离子通道阻断作用，因显著改善脑缺血和缺氧而广泛应用于临床。

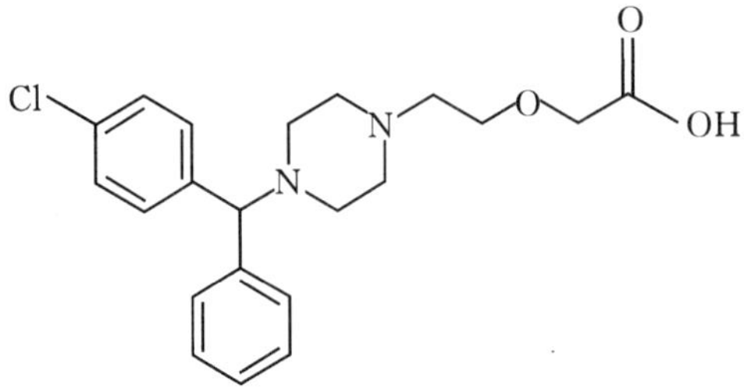

西替利嗪

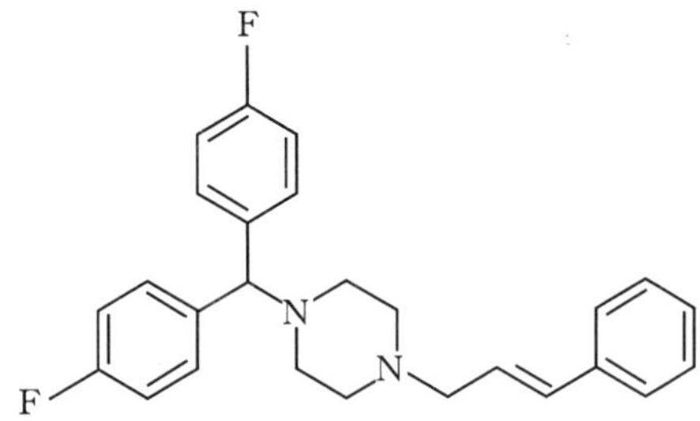

氟桂利嗪

盐酸西替利嗪 Cetirizine Hydrochloride

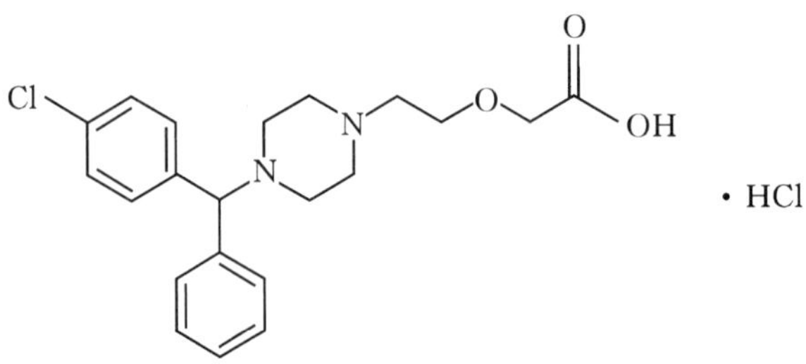

化学名:(±)-2-[2[4-[(4-氯苯基)苯甲基]-1-哌嗪基]乙氧基]乙酸二盐酸盐。

本品为白色或类白色结晶性粉末,无臭。在水中易溶,在甲醇或乙醇中溶解,在三氯甲烷或丙酮中几乎不溶。

本品为哌嗪类 H_1 受体拮抗药。分子结构中有羧基,可离子化,故不易透过血脑屏障,基本上没有镇静作用,属非镇静类 H_1 受体拮抗剂。

本品为抗过敏类非处方药药品。适用于季节性鼻炎、常年性过敏性鼻炎、过敏性结膜炎及过敏引起的瘙痒和荨麻疹的对症治疗。

六、哌啶类

分子结构中有哌啶环。因本类药物对外周 H_1 受体有高度选择性,效应强,作用时间长,无中枢抑制、局麻等副作用,使其成为非镇静性抗组胺药的主要类型。这类药物中特非那定(Terfenadine)第一个上市,药效持久,效果良好。阿司咪唑(Aslemizole,息斯敏)和左卡巴斯汀(Levocabastine),均有较强的 H_1 受体拮抗作用,起效快,持续时间长,用于过敏性鼻炎和结膜炎的治疗,为非镇静性抗组胺药。

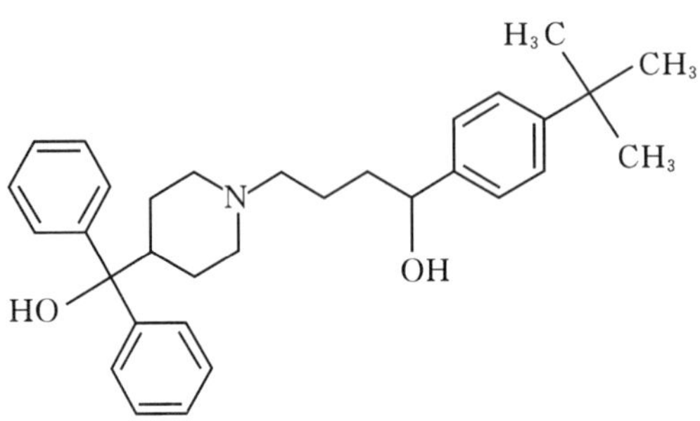

特非那定

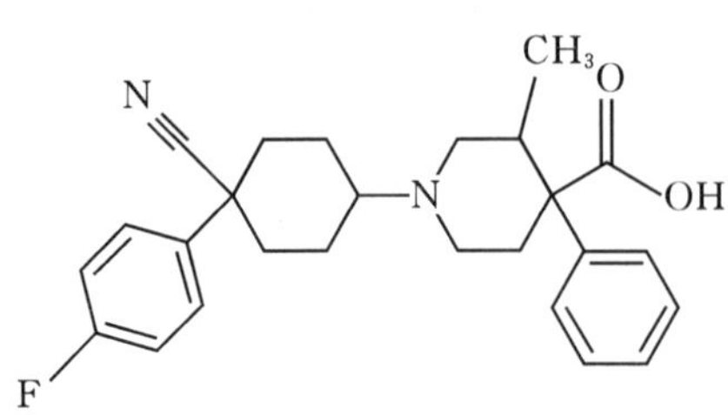

卡巴斯汀

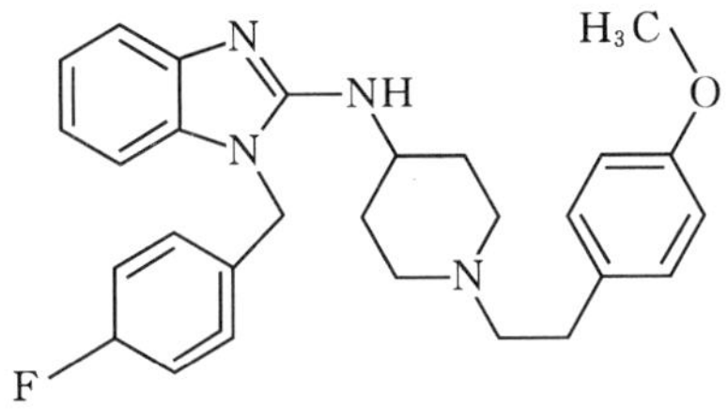

阿司咪唑

课堂讨论

盐酸苯海拉明注射剂放置一段时间后会发生浑浊，是什么原因？

知识拓展

苯海拉明

苯海拉明为临床常用的 H_1 受体拮抗剂，除用于抗过敏外，还可以用于抗晕动病。但苯海拉明的结构中含有较大的脂溶性基团，易透过血脑屏障产生中枢抑制的副作用，服药后会产生困倦、嗜睡，影响工作和生活。为克服这一缺点，将具有中枢兴奋作用的8-氯茶碱与苯海拉明制成复盐，称作茶苯海拉明(Menhydrinate，乘晕宁)，是临床常用的晕动病药物。

合成介绍

雷尼替丁的合成

以2-羟甲基-呋喃为起始原料，合成路线如下：

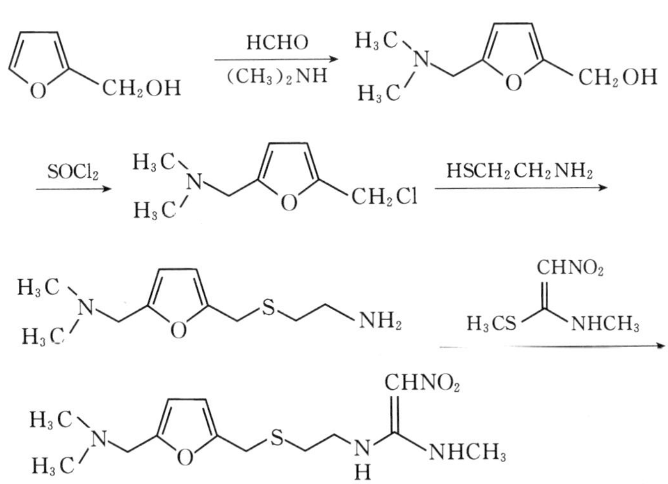

案例分析

客车司机刘某一天饭后约1小时出现皮肤奇痒难熬的现象，四肢有皮疹，刘某当即到医院看病，医生给刘某开了马来酸氯苯那敏等药物抗过敏。

分析：

1. 过敏反应的原因是什么？

2. 刘某服用药物会影响开车吗？

考点提示

一、填空题

1. 常见的抗消化道溃疡药物有＿＿＿＿＿和＿＿＿＿＿两大类。

2. 根据药物化学结构中芳杂环的种类不同，组胺 H_2 受体拮抗剂分为＿＿＿＿＿、＿＿＿＿＿、＿＿＿＿＿和＿＿＿＿＿。

3. 质子泵抑制剂与 H_2 受体拮抗剂相比起作用具有＿＿＿＿＿、＿＿＿＿＿、＿＿＿＿＿等特点。

4. 组胺 H_1 受体拮抗剂按照化学结构不同分为＿＿＿＿＿、＿＿＿＿＿、＿＿＿＿＿、＿＿＿＿＿和＿＿＿＿＿。

5. 联苯双酯是我国创制的治疗＿＿＿＿＿的降酶药物；熊去氧胆酸是＿＿＿＿＿的类似物，有利胆作用。

二、单项选择题

1. 属于组胺 H_2 受体拮抗剂的是

A. 盐酸昂丹司琼　　B. 盐酸雷尼替丁　　C. 奥美拉唑

D. 多潘立酮　　E. 西沙必利

2. 下列不属于质子泵抑制剂的抗溃疡药是

A. 泮托拉唑　　B. 西咪替丁　　C. 奥美拉唑

D. 兰索拉唑　　E. 雷贝拉唑

3. 属于呋喃类抗溃疡药物的是

A. 雷尼替丁　　B. 西咪替丁　　C. 法莫替丁

D. 罗沙替丁　　E. 尼扎替丁

4. 属于 $5-HT_3$ 受体拮抗剂类止吐药物的是

A. 甲氧氯普胺　　B. 西沙必利　　C. 多潘立酮

D. 昂丹司琼　　E. 法莫替丁

5. 关于多潘立酮的描述不正确的是

A. 是促胃动力药　　B. 有止吐作用　　C. 有抗溃疡作用

D. 不能透过血脑屏障　　E. 口服吸收迅速

6. 下列结构式的药物名是

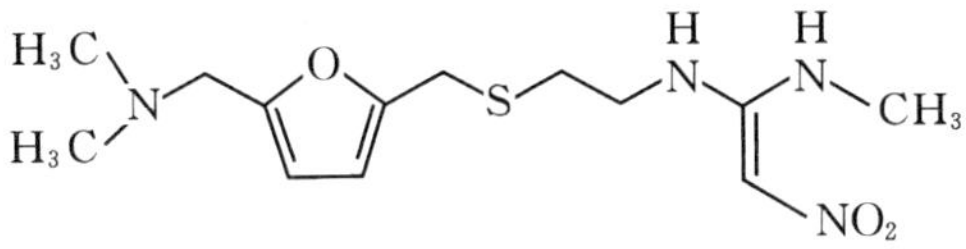

A. 雷尼替丁　　B. 西咪替丁　　C. 奥美拉唑

D. 多潘立酮　　E. 法莫替丁

7. 下列属于前药的是

A. 雷尼替丁　　B. 多潘立酮　　C. 奥美拉唑

D. 西沙必利　　E. 尼扎替丁

8. 经灼烧后,遇醋酸铅试纸可生成黑色硫化铅沉淀的药物是

A. 奥美拉唑　　B. 昂丹司琼　　C. 多潘立酮

D. 雷尼替丁　　E. 莫沙必利

9. 组胺 H_1 受体拮抗剂主要用于

A. 抗溃疡　　B. 抗过敏　　C. 解痉

D. 抗高血压　　E. 抗癫痫

10. 组胺 H_2 受体拮抗剂主要用于

A. 抗过敏　　B. 抗肿瘤　　C. 解痉

D. 抗溃疡　　E. 抗高血压

11. 熊去氧胆酸和鹅去氧胆酸在结构上的区别是

A. 环系不同　　B. 11 位取代不同　　C. 20 位取代的光学活性不同

D. C7 位取代基不同　　E. C7 光学活性异构体不同

12. 联苯双酯的结构是

A. 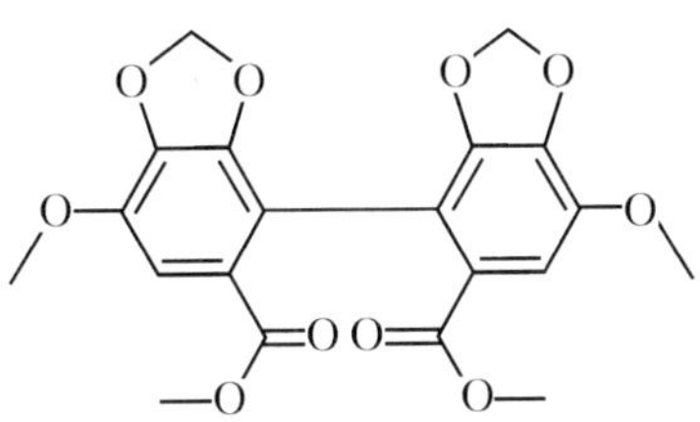

B. 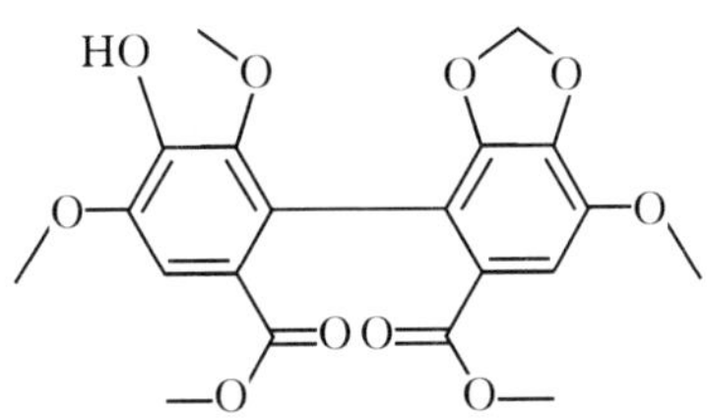

C. 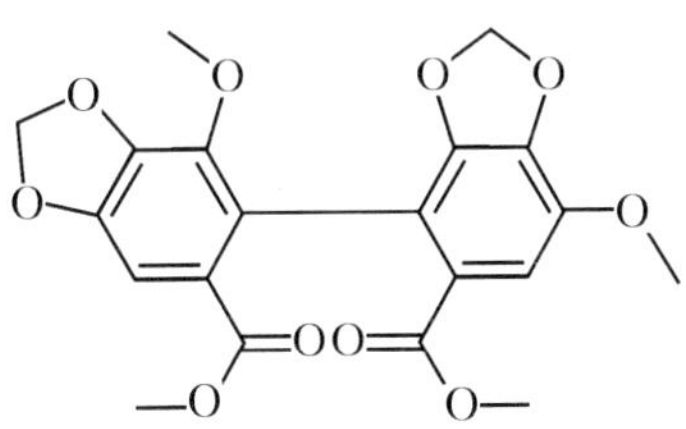

D. 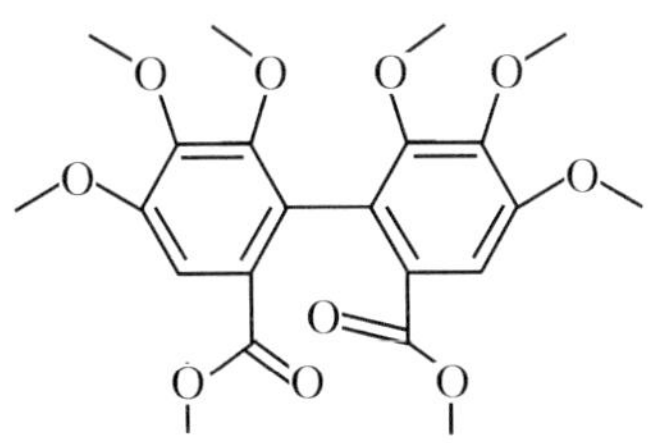

E. 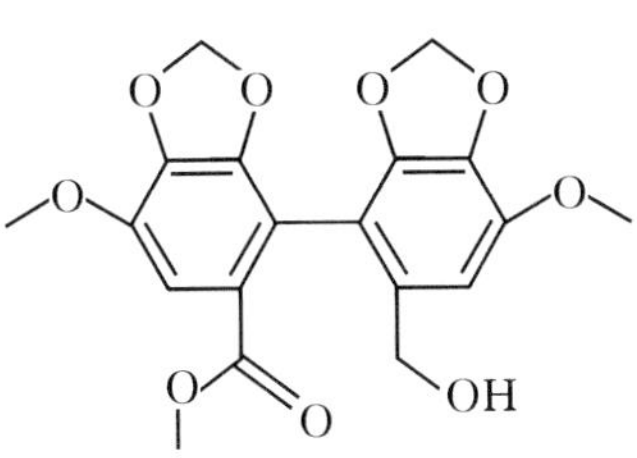

13. 组胺 H_1 受体拮抗剂的结构类型可分为

A. 乙二胺类、丙胺类、三环类、哌啶类、噻吩类、哌嗪类
B. 乙二胺类、呋喃类、哌嗪类、丙胺类、三环类、哌啶类
C. 氨基醚类、哌嗪类、丙胺类、三环类、哌啶类
D. 苯胺类、咪唑类、哌嗪类、丙胺类、三环类、哌啶类
E. 丙胺类、三环类、哌啶类、噻吩类、哌嗪类、吡啶类

14. 不属于 H_1 受体拮抗剂的是
A. 辛伐他汀　B. 氯苯那敏　C. 阿司咪唑
D. 氯雷他定　E. 苯海拉明

15. 哪一个药物由于是两性化合物而不易通过血脑屏障，因而不影响中枢神经系统，属非镇静类 H_1 受体拮抗剂
A. 异丙嗪　B. 盐酸赛庚啶　C. 马来酸氯苯那敏
D. 富马酸酮替芬　E. 盐酸西替利嗪

三、多项选择题

1. 下列属于常用抗溃疡药的是
A. H_2 受体拮抗剂　B. α 受体阻滞剂　C. 钙拮抗剂
D. 质子泵抑制剂　E. H_1 受体拮抗剂

2. 能抑制胃酸分泌的抗溃疡药物有
A. 雷尼替丁　B. 法莫替丁　C. 奥美拉唑
D. 兰索拉唑　E. 氢氧化铝

3. H_2 受体拮抗剂的结构类型有
A. 咪唑类　B. 磺胺类　C. 噻唑类
D. 哌啶类　E. 呋喃类

4. 下列药物属于促动力药的有
A. 西沙必利　B. 甲氧氯普胺　C. 莫沙必利
D. 多潘立酮　E. 西咪替丁

5. 关于奥美拉唑的说法正确的有
A. 经过结构转化才能与 H^+/K^+-ATP 酶结合而产生作用
B. 对酸不稳定，进入胃壁细胞中会发生分子重排
C. 两性化合物
D. H_2 受体拮抗剂
E. 能迅速缓解消化道溃疡疼痛

6. 用作"保肝"的药物有
A. 联苯双酯　B. 多潘立酮　C. 水飞蓟宾
D. 熊去氧胆酸　E. 奥美拉唑

7. 非镇静性抗组胺药中枢副作用低的原因是
A. 中枢神经系统没有组胺受体
B. 未及进入中枢已被代谢
C. 难以进入中枢

D. 具有中枢镇静和兴奋的双重作用，两者相互抵消
E. 对外周组胺 H_1 受体选择性高，对中枢受体亲和力低

8. H_1 受体拮抗剂的结构类型包括以下哪几类
A. 哌嗪类　B. 氨基醚类　C. 三环类
D. 丙胺类　E. 哌啶类

9. 以下哪些性质符合盐酸赛庚啶
A. 具有三环结构
B. 具有抗 5-HT 及抗胆碱的作用
C. 具有较强的 H_1 受体拮抗作用
D. 具有较强的抗精神病作用
E. 为白色至微黄色结晶

10. 马来酸氯苯那敏符合哪些性质
A. 结构中不含有手性中心
B. 属于丙胺类 H_1 受体拮抗剂
C. S(+)异构体的活性比 R(-)异构体的活性强
D. 没有中枢抑制作用
E. 具有升华性

11. 具有抗过敏作用的药物是
A. 咪唑斯汀　B. 盐酸西替利嗪　C. 诺阿司咪唑
D. 奥美拉唑　E. 雷尼替丁

12. 下列药物中，哪些为非镇静性 H_1 受体拮抗剂
A. 苯海拉明　B. 咪唑斯汀　C. 诺阿司咪唑
D. 盐酸西替利嗪　E. 盐酸赛庚啶

四、配伍选择题

（备选答案在前，试题在后。每组题均对应同一组备选答案，每题只有一个正确答案。每个备选答案可重复选用也可不选用。）

A. 水飞蓟宾　B. 联苯双酯
C. A 和 B 皆有　D. A 和 B 皆无

1. 从植物中提取的是
2. 属于全合成产物的是
3. 属于黄酮类药物的是
4. 现用滴丸的是
5. 是研究双环醇的先导化合物的是

A. 治疗消化不良　B. 治疗胃酸过多　C. 保肝
D. 止吐　E. 利胆

6. 多潘立酮
7. 兰索拉唑
8. 联苯双酯

9. 昂丹司琼

10. 熊去氧胆酸

A. 马来酸氯苯那敏　　B. 盐酸苯海拉明　　C. 盐酸西替利嗪

D. 盐酸赛庚啶　　E. 阿司咪唑

11. 哌嗪类 H_1 受体拮抗剂

12. 氨基醚类 H_1 受体拮抗剂

13. 三环类 H_1 受体拮抗剂

14. 丙胺类 H_1 受体拮抗剂

15. 哌嗪类 H_1 受体拮抗剂

五、问答题

1. 为什么质子泵抑制剂抑制胃酸分泌的作用强，而且选择性好？

2. 试从化学结构上分析多潘立酮比甲氧氯普胺中枢副作用较少的原因。

3. 经典 H_1 受体拮抗剂有何突出的不良反应？为什么？第二代 H_1 受体拮抗剂如何克服这一缺点？

（黑育荣　卢茂芳）

第九章　作用于胆碱能神经系统药

学习目标

【掌握】 拟胆碱药物的结构类型，氯贝胆碱、溴新斯的明的化学名、结构、理化性质和用途，抗胆碱药物的类型，硫酸阿托品、溴丙胺太林的结构、理化性质和用途。

【熟悉】 毒蕈碱、尼古丁的结构及作用，毛果芸香碱、他克林、多奈哌齐的结构和用途，氢溴酸山莨菪碱、氢溴酸樟柳碱、泮库溴铵的结构、作用特点和用途。

【了解】 胆碱受体激动剂的构效关系，乙酰胆碱酯酶抑制剂的作用机制及应用特点。

胆碱能神经属于传出神经的一部分。机体中的胆碱能神经兴奋时，其神经末梢释放神经递质乙酰胆碱(Acetylcholine，Ach)，它是躯体神经、交感神经节前神经元和全部副交感神经的化学递质。乙酰胆碱在突触前神经细胞内生物合成，神经冲动使乙酰胆碱释放并作用于突触后膜上的乙酰胆碱受体，产生效应。之后，乙酰胆碱分子被乙酰胆碱酯酶催化水解为胆碱和乙酸而失活。胆碱经主动再摄取返回突触神经末梢，再为乙酰胆碱合成所用。上述过程包括了乙酰胆碱的生物合成、贮存、释放、与受体相互作用和代谢等几个环节，其中每一个环节都有可能经药物的影响达到和增强或减弱乙酰胆碱的作用。

乙酰胆碱与胆碱受体结合，使受体兴奋，产生一系列生理效应。作用于胆碱能神经系统药物包括拟胆碱药物和抗胆碱药物，这些药物可通过影响乙酰胆碱与受体的相互作用和乙酰胆碱的代谢等环节，达到增强或减弱乙酰胆碱作用的结果，调节胆碱能神经系统兴奋低下和过度兴奋的病理状态，以达到治疗目的。

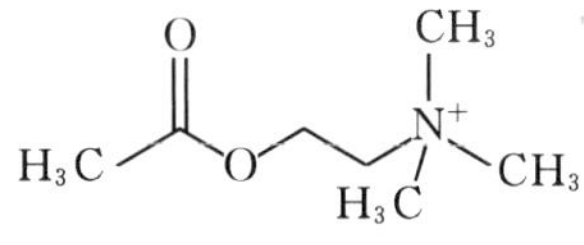

乙酰胆碱

第一节　拟胆碱药

拟胆碱药(cholinergic drugs)是一类具有与乙酰胆碱作用相类似的药物。根据其作用环节和机制的不同，可分为胆碱受体激动剂和胆碱酯酶抑制剂两类。

一、胆碱受体激动剂

胆碱受体分 M 受体(对毒蕈敏感)和 N 受体(对烟碱敏感)。乙酰胆碱直接作用于胆碱受体，分别产生M样作用及N样作用，属于胆碱受体激动剂，但乙酰胆碱因分子内有酯键，性质不稳定，极易在胃肠道和血液中水解，且选择性不高，产生广泛的不良反应，故无临床使用价值。

胆碱受体激动剂的来源：一是直接使用毒蕈碱和毛果芸香碱(Pilocarpine)等植物来源的药物，它们的结构虽与乙酰胆碱有较大差别，但都具有拟胆碱作用。二是对乙酰胆碱作为先导物进行必要的结构改造，来增加其稳定性，提高其选择性的药物，如卡巴胆碱(Carbachol)、氯贝胆碱(Bethanechol Chloride)等。

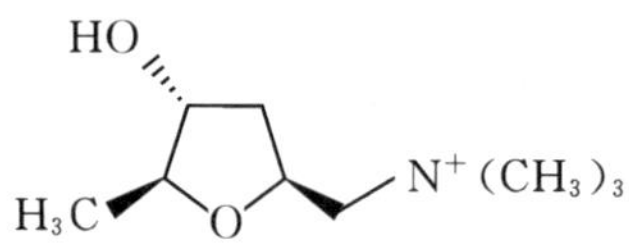

毒蕈碱

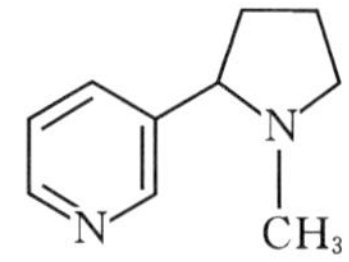

烟碱

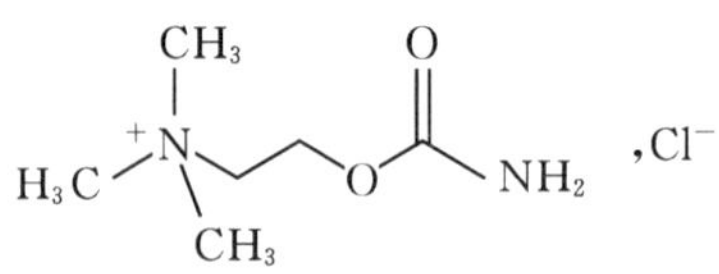

卡巴胆碱

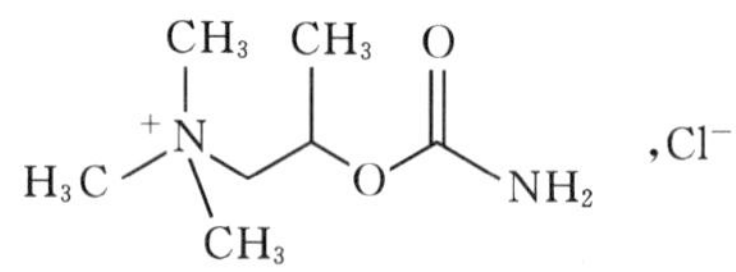

氯贝胆碱

硝酸毛果芸香碱 Pilocarpine Nitrate

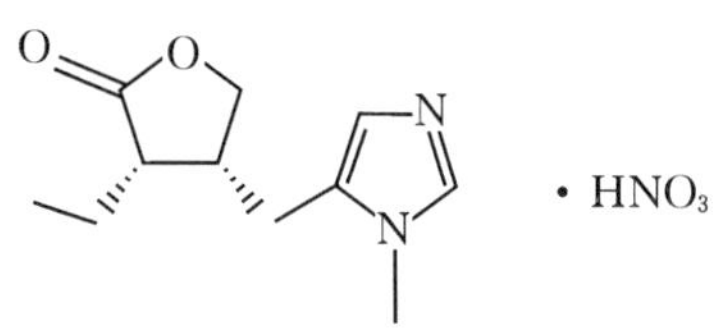

化学名：4-[(1-甲基-1*H*-咪唑-5-基)甲基]-3-乙基二氢-2(3*H*)-呋喃酮硝酸盐，又名为硝酸匹鲁卡品。

本品为无色结晶或白色结晶性粉末，无臭，易溶于水，微溶于乙醇，不溶于氯仿和乙醚。本品有两个手性中心，本品的旋光值为$[\alpha]_D^{20}$ +80°～+83°。

本品为咪唑类生物碱，是芸香科植物毛果芸香叶子中分离出的一种生物碱。

本品为毛果芸香碱与硝酸形成的盐。毛果芸香碱的咪唑环结构显碱性，毛果芸香碱N-3和N-1的pKa值分别为7.15和12.57。

本品为顺式结构，受热或在碱性条件下C3位可发生差向异构化，生成较稳定的异毛果芸香碱。后者的生理活性仅为毛果芸香碱的1/20～1/6。

本品分子中具有内酯环，易被水解生成毛果芸香酸而失效。水溶液pH为4.0～5.0时较稳定。碱性下易水解，一般pH越高，水解反应越易进行。

本品加水溶解后，依次加入重铬酸钾、过氧化氢与三氯甲烷，振摇，三氯甲烷层即显紫色。

本品水溶液显硝酸盐的鉴别反应。

本品遇光易变质，需遮光、密封保存。

本品具有M胆碱受体激动作用，对汗腺、唾液腺的作用很大，具有缩小瞳孔、降低眼内压、兴奋汗腺和促进唾液分泌的作用。临床用其制成滴眼液，治疗青光眼。

为了寻找性质较稳定，同时具有较高选择性的拟胆碱药物，以乙酰胆碱作为先导化合物对其进行结构改造。乙酰胆碱分子可分解为季铵基、亚乙基桥、乙酰氧基三个部分，通过对各个部分的结构改造，总结出胆碱受体激动剂的构效关系与结构组成特点：

1. 乙酰胆碱分子中季铵基是活性必须的，氮上以甲基取代为最好，若以氢或大基团如乙基取代则活性降低，若 3 个乙基取代则出现抗胆碱活性。

2. 亚乙基桥部分需遵循"五原子规则"，即在季铵氮原子和乙酰基末端氢原子之间以不超过 5 个原子的距离（H－C－C－O－C－C－N），才能获得最大拟胆碱活性。当改变主链长度时，活性随链长度增加而迅速下降。

3. 若甲基取代在季铵氮原子连接的碳上，则其 N 样作用大于 M 样作用，若甲基取代在乙酰氧基连接的碳上，则 M 样作用与乙酰胆碱相同，但 N 样作用大大减弱，成为选择性的 M 受体阻滞剂。

4. 对乙酰氧基部分，当乙酰基被丙酰基或丁酰基等高碳同系物取代时，活性下降，这与"五原子规则"相符。当乙酰基上的氢原子被芳环或较大分子量的基团取代后，则转变为抗胆碱作用。

5. 乙酰胆碱作用时间短和不稳定是由于其分子中酯基的快速水解，于是以相对不易水解的基团取代乙酰氧基就成为一条合理途径。氨甲酰基由于氮上孤电子对的参与，其羰基碳的亲电性较乙酰胆碱低，因此不易被水解。

二、胆碱酯酶抑制剂及胆碱酯酶复活剂

进入神经突触间隙的乙酰胆碱会被乙酰胆碱酯酶（AChE）迅速催化水解，终结神经冲动的传递。抑制 AChE 将导致乙酰胆碱的积累，从而延长并增强乙酰胆碱的作用。胆碱酯酶抑制剂能与水解乙酰胆碱的胆碱酯酶结合，使胆碱能神经末梢释放的乙酰胆碱不被 AChE 水解。根据与胆碱酯酶结合程度不同，可分为可逆性胆碱酯酶抑制剂与不可逆性胆碱酯酶抑制剂，胆碱酯酶抑制剂属于间接的拟胆碱药。临床上主要用于治疗重症肌无力和青光眼、阿尔茨海默病等。

（一）可逆性胆碱酯酶抑制剂

此类药物能与乙酰胆碱竞争胆碱酯酶的活性中心，使胆碱酯酶暂时失去活性，但因其结合得不牢固，经过一段时间后胆碱酯酶可恢复活性。

毒扁豆碱是从毒扁豆中提取的一种生物碱，是最早用于临床的可逆性胆碱酯酶抑制剂，其拟胆碱作用比乙酰胆碱强，曾在临床上使用多年，用于青光眼的治疗。但由于天然资源有限，水溶液很不稳定，不易合成，而且毒性较大，现已少用。

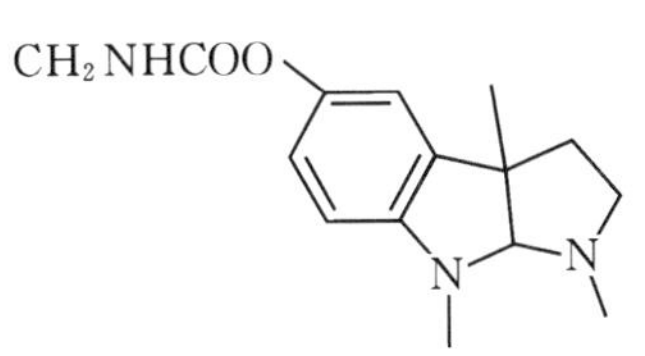

毒扁豆碱

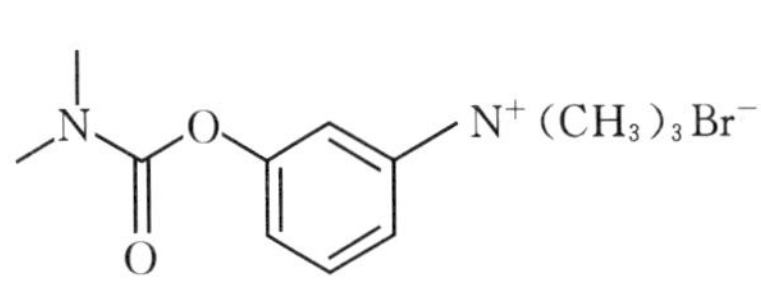

溴新斯的明

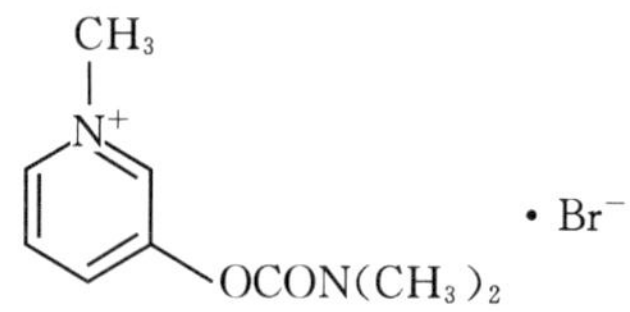

溴吡斯的明

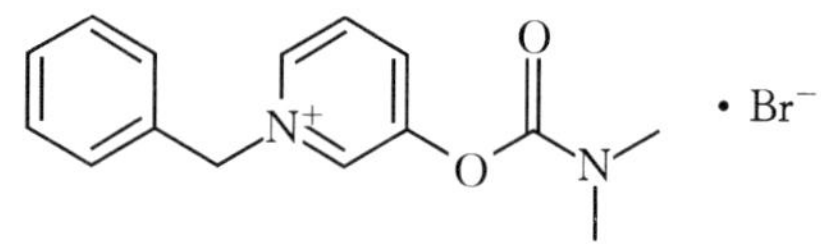

苄吡溴铵

对毒扁豆碱进行结构改造发现，三环结构并不是必需的，可以用芳香胺代替，引入季铵离子可以增强其与胆碱酯酶的结合，同时可降低中枢作用。毒扁豆碱的酯基水解后，则失去抑酶活性，因此甲氨基甲酸酯部分是抑酶活性必需的。由于 N－甲基氨基甲酸酯不够稳定，易水解，改成 N，N－二甲基氨基甲酸酯，则稳定性增加，不易水解，因此找到了疗效更好的合成代用品，如溴新斯的明、溴吡斯的明、苄吡溴铵等，均为可逆性胆碱酯酶抑制剂。

近年来随着对阿尔茨海默病病理研究的深入，发现阿尔茨海默病患者体内中枢神经系统中乙酰胆碱的浓度较低，通过抑制乙酰胆碱酯酶可以提高脑内乙酰胆碱的水平，起到治疗作用。现不仅在已有的乙酰胆碱酯酶抑制剂中开发治疗抗阿尔茨海默病的新用途，还开发出一些抗阿尔茨海默病的新药，如 20 世纪末上市的他克林、多奈哌齐、雷沃斯的明、石杉碱甲、加兰他敏等。石杉碱甲是从我国石杉属植物中分离到的一种新生物碱，为可逆性胆碱酯酶抑制剂。可用于治疗重症肌无力和改善脑功能，对脑血管硬化、血管性或早老性记忆障碍均有改善。

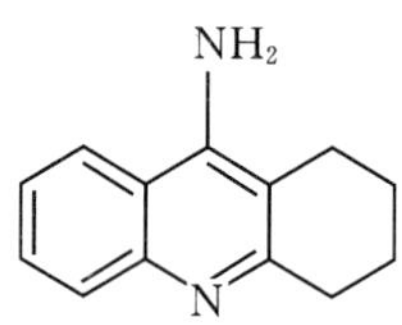

他克林

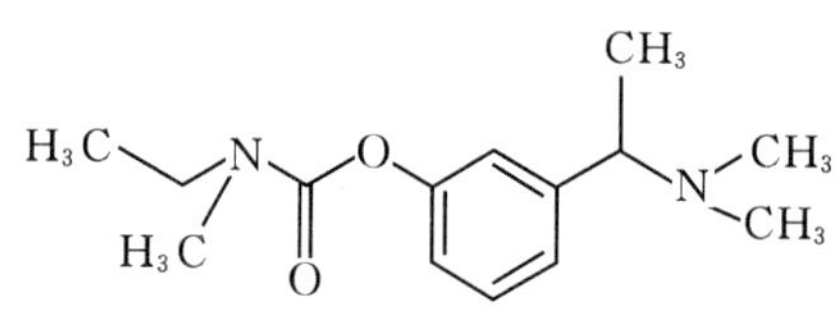

雷沃斯的明

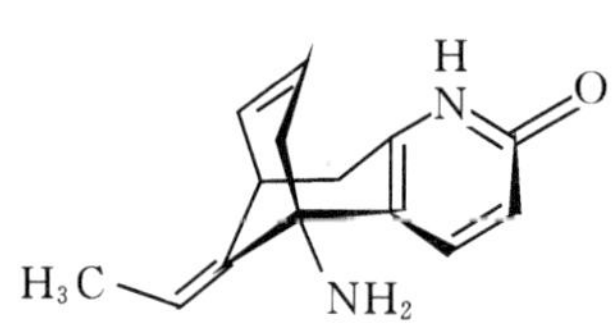

石杉碱甲

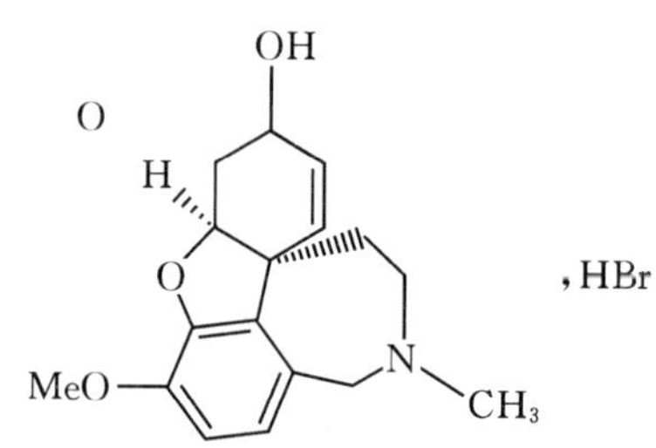

氢溴酸加兰他敏

溴新斯的明 Neostigmine Bromide

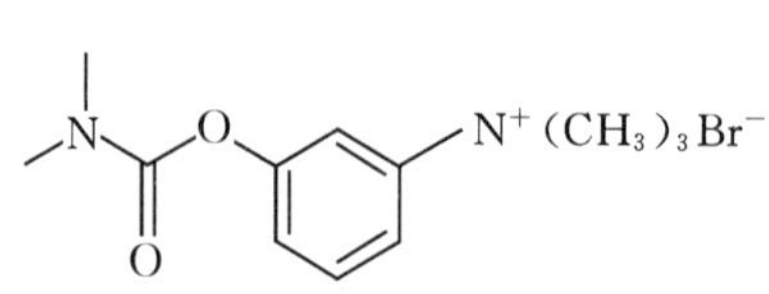

化学名：溴化 N，N，N－三甲基－3－[（二甲氨基）甲酰氧基]苯铵。

本品为白色结晶性粉末；无臭，味苦。熔点为 171℃～176℃，熔融时同时分解。极易溶于水，水溶液呈中性；易溶于乙醇和氯仿；几乎不溶于乙醚。游离碱的 pKa 为 12.0。

溴新斯的明的化学结构由 3 部分组成，即季铵碱阳离子部分、芳香环部分及氨基甲酸酯部分。此外，阴离子部分可以是 Br^- 或 $CH_3SO_4^-$。

本品结构中的季铵离子一方面可增强与胆碱酯酶的结合，另一方面降低中枢作用，另外 N,N-二甲氨基甲酯不易被水解，延长了乙酰胆碱的作用，属于 AChE 的可逆性抑制剂。

本品属季铵类生物碱，碱性较强，与一元酸可形成稳定的盐。

本品具有氨基甲酸酯的结构，与氢氧化钠溶液共热时，酯键可水解生成间二甲氨基苯酚钠及二甲氨基甲酸。前者能与重氮苯磺酸试剂发生偶合反应，生成红色偶氮化合物；后者可进一步水解为具有氨臭的二甲胺，并可使湿润的红色石蕊试纸变蓝(此反应用于鉴别)。

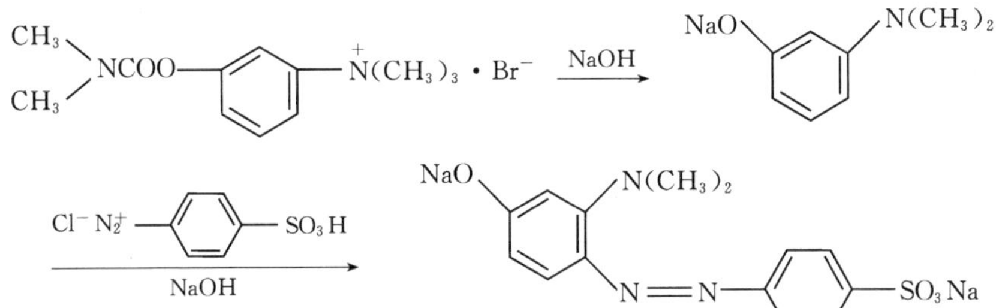

本品水溶液显溴化物的鉴别反应。

本品属可逆性胆碱酯酶抑制剂，临床用作口服。主要用于重症肌无力，也可用于腹部手术后腹气胀及尿潴留。供注射用的是新斯的明的甲硫酸盐(Neostigmine Methylsulfate)，临床用途与溴新斯的明相似。大剂量时可引起恶心、呕吐、腹泻、流泪、流涎等，可用阿托品对抗。

盐酸多奈哌齐　Donepezil Hydrochloride

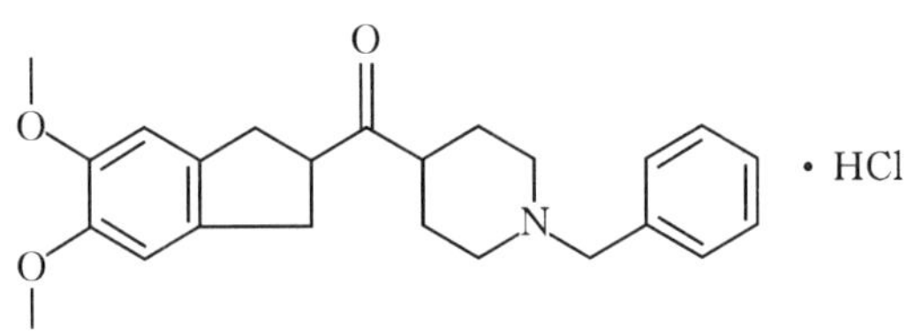

化学名：(±)-2,3-二氢-5,6-二甲氧基-2-[(1-苯甲基-4-哌啶基)甲基]-1H-茚酮盐酸盐，又名安理申。

本品为白色结晶性粉末，无臭；熔融时同时分解。

盐酸多奈哌齐为 1997 年上市的治疗 AD 新药，主要经肝脏代谢，由肝脏内细胞色素 P450 系统代谢为多种代谢产物或与葡萄糖醛酸结合，最终与原型药物通过尿液排泄。生物转化和尿排泄为消除的主要途径。

盐酸多奈哌齐是特异性的可逆性胆碱酯酶抑制剂，对乙酰胆碱酯酶具有高度的专一性，对外周神经系统产生的副作用较轻，也不引起肝毒性，是一种良好耐受的药物。临床上主要用于轻度或中度老年痴呆症的治疗，还显示有改善患者的精神状态和保持脑功能活性作用。

(二)不可逆性胆碱酯酶抑制剂与胆碱酯酶复活剂

不可逆性胆碱酯酶抑制剂通过共价键与胆碱酯酶活性中心结合，形成难以水解的磷酰化乙酰胆碱酯酶复合物，在相当长的一段时间内造成乙酰胆碱酯酶的完全抑制，导致酶老化，酶的活性难以恢复，使体内乙酰胆碱浓度长时间异常增高，产生一系列的中毒症状，引起支气管收缩，继之惊厥，最终导致死亡。这种不可逆的胆碱酯酶抑制剂对人体是非常有害的，在临床上无使用价值，多用作农药杀虫剂，如有机磷酸酯类农药敌敌畏、倍硫磷等，某些甚至在战争中用作化学毒剂，对人畜有强烈毒性，需严加管理和防护，一旦中毒应尽早解救。

胆碱酯酶复活剂能水解磷酸酯键，使中毒的胆碱酯酶恢复活性，可用于有机磷酸酯类农药中毒的解救。如碘解磷定、氯解磷定等。

碘解磷定 Pralidoxime Iodide

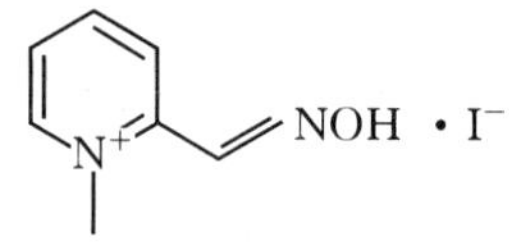

化学名：1-甲基-2-吡啶甲醛肟碘化物，又名解磷定、碘磷定。

本品为黄色颗粒状结晶或结晶性粉末；无臭，味苦。熔点为220℃～227℃，溶于水或热乙醇中，微溶于乙醇，不溶于乙醚。熔融时同时分解。

取本品盐酸溶液(9→1000)溶解成每1ml中约含10μg的溶液，在294nm的波长处有最大吸收，吸收系数($E_{1cm}^{1\%}$)为464～494。

本品水溶液不稳定，置空气中见光可缓慢氧化析出碘，其注射液常加5%葡萄糖做稳定剂，以防游离碘的析出。在碱性或强酸性条件下均能分解失效；尤其在碱性条件下能分解出极毒的氰离子。因此，《中国药典》规定本品注射液的pH值应为3.5～5.0。并须检查游离碘及氰化物。本品禁与碱性药物配伍。

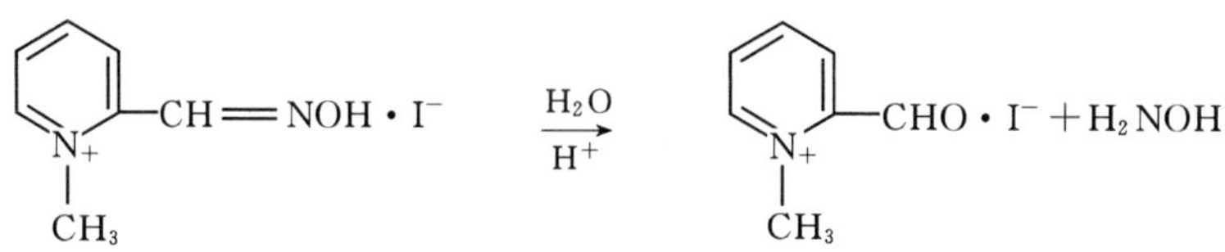

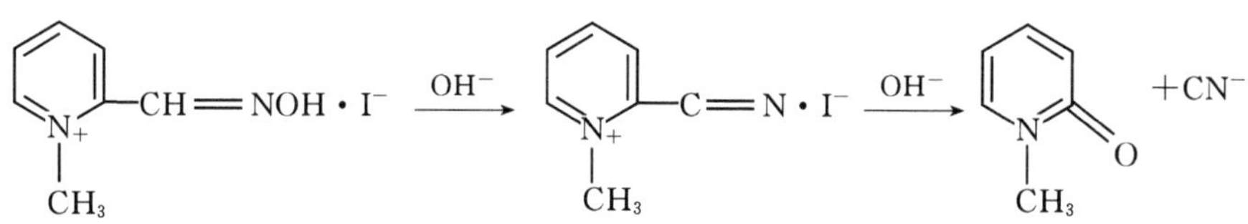

本品含有肟的结构，1%的水溶液加三氯化铁试液少许即可生成肟酸铁，使溶液显黄色，再加三氯化铁试液，则可氧化分子中的I^-为I_2，与季铵盐生成棕色复盐沉淀，此反应可供鉴别并区别于氯解磷定。

本品为季铵盐，水溶液与碘化铋钾试液作用形成红棕色沉淀。

本品遇光易变质，应遮光，密封保存。

本品为有机磷中毒解毒药。碘解磷定作为亲核试剂，在体内与磷酰化胆碱酯酶中的磷酰基结合，将胆碱酯酶游离出来而恢复活性。同时，碘解磷定也可以与有机磷酸酯类农药直接结合成无毒物质由尿液排出体外以达到解毒目的。

课堂讨论

可逆性乙酰胆碱酯酶抑制剂是怎样产生作用的？何种结构特征可增强与乙酰胆碱酯酶的

亲和力？被可逆性乙酰胆碱酯酶抑制剂抑制的乙酰胆碱酯酶如何复能？

知识拓展

胆碱能受体的类型与生理效应

在早期研究中，发现位于副交感神经节后纤维所支配的效应器细胞膜上的胆碱受体，对毒蕈碱较为敏感，故这部分受体称为毒蕈碱(muscarine)型受体(简称 M 受体)。位于神经节细胞和骨骼肌细胞膜上的胆碱受体，对尼古丁比较敏感，故这部分受体称为烟碱(nicotine)型受体(简称 N 受体)。乙酰胆碱的作用靶点是 M 受体和 N 受体。当 M 受体兴奋时出现心律减慢，部分血管扩张，心肌收缩力减弱，血压下降，胃肠道、支气管及泌尿道平滑肌收缩，腺体分泌增加，瞳孔缩小等。N 受体又分为 N_1 和 N_2 受体：N_1 受体兴奋时释放肾上腺素；N_2 受体兴奋时，骨骼肌收缩。

第二节　抗胆碱药

抗胆碱药能与胆碱受体结合，阻断乙酰胆碱与受体的结合，或者能抑制乙酰胆碱的生物合成或释放而产生抗胆碱作用，减少胆碱能神经的过度兴奋。按照此类药物作用部位和作用受体的类型不同，可分为 M 胆碱受体阻滞剂和 N 胆碱受体阻滞剂。

一、M 胆碱受体阻滞剂

该类药物能选择性地阻断乙酰胆碱与神经节后胆碱能神经支配的 M 胆碱受体结合，但无内在活性，呈现松弛内脏平滑肌、解除痉挛、扩大瞳孔、抑制腺体分泌、加快心率等作用。临床上主要用于解除胃肠道痉挛，缓解胃肠道绞痛，如胃痛、肠绞痛和肾绞痛，故又称解痉药。

M 胆碱受体阻滞剂按来源和结构可以分为颠茄生物碱类 M 受体拮抗剂和合成药类 M 受体拮抗剂。

(一)颠茄生物碱

颠茄生物碱是一类从茄科植物颠茄、曼陀罗及莨菪、东莨菪及唐古特莨菪等植物中提取分离的生物碱，其临床应用的代表药物是阿托品(Atropine)。从我国的植物资源中，提取出阿托品的衍生物为山莨菪碱(Anisodamine)、东莨菪碱(Scopolamine)和樟柳碱(Anisodine)。它们均为二环氨基醇(莨菪醇)和有机酸(莨菪酸)组成的酯，药理作用和临床用途也相同。

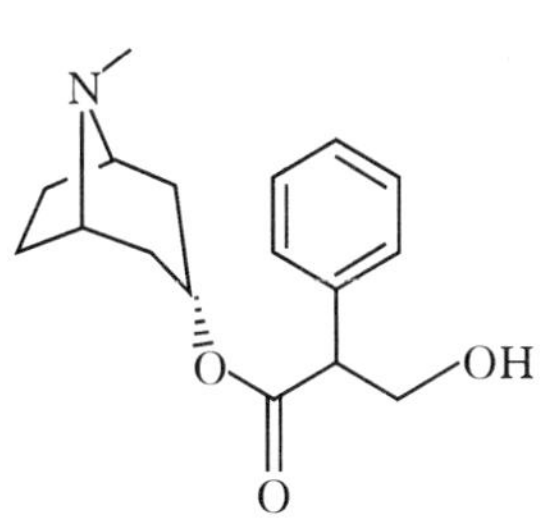

阿托品

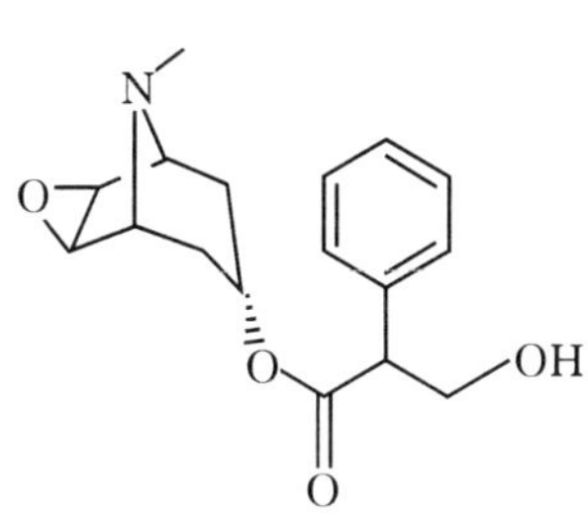

东莨菪碱

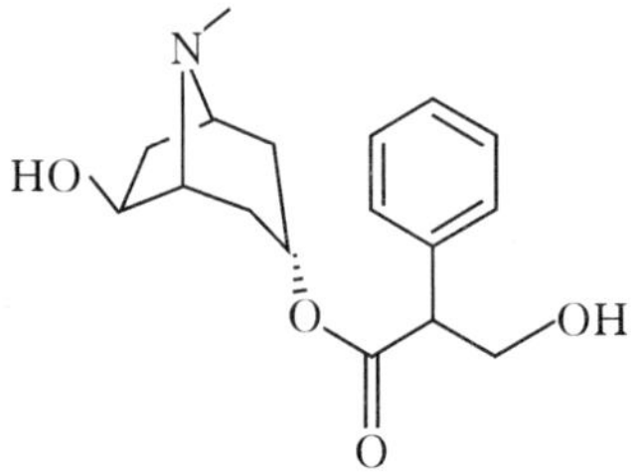

山莨菪碱

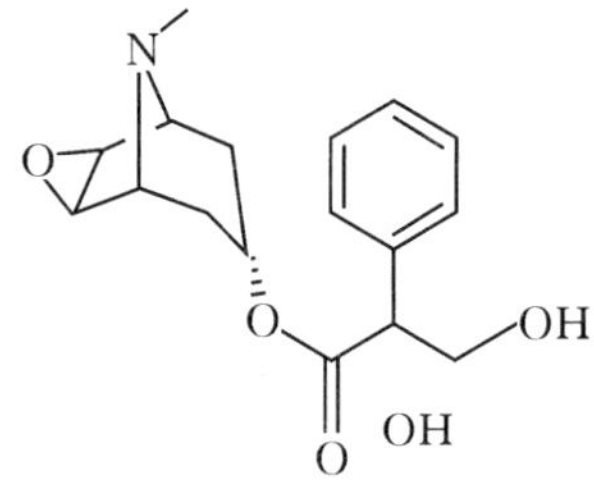

樟柳碱

与阿托品结构比较，东莨菪碱和樟柳碱的6,7位有一个环氧基团，山莨菪碱6位含羟基。阿托品、山莨菪碱、东莨菪碱结构中有机酸部分是α-羟基苯乙酸(莨菪酸)，樟柳碱中的则是α-羟基α-羟甲基苯乙酸(樟柳酸)。经药理研究表明，6位羟基和6、7位氧桥及托品酸α位羟基的存在对中枢作用有重要影响。氧桥的存在增加分子的亲脂性，易通过血脑屏障，使中枢作用增强，对大脑皮层明显抑制，临床作为镇静药，是中药麻醉的主要成分，并且对呼吸中枢有兴奋作用。而羟基的存在增加了分子的亲水性，使中枢作用减弱。因此东莨菪碱中枢作用最强，樟柳碱具有环氧基和羟基，中枢作用较东莨菪碱和阿托品为弱。山莨菪碱中枢作用最弱。

阿托品的不良反应较多，应用不便。在分析阿托品结构的基础上，又合成了许多作用更优良的药物，如后马托品，为半合成的阿托品类似物，由莨菪醇与羟基苯乙酸成酯。其扩瞳时间短，使瞳孔括约肌和睫状肌麻痹引起散瞳和调节麻痹作用，比阿托品效力快而弱、副作用少、不抑制腺体分泌。临床上适用于眼科检查和验光。

在各种天然来源的莨菪碱的结构中，含氮杂环的氮上仅有一甲基，氮为叔氮原子，若在该氮原子连接一烃基，即季铵化，得到了溴甲阿托品(Atropine Methobromide，胃疼平)，丁溴东莨菪碱(Scopolamine Butylbromide)等。这类经过季铵化修饰的药物在体液中易离子化，不易进入血脑屏障，故中枢副作用大大减小，胃肠道平滑肌的解痉作用较强，在临床中用作解痉药。

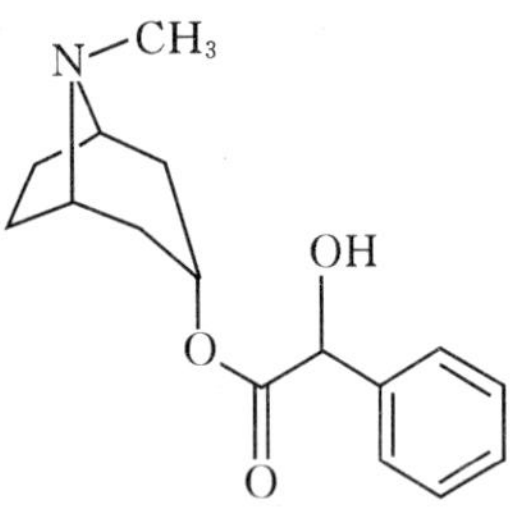

后马托品

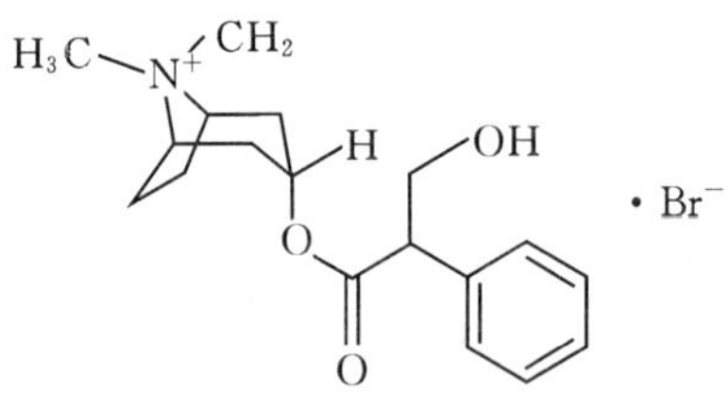

溴甲阿托品

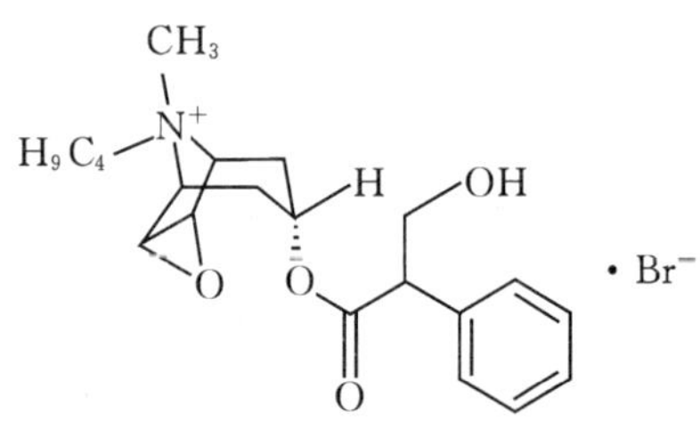

丁溴东莨菪碱

硫酸阿托品 Atropine Sulfate

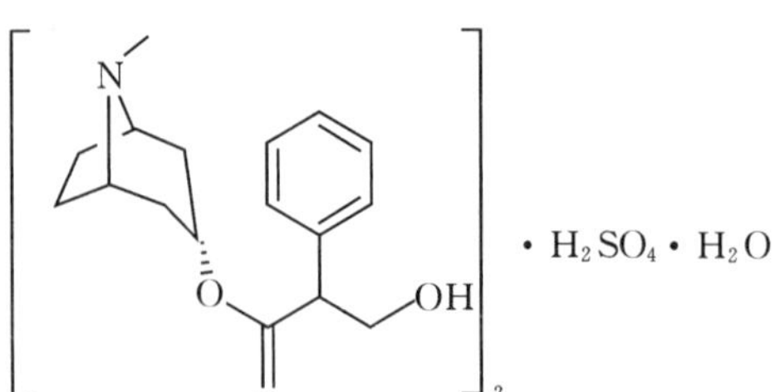

化学名:α-(羟甲基)苯乙酸-8-甲基-8-氮杂双环[3.2.1]-3-辛酯硫酸盐一水合物。

本品为无色结晶或白色结晶性粉末,无臭,味苦。熔点为190℃～194℃(分解)。极易溶于水,水溶液呈中性。在100℃加热30分钟仍然稳定。在碱性条件下(如硼砂)可引起分解。易溶于乙醇,不溶于乙醚或氯仿。

本品含叔胺结构,碱性较强,水溶液可使酚酞呈红色,可与酸成盐。硫酸阿托品水溶液呈中性。

本品化学结构中具有莨菪烷骨架。莨菪烷3α位带有羟基即为莨菪醇,羟基位于3β位则为伪莨菪醇。莨菪醇结构中有3个手性碳原子C_1、C_3和C_5,为内消旋体,不具有旋光性。莨菪醇可有椅式和船式两种稳定的构象,二者互为平衡。通常表示成能量较低的椅式。

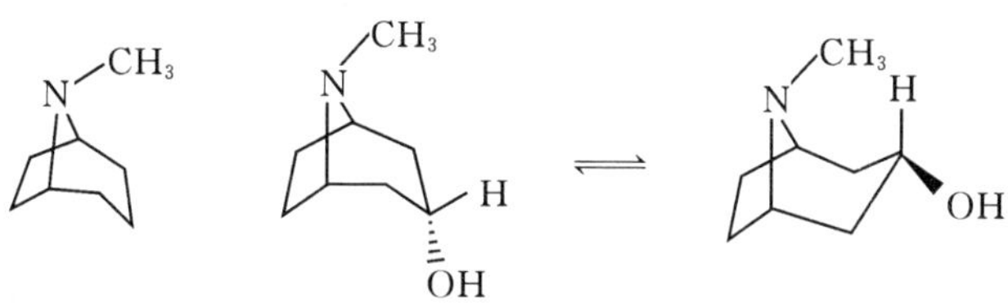

莨菪烷　　莨菪醇(椅式)　　莨菪醇(船式)

莨菪酸亦称托品酸,即α-羟甲基苯乙酸。天然的莨菪酸为S构型。莨菪酸在分离提取时易发生消旋化。左旋体拮抗M胆碱的作用比消旋体强2倍,但左旋体的中枢兴奋作用比右旋体强8～50倍,毒性更大。所以临床上使用外消旋体。药典规定旋光度不得超过−0.4,以保证生产过程中能做到完全消旋化。阿托品已可用全合成方法制备。

本品结构中的酯键在pH3.5～4.0最稳定,弱酸性和近中性条件下稳定,碱性溶液易水解,水解产物为莨菪醇和消旋莨菪酸而失效。制备其注射液时应注意调整pH,加1%氯化钠做稳定剂,采用硬质中性玻璃安瓿,注意灭菌温度。

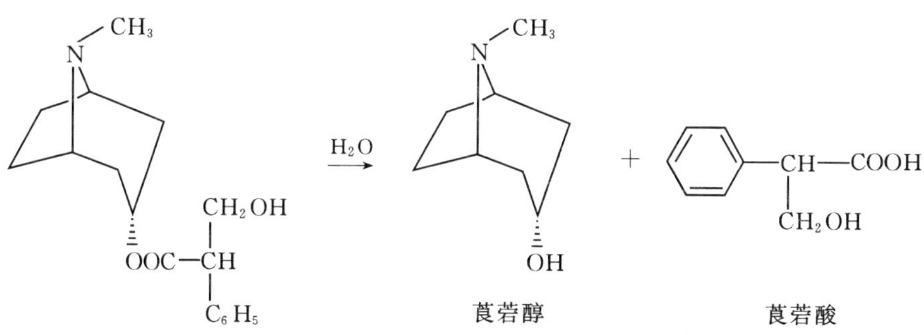

莨菪醇　　莨菪酸

本品分子中含有莨菪酸,与发烟硝酸共热,可生成黄色三硝基衍生物,放冷,再加入乙醇及固体氢氧化钾少许,即生成深紫色的醌型化合物,此反应称Vitali反应,是托品酸的专属反应。含有托品酸结构的阿托品、东莨菪碱、山莨菪碱均可发生此反应。

本品与硫酸及重铬酸钾加热,有苦杏仁特异臭味。

本品碱性强,与氯化汞反应,先生成黄色氧化汞沉淀,加热后转变为红色氧化汞。

本品的水溶液显硫酸盐的鉴别反应。

本品含一分子结晶水,具有风化性,应密封保存,并应注意贮存时的温度、湿度等条件。

阿托品的毒性较大,毒副作用有瞳孔散大、唾液及汗液分泌减少、心跳加速、兴奋、烦躁,甚至惊厥。阿托品易从胃肠道吸收,也可经黏膜、眼和皮肤接触吸收,经血液分布全身,可以透过血脑屏障和胎盘。

阿托品为抗胆碱药，对 M 受体有作用，可解除平滑肌痉挛，抑制腺体分泌，散大瞳孔。用于胃肠道、肾绞痛、胆绞痛、急性微循环障碍、有机磷中毒，眼科用于散瞳。

氢溴酸山莨菪碱 Anisodamine Hydrobromide

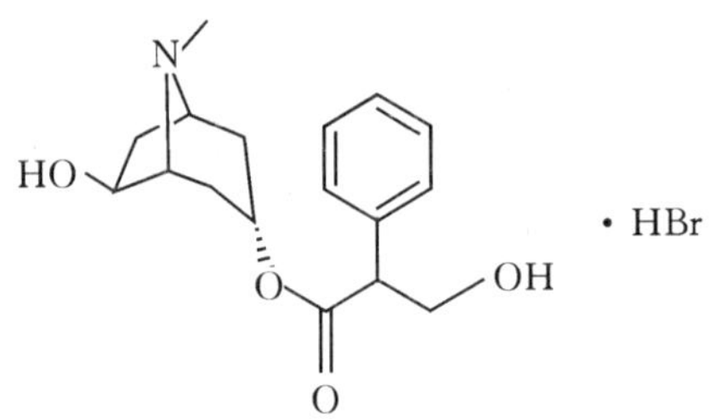

化学名： α(S)-(羟甲基)苯乙酸 6β-羟基-1αH，5αH-8-氮杂二环[3，2，1]-3α-辛醇酯氢溴酸盐。

本品为白色结晶或结晶性粉末，无臭。在水中极易溶，在乙醇中易溶，在丙酮中微溶。

本品的$[\alpha]_D^{20}$为$-9°\sim11.5°$。

莨菪碱为山莨菪醇与左旋莨菪酸结合的酯，山莨菪碱是 20 世纪 60 年代我国学者从我国特有茄科植物唐古特山莨菪根中提取的一种生物碱，其氢溴酸盐曾称“654”，天然品称“654－1”，人工合成品为消旋体，称“654－2”。

本品易被水解为莨菪醇和莨菪酸，也可发生 Vitali 反应。

本品水溶液显溴化物的鉴别反应。

本品为 M 胆碱受体拮抗剂，作用强度与阿托品相似或稍弱。可使平滑肌明显松弛，并能解除血管痉挛，同时有镇痛作用，但扩瞳和抑制腺体分泌作用较弱。

本品极少引起中枢兴奋症状。其原因被认为是 6-羟基增加了药物的极性，使其难于透过血脑屏障。本品的口服吸收较差，注射后迅速从尿中排出。适用于感染性中毒休克、血管性疾患、各种神经痛以及平滑肌痉挛等疾病。

(二)合成 M 受体阻滞剂

由于阿托品等茄科生物碱类药物药理作用广泛，常引起口干、视物模糊、心悸等不良反应。故对阿托品类药物进行结构改造，寻找选择性高、作用强、毒性低及具有新适应证的新型合成抗胆碱药。

分析阿托品的结构可发现，虚线框中的氨基醇部分与乙酰胆碱很相似，只是醇氧原子与氨基氮原子之间相隔三个碳原子，但其构象的空间距离与乙酰胆碱的两个碳的距离相当，因此氨基乙醇酯被认为是“药效基本结构”。阿托品的酰基部分带有苯基，酰基上的大集团对阻断 M 受体功能十分重要。

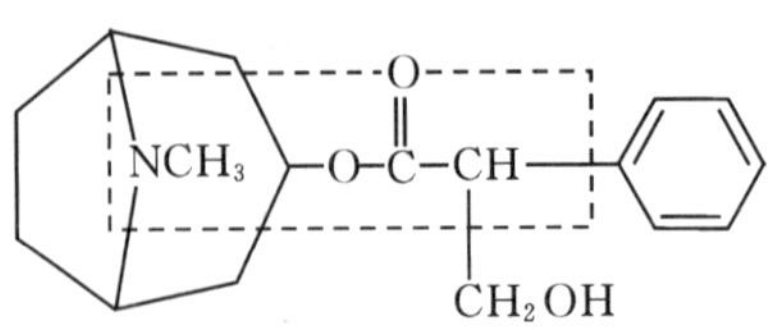

由此，设计合成了多种季铵类或叔胺类的抗胆碱药，这些药物的通式如下：

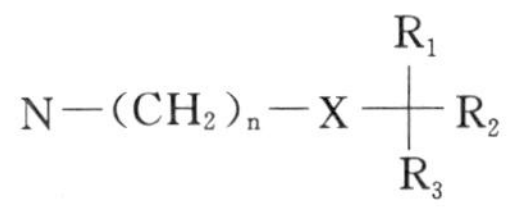

这一结构与胆碱受体激动剂有相似之处。这是因为M受体拮抗剂与激动剂共同竞争M受体，均通过含氮的正离子部分与受体的负离子位点结合，而分子中其他部分与受体的附加结合，则产生拮抗剂与激动剂的区别。在此结构中通过X把脂环部分与氨基部分连接起来。各部分的情况分别讨论如下：

1. 在M受体上乙酰胆碱结合位点周围是一个疏水区，拮抗剂上相应与此的R_1和R_2部分的较大基团，通过疏水性力或范德华力与M受体疏水区结合，阻碍乙酰胆碱与受体的接近和结合。当R_1和R_2为碳环或杂环时可产生强烈的拮抗活性，尤其2个环不一样时活性更好，如格隆溴铵和奥芬溴铵，R_1和R_2分别为苯环、环戊基和苯环、环己基。两药均用于胃及十二指肠溃疡、慢性胃炎、胃酸分泌过多及痉挛等。

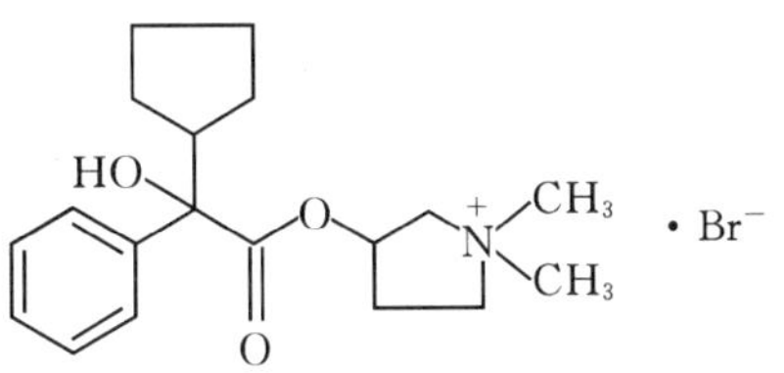

格隆溴铵

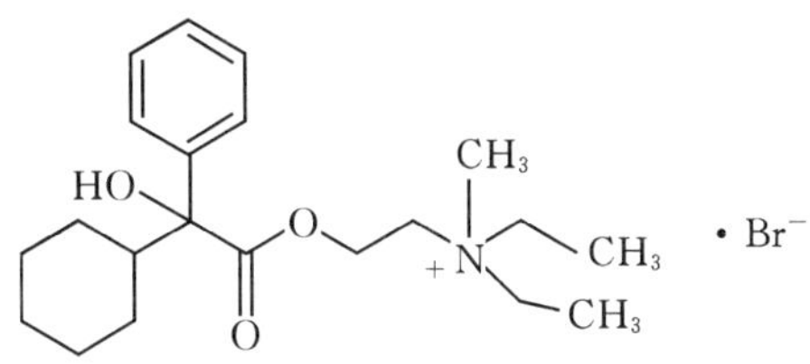

奥芬溴铵

2. R_3可以是—H、—OH、—CH_2OH或—$CONH_2$。由于R_3为—OH或—CH_2OH时，可通过形成氢键使之与受体结合增强，比R_3为H时抗胆碱作用强，所以大多数M受体拮抗剂的R_3为—OH。

3. 大多数强效抗胆碱药结构中X是酯键－COO－，但是酯键并不是抗胆碱活性所必需的。X也可以是－O－，如奥芬那君；还可以去掉酯键，如苯海索、丙环定和比哌立登等，因疏水性较大，易进入中枢，属于中枢抗胆碱药，临床用于抗震颤麻痹。

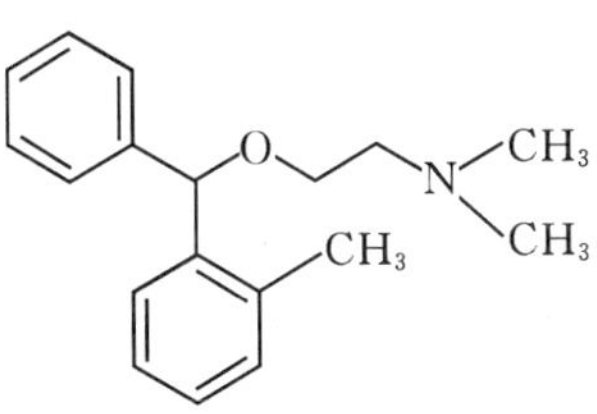

奥芬那君

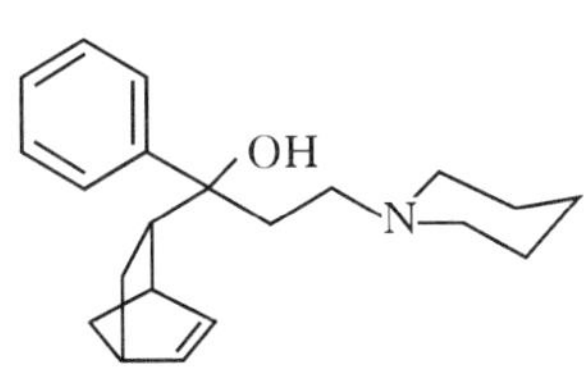

比哌立登

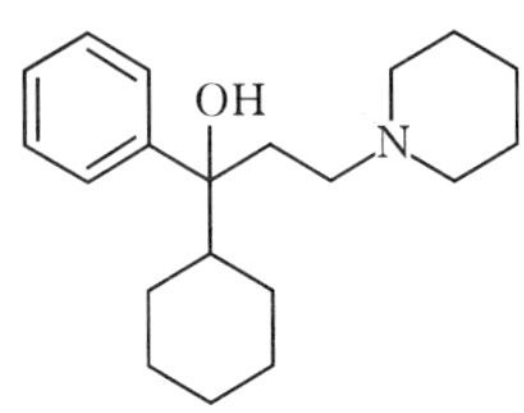

苯海索

4. 大多数强效抗胆碱药物中，氨基部分通常为季铵盐或叔胺结构。它们本身为N正离子或与酸成盐后形成N正离子，氮上烷基通常是较小的烃基，也可形成杂环。季铵类的抗胆碱药的中枢副作用较小，常作为外周的抗胆碱药。

5. 环取代基到氨基氮原子之间的距离以n＝2为最好，碳链长度一般在2～4个碳原子之间，再延长碳链则活性降低或消失。

近年来合成胆碱药的发展方向，是寻找对M受体亚型具有选择性作用的药物。在研究合成胆碱药中，得到了选择性高的M_1受体拮抗剂，如哌仑西平（Pirenzepine）和替仑西平

(Telenzepine)。它们选择性地作用于胃肠道 M_1 受体，对除胃肠道外的平滑肌、心肌、唾液腺等的 M 受体亲和力低，因此很少有其他抗胆碱药物对心脏、唾液腺和瞳孔的副作用。因为不能够透过血脑屏障，也不影响中枢神经系统。在一般治疗剂量下能显著抑制胃酸、胃蛋白酶原及胃蛋白酶的分泌，用于胃及十二指肠溃疡。

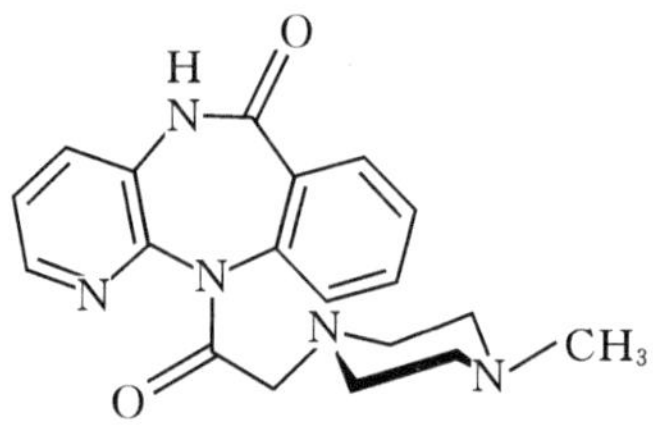

哌仑西平

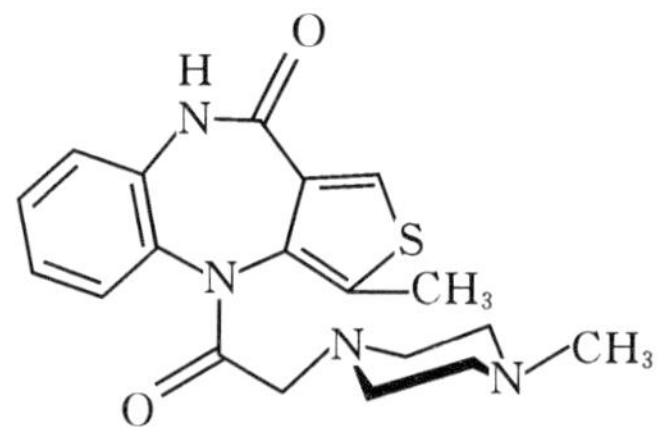

替仑西平

溴丙胺太林 Propantheline Bromide

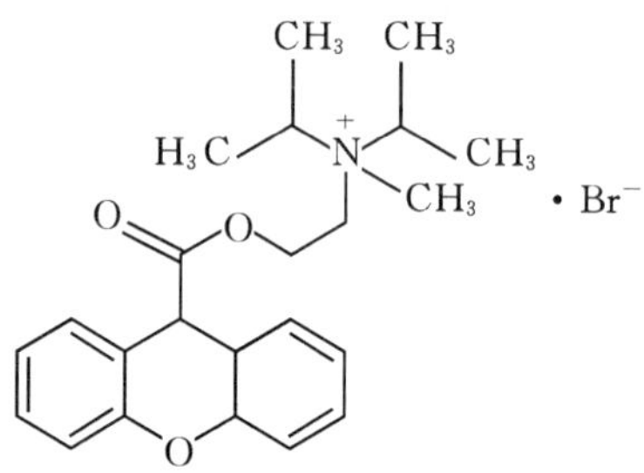

化学名：溴化 N-甲基-N-(1-甲基乙基)-N-[2-(9*H*-呫吨-9-甲酰氧基)乙基]-2-丙铵，又名普鲁本辛。

本品为白色或类白色结晶性粉末，无臭，味极苦，微有引湿性。在水、乙醇或氯仿中极易溶解，在乙醚中不溶。

本品与氢氧化钠试液煮沸，酯键水解，生成呫吨酸钠。呫吨酸遇硫酸显亮黄或橙黄色，并微显绿色荧光(可用于本品的鉴别)。

本品水溶液显溴化物鉴别反应。

溴丙胺太林系季铵类抗胆碱药，不易吸收，不易透过血脑屏障，中枢副作用小。主要用于胃及十二指肠溃疡的辅助治疗，也用于胃炎、胰腺炎、胆汁排泄障碍等。

盐酸苯海索 Benzhexol Hydrochloride

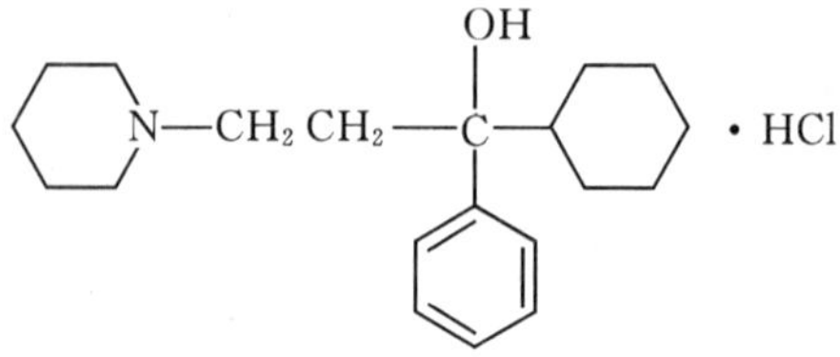

本品为 α-环己基-α-苯基-1-哌啶丙醇盐酸盐，又名安坦。

本品为白色轻质结晶性粉末；无臭，味微苦，后有刺痛麻痹感。熔点为 250℃～256℃，熔融时同时分解。溶于甲醇、乙醇或氯仿中，微溶于水。

本品溶于乙醇后，滴加氢氧化钠试液至遇石蕊试纸显碱性反应，则可析出游离的苯海索沉淀，熔点为 112℃～116℃，可供鉴别。

本品遇苦味酸试液，生成黄色沉淀；遇碘化铋钾试液，生成橙红色沉淀。

本品水溶液显氯化物的鉴别反应。

本品为中枢性抗胆碱药，外周抗胆碱作用较弱，临床上主要用于帕金森病治疗，应密封保存。

二、N 胆碱受体阻滞剂

N 胆碱受体拮抗剂按照对受体亚型的选择性不同，可分为神经节 N_1受体阻滞剂和神经肌肉接头处 N_2受体阻滞剂，前者用作降压药（见心血管药物），后者作用于神经肌肉接头处的胆碱受体，常被称为神经肌肉阻断剂，又称骨骼肌松弛药（简称肌松药），临床上与全麻药合用，用作辅助麻醉。

（一）N_1胆碱受体阻滞剂

N_1胆碱受体阻滞剂又称神经节阻断药。主要是阻断 N_1胆碱受体，切断神经冲动的传导，使血管舒张，导致血压下降。早期用于治疗重症高血压。代表药物有美卡拉明（Mecamylamine）、六甲溴铵（Hexamethonium Bromide）等，但因作用过于广泛，不良反应多，加之近年来出现了许多优秀的抗高血压药物，神经节阻断药物已较少使用。

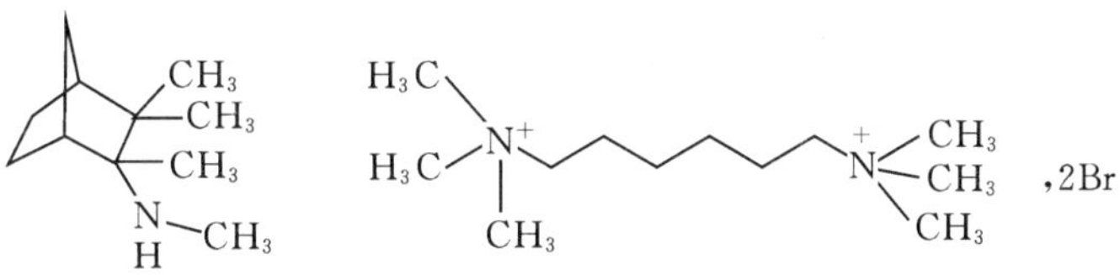

美卡拉明　　　　六甲溴铵

（二）N_2胆碱受体阻滞剂

N_2胆碱受体阻滞剂又称神经肌肉阻断剂，因 N_2受体存在于骨骼肌细胞中，故 N_2胆碱受体阻滞剂作用于骨骼肌神经肌肉接头处的运动终板膜上的乙酰胆碱 N_2受体，阻碍神经冲动在神经肌肉接头处的正常传递，导致随意肌的松弛，故又称肌肉松弛药。该类药物可使骨骼肌完全松弛。手术时运用该类药物，肌肉松弛可不再依赖全身麻醉的深度，故可减少麻醉药的用量，避免深度麻醉引起患者的呼吸、循环抑制等不良后果。它是临床麻醉时使用的重要辅助药物。

该类药物按照作用机制可分为去非去极化型和极化型两大类。

1. 非去极化型肌肉松弛药

非去极化型肌肉松弛药也称竞争性肌松药。药物与运动终板膜上的 N_2受体结合后无激动作用。与乙酰胆碱竞争受体，阻断了乙酰胆碱的信号传递作用，使骨骼肌松弛。当给予抗胆碱酯酶药（如新斯的明）后，随着终板膜处乙酰胆碱的水平增大，可使神经肌肉阻断作用逆转。此类药物的作用易于控制，可保证安全。大多数临床上使用的外周性肌肉松弛药都是非去极化型。

非去极化型的肌肉松弛药可分为生物碱类和合成类。早期用于临床的肌松剂是从南美防己科植物中提取的氯化筒箭毒碱，其化学结构属双-1-苄基四氢异喹啉类季铵化合物，有两个手性中心，肌松作用强、时间长，但有使心律减慢、血压下降及麻痹呼吸肌等副作用。我国开发的生物碱类肌松药有汉肌松(Tetrandrine Dimethiodide)和傣肌松(Hayatine Methiodide)等，都具有很强的肌肉松弛作用。

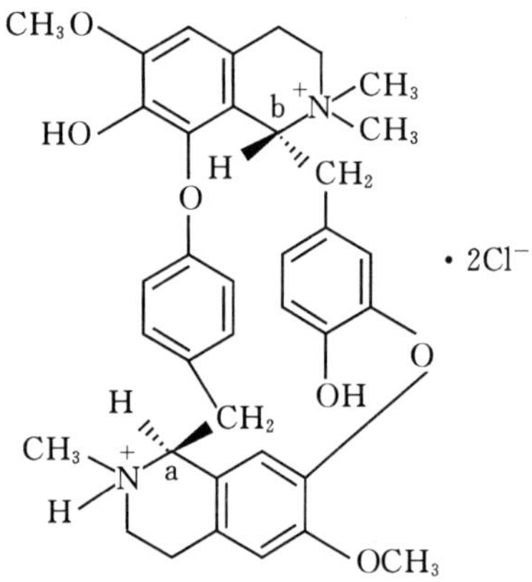

d-氯化筒箭毒碱

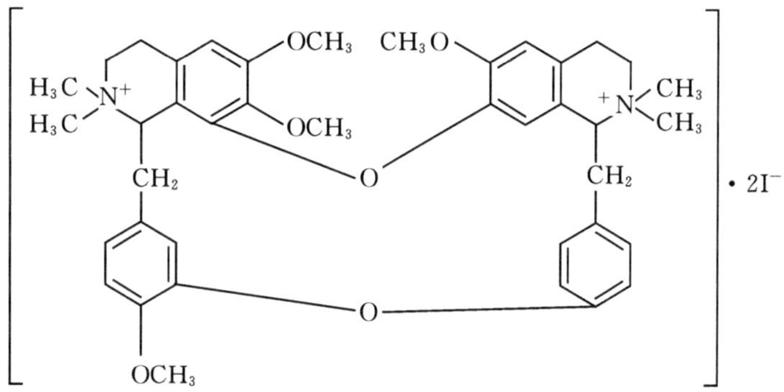

汉肌松(粉肌松)

在20世纪60年代发现的具雄甾母核的季铵生物碱有肌肉松弛作用，在甾环3,17位乙酰化得到甾烷类去极化型神经肌肉阻断剂，作用强于氯化筒箭毒碱，而且起效快、持续时间长。这类合成的药物有维库溴铵、哌库溴铵、罗库溴铵、阿曲库铵等，其结构都较复杂，具有一定空间结构的氮原子，多数为双季铵结构，且氮原子处在苄基四氢异喹啉的杂环体系中。两个氮原子相距10～12个原子。

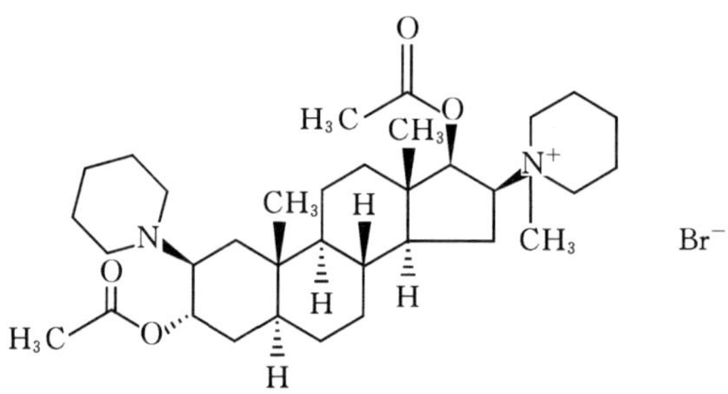

维库溴铵

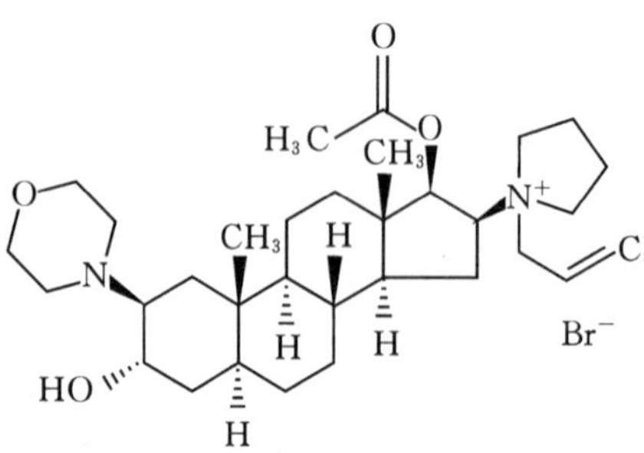

罗库溴铵

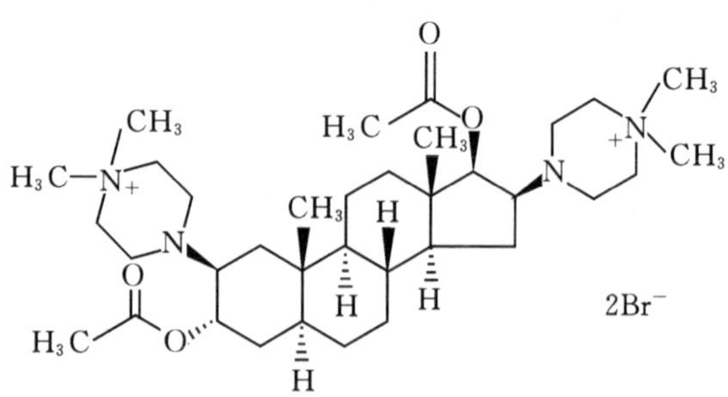

哌库溴铵

2. 去极化型肌肉松弛药

药物与运动终板膜上的N_2受体结合，使终板膜及邻近肌细胞膜长时间去极化，阻断神经冲动的传递，使终板对乙酰胆碱的反应降低，导致骨骼肌松弛。多数本类药物不易被乙酰胆碱酯酶分解破坏，作用类似于过量的乙酰胆碱长时间作用于受体。故本类药物过量时，不能用抗胆碱酯酶药对抗。与非去极化型肌肉松弛药比较，去极化型肌肉松弛药的作用不便控制，故这类药物的应用不如非去极化型肌肉松弛药广泛。但本类药物中的氯化琥珀胆碱，因起效快，且易被血浆中的胆碱酯酶水解失活，持续时间短，易于控制，尚在临床中应用。

泮库溴铵　Pancuronium Bromide

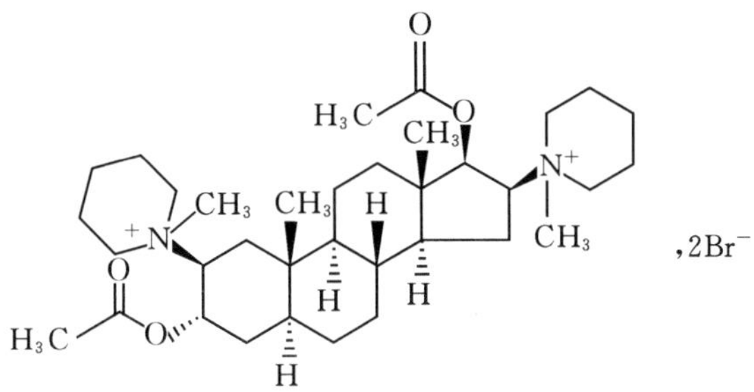

化学名：1,1′-[3α,17β-双-(乙酰氧基)-5α-雄甾烷-2β,16β-二基]双-[1-甲基哌啶鎓]二溴化物。

本品为白色或近白色结晶或结晶性粉末；无臭，味苦，有引湿性。本品易溶于水，能溶于乙醇、三氯甲烷和二氯甲烷，几乎不溶于乙醚。

本品水溶液呈右旋性。

本品是甾类非去极化型神经肌肉阻断剂，是从天然发现的具雄甾母核的季铵生物碱，经结构改造而得。在结构的环A和环D部分，各存在一个乙酰胆碱样的结构片断。

泮库溴铵作用为筒箭毒碱的5～6倍，起效时间及持续时间与氯化筒箭毒碱相似，现已取代筒箭毒碱作为大手术的首选药物。副作用有心动过速、血压过高等。

课堂讨论

1. 拟胆碱药和抗胆碱药是如何分类的？各类中都有哪些主要药物？

2. 易水解或易氧化的药物往往都有一个相对稳定的pH值，但制备制剂时，还需要考虑与其生理pH的差别而对机体产生的影响。综合化学稳定性、生理条件和药效等各方面因素，配制硝酸毛果芸香碱滴眼剂时，其pH值应调节为多少？为什么？

3. 硫酸阿托品水溶液不稳定，易被水解失效，配制注射液应采取哪些措施防止水解？

4. 如何用化学方法区别下列各组药物？

①硝酸毛果芸香碱与碘解磷定

②硫酸阿托品与溴新斯的明

5. 碘解磷定为什么不能和碱性药物配伍？写出反应方程式。

知识拓展

有机磷农药中毒的解救

有机磷农药中毒的解救应按照一般急性中毒处理原则，迅速清除毒物，除去污染衣物。如通过皮肤吸收，则立即用肥皂水清洗皮肤以消除毒物。口服中毒者用清水、2%碳酸氢钠溶液(敌百虫忌用)或 1∶5000 高锰酸钾溶液(对硫磷忌用)反复洗胃，直至洗清为止，给予硫酸镁导泻，然后进行对症治疗，及早给予阿托品以解除 M 样症状和对抗呼吸中枢抑制。当患者出现“阿托品化”表现时，应停止应用阿托品。在应用阿托品过程中应密切观察患者全身反应和瞳孔大小，并随时调整剂量。N_2受体激动出现的中毒症状，如肌束震颤，则必须用胆碱酯酶复活剂，减少乙酰胆碱的含量，对中枢神经系统的中毒症状也有一定的改善作用。

合成介绍

溴新斯的明的合成

本品合成是以间氨基苯酚做原料，经甲基化、成盐后与二甲氨基甲酰氯成酯，再经季铵化即可制得本品。

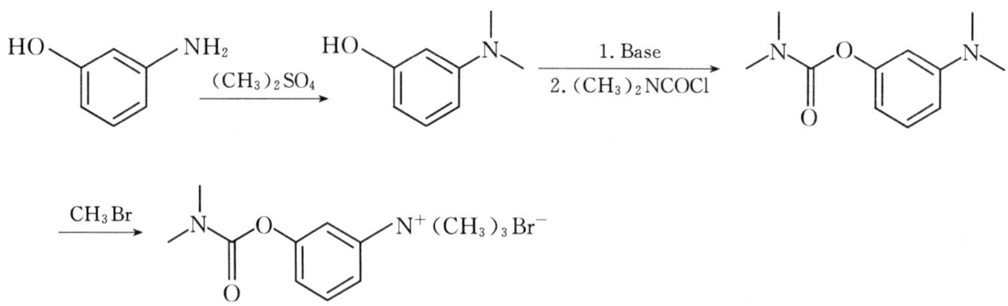

成品中的杂质，如未反应完全的中间体溴化 3-羟基苯基三甲甲铵等，可用紫外分光光度法来检查，在 1%碳酸钠溶液中，294nm 波长处的吸光度不大于 0.25。

案例分析

你作为药物化学家受雇于一家医药企业。该企业正准备开发一种新药进入眼科用药市场。这个新药被命名为 zitostigmine bromide，应是可逆性乙酰胆碱酯酶抑制剂，具有比 neostigmine bromide①更快的起效时间；比 carbachol chloride②更长的持效时间。

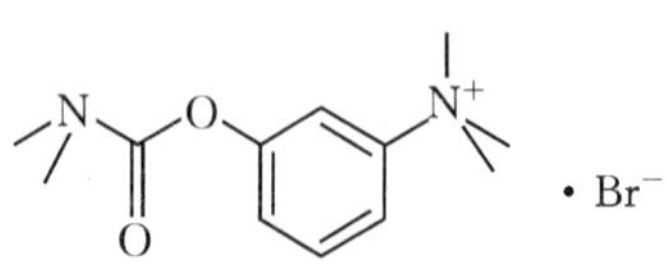

1

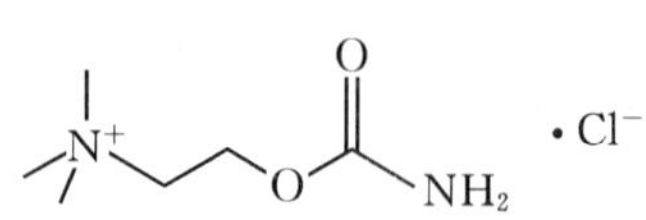

2

请分析：

1. 可逆性乙酰胆碱酯酶抑制剂是怎样产生作用的？何种结构特征可增强与乙酰胆碱酯酶

的亲和力？被可逆性乙酰胆碱酯酶抑制剂抑制的乙酰胆碱酯酶如何复能？

2. 根据上述抑制机制，在设计 zitostigmine 时必须考虑哪些结构特点？

考点提示

一、填空题

1. 毒蕈碱样受体简称__________胆碱受体，烟碱样胆碱受体简称__________胆碱受体。

2. 由于氯贝胆碱分子中含有__________结构，不易被胆碱酯酶水解，作用时间长于乙酰胆碱。溴新斯的明结构中含有亲水性的__________结构，不易通过血脑屏障，临床上主要用于重症肌无力、手术后腹气胀等。

3. 阿托品分子中含有酯键，在碱性条件下易水解，水解产物为__________和__________。

二、单项选择题

1. 下列哪种叙述与胆碱受体激动剂不符

A. 乙酰胆碱的乙酰基部分为芳环或较大分子量的基团时，转变为胆碱受体拮抗剂

B. 乙酰胆碱的亚乙基桥上β位甲基取代，M 样作用大大增强，成为选择性 M 受体激动剂

C. Carbachol 作用较乙酰胆碱强而持久

D. Bethanechol Chloride 的 S 构型异构体的活性大大高于 R 构型异构体

2. 下列有关乙酰胆碱酯酶抑制剂的叙述不正确的是

A. Neostigmine Bromide 是可逆性乙酰胆碱酯酶抑制剂，其与 AChE 结合后形成的二甲氨基甲酰化的酶结合物，水解释出原酶需要几分钟

B. 中枢乙酰胆碱酯酶抑制剂可用于抗老年痴呆

C. 经典的乙酰胆碱酯酶抑制剂结构中含有季铵碱阳离子、芳香环和氨基甲酸酯三部分

D. 有机磷毒剂也是可逆性乙酰胆碱酯酶抑制剂

3. 下列叙述哪个不正确

A. Scopolamine 分子中有三元氧环结构，使分子的亲脂性增强

B. 托品酸结构中有一个手性碳原子，S 构型者具有左旋光性

C. 山莨菪醇结构中有四个手性碳原子 C_1、C_3、C_5 和 C_6，具有旋光性

D. 莨菪醇结构中有三个手性碳原子 C_1、C_3 和 C_5，具有旋光性

4. 关于硫酸阿托品，下列说法不正确的是

A. 现可采用合成法制备　　B. 水溶液呈中性反应

C. 在碱性溶液较稳定　　D. 可用 Vitali 反应鉴别

5. 临床应用的阿托品是莨菪碱的

A. 右旋体　　B. 左旋体

C. 外消旋体　　D. 内消旋体

6. 阿托品的特征定性鉴别反应是

A. 与 $AgNO_3$ 溶液反应　　B. 与香草醛试液反应

C. 与 $CuSO_4$ 试液反应　　D. Vitali 反应

药物化学

三、多项选择题

1. 下列叙述哪些与胆碱受体激动剂的构效关系相符

A. 季铵氮原子为活性必需

B. 乙酰基上氢原子被芳环或较大分子量的基团取代后，活性增强

C. 在季铵氮原子和乙酰基末端氢原子之间，以不超过5个原子的距离(H－C－C－O－C－C－N)为佳，当主链长度增加时，活性迅速下降

D. 季铵氮原子上以甲基取代为最好

2. 下列有关乙酰胆碱酯酶抑制剂的叙述哪些是正确的

A. Physostigmine 分子中不具有季铵离子，脂溶性较大，易于穿过血脑屏障，有较强的中枢拟胆碱作用

B. Pyridostigmine Bromide 比 Neostigmine Bromide 作用时间长

C. 可由间氨基苯酚为原料制备 Neostigmine Bromide

D. Donepezil 为中枢乙酰胆碱酯酶抑制剂，可用于抗老年痴呆

3. 对 Atropine 进行结构改造发展合成抗胆碱药，以下图为基本结构

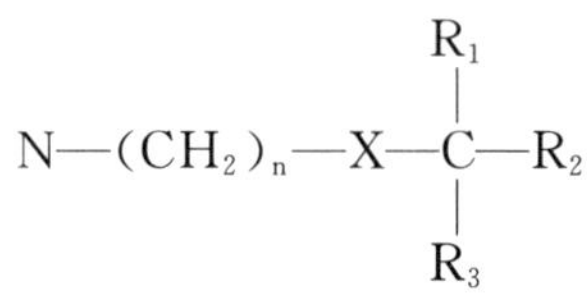

A. R_1 和 R_2 为相同的环状基团　　B. R_3 多数为—OH

C. X 必须为酯键　　D. 氨基部分通常为季铵盐或叔胺结构

四、配伍选择题

(备选答案在前，试题在后。每组题均对应同一组备选答案，每题只有一个正确答案。每个备选答案可重复选用也可不选用。)

A. 溴化 N－甲基－N－(1－甲基乙基)－N－[2－(9*H*－呫吨－9－甲酰氧基)乙基]－2－丙铵

B. 溴化 N,N,N－三甲基－3－[(二甲氨基)甲酰氧基]苯胺

C. (R)－4－[2－(甲氨基)－1－羟基乙基]－1,2－苯二酚

D. N,N－二甲基－γ－(4－氯苯基)－2－吡啶丙胺顺丁烯二酸盐

E. 4－氨基苯甲酸－2－(二乙氨基)乙酯盐酸盐

1. 肾上腺素

2. 马来酸氯苯那敏

3. 溴丙胺太林

4. 盐酸普鲁卡因

5. 溴新斯的明

A. 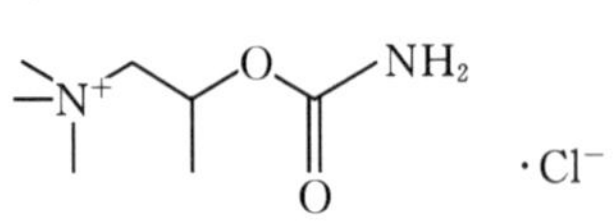

B. 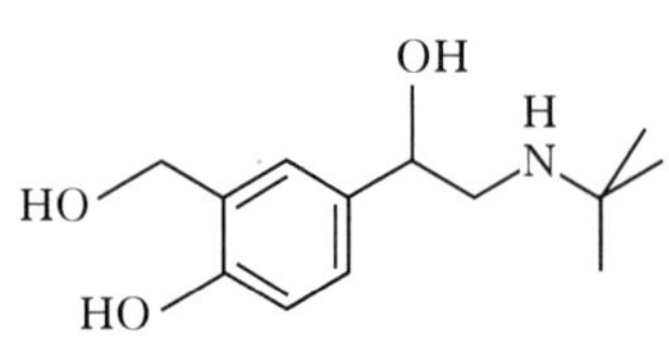

C. 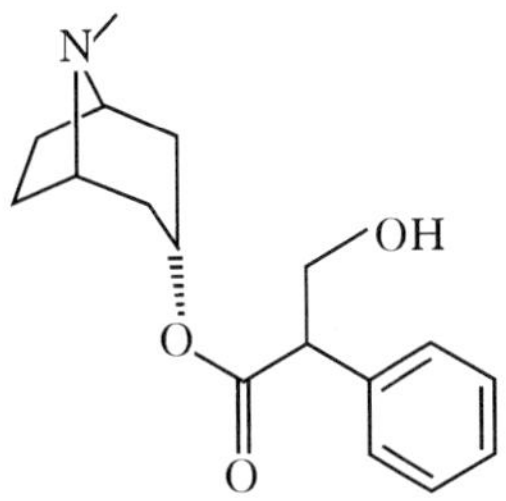

D. 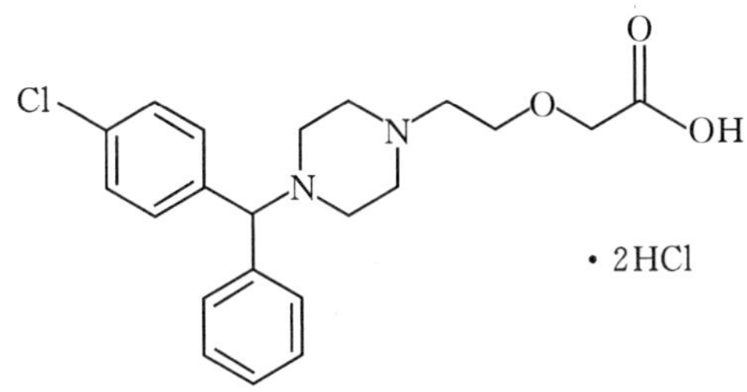

E. 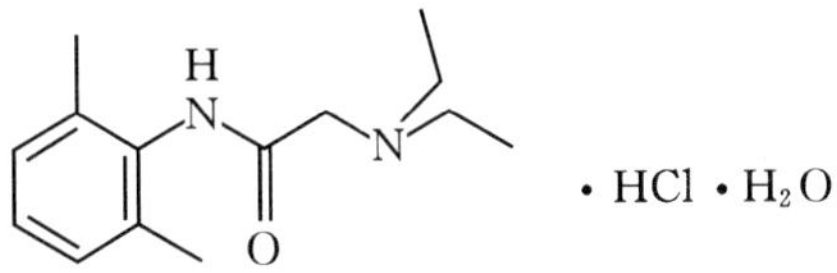

6. 沙丁胺醇
7. 盐酸西替利嗪
8. 阿托品
9. 盐酸利多卡因
10. 氯贝胆碱

A. 用于治疗重症肌无力、术后腹气胀及尿潴留
B. 用于胃肠道、肾绞痛、胆绞痛、急性微循环障碍、有机磷中毒等，眼科用于散瞳
C. 具有肌肉松弛作用，作为大手术辅助药的首选药物
D. 用于过敏性休克、心脏骤停和支气管哮喘的急救，可制止鼻黏膜和牙龈出血
E. 用于治疗支气管哮喘、哮喘型支气管炎和肺气肿患者的支气管痉挛等
11. 泮库溴铵
12. 溴新斯的明
13. 沙丁胺醇
14. 肾上腺素
15. 硫酸阿托品

五、问答题

1. 胆碱能受体有几种？其受体的拮抗剂各有什么作用？

2. 阿托品、东莨菪碱、山莨菪碱和樟柳碱在结构上有何差异？其中哪个中枢作用最大？为什么？

3. 合成 M 胆碱受体激动剂和拮抗剂的化学结构有哪些异同点？

4. 叙述从生物碱类肌松药的结构特点出发，寻找毒性较低的异喹啉类 N 胆碱受体拮抗剂的设计思路。

（卢茂芳　张　卫）

第十章　拟肾上腺素药

学习目标

【掌握】拟肾上腺素药的分类，肾上腺素、麻黄碱和沙丁胺醇的化学结构、化学命名、理化性质和临床应用。

【熟悉】特布他林、班布特罗、沙美特罗和福莫特罗的化学结构和作用特点，拟肾上腺素药物的构效关系和克伦特罗滥用的危害。

【了解】去甲肾上腺素、多巴胺、异丙肾上腺素和多巴酚丁胺的结构特征、临床用途。

第一节　拟肾上腺素药物的构效关系

拟肾上腺素药，又称肾上腺素受体激动剂，是一类直接与肾上腺素受体结合或促进肾上腺素能神经末梢释放递质，产生与肾上腺素能神经兴奋时相似效应的药物。由于该类药物的化学结构中均含有胺基，药理作用与兴奋交感神经的效应相似，故又称作拟交感胺类。

肾上腺素受体是拟肾上腺素药物作用的一类组织受体，为G蛋白偶联型。根据肾上腺素受体对去甲肾上腺素、肾上腺素和异丙肾上腺素的反应性不同，将其分为两大类，即α受体和β受体。α受体和β受体又可分为不同的亚型。不同亚型的受体在体内分布部位不同，产生的生理效应也不尽相同。

α受体分为α_1、α_2两种亚型。α_1受体主要分布在血管平滑肌(如皮肤、黏膜血管，以及部分内脏血管)、瞳孔开大肌，激动时引起血管收缩、血压上升、瞳孔扩大。α_2受体主要分布在去甲肾上腺素能神经的突触前膜上，激动时可使去甲肾腺素释放减少，对其产生负反馈调节作用。

β受体主要分为β_1、β_2两个亚型。β_1受体主要分布于心脏，激动时可增加心肌收缩性、自律性和传导功能；β_2受体主要分布于支气管平滑肌和血管平滑肌等，介导支气管平滑肌松弛、血管扩张等作用。

肾上腺素是发现最早的激素。1895年，Oliver证明肾上腺提取物具有升压作用。1901年，从肾上腺素髓质中提取得到肾上腺素。1904年合成了肾上腺素的消旋体，其生理活性只有天然品的一半。1908年成功拆分肾上腺素消旋体，证明人工合成的左旋体与天然品完全相同。后来，人们逐渐发现除肾上腺素外，人体内还广泛存在去甲肾上腺素、多巴胺两种与之作用相似的化合物，它们都属于肾上腺素能神经递质。

通过对肾上腺素、去甲肾上腺素的结构改造，得到了一系列对受体具有较高选择性、性质稳定、作用强的类似物，其基本结构如下：

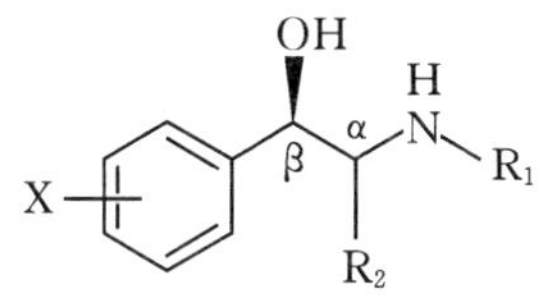

上述结构骨架称为β-苯乙胺类，即取代苯基与脂肪族胺基以二碳链相连。

一、手性中心β碳原子的活性构型为R构型

由于β-碳原子通常带有羟基，故本类药物大多具有手性。β-碳原子的绝对构型对活性影响显著，如天然拟肾上腺素药肾上腺素、去甲肾上腺素的β-碳原子均为R-(-)构型，转变为S构型则效价大为降低，原因是β-碳原子上的羟基若为R-(-)构型，可与受体通过氢键产生结合作用，而S构型异构体的羟基无法通过氢键与受体结合，故作用较弱。

二、胺基上的取代基决定受体选择性

胺基为仲胺结构，必须保留一个氢不被取代。

胺基上R_1取代基的大小可显著影响α和β受体效应。随着烃基的增大，α受体效应逐渐减弱，β受体效应逐渐增强，且对β_2受体的选择性也提高。

如无烃基取代的去甲肾上腺素主要为α受体激动剂，对β受体效应微弱。N-甲基取代的肾上腺素、麻黄碱，同时兼有α和β受体效应。N-异丙基取代的异丙肾上腺素，为非选择性的β受体激动剂。N-叔丁基取代的沙丁胺醇、特布他林，主要为β_2受体激动剂，由于提高了对β_2受体的选择性，临床用作平喘药时心脏的不良反应小。

三、α碳原子上可以带有甲基

大多数拟肾上腺素药在α碳原子上没有取代基，少数药物如麻黄碱等带有1个甲基，亦称为苯异丙胺类。引入甲基后，α碳原子也成为手性中心，其活性构型为S构型。由于甲基的存在，使单胺氧化酶(MAO)对药物代谢脱氨的空间位阻增大，代谢缓慢，体内作用时间延长。同时外周拟肾上腺素作用减弱，而中枢兴奋作用增强。

四、苯环上酚羟基影响药物性质和作用

苯环上酚羟基使作用增强，尤以3,4-二羟基化合物的活性最强，通常将此类药物称为儿茶酚胺类。儿茶酚胺类药物极性较大，不易透过血脑屏障，有较强的外周作用。但3位羟基易被儿茶酚-O-甲基转移酶(COMT)甲基化失活，口服无效。

苯环上只有一个羟基时，3-酚羟基比4-酚羟基重要，4-酚羟基化合物作用弱。去掉儿茶酚胺结构中的4位羟基，即得到间羟胺结构的药物，如去氧肾上腺素，其药理作用就介于肾上腺素和麻黄素之间。

当苯环上无酚羟基取代时，药物对酶的代谢稳定性增加，可供口服，作用时间也延长；同时药物的极性大为降低，易透过血脑屏障进入中枢神经系统，外周作用减弱，中枢毒性作用增加，如植物来源的麻黄碱等。

课堂讨论

拟肾上腺素药苯环上引入酚羟基，对其理化性质、药理作用有何影响？

知识拓展

肾上腺

肾上腺是人体相当重要的内分泌器官，由于位于两侧肾脏的上方，故名肾上腺。肾上腺左右各一，位于肾的上方，共同为肾筋膜和脂肪组织所包裹。左肾上腺呈半月形，右肾上腺为三角形。肾上腺两侧共重约 30g。从侧面观察，腺体分肾上腺皮质和肾上腺髓质两部分，周围部分是皮质，内部是髓质。两者在发生、结构与功能上均不相同，实际上是两种内分泌腺。

第二节　拟肾上腺素药

根据对肾上腺素受体的选择性，拟肾上腺素药分为 α、β 受体激动剂、α 受体激动剂、β 受体激动剂。

若按照化学结构的不同，拟肾上腺素药可分为苯乙胺类和苯异丙胺类。二者的区别在于苯乙胺类的 α 碳原子上是否有取代基。绝大多数拟肾上腺素药物的化学结构类型属于苯乙胺类，只有少数药物的结构类型为苯异丙胺类，如麻黄碱、间羟胺和甲氧明等。

一、α、β 受体激动剂

α、β 受体激动剂主要有肾上腺素（Adrenaline）、麻黄碱（Ephedrine）、多巴胺（Dopamine）等。

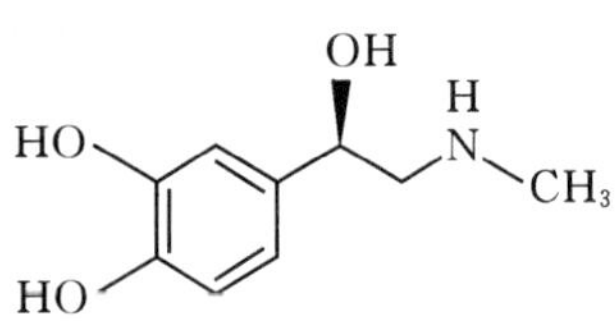

肾上腺素

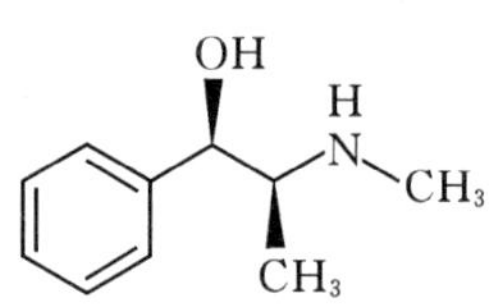

麻黄碱

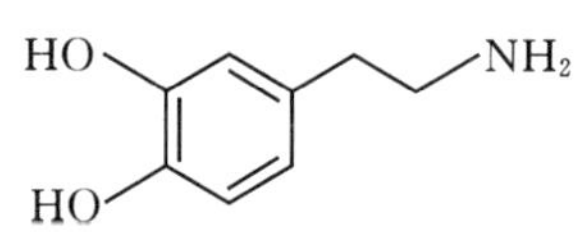

多巴胺

肾上腺素　Adrenaline

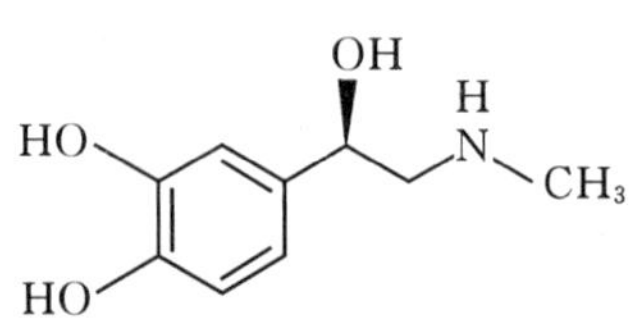

化学名：(R)-4-[2-(甲氨基)-1-羟基乙基]-1,2-苯二酚，又名副肾。

本品为白色或类白色结晶性粉末，无臭，味苦。熔点为 206℃～212℃，熔融同时分解。在水中极微溶解，在乙醇、三氯甲烷、乙醚、脂肪油或挥发油中不溶，在无机酸或氢氧化钠溶液中易溶，在氨溶液或碳酸钠溶液中不溶。

本品为两性化合物，分子中的酚羟基显弱酸性，可溶解在氢氧化钠溶液中，不溶于碳酸钠及氨溶液；侧链的脂肪族仲胺基显弱碱性，可与强酸成盐增大水溶性，临床使用其盐酸盐和酒石酸盐。

本品含有邻二酚羟基，具有较强还原性，在中性或碱性水溶液中不稳定，遇空气中的氧、日光、热及微量金属离子均能使其氧化变质，生成肾上腺素红，继而聚合成棕色多聚体。

本品含有一个手性碳，有旋光性，左旋体的药效比右旋体大 12 倍，是消旋体的 2 倍，临床用其左旋体，比旋度为 $-50^\circ \sim -53.5^\circ$（20mg/ml 盐酸溶液）。水溶液在放置过程中可发生消旋化，消旋化速度与 pH 有关，在 pH＜4 时消旋化的速度较快。温度对消旋化速度也有较大影响，加热可使消旋化加快。

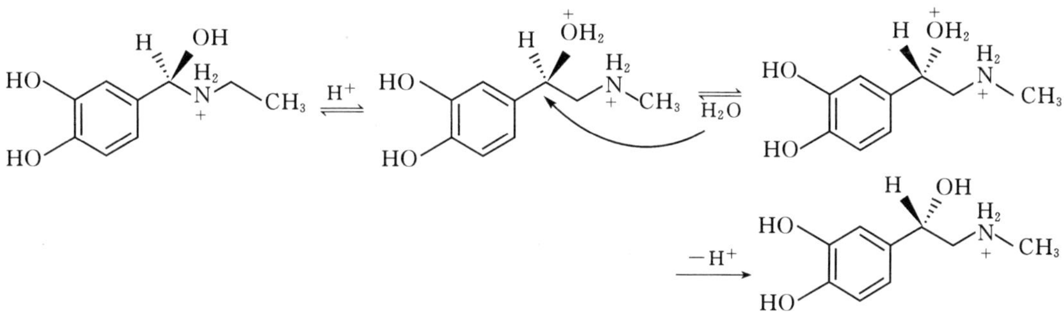

为了延缓肾上腺素的消旋化和氧化变质，《中国药典》规定本品注射液的 pH 应为 2.5～5.0；同时加抗氧化剂焦亚硫酸钠、金属离子螯合剂乙二胺四醋酸二钠；注射用水用惰性气体二氧化碳或氮气饱和，灌封安瓿时充入上述气体；100℃流通蒸汽灭菌 15 分钟；并避光、密闭，置阴凉处保存。

本品的稀盐酸溶液加三氯化铁试液，即显翠绿色，再加氨试液，即变紫色，最后变成紫红色；加过氧化氢试液，煮沸，即显血红色。

本品口服无效，不宜口服，需注射给药。体内代谢失活主要受两种酶的催化。一种是儿茶酚氧位甲基转移酶（COMT），催化 3 位酚羟基的甲基化；一种是单胺氧化酶（MAO），催化侧链末端氨基氧化脱胺反应。产物可进一步经醛还原酶（AR）和醛脱氢酶（AD）的作用继续转化，最终的代谢产物为 3 -甲氧基- 4 -羟基苯乙醇酸和 3 -甲氧基- 4 -羟基苯乙二醇。

本品具有较强的 α 和 β 受体的兴奋作用，临床用于过敏性休克、心脏骤停和支气管哮喘的急救，还可用于鼻黏膜和牙龈出血，与局麻药合用有利于局部止血和延长药效，缺点是作用时间短。

将肾上腺素苯环上的两个酚羟基酯化，制成双特戊酯，即得到地匹福林。地匹福林是肾上腺素的前药，由于脂溶性增加，可改善药物跨膜吸收，并延长作用时间，临床用于治疗开角型青光眼，不良反应发生率也明显低于肾上腺素。

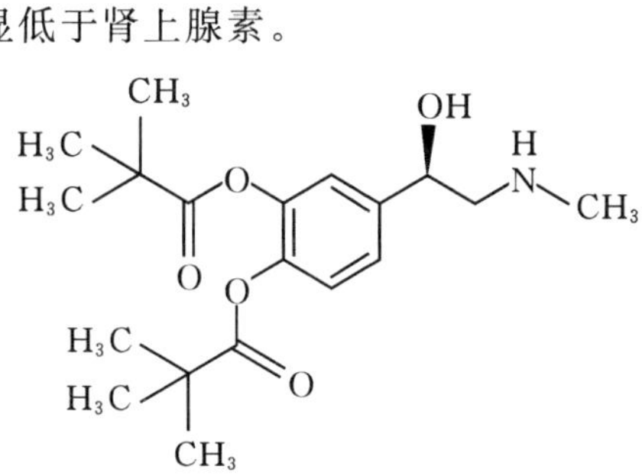

盐酸麻黄碱 Ephedrine Hydrochloride

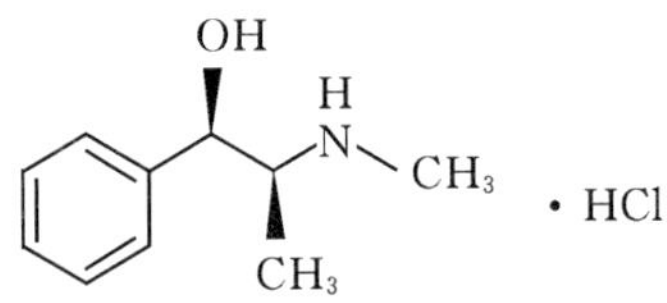

化学名：(1R,2S)-2-甲氨基-苯丙烷-1-醇盐酸盐，又名麻黄素。

本品为白色针状结晶或结晶性粉末，无臭，味苦。熔点为217℃～220℃。$[\alpha]_D^{20}$ 为-33°～-35.5°。易溶于水，可溶于乙醇，不溶于乙醚、三氯甲烷。

麻黄碱存在于多种麻黄属植物中，是中草药麻黄的主要成分。

由于α-碳上带有甲基，麻黄碱有两个手性碳原子，故有四个旋光异构体，结构如下：

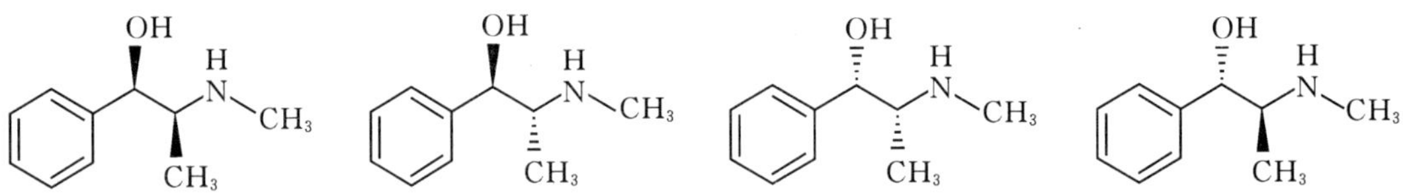

(－)-麻黄碱 (1R,2S)　(－)-伪麻黄碱 (1R,2R)　(＋)-麻黄碱 (1S,2R)　(＋)-伪麻黄碱 (1S,2S)

这四种异构体都具有拟肾上腺素药作用，但强度不等。其中(1R,2S)-(－)-麻黄碱的活性最强，为药用形式，(1S,2S)-(＋)-伪麻黄碱的活性较麻黄碱弱，无直接拟肾上腺素作用，中枢副作用较小，常用作复方感冒药的成分，可减轻鼻黏膜充血。

与肾上腺素相比，苯环上没有酚羟基取代，故水溶液较为稳定，遇光、空气、热不易被破坏。

本品的苯环侧链为α-氨基醇结构，可发生特征的双缩脲反应，用于鉴别。本品水溶液加硫酸铜和氢氧化钠试液，即显蓝紫色；加入乙醚振摇后放置，乙醚层显紫红色，水层变成蓝色。其中无水铜配位化合物及含有2个结晶水的铜配位化合物进入乙醚层显紫红色，而含有4个结晶水的铜配合物则溶于水呈蓝色。

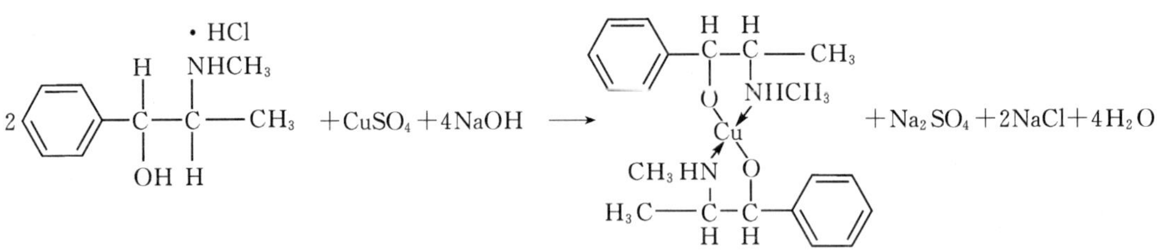

本品可显α-氨基-β-羟基化合物的特征反应，如被高锰酸钾、铁氰化钾等氧化生成苯甲醛和甲胺，前者具特臭，后者可使湿润的红色石蕊试纸变蓝。

本品的侧链α碳原子上具有甲基，为苯异丙胺结构，因甲基的空间位阻效应不易被单胺氧化酶代谢脱氨，故稳定性增加，作用时间延长，口服亦有效。临床主要用于鼻黏膜充血肿胀引起的鼻塞、低血压、支气管哮喘和过敏性反应等的治疗。

同时由于苯环上无酚羟基取代，极性大为降低，能够透过血脑屏障进入中枢神经系统，产生中枢兴奋作用。本品和其异构体，与其他的苯异丙胺类化合物一样，有滥用危险，有些甚至沦为毒品，如甲基苯丙胺(冰毒)和亚甲二氧甲基苯丙胺(摇头丸)，国家已按第一类精神药品进行管理。

麻黄碱和伪麻黄碱还是制造冰毒和摇头丸的原料，属于第一类易制毒化学品，应严格按照国家相关规定进行管理和使用。

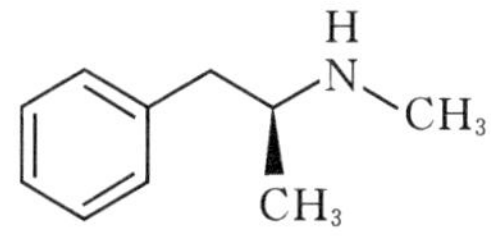

甲基苯丙胺

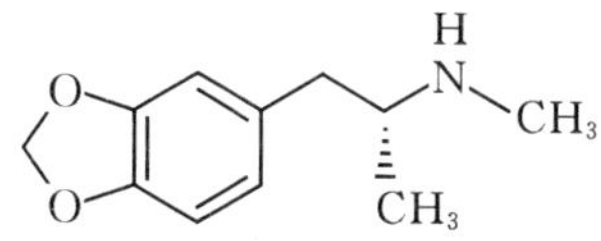

亚甲二氧甲基苯丙胺

多巴胺为体内合成肾上腺素、去甲肾上腺素的生物前体。化学结构与肾上腺素的区别仅是去掉了β-羟基，因此没有旋光性，其他性质与肾上腺素类似。本品具有兴奋β受体、α受体和多巴胺受体的作用，临床用于各种类型的休克，尤其适用于休克伴有心收缩力减弱、肾功能不全者。

二、α受体激动剂

按照对受体选择性的不同，α受体激动剂又可分为α_1和α_2受体激动剂，主要有去甲肾上腺素（Noradrenalin）和间羟胺（Metaraminol）；α_1受体激动剂，常见的药物有甲氧明（Methoxamine）和去氧肾上腺素（Phenylephrine）；α_2受体激动剂，有可乐定（Clonidine）等。

重酒石酸去甲肾上腺素　Noradrenaline Bitartrate

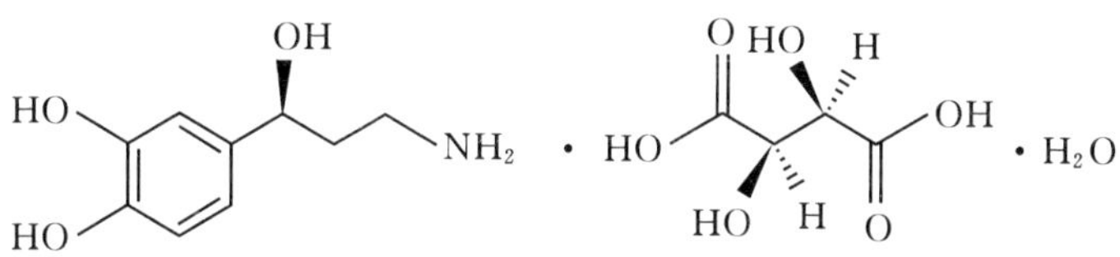

化学名：(R)-4-(2-氨基-1-羟基乙基)-1,2-苯二酚重酒石酸一水合物，又名正肾。

本品理化性质与肾上腺素基本相同。由于氨基未被取代，还原性略弱于肾上腺素。N上的取代基可使N上电子云密度升高，加快氧化反应速度。如拟肾上腺素药氧化生成红色色度的速度顺序依次为异丙肾上腺素＞肾上腺素＞去甲肾上腺素。

盐酸肾上腺素、盐酸异丙肾上腺素和重酒石酸去甲肾上腺素以酒石酸氢钾饱和溶液（pH3.56）为溶剂，则重酒石酸去甲肾上腺素比较稳定，几乎不被碘氧化。加碘试液放置5分钟后，加硫代硫酸钠试液使剩余碘的棕色消退，溶液为无色或仅显微红色或淡紫色。而在此条件下肾上腺素和盐酸异丙肾上腺素可被氧化产生明显的红棕色或紫色，可与重酒石酸去甲肾上腺素区别。若改变反应条件，将溶剂改为pH 6.5的缓冲液，三者均可被碘氧化产生红色。故在pH 6.5条件下加碘试液，这三种药物则无法鉴别。

本品用水溶解后，加三氯化铁试液，振摇，即显翠绿色，再缓缓滴加碳酸氢钠试液，即显蓝色，最后变成红色。

本品为α受体激动剂，对β受体的激动作用很弱。可引起血管强烈收缩，血压升高，临床静脉滴注用于治疗各种休克。静脉滴注时外渗可以造成缺血性坏死和浅表组织的脱落，现已少用。

间羟胺，又名阿拉明，因无儿茶酚结构，故不被COMT代谢，作用时间比儿茶酚胺类药物长，可口服。本品直接激动α受体，部分作用是通过促进交感神经末梢释放去甲肾上腺素，间接发挥拟交感作用。作用比去甲肾上腺素弱,但缓和而持久,较少引起心悸或尿量减少等副作用,临床主要作为去甲肾上腺素的代用品,用于治疗手术、心源性休克或败血症等所致的低血压。

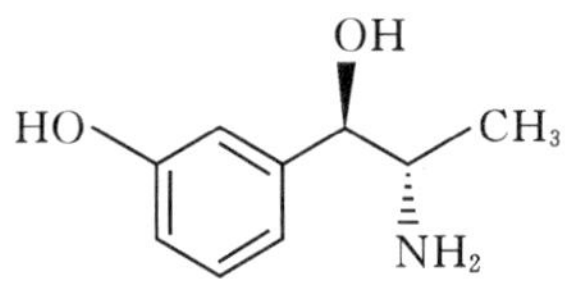

间羟胺

α_1受体激动剂甲氧明和去氧肾上腺素也无儿茶酚结构,性质与间羟胺类似,作用时间延长,可口服。甲氧明具有明显的血管收缩作用,使收缩压和舒张压均升高,而对心脏无兴奋作用,适用于大出血、创伤、外科手术所引起的低血压及脊髓麻醉前预防低血压症等。去氧肾上腺素能兴奋瞳孔扩大肌,使瞳孔扩大,在眼底检查时作为快速短效扩瞳药,还用于防治脊椎麻醉、全身麻醉、应用氯丙嗪等原因引起的低血压。

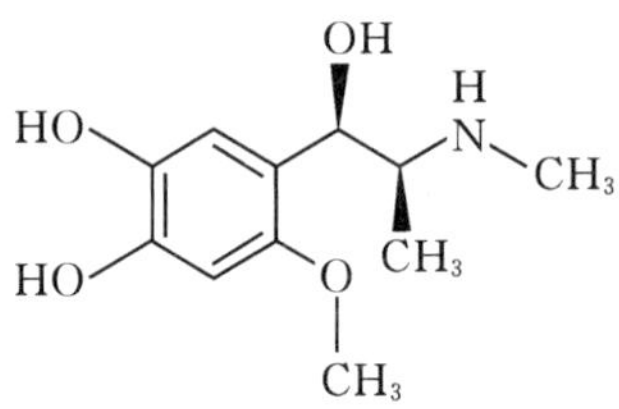

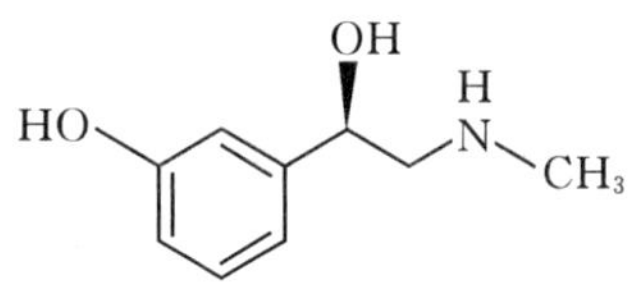

甲氧明　　　　去氧肾上腺素

三、β受体激动剂

临床应用的β受体激动剂较多,如异丙肾上腺素(Isoprenaline)、多巴酚丁胺(Dobutamine)、沙丁胺醇(Salbutamol)、克伦特罗(Clenbuterol)、特布他林(Terbutaline)、班布特罗(Bambuterol)、沙美特罗(Salmeterol)和福莫特罗(Formoterol)等。

β受体激动剂根据对受体亚型的不同选择性,可分为非选择性的β受体激动剂、选择性β_1受体激动剂和选择性β_2受体激动剂等。

(一)非选择性β受体激动剂

盐酸异丙肾上腺素 Isoprenaline Hydrochloride

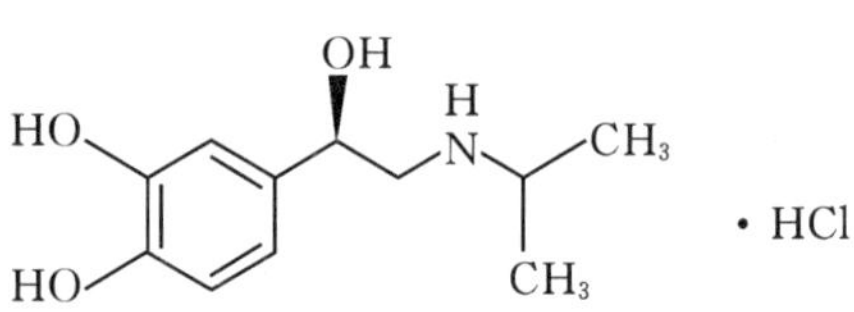

化学名:4-[(2-异丙氨基-1-羟基)乙基]-1,2-苯二酚盐酸盐。

本品结构中有一个手性碳原子,存在2个旋光异构体,其中左旋体的活性强,临床上用其消旋体。理化性质与肾上腺素基本相同。

本品加水溶解后,加三氯化铁试液,振摇,即显深绿色,再滴加碳酸氢钠试液,即变蓝色,然后变成红色。

本品加水溶解后，加盐酸滴定液（0.1mol/L）和碘溶液，放置后，加硫代硫酸钠溶液，即显淡红色。

本品为β受体激动剂，对β_1和β_2受体均有强大的激动作用，对α受体几无作用。临床用于治疗支气管哮喘、心源性或感染性休克、房室传导阻滞和心搏骤停。

（二）选择性β_1受体激动剂

盐酸多巴酚丁胺　Dobutamine Hydrochloride

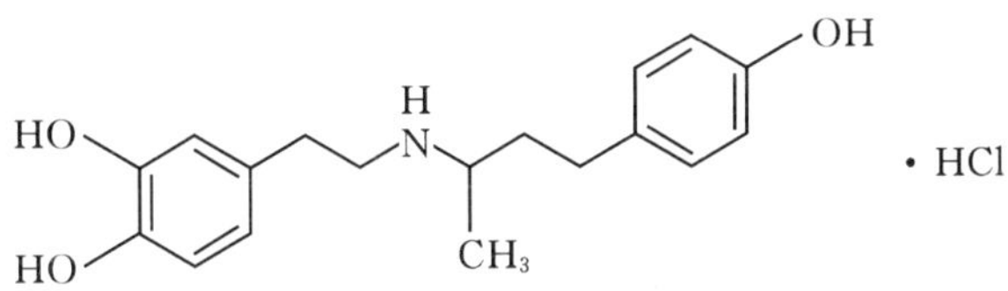

化学名：4－[2－[[1－甲基－3－(4－羟苯基)丙基]氨基]乙基]－1,2－苯二酚盐酸盐。

本品为多巴胺的N－取代衍生物，分子中有1个手性中心，2个旋光异构体。这一对旋光异构体较为特殊，S－(－)－异构体表现为β_1受体激动剂、α_1受体激动剂。而R－(＋)－异构体表现为β_1受体激动剂、α_1受体拮抗剂。临床使用其消旋体，旋光异构体的α作用抵消，副作用减少。

本品为选择性β_1受体激动剂，对β_2受体作用相对较小。直接作用于心肌β_1受体，产生正性肌力作用，增加心输出量。主要作用于β_1受体临床用于治疗器质性心脏病心肌收缩力下降引起的心力衰竭、心肌梗死所致的心源性休克及术后低血压。缺点是作用时间短，口服无效，易产生耐药性。

（三）选择性β_2受体激动剂

当一般的β受体激动剂作为支气管扩张剂用于平喘时，由于其同时兴奋β_1受体可带来一系列的心脏毒性，而选择性β_2受体激动剂则可大大降低这些不良反应。由于儿茶酚胺类药物在体内容易代谢分解，从20世纪60年代起逐渐研发了一系列非儿茶酚胺类的选择性β_2受体激动剂。

选择性β_2受体激动剂还可促进动物的蛋白质合成和肌肉组织生长，减少皮下脂肪，提高瘦肉率。特别是克仑特罗，作用强大，曾被动物饲料的添加剂，俗名“瘦肉精”。但其化学性质稳定，体内代谢消除慢，人食用这种猪肉后会出现拟交感的毒副作用，现已严格被禁止用作饲料添加剂。运动员也有滥用本类药物提高竞技成绩的案例。

特布他林为间苯二酚的衍生物，对β_2受体的选择性高，支气管的扩张作用与沙丁胺醇相当或稍弱，不易被MAO或COMT代谢，作用持久，可口服，但生物利用度低。连续静脉滴注还可激动子宫平滑肌β_2受体，抑制子宫收缩，预防早产。

班布特罗是将特布他林苯环上两个酚羟基酯化，制成双二甲氨基甲酸酯的前药。口服后约有20%被吸收，班布特罗对肺组织有亲和力，在肺组织内缓慢代谢成有活性的特布他林而发挥作用。

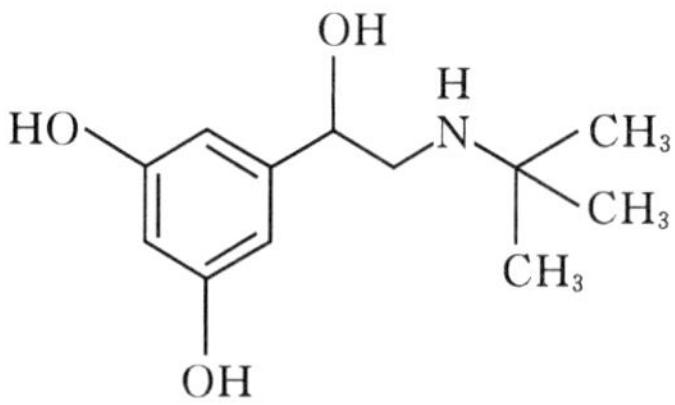

特布他林

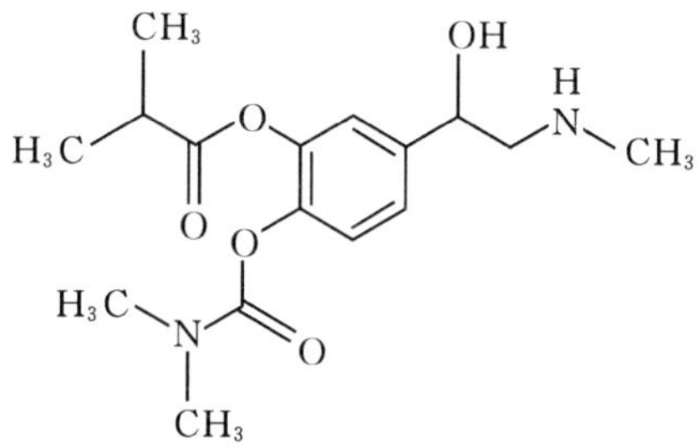

班布特罗

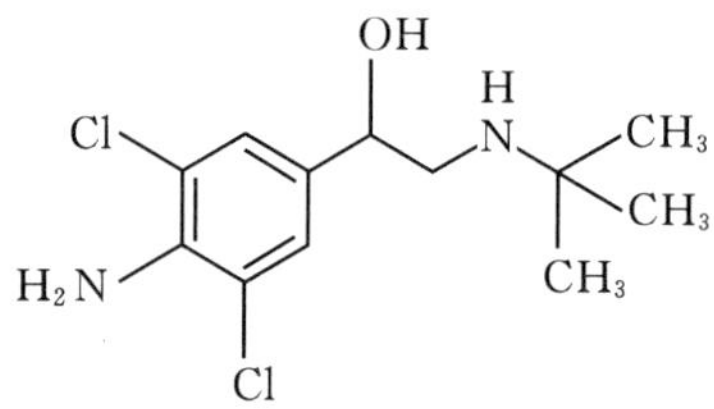

克仑特罗

硫酸沙丁胺醇 Salbutamol Sulfate

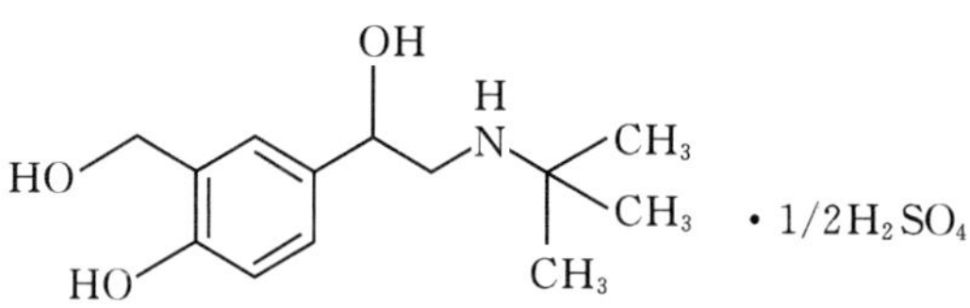

化学名:1-(4-羟基-3-羟甲基苯基)-2-(叔丁胺基)乙醇硫酸盐,又名舒喘灵。

本品为白色或类白色的粉末,无臭,无味。在水中易溶,在乙醇中极微溶解,在三氯甲烷或乙醚中几乎不溶。

本品水溶液加三氯化铁试液,振摇,溶液显紫色;加碳酸氢钠试液即生成橙黄色浑浊。

本品用硼砂溶液溶解,加入4-氨基安替比林与铁氰化钾试液,再加入三氯甲烷振摇,放置使分层,三氯甲烷层显橙红色。

本品大部分经肠道和肝脏代谢,进入循环的原形药物少于20%,主要产物为4-O-硫酸酯。

本品对β_2受体的作用强于β_1受体,支气管作用扩张明显,扩张支气管平滑肌作用较异丙肾上腺素相当或略强,兴奋心脏作用仅为异丙肾上腺素的1/7。因不易被消化道的硫酸酯酶和组织中的COMT破坏,作用持续时间较长,可以多种途径给用。吸入剂5~10分即可起效,持续3~6小时;口服给药后30分钟内起效,持续6小时以上,属短效β_2受体激动剂。临床用于缓解支气管哮喘或喘息型支气管炎伴有支气管痉挛的病症,还可作用于子宫β_2受体,防止先兆流产。

本品常用外消旋体,左旋体对β_2受体的亲和力较大,分别为消旋体和右旋体的2倍和100倍,右旋体可使支气管缩窄,不良反应较大,现左沙丁胺醇已单独上市。

长期、单一应用β_2受体激动剂可造成细胞膜β_2受体向下调节,临床易出现耐药性,应用时应予注意。目前又开发出了新型的长效 β_2 受体激动剂，一次给药可维持 12 小时以上，主要包括沙美特罗、福莫特罗等。

沙美特罗(Salmeterol)为长效的选择性 β_2 受体激动剂，结构中苯环部分与沙丁胺醇相同，侧链 N 上为一长链取代基，具有较高的亲脂性和对 β_2 受体的高选择性，易于穿透细胞膜而作用持续时间长。吸入后起效慢，20～30 分钟起效，支气管扩张作用可持续 12 小时。尚有强大的抑制肺肥大细胞释放过敏反应介质作用，可抑制吸入抗原诱发的早期和迟发相反应，降低气道高反应性。若与吸入性糖皮质激素氟替卡松联合应用，具有协同抗炎和平喘作用，可获得相当于(或优于)应用加倍剂量吸入型糖皮质激素时的疗效，并可减少较大剂量糖皮质激素引起的不良反应，尤其适合于慢性哮喘患者的长期治疗和预防哮喘夜间发作。

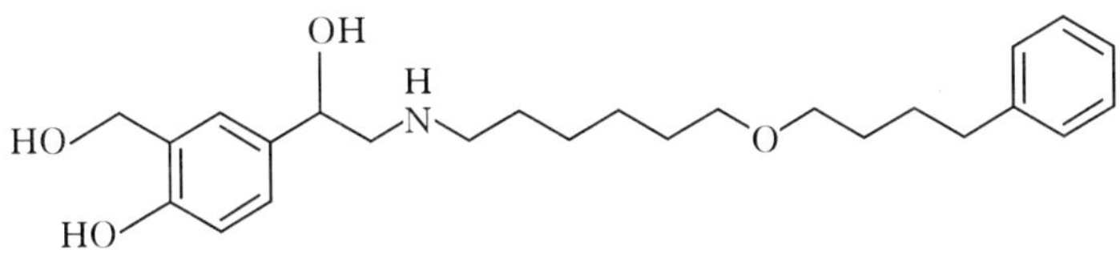

沙美特罗

福莫特罗(Formoterol)与沙美特罗相比，脂溶性略小，支气管扩张作用起效迅速，在吸入后 1～3 分钟内起效，但作用持续相同，也属于长效 β_2 受体激动剂。与其他 β_2 受体激动剂不同，具有明显的抗炎活性。本品具有 2 个手性碳原子，R,R -(-)-异构体对 β_2 受体的亲和力是 S,S -(+)-异构体的 1000 倍，但由于药效高，用量少，临床使用消旋体，用于治疗支气管哮喘、慢性气管炎、喘息型支气管炎、肺气肿等气道阻塞性疾病所引起的呼吸困难。尤其适用于需要长期服用 β_2 受体激动剂的患者和夜间发作型的哮喘患者。

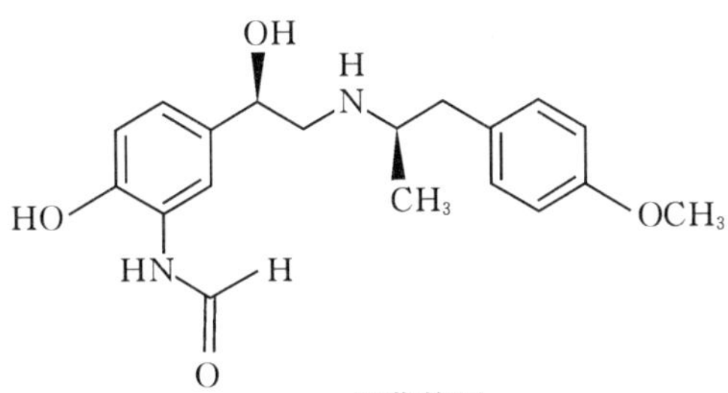

福莫特罗

课堂讨论

拟肾上腺素药主要包括哪些药物?

知识拓展

选择性 β_2 受体激动剂在支气管哮喘治疗中的作用

治疗哮喘主要有两个目的：一是有效控制急性发作，减轻症状，降低哮喘死亡率。二是减少或防止发作，防止发生不可逆气流受限，保持正常活动和改善生命质量。

治疗哮喘的药物可分为控制药物和缓解药物。短效 β_2 受体激动剂属于缓解药物，长效 β_2

受体激动剂有一定的抗炎作用，为控制药物。

吸入短效β_2受体激动剂通常在数分钟内起效，是缓解轻、中度急性哮喘症状的首选药物。长效β_2受体激动剂适用于哮喘预防和持续期治疗。近年来推荐联合吸入长效β_2受体激动剂糖皮质激素，可获得协同作用，增强疗效，减少不良反应，尤其是中、重度持续哮喘患者长期治疗。

β_2受体激动剂可出现肌肉震颤、心悸等症状，甲亢、高血压、心脏病患者慎用，短效β_2受体激动剂长期应用可引起β_2受体向下调节和气道反应性增加，故不主张长期应用。

案例分析

有一70岁老人患有高血压、心绞痛，因感冒去药店购买新康泰克（复方盐酸伪麻黄碱缓释胶囊）。你作为药师，鉴于老人的病情，是否推荐其使用该药物？

合成介绍

肾上腺素的合成

肾上腺素的合成方法是以邻苯二酚为原料，在三氯氧磷存在下与氯乙酸缩合，再经甲胺胺化生成肾上腺素酮；经催化氢化，最后用酒石酸拆分得到R-(-)-肾上腺素。

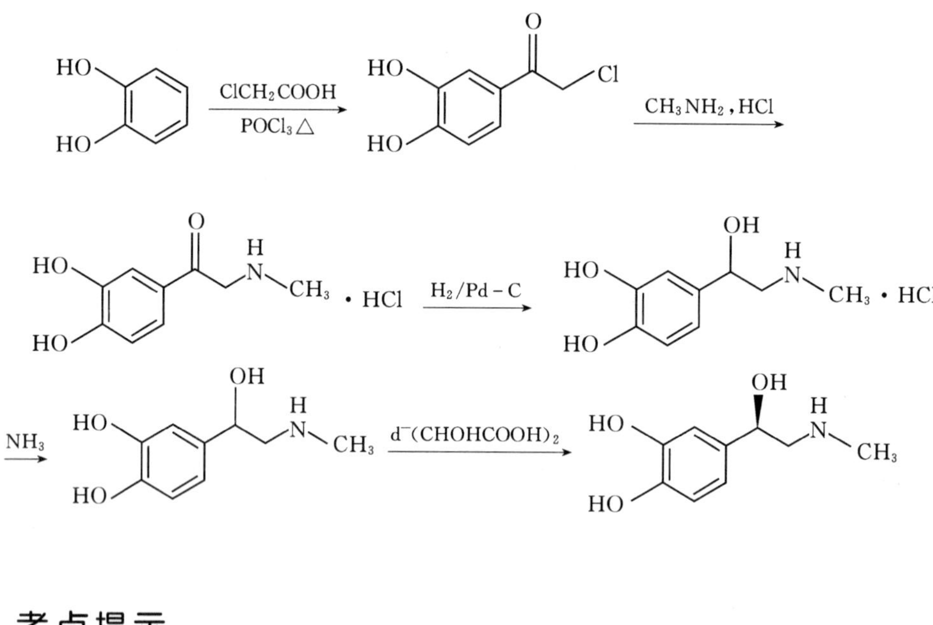

考点提示

一、填空题

1. 拟肾上腺素药的化学结构特征为__________。
2. 麻黄碱的化学结构类型是__________，具有__________个手性中心。
3. 麻黄碱的化学名为__________。

二、单项选择题

1. 以下哪种结构称为儿茶酚结构

A. 邻苯二酚　　B. 间苯二酚

C. 对苯二酚　　D. 邻硝基苯酚

2. 下列哪种性质与肾上腺素相符

A. 在酸性或碱性条件下均易水解　　B. 在空气中放置可被氧化,颜色逐渐变红色

C. 易溶于水而不溶于氢氧化钠　　D. 具右旋性,临床用其消旋体

3. 以下拟肾上腺素药物中含有两个手性中心的药物是

A. 麻黄碱　　B. 沙丁胺醇

C. 多巴胺　　D. 克仑特罗

4. 不能与 $FeCl_3$ 反应呈色的药物是

A. 麻黄碱　　B. 肾上腺素

C. 去甲肾上腺素　　D. 异丙肾上腺素

5. 盐酸麻黄碱药用以下哪种构型

A. 1S,2R(-)赤藓糖型　　B. 1R,2R(-)赤藓糖型

C. 1R,2S(-)赤藓糖型　　D. 1S,2S(-)苏阿糖型

6. 具有如下结构的是下列哪个药物

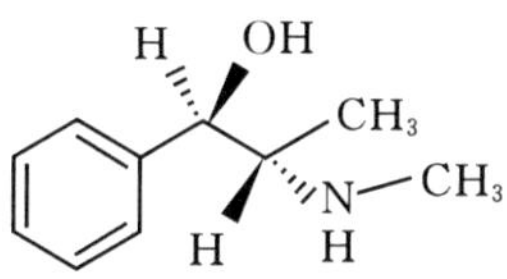

A. 异丙肾上腺素　　B. 去甲肾上腺素

C. 多巴胺　　D. 麻黄碱

7. 化学结构式如下的药物是

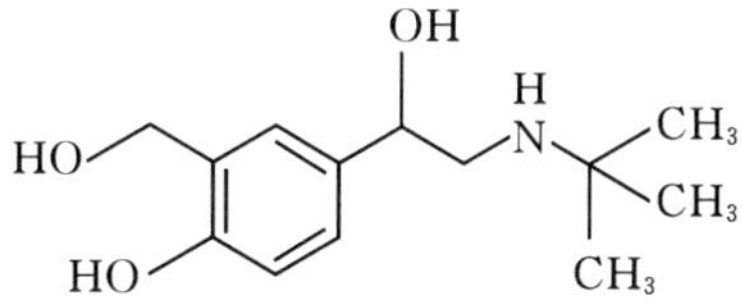

A. 克仑特罗　　B. 特布他林　　C. 氯丙那林　　D. 沙丁胺醇

三、多项选择题

1. 以下拟肾上腺素药物中含有两个手性中心的药物是

A. 麻黄碱　　B. 沙丁胺醇　　C. 克仑特罗　　D. 甲氧明

2. 肾上腺素的特点有

A. 含有儿茶酚结构,易被氧化变色

B. 含有甲氨基团,可被单胺氧化酶氧化代谢失活

C. 含有一个手性碳原子,临床用左旋异构体

D. 在有些金属离子的催化下,氧化速度加快

3. 对肾上腺素、麻黄碱和沙丁胺醇的描述中正确的是

A. 三者均为肾上腺受体激动剂

B. 三者均含有苯乙胺结构单元

C. 三者均可以与儿茶酚胺氧甲基转移酶作用

D. 三者均具有较强的 α 和 β 受体兴奋作用

四、配伍选择题

（备选答案在前，试题在后。每组题均对应同一组备选答案，每题只有一个正确答案。每个备选答案可重复选用也可不选用。）

A. 沙美特罗　　B. 肾上腺素　　C. 麻黄碱　　D. 特布他林

上述药物的结构特征为

1. 为间苯二酚的衍生物，对 β_2 受体的选择性高

2. 结构中侧链 N 上为一长链取代基，为长效选择性 β_2 受体激动剂

3. 为苯异丙胺结构，有两个手性碳原子

4. 为儿茶酚结构，有一个手性碳原子

A. 肾上腺素　　B. 麻黄碱　　C. 沙丁胺醇　　D. 克伦特罗

5. 加硫酸铜和氢氧化钠试液，即显蓝紫色；加入乙醚振摇后放置，乙醚层显紫红色，水层变成蓝色

6. 加三氯化铁试液，即显翠绿色，再加氨试液，即变紫色，最后变成紫红色

7. 加入盐酸、亚硝酸钠试液，随后滴加碱性 β-萘酚试液，生成猩红色沉淀

A. 肾上腺素　　B. 酒石酸间羟胺

C. 硫酸沙丁胺醇　　D. 盐酸麻黄碱

8. 含有儿茶酚胺结构，易被氧化变质的肾上腺素能药物是

9. 含有叔丁胺基结构，选择性激动 β_2 受体的肾上腺素能药物是

10. 结构中不含有酚羟基，易透过血脑屏障，会产生较强中枢兴奋副作用的肾上腺素能药物是

A. 硫酸沙丁胺醇　　B. 盐酸克伦特罗

C. 沙美特罗　　D. 盐酸多巴酚丁胺

11. 分子中含有亲脂性长链取代基，为长效 β_2 受体激动剂的药物是

12. 在我国局部地区被违规用作饲料添加剂，俗称"瘦肉精"的药物是

13. 分子中含有一个手性碳，为选择性 β_1 受体激动剂的药物是

五、问答题

1. 写出肾上腺素的化学结构，分析其化学稳定性并说明配制注射液时应采取的措施。

2. 从化学结构入手，分析为什么麻黄碱较肾上腺素的作用时间长。

3. 拟肾上腺素药物按照化学结构可分为哪几类？每类各举一例，写出化学结构式，并说明其临床用途。

（张　卫　熊　俭）

第十一章　治疗心血管疾病药和调血脂药

学习目标

【掌握】 硝酸甘油、硝苯地平、氨氯地平、盐酸普萘洛尔、卡托普利、洛伐他汀的结构、理化性质、体内代谢及临床应用。

【熟悉】 维拉帕米、利血平、哌唑嗪、马来酸依那普利、氯沙坦、奎尼丁、吉非罗齐的结构及应用。

【了解】 地高辛、尼莫地平、氯吡格雷、阿托伐他汀、强心苷的结构及应用了解心血管药物类型构效关系和作用特点。

随着社会的现代化，人类生存条件和环境的变化，人口老龄化程度日趋严重，一些常见的心血管疾病如高血压、冠心病、心力衰竭及多种心律失常等发病率逐年增高。药物是防治心脏疾病综合措施中极其重要的组成部分，相关学科的迅速发展，在心血管疾病的发生、发展与发病机制的研究上都取得了令人欣喜的结果。近年来心血管疾病治疗药物的更新率远高于其他各类药物。

第一节　抗心绞痛药和抗血小板及抗凝药

一、抗心绞痛药

心绞痛的原因多为冠状动脉粥样硬化引起的心肌缺血的短暂发作。其病理生理基础为氧的供需平衡失调，心肌缺血、缺氧状态是由冠状动脉供血不足或心肌耗氧量增加引起的，心肌的需氧量超过了实际的供氧量。心肌耗氧量增加、冠脉供氧不足或血携氧能力降低等均可诱发心绞痛的发作。心肌缺血最常见的病因是冠状动脉粥样硬化性心脏病(简称冠心病)，心绞痛是冠心病的常见症状。治疗心绞痛的合理途径是增加供氧或降低耗氧。

抗心绞痛药可通过舒张冠状动脉，解除冠状动脉痉挛或促进侧支循环的形成进而增加冠状动脉供血和心肌供氧量。另一方面也可舒张静脉血管，减少回心血量，降低前负荷；或通过舒张外周小动脉，降低血压、减轻后负荷；也可降低心室壁肌张力，减慢心率及降低心肌收缩力等作用而降低心肌耗氧量。抗心绞痛药主要通过上述两方面的作用，恢复心肌氧的供需平衡，发挥其治疗作用。

药物化学

常用的抗心绞痛药物有硝酸酯类及亚硝酸酯类、钙拮抗剂、β受体阻滞剂和其他类药物，可单独或合并用药。

(一)硝酸酯类

本类药物在过去的100多年中在治疗急性心绞痛方面占据了主导地位，在20世纪80年代阐明其作用机制为释放一氧化氮(NO，血管舒张因子)。药物的作用以扩张静脉为主，降低心肌氧耗，从而缓解心绞痛症状，适用于各型心绞痛。尽管近年来钙拮抗剂和β受体阻滞剂也广泛用于治疗心绞痛。但在治疗急性心绞痛时，硝酸酯和亚硝酸酯类药物仍是首选药物。目前用于临床的主要有硝酸甘油(Nitroglycerin)、戊四硝酯(Pentaerythrityl Tetranitrate)、硝酸异山梨酯(Isosorbide Dinitrate)、单硝酸异山梨酯(Isosorbide Mononitrate)等。硝酸酯类药物的基本结构是由醇或多元醇与硝酸或亚硝酸而成的酯。这些不同醇的变化，改变药物的作用时间、起效时间和作用时程。

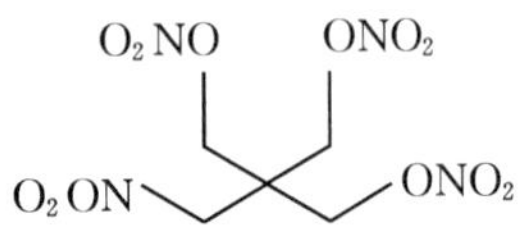

戊四硝酯

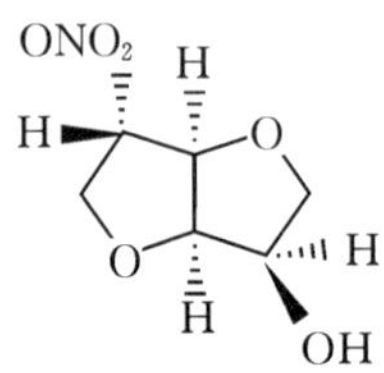

单硝酸异山梨醇酯

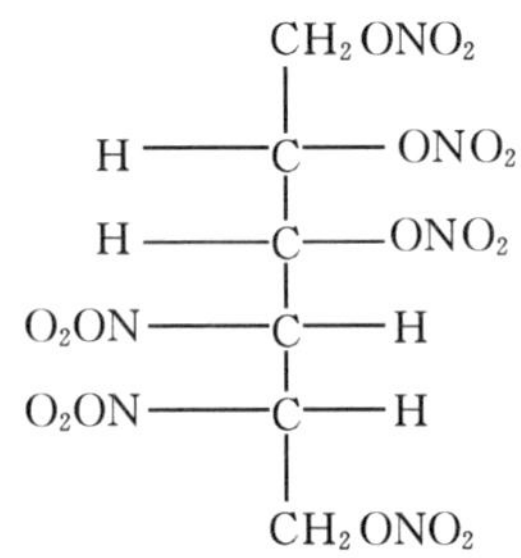

硝甘露醇

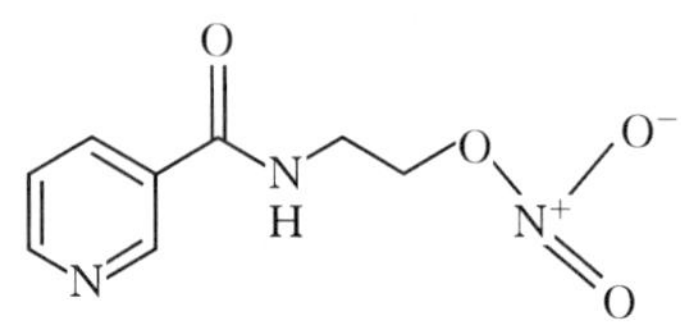

尼可地尔

NO一直被认为是“不受欢迎”的气体小分子，1980年Furchgott对多种离体血管进行实验时发现，血管内皮细胞健全时能释放一种活性很强的舒张血管的物质，被称为内皮舒张因子(endothelium derived relaxing factor，EDRF)。1987年证明这种物质就是NO，1992年NO被美国*Science*杂志选为当年的明星分子(molecule of the year)，随之NO的生物学特性逐渐被人们认识，对其功能的探讨也成为新的生物学研究领域。NO的发现带动了心血管药理学与生命科学的发展。1998年美国药理学家Furchgott R. F.，Ignarro L. J.及Murad，F.因发现NO是心血管系统信使分子而荣获诺贝尔生理学或医学奖。

硝酸酯类药物通过生物转化形成一氧化氮(NO)。NO具有高度的脂溶性，能通过细胞膜，激活鸟苷酸环化酶，使细胞内cGMP的含量增加，因此松弛血管平滑肌。在冠状粥样硬化以及急性缺血时，EDRF释放减少，外源性硝酸酯可以补充内源性NO的不足，这些非内皮依赖性的NO供体，对冠状动脉病变处于痉挛状态血管的松弛作用远远强于对正常血管段的作用。

硝酸酯类药物的挥发性使其在制剂时可造成有效成分丢失；且因酯键易水解，故储藏时应避免潮湿。且此类药物在高纯度时，受热、摩擦或撞击，可发生爆炸。在各种溶媒和赋形剂中稀释可以避免这种危险。

由于硝基酯类药物与平滑肌细胞的“硝酸酯受体”结合，并被“硝酸酯受体”的巯基还原成NO或SNO(亚硝巯基)发挥作用，这类药物在连续使用后，体内“硝酸酯受体”中的巯基被耗竭，产生耐药性。给予硫化物还原剂，能迅速翻转这一耐受现象。若在应用硝酸酯类药物时，同时给予保护性的硫醇类化合物，就不易产生耐药性。

由于这些药物分子中酯具有非极性特性，通过生物膜吸收非常快，所以对心绞痛的患者进行急救非常有效。此类口服吸收较好，经肝脏首过效应后大部分已被代谢，因此血药浓度极低。其药物代谢动力学特点是吸收快、起效快。本类药物在肝脏被谷胱甘肽、有机硝酸酯还原酶降解，脱去硝基成为硝酸盐而失效，并与葡萄糖酸结合，经肾排泄。主要为肾脏排泄，其次为胆汁排泄。

硝酸甘油　Nitroglycerin

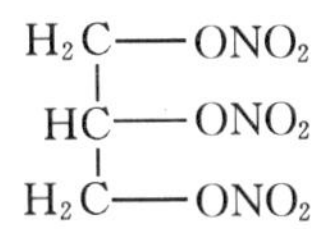

化学名：1，2，3-丙三醇三硝酸酯，又名三硝酸甘油酯。

为浅黄色、无臭、带甜味的油状液体，沸点为145℃。溶于乙醇，混溶于丙酮、乙醚、冰醋酸、乙酸乙酯，略溶于水，有挥发性，能吸收空气中的水分子成塑胶状。在遇热或撞击下易发生爆炸。为了便于运输，本品常以乙醇溶液的形式保存。

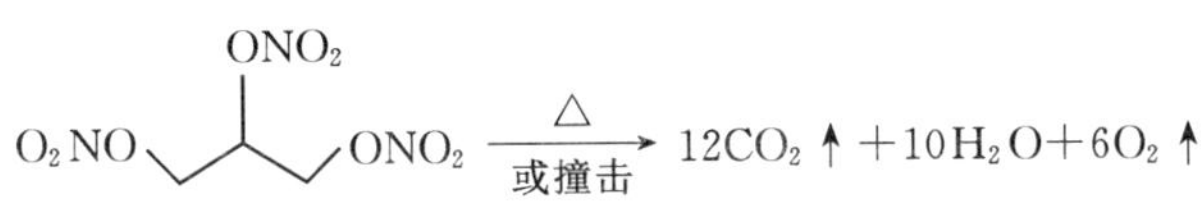

本品经口腔黏膜吸收迅速，起效快，作用时间短。心绞痛发作时将其片剂在舌下含化，直接进入人体循环可避免首过效应，舌下含服后血药浓度很快达峰值，1～2分钟起效，半衰期约为42分钟。在肝脏硝酸甘油经谷胱甘肽还原酶还原为水溶性较高的二硝酸代谢物、少量的单硝酸代谢物和无机盐。前者仍有扩张血管作用，但作用仅为硝酸甘油的1/10。脱硝基的速度主要取决于谷胱甘肽的含量，谷胱甘肽的消耗可导致对本品的快速耐受性。在体内代谢生成的1，2-二硝酸甘油酯、1，3-二硝酸甘油酯、甘油单硝酸酯和甘油均可经尿和胆汁排出体外，也有部分甘油进一步转化成糖原、蛋白质、脂质和核苷参与生理过程，还有部分氧化为二氧化碳排出。

临床用于心绞痛、冠状循环功能不全、心肌梗死等的缓解和预防。常见的不良反应为头痛、头晕，也可出现体位性低血压；长期连续服用，有耐受性。

（二）钙拮抗剂

钙拮抗剂选择性地阻滞Ca^{2+}经细胞膜上的钙离子通道进入细胞内，减少细胞内Ca^{2+}浓度。临床上主要用于治疗高血压、心绞痛、心律失常、脑血管痉挛、心肌缺血等疾病。Ca^{2+}是心肌和血管平滑肌兴奋-收缩偶联中的关键物质，进入血管平滑肌细胞后，可直接收缩平滑肌，使冠脉痉挛、阻力增大、耗氧增加。心肌和血管平滑肌细胞内缺乏足够的Ca^{2+}，心肌收缩力减弱，心率减慢，血管松弛，血压下降，减少心肌做功量和耗氧量。

按世界卫生组织（WHO）对此类药物的划分，选择性钙通道阻滞剂可分为：①芳烷胺类（aralkylamine derivatives），如维拉帕米；②二氢吡啶类（dihydropydines，DHP），如硝苯地平；③苯并硫䓬氮类（benzothiazepine derivatives），如地尔硫䓬；非选择性钙通道阻滞剂包括：④氟桂利嗪类；⑤普尼拉明类。

按照化学结构特征可将钙通道阻滞剂分为二氢吡啶类、芳烷基胺类、苯并硫氮杂䓬类和二苯基哌嗪类。

1. 二氢吡啶类

在钙通道阻滞剂中二氢吡啶类为特异性高、作用很强的一类药物，具有很强的扩张血管作用，在整体条件下不抑制心脏，适用于冠脉痉挛、高血压、心肌梗死等。该类药物也是目前上市品种最多、临床应用最广和降压作用最强的一类钙拮抗剂。常用的药物硝苯地平（Nifedipine）为第一代钙拮抗剂，对各期高血压均有效，无严重不良反应，应用较广，为抗高血压一线用药。尼卡地平（Nicardipine）、尼群地平（Nitrendipine）、氨氯地平（Amlodipine）等为第二代钙拮抗剂，扩张冠状动脉作用更强维持时间更长，通常在降低血压同时，并不降低血流量，同时还能增加心脏及肾血流量，另外，其迅速降压和高感激活副作用较小。

1,4 -二氢吡啶类钙通道阻滞剂的基本结构如下。

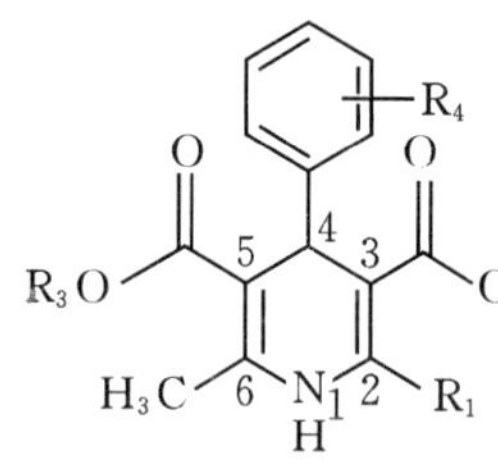

1,4 -二氢吡啶环是该类药物的必需药效团，且 N1 上不宜有取代基，6 位为甲基取代，C4 位常为苯环，3,5 位存在羧酸酯的药效团，不同的羧酸酯结构在体内的代谢速度和作用部位都有较大的区别。

该类药物与柚子汁一起服用时，会产生药物-食物相互作用，导致其体内浓度增加。这种相互作用的机制可能是由于存在于柚子汁中的黄酮类和香豆素类化合物抑制了肠内的 CYP450 酶，减慢了 1,4 -二氢吡啶类钙通道阻滞剂代谢速度。

除尼索地平外，所有的 1,4 -二氢吡啶类钙通道阻滞剂都经历肝首过效应，1,4 -二氢吡啶类钙通道阻滞剂被肝脏细胞色素 P450 酶系（CYP450）氧化代谢，产生一系列失活的代谢物。二氢吡啶环首先被氧化成一个失活的吡啶类似物，随后这些代谢物通过水解、聚合以及氧化进一步被代谢。

尼群地平（Nitrendipine）为 1,4 -二氢吡啶环上所连接的两个羧酸酯的结构不同，使其 4 位碳原子具手性。目前临床用外消旋体。本品为选择性作用于血管平滑肌的钙通道阻滞剂，它对血管的亲和力比对心肌大，对冠状动脉的选择性作用更强。能降低心肌耗氧量，对缺血性心肌有保护作用。可降低总外周阻力，使血压下降。降压作用温和而持久。临床用于治疗高血压，可单用或与其他降压药合用。本品也可用于充血性心力衰竭。

非洛地平（Felodipine）为选择性钙拮抗剂，主要抑制小动脉平滑肌细胞外钙的内流，选择性扩张小动脉，对静脉无此作用，不引起体位性低血压；对心肌亦无明显抑制作用。在降低肾血管阻力的同时，不影响肾小球滤过率和肌酐廓清率，肾血流量无变化甚至稍有增加，有促尿钠排泄和利尿作用。本品可增加输出量和心脏指数，显著降低后负荷，而对心脏收缩功能、前负荷及心率无明显影响。临床用于治疗高血压，可单用或与其他降压药合用。

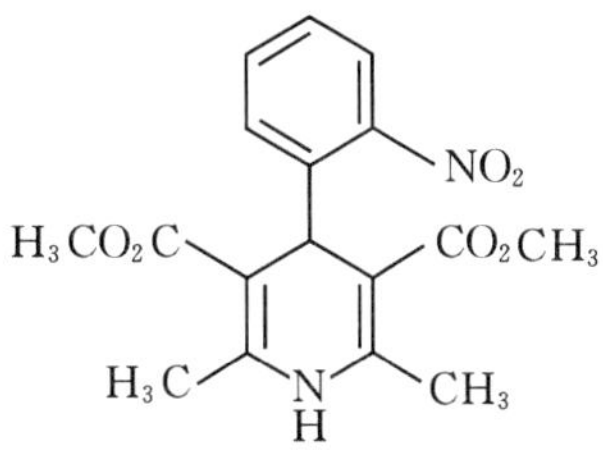

硝苯地平

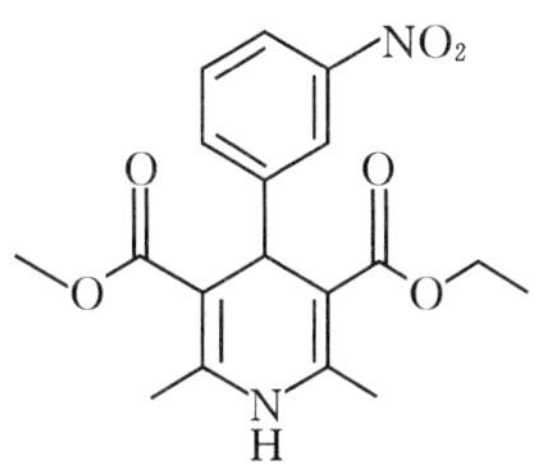

尼群地平

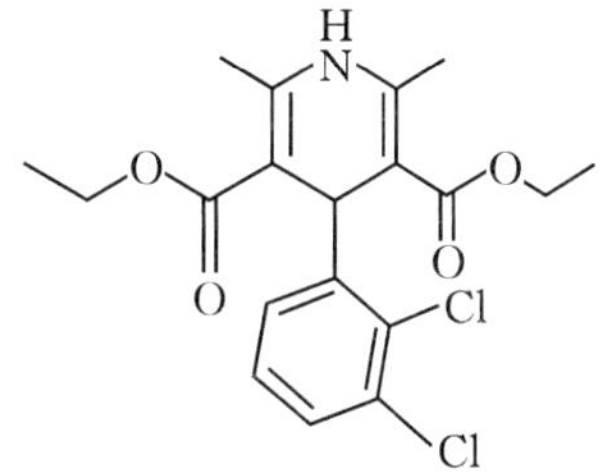

非洛地平

尼莫地平(Nimodipine)容易通过血脑屏障而作用于脑血管及神经细胞,选择性扩张脑血管,在增加脑血流量的同时不影响脑代谢。具有抗缺血和抗血管收缩作用,能选择性地扩张脑血管、对抗脑血管痉挛、增强脑血管流量,对局部缺血有保护作用。临床用于预防和治疗蛛网膜下出血后脑血管痉挛所致的缺血性神经障碍、高血压和偏头痛等。

尼卡地平与尼莫地平均可选择性扩张脑血管,称为脑血管扩张药,用于治疗各种缺血性脑血管疾病,如脑梗死后遗症、脑出血后遗症及脑动脉硬化,尼索地平扩冠作用较强。

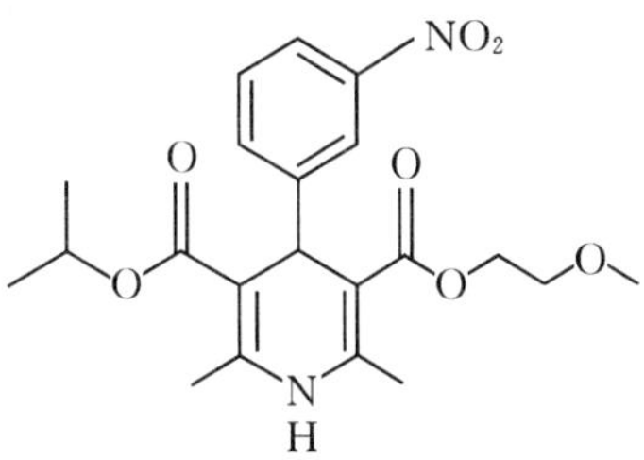

尼莫地平

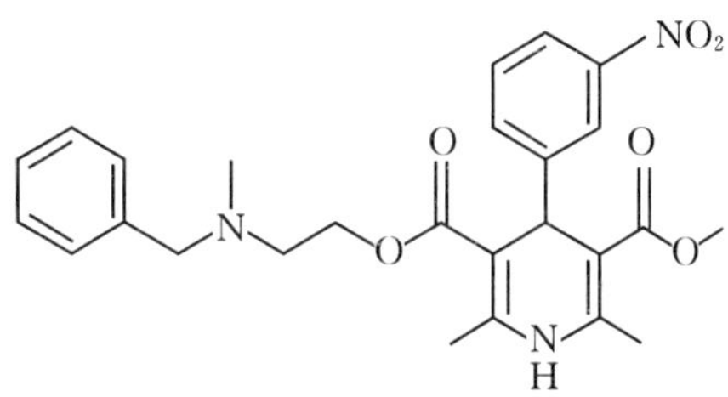

尼卡地平

二氢吡啶类的构效关系如下所示:

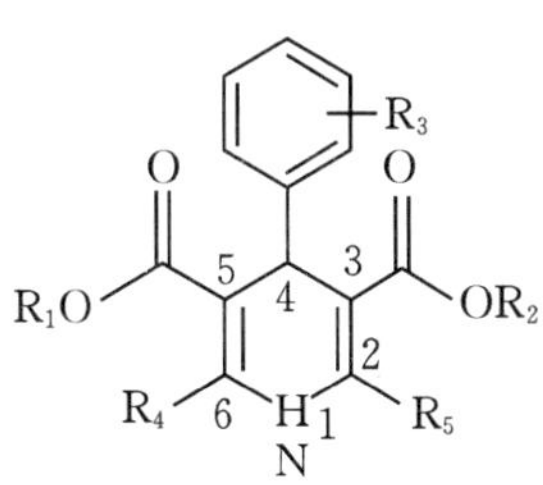

结构与取代

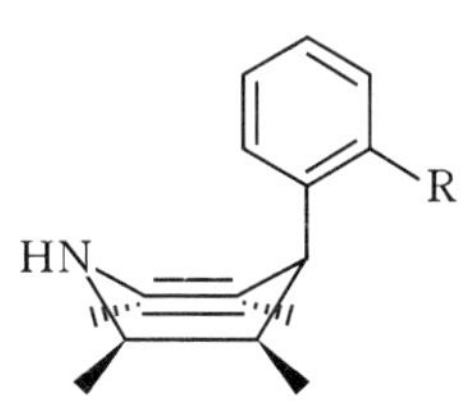

构象

①1,4-二氢吡啶为活性必需结构,若氧化为吡啶或还原为六氢吡啶,则活性消失。

②二氢吡啶的氮原子上没有取代基或有在代谢中易离去的基团,活性最佳。

③二氢吡啶的2,6位最适宜的取代基为低级烃,多数药物为甲基,氨氯地平例外。

④分子中二氢吡啶环和3,5位上的羧酸酯基是活性所必需的,若为乙酰基或氰基活性降低,若为硝基则激活钙通道。两个酯基不同时,活性优于酯基相同的化合物。4位上取代苯环和二氢吡啶在空间位置上相互垂直是本类药物的药效构象。

⑤C4位为苯基或取代苯基时活性最强,若以杂环、环戊基或烷基替代,则活性下降。

⑥苯环上取代基以吸电子基活性为佳,取代基位次依下列顺序减弱:邻位、间位、对位。

⑦3,5 -位取代酯基不同时使 C4 形成手性中心,结果可影响药物作用效果。具有手性中心的药物,通常以 S 体活性更强。

硝苯地平 Nifedipine

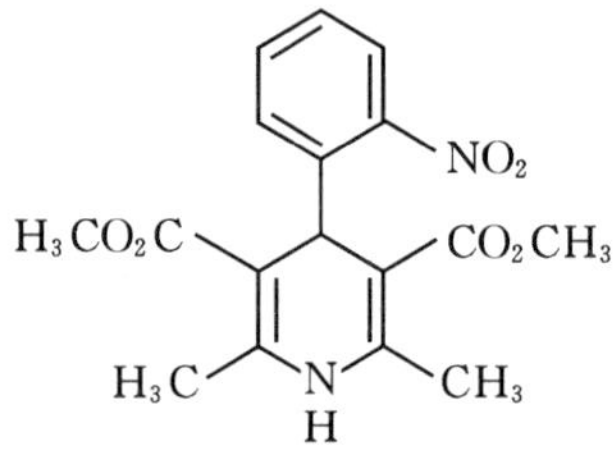

化学名:1,4 -二氢- 2,6 -二甲基- 4 -(2 -硝基苯基)- 3,5 -吡啶二甲酸二甲酯,又名心痛定、硝苯吡啶。

本品为黄色结晶性粉末;无臭,无味;遇光不稳定。熔点为 171℃～175℃。在丙酮或氯仿中易溶,在乙醇中略溶,在水中几乎不溶。

本品遇光极不稳定,容易发生分子光学歧化反应(光歧反应),降解产生硝基苯吡啶衍生物和亚硝基苯吡啶衍生物。其中,亚硝基苯吡啶衍生物对人体极为有害,故在生产、贮存过程均应注意避光。

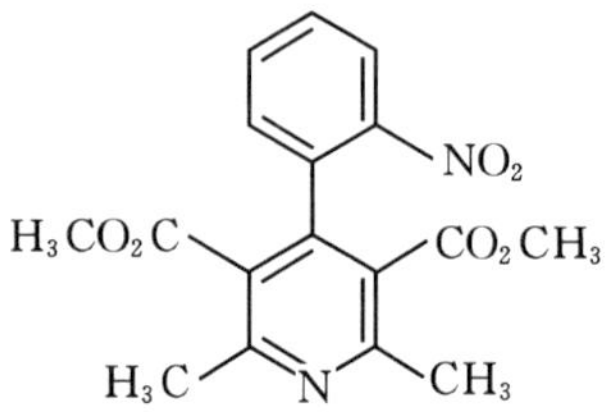

硝基苯吡啶

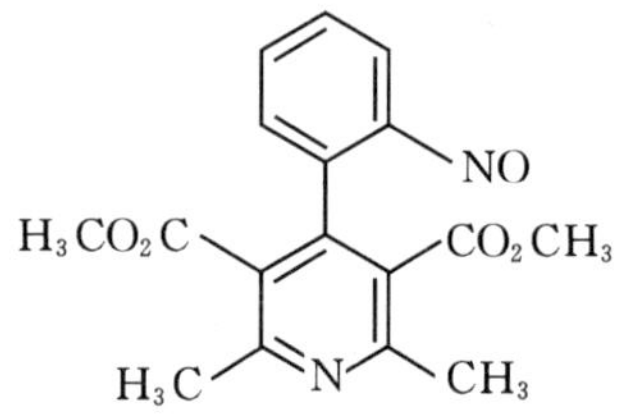

亚硝基苯吡啶

本品口服吸收良好,有一定的首过效应,生物利用度可达 45%～68%,通常在服药后 20～25 分钟起效,1～2 小时达最大效应,有效作用可维持 12 小时。在肝脏内氧化代谢失活,80%经肾排泄。

本品能抑制心肌对钙离子的摄取,降低心肌兴奋-收缩偶联中 ATP 酶的活性,使心肌收缩力减弱,降低心肌耗氧量,增加冠脉血流量。还可通过扩张周边血管,降低血压,改善脑循环。用于治疗冠心病,缓解心绞痛。本品还适用于各种类型的高血压,对顽固性、重度高血压和伴有心力衰竭的高血压患者也有较好疗效。

不良反应有短暂头痛、面部潮红、嗜睡,其他还包括眩晕、过敏反应,低血压、心悸及有时促发心绞痛发作。剂量过大可引起心动过缓和低血压。

氨氯地平 Amlodipine

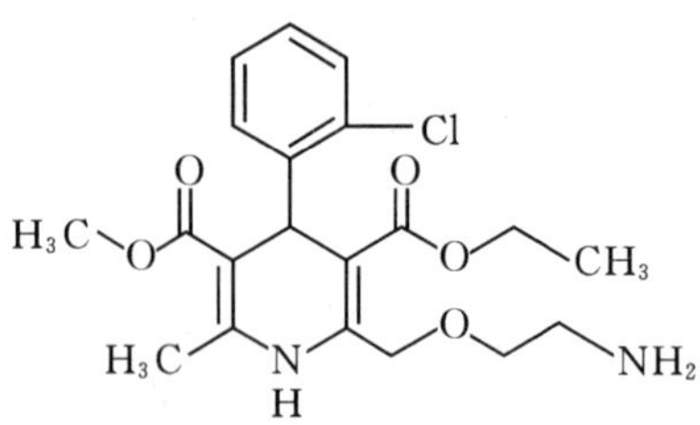

化学名：（±）-2-[（2-氨基乙氧基）甲基]-4-（2-氯苯基）-1,4-二氢-6-甲基-3,5-吡啶二甲酸,3-乙酯,5-甲酯。

氨氯地平由辉瑞公司开发，商品名为“络活喜”，于1992年获FDA批准上市。该药半衰期长达35～50小时，口服一次可缓和平稳降压。该药在降压的同时可控制心肌缺血，改善心绞痛发生，并对心肌无负性肌力作用，所以对房室传导阻滞伴有高血压的患者，使用此药无顾虑。合并有高血压和心绞痛的心衰患者，该药为首选。

氨氯地平的生物利用度近100%，其吸收不受食物影响，血药浓度稳定。主要在肝脏代谢，为氧化的吡啶衍生物，无药理活性。

本品1,4-二氢吡啶环的结构产生4位的手性中心，氨氯地平临床用外消旋体。活性型为S(-)体，R(+)体无活性且有毒性。与其他降压药相比，左旋氨氯地平还具有药效长，降压作用缓慢、持久，生物利用度高等优点。该药也是一种有效的抗心绞痛药物，尤其对冠脉痉挛性心绞痛更有效。

2.芳烷胺类

芳烷基胺类药物主要有维拉帕米（Verapamil）、加格帕米（Gallopamil）、依莫帕米（Emopamil）及法利帕米（Falipamil）等。本类药物都具有手性，代表药物维拉帕米具有明显的立体选择性，其S-(-)异构体是室上性心动过速患者的首选药物，R-(+)异构体用于治疗心绞痛。戈洛帕米对心肌和平滑肌的活性强于维拉帕米，临床使用的是其S异构体。依莫帕米S异构体的活性优于R异构体。

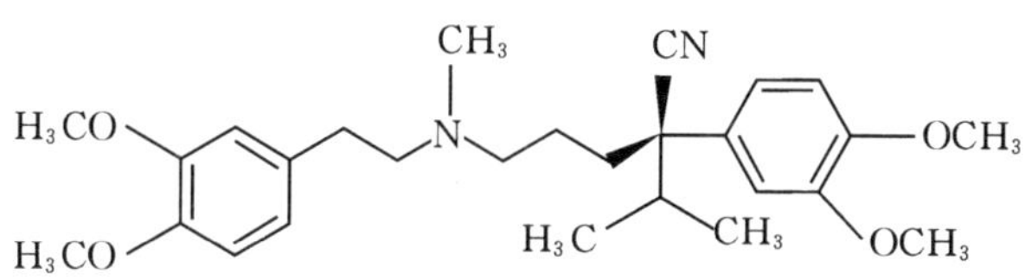

维拉帕米-(R)-(+)

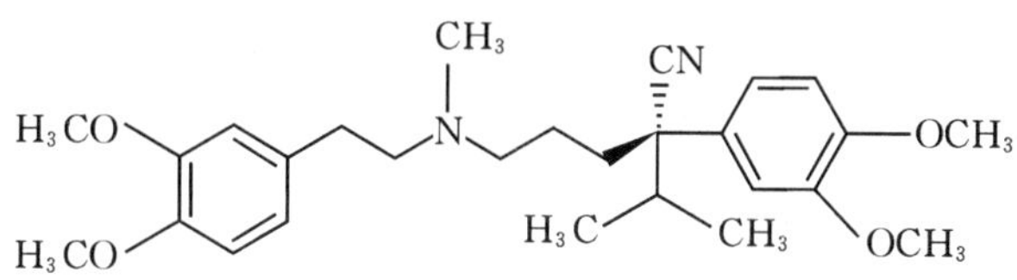

维拉帕米(S)-(-)

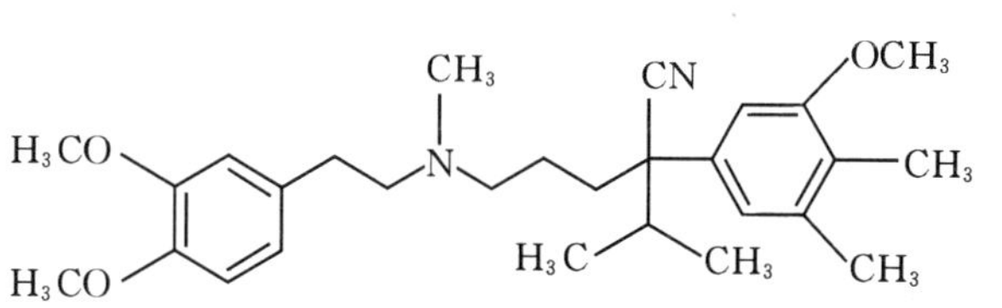

戈洛帕米

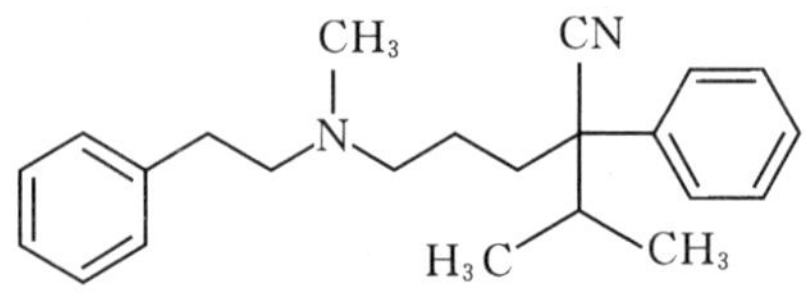

依莫帕米

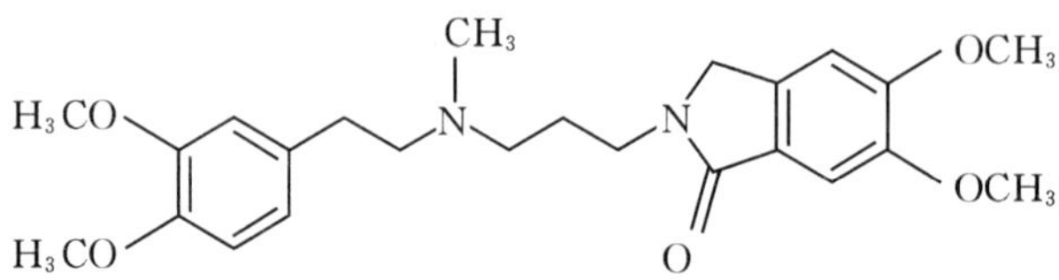

法利帕米

维拉帕米 Verapamil

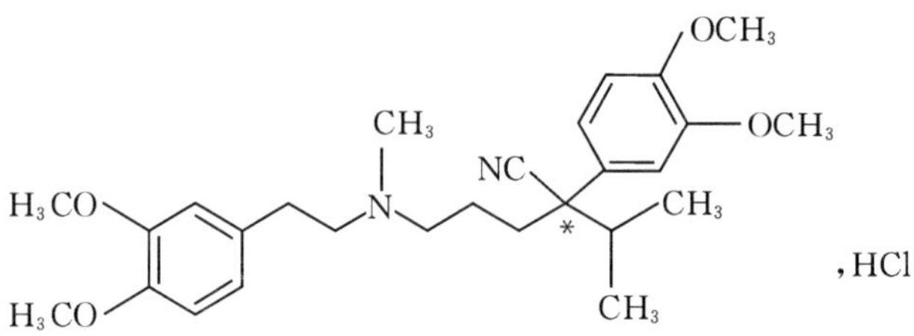

化学名:5-[(3,4-二甲氧基苯乙基)甲氨基]-2-(3,4-二甲氧基苯基)-2-异丙基戊腈,以其盐酸盐供药用,又名异搏定、戊脉安。

本品为白色粉末,无臭。熔点为141℃～145℃。在甲醇、乙醇或三氯甲烷中易溶,在水中溶解。

分子中含有手性碳原子,右旋体比左旋体的作用强。现用外消旋体。维拉帕米呈弱碱性,pKa=8.6。化学稳定性良好,不管在加热、光化学降解条件,还是酸、碱水溶液中,稳定性好。然而维拉帕米的甲醇溶液,经紫外线照射2小时后,降解50%。

维拉帕米口服吸收后,经肝脏代谢,生物利用度为20%,维拉帕米的代谢物主要为N-脱甲基化合物,也就是去甲维拉帕米。去甲维拉帕米保持了大概20%的母体活性,并且能够达到甚至超过母体的稳定血药浓度。本品的半衰期为6～8小时。

本品为钙通道阻滞剂,能抑制心肌及房室传导,并能选择性扩张冠状动脉,增加冠脉流量。用于治疗阵发性室上性心动过速。也可用于急慢性冠状动脉不全或心绞痛,对于房室交界的心动过速疗效也较好。本品副作用较小,偶有胸闷、口干、恶心、呕吐等。静注时可使血压下降、房室传导阻滞及窦性心动过缓。

3. 苯并硫氮杂䓬类

20世纪70年代初,人们在研究抗忧郁、安定和冠脉扩张的苯并硫氮杂䓬类衍生物时,发现了一类高选择性的钙通道阻滞剂,其代表药物就是地尔硫䓬(Diltiazem),在临床上苯并硫氮杂䓬类药物主要用于治疗各种心绞病,也用于降低血压。

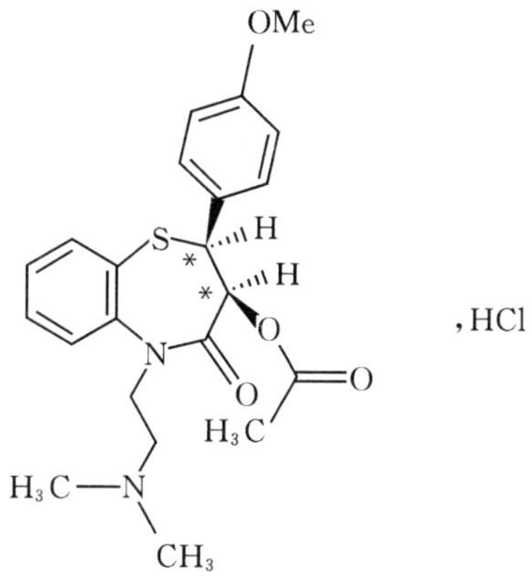

地尔硫䓬

4. **二苯基哌嗪类**

二苯基哌嗪类是对血管平滑肌钙通道有选择性抑制作用的非选择性钙通道阻滞剂，这类药物主要有桂利嗪（Cinnarizine）、氟桂嗪（Flunarizine）、利多氟嗪（Lidoflazine）等，主要用于脑血管和脑细胞的疾病，对缺血性脑缺氧引起的脑损伤和代谢异常效果明显，能显著改善脑循环和冠状循环，减轻脑水肿。

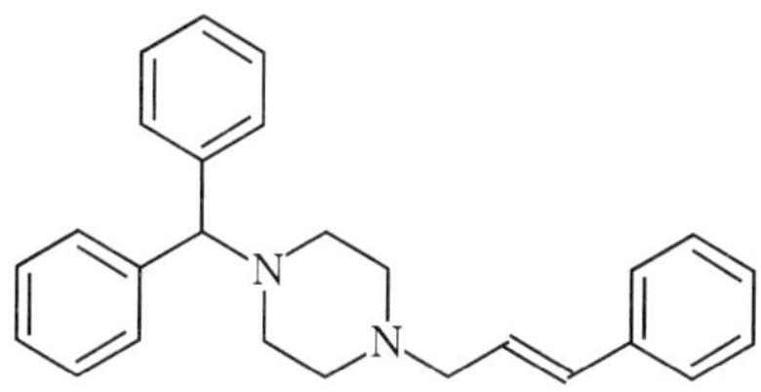

桂利嗪

（三）β 受体阻滞剂

β 受体阻滞剂能与去甲肾上腺素能神经递质或肾上腺素受体激动药竞争 β 受体从而拮抗其 β 型拟肾上腺素的作用。它们与激动剂呈典型的竞争性拮抗，产生对心脏兴奋的抑制作用和对支气管及血管平滑肌的舒张作用，表现为心率减慢、心收缩力减弱、心输出量减少、心肌耗氧量下降，临床上广泛用于对心绞痛、心律失常、心肌梗死、高血压等疾病的治疗，也用于治疗甲状腺功能亢进、肥厚型心肌病、嗜铬细胞瘤、偏头痛、青光眼。

β 受体分 β_1 和 β_2 受体亚型。β_1 受体存在于心脏，β_2 受体分布于血管和支气管平滑肌。现在已发现同一器官可同时存在 β_1 和 β_2 亚型，如心房以 β_1 受体为主，但同时含有 1/4 的 β_2 受体。在人的肺组织中，β_1 与 β_2 受体的比例为 3∶7。

根据已经应用的各种结构的 β 受体阻滞剂对这 2 种受体亚型亲和力的差异，可以将 β 受体阻滞剂分为三种类型：①非选择性 β 受体阻滞剂，同一剂量对 β_1 和 β_2 受体产生相似幅度的拮抗作用；②选择性 β_1 受体阻滞剂；③兼有 α 和 β 受体阻滞作用的非典型的 β 受体阻滞剂。非选择性 β 受体阻滞剂用于治疗心律失常和高血压时，可发生支气管痉挛，并延缓低血糖的恢复，使哮喘患者和糖尿病患者应用受限。选择性 β_1 受体阻滞剂能减少上述副作用。

β 受体阻滞剂按结构可分两类，即芳氧丙醇胺类和苯乙醇胺类。侧链上均含有带羟基的手性中心，该羟基在拮抗剂与受体相互结合时，通过形成氢键发挥作用，是关键药效团。芳氧丙醇胺类侧链较苯乙醇胺类多一个亚甲氧基，但分子模型研究表明，在芳氧丙醇胺类的较低能量构象中，芳环、羟基和氨基可与苯乙醇胺类拮抗剂完全重叠，因此亦符合与β受体结合的空间要求。

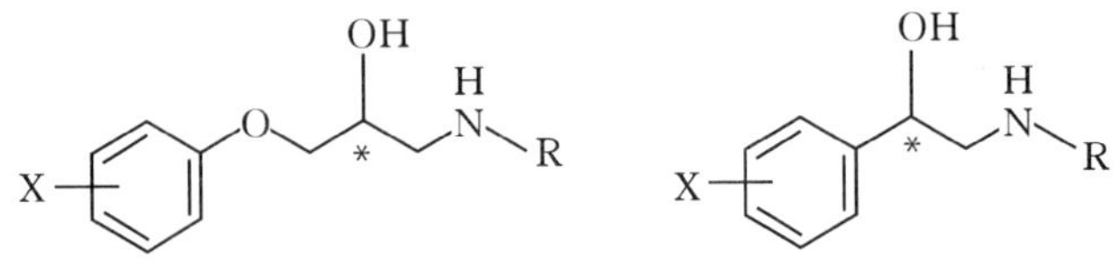

芳氧丙醇胺类　　　　苯乙醇胺类

对芳环部分的要求不甚严格，可以是苯环、萘环、芳杂环或稠环等。苯环或其他芳环上不同位置带有不同取代基，氨基N上大多带有一个取代基。芳环取代基的位置与β_1受体阻断作用的选择性存在一定的关系，在芳氧丙醇胺类中芳环为萘基或结构上类似于萘的邻位取代苯基化合物，如普萘洛尔，对β_1和β_2受体选择性较低，为一般β受体阻滞剂。引入取代基(特别是酰氨基)，虽β阻断作用减少，但对β_1受体的选择性增加，如阿替洛尔。如苯环4位取代基为醚结构时，如美托洛尔，对β_1受体有较高的特异性，为选择性β_1受体阻滞剂。在苯环引入极性的甲磺酰氨基或乙酰氨基以降低脂溶性，可避免产生抑制心脏的副作用。

盐酸普萘洛尔　Propranolol Hydrochloride

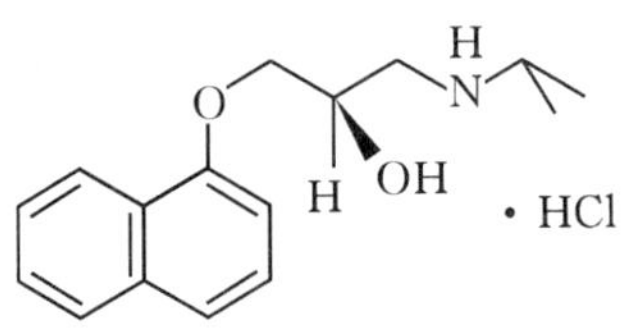

化学名：1-异丙氨基-3-(1-萘氧基)-2-丙醇盐酸盐，又名心得安。

本品为白色或类白色的结晶性粉末；无臭，味微甜后苦。熔点为162℃～165℃。在水或乙醇中溶解，在氯仿中微溶。水溶液为酸性，游离碱的pKa(HB^+)9.5。

本品含一个手性碳原子，其S体的活性较R体强，目前药用外消旋体。

本品对热稳定，光对其有催化氧化作用。酸性水溶液可发生异丙氨基侧链氧化，在碱性条件下较稳定。

普萘洛尔游离碱的亲脂性较大，本品口服吸收率在90%以上，主要在肝脏代谢，因此肝损害患者慎用，生成α-萘酚，再以与葡萄糖醛酸结合的形式排出，侧链则经氧化代谢生成2-羟基-3-(1-萘氧基)-丙酸而排出。此外由于游离碱的高度脂溶性，易产生中枢效应，易于通过血脑屏障和胎盘，也可分泌于乳汁中。

普萘洛尔对β_1受体和β_2受体均有阻断作用。还有较强的抑制心肌收缩力和引起支气管痉挛及哮喘的副作用，因此哮喘患者禁用。不同个体口服相同剂量的普萘洛尔，血浆高峰浓度相差可达20倍之多，这可能由于肝消除功能不同所致。因此临床用药需从小剂量开始，逐渐增加到适当剂量。临床上用于心绞痛、窦性心动过速、心房扑动及颤动，也用于早搏和高血压的治疗。

二、抗血小板及抗凝药

血栓形成(thrombosis)是指在一定条件下，血液有形成分在血管(多数为小血管)形成栓子，造成血管部分或完全堵塞、相应部位血供障碍的病理过程。血栓栓塞(thromboembolism)

是血栓由形成部位脱落，在随血流移动的过程中部分或全部堵塞某些血管，引起相应组织和(或)器官缺血、缺氧、坏死(动脉血栓)及瘀血、水肿(静脉血栓)的病理过程。

以上两种病理过程所引起的疾病，临床上称为血栓性疾病。主要表现为心肌梗死、缺血性脑梗死、静脉血栓栓塞。血栓性疾病严重威胁人类的生命健康，是中年人猝死、老年人死亡的首要原因，其发病率近年来还有渐增之势，是当代医学研究的重点和热点之一。预防血栓形成是有效措施。

常用的抗血小板药有阿司匹林、氯吡格雷。常用的抗凝药主要有肝素和华法林。

氯吡格雷(Clopidogrel)属噻吩并四氢吡啶类衍生物，也可以看成是乙酸的衍生物，羧基成为甲酯，甲基上有两个氢分别被邻氯苯基和噻吩并四氢吡啶基取代，由此而产生了一个手性碳原子为S构型，本品为手性药物。氯吡格雷是世界上第2只销售额超过百亿美元的药品，2009年排名世界畅销药排名榜第2位。它可以选择性不可逆地与血小板膜上二磷酸腺苷(ADP)受体结合，从而抑制ADP诱导的血小板膜表面纤维蛋白原受体(GPⅡb/Ⅲa)活化，导致纤维蛋白原无法与该受体发生粘连而抑制血小板聚集。可预防缺血性脑卒中、心肌梗死及外周血管病等。大规模临床研究显示，其疗效强于阿司匹林。阿司匹林(Aspirin)是经典解热镇痛药，1954年发现其能延长出血时间。1971年发现其能抑制环氧酶活性，从而抑制血栓素A2(TXA2)合成。阿司匹林使用最为广泛，疗效确切、价格低廉。阿司匹林的推荐量是肠溶片75～150mg/d，睡前服用效果佳。

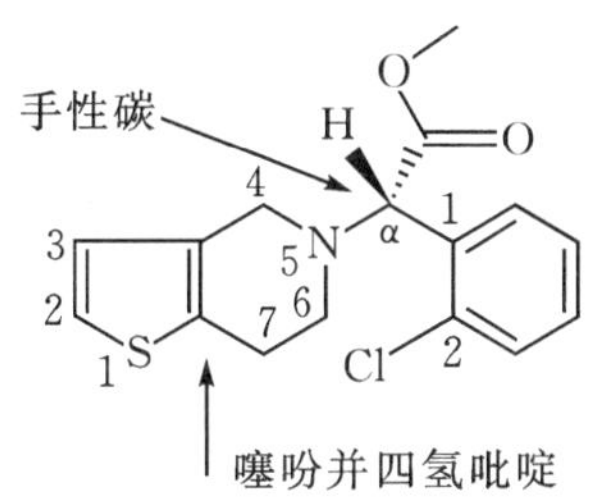

氯吡格雷

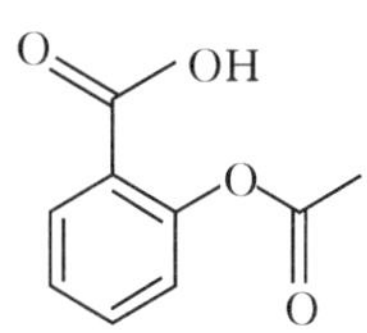

阿司匹林

华法林钠(Warfarin Sodium)药用为消旋体。苯并吡喃-2-酮，香豆素类化合物。结构与维生素K结构相似，为维生素K拮抗剂。影响含有谷氨酸残基的凝血因子Ⅱ、Ⅶ、Ⅸ、Ⅹ的羧化作用，使这些因子停留于无凝血活性的前体阶段，对已形成的上述因子无抑制作用，因此抗凝作用出现时间较慢。停药后抗凝作用尚可持续2～5天。主要经肝脏细胞色素P450(CYP)酶系代谢，故能抑制CYP活性的药物，如胺碘酮、甲硝唑、氯霉素、西咪替丁、奥美拉唑、氟康唑和选择性5-羟色胺再摄取抑制剂等药物，均可使华法林的代谢减慢、半衰期延长、抗凝作用增强。治疗急性心肌梗死、肺栓塞及人工心脏瓣膜手术等发生的血栓栓塞性疾病。治疗血栓栓塞性疾病，先用作用快的肝素，再用华法林维持治疗。

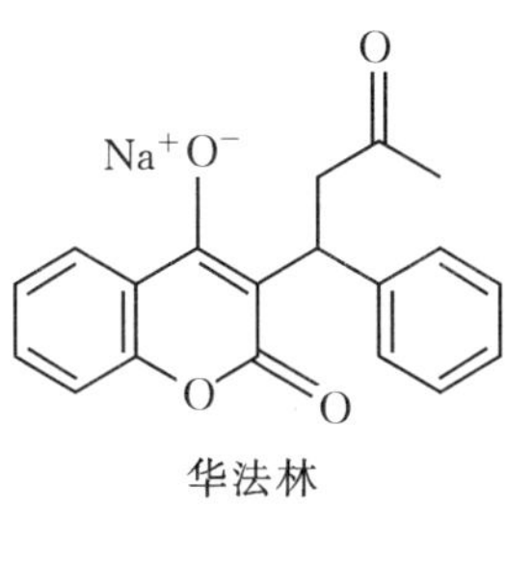

华法林

课堂讨论

1. 结合药物实例简述 NO 供体药物(NO Donor Drug)扩血管的作用机制。

2. 简述钙通道阻滞剂的概念,二氢吡啶类的结构特点,硝苯地平易发生光歧化反应产物的结构式。

3. 以普萘洛尔为例分析芳氧丙醇胺类 β 受体阻滞剂的结构特点及构效关系。

知识拓展

“伟哥”的作用

硝酸甘油有一个大名鼎鼎的同门兄弟:伟哥(万艾可)。伟哥和硝酸甘油一样,在体内起着相似的药物作用。“伟哥”是英文 Viagra 的音译,它的化学名称是枸橼酸西地非尔(Sildenafil Citratc)。原是由美国辉瑞(Pfizer)制药公司研制生产的一种治疗心绞痛的药物。在临床试验中发现其扩张冠状动脉作用比较“鸡肋”,而对治疗阳痿却有特殊效果。Viagra 的作用机制是保持 c-GMP 在阴茎的浓度,加强 NO(一氧化氮)松弛肌肉的作用。NO 是一种促使平滑肌松弛的化学物质,平滑肌一旦松弛,血液就会流入阴茎,阴茎才会因为充满血液而直挺。服用硝酸甘油的患者,绝对不能使用 Viagra。如果心绞痛发作前服用过 Viagra,又同时吃硝酸甘油片,可能会让血压极速下降,严重时甚至危及生命。FDA 于 1997 年 3 月 27 日正式批准该药作为治疗阳痿的专用药物。“伟哥”上市前 3 个月的纯利润就达到 13.2 亿美元。

西地非尔扩张肺血管、增加气体交换、降低氧消耗等特点被用于低氧血症、肺水肿等高原反应的防治,可改善儿童肺动脉高血压病。儿童罹患肺动脉高血压病时,为肺部供血的动脉内血压会异常增高。美国研究人员发现,“伟哥”能帮助那些患严重心肺疾病的儿童更好地行走和更顺畅地呼吸。

第二节 抗高血压药

高血压是指动脉血压升高超过正常值,根据世界卫生组织(WHO)建议,成年人血压(收缩压/舒张压)超过 18.64kPa/12.1kPa(140/90mmHg)即为高血压。高血压患者由于动脉血压长期高于正常血压,不仅能引起头痛、头昏、心悸等症状,而且可能导致出血性脑卒中、心肌梗死、心力衰竭和脑血栓等并发症,使患者死亡或偏瘫。用药物降低过高的血压,使之维持在正常的水平,是减少心、脑、肾等器官的并发症,降低死亡率的重要医疗措施。

抗高血压药根据其作用机制分为以下几种类型:①作用于自主神经系统的药物;②血管紧张素转化酶抑制剂(ACEI)和血管紧张素Ⅱ受体拮抗剂;③作用于离子通道的药物;④利尿药及其他药物。本章节介绍前两种,作用于离子通道的药物和利尿药在其他章节介绍。

一、作用于自主神经系统的药物

作用于自主神经系统的药物主要包括作用于中枢交感神经系统和外周交感及副交感神经系统的降压药物。

(一)中枢性降压药物

中枢性降压药物是中枢 α-肾上腺素受体和咪唑啉受体的激动剂,通过抑制交感神经冲动的传出,导致血压下降。此类药物多为具有高度脂溶性,可通过血脑屏障,产生中等强度的降压作用。其主要代表药物有甲基多巴(Methyldopa)和盐酸可乐定(Clonidine Hydrochloride)及其类似物。盐酸可乐定、胍那苄(Guanabenz)和胍法辛(Guanfacine)等。

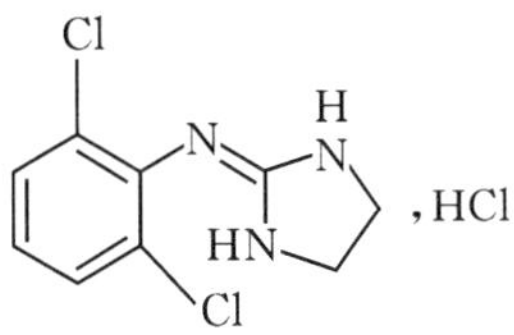

盐酸可乐定

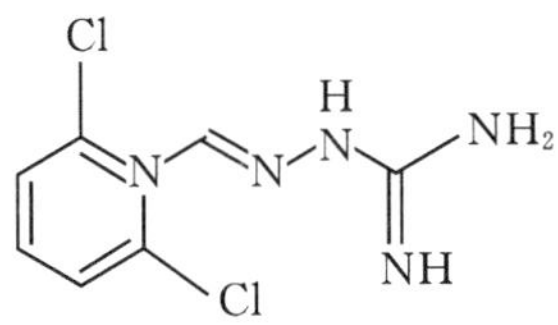

胍那苄

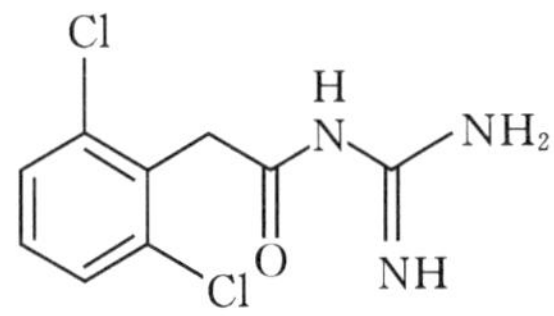

胍法辛

(二)作用于交感神经末梢的药物

利血平(利舍平,Reserpine)是从印度产植物萝芙木根中提取分离得到的降压药,也是第一个应用的天然抗高血压药物,可使交感神经末梢囊泡内的神经递质释放增加,同时又阻止交感神经递质进入囊泡,这些作用导致囊泡内的递质减少并可使交感神经的传导受阻,表现出降压作用。其降压作用的特点是缓慢、温和而持久。利血平能进入中枢神经系统,耗竭中枢的神经递质去甲肾上腺素和 5-羟色胺,因此可以治疗某些精神病。降压灵(Verticil)为国产萝芙木提取的总生物碱制剂,含有包括利血平在内的多种降压成分,它的降压作用较利血平温和,副作用小,适用于轻度高血压。

此类药物还有胍乙啶(Guanethidine)及类似物胍甲啶(Guanzodine)和胍那决尔(Guanadirel),具有进入神经细胞囊泡中将去甲肾上腺素取代出来的作用,氧化破坏去甲肾上腺素,使其耗尽,因此也起到和利血平相似的耗竭神经递质的作用,故有降压作用。胍乙啶不能透过血脑屏障,没有中枢神经反应。该药用于中度和重度的高血压,作用较强,可出现体位性低血压等副作用,现已少用。

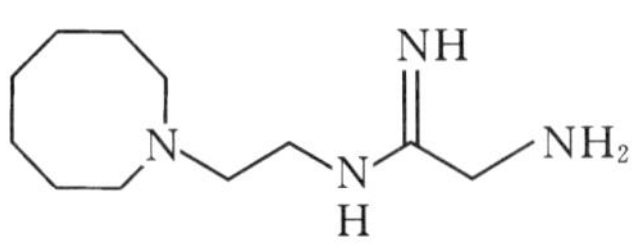

胍乙啶

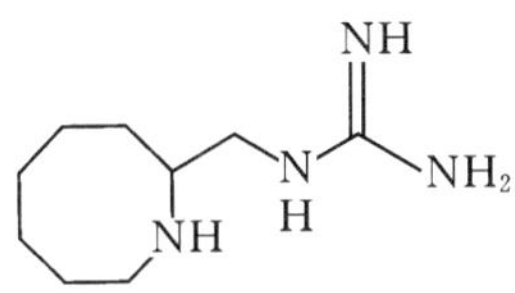

胍甲啶

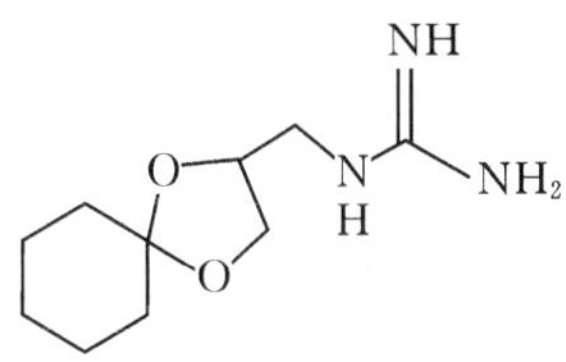

胍那决尔

利血平　Reserpine

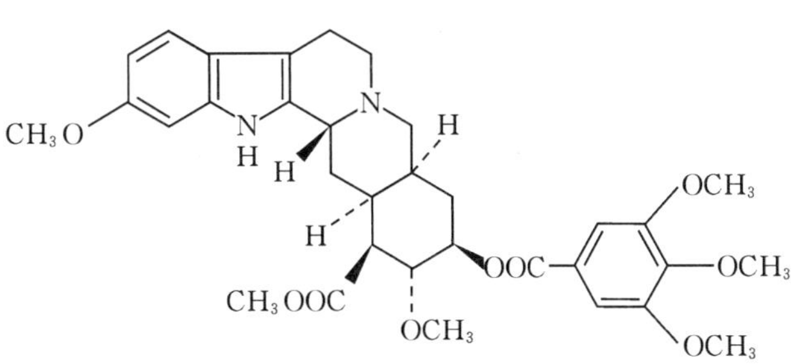

化学名:11,17α-二甲氧基-18β-[(3,4,5-三甲氧基苯甲酰)氧]-3β,20α-育亨烷-16β-甲酸甲酯,又名蛇根碱、血平安、利舍平。本品从夹竹桃科植物罗芙木中提取分离而得。

本品为棱柱形结晶,熔点为264℃~265℃。略溶于水,易溶于氯仿、二氯甲烷、冰乙酸,溶于甲醇、乙醇、乙醚等。利舍平具有旋光性$[\alpha]_D^{23}$—118°($CHCl_3$);$[\alpha]_D^{26}$—164°(C=0.96,吡啶);[α]$[\alpha]_D^{26}$—168°(C=0.624,DMF),具有弱碱性,pK_b6.6。

本品C15,C20上的氢和C17上的甲氧基为α-构型。根据利血平酸易形成γ-内酯而不发生转向的事实,证明C16和C18的取代基处于同边为β构型。

本品在光和热的影响下,3β-H能发生差向异构化,生成无效的3-异利血平。本品及其水溶液都比较稳定,最稳定的pH为3.0。但在酸、碱条件下,水溶液可发生水解,碱性条件下,C16和C18位酯键水解,生成利血平酸,仍有抗高血压活性。本品在光和氧的作用下发生氧化,生成无效的黄绿色荧光产物3,4-二去氢利血平及3,4,5,6-四去氢利血平,具有黄绿色荧光,故应在避光、密闭和干燥的条件下保存。

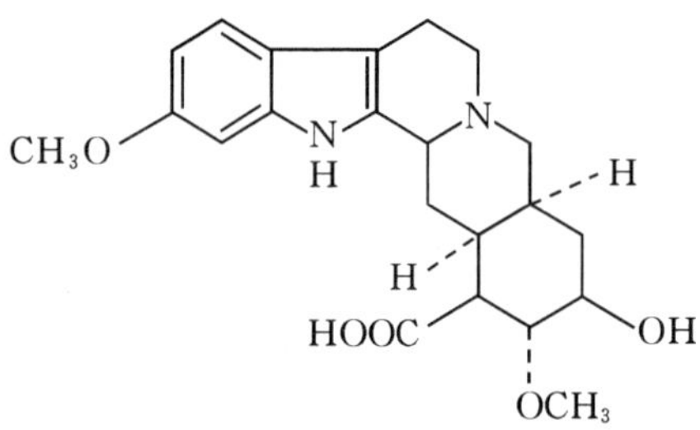

利血平酸

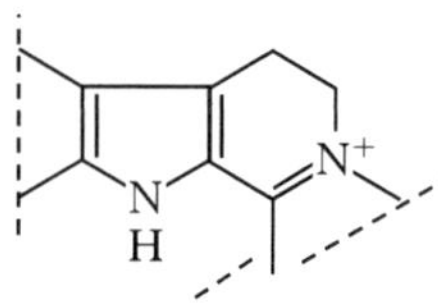

3,4-二去氢利血平

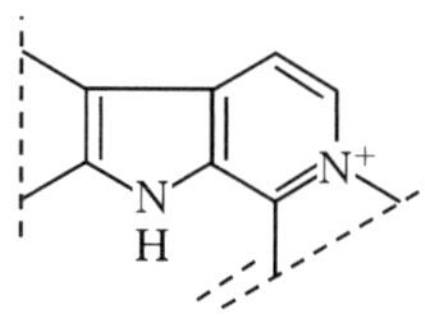

3,4,5,6-四去氢利血平

本品是神经介质耗竭类药物,具有温和持久的降压作用,用于早期轻度高血压。病情严重的患者,需要与肼屈嗪、双氢氯噻嗪等合用,以增加疗效。本品因有安定作用,故对年纪较大和有精神病症状的患者尤为适宜。

(三)肾上腺素受体阻滞剂

1. α受体阻滞剂

α受体阻滞剂可选择性地阻断与血管收缩有关的α受体,导致血压下降。该类药物常用于改善微循环,治疗外周性血管痉挛性疾病及血栓性疾病等。代表药物有短效的酚妥拉明(Phentolamine)和妥拉唑啉(Tolazoline),以及长效的酚苄明(Phenoxybenzamine)。酚妥拉明和妥拉唑啉为咪唑啉衍生物,结构与去甲肾上腺素有些相似,与α受体为竞争性的结合。上述这些药物对α_1受体和α_2受体无选择性,称为经典的α受体阻滞剂。

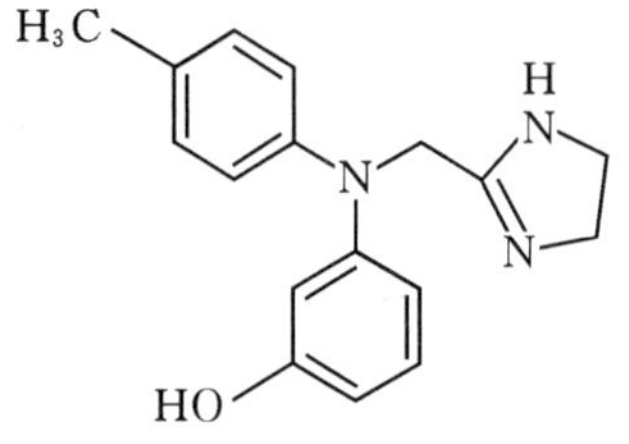

酚妥拉明

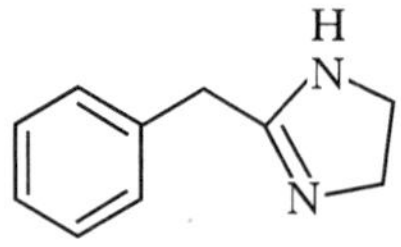

妥拉唑啉

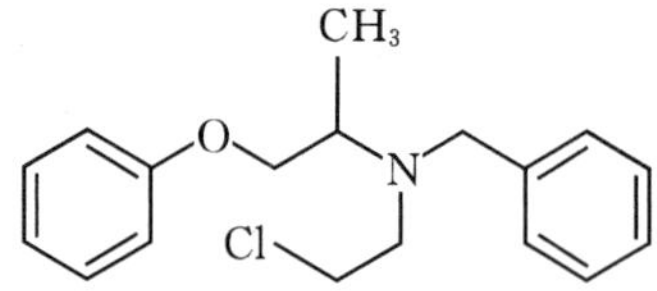

酚苄明

酚苄明是一个β-氯乙胺衍生物，在生理pH时，可成活性很大的三元环状乙撑亚胺离子，具有类似氮芥类抗癌药的作用机制，与受体上的活性氢成共价结合，是一种高度反应活性的烷化剂，可对α受体发生烷化作用，属于作用较持久，非竞争性的α受体阻滞剂。其α阻断作用长而持久，直到新的α受体被生物合成出来。邻近α受体的其他分子不可避免地也会受到烷化作用，所以其选择性很差、毒性很大。

20世纪60年代后期发展起来一类α_1受体阻滞剂，能选择性地阻断血管平滑肌上的α_1受体而不影响α_2受体，能松弛血管平滑肌，作为降压药使用。这些药物有较好的选择性，与常规的α受体阻滞剂不同，降压时该类药物不引起反射性心动过速，副作用小，口服有效，该类药物还可用于治疗良性前列腺增生导致的排尿困难。代表药物有哌唑嗪(Prazosin Hydrochloride)，以及其他衍生物，如特拉唑嗪(Terazosin)、多沙唑嗪(Doxazosin)和曲马唑嗪(Trimazosin)等。这些化合物都是2-哌嗪-4-氨基-6,7-二甲氧基喹唑啉的衍生物，作用与机制相似。

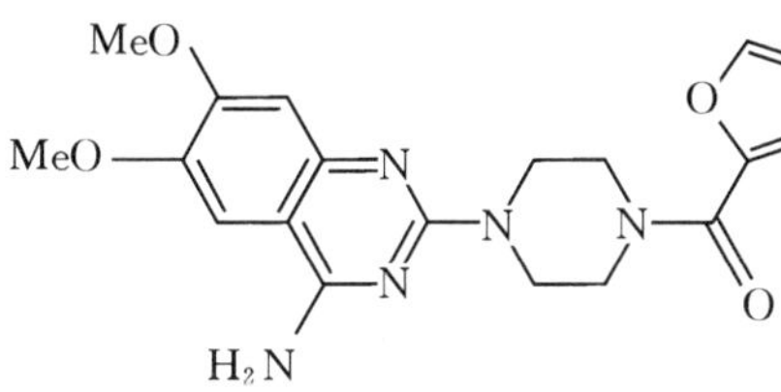

哌唑嗪

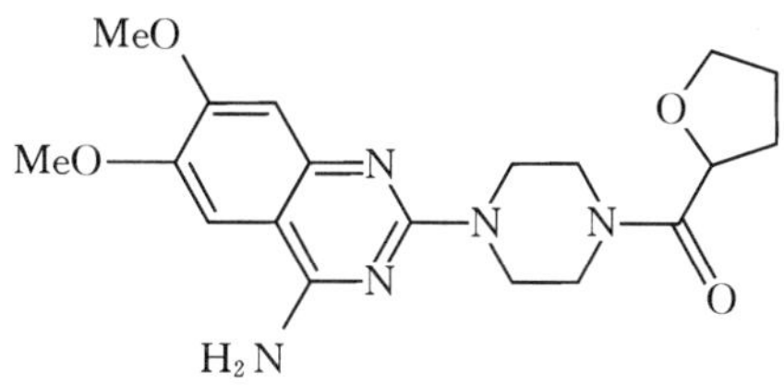

特拉唑嗪

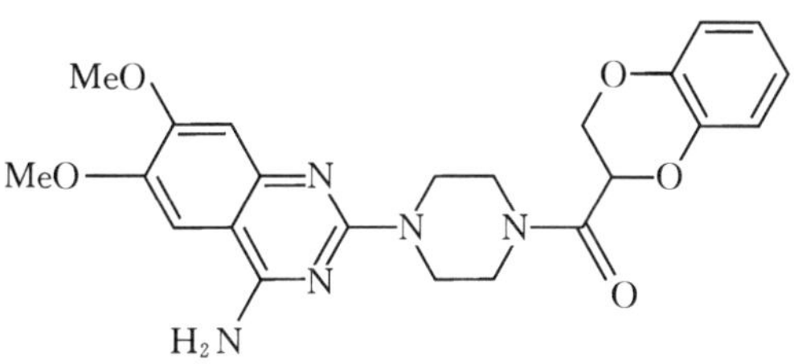

多沙唑嗪

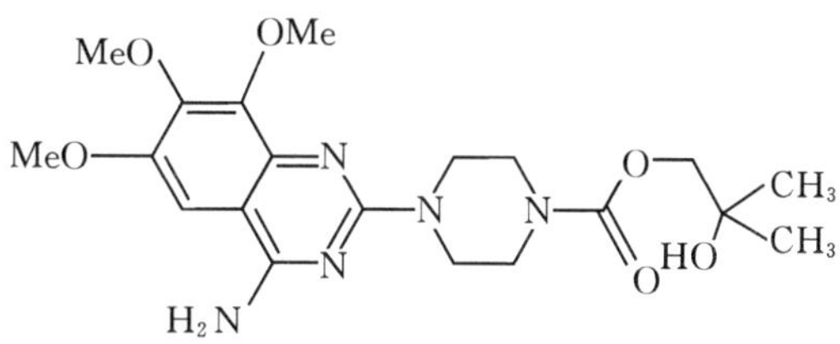

曲马唑嗪

盐酸哌唑嗪　Prazosin Hydrochloride

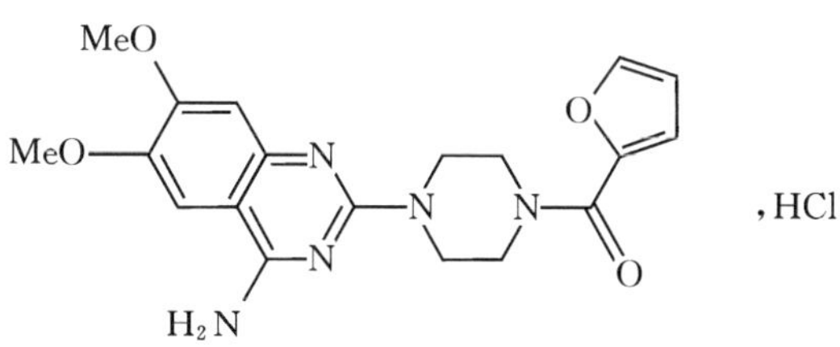

化学名：1-(4-氨基-6,7-二甲氧基-2-喹唑啉基)-4-(2-呋喃甲酰)哌嗪盐酸盐。

本品为白色或类白色结晶性粉末；无臭，无味。本品在乙醇中微溶，在水中几乎不溶。

本品为选择性突触后α_1受体阻滞剂，可使外周血管阻力降低，产生降压作用。对冠状动脉有扩张作用，对肾血流影响较小，用于轻中度高血压或肾性高血压，也适用于治疗顽固性心功能不全。

2. β受体阻滞剂

β受体阻滞剂均有良好的抗高血压作用，该类药物主要通过阻断心肌β_1受体减少心输出量、降低血压，同时也间接地通过抑制肾素分泌、降低外周交感神经活性而发挥降压作用。临床常用的β受体阻滞剂有普萘洛尔(Propranolol)、美托洛尔(Metoprolol)和阿替洛尔(Atenolol)等，被广泛用于治疗高血压，它们对轻、中度高血压有效，对高血压伴有心绞痛的患者可减少发作，选择性 β_1 受体阻滞剂美托洛尔、阿替洛尔的作用优于β受体阻滞剂普萘洛尔，且副作用小。

(四)直接松弛血管平滑肌的药物，周围血管扩张药

血管扩张药物直接作用于外周小动脉平滑肌，扩张血管，降低外周阻力，使血压下降。早期应用临床的肼屈嗪(Hydralazine)具有中等强度的降压作用，其特点为舒张压下降较显著，并能增加血流量。类似物双肼屈嗪(Dihydralazine)作用缓慢持久，适用于肾功能不全的高血压患者。布屈嗪(Budralazine)用于原发性高血压，与肼屈嗪相比，作用时间长，对心脏的刺激作用弱。

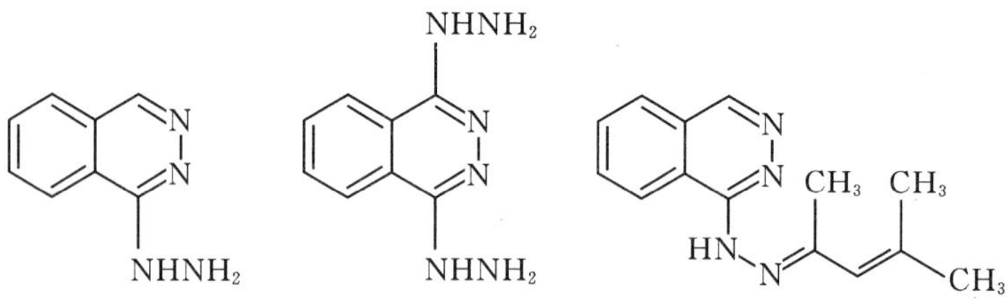

肼屈嗪　　双肼屈嗪　　布屈嗪

米诺地尔又名长压定，其本身无药理活性，在胃肠道被吸收后在肝脏中经转磺酶(sulfotranaferase)代谢生成活性代谢物米诺地尔硫酸酯，使血管平滑肌细胞上的ATP敏感性钾通道开放，发挥降压作用。米诺地尔口服吸收后，30分钟内起效，2～8小时其作用达最大，持续时间为2～5天，这种持续的降压作用为其活性代谢物的贡献。另一代谢物为N-O-葡萄糖醛酸化物，为失活物质。米诺地尔的副作用之一为多毛症，其促进毛发生长的原因为激活调解毛发杆蛋白基因而促进毛发杆的生长和成熟。已有将米诺地尔作为治疗男性脱发外用药的报道。

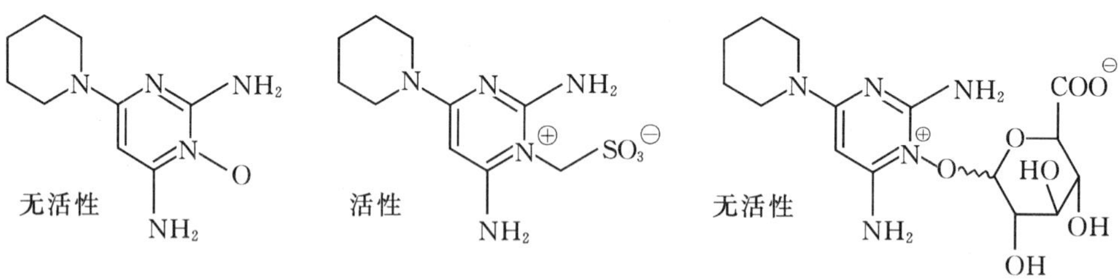

米诺地尔　　米诺地尔硫酸酯　　N-O-葡萄糖醛酸化物

二、血管紧张素转化酶抑制剂(ACEI)和血管紧张素Ⅱ受体拮抗剂

在体内众多的神经体液调节机制中，植物性神经系统、肾素-血管紧张素-醛固酮系统(RAS)以及内皮激素系统对血压的调节起着关键的作用。由高血压发病的生理机制可知，当精神紧张等刺激产生时，脑部传出神经冲动到神经节，引起神经递质(如去甲肾上腺素等)的释放，这些神经递质与相应的受体结合后，引起心跳加快、血管收缩、血压升高，同时使肾素分泌增加。肾素是一种蛋白水解酶，可使血管紧张素原(453个氨基酸组成的糖蛋白)水解为无活

性的 10 肽化合物血管紧张素Ⅰ(AngⅠ),AngⅠ在血管紧张素转化酶(ACE)的作用下,断裂两个氨基酸形成 8 肽血管紧张素Ⅱ(AngⅡ),AngⅡ是一种很强的血管收缩剂,它与相应的AngⅡ受体结合后使血压升高,并刺激肾上腺皮质醛固酮的合成分泌,醛固酮具有保钠留水的作用,因而使血容量增大,血压升高。

(一)血管紧张素转化酶(ACE)抑制剂

卡托普利(Captopril)是含巯基的 ACE 抑制剂的唯一代表,分子中的巯基可有效地与酶中的锌离子结合,为关键药效团,但会产生皮疹和味觉障碍;在卡托普利分子中含有脯氨酸片段,也是产生药效的关键药效团。

ACE 抑制剂的副作用有血压过低、血钾过多、咳嗽、皮疹、味觉障碍、头痛、头晕、疲劳、恶心、呕吐、急性肾衰竭、中性粒细胞减少症、蛋白尿以及血管神经性浮肿等,其中一部分副作用归因于个别药物的特定官能团,而其他副作用则直接与这类药物的作用机制有关。这类药物最主要的副作用是引起干咳,其产生原因是在发挥 ACE 抑制的同时也阻断了缓激肽的分解,增加呼吸道平滑肌分泌前列腺素、慢反应物质以及神经激肽 A 等刺激咽喉-气道的 C 受体所致。研究表明,斑丘疹和味觉障碍的高发生率与卡托普利的巯基有关。为了克服这些缺点,对卡托普利进行结构改造,开发了卡托普利的前药及含二羧基的 ACE 抑制剂,得到非巯基化合物。

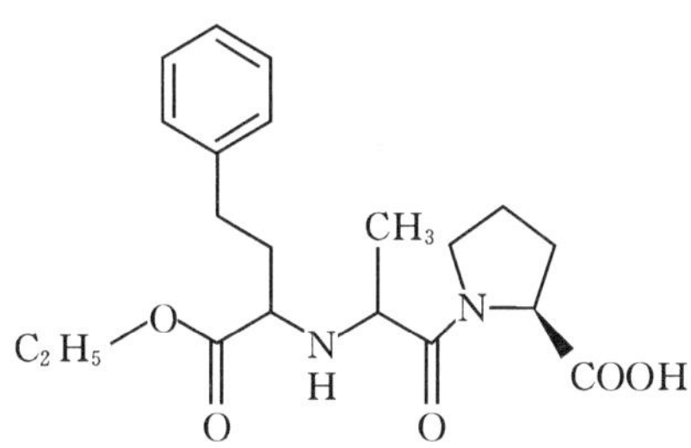

依拉普利

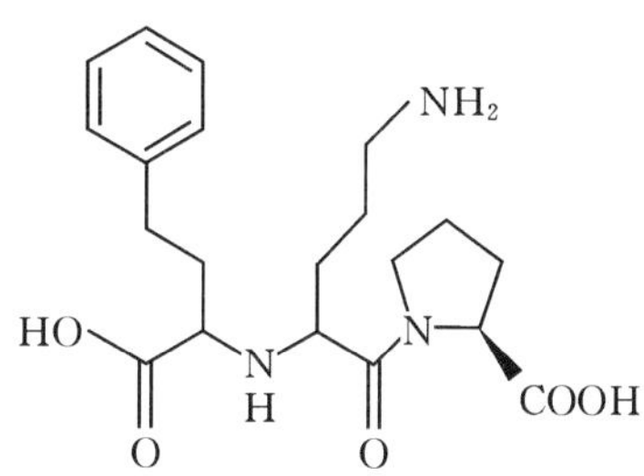

赖诺普利

二羧基的 ACE 抑制剂依那普利(Enalapril)于 1984 年在美国上市,属前体药物,需在体内水解后才能发挥作用,起效较慢,作用持久,副作用小,降压活性比卡托普利强,皮疹及味觉丧失发生率较低。赖诺普利(Lisinopril)1987 年在美国上市,具有长效的抗高血压作用,用于原发性高血压和充血性心力衰竭。

福辛普利(Fosinopril)是含有磷酰基的 ACE 抑制剂的代表。以次磷酸类结构替代依那普利拉中的羧基,可产生与依那普利相似的方式和 ACE 结合,锌离子与次磷酸的相互作用与巯基和羧基与锌离子的结合方式相类似,可以形成离子键、氢键和疏水键。其作用效果优于卡托普利,但低于依那普利拉。福辛普利在体内水解成福辛普利拉,由于福辛普利拉具有强疏水性和弱口服活性,其前药福辛普利包含一个酰氧基烷基,这个酰氧基烷基能使福辛普利具有较好的脂溶性,同时也能提高其生物利用度,福辛普利经肠壁和肝的酯酶催化,便形成了活性的福辛普利拉。福辛普利以磷酰基与 ACE 酶的锌离子结合,经肠壁和肝脏的酯酶催化,形成活性的福辛普利拉而发挥作用。由于福辛普利在体内能经肝或肾双通道代谢而排泄,特别适用于肝或肾功能不良的高血压患者使用。如肝功能不佳者,在肾代谢,如肾功能损伤者,则在肝代谢,故无蓄积毒性。

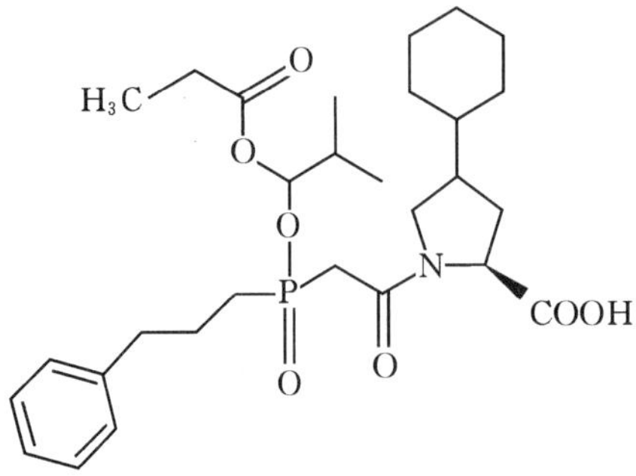

福辛普利

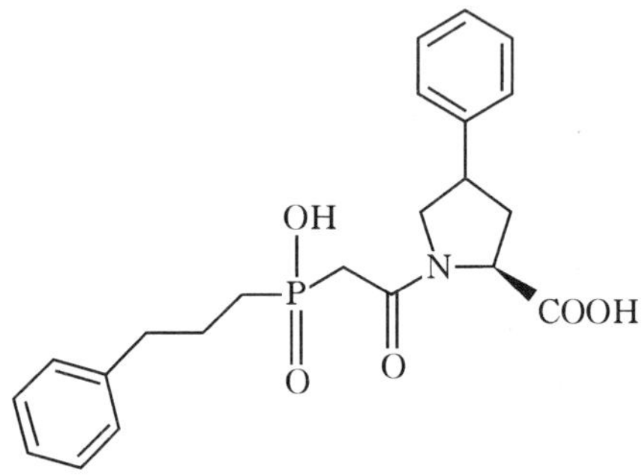

福辛普利拉

卡托普利 Captopril

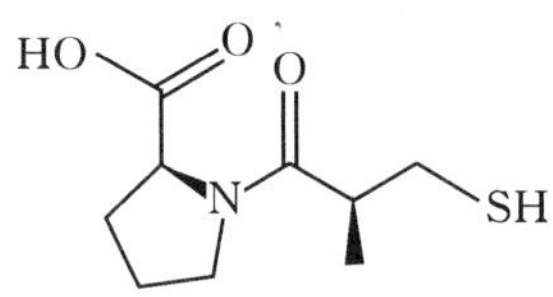

化学名：1 -[(2S)- 2 -甲基- 3 -巯基- 1 -氧代丙基]- L -脯氨酸，又名开博通、巯甲丙脯酸。

本品为白色或类白色结晶性粉末；有类似蒜的特臭，味咸。在甲醇、乙醇或氯仿中易溶，在水中溶解。熔点为 104℃～110℃，另有一不稳定的晶型，熔点为 84℃～86℃，低熔点晶型在醋酸丁酯中回流，能定量地转化成高熔点晶型。本品具酸性，有两个 pKa 值，一个为羧基的 pKa13.7，另一个为巯基的 pKa2 为 9.8。

本品有两个手性中心，均为 S 构型，具左旋光性，比旋度$[\alpha]_D^{25}$为－126°～132°。一般 ACEI 分子结构中具有 L -脯氨酸(2 -四氢吡咯羧酸)母体，脯氨酸上的羧基是与酶作用的重要部位。

本品固体稳定性较好，但其水溶液则可发生氧化反应。二分子药物氧化通过巯基形成二硫化物。本品的氧化反应受 pH 值、金属离子以及本身浓度的影响，可以用通过增大浓度，加入络合剂和抗氧剂等办法防止氧化反应的发生。在剧烈的条件下，酰胺也可水解。

本品含有巯基，其水溶液可使碘试液褪色，此法可供鉴别。

本品是合成的非肽类血管紧张素转化酶抑制剂，具有舒张外周血管、降低醛固酮分泌、影响钠离子的重吸收、降低血容量的作用，用作抗高血压药。使用后无反射性心率加快，不减少脑、肾的血流量，无中枢副作用，无耐受性，停药后也无反跳现象。

马来酸依那普利 Enalapril Maleate

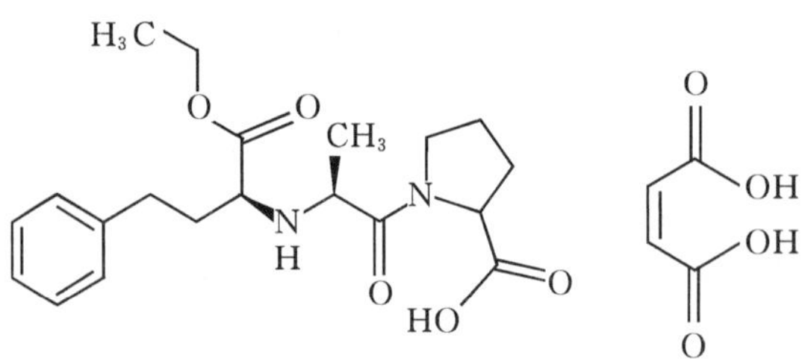

化学名：N -((S)- 1 -(乙氧羰基)- 3 -苯丙基)- L -丙氨酰- L -脯氨酸马来酸盐，又名苯酯丁脯酸。

本品含有三个手性中心，均为 S 构型。

本品是依那普利拉(Enalaprilat)的乙酯，依那普利拉是一种长效的血管紧张素转化酶抑制剂，依那普利是其前体药物。经口服给药，依那普利在体内需经代谢活化，水解生成具活性的二酸形式依那普利拉发挥药效。而依那普利拉则只能静脉注射，不能口服。

本品降压作用比卡托普利强，不良反应较轻，给药简单方便(日服一次)，血压下降呈平稳、持续状态，可有效控制 24 小时血压。

与卡托普利一样，固体状态的依那普利马来酸盐非常稳定，室温贮存数年不会降解，依那普利马来酸盐水溶液可水解为依那普利拉和双酮吡嗪衍生物。

(二)血管紧张素Ⅱ受体拮抗剂

作用于 RAS 通路中的 AngⅡ受体(AT_1)，阻断 AngⅡ与受体结合产生升压作用的药物为血管紧张素Ⅱ受体拮抗剂(AT_1受体拮抗剂)。血管紧张素Ⅱ受体拮抗剂为一类新的降血压药物。

AngⅡ受体主要有 AT_1 和 AT_2 两种亚型。其中 AT_1 型受体最具临床意义，主要分布于心、脑血管及肾脏等部位，参与心肌、平滑肌收缩，调节醛固酮分泌。血管紧张素Ⅱ受体拮抗剂分为肽类和非肽类，比较重要的非肽类 AngⅡ受体拮抗剂又分为选择性 AT_1 和 AT_2 等类型。

与 ACEI 相比，AngⅡ受体拮抗剂(ARB)治疗高血压不仅疗效好，且副作用小，安全可靠，且无首剂低压效应，更易为高血压患者，特别是老年患者接受，被誉为 20 世纪 90 年代心血管药物的一个里程碑。从副作用角度上来看，它比以往的抗高血压药物具有更高的安全性。

1988 年 Wong 首次发现上述衍生物结构改造得到的联苯四唑类化合物，能选择性阻滞 AT_1受体，并合成了一系列该类化合物，从中找到可口服，选择性高的药物氯沙坦(Losartan)，由美国杜邦和默克联合公司开发，1994 年 11 月首先在瑞典获准上市(商品名：Cozaar)，于 1995 年 4 月首次被 FDA 批准上市，并成为第一个非肽类且选择性强的 AngⅡ受体拮抗剂。

血管紧张素Ⅱ受体拮抗剂是含有酸性基团的联苯结构，酸性基团可以为四氮唑环也可以是羧基，在联苯的一端连有咪唑环或可视为咪唑环的开环衍生物，咪唑环或开环的结构上都连有相应的药效基团。

缬沙坦(Valsartan)是不含咪唑环的 AngⅡ受体拮抗剂，其作用稍高于氯沙坦，分子中的酰胺基与氯沙坦的咪唑环上的 N 为电子等排体，与受体形成氢键。用于各类轻、中度高血压，尤其对 ACE 抑制剂不耐受的患者。缬沙坦可和氨氧地平组成复方用于治疗原发性高血压，特别是单药治疗不能充分控制血压的患者；缬沙坦可和氢氯噻嗪组成复方用于治疗单一药物不能充分控制血压的轻度中度原发性高血压。

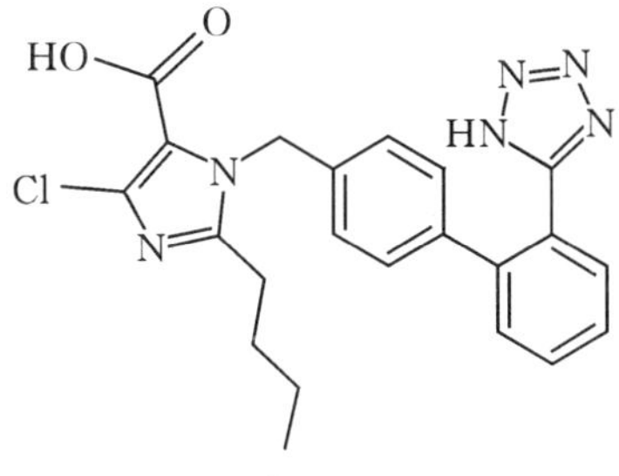

氯沙坦

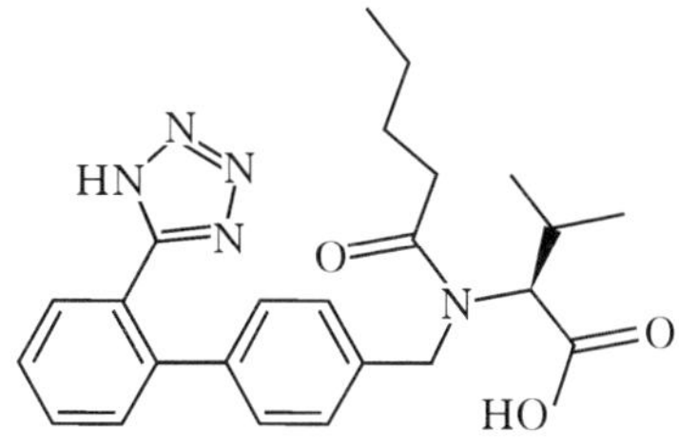

缬沙坦

厄贝沙坦(Irbesartan)为缺乏氯沙坦中羟基的螺环化合物,但与受体结合的亲和力却是氯沙坦的10倍。治疗原发性高血压,用于合并高血压的2型糖尿病肾病的治疗。厄贝沙坦也可与氢氯噻嗪组成复方用于治疗单用厄贝沙坦或氢氯噻嗪不能有效控制血压的患者。

替米沙坦(Telmisartan)是分子中不含四氮唑基的 AngⅡ受体拮抗剂,分子中的酸性基团为羧酸基。替米沙坦是一种特异性血管紧张素Ⅱ受体1(AT_1型)拮抗剂,与AT_1受体(已知的血管紧张素Ⅱ作用位点)具有较高亲和性,是AT_2受体的3000倍。替米沙坦是该类药物中半衰期最长(达24小时)、分布体积最大(达500L)的药物。用于原发性高血压的治疗。

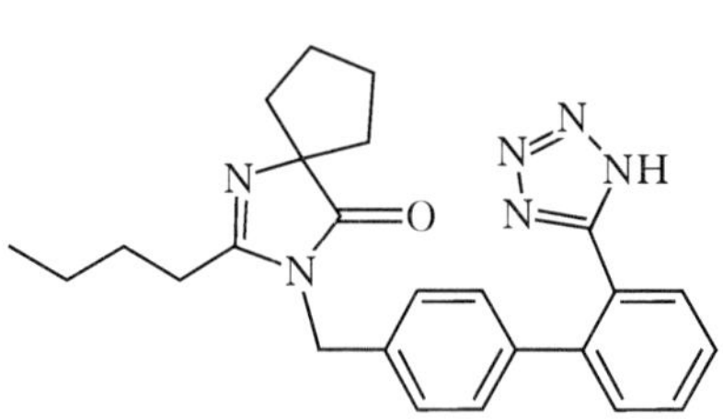

厄贝沙坦

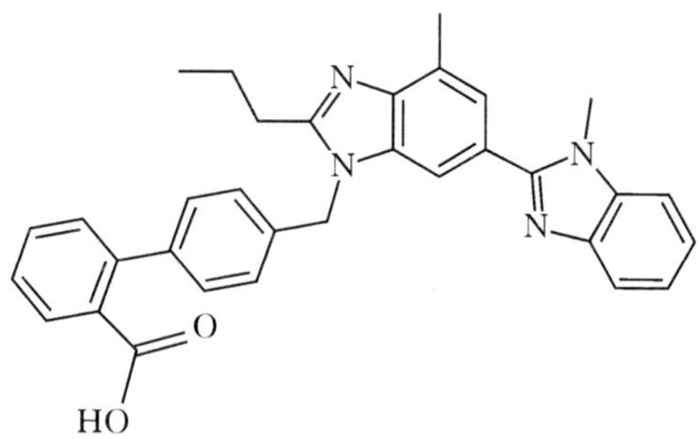

替米沙坦

氯沙坦 Losartan

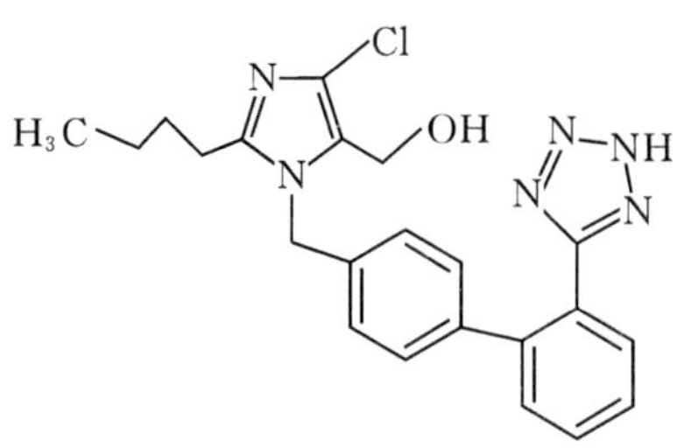

化学名:2-丁基-4-氯-5-(羟甲基)-1-((2′-(1H-四氮唑-5-)联苯基-4-)甲基)咪唑。

本品结构由三部分构成:四氮唑环、联苯及咪唑环,咪唑环2位有一个丁基,4位Cl取代,5位有一个羟甲基,四氮唑环上1位N原子有一定酸性,可与碱成盐。本品为中等强度的酸,其pKa 5～6,能与钾离子成盐。氯沙坦通常用其钾盐。

氯沙坦分子中的四氮唑结构为酸性基团,为中等强度的酸,其pKa 5～6,能与钾离子成盐。2位为丁基,使其保证必要的脂溶性和疏水性。口服吸收良好,不受食物影响,蛋白结合率达99%,不能透过血脑屏障,可经肝脏产生活性代谢物EXP-3174,羟甲基代谢氧化成的甲酸衍生物。EXP-3174为一种非竞争性AT_1受体拮抗剂,其作用为氯沙坦的10～40倍,因此服用氯沙坦所引起的综合性心血管效应归因于母体药物和代谢物的联合作用,因此,氯沙坦应被看作前体药物。

氯沙坦钾通过选择性抑制AngⅡ受体,阻滞RAS而起控制血压作用。能有效控制血压,但无乏力、疲倦、尿酸水平增高和深关节水肿等不良反应。对肾功能损害者亦安全有效,可改善胰岛素敏感性,对2型糖尿病肾病具有良好作用,用药后可明显减少恶性肾病的发生。

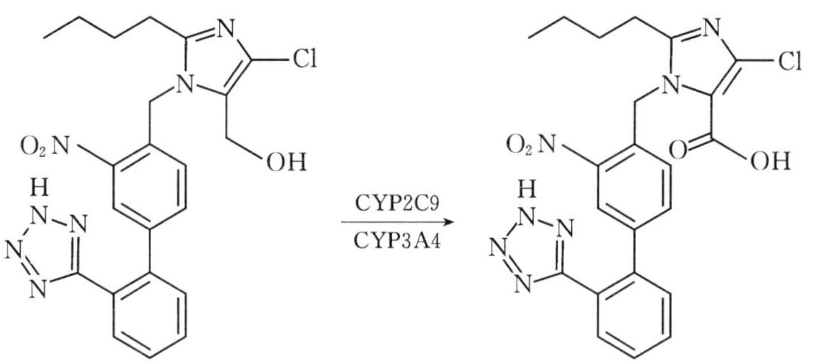

氯沙坦　　EXP-3174

课堂讨论

以卡托普利为例,简要说明 ACEⅠ类抗高血压药的作用机制以及为克服卡托普利的缺点对其进行结构改造的方法。

知识拓展

高血压患者真的需要每天服药吗

高血压患者真的需要每天服药吗?是不是一开始服用降血压药,就不能停止,必须终身服用?高血压是一种以动脉血压持续升高为主要表现的慢性疾病,常引起心、脑、肾等重要器官的病变并出现相应的后果,其病因尚未明确,需要长期服用降压药物治疗,但是可以根据血压的情况进行药量的调整。原发性高血压的病因不明确,需要终身服药。即便是血压接近正常,仍需服用降压药。需严格按医生的要求服用降压药,避免随意增加服药剂量和用药次数。一些患者血压升高就服药,血压降低就停药,是非常错误的。血压控制好了,那是药物作用的结果,但导致血压异常的身体因素仍然存在。所以,一旦确诊为高血压,就需长期服药。忌在临睡前服药。绝大多数患者是白天血压高,如果不恰当地晚上用药,反而容易引起低血压、器官供血不足,甚至诱发脑血栓、心绞痛、心肌梗死等。

第三节　抗心律失常药

心脏搏动的自律性发生异常和障碍时,就引起心律失常,产生的原因是由于心房心室不正常冲动的形成及传导障碍所致。其临床表现为心动过缓或心动过速和传导阻滞等类型,是一种后果严重的疾病。心动过缓、传导阻滞型的心律失常临床常用阿托品或异丙肾上腺素治疗。通常抗心律失常药特指用于治疗心动过速型心律失常的药物。

根据心脏的电生理规律和药物的作用机制,采用 Vaughan Williams 分类法将抗心律失常药物分为四类:①Ⅰ类:钠通道阻滞剂;②Ⅱ类:β受体阻滞剂;③Ⅲ类:钾通道阻滞剂;④Ⅳ类:钙通道阻滞剂

有时又将Ⅰ类、Ⅲ类和Ⅳ类统称为离子通道阻滞剂(ion channel blockers)。

一、钠通道阻滞剂

钠通道的阻滞剂的作用机制主要是抑制 Na^+ 离子内流，抑制心脏细胞动作电位振幅及超射幅度，使其传导速度减慢，延长有效不应期。钠通道阻滞剂为Ⅰ类抗心律失常药，根据它们的通道阻滞选择性和通道阻滞特性不同，Ⅰ类药物被细分为Ⅰa类适度(30%)阻滞钠通道、Ⅰb类轻度阻滞钠通道、Ⅰc类重度(50%以上)阻滞钠通道三种。

(一)Ⅰa类抗心律失常药

Ⅰa类药物的特点是适度阻滞钠通道，兼不同程度地抑制钾通道和钙通道，有膜稳定作用。其中奎尼丁(Quinidine)是最早发现应用于临床的化学药物，它是金鸡纳树皮中生物碱的成分之一，是抗疟药奎宁的右旋非对映异构体，主要用于防治室上性心动过速的反复发作。

奎尼丁 Quinidine

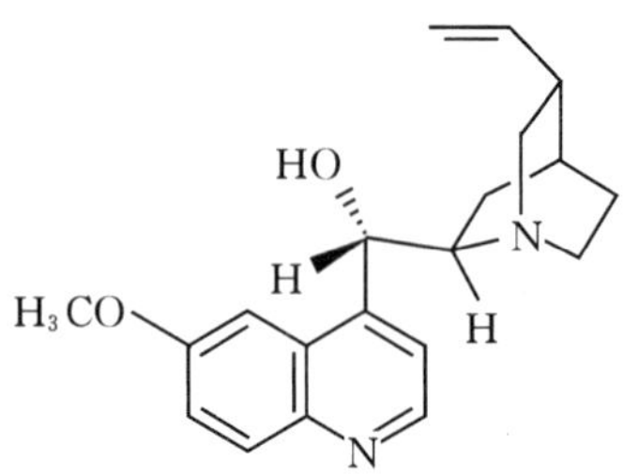

化学名：(9S)-6′-甲氧基-脱氧辛可宁-9-醇。

奎尼丁游离碱为白色无定形粉末，味苦。微溶于水，溶于乙醇、乙醚、氯仿，奎尼丁硫酸盐为白色针状结晶，见光变暗，溶于水、沸水、乙醇、氯仿，不溶于乙醚。

本品分子中有两个氮原子，其中奎宁环的叔氮原子碱性较强。可制成各种盐类应用，常用的有硫酸盐、葡萄糖酸盐、聚半乳糖醛酸盐等。口服时这些盐都有较好的吸收(大约95%)，由于硫酸盐水溶性小，只适宜于制作片剂。而葡萄糖酸盐则水溶性大、刺激性少，适于制成注射液，但在临床上奎尼丁的注射液使用较少。

本品是从金鸡纳树皮中提取分离出的一种生物碱，常用其硫酸盐。具有右旋光性，与抗疟药(-)-奎宁为非对映异构体。它们各具有4个不对称碳原子，其中两个不对称碳原子的立体化学结构相同，奎尼丁(3R,4S,8R,9S)是右旋体，奎宁(3R,4S,8S,9R)是左旋体，奎尼丁和奎宁一样有抗疟作用，但奎尼丁对心脏传导的影响较大，对房颤患者的抗心律失常效力比奎宁和辛可尼丁大2倍。奎尼丁抑制钠通道开放，延长通道失活恢复时间，降低细胞膜钠离子通透性。用于治疗阵发性心动过速、心房颤动和早搏。

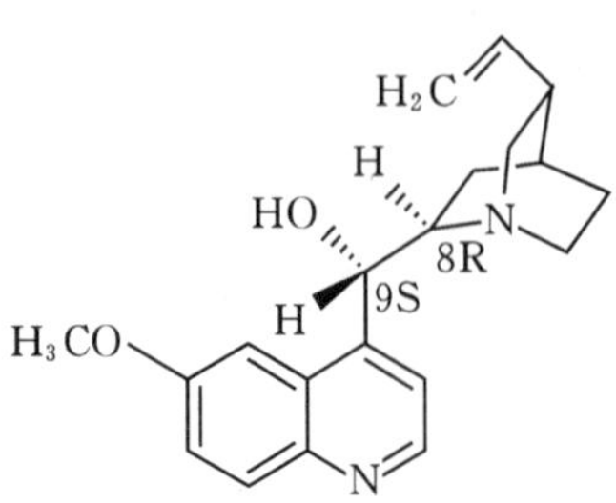

奎尼丁

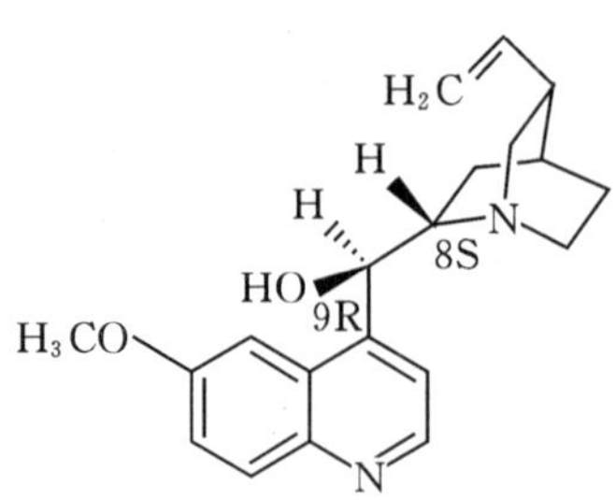

奎宁

（二）Ⅰb 类抗心律失常药

Ⅰb 类药物的特点是轻度而迅速地阻滞钠通道受体，并快速与受体解离，这一特性决定了此类药物具有明显的组织选择性。常用的药物有利多卡因（Lidocaine）、美西律（Mexiletine）等。利多卡因是局麻药，但可用于治疗各种室性心律失常，是一种安全有效的药物。

盐酸美西律化学结构与利多卡因相似，用醚键代替了利多卡因的酰胺键，稳定性好。抗心律失常作用及局麻作用与利多卡因相同。适用于各种原因引起的室性心律失常，如室性早搏、心动过速、心室纤颤，特别适用于急性心肌梗死和洋地黄引起的心律失常。美西律在肝内代谢较慢，主要由肾排泄，当正常人尿 pH 由 5～8 升高时，血药浓度会显著升高，因此本品使用时需监控尿液的 pH 值。

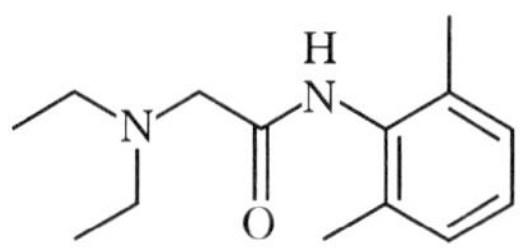

利多卡因

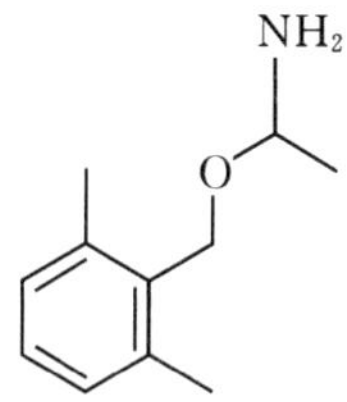

美西律

（三）Ⅰc 类抗心律失常药

Ⅰc 类药物的特点是阻滞钠通道作用明显，对钠通道的三种状态均有阻滞作用，因此对心肌的自律性及传导性有较强的抑制作用。代表药物普罗帕酮（Propafenone）对心肌传导细胞有局部麻醉作用和膜稳定作用，还有一定程度的 β 阻滞活性和钙拮抗活性，适用于室性和室上性心律失常。

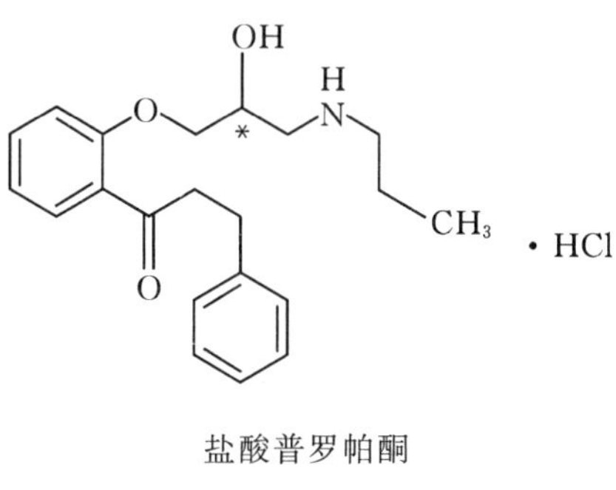

盐酸普罗帕酮

二、β 受体阻滞剂

β 受体阻滞剂通过阻断 β 受体产生拮抗内源性神经递质或 β 受体激动剂的效应，包括对心脏兴奋的抑制作用，对支气管、血管平滑肌等的舒张作用，通过减弱心肌收缩力，使心率减慢，心输出量减少、心肌耗氧量下降，同时延缓心房和房室结的传导。临床上用于治疗心律失常、缓解心绞痛以及抗高血压等，是一类应用较为广泛的心血管疾病治疗药。β 受体阻滞剂约占所有抗心律失常药物数目的一半。普萘洛尔（Propranolol）是这类药物的典型代表，适用于交感神经兴奋所致的各种心律失常。已有介绍。

三、钾通道阻滞剂

钾通道是最复杂的一大类离子通道，广泛分布于各类组织细胞中，种类很多，可分为几十种亚型。钾通道阻滞剂(potassium channel blokers)作用于心肌细胞的电压敏感性钾通道，使K^+外流速率减慢，心律失常消失，恢复窦性心率。目前认为Ⅲ类抗心律失常药的延长动作电位时程作用是由于对各种钾外流通道阻滞产生的。代表药物胺碘酮(Amiodarone)为苯并二氢呋喃类化合物。

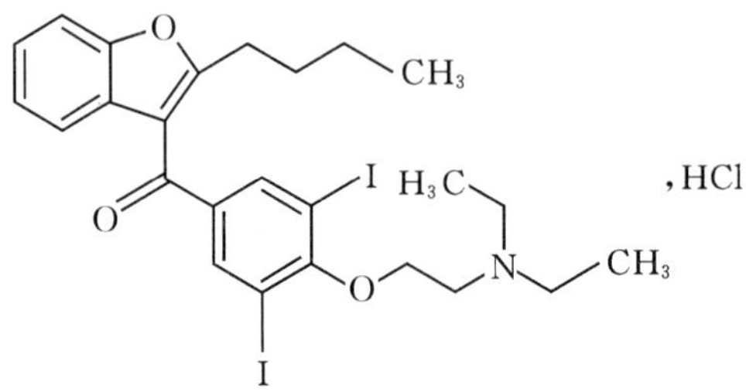

盐酸胺碘酮

四、钙通道阻滞剂

钙通道阻滞剂在抗心律失常、抗高血压、抗心绞痛等方面都有广泛的应用，目前许多钙通道阻滞剂都是抗心律失常的良药，临床上常用的是维拉帕米、地尔硫䓬、苄普地尔等。维拉帕米是治疗阵发性室上性心动过速的首选药物，地尔硫䓬可用于阵发性室上性心动过速和心房颤动的治疗，苄普地尔用于治疗房室结性折返型心动过速。前已有介绍。

课堂讨论

请简述奎尼丁、普罗帕酮、胺碘酮的结构特点及作用特点。

知识拓展

心脏是怎样工作的

心脏由四个腔室组成(左右心房和左右心室)，通过心脏的收缩舒张完成向外周组织输送血液。心脏的工作需要有“电路系统”供电，这个电路的总司令部是窦房结，一个长在右心房附近的结构，它负责向心脏各处发电，发布最高的指令，产生的电流，通过房室结、希氏束、左右束支等结构传遍心脏各处，为心脏提供源源不断的动力。而心律失常，就是心脏“电路系统”出现问题了。比如，窦房结不能掌控整体系统功能；中间传导系统线路连接错误了，莫名地多出一条电线等等，由此出现具体疾病，如房颤、房室传导阻滞、室上性心动过速等。

正常成人的心率保持在60～100次/分，成人心率每分低于60次就属于缓慢性心律失常，而高于100次就属于过速性心律失常。

第四节　调血脂药

血脂(blood - lipid)指血浆或血清中的脂质，主要包括甘油三酯(triglyceride，TG)和胆固醇(cholesterol，Ch)，他们在血液中不能以单独的形式存在，必须与其他物质例如蛋白质一起组成复合物才能在血液中运输。例如胆固醇常常与一些蛋白结合在一起形成水溶性脂蛋白溶解于血浆，根据其组成成分的密度不同又可分为：乳糜微粒(chylomicron，CM)、极低密度脂蛋白(very low density lipoproteins，VLDL)、低密度脂蛋白(low density lipoproteins，LDL)和高密度脂蛋白(high density lipoproteins，HDL)，正常人体中脂质、脂蛋白浓度基本恒定，彼此间保持平衡。

高脂血症主要是血浆中VLDL与LDL增多，而血浆中HDL则有利于预防动脉粥样硬化。临床上将血浆中胆固醇高于230mg/100ml和甘油三酯高于140mg/100ml统称为高脂血症。在饮食及生活方式改变6周以上，血脂仍然异常，考虑用药物治疗。

由于胆固醇、甘油三酯在血浆中主要由LDL、VLDL携带转运，Ch、TG增加，引起LDL、VLDL升高。当机体脂质代谢紊乱、血脂与脂蛋白长期升高，血脂及其分解产物可沉积于血管内壁，并伴有纤维组织，增生形成动脉粥样硬化斑块，使血管局部增厚，弹性减小，导致血管堵塞，产生动脉粥样硬化，结果损害心、脑、肾等重要器官，引起冠心病、心肌梗死、中风、肾衰竭和外周血管疾病。

调血脂药又称抗动脉粥样硬化药。动脉粥样硬化是缺血性心脑血管疾病的病理基础。控制高血脂是防治动脉粥样硬化和冠心病的重要预防和治疗方法。

调血脂药物主要是针对体内胆固醇和甘油三酯的合成和分解代谢过程而设计的，通过不同的途径降低致动脉粥样硬化的CM、LDL、VLDL等脂蛋白，或升高抗动脉粥样硬化的HDL，以纠正脂质代谢紊乱。主要包括以降低胆固醇及低密度脂蛋白为主的羟甲基戊二酰辅酶A还原酶抑制剂(他汀类)、胆汁酸结合树脂和植物固醇类以及以降低甘油酸三酯和极低密度脂蛋白为主的烟酸类和苯氧乙酸类(贝特类)等类型。

一、苯氧乙酸类药物

苯氧乙酸类降血脂药物主要降低甘油三酯，此类药物可明显地降低VLDL并可调节性地升高HDL的水平及改变LDL的浓度。苯氧乙酸类药物以氯贝丁酯为代表，其结构可分为芳基和脂肪酸两部分。结构中的羧酸或在体内可水解成羧酸的部分是该类药物具有活性的必要结构。

胆固醇在体内的生物合成是以乙酸为起始原料，所以利用乙酸衍生物，可以干扰胆固醇的生物合成以达到降低胆固醇的目的，在20世纪60年代通过大量筛选乙酸衍生物，发现了苯氧乙酸类血脂调节药，对动物和人均有干扰胆固醇合成作用，其中氯贝丁酯(Clofibrate)是第一个问世的药物，目前有30多种此类药物应用于临床，其中为减少氯贝丁酯的不良味觉和对胃刺激的副作用，开发出一些氯贝丁酯的前药如氯贝酸铝（降脂铝，Aluminum Clofibrafe），双贝特（Simfibrate），在作用强度和持续时间都略优于氯贝丁酯。

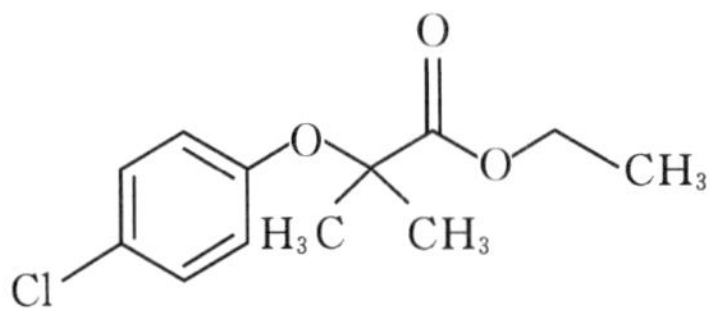

氯贝丁酯

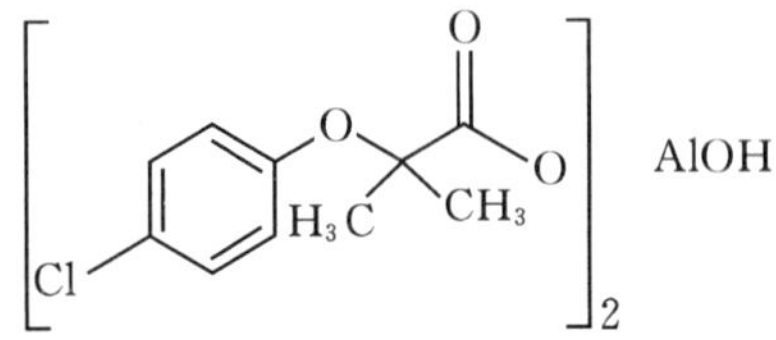

氯贝酸铝

吉非罗齐　Gemfibrozil

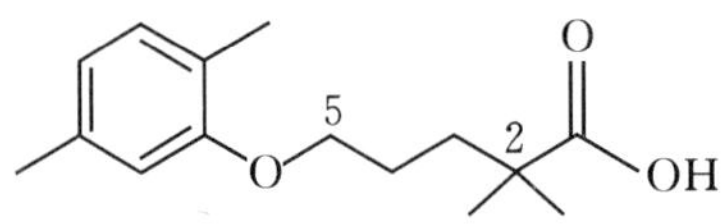

化学名：2,2-二甲基-5-(2,5-二甲基苯氧基)-戊酸。

本品为白色固体，熔点为 61℃～63℃。几乎不溶于水和酸性溶液，可溶于碱性溶液。

本品可降低总胆固醇和甘油三酯的水平，减少冠心病的发病概率，特别适用于以 VLDL 胆固醇、LDL 胆固醇及甘油三酯的水平升高的高脂血症及糖尿病引起的高血脂。

本品口服吸收快并完全，1～2 小时血药浓度达峰，半衰期为 8.5～35 小时。进入体内后在肝内代谢。在尿中原型的代谢仅占 5%，大约 70%的药物经肾脏排泄，以原形为主。临床上用于治疗高脂血症；也可用于Ⅱb 型高脂蛋白血症，冠心病危险性大而饮食控制、减轻体重、其他血脂调节药治疗无效者。

二、烟酸及其衍生物

烟酸（Nicotinic Acid）为维生素 B 属中的一种（维生素 B，或维生素 PP）。Altschul 等人在 20 世纪 50 年代曾发现大剂量的烟酸可降低人体胆固醇的水平，后来又发现烟酸还可有效地降低血清甘油三酯的浓度，降血脂作用与其维生素作用无关，可用于治疗高脂血症。

但由于烟酸具有扩张血管的作用，服用该类药物时会导致面色潮红、皮肤瘙痒等副作用。

由于烟酸具有较大的刺激作用，通常将其制成酯的前药使用，常用的药物有烟酸肌醇酯（Inositol Nicotinate）和戊四烟酯（Niceritrol），进入体内分解释放出烟酸发挥作用。烟酸肌醇酯在体内水解为烟酸和肌醇，二者都具有作用，可剂量依赖性地降低血清胆固醇，但对甘油三酯几乎无影响。

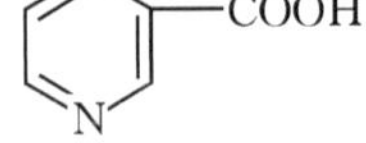

烟酸

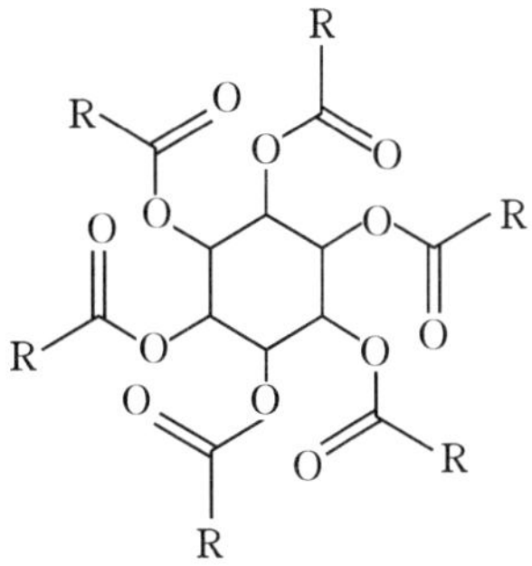

烟酸肌醇酯

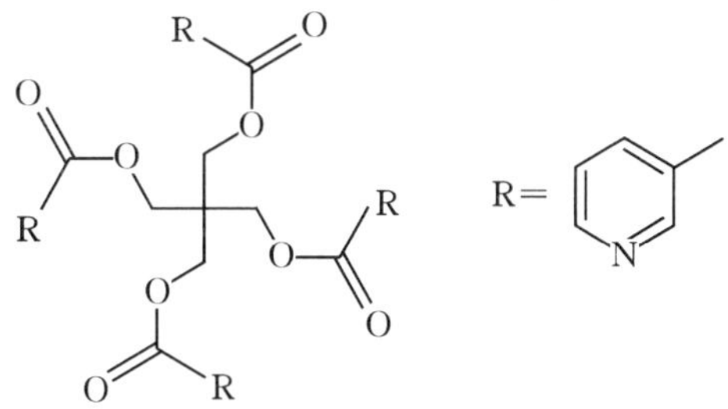

戊四烟酯

三、羟甲戊二酰辅酶 A 还原酶抑制剂

血浆中的胆固醇来源有外源性和内源性两种途径，其中内源性是主要途径（70%），内源性胆固醇主要在肝脏合成，由乙酸经 26 步生物合成步骤在细胞质中进行完成的。其中，羟甲戊二酰辅酶 A 还原酶（hydroxymethyl glutaryl coenzyme A，HMG－CoA）是胆固醇合成全过程的限速酶，能催化 HMG－CoA 还原为羟甲戊酸，为体内合成胆固醇的关键一步，是调血脂药物的重要靶点。通过竞争性地抑制该酶的作用，可有效地降低体内胆固醇水平。

HMG－CoA 还原酶抑制剂最初是从霉菌培养液中提取得到，1976 年，Endo 从青霉菌（Penicillium Citricum）培养液中提取出美伐他汀（Mevastatin），发现其可抑制 HMG－CoA 还原酶，降低实验动物血浆胆固醇水平，开创了这类药物发展的新纪元，但该药因在动物实验中引起肠感染学改变而停止临床试验。后 Merck 公司发现洛伐他汀（Lovastatin）对高胆固醇血症，具有显著疗效，能明显降低冠心病的发病和死亡率，于 1987 年经 FDA 批准，首次上市。

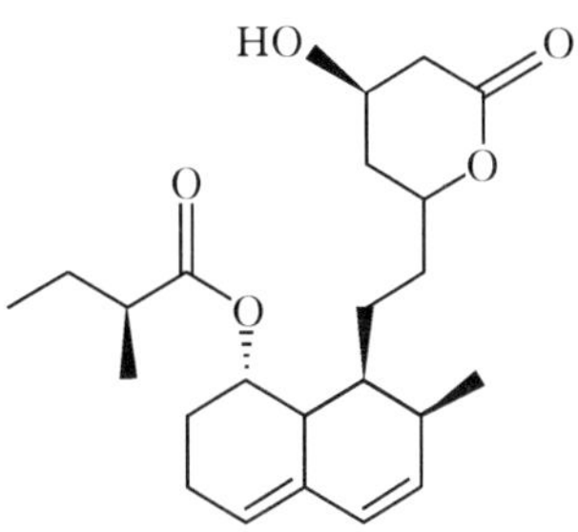

美伐他汀

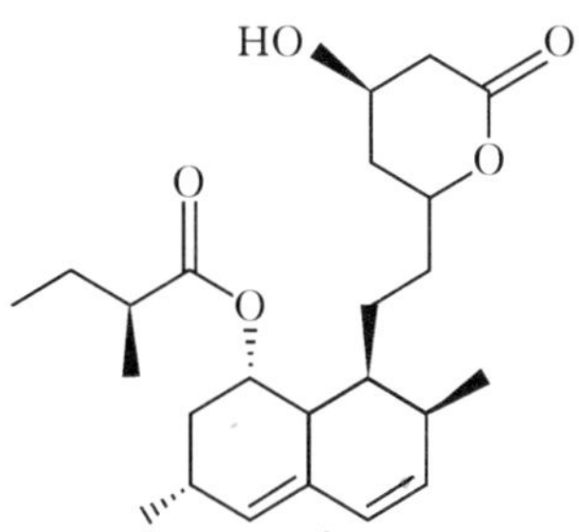

洛伐他汀

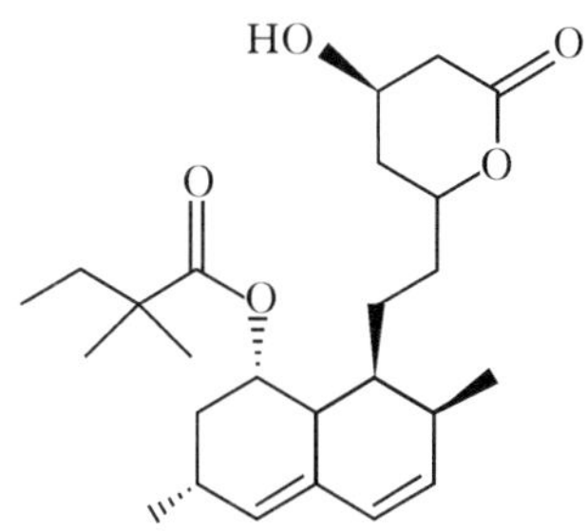

辛伐他汀

洛伐他汀（Lovastatin）是天然的 HMG－CoA 还原酶抑制剂，但由于分子中是内酯结构，所以体外无 HMG－CoA 还原酶抑制作用，需进入体内后分子中的羟基内酯结构水解为 3，5－二羟基戊酸才表现出活性。十氢化萘环与 3，5－二羟基戊酸间，存在乙基连接链，洛伐他汀有 8 个手性中心，若改变手性中心的构型，将导致活性的降低。但十氢化萘环上酯侧链的立体化学对活性影响不大。洛伐他汀可竞争性抑制 HMG－CoA 还原酶，选择性高，能显著降低 LDL 水平，并能提高血浆中的 HDL 水平。临床上用于治疗高胆固醇血症和混合型高脂血症，也可用于缺血性脑卒中的防治。

其结构类似物辛伐他汀（Simvastatin）是第二个上市的他汀类药物，它是一个半合成他汀类药物，与洛伐他汀的区别是十氢萘环的侧链上多一个甲基，使其亲脂性略有提高，辛伐他汀的活性比洛伐他汀高一倍。二者均有一多氢萘母环和 δ－内酯环，二者都是具有内酯结构的疏水性前药，δ-内酯环在肝脏内经酶的水解，使内酯转化为起活化形式β-羟基酸才显效。

普伐他汀(Pravastatin)是在洛伐他汀的基础上将内酯环开环成3,5-二羟基戊酸，通常与钠成盐，以及将十氢萘环3位的甲基用羟基取代而得的药物。它是一个真菌代谢产物，为内酯开环后的形式。其结构中具有β-羟基酸的活性形式，β-羟基酸的结构与HMG-CoA还原酶的底物，羟甲戊二酰辅酶A的戊二酰部分具有结构相似性，故对酶具有高度的亲和性，产生抑制作用。普伐他汀比洛伐他汀具有更大的亲水性，这种亲水性增加的优点是减少了药物进入亲脂性细胞，对肝组织有更好的选择性，从而减少了洛伐他汀偶尔出现的副作用。临床上用于治疗高脂血症、家族性高胆固醇血症。

氟伐他汀(Fluvastatin)被称为第二代他汀类药物，它是在第一代他汀类药物的基础上进行结构简化获得的化合物，也是第一个上市的全合成他汀类药物，结构较为简单，无多个手性中心的氢化萘环。其结构有别于天然他汀类药物的部分是：有一个对氟苯基取代的吲哚环系统替代洛伐他汀分子中的双环；一个与天然他汀内酯环开环产物相似的二羟基酸的碳链，内酯环打开与钠成盐后得到氟伐他汀钠。氟伐他汀水溶性好，口服吸收迅速而完全，与蛋白结合率较高。本品除具强效降血脂作用外，还具有抗动脉硬化的潜在功能，降低冠心病发病率及死亡率。

阿托伐他汀(Atorvastatin)为第一个批准用于治疗混合型高脂血症与家庭性高脂血症的全合成的HMG-CoA还原酶抑制剂，用吡咯环替代洛伐他汀分子中的双环，具有开环的二羟基戊酸侧链。阿伐他汀口服吸收后不需在体内激活后才具有生物活性，因此阿伐他汀发挥作用比洛伐他汀和辛伐他汀更快，阿伐他汀对HMG-CoA还原酶抑制作用的50%抑制浓度(IC_{50})为73nmol/L，而普伐他汀为2650nmol/L。此外，单剂量阿托伐他汀对HMG-CoA还原酶抑制作用的持续时间较其他同类药物长。阿伐他汀在血浆中的$t_{1/2}$更是长达20～30小时，其他他汀类药物的$t_{1/2}$为1.5～4小时，这可能是阿托伐他汀药效作用特别强的原因之一，2002—2012年连续单品种全球销售排名第一。

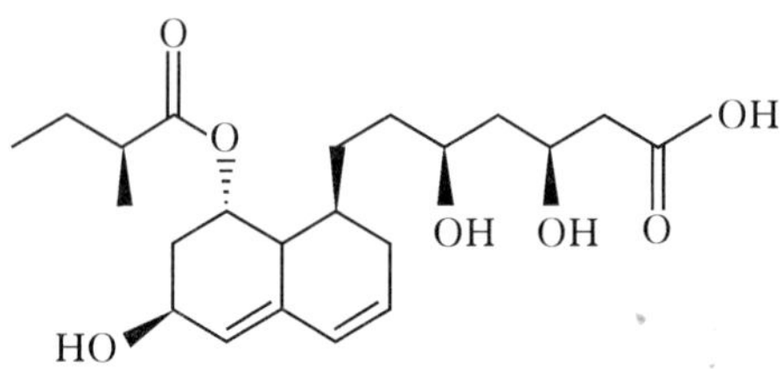

普伐他汀

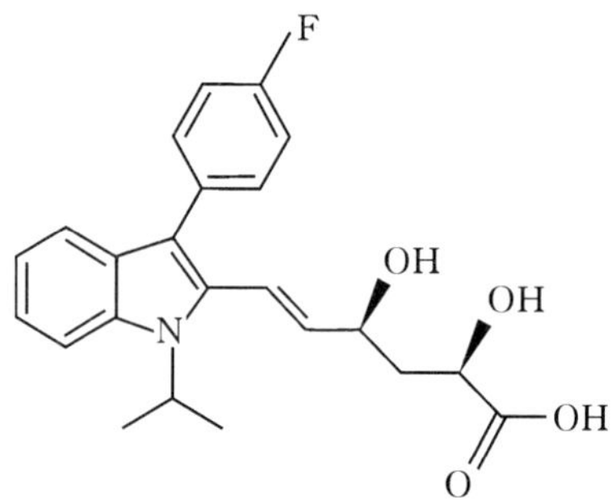

氟伐他汀

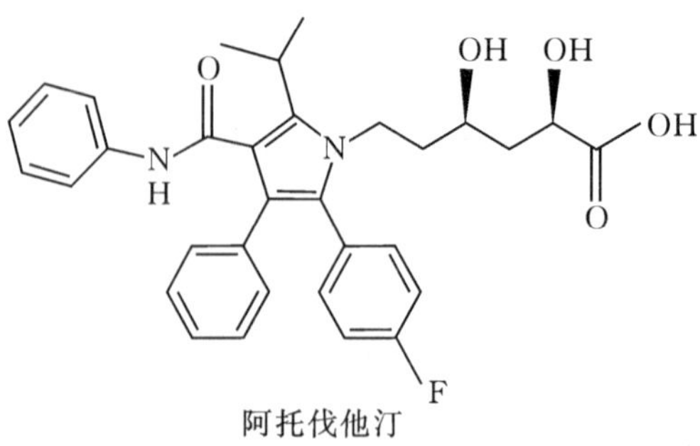

阿托伐他汀

他汀类药物会引起肌肉疼痛或横纹肌溶解的副作用，特别是西立伐他汀由于引起横纹肌溶解，导致患者死亡的副作用而撤出市场后，更加引起人们的关注。实际上，所有他汀类药物可能均有一定程度的横纹肌溶解的副作用。

洛伐他汀　Lovastatin

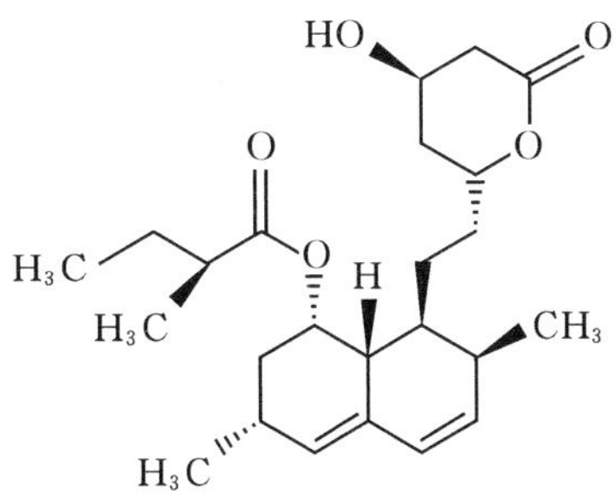

化学名：(S)-2-甲基丁酸(4R,6R)-6-[2-[(1S,2S,6R,8S,8aR)-1,2,6,7,8,8a-六氢-8-羟基-2,6-二甲基-1-萘基]乙基]四氢-4-羟基-2H-吡喃-2-酮-8-酯。

本品是白色结晶粉末，熔点为174.5℃，易溶于氯仿、DMF、丙酮、乙腈，略溶于甲醇、乙醇、异丙醇、丁醇等，不溶于水。$[\alpha]_D^{25}+32.3°$(乙腈)。

本品结晶固体在贮存过程其六元内酯环上羟基发生氧化反应生成二酮吡喃衍生物，洛伐他汀水溶液在酸、碱条件下，其内酯环能迅速水解，其产物羟基酸为较稳定的化合物，水解反应伴随的副反应则较少。

本品是一种无活性前药。在体内水解为羟基酸衍生物，成为羟甲戊二酰辅酶A(HMG-CoA)还原酶的有效抑制剂。洛伐他汀可产生活性和无活性代谢产物。主要活性代谢物是洛伐他汀开环羟基酸和其3-羟基、3-亚甲基、3-羟基甲基衍生物，其活性作用比洛伐他汀略低，3-羟基洛伐他汀进一步重排为6-羟基代谢物后，失去活性。

这些代谢物都存在内酯环结构和羟基酸结构两种形式。洛伐他汀代谢物主要随胆汁排出。

课堂讨论

1. 根据高脂血症的定义，简述调血脂药物的分类，并说明每类药物的作用机制。
2. Lovartatin为何被称为前药？说明其代谢物的结构特点。

知识拓展

看懂血脂化验单

控制胆固醇首先就要先学会看化验单，血脂就是血液中的脂类物质，老百姓俗称“血里的油”。血脂化验单第一个是总胆固醇，第二个是甘油三酯，第三个是高密度脂蛋白，第四个是低密度脂蛋白。血脂升高，“主犯”是总胆固醇，即血液中所有脂蛋白所含胆固醇之总和，而甘油三酯是“从犯”。要注意的是，胆固醇也分好、坏，高密度脂蛋白是“好”胆固醇，可以抗动脉粥样硬化，俗称“血管的清道夫”；低密度脂蛋白是“坏”胆固醇，会乘机进入血管，形成斑块，造成血管堵塞，是目前最受重视的一项血脂指标。

“坏”胆固醇的主要来源是肉、猪大肠、肝尖、腰花、内脏和反式脂肪酸（一些甜品中添加的“氢化”的植物油）；而甘油三酯的主要来源不是肉，而是主食、甜品、各种酒类。二者的区别是，胆固醇受饮食的即刻影响很小，但是调整两三天饮食，甘油三酯可能就明显下来了。很多患者以为血脂仅仅就是指甘油三酯而不包括其他东西，因为他们看到那上面有一个“酯”字，他们只顾得盯住甘油三酯的浓度，结果把危害更大的低密度脂蛋白胆固醇和总胆固醇这两个指标忽视了。

第五节　强心药

心力衰竭（hearts failure）是一种心肌尤其是心室收缩力减弱的疾病，症状是心输出量明显不足而心脏血容量有所增加，因此又称为充血性心力衰竭（congestive hearts failure）。心力衰竭可导致血压和肾血流降低，严重时会发展成下肢水肿、肺水肿以及肾衰竭，其治疗药物以强心药为主。

强心药是一类加强心肌收缩力的药物，又称正性肌力药，可用作对症治疗，临床上用于治疗心肌收缩力严重损害时引起的充血性心力衰竭。强心药主要有：①抑制膜结合的 Na^+，K^+-ATP 酶的活性的强心苷类；②β 受体激动作用的 β 受体激动剂类；③激活腺苷环化酶，使 cAMP 的水平增高，从而促进钙离子进入细胞膜，增强心肌收缩力的磷酸二酯酶抑制剂；④加强肌纤维丝对 Ca^{2+} 的敏感性的钙敏化药。

一、强心苷类

强心苷存在于许多有毒的动、植物体内，例如洋地黄、铃兰毒毛旋花子、黄花夹竹桃等强心苷的含量较高。强心苷类是历史悠久的经典强心药，至今仍是治疗心力衰竭的重要药物，目前临床上使用的强心苷类药物主要有洋地黄毒苷（Digitoxin）和地高辛（Digoxin）。此类药物小剂量使用时有强心作用，能使心肌收缩力加强，但是大剂量时能使心脏中毒而停止跳动。这类药物的缺点是安全范围小、作用不够强、排泄慢、易于蓄积中毒，因此必须在住院监测下使用，这类药物已使用了数百年，现仍未能被新型药物代替。这类药物种类很多，小剂量使用时有强心作用，能使心肌收缩作用加强，但大剂量使用会使心脏中毒而停止跳动。

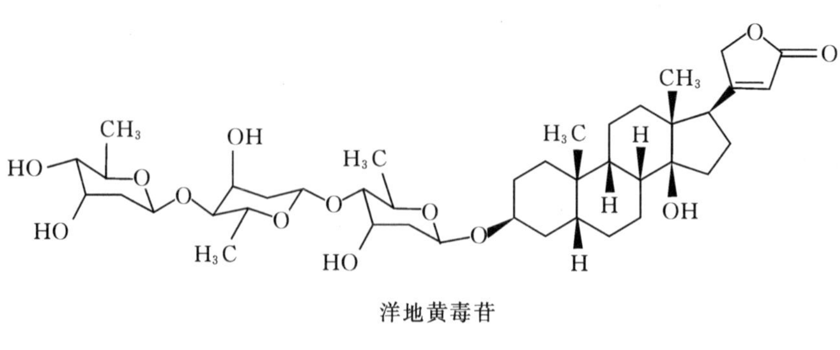

洋地黄毒苷

地高辛　Digoxin

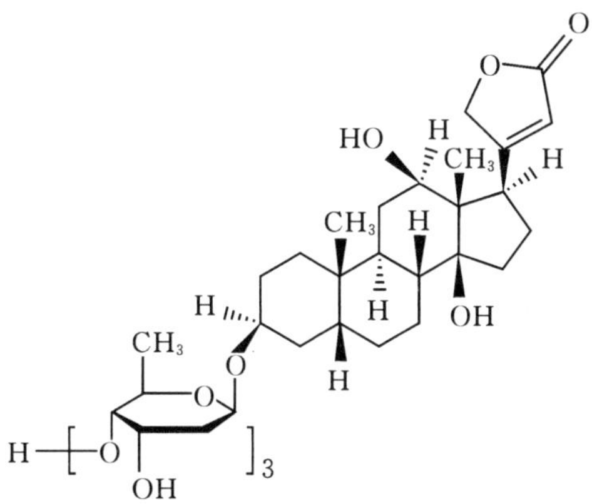

化学名：(3β,5β,12β)-3β-[(O-2,6-脱氧-β-D-核-己吡喃糖基-(1→4)-O-2,6-二脱氧-β-D-核-己吡喃糖基-(1→4)-2,6-二脱氧-β-D-核-己吡喃糖基)氧代]-12,14-二羟基-5β-心甾-20(22)烯内酯，又名狄戈辛。

本品为白色结晶或结晶性粉末；无臭；味苦。本品在吡啶中易溶，在稀醇中微溶，在三氯甲烷中极微溶解，在水或乙醚中不溶。

对病情不很紧急或容易中毒的心力衰竭患者，可采用地高辛口服。高生物利用度的地高辛片剂，患者空腹口服后(0.25～0.5mg)吸收甚快，经0.5～1小时血药浓度即达高峰。治疗血药浓度为0.5～1.5ng/ml，而中毒血药浓度为2ng/ml临床上用于治疗急性或慢性心力衰竭，尤其对心房颤动及室上性心动过速。

地高辛是最常用的强心苷。地高辛在胃肠道中的吸收是一被动过程，取决于该药的脂溶性、溶解度和膜的穿透性。地高辛口服后的生物利用度为给药剂量的70%～85%，表现出有个体的差异性。尽管地高辛不被广泛代谢，但已知它通过糖蛋白(P-gp)从肠道上皮细胞经上皮组织进入肠内腔(流出)，在肝和肾脏中也存在糖蛋白(P-gp)。个体差异是因为肠道P-gp流出及P-gp依赖性的肾消除不同所致。因此，认真地对每个患者确定有效的地高辛剂量非常重要，以避免中毒。

二、磷酸二酯酶抑制剂

磷酸二酯酶(Phosphodiesterase,PDE)的作用为水解和灭活环磷酸腺苷cAMP、环磷酸鸟苷cGMP，目前已经发现7种同工酶，其中PDE-Ⅲ型位于细胞膜，活性也高、选择性强，为心肌细胞降解cAMP的主要亚型，磷酸二酯酶抑制剂抑制PDE-Ⅲ的活性，将明显减少心肌细胞cAMP降解而提高AMP含量导致强心作用。

代表药物有氨力农(Amrinone)、米力农(Milrinone)，这类药物能够选择性地抑制心肌细胞膜上的PDE，阻碍心肌细胞的cAMP降解，高浓度的cAMP激活多种蛋白激酶，使心肌膜上钙通道开放，促Ca^{2+}内流，经一系列生理效应，引起心肌纤维收缩，达到强心作用。这类药物曾经被希望能够作为洋地黄类的替代新药，但在临床使用中由于出现了肝酶异常、血小板下降、心律失常及严重低血压等副作用，使得其应用受到了限制。

吡啶联吡啶酮类化合物氨力农(Amrinone)是第一个用于临床的磷酸二酯酶抑制剂，但其副作用较多。米力农(Milrinone)是氨力农的同系物,也是其替代品。米力农对磷酸二酯酶PDE-Ⅲ的选择性更高,强心活性为氨力农的10～20倍,具有显著的正性肌力作用和扩血管作用,可以口服,不良反应少,但仍存在致心律失常的潜在危险。依洛昔酮(Enoximone)是咪唑酮类衍生物,为PDE-Ⅲ强效选择性抑制剂,主要代谢为亚砜衍生物和痕迹量的酮。二者均有较母体弱的强心活性。本品可长期口服,耐受性良好。匹罗昔酮(Piroximone)为依洛昔酮的类似物,但作用比后者强5～10倍。

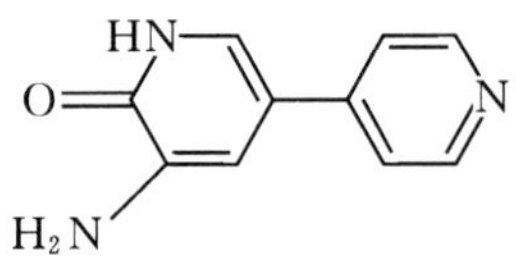

氨力农

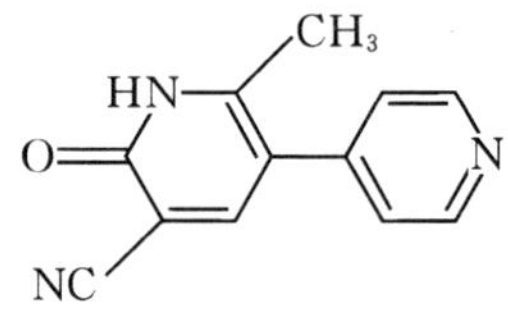

米力农

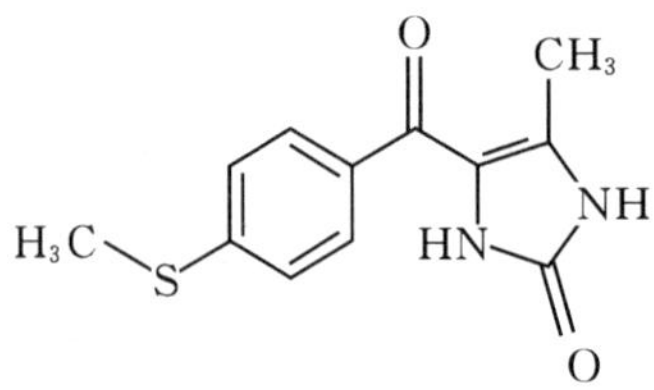

依洛昔酮

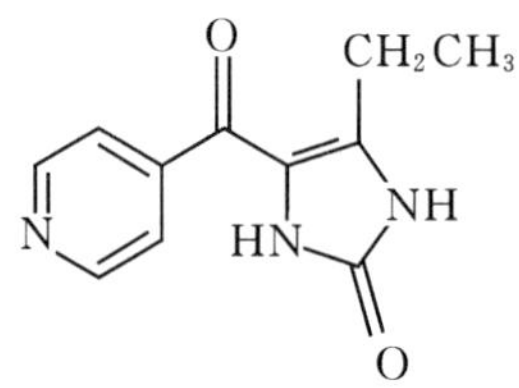

匹罗昔酮

三、钙敏化剂

钙敏化剂可以增强肌纤维丝对于Ca^{2+}的敏感性,在不增加细胞内的Ca^{2+}浓度的条件下,增强心肌收缩力,多数钙敏化剂都兼有PDEI的作用,其代表药物为苯并咪唑-哒嗪酮衍生物匹莫苯(Pimobendan)等。

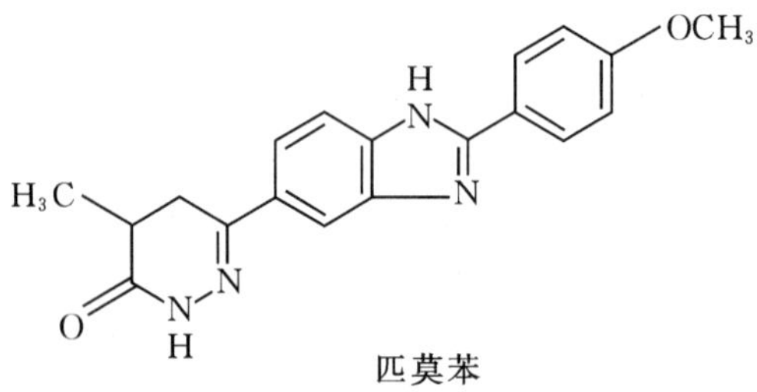

匹莫苯

四、β受体激动剂

心肌上的肾上腺素受体多为β_1受体,当兴奋β_1受体时,可产生一个有效的心肌收缩作用,其机制在于能激活腺苷环化酶,使ATP转化为cAMP,促进钙离子进入心肌细胞膜,从而增强心肌收缩力,增加心排血量。临床上治疗心衰使用的肾上腺素β_1受体激动剂为多巴胺衍生物。多巴胺(Dopamine)为去甲肾上腺素的前体,因此,尽管本身具有强的兴奋β_1受体作用,但仍具有一些不良作用。然而,多巴胺的衍生物却保持了强心作用并且对心率、动脉收缩及心律失常的影响较小。多巴酚丁胺(Dobutamine)为此类药物的代表，它为心脏 β_1 受体选择激动剂。虽有轻微的 α 受体兴奋作用，但主要为兴奋 β_1 受体，用于治疗心衰。

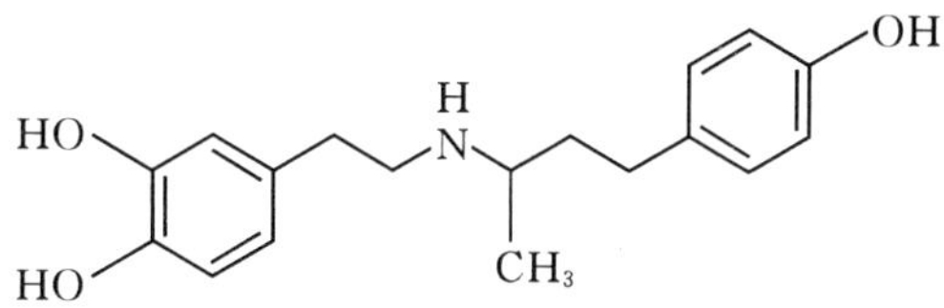

多巴胺丁胺

课堂讨论

请简述强心苷类药物的结构特征。

知识拓展

夹竹桃

夹竹桃粉紫色的花朵和白色的花朵看起来很漂亮。不过，现实却是夹竹桃的花香能使人昏睡、智力降低。夹竹桃全株有毒，含有多种强心苷，是剧毒物质，对人的呼吸系统、消化系统危害极大，接触其分泌的乳液，也容易中毒，中毒后恶心呕吐、腹泻，可致命。所以，家里不宜摆放夹竹桃。

合成介绍

普萘洛尔的合成半合成

合成方法可用 α-萘酚在氢氧化钾存在下用氯代环氧丙烷进行 O-烃化反应，得 1,2-环氧-3-(α-萘氧)丙烷，再以异丙胺胺化，成盐后即得。

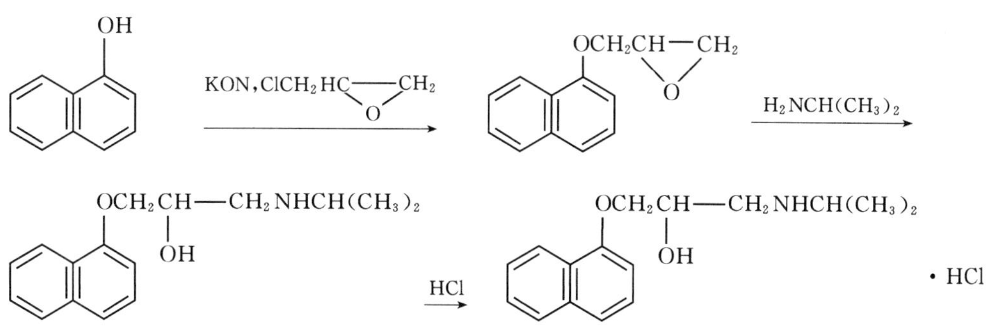

案例分析

患者李某，男，63 岁，三年前被诊断患有高血压，医生给他服用依那普利后，李某的血压得到了很好的控制。但被其产生的两种副作用所烦恼，其中的一种副作用通过服用非处方抗炎药就很容易被克服，但另一种副作用对非处方药和处方药均无反应，李某对此非常烦恼，并将其烦恼在最近的门诊中向医生反映，但医生对李某的抱怨并不感到惊奇，并建议李某将依那普利改为咪达普利——一种和依那普利有相似的作用机制的降压药，但没有依那普利的副作用，同时为了能更好地控制李某的血压，医生还建议他每天再服氯沙坦，并向李某解释，加服氯沙坦可以帮助他更好地控制血压。

1. 阐明依那普利的作用机制，并解释该类药物为何可以用于治疗高血压。

2. ACE 抑制剂的哪一种特有的副作用不能够通过对症服用非处方药和处方药来加以克服？何种生化途径可引起此种副作用？

3. 阐述氯沙坦的作用机制，并解释加服氯沙坦能更好控制李某的血压的原因。

考点提示

一、填空题（填出代表药物名称和药名词干）

1. β 受体阻滞剂类心血管药：词干________代表药物名称________

2. 钙拮抗剂类心血管药：词干________代表药物名称________

3. ACE 抑制剂类抗高血压药：词干________代表药物名称________

4. AngⅡ受体拮抗剂类抗高血压药：词干________代表药物名称________

5. HMG－CoA 还原酶抑制剂类调血脂药：词干________代表药物名称________

二、单项选择题

1. 非选择性 β 受体拮抗剂普萘洛尔的化学名是

A. 1－异丙氨基－3－[对－(2－甲氧基乙基)苯氧基]－2－丙醇

B. 1－(2，6－二甲基苯氧基)－2－丙胺

C. 1－异丙氨基－3－(1－萘氧基)－2－丙醇

D. 1，2，3－丙三醇三硝酸酯

2. 属于钙通道阻滞剂的药物是

A. 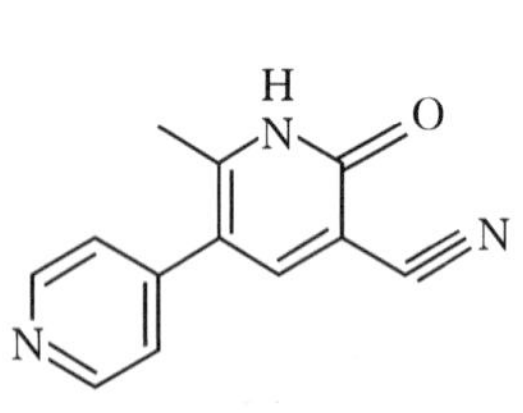

B. 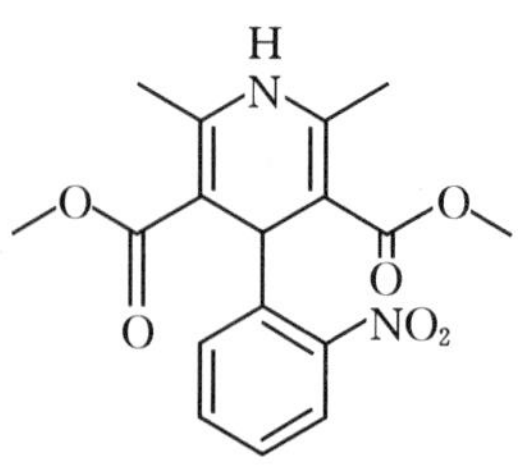

C. 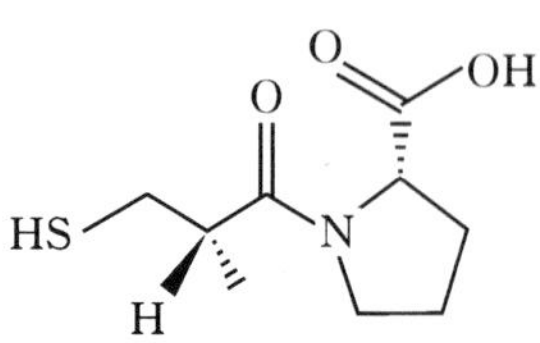

D. 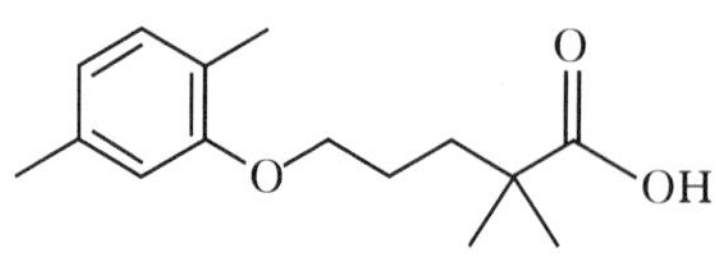

3. 华法林在临床上主要用于

A. 抗高血压　B. 降血脂　C. 心力衰竭　D. 抗凝血

4. 下列哪个属于 Vaughan Williams 抗心律失常药分类法中第Ⅲ类的药物

A. 盐酸胺碘酮　　B. 盐酸美西律　　C. 盐酸地尔硫䓬　　D. 硫酸奎尼丁

5. 属于 AngⅡ受体拮抗剂的是

A. Clofibrate　　B. Lovastatin　　C. Losartan　　D. Nitroglycerin

6. 盐酸美西律属于______类钠通道阻滞剂

A. Ⅰa　　B. Ⅰb　　C. Ⅰc　　D. 上述答案都不对

7. 下列他汀类调血脂药中，哪一个不属于2-甲基丁酸萘酯衍生物

A. 美伐他汀　　B. 辛伐他汀　　C. 洛伐他汀　　D. 阿托伐他汀

8. 尼群地平主要被用于治疗

A. 高血脂病　　B. 高血压病　　C. 慢性肌力衰竭　　D. 心绞痛

9. 根据临床应用，心血管系统药物可分为哪几类

A. 降血脂药、强心药、镇痛药、抗心律失常药

B. 抗心律失常药、降血脂药、强心药、利尿药

C. 降血脂药、抗心律失常药、抗心绞痛药、抗高血压药、强心药

D. 降血脂药、抗溃疡药、抗心律失常药、抗组胺药

三、多项选择题

1. 影响血清中胆固醇和甘油三酯代谢的药物是

A. 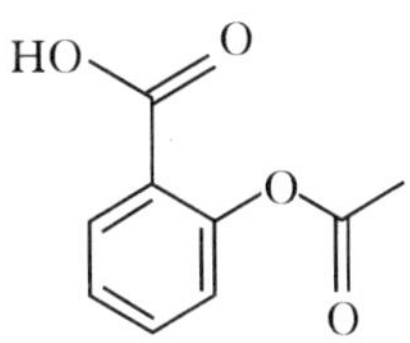

B. 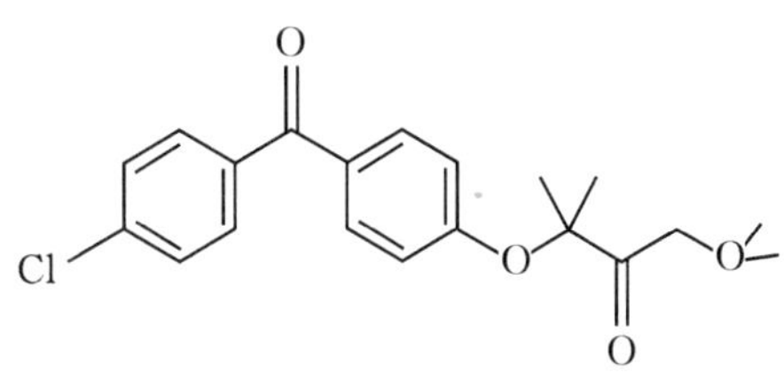

C. 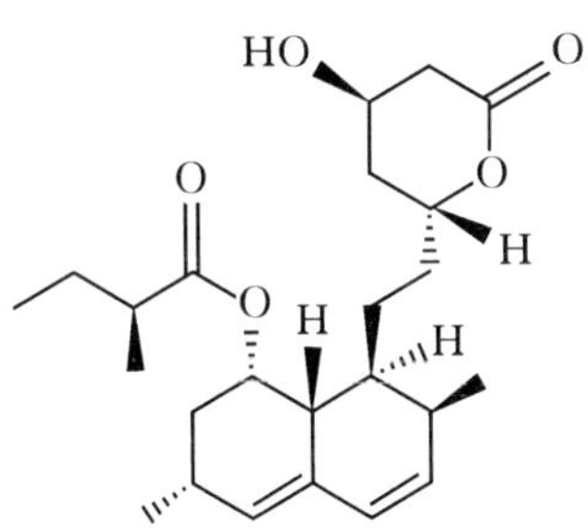

D. 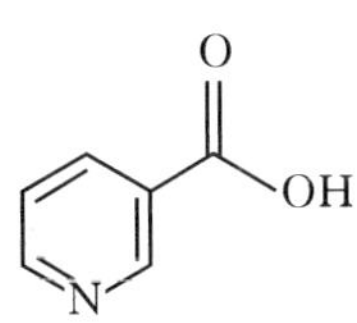

2. 用于心血管系统疾病的药物有

A. 降血脂药　　B. 强心药　　C 抗高血压药　　D. 抗组胺药

3. 用于氯贝丁酯合成的主要原料有

A. 对氯苯酚　　B. 乙醇　　C. 丙酮　　D. 氯仿

四、配伍选择题

（备选答案在前，试题在后。每组题均对应同一组备选答案，每题只有一个正确答案。每个备选答案可重复选用也可不选用。）

A. 分子中含巯基，水溶液易发生氧化反应
B. 分子中含联苯和四唑结构
C. 分子中有两个手性碳，顺式 d-异构体对冠脉扩张作用强而持久
D. 结构中含单乙酯，为一前药
E. 为一种前药，在体内，内酯环水解为 β-羟基酸衍生物才具活性
1. Lovastatin
2. Captopril
3. Diltiazem
4. Enalapril
5. Losartan

A. 氯贝丁酯　　B. 硝酸甘油　　C. 硝苯地平
D. 卡托普利　　E. 普萘洛尔
6. 属于抗心绞痛药物
7. 属于钙拮抗剂
8. 属于 β 受体阻滞剂
9. 降血脂药物
10. 降血压药物

A. 刺激中枢 α-肾上腺素受体　　B. 作用于交感神经
C. 作用于血管平滑肌　　D. 影响肾素-血管紧张素-醛固酮系统
E. 肾上腺 α_1 受体阻滞剂
11. 卡托普利
12. 可乐定
13. 哌唑嗪
14. 利血平
15. 肼苯酞嗪

A. 氯贝丁酯　　B. 卡托普利　　C. 甲基多巴
D. 普萘洛尔　　E. 阿苯达唑
16. 1-异丙氨基-3-(1-萘氧基)-2-丙醇
17. L-α-甲基-β-(3,4-二羟基)丙氨酸
18. [(5-丙巯基)-1H-苯并咪唑-2-基]氨基甲酸甲酯
19. 1-(3-巯基-2-甲基-1-氧化丙基)-L-脯氨酸
20. 2-(4-氯苯氧基)-2-甲基丙酸乙酯

A. 硝酸甘油　　B. 硝苯地平
C. 两者均是　　D. 两者均不是
21. 用于心力衰竭的治疗
22. 黄色无臭无味的结晶粉末
23. 浅黄色无臭带甜味的油状液体

24.分子中含硝基

25.具挥发性,吸收水分子成塑胶状

A. 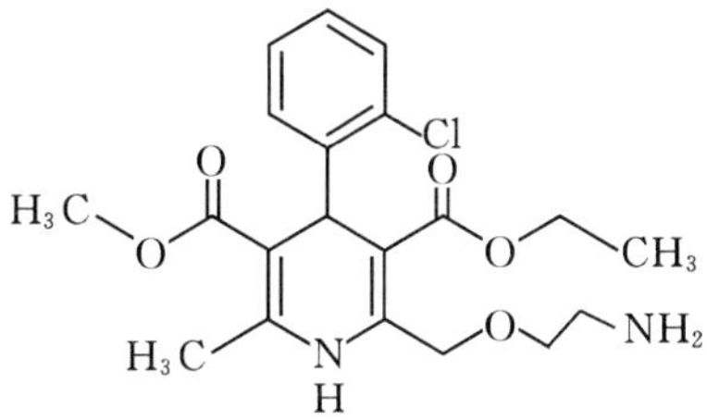

B. 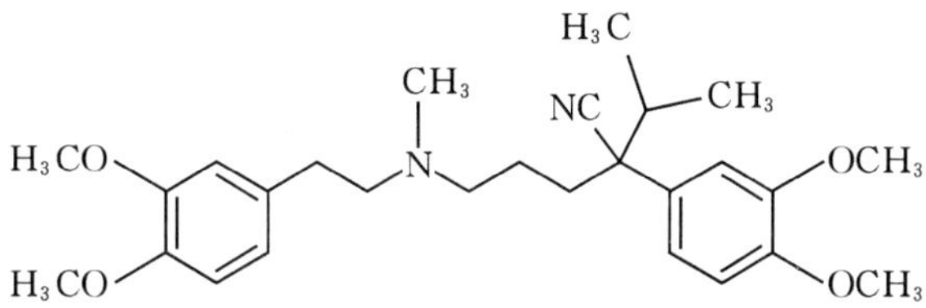

C. 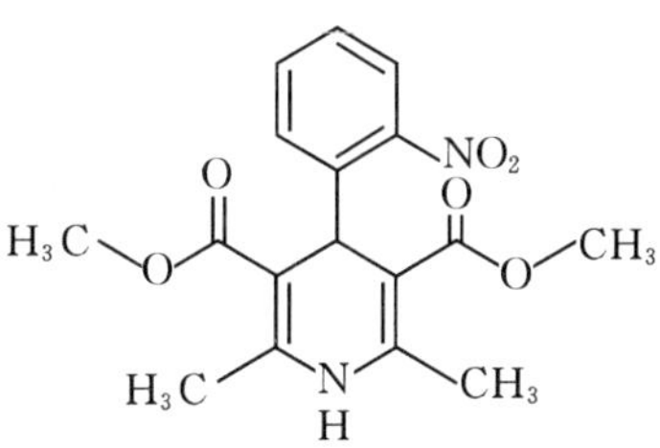

D. 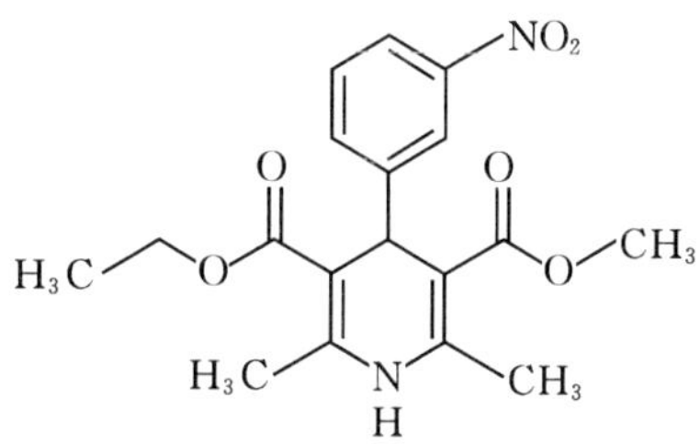

E. 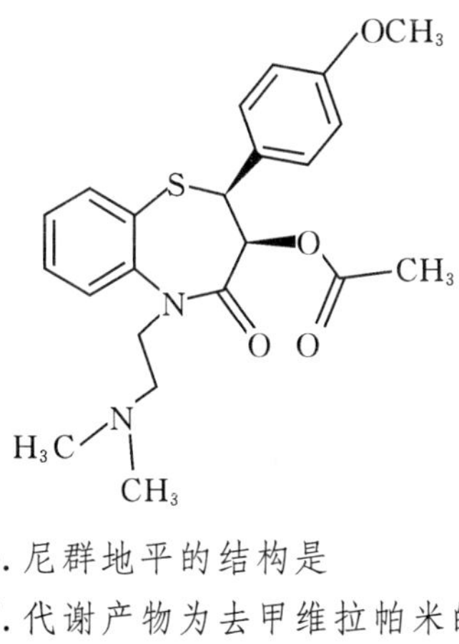

26.尼群地平的结构是

27.代谢产物为去甲维拉帕米的是

28.含有2个手性碳的钙通道阻滞剂,临床仅用D-顺式异构体

A.赖诺普利　　B.依那普利　　C.雷米普利

D.福辛普利　　E.贝那普利

29.含双游离羧基非前体药物的ACE抑制剂是

30.含3个手性中心,全是S构型的ACE抑制剂是

药物化学

31. 结构中含有苯并氮䓬片段的 ACE 抑制剂是

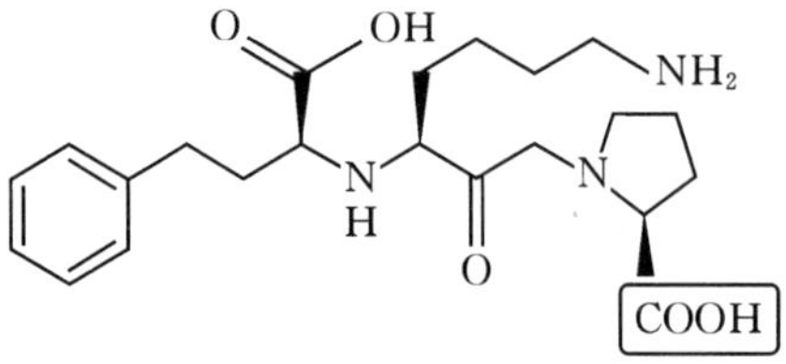

赖诺普利

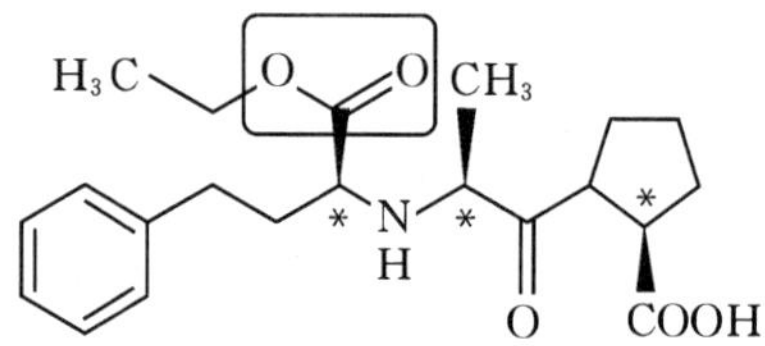

依那普利

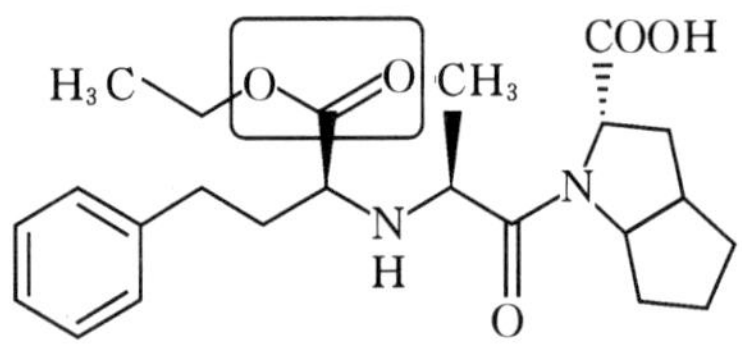

雷米普利

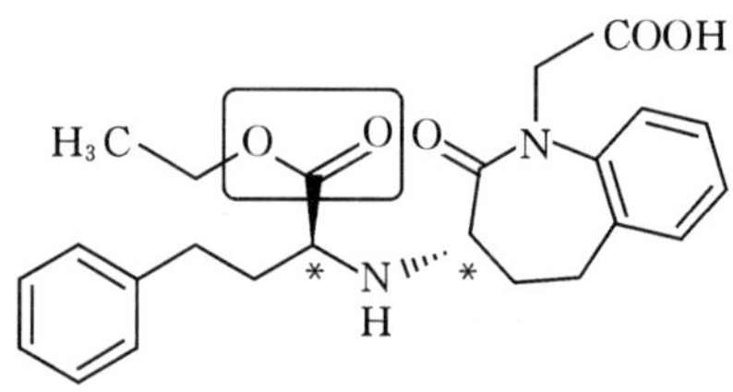

贝那普利

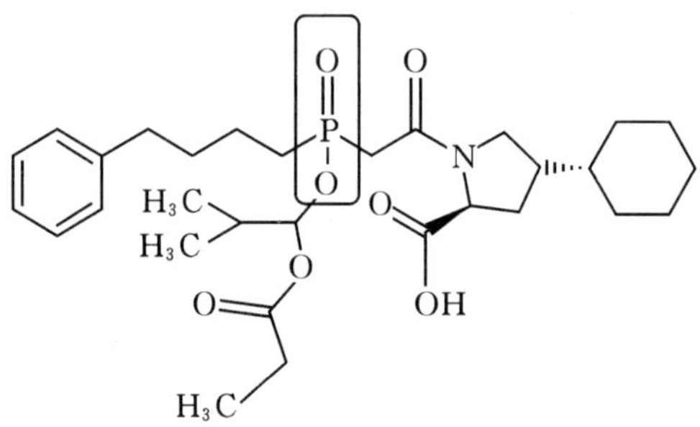

福辛普利

A. 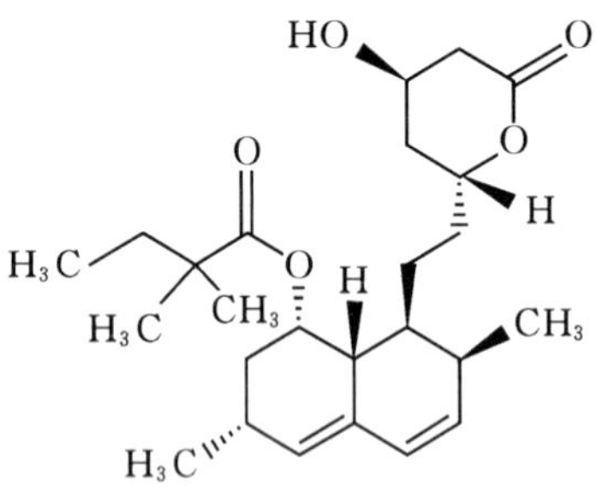

B. 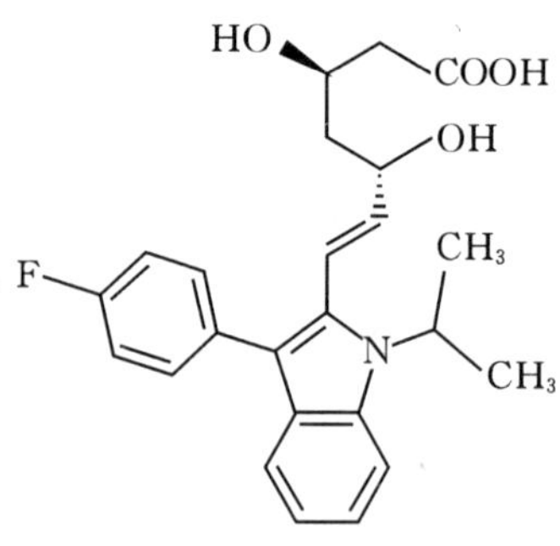

C. 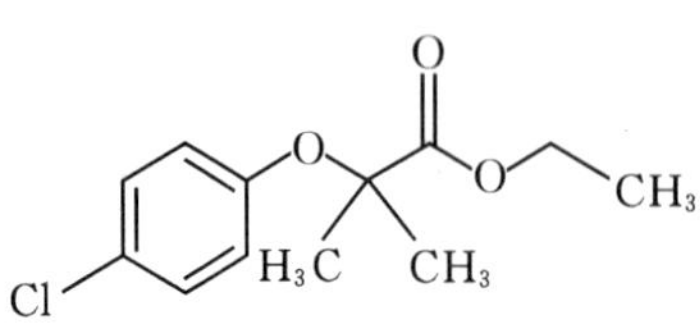

D. 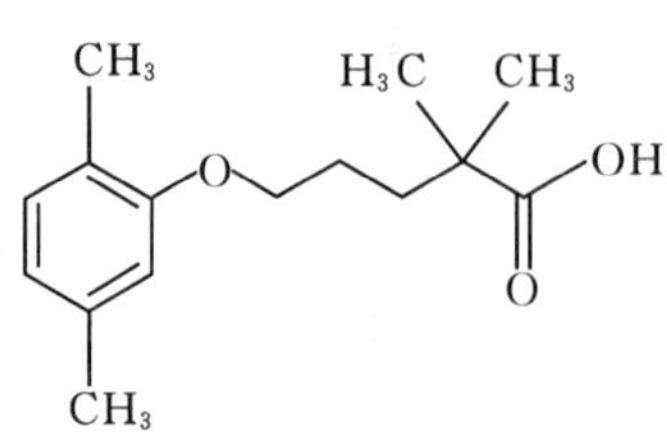

E. 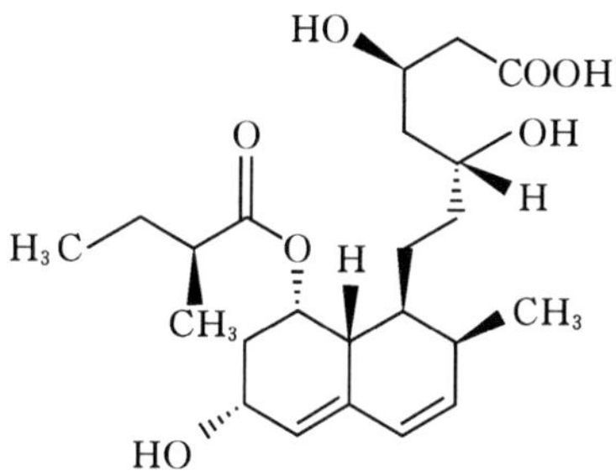

32. 结构中含有环状 3,5 -二羟基羧酸酯的前药是

33. 属于合成类的(HMG - CoA)还原酶抑制剂的是

34. 属于苯氧乙酸类的前体药物是

五、问答题

1. 简述以普萘洛尔为例分析芳氧丙醇类β受体拮抗剂的结构特点及构效关系。

2. 简述 No donor drug 扩血管的作用机制。

3. 根据高脂血症的定义，简述调血脂药物的分类，并说明每类药物的作用机制。洛伐他汀为何称为前药？说明其代谢物的结构特点。

4. 简述钙通道阻滞剂的概念及其分类。

（熊　俭　张春桃）

第十二章　精神障碍治疗药

学习目标

【掌握】苯巴比妥、地西泮、艾司唑仑、苯妥英钠、卡马西平、盐酸氯丙嗪、盐酸氟西汀等典型药物的结构特点、理化性质和主要用途。

【熟悉】苯妥英钠和盐酸氟西汀的合成原理，镇静催眠药、抗癫痫药和抗精神病药的结构类型和作用机制，抗抑郁药的分类和作用机制。

【了解】奥沙西泮、阿普唑仑、唑吡坦、氯氮平、盐酸氯米帕明等药物的结构和用途。

人类的精神活动是最高级的活动，精神紧张、恐惧、烦躁、失眠等多种原因均可引起精神障碍，临床表现有焦虑症、失眠症、癫痫症、精神分裂症、抑郁症、躁狂症等。根据作用特点和作用机制，治疗精神障碍药可分为：镇静催眠药（sedative - hypnotics）、抗癫痫药（antiepileptics）、抗精神病药（antipsychotic drugs）、抗抑郁药（antidepressant）、抗焦虑药（antianxiety agents）和抗躁狂药（antimanic drugs）。

第一节　镇静催眠药

镇静催眠药是一类能够抑制中枢神经系统的药物，镇静药可使人处于安静或思睡状态，催眠药可引起近似生理性睡眠，镇静药和催眠药之间没有明显的界限，常因剂量不同而产生不同效果，小剂量时，产生镇静作用，中等剂量时可催眠，大剂量时则产生深度抑制并有麻醉作用。某些镇静催眠药还有抗癫痫、抗震颤和肌肉松弛等作用。镇静催眠药化学结构可分为巴比妥类（Barbiturates）、苯二氮䓬类（Benzodiazepines）和其他类。

一、巴比妥类

巴比妥类药物是巴比妥酸（Barbituric Acid）（环丙二酰脲）的衍生物，是最早的镇静催眠药，巴比妥酸本身无生理治疗作用，只有5位碳上的两个氢原子都被烃基取代后才有镇静催眠活性。

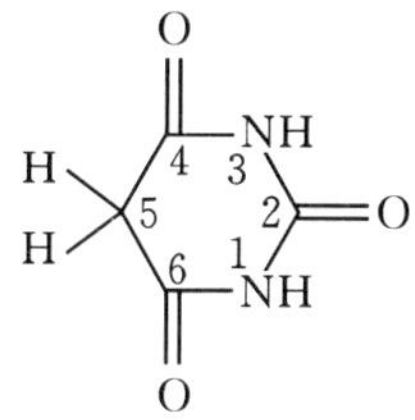

巴比妥酸

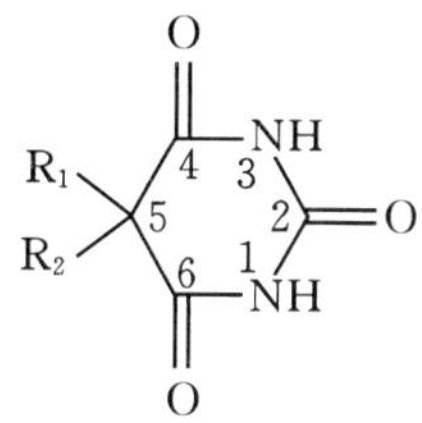

巴比妥类药物的基本结构

巴比妥类药物按作用时间分为长时效(6～8 小时)、中时效(4～6 小时)、短时效(2～3 小时)和超短时效(1/4 小时)四种类型。常见巴比妥类镇静催眠药物见表 12－1。

表 12－1　常见巴比妥类镇静催眠药

作用时间	药物名称	药物结构	作用特点
长时效	苯巴比妥	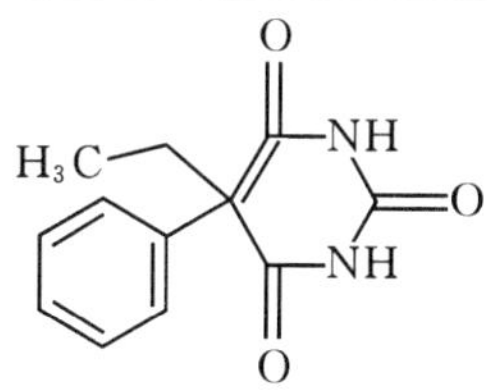	其中枢抑制作用因剂量而异，具有镇静、催眠、抗惊厥作用
中时效	异戊巴比妥	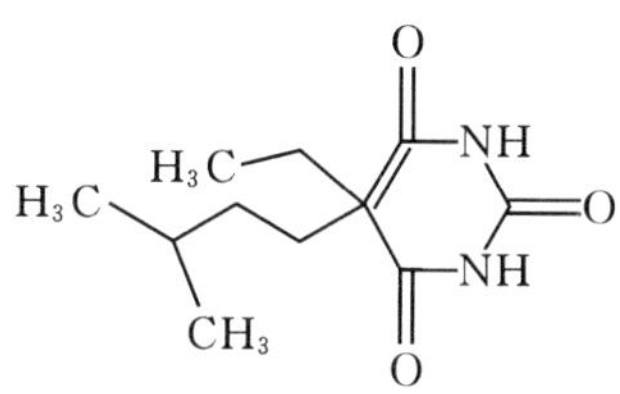	作用与苯巴比妥相似，但作用时间持续时间短
短时效	司可巴比妥	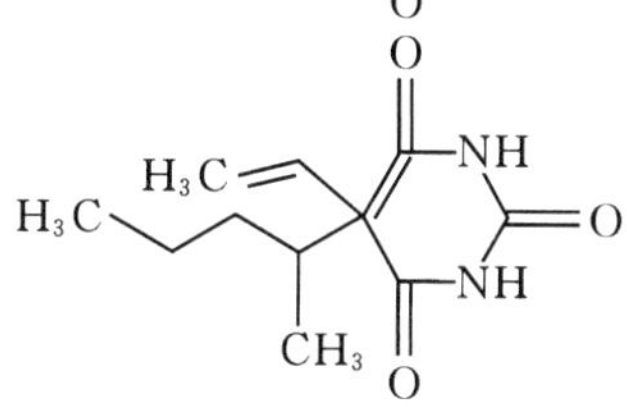	催眠作用与异戊巴比妥相同，作用出现快，持续时间短
超短时效	硫喷妥钠	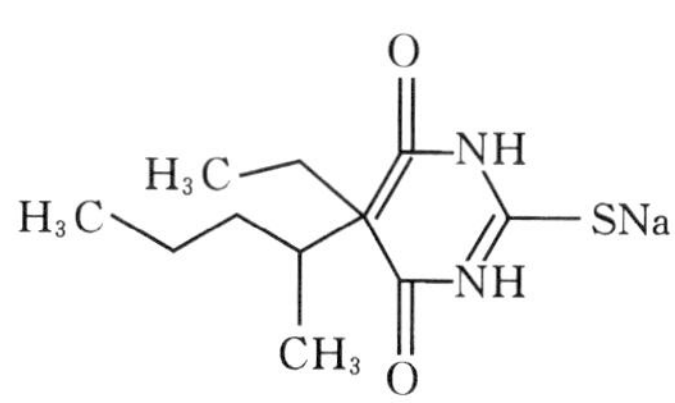	主要用于静脉诱导麻醉

巴比妥类药物属于结构非特异性药物，其作用的强弱和起效快慢与药物的解离常数 pKa 和脂水分配系数密切相关，作用时间的长短与其在体内的代谢快慢有关。C_5 取代基决定着巴比妥类药物的脂溶性和 pKa 值。

巴比妥类药物的构效关系：①C_5 位双取代，才有镇静催眠作用，无取代基或单取代时，在生理 pH 时，几乎 100％呈离子状态，不易透过血脑屏障，无镇静催眠作用。②C_5 位取代基的总碳数一般在 4～8 为最好，超过 8 时，脂溶性过大，可导致惊厥。③C_5 位取代基为直链烷烃或芳烃时，体内不易氧化代谢，作用时间长，如苯巴比妥；而取代基是支链烃基或不饱和烃基时，易氧化代谢，作用时间短，如司可巴比妥。④C_2上氧被硫取代时，则亲脂性增大，使药物更易透过血脑屏障进入中枢，起效快，持续时间短，如硫喷妥钠。

苯巴比妥　Phenobarbital

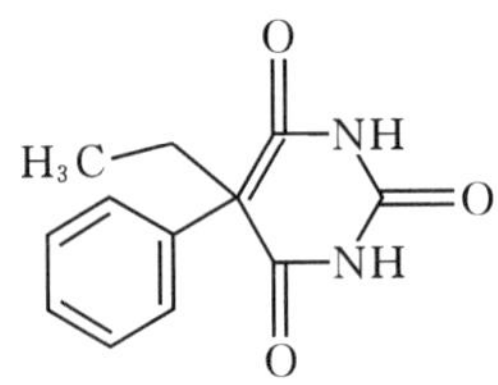

化学名：5-乙基-5-苯基-2,4,6-(1H,3H,5H)-嘧啶三酮，又名鲁米那。

本品为白色有光泽的结晶性粉末；无臭。熔点为174.5℃～178℃。在乙醇或乙醚中溶解，在三氯甲烷中略溶，在水中极微溶解，在氢氧化钠或碳酸钠溶液中溶解。

本品具有环丙二酰脲结构，在水溶液中酰亚胺基可互变异构成烯醇式，显弱酸性(pKa 7.40)，能溶于氢氧化钠或碳酸钠溶液中生成苯巴比妥钠，其钠盐水溶液呈碱性，与酸性药物接触或吸收空气中的CO_2，可析出苯巴比妥沉淀。

本品钠盐露置于空气中，易吸潮。其钠盐水溶液放置过久易水解，生成酰脲类化合物而失去活性。为避免水解失效，故巴比妥类药物的钠盐粉针剂需密封，临用前配制。

本品分子中具有苯环，可与亚硝酸钠-硫酸试液作用，即显橙黄色，随即转橙红色；与甲醛-硫酸试液作用，界面产生玫瑰红色。可用于区别不含苯基的巴比妥类药物。

本品与吡啶-硫酸铜试液作用显紫堇色。

本品为长效类镇静催眠药和抗惊厥药。临床用于治疗焦虑、失眠，也可治疗惊厥及癫痫大发作。本品主要副作用是用药后头晕和困倦，久用可产生耐受性和依赖性。

二、苯二氮䓬类

苯二氮䓬类药物是20世纪60年代以来发展起来的一类镇静催眠药，由于此类药物具有较好的抗焦虑和镇静催眠作用，毒副作用小，安全范围大，临床上已成为镇静、催眠、抗焦虑的首选药。

氯氮䓬(Chlordiazepoxide)是第一个用于临床的苯二氮䓬类药物，主要用于治疗失眠。在氯氮䓬的结构改造中，发现其分子中氮氧化和脒基结构不是活性必要结构，通过结构简化得到同类活性较强的药物地西泮(Diazepam)，在对地西泮的体内代谢研究中，发现了其代谢产物也具有相似的生理活性，从而开发出了奥沙西泮(Oxazepam)、劳拉西泮(Lorazepam)等药物。

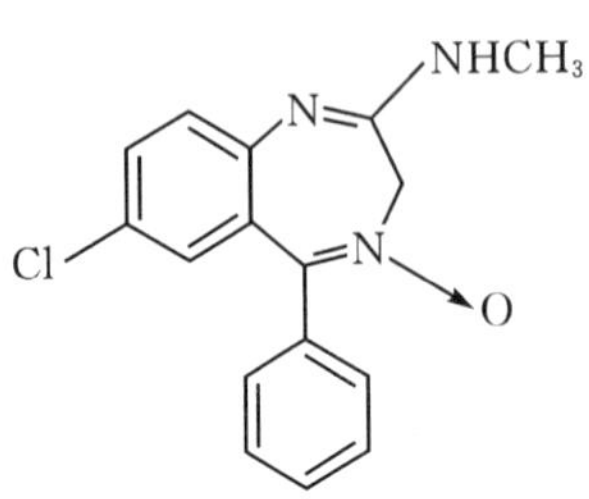

氯氮䓬

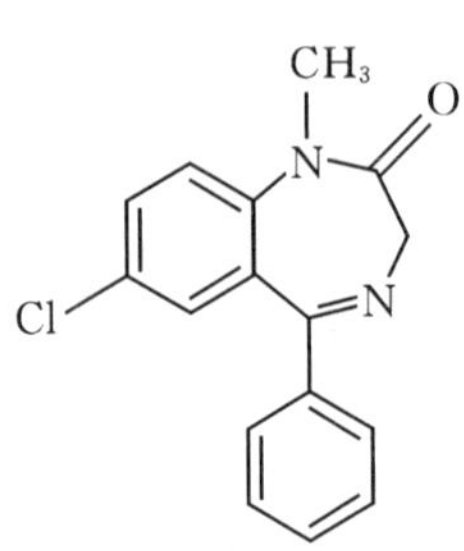

地西泮

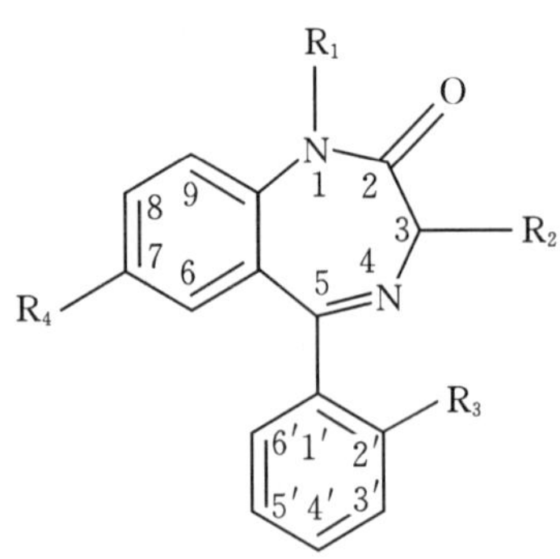

苯二氮䓬类基本结构

本类药物分子结构中的七元亚胺内酰胺环为活性必需结构；在分子的 C－7 位和 5 位苯环的 C－2′位引入吸电子基，能显著增强活性，从而发现了氟西泮（Flurazepam）、硝西泮（Nitrazepam）、氯硝西泮（Clonazepam）等；在 1，2 位并合三氮唑环，可增加 1，2 位的稳定性，减少七元环的水解，还可增加药物与受体的亲和力，从而得到作用更强的唑仑类（－alzolam），如三唑仑（Triazolam）、艾司唑仑（Estazolam）、阿普唑仑（Alprazolam）等。

常用苯二氮䓬类镇静催眠药见表 12－2。

表 12－2　常用苯二氮䓬类镇静催眠药

药物名称	药物结构	作用特点
地西泮（安定）	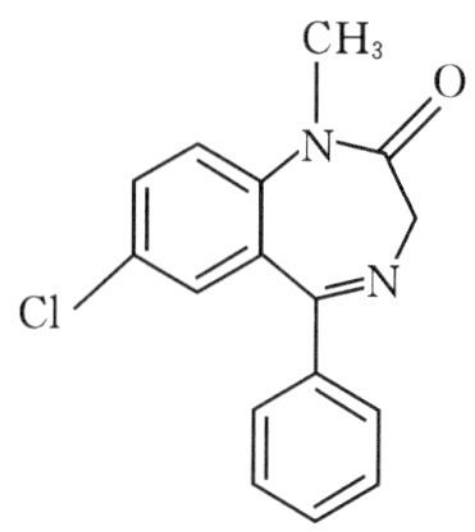	具有镇静、催眠、抗焦虑、抗惊厥、肌松作用。常用于治疗焦虑紧张状态、恐怖、强迫、癫痫、睡眠障碍等
硝西泮（硝基安定）	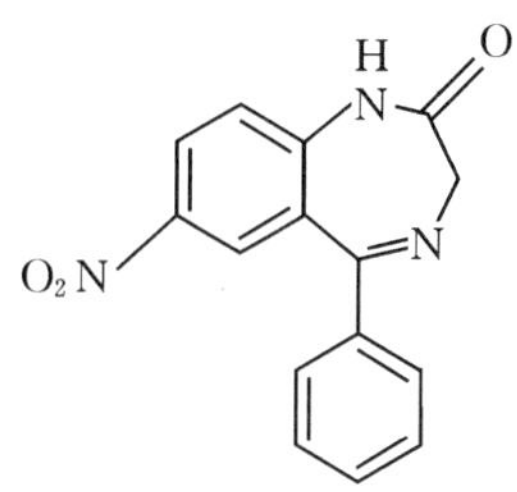	具有镇静、催眠、抗焦虑、抗癫痫作用。催眠作用近似生理睡眠，较少后遗效应。对癫痫小发作、婴儿痉挛亦有较好的效果
氯硝西泮（氯硝安定）	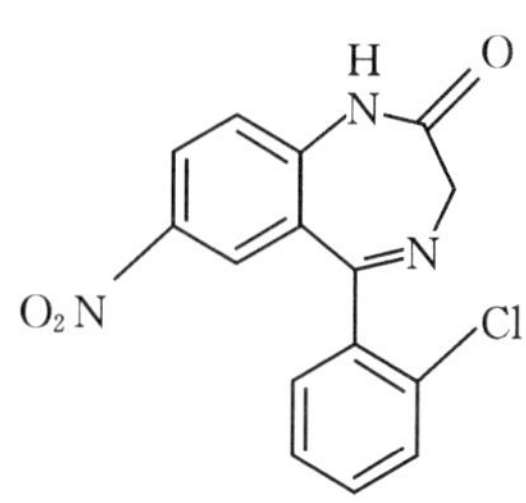	具有较强的镇静、催眠、肌肉松弛、抗癫痫、抗焦虑作用，作用类似地西泮，抗惊厥作用比地西泮强 5 倍，作用迅速，具有广谱抗癫痫作用
奥沙西泮	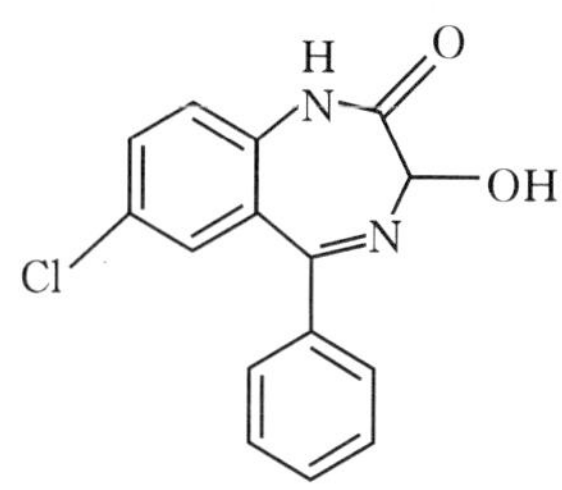	地西泮的主要代谢产物，药理作用与地西泮相似但较弱，副作用较小

续表

药物名称	药物结构	作用特点
艾司唑仑 （去甲阿普唑仑，舒乐安定）	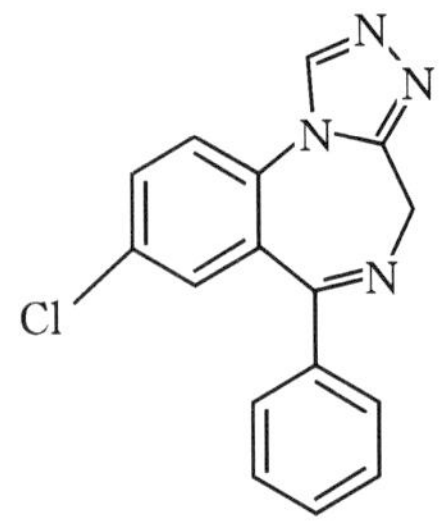	高效镇静、催眠、抗焦虑药，镇静催眠作用比硝西泮强 2.5～4 倍，其抗焦虑作用具有广谱性，可帮助消除紧张、烦躁性症状
阿普唑仑 （佳静安定）	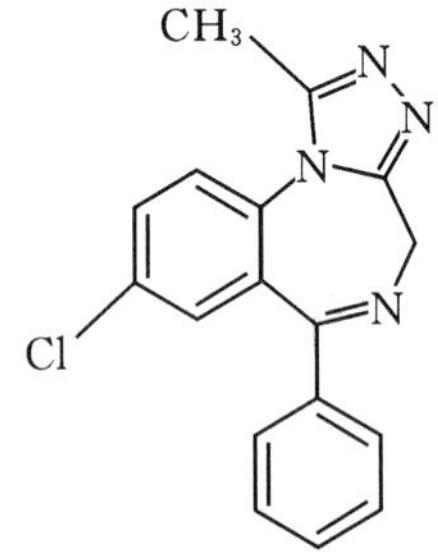	具有与地西泮相似的药理作用，抗焦虑作用比地西泮强 10 倍，主要用于治疗焦虑，并兼有一定的三环类抗抑郁作用，作用快、剂量小、副作用小
三唑仑 （海洛神， 酣乐欣）	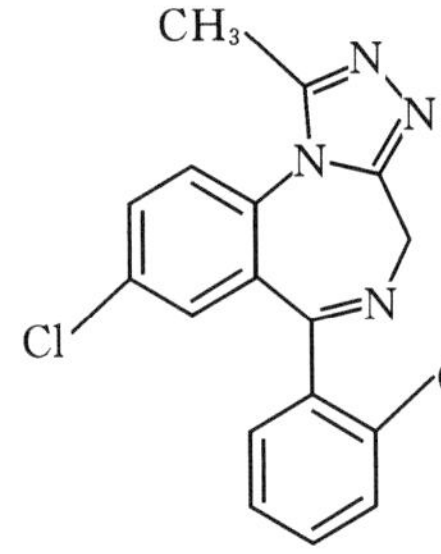	短效镇静催眠药，口服吸收快而完全，用于治疗各种失眠症，催眠作用比安定强 45 倍，具有显著的镇静、抗焦虑和催眠作用

地西泮 Diazepam

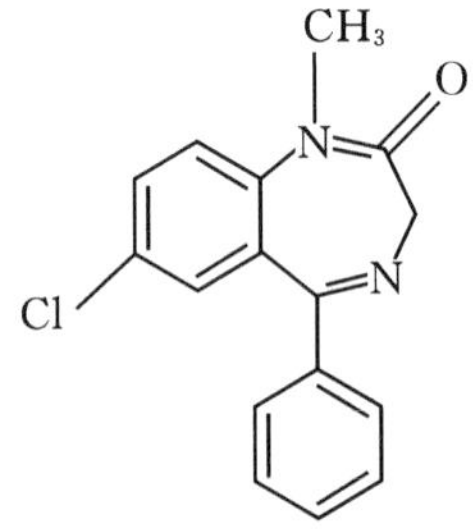

化学名：1 -甲基- 5 -苯基- 7 -氯- 1，3 -二氢- 2H - 1，4 -苯并二氮杂䓬- 2 -酮，又名安定。

本品为白色或类白色结晶性粉末；无臭，味微苦。熔点为 130℃～134℃。在丙酮或三氯甲烷中易溶，在乙醇中溶解，在水中几乎不溶。

本品分子中 1，2 位酰胺键和 4，5 位的亚胺键不稳定，遇酸受热易水解开环，生成 2 -甲氨基- 5 -氯二苯甲酮和甘氨酸。水解可同时发生在 1，2 位和 4，5 位，两过程平行进行，而 4，5 位开环为可逆反应，在酸性条件开环，在碱性条件下则可重新环合。尤其当7位、2′位有强吸电子基或1,2位有并合杂环存在时，4,5位重新环合特别容易进行。如硝西泮、氯硝西泮等口服后在酸性胃液中，4,5位水解开环，进入碱性肠道后，又可闭环为原药，因此不影响药物的生物利用度。

本品溶于硫酸，在紫外光灯(365nm)下显黄绿色荧光。

本品溶于稀盐酸，加碘化铋钾试液，即产生橙红色沉淀，放置颜色加深。

本品具有镇静、催眠、抗焦虑、抗癫痫和抗惊厥作用，临床用于治疗焦虑症、失眠及各种神经症。

奥沙西泮　Oxazepam

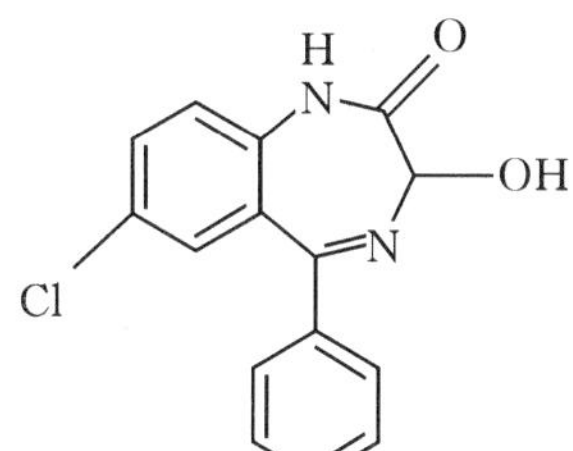

化学名：5-苯基-3-羟基-7-氯-1,3-二氢-2H-1,4-苯并二氮䓬-2-酮，又名去甲羟安定。

本品为白色或类白色结晶性粉末，几乎无臭。熔点为198℃～202℃，熔融同时分解。在乙醇、丙酮或三氯甲烷中微溶，在水中几乎不溶。

本品在酸或碱中加热水解，生成2-苯甲酰基-4-氯胺和氨，前者呈芳伯胺反应，产生橙红色沉淀，可与其他水解产物不含芳伯胺的同类药物如地西泮区别。

本品是地西泮的活性代谢产物，药理作用同地西泮相似，但毒性低、副作用小、半衰期短，适宜于老年人和肝肾功能不良的患者使用。对焦虑、紧张、失眠均有效，还能控制癫痫的大、小发作。

艾司唑仑　Estazolam

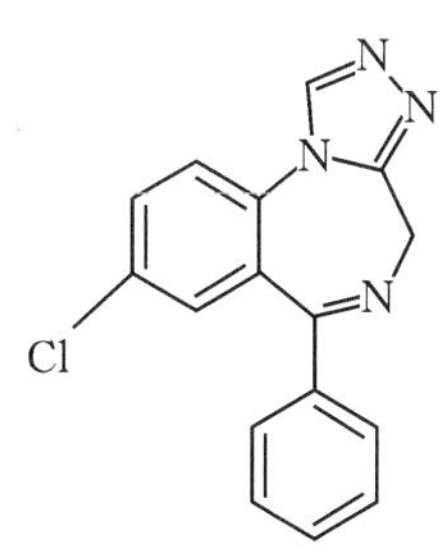

化学名：6-苯基-8-氯-4H-[1,2,4]-三氮唑[4,3-α][1,4]苯并二氮杂䓬，又名舒乐安定。

本品为白色或类白色结晶性粉末；无臭，味微苦。熔点为229℃～232℃。在乙酸酐或三氯甲烷中易溶，在甲醇中溶解，在乙酸乙酯或乙醇中略溶，在水中几乎不溶。

本品在稀盐酸中加热煮沸可使三唑环开环水解，产物呈芳香第一胺特征反应。

药物化学

本品加稀硫酸少许，在紫外灯(365nm)下显天蓝色荧光。

本品的活性强，较地西泮强几十倍，较硝西泮强 2.4～4 倍，且毒副作用小，治疗安全范围大。广泛用于焦虑、失眠、紧张及癫痫大、小发作和术前镇静等。

三、其他类

20 世纪 90 年代，一些安全性更高的非苯二氮䓬结构的杂环类镇静催眠药相继上市，如咪唑并吡啶类的酒石酸唑吡坦(Zolpidem Tartrate)、吡咯烷酮类的佐匹克隆(Zopiclone)及吡唑并嘧啶类的扎来普隆(Zaleplon)等新型结构药物，其镇静作用强，口服后吸收迅速，半衰期短，副作用小，且无明显耐药性、依赖性和精神运动损害等特点，疗效优于或类似于苯二氮䓬类，将成为苯二氮䓬类的替代物。

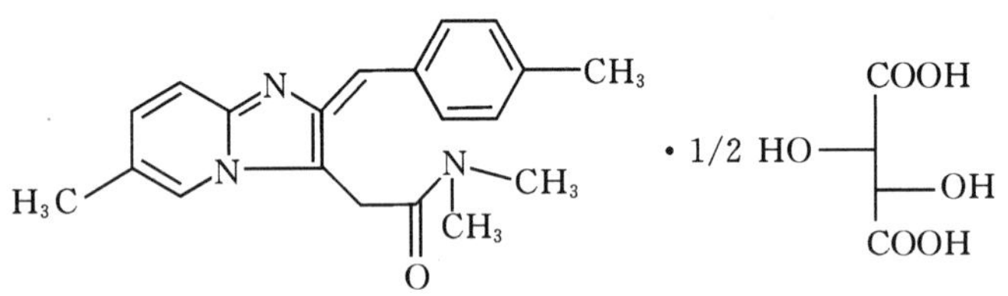

酒石酸唑吡坦

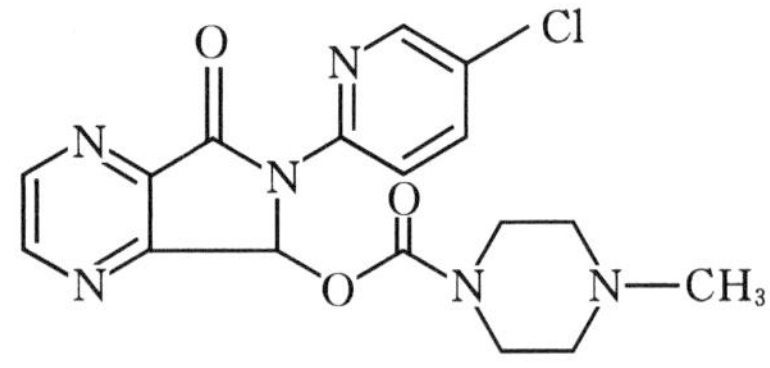

佐匹克隆

课堂讨论

1. 如何用化学方法区分苯巴比妥和司可巴比妥？
2. 苯巴比妥钠注射液在空气中放置为什么变浑浊？
3. 为什么艾司唑仑比地西泮活性强，作用时间长？

知识拓展

镇静催眠药的作用机制

镇静催眠药对中枢神经系统的各个部位都有不同程度的抑制作用，然而其作用部位各有侧重，其主要的药理作用和临床适应证也有区别。

一般而言，催眠药对整个大脑皮层有弥散的抑制作用，主要发挥催眠和较弱的镇静作用，用于治疗失眠和轻度的神经症。弱安定药的主要作用部位是边缘系统和间脑，能解除情绪焦虑和精神紧张，调整情绪障碍和自主神经系统的功能紊乱，主要适应证为焦虑紧张症状突出的神经症。强安定药主要作用于脑干网状结构。网状结构的上升系统，对维持大脑皮层的兴奋性和觉醒有关；而下降系统，则与运动和行为有关。这种药物能清除病理性兴奋，减轻焦虑紧张、幻觉妄想和病理性思维等精神症状；同时，治疗剂量又不致产生深睡等意识障碍，主要适应证为精神分裂症、躁狂症等重精神病。

第二节 抗癫痫药

癫痫是大脑局部病灶神经元兴奋性过高，反复发生阵发性放电而引起的脑功能异常，表现为不同程度的运动、感觉、意识、行为和自主神经障碍等症状。按发病表现，可分为大发作、小发作、精神运动性发作、局限性发作和癫痫持续状态。抗癫痫药(antiepileptics)可抑制大脑神经的兴奋性，用于防止和控制癫痫的发作。

目前临床上常用的抗癫痫药物有巴比妥类中的苯巴比妥、苯二氮䓬类中的地西泮及硝西泮、乙内酰脲类的苯妥英(Phenytoin)、二苯并氮杂䓬类中的卡马西平(Carbamazepine)、丁二酰亚胺类的乙琥胺(Ethosuximide)和脂肪酸类的丙戊酸钠(Sodium Valproate)等。

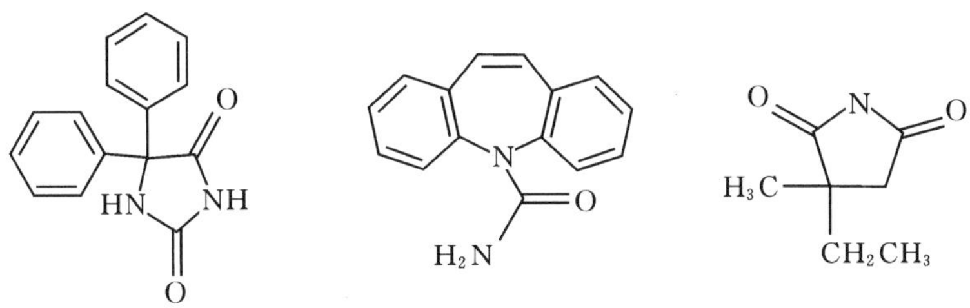

苯妥英　　卡马西平　　乙琥胺

苯妥英钠 Phenytoin Sodium

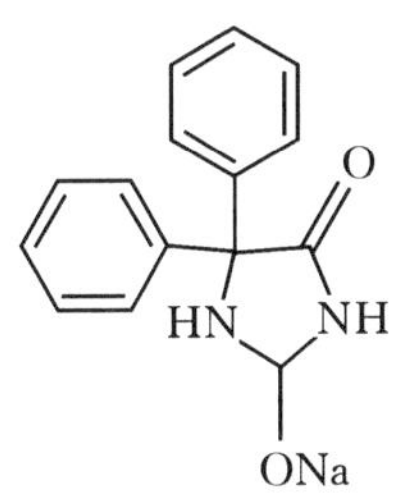

化学名：5,5-二苯基乙内酰脲钠盐，又名大伦丁钠。

本品为白色粉末；无臭；微有引湿性。在水中易溶，在乙醇中溶解，在三氯甲烷或乙醚中几乎不溶。

本品的水溶液呈碱性，在空气中逐渐吸收二氧化碳，析出苯妥英而呈现浑浊，故本品及水溶液应密闭保存或新鲜配制。

本品分子中具有乙内酰脲结构，碱性溶液中受热易水解，可生成二苯基脲基乙酸，最后生成二苯基氨基乙酸，并释放氨。其注射剂须制成粉针，并且不能与酸性药物配伍。

本品水溶液加氯化汞试液，可生成白色沉淀，在过量氨试液中不溶。

本品与吡啶-硫酸铜试液作用显蓝色，可区别于苯巴比妥。

本品具有抗癫痫和抗心律失常作用，是癫痫大发作的首选药，对癫痫小发作无效，也用于控制癫痫的持续状态。此外，苯妥英钠还能治疗三叉神经痛、洋地黄引起的心律失常。

卡马西平　Carbamazepine

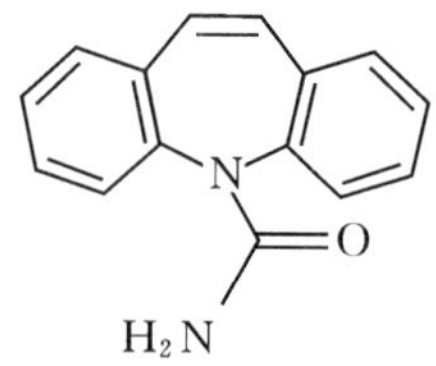

化学名：5H-苯并[b,f]氮杂䓬-5-甲酰胺，又名酰胺咪嗪、卡巴咪嗪。

本品为白色或类白色结晶性粉末，几乎无臭。熔点为189℃～193℃。在三氯甲烷中易溶，在乙醇中略溶，在水和乙醚中几乎不溶。

本品有多晶性，有引湿性，在干燥及室温下较稳定。片剂在潮湿环境中可生成二水化合物，导致片剂表面硬化，使本品的溶解和吸收困难，药效下降。本品长时间光照会发生聚合和氧化反应，固体表面由白色变橙黄色，故需避光、密闭保存。

本品与硝酸共热，即显橙红色。

本品临床上用于治疗癫痫大发作和综合性、局灶性发作。

丙戊酸钠　Sodium Valproate

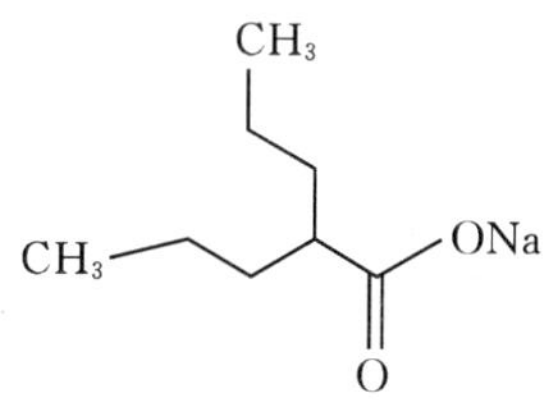

化学名：2-丙基戊酸钠。

本品为白色结晶性粉末或颗粒，有强吸湿性。在水中极易溶解，在甲醇或乙醇中易溶，在丙酮中几乎不溶。

本品加入醋酸氧铀溶液与罗丹的饱和苯溶液，苯层显粉红色，在紫外灯下，显橙色荧光。

本品为广谱抗癫痫药，临床上用于单纯或复杂失神发作、癫痫大发作的治疗。

课堂讨论

1. 比较苯巴比妥钠与苯妥英钠的结构、性质有何异同？如何用化学方法区分两者？
2. 卡马西平片剂为什么要避光密闭保存？

知识拓展

癫痫

癫痫是由于异常放电的起始部位和传递方式的不同，癫痫发作的临床表现复杂多样，可表现为发作性运动、感觉、自主神经、意识及精神障碍。引起癫痫的病因多种多样。癫痫患者经过正规的抗癫痫药物治疗，大部分患者的发作是可以得到控制的，个别患者经过多年的治疗可以痊愈，可以和正常人一样地工作和生活。

癫痫的发病机制非常复杂。中枢神经系统兴奋与抑制间的不平衡导致癫痫发作，其主要与离子通道神经递质及神经胶质细胞的改变有关。

第三节　抗精神病药

抗精神病药(antipsychotics drugs)的作用主要与拮抗多巴胺(Dopamine，DA)受体有关，又称强安定药，可在不影响意识的条件下，用于控制患者的兴奋、躁动、幻觉及妄想等症状。按照化学结构，抗精神病药可分为吩噻嗪类、噻吨类(硫杂蒽类)、丁酰苯类和其他类。

一、吩噻嗪类

氯丙嗪(Chlorpromazine)是第一个应用于临床的吩噻嗪类抗精神病药，氯丙嗪虽然具有较好的疗效，但其有较大的毒性和锥体外系副作用，因此以氯丙嗪为先导物，对其进行了结构改造，构效关系的研究结果表明：①吩噻嗪环上2位的氯原子是活性必需的，可用其他吸电子基团取代，活性强弱顺序是 $CF_3 > Cl > COCH_3 > H > OH$，比如三氟丙嗪(Triflupromazine)的活性为氯丙嗪的4倍，乙酰丙嗪(Acetylpromazine)作用弱于氯丙嗪，毒性也低于氯丙嗪；②吩噻嗪环10位侧链上二甲氨基以哌嗪基取代，可得到作用更强的药物，如奋乃静(Penphenazine)和氟奋乃静(Fluphenazine)；将侧链上含有伯醇羟基的药物与长链脂肪酸成酯，则成为长效药物，如氟奋乃静庚酸酯(Fluphenazine Decanoate)。

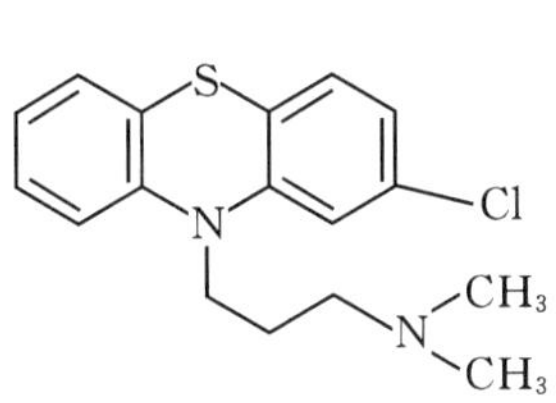

氯丙嗪

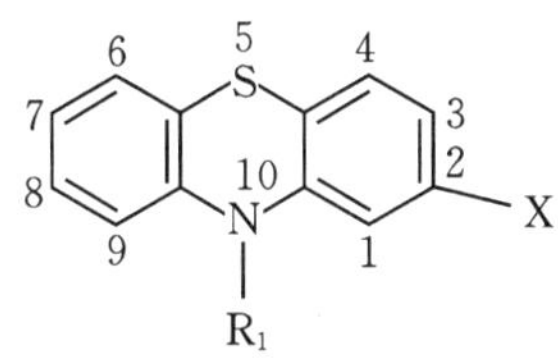

吩噻嗪类基本结构

常见吩噻嗪类抗精神病药物见表12-3。

表12-3　常见吩噻嗪类抗精神病药物

药物名称	药物结构	作用特点
氯丙嗪	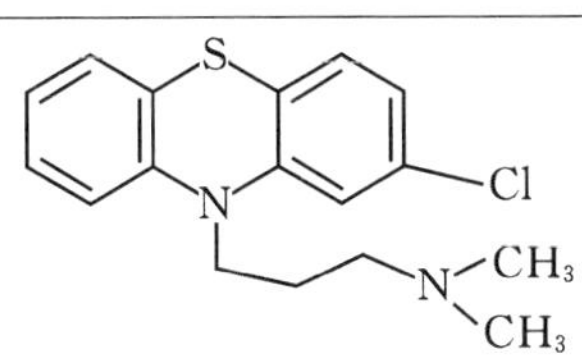	用于治疗精神分裂症，亦用于镇吐、强化麻醉及人工冬眠
乙酰丙嗪	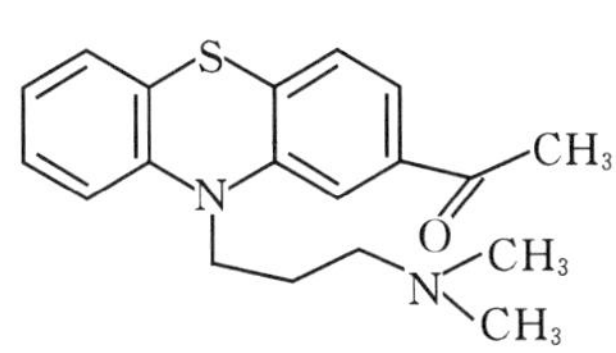	作用弱于氯丙嗪，但毒性较低

续表

药物名称	药物结构	作用特点
三氟丙嗪	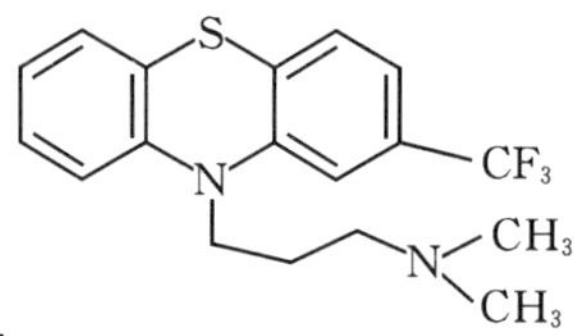	作用于氯丙嗪相似，抗精神病作用比氯丙嗪强 3～5 倍
奋乃静	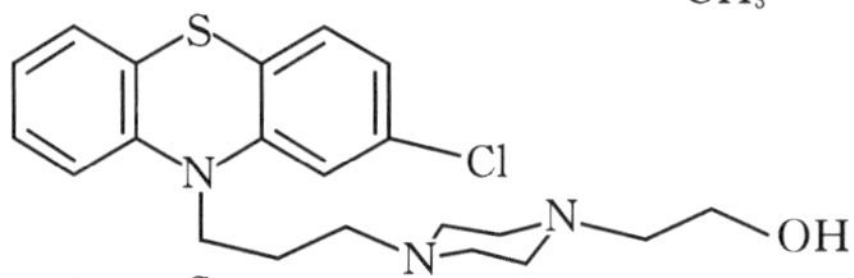	作用与氯丙嗪相似，镇吐作用较强，镇静作用较弱，毒性低
氟奋乃静	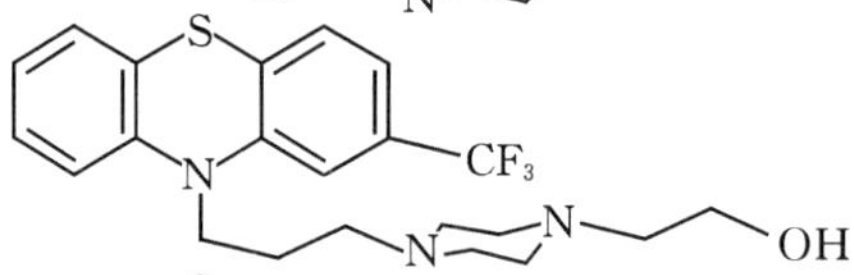	抗精神病作用比奋乃静强且持久，镇静催吐作用弱
三氟拉嗪	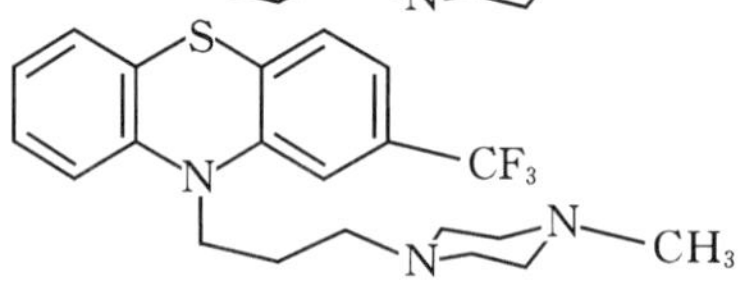	抗精神病作用比氯丙嗪强，作用快而持久
氟奋乃静庚酸酯	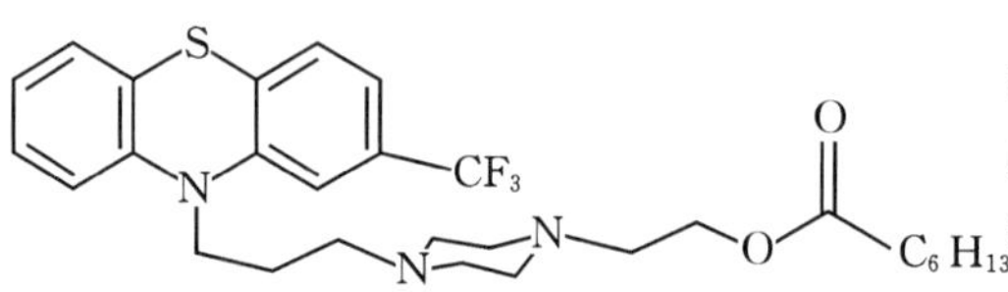	本品为长效抗精神病药，作用持续时间久，一次给药可维持 2～4 周

盐酸氯丙嗪 Chlorpromazine Hydrochloride

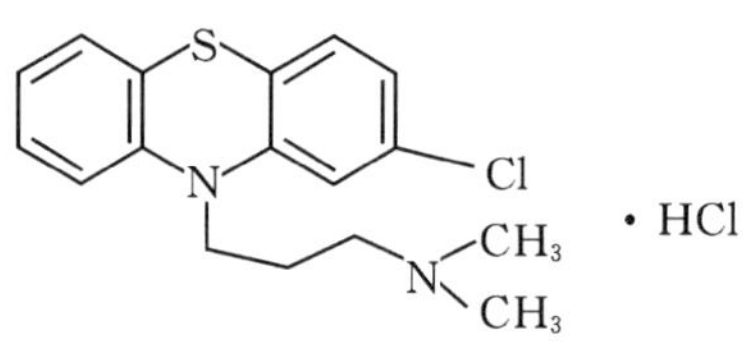

化学名：N，N－二甲基－2－氯－10H－吩噻嗪－10－丙胺盐酸盐，又名冬眠灵。

本品为白色或乳白色结晶性粉末；有微臭，味极苦；有引湿性。熔点为 194℃～198℃。在水中极易溶解，在乙醇及三氯甲烷中易溶，在乙醚和苯中不溶。

本品水溶液呈酸性，pH3.0～5.0 时比较稳定，遇碱可析出游离氯丙嗪沉淀，故本品不能与碱性药物配伍使用。

本品结构中具有吩噻嗪母核，电子云密度高，易被氧化，在空气中放置，渐变为红棕色，日光及重金属离子可催化氧化。为防止氧化变色，其注射液在生产中加入连二亚硫酸钠、亚硫酸氢钠或维生素 C 等抗氧剂。

本品遇硝酸氧化而显红色，渐变为淡黄色，可用于吩噻嗪类药物的鉴别；遇三氯化铁显稳定的红色。

本品无论口服或注射给药，有部分患者在强烈日光照射下可发生严重光化毒反应，其原因可能是其在体内氧化生成的游离基所致。

本品主要用于治疗精神分裂症和躁狂症，大剂量时可用于镇吐、强化麻醉及人工冬眠等。副作用主要是锥体外系反应。

二、噻吨类(硫杂蒽类)

吩噻嗪环上10位N原子以电子等排体—CH=取代，通过双键与侧链相连，得到的一类抗精神病药称为噻吨类(硫杂蒽类)。常见的噻吨类药物有氯普噻吨(Chlorprothixene)、珠氯噻醇(Zuclopenthixol)和氟哌噻吨(Flupenthixol)等，该类药通过阻断多巴胺受体而产生较强的镇静作用，对精神分裂症和神经官能症疗效有疗效，作用比氯丙嗪强，毒性小。

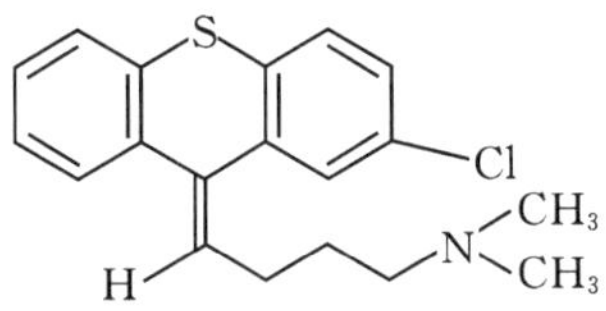

氯普噻吨

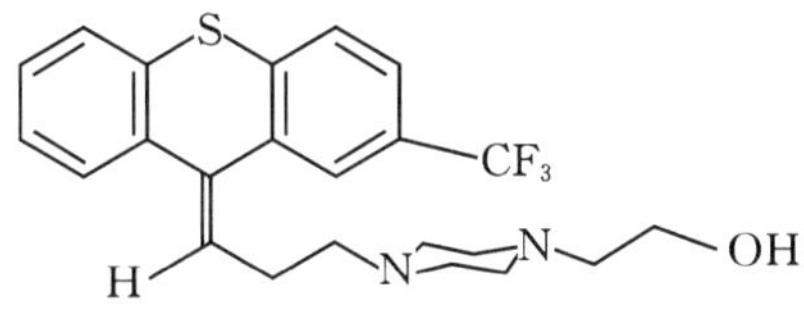

氟哌噻吨

三、丁酰苯类

丁酰苯类药物是在研究镇痛药哌替啶衍生物的过程中，发现将哌替啶N上的甲基用丙酰基取代时，除具有吗啡样活性外还有类似氯丙嗪的作用。最早用于临床的氟哌啶醇(Haloperidol)作用机制与氯丙嗪相似，抗精神病作用是氯丙嗪的20～40倍，且具有较强的抗焦虑作用及控制兴奋作用，适用于急、慢性精神分裂症和躁狂症。对氟哌啶醇进行结构改造，得到三氟哌多(Trifluperidol)和氟哌利多(Droperidol)，药理作用同氟哌啶醇，但作用快而强。

氟哌啶醇　Haloperidol

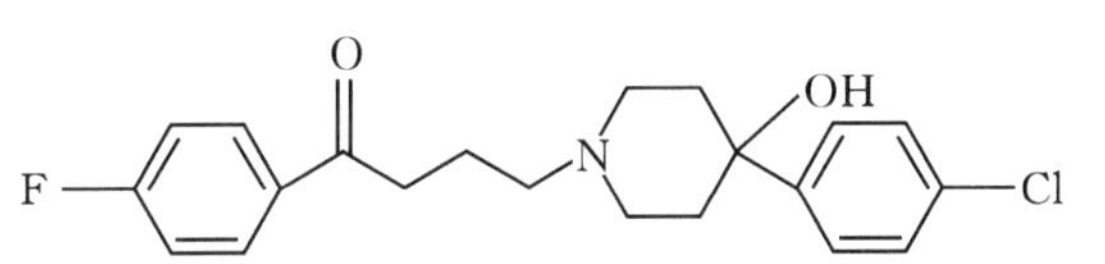

化学名：1-(4-氟苯基)-4-[4-(4-氯苯基)-4-羟基-1-哌啶基]-1-丁酮。

本品为白色或类白色结晶性粉末，无臭。熔点为149℃～153℃。在三氯甲烷中溶解，在乙醇中略溶，在乙醚中微溶，在水中几乎不溶。

本品在室温、避光条件下稳定。对光敏感，见光颜色变深，需避光保存。对热不稳定，105℃加热干燥时，哌啶环部分可发生脱水降解。

本品为含氟化合物，遇强氧化剂三氧化铬的饱和硫酸溶液，微热，即产生氟化氢，能腐蚀玻璃表面，造成硫酸溶液流动不顺畅而类似油垢，不能再均匀涂于试管壁。

本品作用类似于吩噻嗪类抗精神病药，但无吩噻嗪类药物的毒性反应，作用短而快。如制成氟哌啶醇癸酸酯，则可每月注射一次。临床用于治疗各种急、慢性精神分裂症及躁狂症，也可用于止吐。

四、其他类

在进一步改造丁酰苯类结构的过程中，得到了二苯丁基哌啶类抗精神病药，如匹莫齐特

(Pimozide)和五氟利多(Penfluridol)。该类药物共同的特点是长效、对各型精神分裂症均有效;在局麻药普鲁卡因的结构改造过程中,发现了以舒比利(Sulpiride)为代表的苯甲酰胺类抗精神病药;将吩噻嗪类药物中间环扩展为七元环,得到几乎无锥体外系副作用的二苯并二氮䓬类抗精神病药氯氮平(Clozapine)。

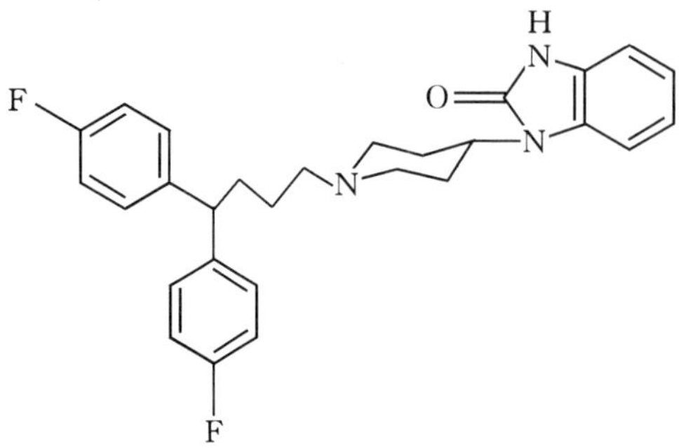

匹莫奇特

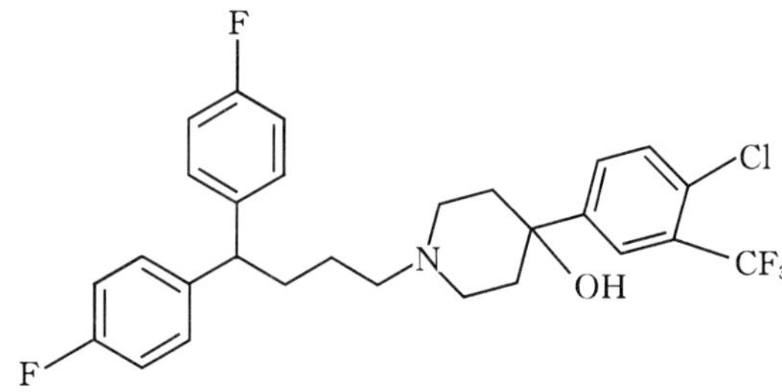

五氟利多

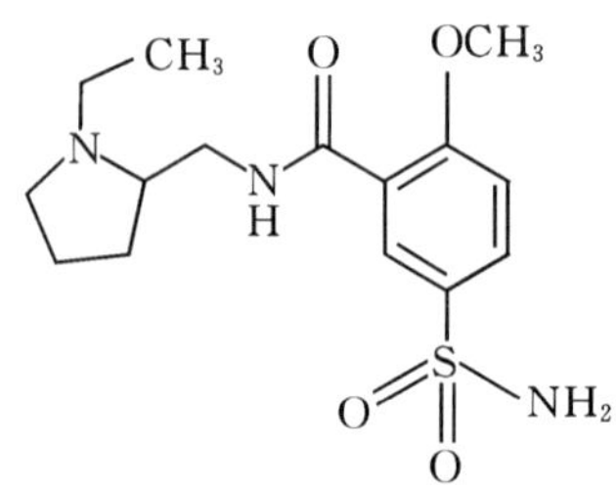

舒比利

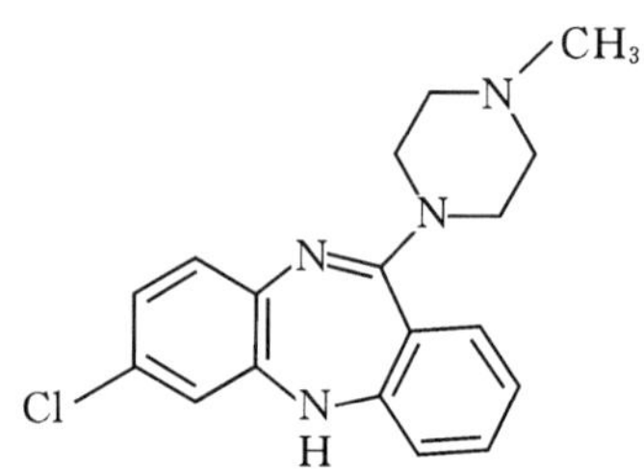

氯氮平

课堂讨论

1. 盐酸氯丙嗪注射液在放置过程中为什么会变色?在制备生产中应采取哪些措施以增加其稳定性?

2. 奋乃静和氟奋乃静为什么比盐酸氯丙嗪作用活性强?

知识拓展

认识抗精神病新药

第一代抗精神病药物诞生于1952年,主要有氯丙嗪、氟哌啶醇等。这些药物虽能改善精神分裂症患者的症状,但不少服这些药的患者会出现运动系统不良反应,导致生活质量下降,难以回归社会,导致人们歧视精神病患者,医患关系被破坏,患者不服从治疗,从而增加了复发的危险性。第二代抗精神病药是20世纪60年代后开发的氯氮平、奥兰扎平、利培酮等。大量研究显示,第二代抗精神病药可明显减轻精神分裂症的阳性症状,同时还可以改善阴性症状、情感症状和认知损害;这些药的不良反应较小,患者能够更好地接受,愿意规律地服药,并在服药后使生活质量得到改善,只是第二代抗精神病药费用较昂贵。

第四节　抗抑郁药

抗抑郁药(antidepressant)是精神药物的一个大类，主要用于治疗抑郁症和各种抑郁状态，如情绪低落、心情郁郁寡欢、悲观、消极等症状。这类药物自从 20 世纪 50 年代问世以来，发展很快，特别是近十几年以来，许多新型抗抑郁药层出不穷。这类药物不仅有抗抑郁的疗效，对焦虑不安、强迫状态及恐怖症也有一定疗效。

抗抑郁药按作用机制可分为：去甲肾上腺素(NA)重摄取抑制剂、单胺氧化酶抑制剂(MAOIs)、选择性 5-羟色胺(5-HT)再摄取抑制剂以及 α_2 受体阻滞剂。

一、去甲肾上腺素(NA)重摄取抑制剂(三环类抗抑郁药)

去甲肾上腺素重摄取抑制剂是经典的抗抑郁药，通过选择性抑制中枢神经突触前膜对去甲肾上腺素的再摄取，增加中枢神经系统去甲肾上腺素的功能，从而起到抗抑郁的作用。本类药物多为三环类药物，常用的有丙米嗪(Imipramine)、阿米替林(Amitriptyline)、氯米帕明(Clomipramine)、多塞平(Doxepin)等。虽已有新型抗抑郁药广泛用于临床，但三环类在抑郁症的治疗中仍占有重要地位。有证据显示三环类治疗重度抑郁症较新型抗抑郁药更有效。

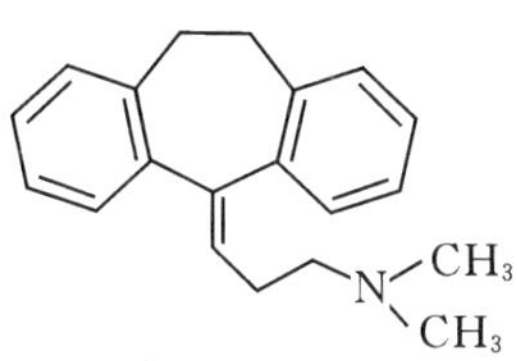

阿米替林

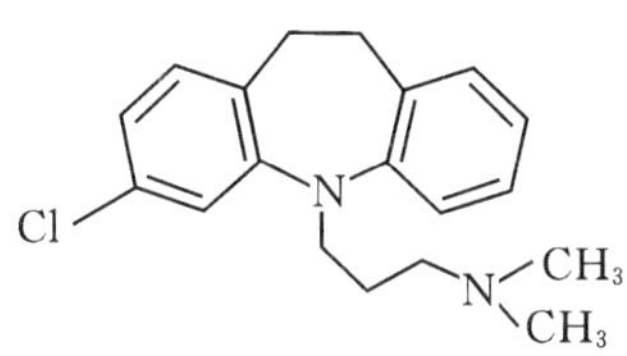

氯米帕明

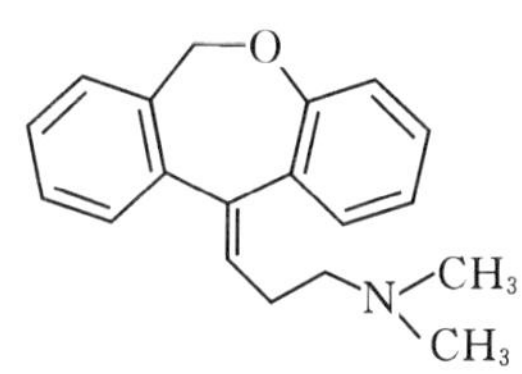

多塞平

盐酸丙米嗪　Imipramine Hydrochloride

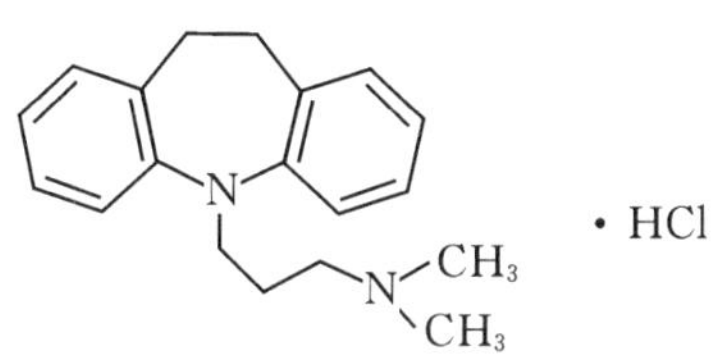

化学名： N,N-二甲基-10,11-二氢-5H-二苯并[b,f]氮杂䓬-5-丙胺盐酸盐。

本品为白色或类白色结晶性粉末，无臭或几乎无臭。熔点为 170℃～175℃。在水、乙醇或三氯甲烷中易溶，在乙醚中几乎不溶。

本品对光敏感，遇光色渐变黄，应避光贮存。

本品加少量硝酸，即显深蓝色，用于鉴别。

本品用于治疗内源性抑郁症、反应性抑郁症及更年期抑郁症。

二、单胺氧化酶抑制剂

单胺氧化酶抑制剂通过抑制去甲肾上腺素、肾上腺素、多巴胺以及 5-羟色胺等单胺类递质的代谢失活，使脑内 NE 和 5-HT 的浓度增加，利于突触的神经传递而达到抗抑郁的目的。目前新型的单胺氧化酶抑制剂有吗氯贝胺(Moclobemide)、托洛沙酮(Toloxatone)等。

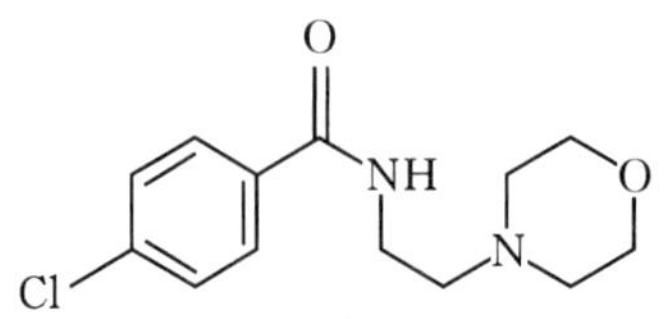

吗氯贝胺

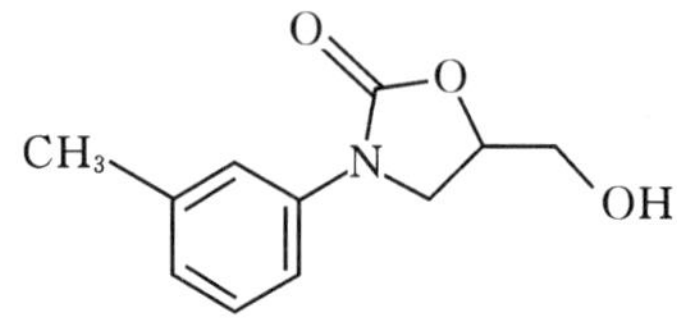

托洛沙酮

三、选择性 5-羟色胺重摄取抑制剂(SSRI)

5-HT 重摄取抑制剂通过抑制突触前膜对 5-HT 再摄取，提高突触间隙中 5-HT 的浓度，从而达到抗抑郁的目的。典型药物有氟西汀(Fluoxetine)、氟伏沙明(Fluvoxamine)、帕罗西汀(Paroxetine)、西酞普兰(Citalopram)和舍曲林(Sertraline)等，以上五种药被我国精神医学界称为抗抑郁药的“五朵金花”。该类药物选择性好、作用强、毒副作用小且易于耐受，无论长期还是短期使用，安全性均高于三环类，是目前临床一线抗抑郁症药物。

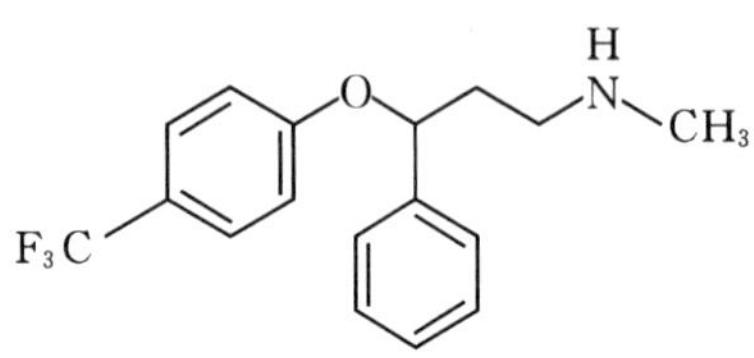

氟西汀

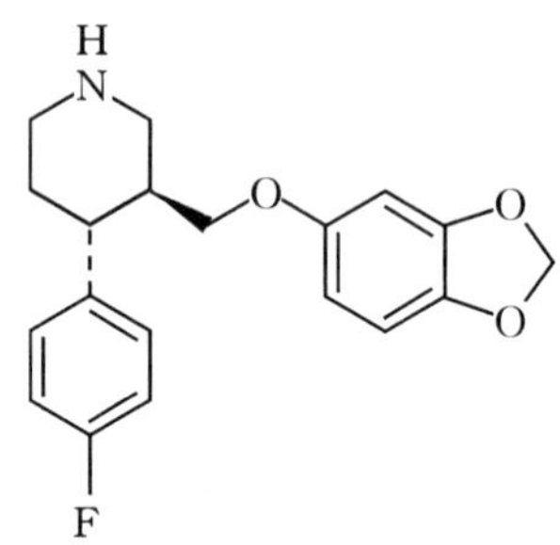

帕罗西汀

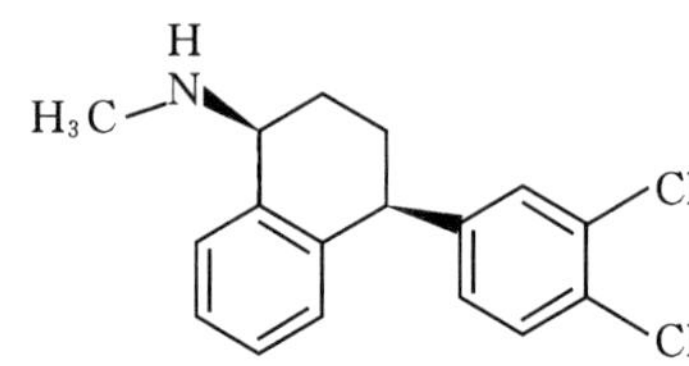

舍曲林

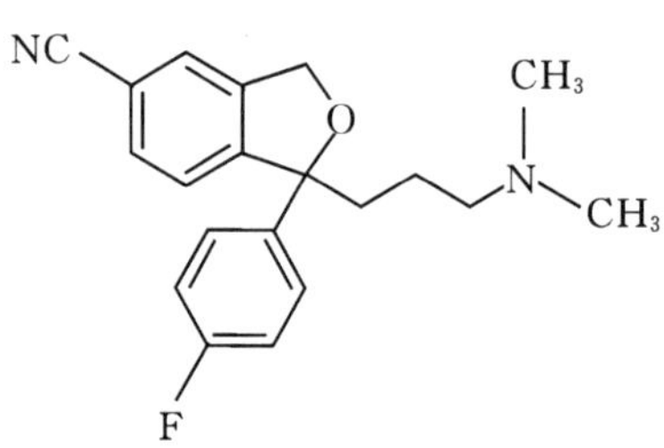

西酞普兰

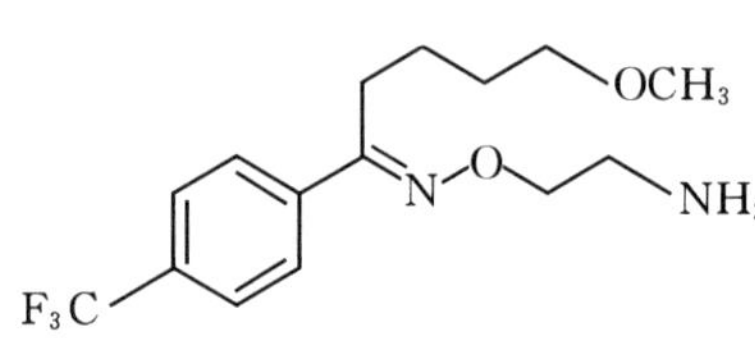

氟伏沙明

盐酸氟西汀 Fluoxetine Hydrochloride

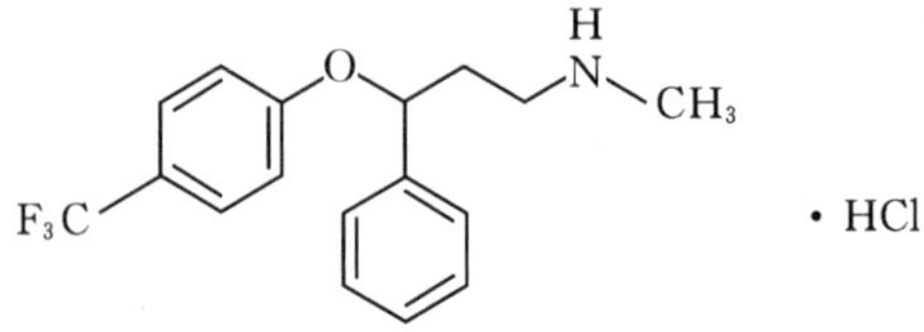

化学名：(±)-N-甲基-3-苯基-3-(4-三氟甲基苯氧基)丙胺盐酸盐，又名百忧解。

本品为白色或类白色结晶性粉末，无臭。在甲醇或乙醇中易溶，在水或三氯甲烷中微溶，在乙醚中不溶。

本品结构中有一个手性碳，其中S-异构体活性较强，安全性更高，临床使用外消旋体。

本品的水溶液显氯化物反应。

本品为长效口服抗抑郁药，消除半衰期为4～6天，用于治疗各类抑郁症、强迫症。

四、α_2受体阻滞剂（5-羟色胺和去甲肾上腺素能再摄取抑制剂）

α_2受体阻滞剂是近年来发展的新型抗抑郁药，也称5-羟色胺和去甲肾上腺素能再摄取抑制剂（SNRI），此类药物的作用机制不同于其他抗抑郁药，而是通过阻断α_2受体，并促进去甲肾上腺素和5-羟色胺释放，使去甲肾上腺素和5-羟色胺两种递质水平升高而产生药理作用。该类药物有米氮平（Mirtazapine）和文拉法辛（Venlafaxine），用于治疗焦虑性抑郁症，对中度和重度抑郁症均有良好的效果。

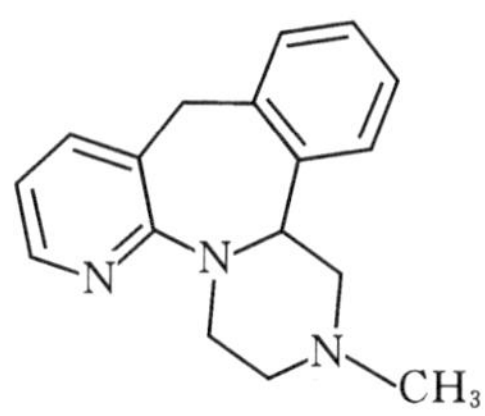

米氮平

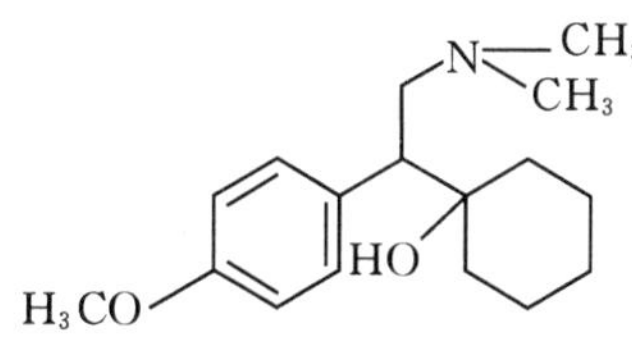

文拉法辛

课堂讨论

1. 现常用的抗抑郁药主要有哪几类？举例说明。
2. 丙米嗪与氯丙嗪的结构区别是什么？

知识拓展

抑郁症——海明威综合征

抑郁症还有一个伤感的名字——海明威综合征。荣获1954年诺贝尔文学奖的美国著名作家海明威，以中篇小说《老人与海》闻名于世。1960年，海明威被诊断出患有抑郁症，医生对他采用电击疗法，而痛苦的电疗严重损害了他的记忆力。1961年7月2日早晨，61岁的海明威结束了一切——用一颗子弹终结了自己的生命。

抑郁症是情感活动发生障碍的精神疾病，主要表现为情绪低落，兴趣减低，悲观，思维迟缓，缺乏主动性，自责自罪，饮食、睡眠差，担心自己患有各种疾病，感到全身多处不适，严重者可出现自杀念头和行为。情感性精神障碍的病因尚未阐明，有一种机制认为与脑内单胺类神经递质功能失调有关。如脑内去甲肾上腺素功能亢进可表现为狂躁，而功能低下则表现为抑郁。

第五节　抗焦虑药和抗躁狂药

一、抗焦虑药

焦虑症即通常所称的焦虑状态，全称为焦虑性神经官能症。焦虑症是一种具有持久性焦虑、恐惧、紧张情绪和自主神经活动障碍的脑功能失调,常伴有运动性不安和躯体不适感。

抗焦虑药(antianxiety agents)亦称弱安定剂,其安定作用较弱,对精神患者无效,但可稳定情绪,减轻焦虑及紧张状态,并能改善睡眠,本类药不引起锥体外系症状。但长期应用可产生依赖性,突然停药可产生戒断症状。临床常用的抗焦虑药有单胺氧化酶抑制剂、三环类抗抑郁药、苯二氮䓬类及 5-羟色胺能抗焦虑药和 5-羟色胺重摄取抑制剂等几类,其中首选苯二氮䓬类。

苯二氮䓬类药物主要作用于大脑的网状结构和边缘系统,都具有抗焦虑作用、镇静作用和大剂量时的催眠作用。比如地西泮、硝西泮、氯硝西泮、奥沙西泮、劳拉西泮及三氮唑等,均是临床常用的抗焦虑药。但该类药长期使用会产生依赖性和撤药反应,因此苯二氮䓬类主要用于焦虑障碍的短期治疗。

单胺氧化酶抑制剂苯乙肼(Phenelzine)疗效低于三环类抗抑郁药,不良反应较多,仅在三环类无效时才考虑应用,对社会焦虑症有特效,并对其他药物无效的强迫症、惊恐症及创伤后压力综合征也有效。三环类抗抑郁药对各种焦虑症均有效,如丙咪嗪(Imipramine)对广泛性焦虑症的作用与苯二氮䓬类相当,但单胺氧化酶抑制剂和三环类抗抑郁药的缺陷是起效慢,不良反应严重,故现已少用。

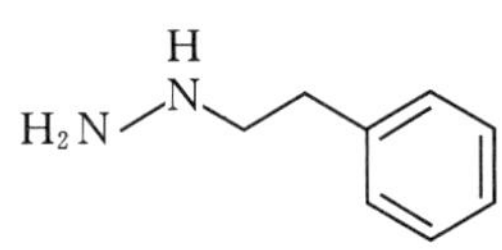

苯乙肼

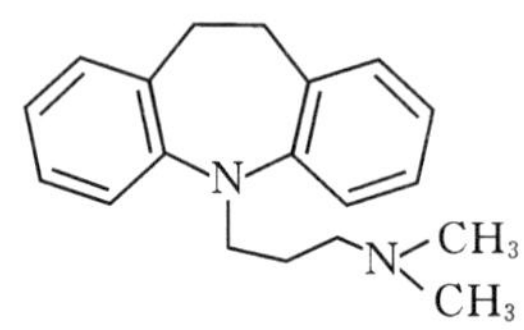

丙米嗪

5-羟色胺能抗焦虑药,作用机制复杂,除可部分激动突触 5-HT_{1A}受体外,还可加强 5-HT 系统的功能和增加 5-HT 的含量,并对多巴胺 D_2 和肾上腺素能 α_1 有显著活性。临床常用的药物坦度螺酮(Tandospirone)和丁螺环酮(Buspirone)是新型抗焦虑药物,主要是通过激活脑内 5-HT_{1A}受体而改变焦虑情绪。其中坦度螺酮有嗜睡副作用,丁螺环酮不会引起嗜睡的副作用,特别适合于驾驶、高空作业等人员使用。对兼有焦虑症和抑郁症的患者,苯二氮䓬类和丁螺环酮对抑郁症无效,而 5-羟色胺重摄取抑制剂如氟西汀、帕罗西汀、舍曲林、西酞普兰、氟伏沙明等,尤其以帕罗西汀可用于治疗上述焦虑症。因其特殊疗效,在临床上获得日益广泛的应用。

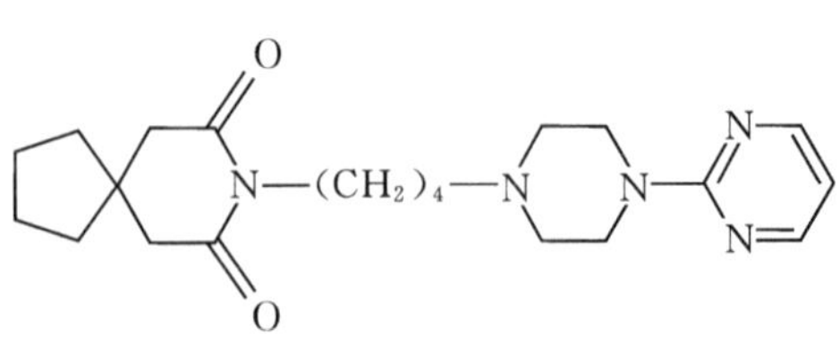

丁螺环酮

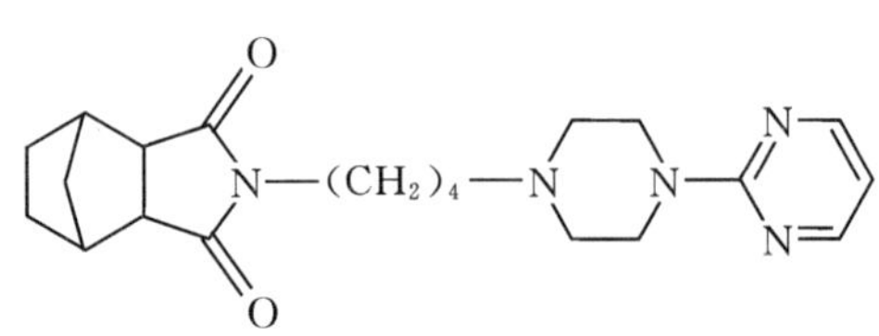

坦度螺酮

二、抗躁狂药

抗躁狂药(antimanic drugs)是能消除患者过分高涨情感的药物。首选的抗狂躁药是碳酸锂(Li_2CO_3,Lithium Carbonate),其作用机制可能是锂离子的作用,可影响钾离子、钠离子的三磷酸腺苷的活性，使神经元间细胞膜钠离子转换功能改善，抑制脑内神经突触部位去甲肾上腺素的释放并促进其再摄取，使突触部位去甲肾上腺素的含量减低有关。还可促进5-羟色胺合成，使其含量增加，亦有助于情绪稳定。

碳酸锂在体内不降解，无代谢产物，绝大部分经肾排出，80%可由肾小管重吸收，消除速度因人而异，特别与血浆内的钠离子有关，钠盐能促进锂盐经肾排出。但是锂盐的治疗剂量个体差异大，治疗指数低，中毒剂量与治疗剂量接近，可监测锂盐血浆浓度来预防其中毒。

前述的抗精神病药如吩噻嗪类、丁酰苯类及抗癫痫药如丙戊酸钠、卡马西平等均有抗躁狂作用，有资料显示，卡马西平对碳酸锂治疗无效或不能耐受的患者有效。

课堂讨论

有一躁狂症患者，用碳酸锂治疗效果理想，请说出该药的作用机制和用药注意事项。

合成介绍

苯妥英钠的合成

本品的合成是以苯甲醛为原料，以维生素 B_1 为催化剂，经安息香缩合，生成二苯乙醇酮，随后氧化为二苯乙二酮，再在碱性醇溶液中与脲缩合、重排制得苯妥英，再与氢氧化钠成盐即得苯妥英钠。安息香缩合通常用氰化钠为催化剂，但毒性太大，使用不方便，用维生素 B_1 作为辅酶催化剂，条件温和、毒性小、收率高。

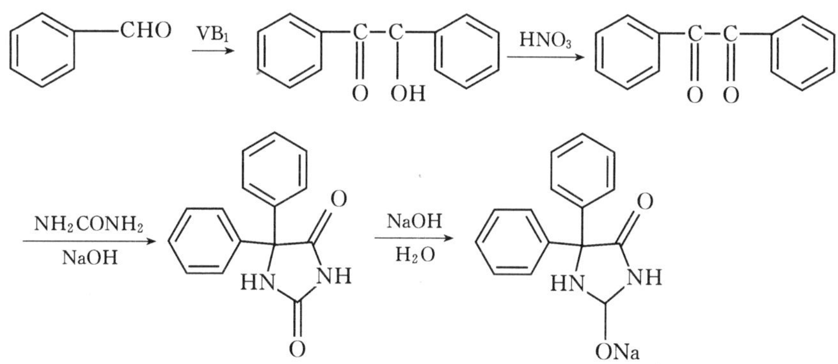

案例分析

某诊所医生给患者开具的处方中有苯巴比妥钠注射液，并另开有维生素C注射液。

请分析：

1. 苯巴比妥钠注射剂是水针还是粉针，为什么？
2. 苯巴比妥钠注射液能不能与维生素C配伍使用？为什么？

药物化学

考点提示

一、填空题

1. 巴比妥类药物的基本结构为________。

2. 巴比妥类药物 C_5 位上两个取代基的碳原子总数一般在________。

3. 苯妥英钠又名________，水溶液显________性，在空气中渐渐吸收________，析出________而显浑浊。

4. 盐酸氯丙嗪在空气中或日光中放置，逐渐变为________，结构中易氧化的结构是________。

5. 抗躁狂症的首选药是________。

二、单项选择题

1. 具有下列结构的药物是

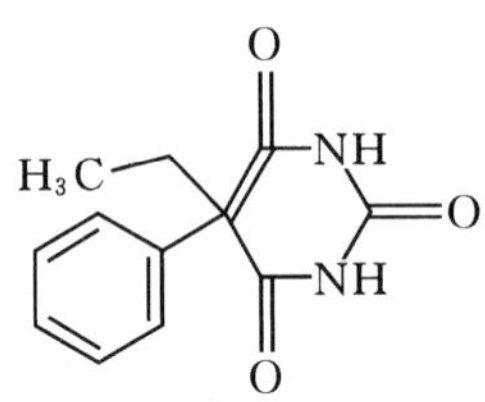

A. 苯妥英　　B. 苯巴比妥

C. 地西泮　　D. 氯丙嗪

2. 苯二氮䓬类镇静催眠药在酸、碱中可发生水解反应，因为分子中具有

A. 羰基　　B. 酯基

C. 七元环　　D. 内酰胺基

3. 下列哪个药物具有抗精神病的作用

A. 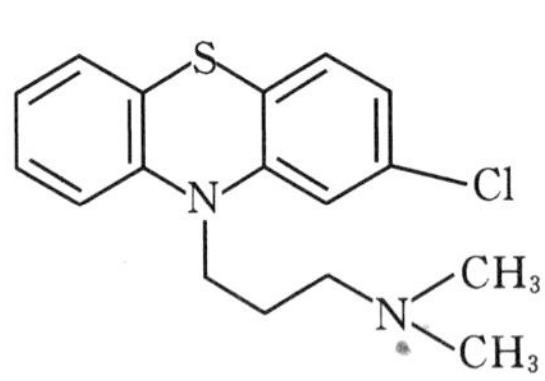

B. 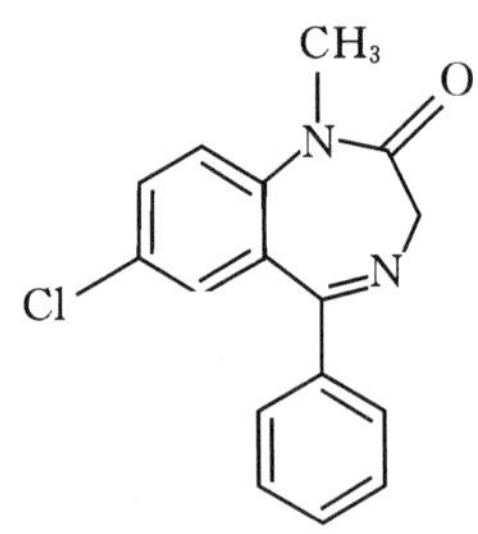

C. 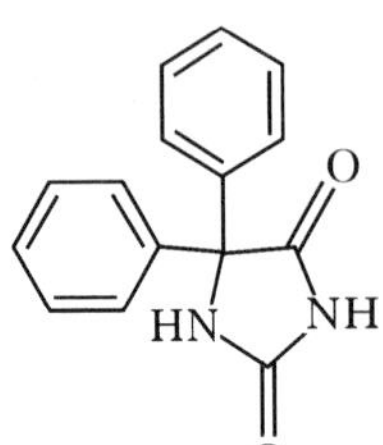

D. 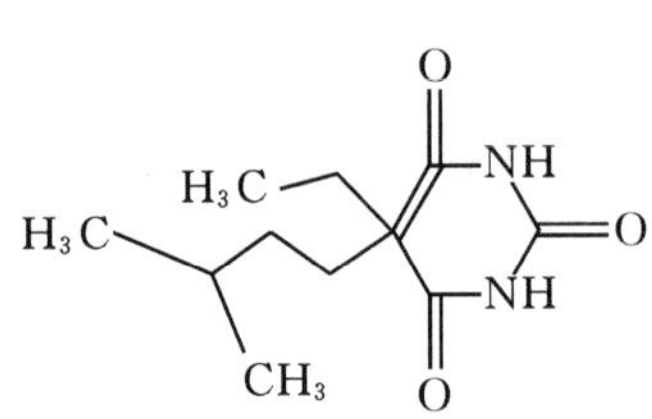

4. 下列哪种药物不属于镇静催眠药

A. 地西泮　　B. 奥沙西泮

C. 艾司唑仑　　D. 多沙普仑

5. 苯巴比妥能与硫酸-甲醛试剂作用在两液层交界面产生玫瑰红色环，这是因为分子中有

A. 酰胺键　　B. 羰基

C. 酰亚胺基　　D. 苯环

6. 由地西泮代谢产物开发使用的药物是

A. 奥沙西泮　　B. 三唑仑

C. 硝西泮　　D. 艾司唑仑

7. 地西泮属于

A. 巴比妥类　　B. 乙内酰脲类

C. 苯并二氮杂䓬类　　D. 吩噻嗪类

8. 以下哪个药物属于选择性 5-羟色胺再摄取抑制剂的抗抑郁药

A. 丙米嗪　　B. 氟哌啶醇

C. 氟西汀　　D. 卡马西平

9. 盐酸氯丙嗪又称

A. 眠尔通　　B. 冬眠灵

C. 安定　　D. 鲁米那

10. 盐酸氯丙嗪的溶液加入维生素 C 的作用是

A. 助溶剂　　B. 配合剂

C. 抗氧剂　　D. 防止水解

11. 苯妥英钠水溶液露置空气中可析出苯妥英而显浑浊，这是因为吸收了空气中的

A. O_2　　B. N_2

C. H_2O　　D. CO_2

12. 奋乃静属于

A. 镇静催眠药　　B. 抗抑郁药

C. 抗癫痫药　　D. 抗精神病药

13. 配制地西泮注射液时常以盐酸调 pH 为 6.2～6.9，并用 100℃流通蒸汽进行灭菌，这是为了防止其被

A. 氧化　　B. 还原

C. 水解　　D. 脱水

14. 临床用于治疗抑郁症的药物是

A. 盐酸丙米嗪　　B. 盐酸氯丙嗪

C. 丙戊酸钠　　D. 氟哌啶醇

15. 碳酸锂是用于哪种病的首选药物

A. 精神失常　　B. 癫痫

C. 狂躁症　　D. 抑郁症

三、多项选择题

1. 属于吩噻嗪类抗精神病的药物有

A. 盐酸氯丙嗪　　B. 奋乃静

C. 氟哌啶醇　　D. 三氟拉嗪

2. 属于苯二氮䓬类镇静催眠药的是

A. 三唑仑　　B. 地西泮

C. 苯巴比妥　　D. 氯丙嗪

3. 下列哪项与苯妥英钠相符

A. 水溶液在空气中放置,可析出白色沉淀

B. 可与酸性药物配伍使用

C. 具有内酰脲结构,可发生水解反应

D. 具有抗癫痫和抗心律失常作用

4. 需遮光密封保存的药物有

A. 氯丙嗪　　B. 地西泮

C. 卡马西平　　D. 奋乃静

5. 属于抗抑郁症的药物是

A. 氟西汀　　B. 氟伏沙明

C. 帕罗西汀　　D. 舍曲林

四、配伍选择题

(备选答案在前,试题在后。每组题均对应同一组备选答案,每题只有一个正确答案。每个备选答案可重复选用也可不选用。)

A. 地西泮　　B. 盐酸氯丙嗪

C. 异戊巴比妥　　D. 苯妥英钠

1. 又名大伦丁钠的药物是

2. 巴比妥类镇静催眠药是

3. 苯二氮䓬类镇静催眠药是

A. 与吡啶硫酸铜试液生成紫色

B. 溶于稀盐酸,加碘化铋钾生成橙红色沉淀

C. 与三氯化铁试液反应,显稳定红色

D. 水溶液与氯化汞试液反应生成白色沉淀,不溶于过量的氨试液

4. 地西泮的反应是

5. 苯巴比妥的反应是

6. 苯妥英钠的反应是

7. 盐酸氯丙嗪的反应是

A. 卡马西平　　B. 氟哌啶醇

C. 氟西汀　　D. 奥沙西泮

8. 抗癫痫药是

9. 抗抑郁药是

10. 抗精神病药是

五、问答题

1. 举例说明巴比妥类药物的构效关系。
2. 如何用化学方法区别苯巴比妥钠和苯妥英钠？
3. 盐酸氯丙嗪的水溶液为什么需加抗氧剂，并需遮光保存？
4. 简要说明抑郁症的病因，并说明抗抑郁药物的类型及其发展趋势。

（袁秀平　李彩艳）

第十三章　镇痛药

学习目标

【掌握】盐酸吗啡、盐酸哌替啶、盐酸美沙酮的结构、化学名、理化性质、体内代谢及用途。

【熟悉】镇痛药的结构类型、构效关系和作用机制，喷他佐辛、芬太尼及其衍生物的结构和用途。

【了解】内源性镇痛物质及其他作用靶点的药物的结构特点、性质特点与作用特点，镇痛药的发展趋势。

疼痛是许多疾病或功能失调，特别是机体损伤时的临床症状。人体对疼痛刺激感觉疼痛，同时可引起失眠及其他生理功能的紊乱，甚至休克。临床上镇痛药有非甾体抗炎药(抑制前列腺素生物合成的环氧酶抑制剂)和麻醉性镇痛药(阿片受体激动剂，简称镇痛药)两类。二者作用机制、适应证、不良反应均不同。由于麻醉性镇痛药常具有成瘾性和耐受性，并可导致呼吸抑制，易被滥用，因此其生产、销售及使用均受国家《麻醉药品和精神药品管理条例》管制。按结构和来源可分为天然阿片生物碱类、半合成、全合成镇痛药等三类。

第一节　吗啡及其衍生物

阿片是罂粟未成熟的果实被划破后流出的白色浆汁干燥后形成的棕黑色膏状物。含生物碱、三萜类和甾类等多种成分，仅生物碱具有确切药理活性。已经发现 20 多种生物碱，以吗啡(Morphine)的含量最高(9%～17%)，其他成分还有可待因(Codeine，0.3%～0.4%)、蒂巴因(Thebaine，0.1%～0.8%)等，吗啡和可待因为临床使用的镇痛药和镇咳药。1805 年从阿片中分离出吗啡，1847 年确定其分子式，1923 年阐明化学结构，1952 年全合成成功，1968 年确定其绝对构型。直到 20 世纪 70 年代后才揭示其作用机制。

盐酸吗啡　Morphine Hydrochloride

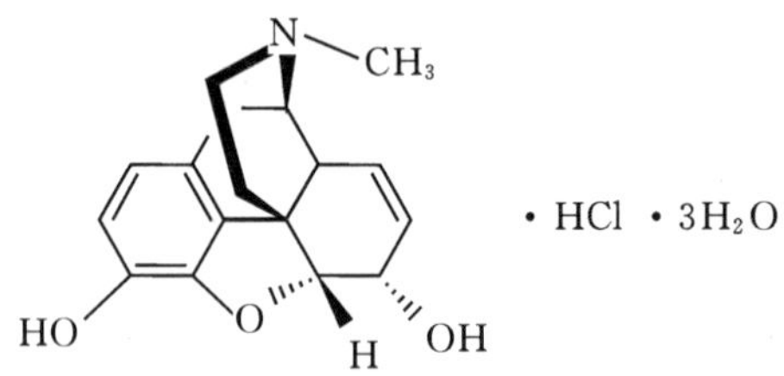

化学名：(5α,6α)-7,8-二脱氢-3-羟基-4,5α-环氧 17-甲基吗啡喃-3,6α-二醇盐酸盐

三水合物。

从罂粟(papaver somniferum)的浆果浓缩物(阿片)中提取得吗啡，精制后与盐酸成盐即得本品。

盐酸吗啡为白色针状结晶或结晶性粉末，无臭；遇光易变质。可溶于水，略溶于乙醇，几乎不溶于氯仿或乙醚。

吗啡是具有部分氢化的菲环结构的生物碱，由5个环稠合而成的刚性分子，含有5个手性碳原子(5R,6S,9R,13S,14R)。五个环的稠合方式为：B/C环、C/E环呈顺式(cis-)，C/D环呈反式(trans-)，A环、B环和E环共平面，C环为船式，D环为椅式，其立体构象呈T形。天然吗啡呈左旋，[α]为-110.0°～115.0°，对所有的疼痛都有效，但有成瘾性，同时还具有呼吸抑制、血压降低、恶心、呕吐、便秘、排尿困难等副作用。右旋吗啡则完全没有镇痛活性。

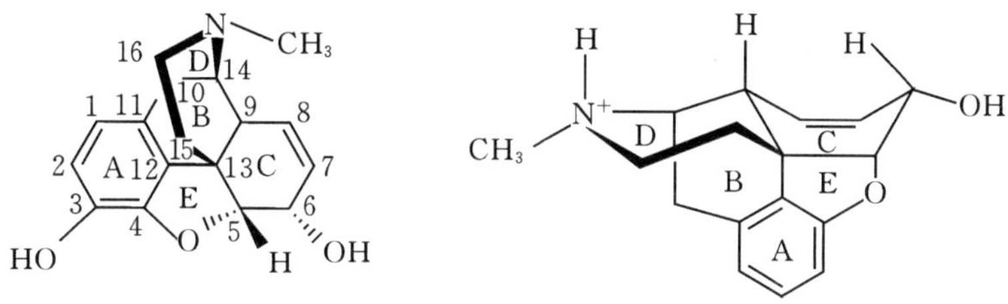

吗啡3位酚羟基具有弱酸性，17位N-甲基叔胺呈碱性，因此，吗啡具有酸碱两性，pKa值分别为9.9(HA)和8.0(HB^+)。通常利用吗啡的碱性与酸(如盐酸、硫酸等)成盐供药用，临床常用盐酸盐。

吗啡3位酚羟基易被氧化，遇空气和光照即可氧化生成伪吗啡(Pseudomorphine)、N-氧化吗啡及微量的甲胺，其中伪吗啡又称双吗啡(Dimorphine)，毒性较大。上述氧化历程为自由基反应。因此吗啡应避光、密闭保存。

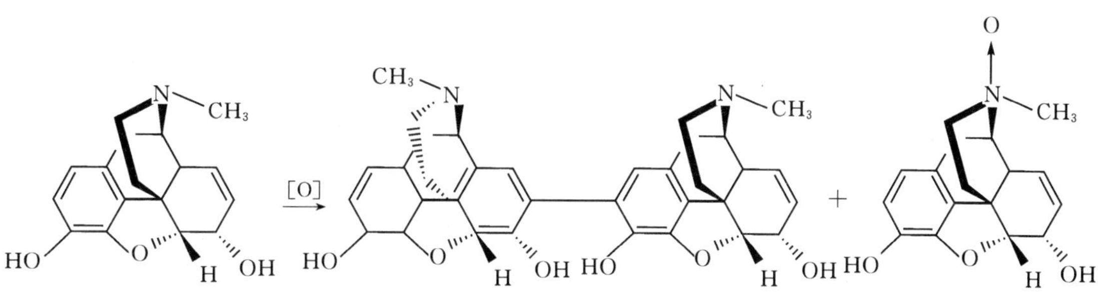

双吗啡(伪吗啡)　　N-氧化吗啡

盐酸吗啡水溶液的稳定性与pH有关，pH4时最稳定，pH升高，稳定性降低，日光(紫外线)、重金属离子可加速氧化。因此在配制注射液时，需调节至pH3～5，充氮气，加焦亚硫酸钠、亚硫酸钠等抗氧剂做稳定剂。

吗啡的6位羟基位于活泼的烯丙位，E环为二氢呋喃环，也是连接A环和C环的氧桥，因此使其在酸性条件下不稳定。当吗啡在酸性条件下加热时，可脱水并发生分子内重排，生成阿扑吗啡(Apomorphine)，阿扑吗啡结构中的邻苯二酚结构极易被氧化，加稀硝酸即可氧化为红色邻苯二醌，可用于阿扑吗啡的鉴别。阿扑吗啡可兴奋呕吐中枢而做催吐药，还能激动多巴胺受体，产生中枢性阴茎勃起，治疗性功能障碍。

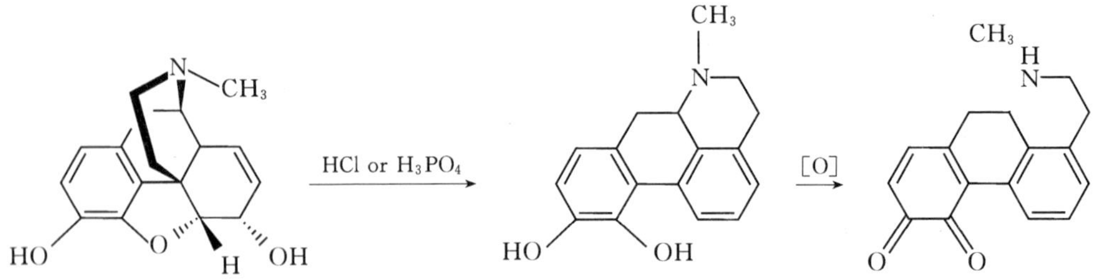

阿朴吗啡　　红色邻醌式产物

《中国药典》检查盐酸吗啡中杂质阿扑吗啡的方法：盐酸吗啡加碳酸氢钠溶液，加碘试液，阿扑吗啡可氧化生成邻醌产物，该产物可溶于乙醚显宝石红色，水层显绿色。《中国药典》规定其醚层不得显红色，水层不得显绿色。

各国药典的法定鉴别吗啡的方法包括：盐酸吗啡水溶液与中性 $FeCl_3$ 反应显蓝色；与甲醛硫酸反应显紫堇色（marqüis 反应）；与钼硫酸试液反应呈紫色，继而变蓝色，最后为棕绿色（frÖhde 反应）；在酸性条件下，吗啡可与 $NaNO_2$ 反应生成 2－亚硝基吗啡（2－Nitrosomorphine），加入氨水至碱性时可显黄棕色，而可待因无此反应。该反应很灵敏，微量吗啡即可显色，因此可用于检测可待因中的杂质吗啡的限量检查。

临床上盐酸吗啡具有镇痛、镇咳、镇静作用。主要用于剧烈的疼痛或麻醉前给药。由于其毒副作用较多，连续使用可产生成瘾性和依赖性，一旦停药易出现戒断症状。因此，试图对吗啡进行结构改造或简化，来获得无成瘾性、无呼吸抑制等副作用，且疗效比吗啡更好的药物。

首先保持吗啡的基本结构骨架，仅对结构中的 3，6—OH、7，8 位双键和 N－甲基进行结构改造与修饰，得到了一系列各具特色的衍生物，称为半合成镇痛药。

人们发现 3—OH 烷基化的产物镇痛活性较吗啡低，成瘾性也相应降低，如可待因、乙基吗啡（Ethylmorphine）和苄基吗啡（Benzylmorphine，Peronine）等。可待因的镇痛作用是吗啡的 1/6～1/12，成瘾性小，可作为镇咳药。在体外实验中显示可待因的活性仅为吗啡的 0.1%，而体内实验显示为吗啡活性的 20%，将可待因直接注入中枢神经系统，则没有生理活性，这表明可待因在体内转化为吗啡而产生生理活性，也说明 3—OH 是重要的活性基团。乙基吗啡的镇痛强度与副反应介于可待因及吗啡之间。6—OH 烷基化或者去除羟基后，可得到镇痛活性较吗啡强的一系列化合物，同时副作用也有所增大。如 6－甲基吗啡即异可待因，其镇痛活性是吗啡的 5 倍，而 6—去羟基吗啡的活性与吗啡相似或略强。这表明 6—OH 不是活性必需基团。吗啡的 3，6—OH 乙酰化即为海洛因（Heroin），镇痛活性是吗啡的 2 倍，是主要毒品之一。

对 N－甲基改造的研究表明，叔胺氮结构是必需的。去甲基后形成仲胺，活性下降 75%，而将叔胺改为季铵则完全失活，这可能是由于季铵的极性太大，无法通过血脑屏障所致。氮上的烷基从甲基到丁基取代后，其活性逐步减弱，苯乙基取代甲基时，活性增强，苯乙基吗啡（N－β－Phenylethylmorphine）的镇痛作用为吗啡的 14 倍。

研究发现 7，8 位的双键并不是活性必需，将吗啡结构中的 7，8 位双键还原、6—OH 氧化成酮即得氢吗啡酮（Hydromorphone），其镇痛活性是吗啡的 8 倍。当氢吗啡酮引入 14 位—OH时即为羟吗啡酮（Oxymorphone），镇痛作用显著增加。可能是受体上存在的某个氨基酸残基，能与 14 位—OH 氢键结合，或 14 位—OH 可能诱导叔胺形成季铵而增加氮原子的正电性，使其与受体的结合能力增强，故使活性显著增强。

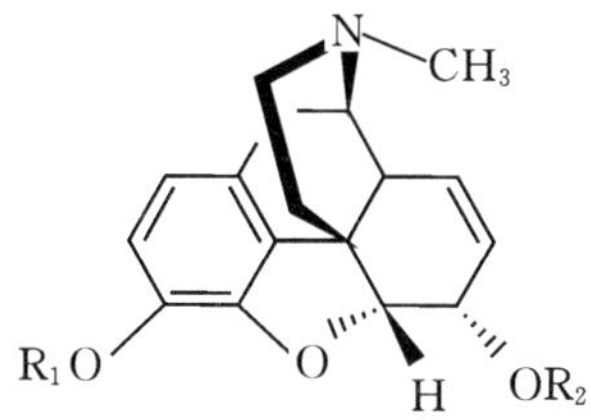

	$-R_1$	$-R_2$
可待因	$-CH_3$	$-H$
乙基吗啡	$-C_2H_5$	$-H$
异可待因	$-H$	$-CH_3$
海洛因	$-COCH_3$	$-COCH_3$

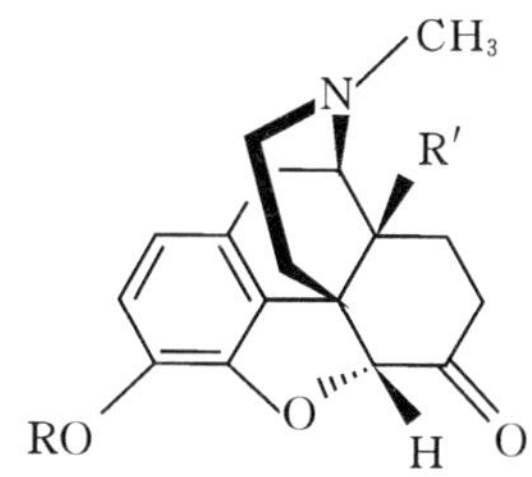

	R	R′
氢吗啡酮	$-H$	$-H$
羟吗啡酮	$-H$	$-OH$
氢可酮	$-CH_3$	$-H$
羟考酮	$-CH_3$	$-OH$

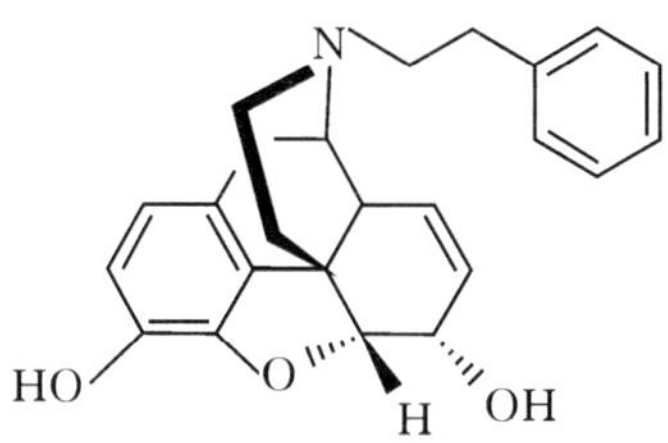

苯乙基吗啡

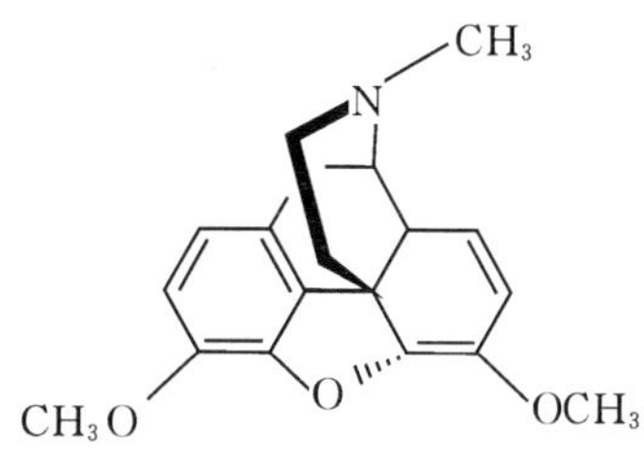

蒂巴因

以天然蒂巴因(Thebaine)为原料，经 Diels - Alder 反应，在吗啡 6 位和 14 位间引入乙撑或乙烯撑桥，可得双氢埃托啡或埃托啡。埃托啡的镇痛作用为吗啡的 200～10 000 倍，但埃托啡的治疗指数低，其呼吸抑制作用难以被阿片受体拮抗剂逆转，故未能用于临床，主要用作阿片受体研究的工具药物。双氢埃托啡(Dihydroetorphine)的镇痛作用强于埃托啡，其戒断症状及精神依赖性均明显轻于吗啡，但易产生耐受性，且成瘾性强，滥用威胁大，受《麻醉药品和精神药品管理条例》管理。

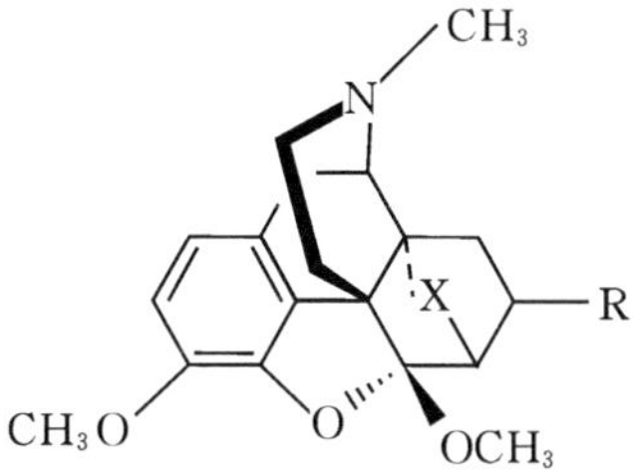

X	R	
$-CH_2CH_2$	$-C(OH)(CH_3)-CH_2CH_2CH_3$	双氢埃托啡
$-CH=CH-$	$-C(OH)(CH_3)-CH_2CH_2CH_3$	埃托啡

人们在对吗啡及其衍生物的构效关系研究中发现吗啡、吗啡喃类、苯吗喃类等三类结构的 N -甲基以烯丙基、环丙甲基或环丁甲基取代时，可使其对吗啡受体的活性由激动作用转为拮抗作用。其中纳洛酮(Naloxone)、纳曲酮(Naltrexone)是吗啡的纯拮抗剂，即对所有的阿片受体亚型均表现为拮抗活性，无激动作用。而丙烯吗啡(Nalorphine)则具有激动-拮抗双重作

用，拮抗吗啡的 μ 受体，激动 κ 受体，单独使用时，有镇痛活性，且几无成瘾性，但镇痛剂量时，可产生严重的焦虑、致幻等精神症状，故不能用作镇痛药。这种具有激动-拮抗作用的药物也称为拮抗性镇痛药。上述三者都是研究阿片受体的工具药物，也用于吗啡类药物中毒后的解救。

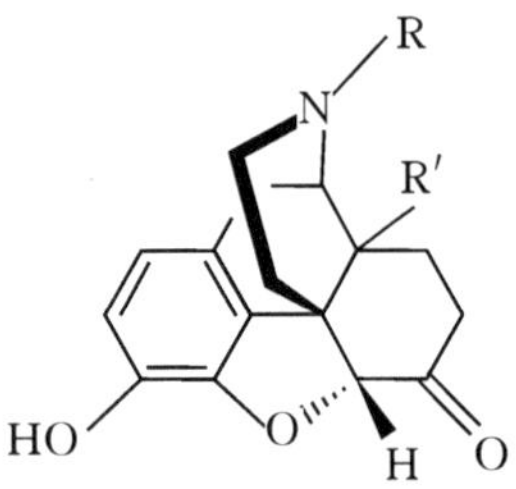

R	R′	
$-CH_2CH=CH_2$	$-OH$	纳洛酮
$-CH_2-$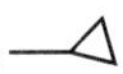	$-OH$	纳曲酮

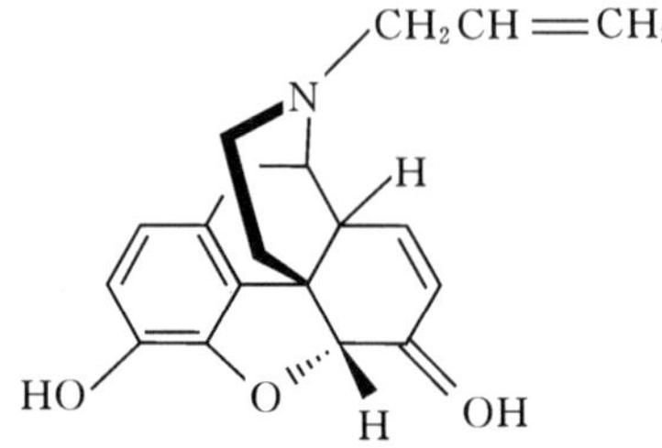

烯丙吗啡

因 N－取代基改变导致由激动作用向拮抗作用转变的原因尚不十分清楚，可能是由于激动剂与阿片受体结合后，受体蛋白与信号转导蛋白（G－蛋白）产生有效偶联所致。而 Snuder 等认为是药物除具有阿片激动剂的三个结合部位外，还有另外两个辅助的连接区域（激动剂区域和拮抗剂区域），结合后产生激动或拮抗活性，药物产生激动活性还是拮抗活性取决于药物与哪一个辅助区域结合。N－烯丙基、环丙甲基或环丁甲基处于构象的 e 键时，可与拮抗剂区域结合，产生拮抗作用。而 N－取代基处于 a 键时，则与激动剂区域结合，产生激动作用，如 N－取代基处于 a 键与 e 键以某种比率平衡时，则产生激动-拮抗活性。

课堂讨论

吗啡的结构修饰途径有哪些？试举例说明。

知识拓展

临床使用的镇痛药物

临床使用的镇痛药物除吗啡等麻醉性镇痛药外，还有：

1. 局麻药　经导管输入硬膜外腔，或经腰麻管进入蛛网膜下腔，通过阻滞机体感觉神经的传导而镇痛。

2. 非甾体抗炎药　镇痛强度比阿片类药物弱，适用于外周中等强度的疼痛。副作用相对较少且无成瘾性，但有胃肠道副作用。常用于骨科患者的镇痛。

3. 安定药　如氟哌利多、咪唑安定。这些药物可增强吗啡等麻醉性镇痛药的作用，但本身无镇痛作用。

4. 5－HT 受体阻滞剂　如阿扎司琼。

第二节　合成镇痛药

合成镇痛药可认为是对吗啡的结构逐步简化，完全通过合成途径获得的一类镇痛药物。主要有吗啡喃类、苯吗喃类、哌啶类、氨基酮类及其他类等。

一、吗啡喃类

吗啡喃(Morphinane)是吗啡分子去除 E 环后的衍生物。结构中 B/C 环呈顺式稠合,C/D 环呈反式稠合,与吗啡的立体结构相同。N-甲基吗啡喃(N-Methylmorphinan)镇痛作用弱,在其结构中引入 3-OH,左旋体称为左啡诺(Levorphanol),镇痛作用约为吗啡的 4 倍,研究认为是由于对 μ 受体的亲和力增加和较大的亲脂性所引起的。布托啡诺(Butorphanol)是 μ 受体拮抗剂、k 受体激动剂。布托啡诺对减轻中度至重度疼痛,作用安全而有效,并有较低依赖性和滥用倾向,是成瘾性小的镇痛药。

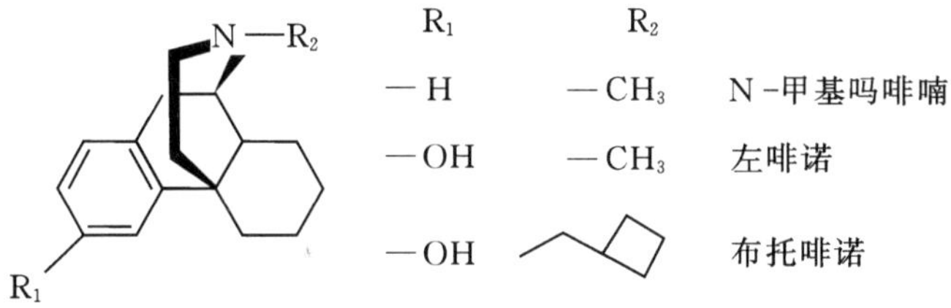

二、苯吗喃类

再将吗啡喃结构 C 环去除即为 6,7-苯并吗喃类。研究发现 C 环裂开后,在原处需有小的烃基作为 C 环残基,才能使其立体构型与吗啡相似,镇痛作用增强。首先发现的非那佐辛(Phenazocine),为 μ 受体激动剂,镇痛作用是吗啡的 10 倍,该类中喷他佐辛(Pentazocine)、氟痛新(Fluopentazocine)等均为优良镇痛药。喷他佐辛是 μ 受体的微弱拮抗剂、κ 受体激动剂,成瘾性很小。氟痛新镇痛作用比喷他佐辛强,并具有安定和肌肉松弛作用。

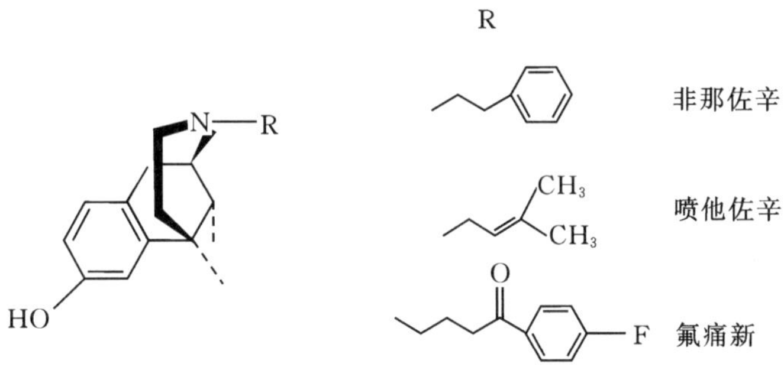

喷他佐辛 Pentazocine

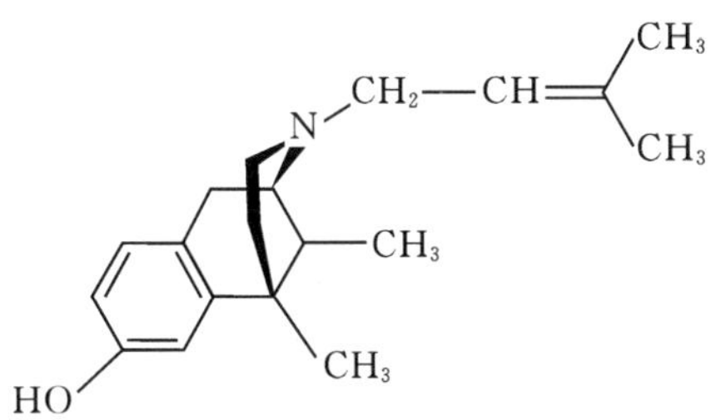

化学名:(2R,6R,11R)-1,2,3,4,5,6-六氢-6,11-二甲基-3-(3-甲基-2-丁烯基)-2,6亚甲基-3-氮杂苯并辛因-8-醇,又名镇痛新。

本品为白色或类白色结晶性粉末；无臭，味微苦。熔点 145.2℃～147.2℃。不溶于水，易溶于氯仿，可溶于甲醇、乙醇及丙酮等，略溶于乙醚，微溶于苯和乙酸乙酯。

本品有旋光性，左旋体的镇痛活性比右旋体强 20 倍，药用消旋体。

因结构中的叔胺显碱性，可与酸成盐，临床常用盐酸盐。因存在酚羟基，本品稀硫酸溶液遇 $FeCl_3$ 呈黄色。因其孤立双键，故本品盐酸溶液可使 $KMnO_4$ 溶液和溴水褪色。

本品口服剂型一般为盐酸盐，由于肝脏首过效应，生物利用度低，仅 20%～50%。代谢产物均无活性，代谢产物及喷他佐辛的葡萄糖醛酸苷经肾排出。乳酸盐可用于皮下注射、静脉注射。

本品的镇痛作用是吗啡的 1/3～1/6，是哌替啶的 3 倍。亦是阿片受体部分激动剂，是 μ 受体的微弱拮抗剂、κ 受体激动剂，副作用小，成瘾性小，是非麻醉性镇痛药，但应防止滥用。

三、哌啶类

吗啡结构只保留苯环和哌啶环即为 4 -苯基哌啶类。第一个哌啶类合成镇痛药哌替啶(Pethidine)是在研究阿托品的类似物时意外发现的。比较哌替啶和吗啡的化学结构，可以发现它们的相似之处。哌替啶存在两种构象：一种为苯环处于 a 键，另一种则处于 e 键。前者被认为是哌替啶的活性构象。将在本章镇痛药的 SAR 部分进行阐述。

受吗啡结构修饰中苯乙基吗啡可增强活性的启发，哌替啶的 N -苯基衍生物的镇痛作用也同样增强。如阿尼利定(Anileridine)、苯哌利定(Phenoperidine)及匹米诺定(Piminodine)等均已用于临床。而将哌替啶的 4 -哌啶甲酸乙酯转变为反酯 4 -哌啶醇丙酸酯，并在哌啶环 3 位引入甲基可得阿法罗定(Alphaprodine，α - prodine)和倍他罗定(Betaprodine，β - prodine)。动物实验表明阿法罗定的作用与吗啡相当，而倍他罗定则是吗啡的 5 倍。但由于两者在人体内均能生成类似神经毒剂的物质，因此在临床上已经停止使用。

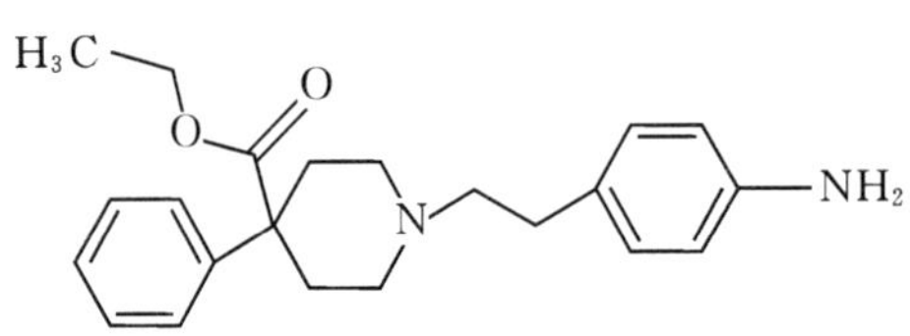

阿尼利定

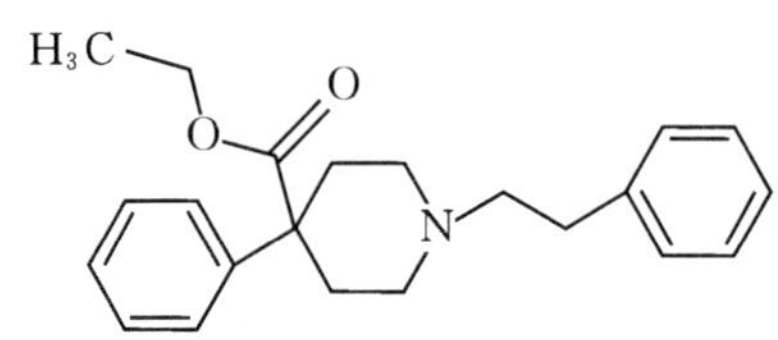

苯哌利定

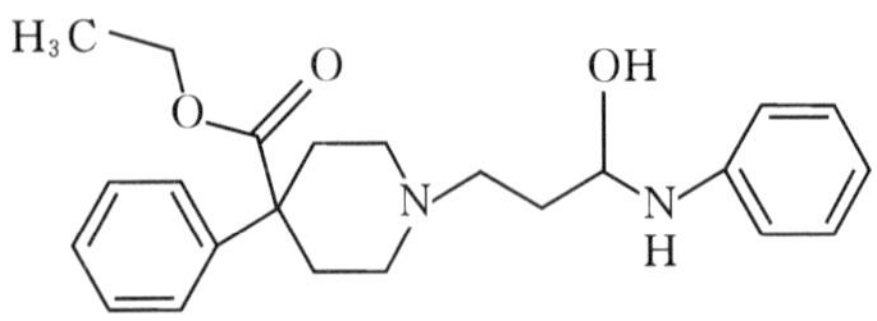

匹米诺定

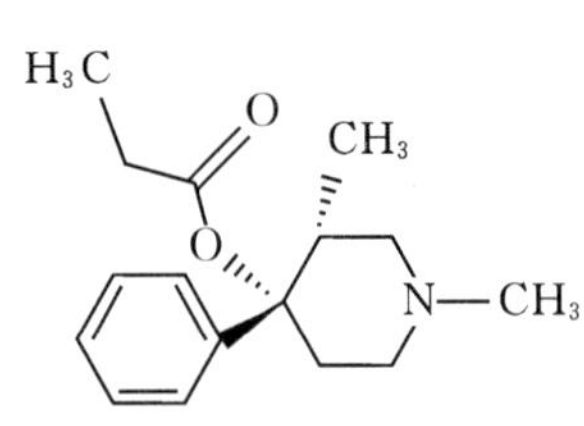

阿法罗定

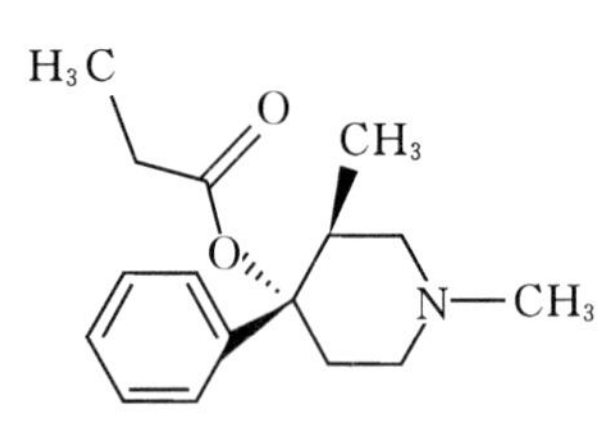

倍他罗定

进一步将 4 -苯基哌啶结构改造为 4 -苯氨基哌啶类，首先发现芬太尼(Fentanyl)。芬太尼是 μ 受体激动剂，镇痛作用约为哌替啶的 500 倍、吗啡的 80 倍。再以芬太尼为先导物，开发了一系列芬太尼的衍生物。如阿芬太尼(Alfentanil)、舒芬太尼(Sufentanil)、卡芬太尼(Carfentanil)、瑞芬太尼(Remifentanil)等。阿芬太尼、舒芬太尼、卡阿芬太尼的镇痛作用强。其中舒芬太尼的治疗指数最高，安全性好。阿芬太尼、舒芬太尼作用发生快，持续时间短，临床用于手术中辅助麻醉。芬太尼哌啶环 3 位引入甲基，其顺式异构体镇痛活性是芬太尼的 8 倍，羟甲芬他尼(Ohmefentanyl)是我国研究开发的强效镇痛药，活性为吗啡的 6000 多倍，其(+)-(3R,4S,2′S)体的镇痛活性约为吗啡的 13 000 倍。羟甲芬他尼是研究镇痛药作用机制及镇痛药物-受体相互作用的工具药物。

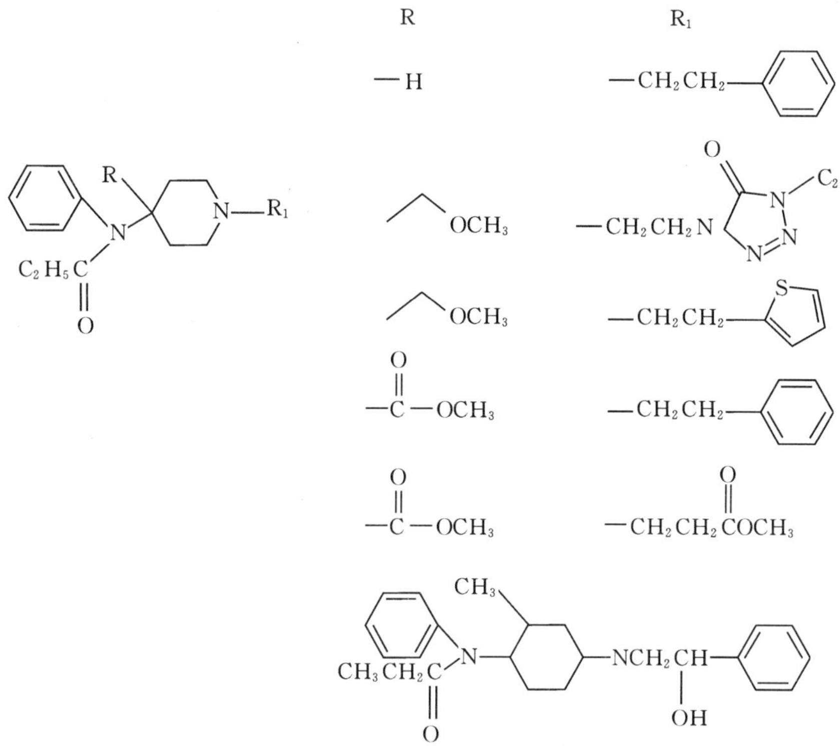

芬太尼

阿芬太尼

舒芬太尼

卡芬太尼

瑞芬太尼

羟甲芬他尼

哌啶类镇痛药的镇痛活性比较见表 13-1。

表 13-1　哌啶类镇痛药的镇痛活性比较

名称	ED_{50}(mg/kg)	相对强度	LD_{50}(mg/kg)	治疗指数(LD_{50}/ED_{50})
哌替啶	6.0	1	29.0	4.8
芬太尼	0.011	550	3.1	77
阿芬太尼	0.044	137	47.5	1080
舒芬太尼	0.000 71	8500	17.9	25 200
卡芬太尼	0.000 34	17 800	3.4	10 000

盐酸哌替啶　Pethidine Hydrochloride

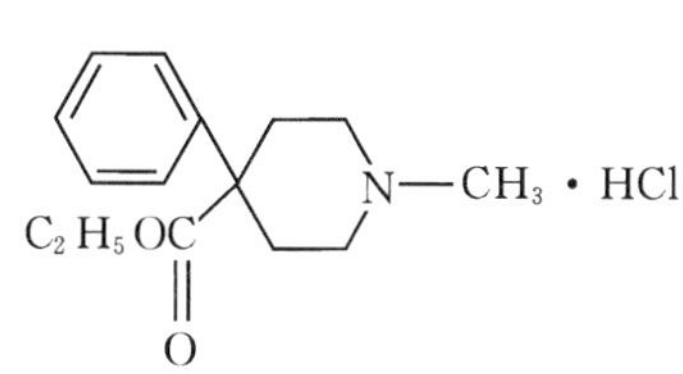

化学名:1-甲基-4-苯基-4-哌啶甲酸乙酯盐酸盐,又名度冷丁(Dolantin)。

本品为白色结晶性粉末,味微苦、易吸潮,遇光易变黄,无臭,熔点 185℃～189℃,游离碱熔点 30℃～31℃。易溶于水或乙醇,在氯仿中溶解,几乎不溶于乙醚。

本品的水溶液以 Na_2CO_3 溶液碱化生成哌替啶,初为油状,放置渐凝为黄色或淡黄色固体。哌替啶虽具酯类结构,但因 4-苯基的空间位阻,故较一般的酯更稳定,其水溶液短时间煮沸而不致被水解。

本品代谢迅速,在肝脏中经酯酶水解为哌替啶酸(Pethidinic Acid)或者脱甲基生成去甲基哌替啶(Norpethidine),再水解为去甲基哌替啶酸(Norpethidinic Acid),甲基哌替啶镇痛活性仅为吗啡的 1/2,惊厥作用则大两倍;水解产物哌替啶酸和去甲基哌替啶酸无活性。去甲基化产物和水解产物均可与葡萄糖醛结合,再由肾脏排泄。但去甲基哌替啶消除很慢,可积累产生毒性。

本品为 μ 受体激动剂,镇痛作用约为吗啡的 1/10,作用维持时间较短,可用于各种创伤性疼痛及平滑肌痉挛引起的内脏剧痛,也可用于麻醉前给药以起镇静作用。不良反应与吗啡相似,但较吗啡轻,但也有成瘾性,不宜长期使用。并因去甲基哌替啶积累产生毒性,已不再推荐用于慢性疼痛的治疗。哌替啶可与单胺氧化酶(MAO)抑制剂相互作用,故不能同时使用。

枸橼酸芬太尼 Fentanyl Citrate

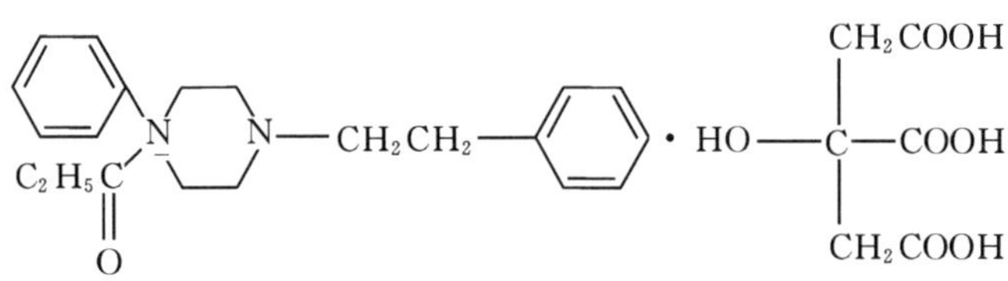

化学名:N-[1-(2-苯乙基)-4-哌啶基]-N-苯基丙酰胺枸橼酸盐。

本品为白色结晶性粉末,味微酸。熔点 149℃～151℃。易溶于热的异丙醇,能溶于水和甲醇,微溶于氯仿及乙醚。

本品为强效镇痛药,机制与吗啡相似,是吗啡的 80～100 倍,起效快,持续时间短,成瘾性强。适用于外科手术前后的镇痛、诱导麻醉和癌症晚期的镇痛等。

四、氨基酮类

氨基酮类也称二苯基庚酮类(diphenylheptanones)。可看成是哌啶类开链化合物。

盐酸美沙酮 Methadone Hydrochloride

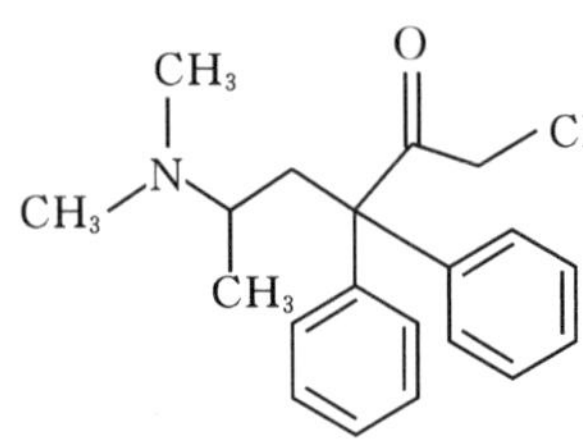

化学名:(±)-4,4-二苯基-6-二甲氨基-3-庚酮盐酸盐,又名盐酸美散痛。

本品为白色结晶或白色结晶性粉末,无臭,味苦。熔点 230℃～234℃。易溶于乙醇或氯仿，可溶于水，几乎不溶于乙醚。

含一个手性碳原子，左旋体镇痛作用强，右旋体的作用弱，药用外消旋体。

因空间位阻，使美沙酮结构中的羰基不具备一般羰基化合物的性质，如不能与羰基试剂苯肼、2,4-二硝基苯肼等缩合生成苯腙或缩氨脲，也不能被锌汞齐和异丙醇铝等还原。

美沙酮的体内可在肝脏经N-脱甲基为仲氨，再与酮羰基环合生成无活性的吡咯烷衍生物。或美沙酮的酮基被醇脱氢酶还原生成美沙醇(Methadol)，则美沙醇不能进一步发生上述环合，美沙醇的镇痛活性稍弱于美沙酮，美沙酮经N-脱甲基后可生成具镇痛活性的去甲基美沙醇和二去甲基美沙醇，半衰期比美沙酮长，这是美沙酮的镇痛作用较长的原因。

本品的镇痛作用与吗啡相当，较哌替啶稍强，成瘾性等副反应也相应较小，适用于各种原因引起的剧痛，常作为依赖阿片患者的维持治疗药，或用于"美沙酮维持治疗法"以戒除海洛因等成瘾引起的戒断状态。但长期应用也能成瘾。本品的毒性较大，有效剂量与中毒量较接近，安全性小。

五、其他药物

地佐辛(Dezocine)是氨基四氢萘衍生物，临床用作镇痛药，具有激动-拮抗双重作用，成瘾性小。其结构中β-取向的氨基相当于阿片受体配体的叔胺碱性基团。

曲马朵(Tramadol)是4-苯基哌啶类似物，也是环己烷衍生物。分子中有两个手性中心，(+)-曲马朵为μ受体弱激动剂，对μ受体激动作用约为吗啡的1/6000。(+)-曲马朵可抑制5-HT的重摄取；(-)-曲马朵则抑制NA的重摄取和激动α_2受体，因此(±)-曲马朵可影响中枢单胺类递质的重摄取，阻断疼痛脉冲的传导，为中枢性镇痛药。同时(±)-曲马朵的镇痛作用有协同性和互补性，因此临床使用外消旋体。对呼吸抑制作用低，短时间应用时成瘾性小，可以替代吗啡、哌替啶用于中重度急慢性疼痛的止痛。

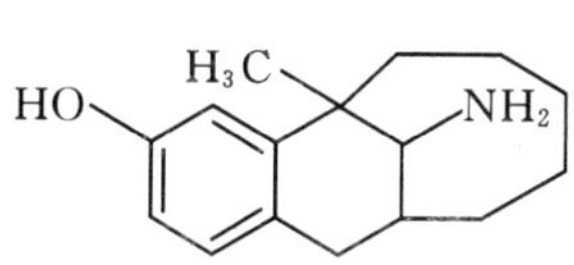

地佐辛

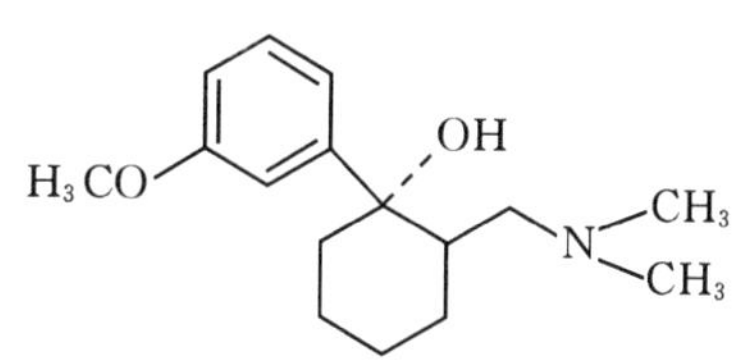

曲马朵

课堂讨论

合成镇痛药有哪些类型？彼此存在哪些结构共性？

知识拓展

镇痛泵

镇痛泵是近年来麻醉科用于患者术后的一种工具，它可使镇痛药在血浆中保持稳定的浓度，并可由患者自行按压给药，以加强镇痛效果，实现治疗的个体化。

镇痛泵有硬膜外泵和静脉泵两种。硬膜外泵常使用局麻药、吗啡等，而静脉泵常用芬太尼等，两者的使用需严格区分，否则会出现局麻药的全身麻醉作用或因阿片类药物过量导致患者出现呼吸抑制、恶心呕吐等严重并发症，将是非常危险的。故只有麻醉医生才能决定患者使用哪种镇痛泵，不允许其他任何人随意改变镇痛泵的给药方式。

第三节　内源性阿片镇痛物质

阿片类药物的镇痛作用具有高效性、选择性及立体专属性(仅左旋体有生理活性)。并有特异的拮抗剂，这使得人们推测吗啡类药物可能是通过受体起作用。1973 年，先后证实了鼠脑内存在立体特异性的阿片样镇痛药的结合位点，也存在包括人在内的所有脊椎动物的脑内及其外周平滑肌系统的神经组织中。既然体内存在阿片受体，那么也必然存在其内源性配基(endogenous ligand)。1975 年 Hughes 和 Kosterlitz 等首先从猪脑内提取获得两个具有阿片样镇痛作用的结构相似的五肽，亮氨酸脑啡肽(Leucine Enkephalin，LE)和甲硫氨酸脑啡肽(Methionine Enkephalin，ME)，称为脑啡肽(Enkephalins)，二者的氨基酸排列顺序仅第五个氨基酸不同，分别为亮氨酸或甲硫氨酸，前四个氨基酸均为酪氨酸(Tyr)、甘氨酸(Gly)、甘氨酸(Gly)和苯丙氨酸(Phe)。它们在脑内的分布与阿片受体的分布一致，虽二者结构迥异，但在空间构象上，X 衍射法分析亮氨酸内啡肽或甲硫氨酸内啡肽经两个甘氨酸的 β 折叠可形成与吗啡类似的构象。

H-Tyr-Gly-Gly-Phe-Leu-OH　亮氨酸脑啡肽(LE)

H-Tyr-Gly-Gly-Phe-Met-OH　甲硫氨酸脑啡肽(ME)

Tyr-Gly-Gly-Phe-Met-Thr-Ser-Glu-Lys-Ser-Gly-Thr-Pro-Leu-Val-Thr-Leu-Phe-Lys-Asn-Ala-Ile-Ile-Lys-Asn-Ala-Tyr-Lys-Lys-Gly-Glu　内啡肽

Tyr-Gly-Gly-Phe-Leu-Arg-Arg-Ile-Arg-Pro-Lys-Leu-Lys-Trp-Asp-Asn-Gln　强啡肽

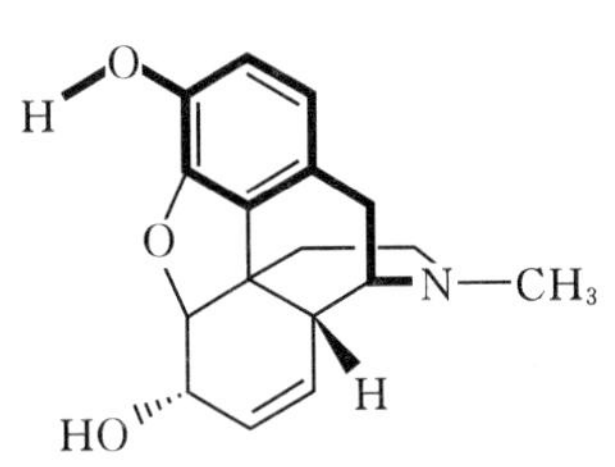
吗啡

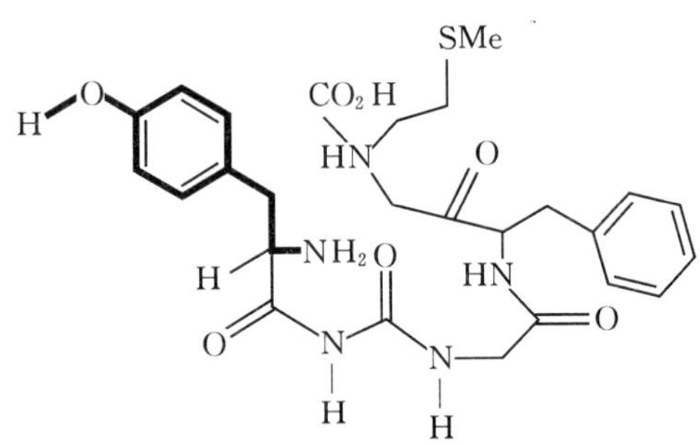
甲硫氨酸脑啡肽

随后，其他一些内源性阿片样多肽类物质相继被发现，如 β-内啡肽(β-Endorphin，31 肽)、强啡肽(Dynorphin，17 肽)、α-新内啡肽(α-Neoendorphin，10 肽)、新 β-内啡肽(β-Neo-endorphin，9 肽)等 15 种，具有 5～33 个不等氨基酸的多肽，统称为内啡肽(Endorphines)，以 β-内啡肽的作用最强。

脑啡肽对 δ 受体有较强的选择性，被认为是 δ 受体的内源性配基；强啡肽对 κ 受体选择性强，故被认为是 κ 受体的内源性配基；而 β-内啡肽对 μ 受体和 δ 受体均有较强的作用。

经对临床上针刺镇痛深入研究，发现针刺可激发体内镇痛系统，释放内源性多肽类、单胺类神经递质等而发挥镇痛作用。针刺镇痛作用不是无限的，受体内一种负反馈系统的调节。也解释了中医针灸的镇痛原理。

多肽类物质在体内很不稳定，即使脑内给药其镇痛作用仍很微弱，且有成瘾性，不能直接用于临床。原因是其易在体内被多种非特异性金属肽酶(metallopeptdases)快速降解，半衰期很短。通过改变阿片肽的部分结构、可阻断酶解或延长酶解时间，也为寻找高效镇痛药提供了新的研究方向。Gly^2以 D－Ala^2取代，Gly^3－Phe^4分别甲基化，Met^5或 Leu^5分别酰胺化等均可提高其对酶的稳定性。如美克法胺(Metkefamide)和 FK－33824。FK－33824 由脑室给药，活性为吗啡的 1000 倍，是亮氨酸脑啡肽的 30 000 倍，口服有效，剂量仅为吗啡的 1/5。也可通过对多肽酶抑制来提高阿片肽的镇痛活性。二肽酶抑制剂四氢噻吩可显著加强电针和吗啡的镇痛效应，并被纳洛酮逆转。

H－Tyr－D－Ala－Gly－Phe－Met－Met－OH　美克法胺

H－Thr－D－Ala－Gly－Met－Phe－Met－OH　FK－33824

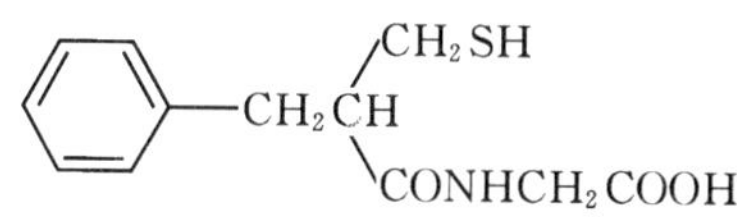

thiophan

课堂讨论

内源性多肽镇痛物为何也有与吗啡一样的镇痛活性和成瘾性？

知识拓展

作用于其他靶标的镇痛药

正处于临床前或临床试验阶段的新型镇痛药有以下几类：

1. 神经肽拮抗剂的镇痛药　有 NK－1 受体阻滞剂、缓激肽受体拮抗剂及缩胆囊素 Ⅰ 受体拮抗剂等。

2. 谷氨酸受体拮抗剂　主要有 NMDA 受体拮抗剂，如氯胺酮、美金刚、右美沙芬及金刚烷胺等。

3. 乙酰胆碱 M 受体激动剂和 N 受体拮抗剂　如地棘蛙素为 N 受体拮抗剂。

4. 腺苷调节剂等

随着分子生物学技术进步及镇痛药理研究的深入，将有更多新型镇痛药不断涌现，并将有望摆脱麻醉性镇痛药和非甾体抗炎药(NSAIDs)的局限。

第四节　阿片样镇痛药构效关系

一、阿片受体及受体模型

研究发现阿片受体存在 μ、κ、δ、σ 四种，每种受体都有不同的亚型。分别有 μ_1、μ_2，κ_1、κ_2、κ_3，δ_1、δ_2等亚型。μ 受体激动镇痛活性最强，成瘾性也最强，是产生副作用的主要原因。μ_1是调节痛觉神经传导的具高亲和力的结合点；而 μ_2受体则与呼吸抑制作用有关。激动中枢 κ 受体时镇痛活性强，且成瘾性低，呼吸抑制等不良反应小，并有证据表明 κ 受体对 μ 受体介导的反应有调节作用，但存在镇静、焦虑、利尿等副作用。外周 κ 受体激动剂可减轻腹胀引起的疼痛反射和肠易激综合征患者的腹痛强度。但其用于阿片类药物诱导的肠功能障碍的疗效有待进一步评价。但仍有希望从中发现新的镇痛药。δ 受体成瘾性小，镇痛作用也不明显。δ 受体激动剂多为肽类化合物，脑啡肽是其天然配体，δ 受体的 SAR 的研究目前并未深入。σ 受体激动无镇痛作用，可产生瞳孔扩大，并产生致幻和烦躁不安等精神症状。

1954 年 Becket 和 Casy 根据吗啡和合成镇痛药的共同药效构象，提出了阿片受体的活性部位的模型(图 13－1)。

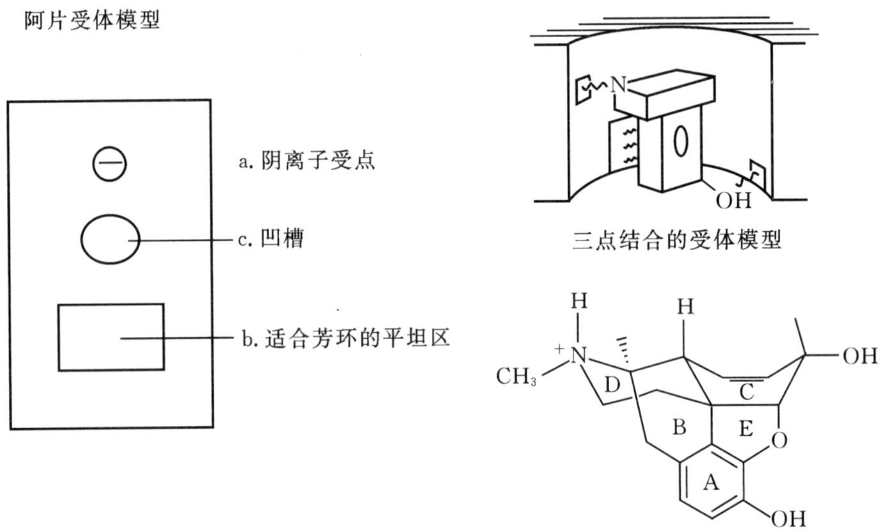

图 13－1　阿片受体模型与激动剂的三点结合模型

上述模型可解释吗啡和合成镇痛药的构效关系，但仍不能适应镇痛药的发展，如半合成高效镇痛药引入 6,14－乙撑或乙烯撑后，药理作用成千上万倍增强；N 上取代基为烯丙基、环丙甲基或环丁甲基时，出现拮抗或激动-拮抗活性。因此又提出了四点结合模型，解释埃托啡及其衍生物的高活性，是基于侧链上的羟基及苯基可与受体产生第四点结合，导致其与阿片受体的亲和力大大强于吗啡，从而导致或发生巨大变化(图 13－2)。

二、吗啡、半合成镇痛药及合成镇痛药 SAR(构效关系)

20 世纪 50 年代，通过对吗啡、大量半合成和合成镇痛药的结构分析，发现吗啡、半合成和合成镇痛药产生同样的药理活性和成瘾性，因而推测它们具有相似的药效构象，对于吗啡、吗啡喃类和苯吗喃类等具有刚性结构的药物来说，结构中的哌啶环呈椅式构象，苯基处于 a 键。苯基哌啶类则通过键的旋转转变为与吗啡相似的构象，氨基酮类则因其分子的柔性通过分子内带部分正电荷的羰基碳与带负电荷的 N 原子未用电子对通过电荷转移形成类似哌啶环，构象也与吗啡相似。因此归纳出镇痛药具有下列共同结构特征：①分子中具有一个平坦的芳环结构，可与受体相应部位以范德华引力相结合；②有一个碱性中心，通常为叔胺，在生理 pH 下，可大部分电离为阳离子，与受体部位的阴离子通过静电引力结合；③碱性中心和平坦结构芳环应处在同一平面上，以便与受体结合，烃链部分在立体构型中应突出于该平面前方，与受

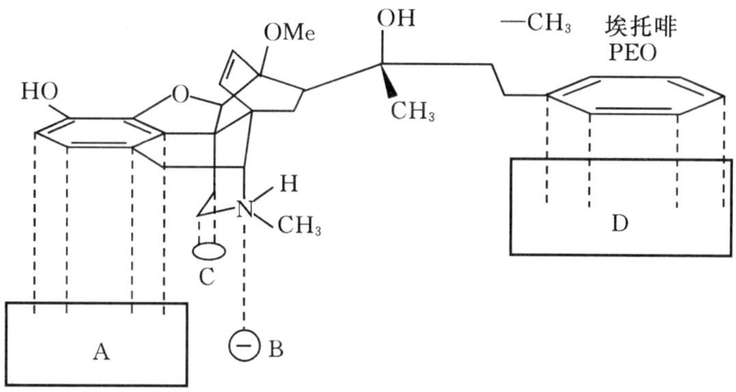

A．亲脂部位　B．负离子部位　C．凹槽
D．亲脂部位(适合芳环的平坦区)

图 13-2　阿片受体与激动剂的四点结合模型

体空穴部分相契合;④芳环与一个季碳原子相连,季碳原子与叔胺 N 原子之间的距离相隔两个碳。

Becket 和 Casy 于 1954 年根据吗啡及合成镇痛药的共同药效构象提出了吗啡受体活性模型。设想该模型的主要结合点有:①一个负离子部位,与药物阳离子部位以静电引力结合;②一个适合的平坦区,与药物的芳环以范德华力亲和;③一个方向合适凹槽部位与药物哌啶环的烃基链相适应。

关于吗啡类药物与受体存在第四个结合点的理论认为:吗啡阿片受体尚存在两个分离的芳基识别部位。这个模型也可以与脑啡肽和内啡肽的结构进行关联,并能较好地解释埃托啡及其衍生物的高镇痛活性。正是由于这些结合点,才使得受体能很好地和吗啡及其衍生物结合在一起,使药物发挥其镇痛活性。

课堂讨论

吗啡、内啡肽类及合成镇痛药的构效关系。

知识拓展

成瘾性

成瘾性是药物与机体相互作用的精神状态或身体状态的表现。它表现为用药者产生强迫性连续定期使用某些药物的行为和其他反应。成瘾性包括生理成瘾与心理成瘾,患者的生理依赖治愈后,仍无法去除其心理依赖,因此有“一朝吸毒,终生戒毒”一说。如安非他明类(如冰毒)等的生理依赖不强,但心瘾较强,有滥用倾向。

合成介绍

盐酸哌替啶的合成

盐酸哌替啶的合成先用苯乙腈在氨基钠存在下与二(β-氯乙基)-甲胺环合生成4-苯基-4-氰基哌啶,再在酸性条件下水解为羧酸,进而与乙醇成酯,最后在乙醇中与盐酸成盐得到哌啶盐酸盐。因二(β-氯乙基)-甲胺的毒性较大,故需加强劳动保护。

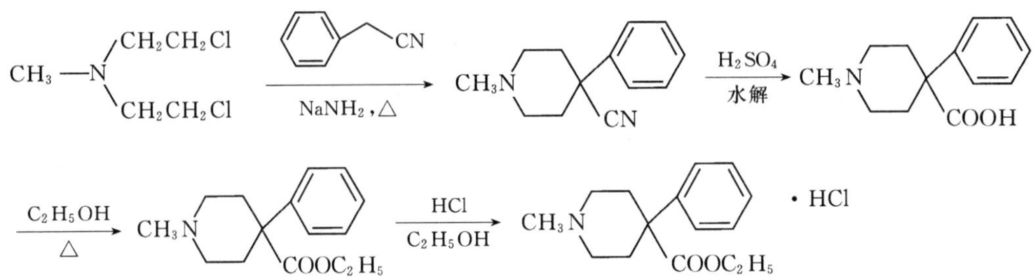

案例分析

患者小杨系20岁大学生,在一次朋友聚会的KTV上,在好奇心的驱使下首次吸食海洛因,立即产生了一种爆发式的快感,并在随后两三个小时内,都沉浸在半麻醉状态。之后他又多次吸食,逐渐发展成对周围事物漠不关心,不愿交际,缺少兴致,常常毫无表情地望天呆坐;眼睛瞳孔呈针尖状;只对海洛因感兴趣,如停止吸食时则表现的相当难受,如流鼻涕、疼痛、发痒、打呵欠、生鸡皮疙瘩、忽冷忽热、瞳孔放大、烦躁不安和神经质。最后因出现无法入睡、出汗、四肢疼痛、恶心和腹泻等症状而送医。

1. 小杨的上述症状属于

A. 身体依赖性　　B. 心理依赖性

C. 精神依赖性　　D. 嗜药性

2. 戒毒所对小杨采取的正确的戒毒方法是

A. 以可完全阻断阿片受体的纯拮抗剂纳洛酮戒毒

B. 以成瘾性小的美沙酮替代海洛因戒毒

C. 以阿片受体部分激动剂丙烯吗啡替代海洛因戒毒

D. 以阿片受体完全激动剂吗啡替代海洛因戒毒

3. 有关海洛因的叙述正确的是

A. 海洛因是吗啡3-羟基乙酰化产物

B. 海洛因是吗啡6-羟基乙酰化产物

C. 海洛因是吗啡3,6-二羟基乙酰化产物

D. 海洛因是吗啡N-烯丙基取代产物

考点提示

一、填空题

1. 吗啡的化学结构中含有5手性碳原子的构型分别是__________，天然吗啡的旋光性为__________旋。

2. 盐酸吗啡水溶液不稳定，在空气中即可产生自动氧化，其反应的历程是__________反应，氧化的产物为__________和__________。

3. 吗啡及合成镇痛药的共同结构特点为：①__________、②__________、③__________。

4. 改变吗啡结构中__________，可得吗啡的激动-拮抗剂或纯拮抗剂，获得没有成瘾性或成瘾倾向很小的药物。

5. 盐酸哌替啶的化学结构为__________，属于__________类镇痛药，其酯键相对较稳定的原因是__________。

二、单项选择题

1. 下列药物中，无成瘾性或成瘾倾向很小的镇痛药物是

A. 盐酸吗啡　　B. 盐酸哌替啶

C. 喷他佐辛　　D. 脑啡肽

2. 有关吗啡的结构下列叙述正确的是

A. 3 位和 6 位上均有酚羟基，17 位上有甲基取代

B. 3 位上有酚羟基，6 位上有醇羟基，17 位上有甲基取代

C. 3 位上有醇羟基，6 位上有酚羟基，17 位上有甲基取代

D. 3 位上有酚羟基，6 位上有醇羟基，17 位上有烯丙基取代

3. 盐酸吗啡注射剂易受日光氧化变质，主要发生下列哪种反应

A. 水解　　B. 氧化

C. 还原　　D. 重排

4. 盐酸吗啡易发生氧化反应是因为其结构中含有下列哪个基团

A. 醇羟基　　B. 烯键

C. 哌啶环　　D. 酚羟基

5. 吗啡、合成镇痛药及脑啡肽均具有镇痛作用和成瘾性，是因为

A. 具共同的药效构象　　B. 具极为相近的分子量

C. 具极为相似的疏水性　　D. 具完全相同的构型

三、多项选择题

1. 吗啡的结构中含有

A. 哌啶环　　B. 酚羟基

C. 环氧基　　D. 甲氧基

2. 指出下列叙述中哪些是正确的

A. 吗啡是两性化合物　　B. 吗啡的氧化产物为双吗啡

C. 吗啡的结构中含甲氧基　　D. 天然的吗啡为左旋

3. 吗啡在下列哪些条件下更不稳定，可产生毒性较大的伪吗啡

A. 光　　B. 重金属离子

C. 碱性环境　　D. 氧

4. 吗啡及其合成代用品能起相同镇痛作用的主要原因是

A. 结构中有哌啶环或类似哌啶环的结构部分

B. 分子中均有至少一个芳香环

C. 有共同的活性构象

D. 均有一碱性中心，且在生理条件下以阳离子形式存在

四、配伍选择题

（备选答案在前，试题在后。每组题均对应同一组备选答案，每题只有一个正确答案。每个备选答案可重复选用也可不选用。）

A. 吗啡喃类　　B. 苯吗喃类

C. 苯基哌啶类　　D. 氨基酮类

1. 盐酸美沙酮属于

2. 枸橼酸芬太尼属于

3. 盐酸哌替啶属于

4. 盐酸喷他佐辛属于

A. 纳洛酮　　B. 布托啡诺

C. 盐酸布桂嗪　　D. 磷酸可待因

5. 具有吗啡受体纯拮抗作用的镇痛药是

6. 具有吗啡受体部分激动作用的镇痛药是

7. 具有镇痛的中枢镇咳药是

A. 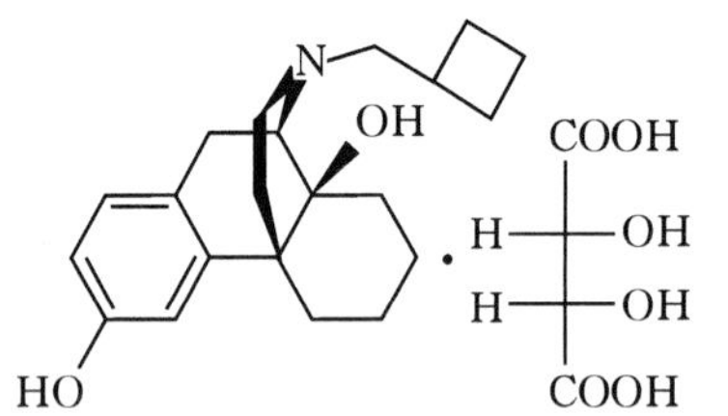

酒石酸布托啡诺

B. 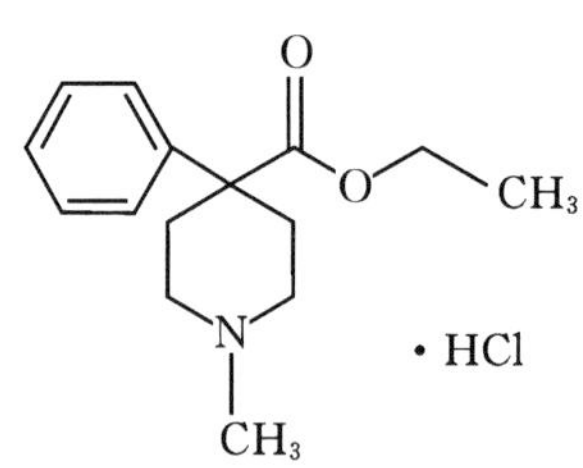

盐酸哌替啶

C. 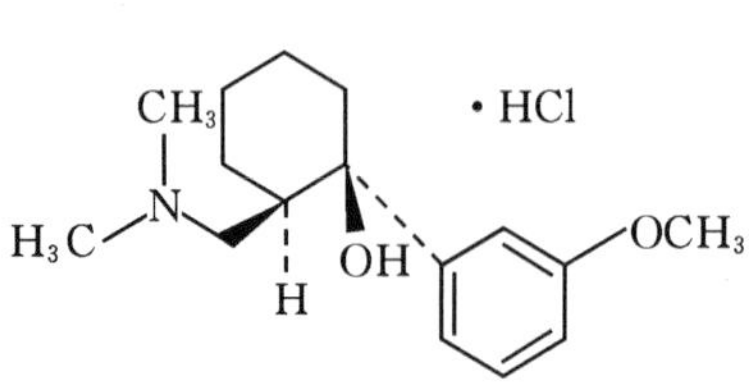

盐酸曲马多

D. 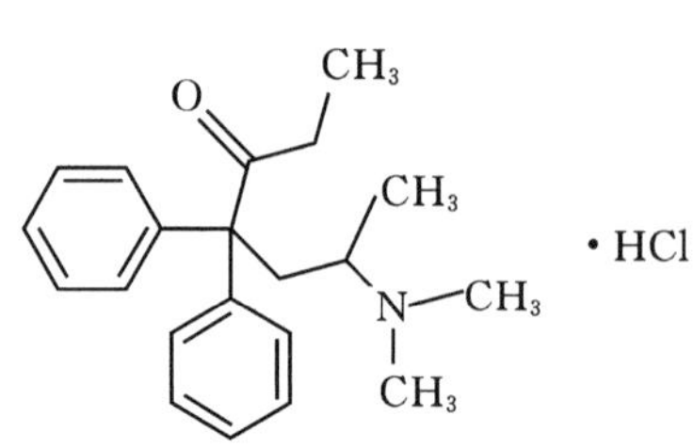

盐酸美沙酮

8. 具有激动/拮抗双重作用的镇痛药物是

9. 4-苯基哌啶类镇痛药物是
10. 结构中含两个手性中心的阿片 μ 受体弱激动剂药物是
11. 氨基酮类镇痛药物是

五、问答题

1. 简述吗啡及其合成镇痛药的构效关系。
2. 以化学反应式说明盐酸吗啡注射液在空气中变质的原因。
3. 说明磷酸可待因与浓硫酸、三氯化铁共热显色的原因。

（张春桃　杨瑞虹）

第十四章　镇咳平喘祛痰药

学习目标

【掌握】磷酸可待因、盐酸溴己新的化学名、化学结构和理化性质。

【熟悉】镇咳药和祛痰药的分类和作用机制以及磷酸可待因的合成方法。

【了解】磷酸苯丙哌林、右美沙芬的化学结构、理化性质和临床应用。

第一节　镇咳药

咳嗽主要是喉部或气管的黏膜受到各种刺激而引起的一种生理保护性的呼吸反射运动。引起咳嗽的常见原因有：急性或慢性支气管炎、上呼吸道感染、肺炎、急性喉炎等；此外，不良吸入物、气候改变、精神因素也可引起咳嗽的反复发病。

镇咳药通过抑制咳嗽反射弧的不同环节产生镇咳作用，按其作用部位可分为中枢性镇咳药和外周性镇咳药两大类。

一、中枢性镇咳药

中枢性镇咳药可直接抑制延髓咳嗽中枢而产生镇咳作用，又分为成瘾性和非成瘾性镇咳药。成瘾性镇咳药主要作用于中枢的阿片受体，如可待因(Codeine)，该类药物的镇咳作用明显，但有成瘾性、呼吸抑制和恶心等明显的不良反应，因而临床应用受到限制。非成瘾性镇咳药多由人工合成，如右美沙芬、异米尼尔、氯哌斯汀等，该类药物几乎无成瘾性，临床应用十分广泛。

磷酸可待因　Codeine Phosphate

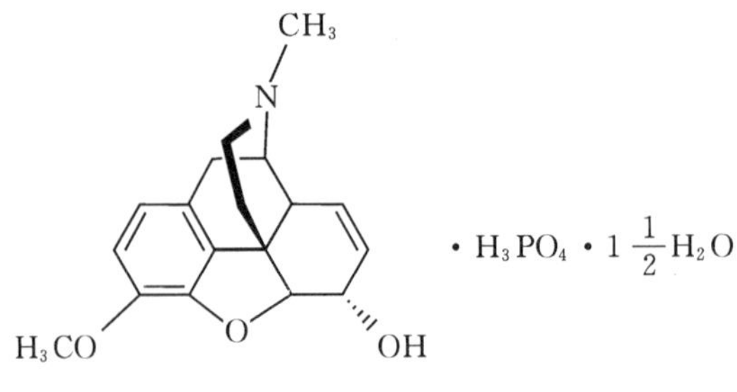

化学名：17-甲基-3-甲氧基-4,5α-环氧-7,8-二去氢吗啡喃-6α-醇-磷酸盐倍半水合物。

本品为白色针状结晶性粉末，无臭，味苦；熔点为166℃～170℃；易溶于水，微溶于乙醇，极微溶于三氯甲烷或乙醚；有风化性；水溶液显酸性。

本品与亚硒酸-硫酸试液反应，显绿色，渐变蓝色，最后变为暗黄绿色；本品在酸性溶液中，不与亚硝酸钠及氨水作用，可用来与盐酸吗啡、盐酸乙基吗啡相区别。

可待因是阿片生物碱，由吗啡甲基化制得。将吗啡经氢氧化三甲基苯胺对3位酚羟基选择性甲基化后，与磷酸成盐即得本品。

本品临床用于镇咳，能直接抑制延髓的咳嗽中枢，镇咳作用强而迅速，强度为吗啡的1/4。主要在肝脏代谢，其3位脱甲基代谢为吗啡，适用于各种原因引起的剧烈干咳，对胸膜炎患者干咳伴有胸痛者尤为适用。

氢溴酸右美沙芬　Dextromethorphan Hydrobromide

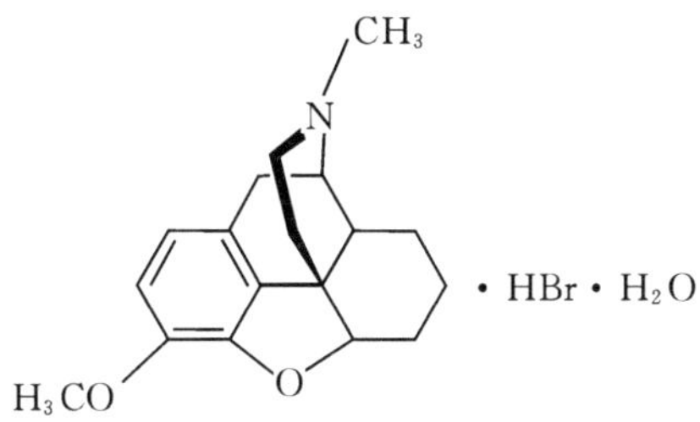

化学名：3-甲氧基-17-甲基-(9α,13α,14α)-吗啡喃氢溴酸一水合物。

本品为白色或类白色结晶性粉末；无臭。易溶于乙醇，溶于三氯甲烷，略溶于水，不溶于乙醚。

本品水溶液与酸性硝酸银溶液反应，生成黄色沉淀。

本品镇咳作用与可待因相当或略强，但无成瘾性和耐受性，治疗量不影响呼吸中枢，适用于感冒、急慢性支气管炎、咽喉炎、支气管哮喘、肺结核及其他上呼吸道感染引起的少痰咳嗽。

二、外周性镇咳药

外周性镇咳药又称为末梢镇咳药，通过抑制咳嗽反射弧中的感受器、传入神经、传出神经及效应器中的某一环节而起到镇咳作用。

外周性镇咳药主要包括局部麻醉性镇咳药，如喷托维林；支气管解痉性镇咳药，如苯丙哌林；黏膜保护性镇咳药，如复方甘草片。

磷酸苯丙哌林　Benproperine Phosphate

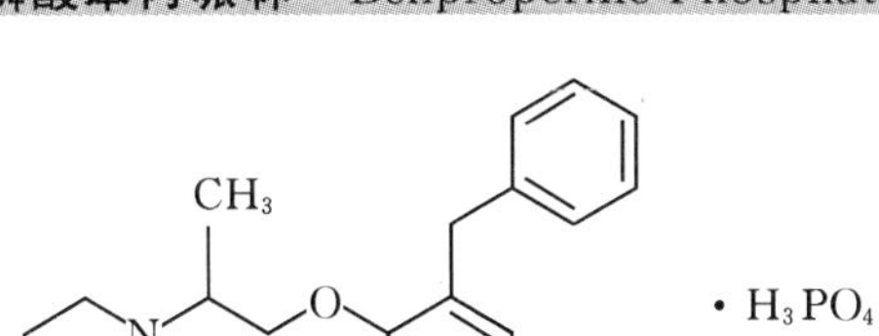

化学名：1-[2-(2-苄基苯氧基)-1-甲基乙基]哌啶磷酸盐。

本品为白色或类白色粉末；微带特臭，味苦。熔点为148℃～153℃。易溶于水，略溶于乙醇、氯仿或苯。

药物化学

本品酸性水溶液与硫氰酸铬铵试液反应生成粉红色沉淀。其水溶液与对二甲氨基苯甲醛反应可显粉红色至红色。

本品为非成瘾镇咳药，可阻断肺-胸膜的牵张感受器引起的肺-迷走神经反射，具有平滑肌解痉作用，同时还抑制延髓咳嗽中枢，其镇咳作用具有中枢和外周双重作用机制，镇咳作用强度为可待因的 2～4 倍。

课堂讨论

镇咳药按其作用部位可分为几种？各有哪个代表药物？

知识拓展

咳嗽

咳嗽是人体清除呼吸道内的分泌物或异物的保护性呼吸反射动作。虽然有其有利的一面，但剧烈长期咳嗽可导致呼吸道出血。应正确区分一般咳嗽和咳嗽变异性哮喘，防止误诊。治疗咳嗽应区分咳嗽类型，服用西药、中药治疗皆可。引起咳嗽的常见疾病有上呼吸道感染、支气管炎、肺炎、急性喉炎等等。

第二节　平喘药

哮喘又名支气管哮喘，是由多种细胞和细胞组分参与的慢性呼吸道炎症。这种慢性炎症常引起呼吸道反应性增加，并引起反复发作性的咳嗽、胸闷及呼吸困难，常在夜间和(或)凌晨发作，多数患者可自行或经治疗缓解。

平喘药根据不同作用机制可分为支气管扩张药、抗炎性平喘药和抗过敏平喘药。平喘药通过缓解支气管平滑肌痉挛，达到缓解咳嗽、呼吸困难等哮喘症状。

一、支气管扩张药

根据作用机制的不同，支气管扩张药主要包括受体激动剂，如沙丁胺醇、特布他林等；茶碱类，如氨茶碱；M 受体拮抗剂，如异丙托溴铵、氧托溴铵等。

1. β_2 受体激动剂

人体支气管壁上存在肾上腺素 α 和 β_2 受体，当 α 受体兴奋时引起支气管平滑肌收缩，当 β_2 受体兴奋时则支气管平滑肌舒张。β_2 受体激动剂主要通过兴奋 β_2 受体，激活腺苷酸环化酶，提高细胞内环磷腺苷(cAMP)的含量，游离 Ca^{2+} 下降，支气管平滑肌舒张。并能抑制过敏介质释放，增加纤毛运动，降低血管通透性，发挥平喘作用，是控制哮喘急性发作的首选药物。代表药物有沙丁胺醇、特布他林。

2. 茶碱类

茶碱类平喘药是一类甲基黄嘌呤类衍生物，其作用机制一方面可抑制磷酸二酯酶，使细胞内 cAMP 增加，支气管平滑肌舒张，但此作用不强。另一方面通过阻断腺苷受体，促进肾上腺髓质释放儿茶酚胺，抑制 Ca^{2+} 由平滑肌内质网的释放，使细胞内 Ca^{2+} 降低，达到舒张支气管平滑肌的作用。

迄今为止已发现的茶碱及其衍生物有 300 多种。主要用于慢性哮喘的维持治疗，以防止急性发作和慢性阻塞性肺病。其安全范围较窄，静脉注射过快容易造成心律失常、血压骤降、惊厥等不良反应，应用时需进行血药浓度监测。茶碱缓控释制剂是近年来茶碱类药物的主要研究进展之一，与传统氨茶碱片剂相比，具有安全、有效、服用方便等优点，如茶碱缓释片(优喘平)。

氨茶碱　Aminophylline

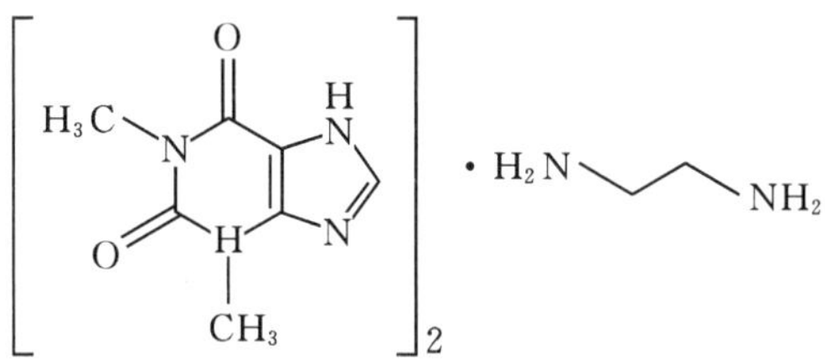

化学名：1,3-二甲基-3,7-二氢-1H-嘌呤-2,6-二酮-1,2-乙二胺盐。

本品为白色或微黄色的颗粒或粉末，味苦。熔点为 269℃～274℃。易溶于水，几乎不溶于乙醇或乙醚。露置在空气中逐渐吸收二氧化碳而分解成茶碱，水溶液呈碱性。

本品为茶碱与乙二胺组成的复盐，其药理作用主要来源于茶碱，乙二胺能增强其水溶性。本品具有解痉平喘、强心利尿、兴奋呼吸中枢和抗变态反应炎症等多种药理作用。适用于支气管哮喘、阻塞性肺气肿及喘息型支气管炎的治疗，也可用于心源性哮喘。

3. M 受体阻滞剂

支气管平滑肌上还存在 M 胆碱受体，当胆碱受体兴奋时，可使支气管平滑肌细胞内 cGMP 含量增加，导致支气管痉挛及腺体分泌增多。抗胆碱药可阻断这一过程，达到平喘的作用。

抗胆碱药的结构中含有碱性氨基和酯键，是与 M 胆碱受体结合的基本结构。临床最早使用颠茄生物碱阿托品作为 M 胆碱受体拮抗剂。由于阿托品的选择性低，针对阿托品的结构改造成为研究的热点，并获得大量的 M 胆碱受体拮抗剂。异丙托溴铵为阿托品的 N-异丙基溴化物，对支气管平滑肌具有高度选择性，用于治疗支气管哮喘。氧托溴胺对支气管平滑肌有较高的选择性，吸入极小剂量即产生显著的支气管平滑肌舒张作用。其作用与异丙阿托品相似且稍强，持续时间较其长 1/3。临床用于治疗伴有支气管平滑肌可逆性张力增高的慢性阻塞性呼吸道疾病、慢性阻塞性支气管炎、支气管哮喘和肺水肿性哮喘。

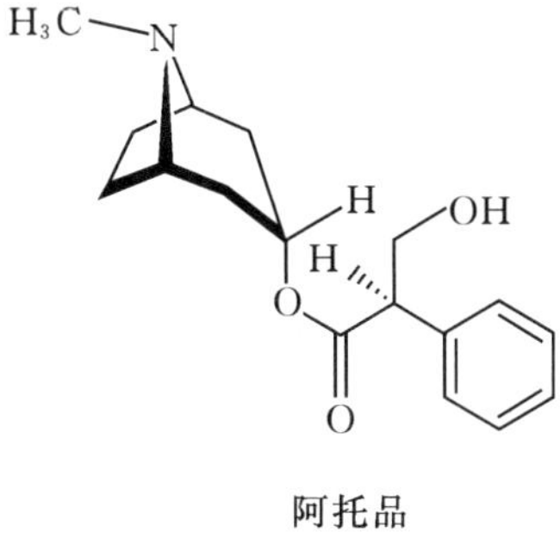

阿托品

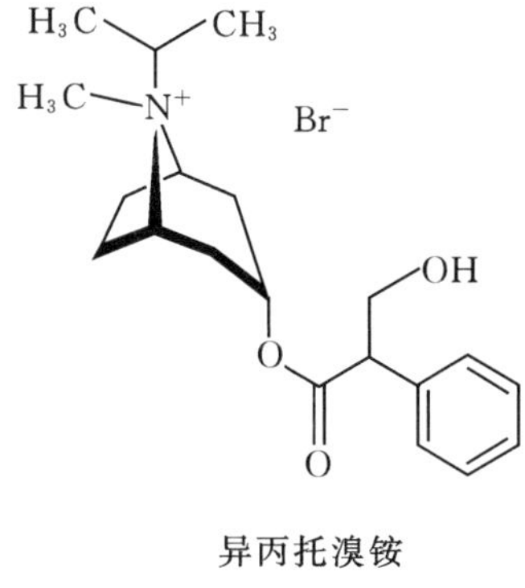

异丙托溴铵

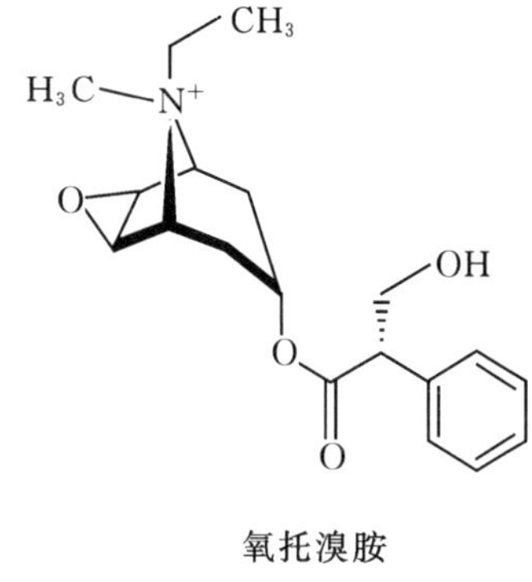

氧托溴胺

二、抗炎性平喘药

抗炎性平喘药通过抑制呼吸道炎症反应，减少引起支气管痉挛的化学介质的产生，可以达到长期防止哮喘发作的效果，已成为平喘药中的一线药物。糖皮质激素是抗炎平喘药中抗炎作用最强，并有抗过敏作用的药物。长期应用糖皮质激素治疗哮喘可以改善患者肺功能、降低呼吸道高反应性、降低发作的频率和程度，改善症状，提高生活质量。

哮喘时糖皮质激素有全身用药和吸入给药两种给药方式。全身给药易引起较多的严重不良反应。吸入给药在气道内可获得较高的药物浓度，充分发挥局部抗炎作用，并可避免或减少全身性药物的不良反应。吸入剂型糖皮质激素是目前最常用的抗炎性平喘药。

三、抗过敏平喘药

本类药物包括炎症细胞膜稳定剂，如色甘酸钠、奈多罗米钠；以及 H_1 受体阻滞剂，如酮替芬；白三烯受体阻滞剂，半胱氨酰白三烯等；通过抑制免疫球蛋白 E 介导的肥大细胞释放介质和对抑制巨噬细胞、嗜酸性粒细胞、单核细胞等炎症细胞的活性发挥抗过敏作用和轻度的抗炎作用。其平喘作用起效较慢，不宜用于哮喘急性发作期的治疗，临床上主要用于预防哮喘的发作。

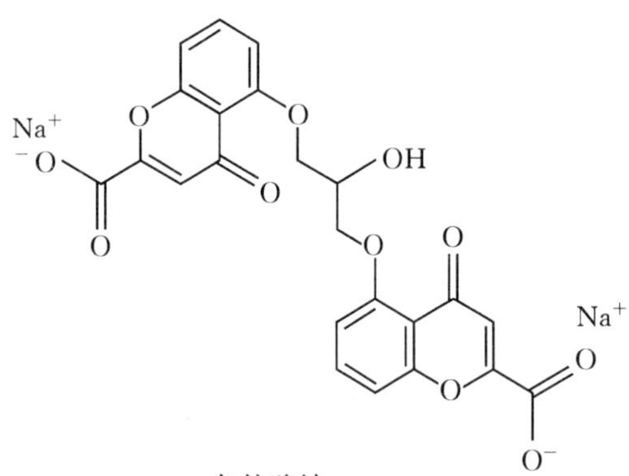

色甘酸钠

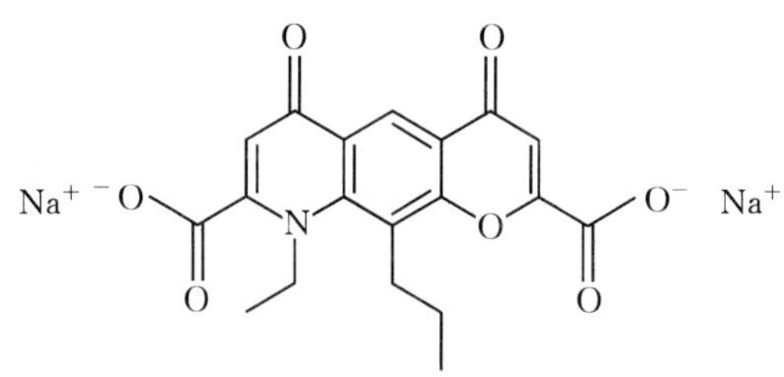

奈多罗米钠

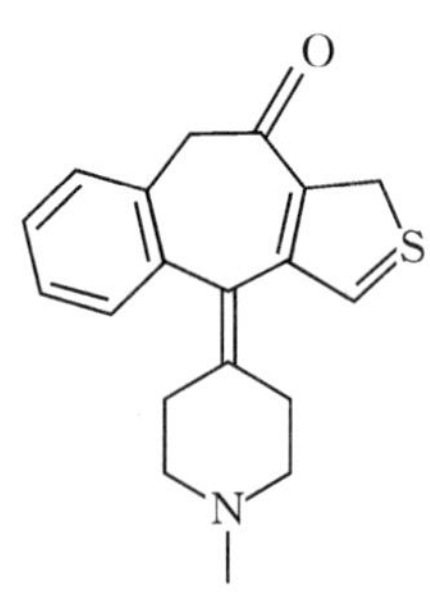

酮替芬

课堂讨论

平喘药可分为几种？各有哪个代表药物？

知识拓展

瘦肉精

瘦肉精通常指的是盐酸克伦特罗，简称克伦特罗，又名咳喘素、氨必妥。实际上，瘦肉精是一类药物的统称，主要是β受体激动剂，用来治疗支气管哮喘、慢性支气管炎和肺气肿。20世纪80年代发现本品大剂量用在动物饲料中可以促进动物体蛋白质沉积、促进脂肪分解、抑制脂肪沉积，能显著提高瘦肉率、增重和饲料转化率，因此曾被广泛用于牛、羊、猪、禽等禽畜的促生长剂、饲料添加剂，习惯上称之为“瘦肉精”。由于本品化学性质稳定，体内代谢消除慢，人类食用含有瘦肉精的禽畜后会出现拟交感的毒副作用，如肌肉震颤、心慌、头痛、恶心、呕吐等，严重者可导致死亡，现已被严格禁止用作饲料添加剂。

第三节　祛痰药

祛痰药是一类能使痰液变稀，黏稠度降低而易于咳出的药物；同时，能加速呼吸道黏膜纤毛运动、刺激胃黏膜、反射性促使气道腺体分泌增加、改善痰液运转功能。祛痰药促进呼吸道内积痰排出，减少了痰液对呼吸道黏膜的刺激，间接起到了镇咳和平喘的作用，也有利于控制继发感染。

祛痰药按作用方式可分为黏液分泌促进剂（恶心性祛痰药和刺激性祛痰药）、黏液溶解剂和黏液调节剂。

一、黏液分泌促进剂

1. 恶心性祛痰药

恶心性祛痰药通过刺激胃黏膜，通过迷走神经传入纤维传入中枢，引起轻微恶心，再通过迷走神经传出纤维引起支气管黏膜腺体分泌增加，使痰液稀释，有利于咳出。代表药物有氯化铵、碘化钾和愈创木酚甘油醚等。

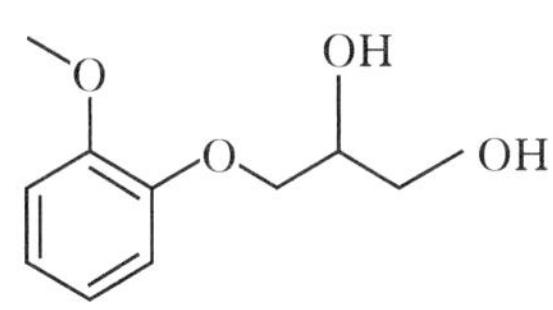

愈创木酚甘油醚

2. 刺激性祛痰药

刺激性祛痰药是一类挥发性物质，其蒸汽可刺激呼吸道黏膜轻度充血，增加腺体分泌，同时能湿润呼吸道，使痰液黏稠度下降而易于咳出。代表药物有安息香酊、桉叶油等。

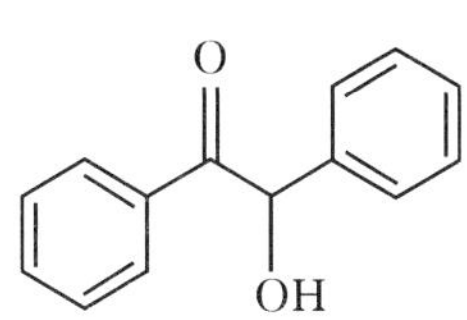

安息香

二、黏液溶解剂

黏液溶解剂直接作用于支气管腺体，从而降低痰液黏度，使呼吸道分泌的流变性恢复正常，痰液由黏变稀，易于咳出。代表药物有溴己新和乙酰半胱氨酸等。

盐酸溴己新 Bromhexine Hydrochloride

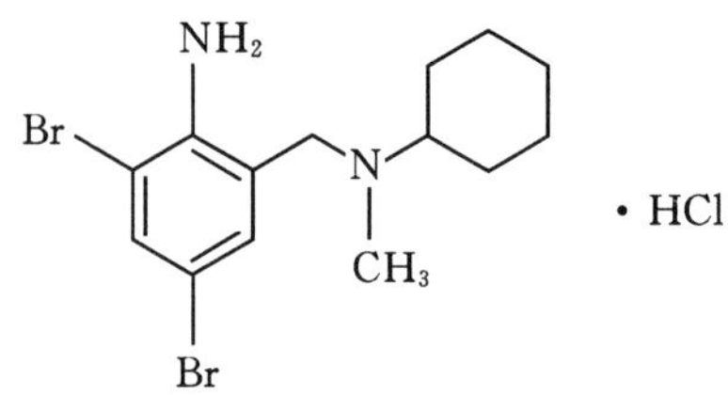

化学名：N-甲基-N-环己基-2-氨基-3,5-二溴苯甲胺盐酸盐，又名盐酸溴己胺、必漱平。

本品为白色或类白色结晶性粉末；无臭，无味。熔点为63℃～64℃。微溶于乙醇或三氯甲烷，极微溶于水。

本品为芳香伯胺，其乙醇溶液加稀盐酸、亚硝酸钠可生成重氮化合物，再加碱性β-萘酚试液，偶合生成橙红色偶氮化合物。

本品可使痰中多糖纤维裂解，稀化痰液。抑制杯状细胞和黏液腺体合成糖蛋白，使痰液中的唾液酸减少，降低痰黏度，利于排出，具有较强的溶解黏痰的作用。临床上用于支气管炎、哮喘、支气管扩张等呼吸道疾病。

三、黏液调节剂

黏液调节剂主要作用于气管、支气管的黏液产生细胞，促进其分泌黏性低的分泌物，使呼吸道分泌物流动性恢复正常，痰液由黏变稀，易于咳出。代表药物有羧甲司坦。

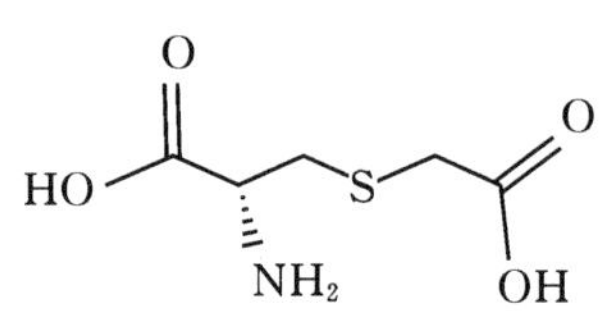

羧甲司坦

课堂讨论

祛痰药可分为几种？各有哪个代表药物？

知识拓展

痰

痰是一种由许多成分组成的物质。它的高液体含量是上皮对离子和水转运的结果，而它的大分子主要来源于血液的漏出或局部分泌细胞的产物。清蛋白主要来自血液，而黏液细胞分泌糖蛋白，浆液细胞分泌抗微生物蛋白（如溶酶体和铁传递蛋白）和蛋白酶抑制剂。痰是呼吸道炎症的产物，可刺激呼吸道黏膜引起咳嗽，并可加重感染。祛痰药能改变痰中黏性成分，降低痰的黏滞度，使痰易于咳出。

合成介绍

磷酸可待因的合成

本品是阿片生物碱，在阿片中的含量为 0.5%～1%，主要经吗啡半合成获得。合成方法为吗啡经氢氧化三甲基苯胺对 3 位酚羟基选择性甲基化后，与磷酸成盐即得本品。

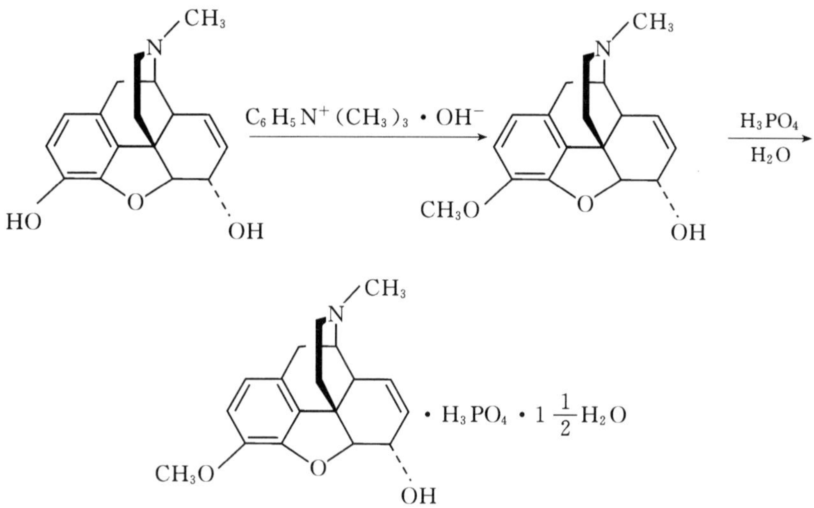

考点提示

一、填空题

1. 可待因作用于中枢的__________受体而产生镇咳作用。

2. 磷酸可待因的合成将吗啡经氢氧化三甲基苯胺对__________酚羟基选择性甲基化后，与磷酸成盐即得本品。

3. 右美沙芬水溶液与酸__________溶液反应，生成黄色沉淀。

4. 苯丙哌林的酸性水溶液与__________试液反应生成粉红色沉淀。

5. 沙丁胺醇能选择性激动支气管平滑肌的__________受体，有较强的支气管扩张作用。

6. 茶碱类平喘药通过抑制__________由平滑肌内质网的释放，使细胞内__________降低，达到舒张支气管平滑肌的作用。

7. 氨茶碱为__________与__________组成的复盐，其药理作用主要来源于__________，__________能增强其水溶性。

8. 抗胆碱药可以抑制支气管平滑肌上的__________受体，导致支气管舒张及腺体分泌减少。

药物化学

二、单项选择题

1. 盐酸溴己新又称作

A. 盐酸苯海拉明　　B. 盐酸吡多辛

C. 氯氮平　　D. 盐酸溴己胺、必漱平

2. 盐酸溴己新的物理性质为

A. 白色结晶性粉末，微溶于水　　B. 白色结晶性粉末，极易溶于水

C. 白色结晶性粉末，极微溶于水　　D. 白色结晶性粉末，不溶于水

3. 必漱平可发生重氮化偶合反应，是因其分子中含有

A. 硝基　　B. 氨基

C. 叔氮原子　　D. 芳伯胺基

4. 盐酸溴己新应于何种条件下保存

A. 避光、密封　　B. 低温、密封

C. 密闭　　D. 于阴冷处

5. 氨茶碱为黄嘌呤类生物碱与

A. 乙胺所成的盐　　B. 二乙胺所成的盐

C. 乙二胺所成的盐　　D. 三乙胺所成的盐

6. 氨茶碱临床作为

A. 镇咳、祛痰药　　B. 平喘药和利尿药

C. 中枢兴奋药　　D. 抗过敏药

7. 沙丁胺醇又称作

A. 舒喘宁　　B. 喘咳宁

C. 喘速宁　　D. 喘息定

8. 氨茶碱的水溶液

A. 显酸性，在空气中吸收二氧化碳而析出茶碱

B. 显碱性，在空气中吸收二氧化碳而析出乙二胺

C. 显碱性，在空气中吸收二氧化碳而析出茶碱

D. 显酸性，在空气中吸收氧气而析出茶碱

9. 下列药物中属于中枢性镇咳药的是

A. 磷酸苯丙哌林　　B. 右美沙芬

C. 盐酸氨溴索　　D. 硫酸沙丁胺醇

10. 与可待因表述不符的是

A. 具成瘾性，作为麻醉药品管理　　B. 用作中枢性镇咳药

C. 吗啡的6-甲醚衍生物　　D. 在肝脏被代谢，约8%转化为吗啡

11. 可待因具有成瘾性，其主要原因是

A. 具有吗啡的基本结构　　B. 代谢后产生吗啡

C. 与吗啡具有相同的构型　　D. 可待因本身具有成瘾性

12. 磷酸可待因的主要临床用途为

A. 用于镇痛　　B. 用于镇咳

C. 用于祛痰　　D. 解救吗啡中毒

13. 盐酸溴己新分子中含有的取代基是

A. 醇羟基　　B. 酚羟基

C. 哌啶基　　D. 3,5-二溴苯甲氨基

三、多项选择题

1. 镇咳药按照作用机制可分为

A. 中枢性镇咳药　　B. H 受体拮抗性镇咳药

C. 外周性镇咳药　　D. M 受体兴奋性镇咳药

2. 盐酸溴己新的物理化学性质是

A. 白色结晶性粉末　　B. 极微溶于水

C. 含有芳伯胺基　　D. 可发生重氮偶合反应

3. 氨茶碱的物理性质是

A. 为白色结晶性粉末　　B. 为白色或微黄色的颗粒或粉末

C. 有引湿性　　D. 易溶于水

4. 氨茶碱临床具有

A. 支气管平滑肌松弛作用　　B. 抗炎作用

C. 平滑肌解痉作用　　D. 强心利尿作用

5. 能直接作用于支气管腺体,从而降低痰液黏度,使呼吸道分泌的流变性恢复正常的是

A. 磷酸苯丙哌林　　B. 乙酰半胱氨酸

C. 溴己新　　D. 右美沙芬

四、配伍选择题

(备选答案在前,试题在后。每组题均对应同一组备选答案,每题只有一个正确答案。每个备选答案可重复选用也可不选用。)

A. 盐酸哌唑嗪　　B. 非那雄胺　　C. 依立雄胺

1. 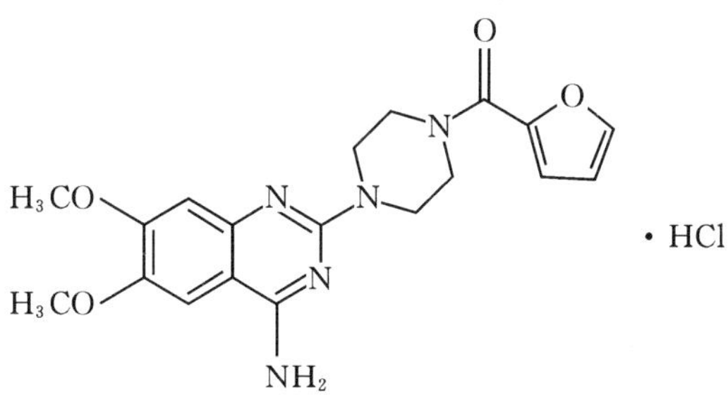

2. 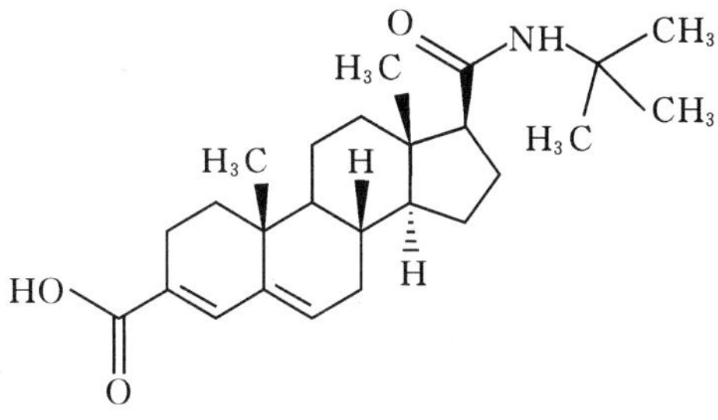

3. 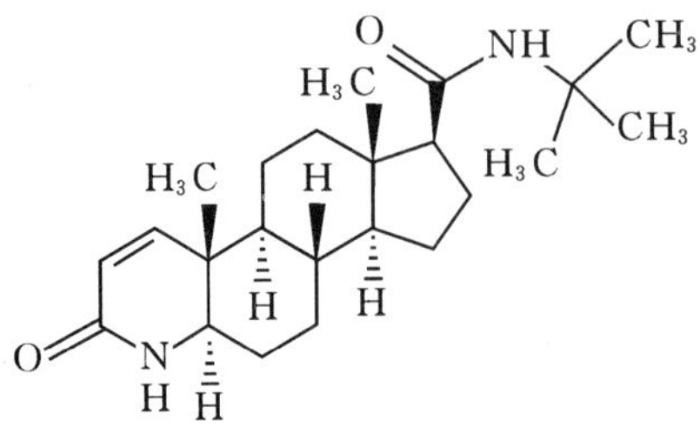

A. 盐酸氨溴索　　B. 磷酸可待因

C. 乙酰半胱氨酸　　D. 磷酸苯丙哌林

4. 含有巯基的药物是

5. 含有吗啡喃结构的药物是

6. 药用反式异构体的药物是

7. 含有哌啶结构的药物是

五、问答题

1. 写出镇咳药的分类方法。

2. 写出平喘药的分类方法。

3. 写出祛痰药的分类方法。

4. 写出代表药物：可待因、沙丁胺醇、氨茶碱的化学结构和化学性质以及作用机制。

（米浩宇　李彩艳）

第十五章　麻醉药

学习目标

【掌握】麻醉药的分类，盐酸氯胺酮、盐酸普鲁卡因、盐酸利多卡因的结构、理化性质和临床用途。

【熟悉】药物氟烷的理化性质和临床用途，局麻药的构效关系。

【了解】局麻药盐酸普鲁卡因的合成路线。

麻醉药(anesthetic agents)是作用于神经系统使其受到抑制，可逆性地失去知觉和痛觉，广泛用于手术的药物。理想的麻醉药必须具备镇痛良好、肌松完全、深度易控、不良反应少等条件。按作用部位可分为全身麻醉药(general anesthetics)和局部麻醉药(local anesthetics)两类。全身麻醉药作用于中枢神经系统，使其受到广泛性抑制；局部麻醉药作用于神经末梢或神经干，阻滞神经冲动的传导。

第一节　全身麻醉药

全身麻醉药简称全麻药，是一类作用于中枢神经系统，使其受到可逆性抑制，从而导致人的意识、感觉(特别是痛觉)和反射暂时消失，骨骼肌松弛，便于进行外科手术的药物。理想的全麻药还具有诱导期短、停药后恢复快、麻醉深度易于控制、无局部刺激等不良反应、安全范围大的特点。

目前此类药物的治疗指数多为2～4，安全范围尚未达到理想要求。

一、全麻药的分类

全麻药按照给药途径，可分为吸入性麻醉药(inhalational anesthetics)和静脉麻醉药(intravenous anesthetics)两类。

(一)吸入性麻醉药

吸入性麻醉药是一类脂溶性较大、化学性质不活泼的气体或分子量小、沸点低、易挥发的液体。

全麻药不具有结构特异性，早期曾用过麻醉乙醚、氧化亚氮、三氯甲烷等。乙醚麻醉期较清楚、镇痛和肌松作用良好，但具有易燃易爆、呼吸道刺激性大和不易控制麻醉深浅等缺点，现已少用；氧化亚氮(N_2O)镇痛作用良好，但麻醉作用弱，易致缺氧；三氯甲烷毒性大，已淘汰。

目前应用的吸入性全麻药，是脂肪烃和醚类分子中引入F、Cl后获得的氟代烷类药物，包括氟烷类和氟代醚类，此类药物不易燃烧、麻醉作用强，毒性相对较小。

表 15－1　常见氟代烷类吸入性麻醉药

分类	药物名称	化学结构	作用特点
氟烷类	氟烷	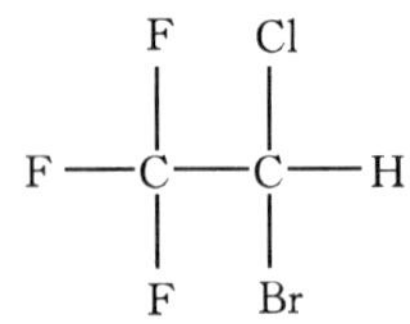	麻醉作用比乙醚强而快，苏醒快、不易燃、不易爆、刺激性小，用于全身麻醉和诱导麻醉，对肝脏有一定损害
氟代醚类	恩氟烷	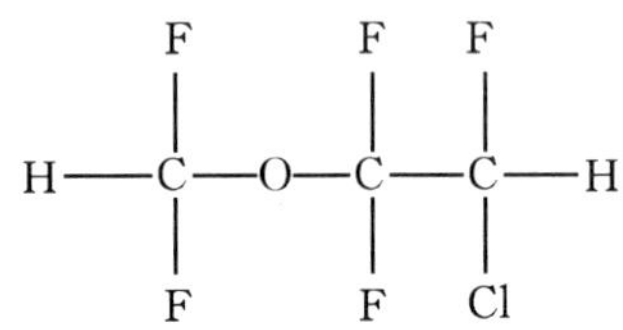	新型高效全麻药，麻醉诱导期平稳快速，麻醉深度易于控制，对心血管系统抑制作用弱，肌松作用好，用于复合全身麻醉
	异氟烷	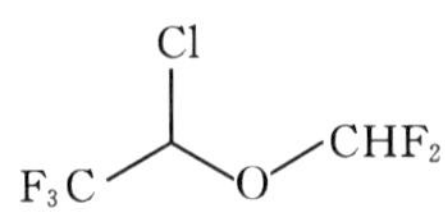	为恩氟烷同分异构体，作用与恩氟烷相似。但在麻醉诱导期对呼吸道刺激性较大
	七氟烷	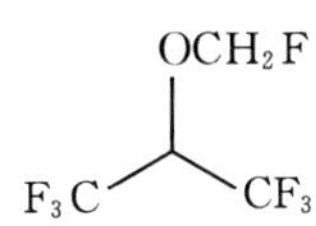	麻醉作用强，无呼吸道刺激性，麻醉诱导期短、平稳、舒适，麻醉深度易于控制，患者苏醒快，对心肺功能影响小。用于儿童及承认诱导麻醉和维持麻醉
	地氟烷	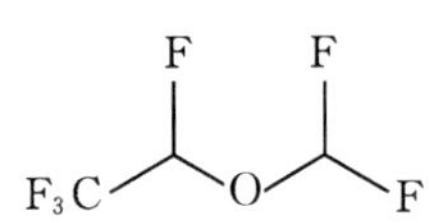	由于其组织溶解度低，麻醉诱导快，苏醒快，对循环功能影响小，以及在机体内几乎无代谢产生等特点，被认为是一种接近理想的吸入麻醉药

氟烷　Halothane

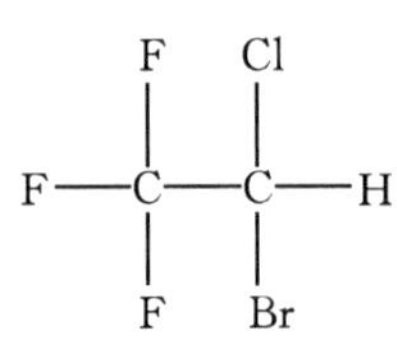

化学名：1，1，1－三氟－2－氯－2－溴乙烷。

本品为无色、易流动的重质液体，有类似三氯甲烷的香气，味甜。能与乙醇、三氯甲烷、乙醚或挥发油类任意混合，在水中微溶。

氟烷化学性质不太稳定，遇光、热和湿空气缓缓分解，氧化生成氯化氢、溴化氢及光气，需添加抗氧剂麝香草酚，避光保存。

本品为含氟有机物，经氧瓶燃烧法破坏后以稀氢氧化钠吸收，氟离子可与茜素氟蓝试液和硝酸亚铈试液反应，显蓝紫色，此为含氟有机物的一般鉴别试验。

本品为临床应用最早的含氟吸入麻醉药，麻醉诱导期平稳而较快，停药后 1 小时患者可苏醒，但镇痛和肌松作用较弱。主要用于全身麻醉和诱导麻醉，对肝脏有一定损害。

(二)静脉麻醉药

静脉麻醉药通过缓慢静脉注射或静脉滴注产生麻醉作用，具有无需诱导期，迅速进入麻醉状态，对呼吸道无刺激、方便易行的优点，但不易掌握麻醉深度。

此类药物亦无结构特异性，常用药物有盐酸氯胺酮、丙泊酚、γ-羟基丁酸钠、硫喷妥钠、依托咪酯和咪达唑仑。

表 15-2　常用静脉麻醉药

药物名称	化学结构	作用特点
盐酸氯胺酮	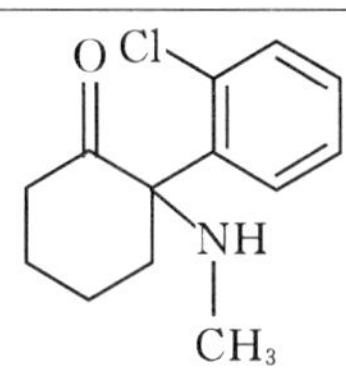 ,HCl	麻醉起效快，镇痛力强，维持时间短，轻微抑制呼吸中枢，有"分离麻醉"副作用。用于小手术或低血压患者诱导麻醉
丙泊酚	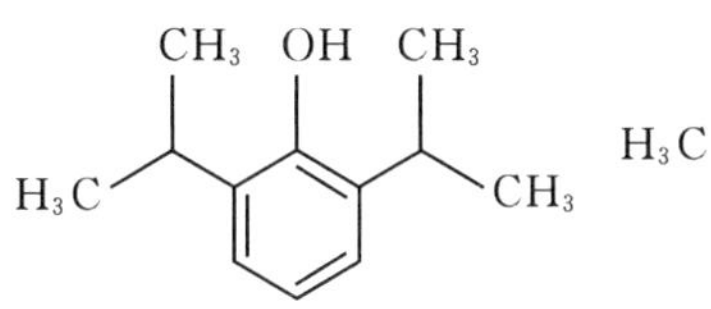	抑制中枢神经，产生镇静、催眠效果，起效快，作用时间短，苏醒迅速。用于全麻诱导、维持及辅助全麻方面
γ-羟基丁酸钠	$HOCH_2CH_2CH_2COONa$	麻醉作用较弱，毒性小，无镇痛和肌松作用，配合其他麻醉药或镇静催眠药使用，用于诱导麻醉或维持麻醉
硫喷妥钠	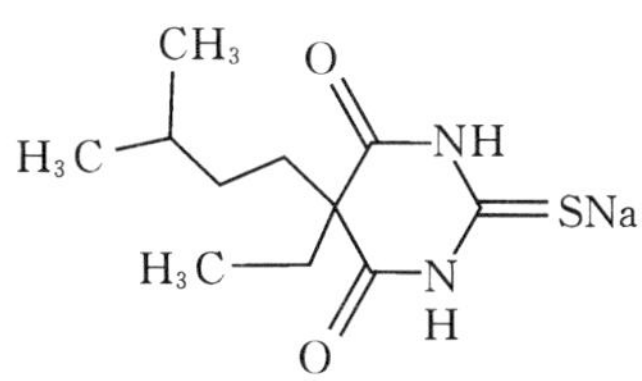	超短效巴比妥类药物，脂溶性高，易于透过血脑屏障，麻醉作用迅速，维持时间短、镇痛和肌松效果差，用于诱导麻醉和基础麻醉
依托咪酯	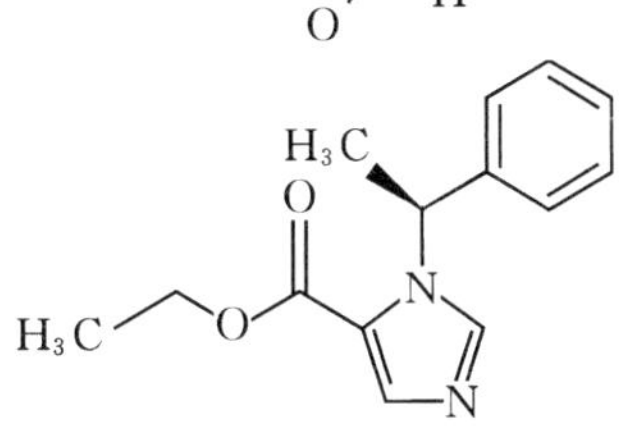	强效超短时催眠药，无明显镇痛作用，主要用于诱导麻醉

续表

药物名称	化学结构	作用特点
咪达唑仑	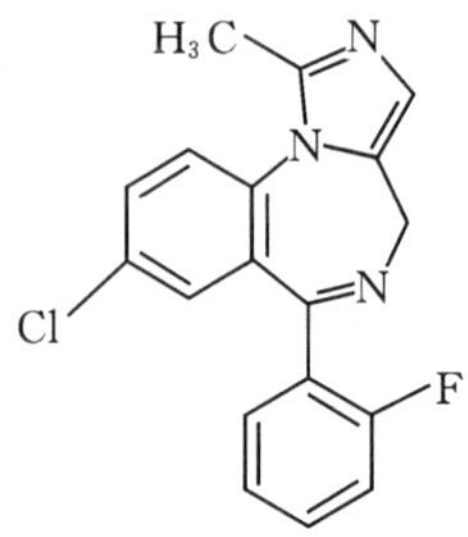	苯二氮䓬类镇静催眠药，代替硫喷妥钠用于静脉诱导麻醉，无镇痛作用，起效快，消除迅速，镇静效果好

盐酸氯胺酮 Ketamine Hydrochloride

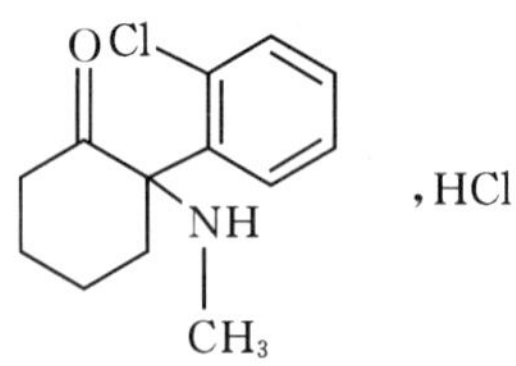

化学名：2-(2-氯苯基)-2-(甲氨基)-环己酮盐酸盐，又名凯他那。

本品为白色结晶性粉末，无臭。熔点为259℃～263℃。在水中易溶，热乙醇中溶解，乙醚中不溶。

本品水溶液加碳酸钾溶液，即析出游离的氯胺酮。

本品为氯代有机物，有机破坏后，可显氯化物的鉴别反应。

本品结构中含有一个手性碳原子，具旋光性，右旋体活性强，止痛和安眠作用分别为左旋体的3倍和1.5倍，副作用也比左旋体少，但临床常使用其外消旋体。

本品为静脉麻醉药，亦有镇痛作用。对中枢既有抑制作用又有兴奋作用，可产生痛觉消失后的部分意识存在现象，有梦幻感和烦躁不安等浅麻醉状态，称“分离麻醉”。麻醉时间短，可使血压升高，临床上主要用小手术或低血压患者的诱导麻醉，近年来多用于复合麻醉。

盐酸氯胺酮因会产生梦幻感，近年来被滥用为毒品，自2004年开始，我国将其列入一类精神药品进行管制，俗称“K粉”。

二、全麻药物的理化性质和麻醉作用的关系

全麻药属于结构非特异性药物。其麻醉作用主要取决于药物分子的理化性质。Meyer和Overton认为全麻药的麻醉强度与其脂溶性成非线性正相关，指出全麻药的脂水分配系数影响该类药物作用强度。

吸入性全麻药以气体形式随呼吸进入肺部，经肺泡扩散而吸收入血，经血液循环至中枢神经系统。吸收速度及作用速度与肺通气量、吸入气中药物浓度、肺血流量、血/气分配系数和脑/血分配系数有关。

$$血/气分配系数=\frac{血中药物浓度}{吸入气中药物浓度}$$

$$\text{脑/血分配系数}=\frac{\text{脑中药物浓度}}{\text{血中药物浓度}}$$

血/气分配系数是血中药物浓度与吸入气中药物浓度达到平衡时的比值。血/气分配系数大的药物，血中溶解度高，与吸入气之间不易达到平衡，血中药物分压提高慢，麻醉诱导期长。

脑/血分配系数是指脑中药物浓度与血中药物浓度达到平衡时的比值。数值越大，越容易进入脑组织，麻醉发挥作用越快。

药物的清除亦与血/气分配系数和脑/血分配系数有关，数值越低者，越容易被排出体外，恢复时间短。

课堂讨论

全身麻醉药按给药途径分类主要有哪几种？并举例说明其代表药。

知识拓展

复合麻醉

复合麻醉是指应用两种以上麻醉药物或其他辅助药物，达到完善的镇痛及满意的手术条件的麻醉方法，是为了克服全麻药的缺点而采用的一种联合用药方式。

常用的复合麻醉方式有：

1. 麻醉前给药　手术前夜给予苯巴比妥或地西泮消除患者的紧张情绪，次晨用阿片类镇痛药增强麻醉效果，应用阿托品防止吸入性肺炎。

2. 基础麻醉　进入手术室前给予催眠药，诱导深度睡眠状态，可减少麻醉药用量。

3. 诱导麻醉　用诱导期短的硫喷妥钠，使患者快速进入外科麻醉期，避免诱导期不良反应。

4. 合用肌松药　麻醉的同时注射肌肉松弛药，如琥珀酸胆碱，满足手术肌肉松弛需要。

5. 神经安定镇痛术　用依诺伐(安定药氟哌利多和镇痛药芬太尼的 50∶1 复合制剂)静脉注射，使患者进入意识朦胧、痛觉消失状态。

6. 神经安定麻醉　神经安定镇痛术配合全麻药及肌松药的复合麻醉方法。

第二节　局部麻醉药

局部麻醉药简称局麻药，作用于神经末梢及神经干，可逆性地阻滞神经冲动的产生和传导，在不影响意识的前提下，使局部痛觉暂时消失，便于进行局部的手术和治疗。普遍应用于口腔科、眼科、妇科及外科小手术。

一、局麻药的历史沿革

最早的局麻药是 1860 年德国化学家尼曼(Nieman)从南美洲古柯树叶中提取到的一种生物碱，称为可卡因(Cocaine，古柯碱)。由于其水溶液不稳定、具有成瘾性及组织刺激性等毒副反应,人们对可卡因结构进行改造。

在研究过程中发现,苯甲酸酯是可卡因产生局麻作用的主要原因,而莨菪烷双环结构及N-甲基结构非局麻必需结构,且羧酸甲酯基团与成瘾性密切相关。在上述研究基础上,1890年开发出苯佐卡因(Benzocaine),具有较强的局部麻醉作用。为改善其溶解度较小、不能注射使用、只能用于表面麻醉的缺点,结构中引入二乙氨基,于1904年开发出普鲁卡因(Procaine)。普鲁卡因作用优良,无可卡因的不良反应,其盐酸盐的水溶性较大,可做成注射剂使用,是临床最经典的局麻药之一。

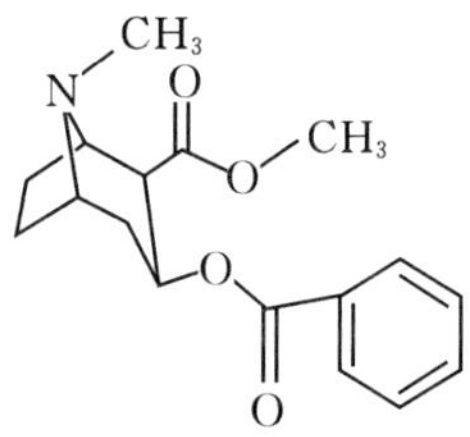

可卡因

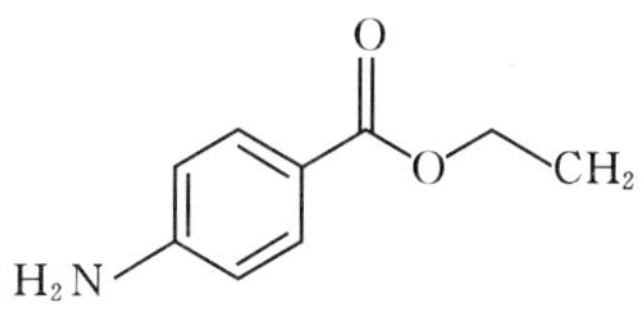

苯佐卡因

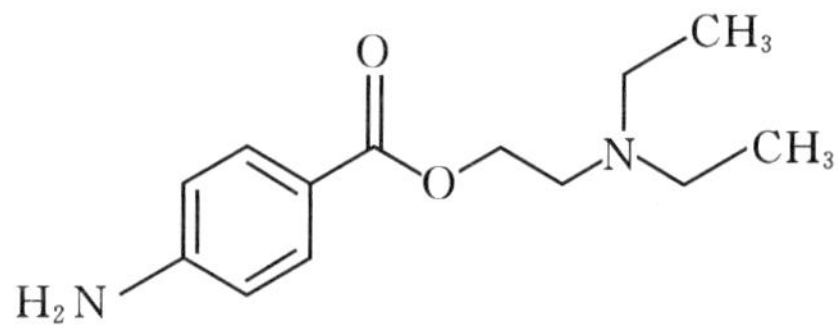

普鲁卡因

从可卡因到普鲁卡因的发展过程,让人们认识到简化天然药物的结构是寻找新药的一条途径。之后,人们将对氨基苯甲酸酯结构进一步研究,相继发展出芳酰胺类、氨基醚类、氨基酮类等不同结构类型的局麻药。

二、局麻药的分类

局麻药按化学结构可分为五类:①对氨基苯甲酸酯类;②芳酰胺类;③氨基醚类;④氨基酮类;⑤氨基甲酸酯类。分述如下:

(一)对氨基苯甲酸酯类局麻药

1. 盐酸普鲁卡因

普鲁卡因是最经典的对氨基苯甲酸酯类局麻药。

盐酸普鲁卡因 Procaine Hydrochloride

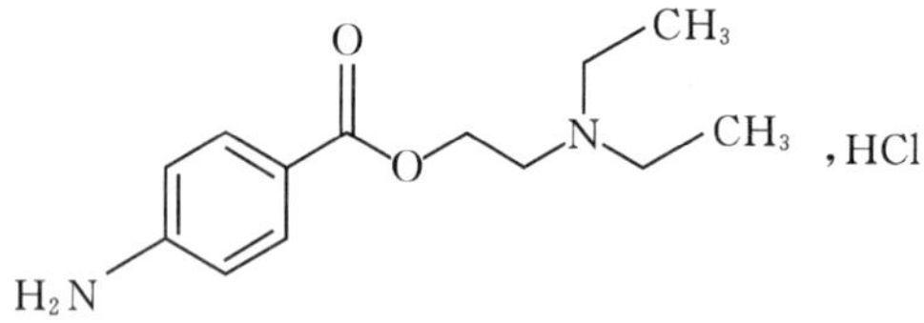

化学名:4-氨基苯甲酸-2-(二乙氨基)乙酸酯盐酸盐,又名盐酸奴佛卡因。

本品为白色结晶或结晶性粉末,无臭,味微苦,随后有麻痹感。熔点为154℃~157℃。在水中易溶,在乙醇中略溶,在三氯甲烷中微溶,在乙醚中几乎不溶。

本品结构中具有酯键,易被水解失效,生成对氨基苯甲酸和二乙氨基乙醇。对氨基苯甲酸在生产和贮存过程中均会产生,对皮肤刺激性较大,《中国药典》明确规定需控制限量的杂质。酯键水解速度受pH值和温度的影响较大,《中国药典》规定本品的注射液pH应控制在3.5~5.0之间,灭菌以100℃加热30分钟为宜。

在盐酸普鲁卡因水溶液中加碳酸钠或氢氧化钠试液,析出白色沉淀(普鲁卡因),微热后白色沉淀变成油状物；继续加热则油状物消失，并放出气体（二乙氨基乙醇，可使湿润的红色石蕊试纸变蓝）；溶液冷却后加盐酸酸化，又析出白色沉淀（对氨基苯甲酸），该沉淀能在过量的盐酸中溶解。

本品结构中含有芳伯胺基，具有还原性，易于发生氧化反应，使颜色加深，溶液的 pH、温度、光照、重金属离子及空气等，均会加速其氧化变色，故配制盐酸普鲁卡因注射液时，要控制好 pH 和温度，添加抗氧剂。《中国药典》规定本品及其制剂应遮光、密闭保存。

本品具有芳伯胺基，具有重氮化-偶合反应。在酸性条件下可与亚硝酸钠试液生成重氮盐，加碱性 β-萘酚生成猩红色偶氮化合物，可供鉴别使用。

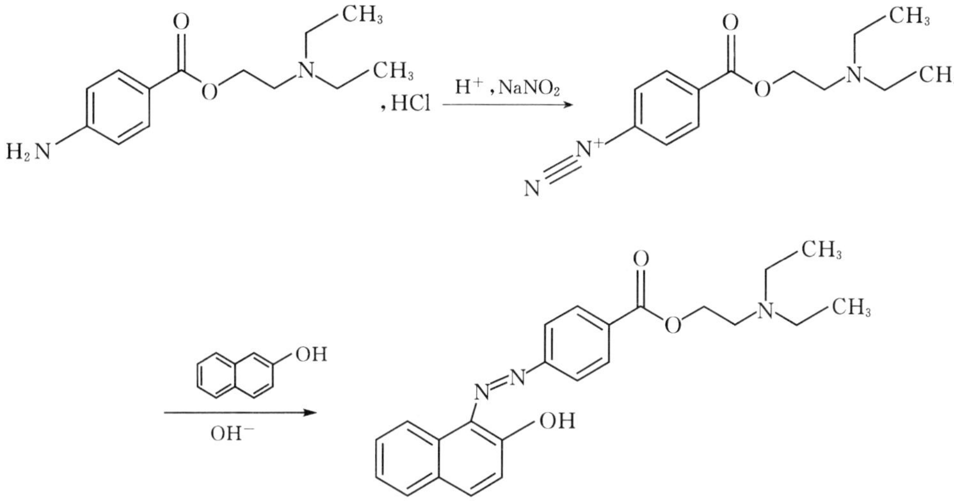

本品具有叔胺结构，其水溶液能与一些生物碱沉淀试剂反应，如与碘试液、碘化汞钾试液、碘化铋钾试液和三硝基苯酚试液等反应生成沉淀。

本品在体内可被酯酶迅速水解，代谢较快，麻醉作用时间较短，约 50 分钟，常与肾上腺素合用，增加麻醉作用和时间。

本品具有良好的局麻作用，毒性小，无成瘾性，可用于浸润性麻醉、阻滞麻醉、腰麻、硬膜外麻醉和局部封闭疗法。因穿透力弱，不做表面麻醉使用。

2. 其他对氨基苯甲酸酯类局麻药

为克服普鲁卡因麻醉强度低、作用时间短、易于水解和氧化的缺点，合成了系列衍生物，如氯普鲁卡因（Chloroprocaine）、羟普鲁卡因（Hydroxyprocaine）等。

表 15－3　其他常用的对氨基苯甲酸酯类局麻药

药物名称	化学结构	作用特点
氯普鲁卡因	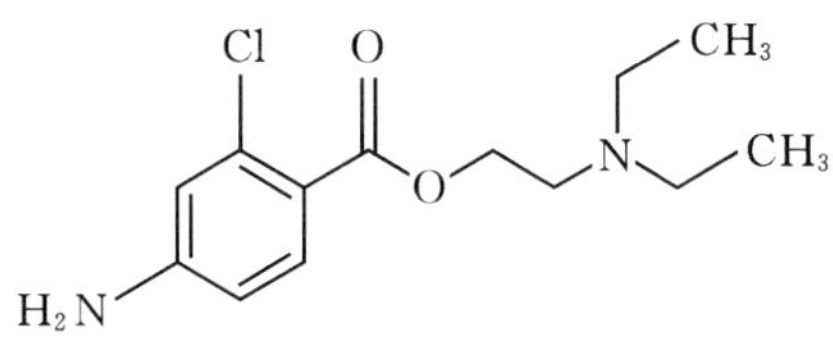	麻醉起效快，效能为普鲁卡因的 2 倍，代谢速度比普鲁卡因快，副作用低于普鲁卡因，用于各种手术麻醉

续表

药物名称	化学结构	作用特点
羟普鲁卡因	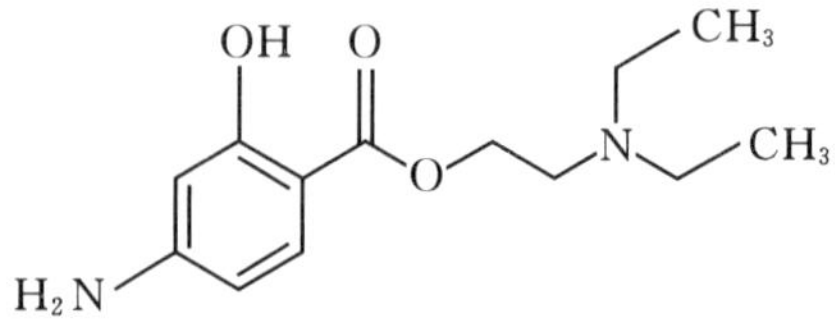	局部麻醉作用比普鲁卡因强，作用时间较长，用于浸润麻醉
丁卡因	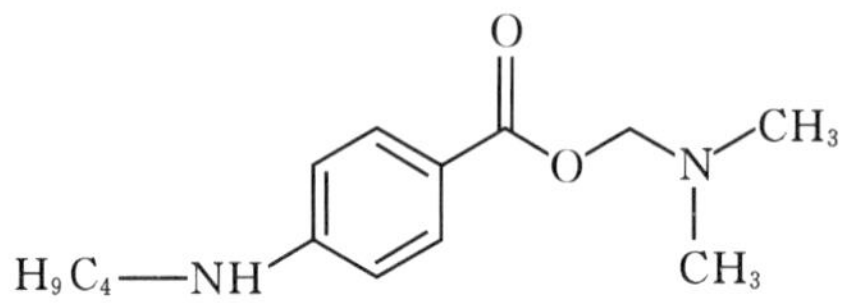	局麻作用是普鲁卡因的10倍，穿透力强，起效慢，麻醉时间可达3小时左右，用于浸润麻醉和眼角膜的表面麻醉
布他卡因	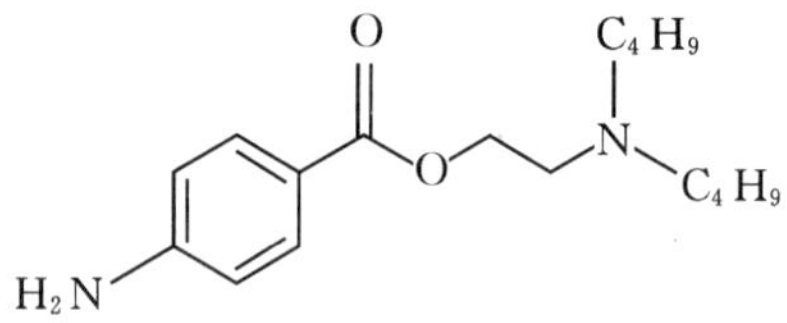	局麻作用比普鲁卡因强3倍，用于浸润麻醉和表面麻醉
硫卡因	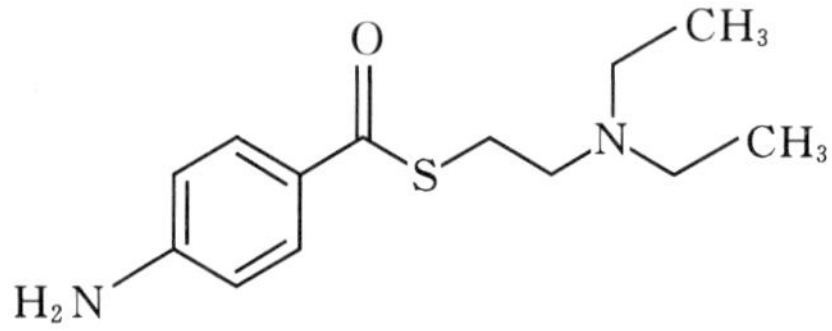	脂溶性大，显效快，局麻作用比普鲁卡因强，但毒性大，用于浸润麻醉和表面麻醉
普鲁卡因胺	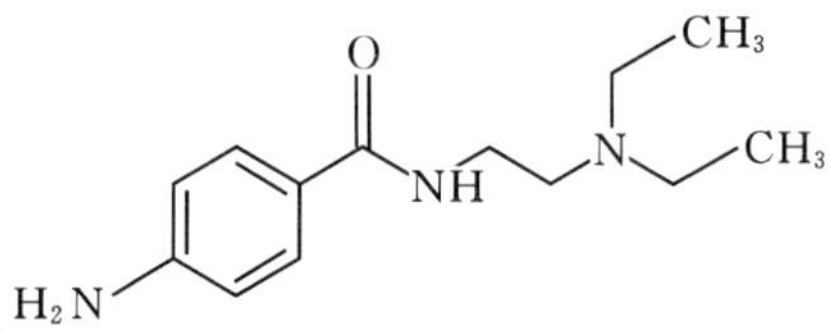	水溶液比普鲁卡因稳定，但局麻作用仅为普鲁卡因的1/100，临床用于抗心律失常

(二)芳酰胺类局麻药

在对异芦竹碱的结构改造中，人们开发出一类新型的局麻药，与对氨基苯甲酸酯类基本结构相比，此类药物用酰胺键代替酯键，且氨基和羰基的位置进行了置换，属于一类具有芳酰胺类结构的药物。

1. 盐酸利多卡因

盐酸利多卡因是芳酰胺类局麻药的代表药物。

盐酸利多卡因 Lidocaine Hydrochloride

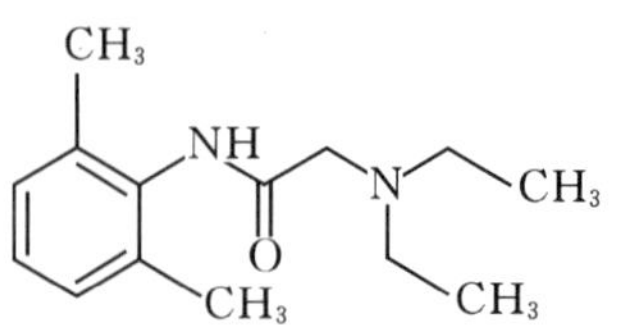

,HCl ,H_2O

化学名:N-(2,6-二甲苯基)-2-(二乙氨基)乙酰胺盐酸盐一水合物,又名盐酸赛洛卡因。

本品为白色结晶性粉末,无臭,味苦,继有麻木感。熔点为75℃～79℃。在水或乙醇中易溶,在三氯甲烷中溶解。

本品结构中虽含有酰胺结构,但对酸、碱、空气均稳定。这是由于酰胺键比酯键稳定,不易水解。并且,利多卡因酰胺键邻位有两个甲基,形成空间位阻作用,阻碍酸、碱对羰基的进攻,难于发生水解。

本品可与金属离子络合,生成有色络合物。在碳酸钠试液条件下,可与硫酸铜试液形成蓝紫色络合物,该络合物在三氯甲烷中显黄色。

本品具有叔胺结构,与三硝基苯酚试液反应生成复盐沉淀,熔点为228℃～232℃,熔融时同时分解。

利多卡因的局麻作用比普鲁卡因强2～9倍,作用时间延长1倍,穿透性好,扩散性强,无刺激性,被认为是较理想的局麻药。主要用于表面麻醉、阻滞麻醉及硬膜外麻醉。因对室性心律失常疗效较好,亦是常用的抗心律失常药。

2. N-取代的哌啶甲酰胺类局麻药

在对利多卡因的结构改造中,发展了一类N-取代的哌啶甲酰胺类化合物,如布比卡因(Bupivacaine)、甲哌卡因(Mepivacaine)、罗哌卡因(Ropivacaine)等。

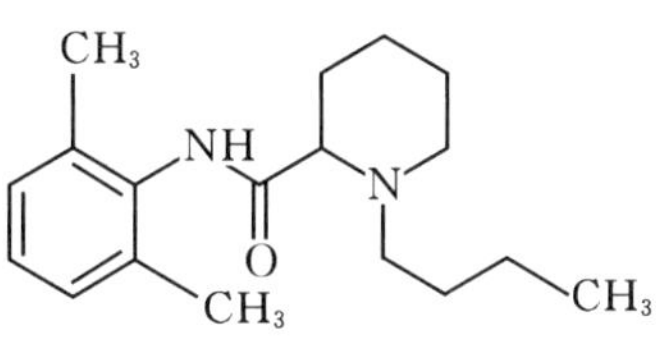

布比卡因

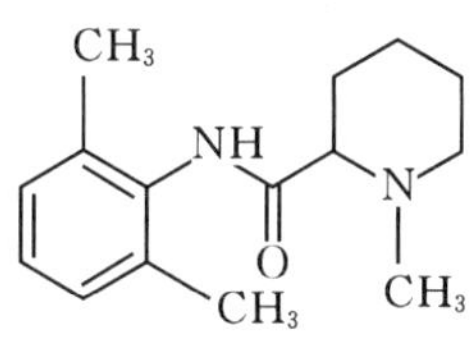

甲哌卡因

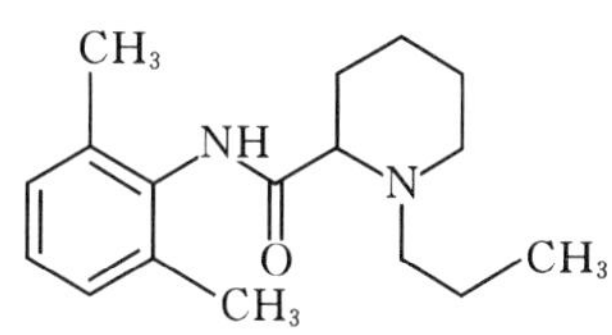

罗哌卡因

3. 其他常用的芳酰胺类局麻药

利多卡因的构型改造,不仅包括对取代基的改变,亦可通过改造苯环部分的结构,获得新型的局麻药。其他常用的芳酰胺类局麻药见下表。

表15-4　其他常用的芳酰胺类局麻药

药物名称	化学结构	作用特点
阿替卡因	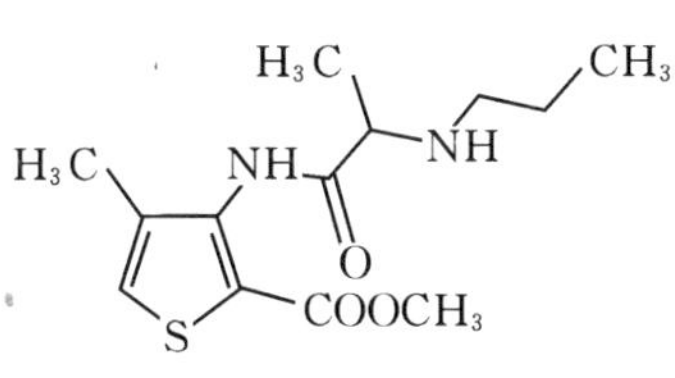	用噻吩环代替丙胺卡因中的苯环,对心脏和中枢的毒性低,局麻作用强,适合小儿、孕妇、老年人和心血管病患者使用。临床用于局部浸润麻醉、牙科、蛛网膜下腔麻醉,尤其适用于切骨术及黏膜切开的外科手术

续表

药物名称	化学结构	作用特点
依替卡因	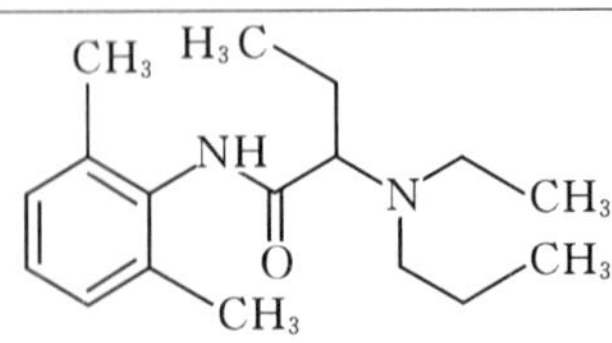	作用类似布比卡因，起效快，持续长，用于浸润麻醉、阻滞麻醉及硬膜外麻醉

(三)其他结构类型的局麻药

其他结构类型局麻药包括氨基醚类(aminoethers)、氨基酮类(aminoketones)和氨基甲酸酯类(amino carbamates)等。

1. 氨基醚类药物

用醚键代替酯键或酰胺键，药物稳定性增加，麻醉作用强而持久，如普莫卡因(Pramocaine)。

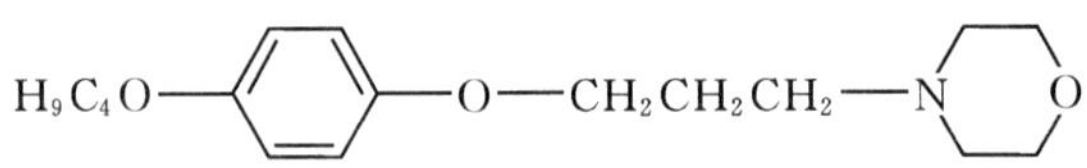

普莫卡因

2. 氨基酮类药物

用电子等排体亚甲基(—CH_2—代替酯键中的氧(—O—)，形成酮类结构，增强药物稳定性，延长麻醉时间，如达克罗宁(Dyclonine)。

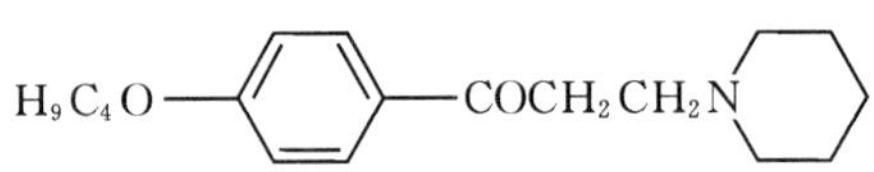

达克罗宁

达克罗宁具有麻醉时间长、穿透力强、作用迅速、表面麻醉作用强等特点，外用可止痛、止痒及杀菌，用于火伤、烫伤、擦伤、虫咬、溃疡、褥疮等治疗，亦可用于喉镜、气管镜、膀胱镜检查的准备。

3. 氨基甲酸酯类药物

具有氨基甲酸酯类的局麻药有卡比佐卡因(Carbizocaine)、庚卡因(Heptacaine)等，此类药物局麻作用非常强，如庚卡因浸润麻醉作用是普鲁卡因的170倍。

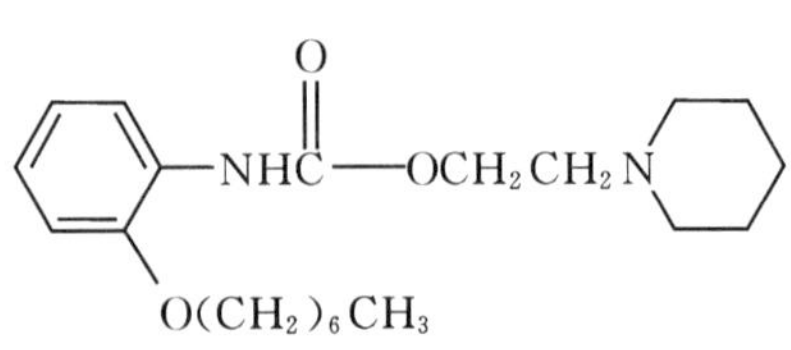

庚卡因

三、局麻药的构效关系

局麻药的化学结构类型很多，有酯、酰胺、酮、醚、氨基甲酸酯等，根据其与受体结合的作用特点，可用一个简单的骨架模型来概括不同类型的基本结构(表15－5)。

表 15－5　不同类型局麻药的基本结构

结构类型	亲脂结构（Ⅰ）　中间链（Ⅱ）　亲水结构（Ⅲ）
对氨基苯甲酸酯类	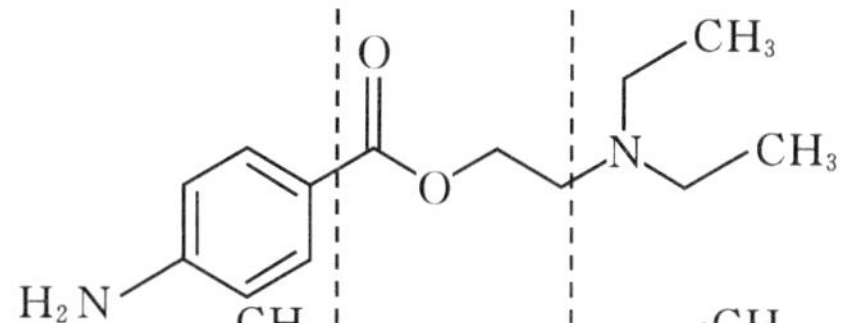
芳酰胺类	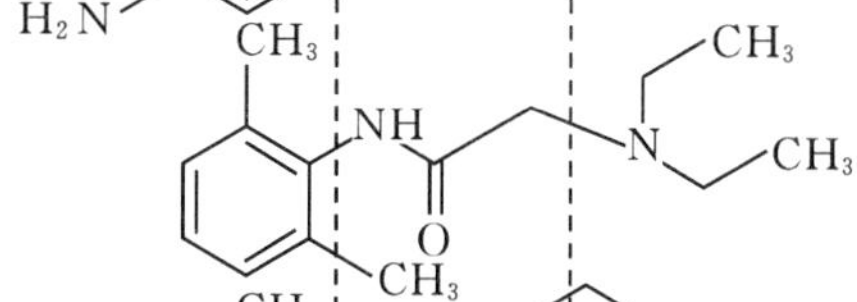
芳酰胺类（N－取代的哌啶甲酰胺类）	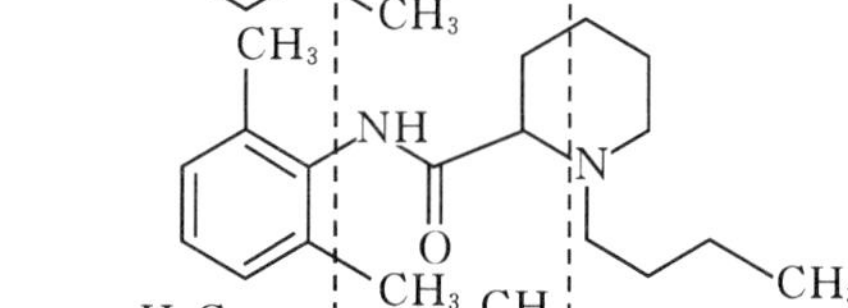
芳酰胺类（非苯环结构）	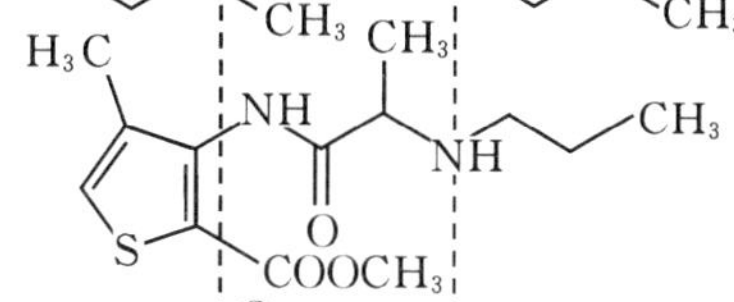
氨基酮类	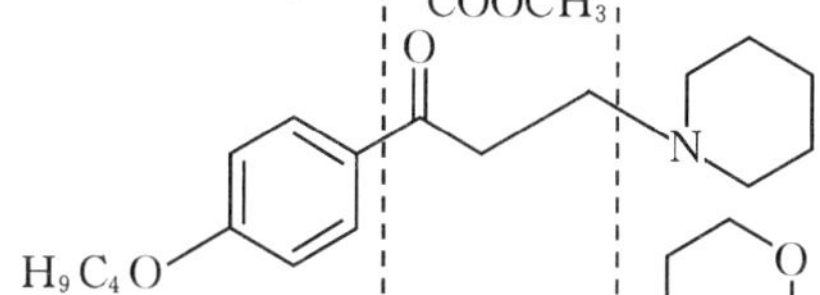
氨基醚类	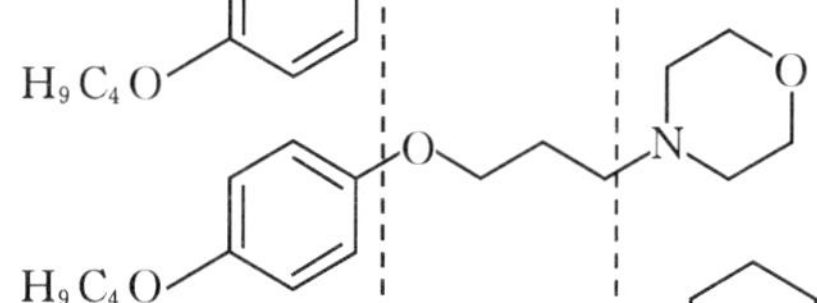
氨基甲酸酯类	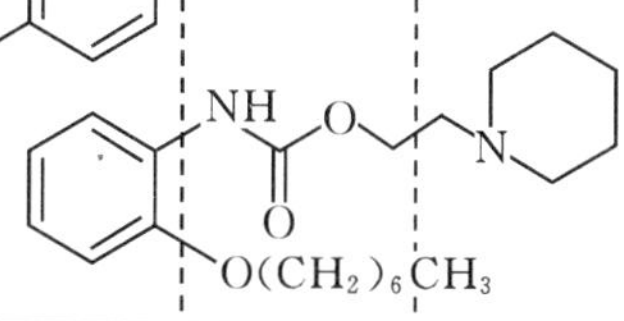

局麻药包括亲脂结构、中间链和亲水结构三部分，各部分的构效关系概述如下：

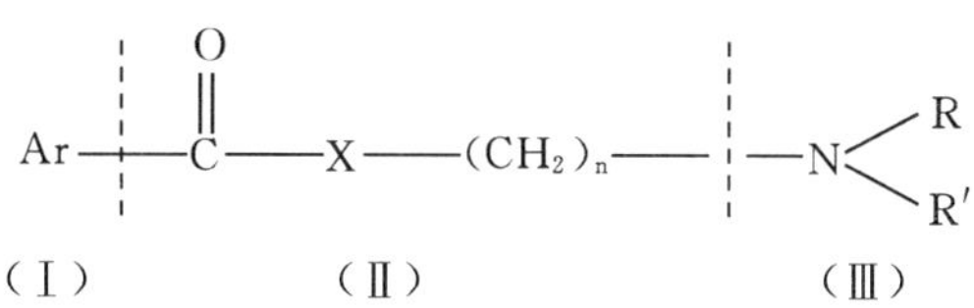

（一）亲脂结构（Ⅰ）

亲脂结构是局麻作用的必需结构，影响局麻作用的强度和时间。

1. 可为芳环或芳杂环，苯环最多见。

2. 苯环的对位，引入氨基或烷氧基等供电子基团，可提高局麻作用；引入吸电子基团，则降低麻醉作用。

3. 苯环的邻位引入氯、羟基、烷氧基等位阻基团，可延缓药物水解，延长局麻作用时间和强度。

(二)中间链(Ⅱ)

中间链可分为羰基和烷基两部分,影响局麻作用的持续时间和作用强度。

1.羰基部分可分为酮、酰胺、酯、硫酯或醚氧。作用持续时间为醚>酮>酰胺>硫酯>酯,作用的强度则为硫酯>酯>酮>酰胺。

2.烷基部分影响局麻药与受体的结合,一般以 2～3 个直链碳(即 n 以 2～3)为好。如有支链烷基取代,虽因位阻效应增强稳定性,提高局麻作用,延长作用时间,但毒性亦增强。

(三)亲水部分(Ⅲ)

亲水部分可影响局麻作用的强度,多为叔胺或含氮脂环(吡咯、哌啶等),哌啶取代基作用最强。伯胺、仲胺的刺激性较大,季铵会产生箭毒样副作用。

(四)亲水部分与亲脂部分应达到适宜的平衡

亲水部分有利于药物在体内的转运,亲脂部分则有利于药物透过生物膜,更好地在组织中分布。两者必须保持一定的平衡,即应有合适的脂水分配系数,局麻药才能发挥更好的作用。

课堂讨论

根据盐酸普鲁卡因的结构特点,试分析其稳定性如何。

知识拓展

局部麻醉药

根据局部麻醉药作用于神经的部位不同,将局部麻醉的方法分为:

1.表面麻醉　将药物溶液直接点滴、涂抹、喷射于黏膜表面,使黏膜下的感觉神经末梢麻痹,用于口腔、鼻、咽、喉、眼及尿道黏膜等手术。

2.浸润麻醉　将药物溶液注射于皮内、皮下组织或手术野深部,以阻断用药部位的神经传导。

3.阻滞麻醉　又称传导麻醉。将药物溶液注射于外周神经干附近,以阻断神经传导,使该神经所支配的区域产生麻醉作用,常用于四肢、面部、口腔等手术。

4.蛛网膜下腔阻滞麻醉　又称腰麻。将药液自低位腰椎间注入蛛网膜下腔内,麻醉该部位的脊神经根,常用于下腹部和下肢手术。

5.硬脊膜外腔阻滞麻醉　又称硬膜外麻醉。将药物注入硬脊膜外腔,使其沿脊神经根扩散而进入椎间孔,阻滞椎间孔内的神经干,达到躯干某一节段。从颈部至下肢手术都可采用,特别适用于腹部手术。

合成介绍

盐酸普鲁卡因的合成

本品的合成是以对硝基甲苯为原料，经重铬酸钾氧化为对硝基苯甲酸，再和β-二乙氨基乙醇酯化，用二甲苯共沸脱水得硝基卡因(对硝基苯甲酸-2-二乙氨基乙酯)，用稀盐酸、铁粉还原为普鲁卡因，与浓盐酸成盐后即制本品。

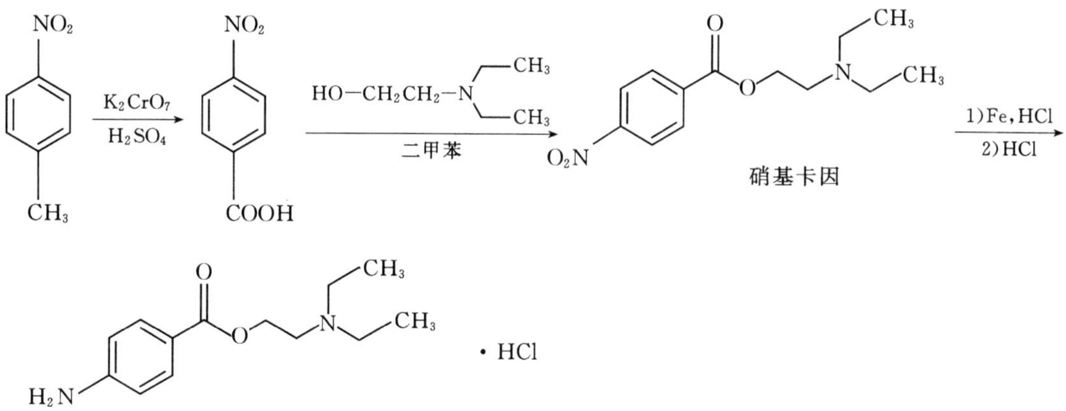

案例分析

某患者患有支气管哮喘伴有神经症，医生为其开具了下列处方：

10%葡萄糖注射液 250ml；

盐酸普鲁卡因注射液 0.45g；

氨茶碱注射液 0.125g；

地塞米松注射液 5ml。

试分析：以上处方是否合理？

考点提示

一、填空题

1. 根据给药方式不同，全麻药分为__________和__________。

2. 普鲁卡因的水解产物是__________和__________。

3. 局部麻醉药的化学结构均包括__________、__________和__________三部分。

4. 局部麻醉药按化学结构可分为__________、__________、__________、__________和__________。

5. 盐酸普鲁卡因的化学性质不稳定，因其结构中含有__________和__________两个官能团。

药物化学

二、单项选择题

1. 属于全身静脉麻醉药的是

A. 氟烷　　B. 氯胺酮

C. 利多卡因　　D. 普鲁卡因

2. 局部麻醉药的发展是从对______的结构及代谢的研究中开始的

A. 巴比妥酸　　B. 可卡因

C. 咖啡因　　D. 普鲁卡因

3. 不属于吸入性麻醉药的是

A. 氟烷　　B. 恩氟烷

C. 麻醉乙醚　　D. 利多卡因

4. 属于芳酰胺类局部麻醉药的是

A. 达克罗宁　　B. 普鲁卡因

C. 利多卡因　　D. 丁卡因

5. 下列哪个药物属于一类精神药品，俗称"K 粉"

A. 氯胺酮　　B. 氟烷

C. 利多卡因　　D. 普鲁卡因

6. 盐酸利多卡因化学性质比较稳定，是因为分子中的酰胺基的邻位有两个

A. 乙基　　B. 甲基

C. 丁基　　D. 甲氧基

7. 盐酸普鲁卡因可与 $NaNO_2$ 反应后，再与碱性 β-萘酚偶合生成猩红色化合物，是因为其结构中含有

A. 酯键　　B. 叔胺

C. 芳伯胺基　　D. 氨基

8. 盐酸普鲁卡因属于哪种类型的局麻药

A. 对氨基苯甲酸酯类　　B. 芳酰胺类

C. 氨基醚类　　D. 氨基酮类

9. 以下哪个属于 N-取代的哌啶甲酰胺类局麻药

A. 普鲁卡因　　B. 利多卡因

C. 布比卡因　　D. 丁卡因

10. 利多卡因可与三硝基苯酚试液反应生成复盐沉淀，是因为其结构中含有

A. 酯键　　B. 叔胺

C. 芳伯胺基　　D. 乙基

11. 盐酸普鲁卡因的水解产物中，______对皮肤刺激性较大，《中国药典》明确规定需控制其限量

A. 对氨基苯甲酸　　B. 对氨基酚

C. 二乙氨基乙醇　　D. 二甲基乙醇

12. 盐酸普鲁卡因注射液加热变黄的主要原因是

A. 形成了聚合物　　B. 芳伯胺基被氧化

C. 发生了重氮化-偶合反应　　D. 酯键水解

13. 属于氨基甲酸酯类局部麻醉药的是

A. 达克罗宁　　B. 庚卡因

C. 利多卡因　　D. 丁卡因

14. 属于氨基酮类局部麻醉药的是

A. 利多卡因　　B. 普莫卡因

C. 达克罗宁　　D. 丁卡因

15. 利多卡因的作用时间比普鲁卡因长的原因是

A. 酯键比酰胺基稳定

B. 酰胺基比酯键稳定,同时邻位还有两个甲基的位阻作用

C. 氨基酮的结构较为稳定

D. 碳链的支链有空间位阻作用

三、多项选择题

1. 属于全身麻醉药的是

A. 异氟烷　　B. 氟烷

C. 盐酸氯胺酮　　D. 普鲁卡因

2. 局麻药按化学结构可分为

A. 芳酰胺类　　B. 对氨基苯甲酸酯类

C. 氨基酮类　　D. 氨基醚类

3. 局麻药基本结构的主要组成部分包括

A. 亲脂结构　　B. 中间链

C. 亲水结构　　D. 阴离子部分

4. 关于利多卡因叙述正确的是

A. 含有酯键易水解

B. 芳酰胺类局麻药

C. 具有叔胺结构,可与三硝基苯酚试液反应生成复盐沉淀

D. 可发生重氮化-偶合反应

5. 普鲁卡因不稳定,是因为其结构中含有

A. 酯键　　B. 酰胺基

C. 芳伯胺基　　D. 酚羟基

6. 盐酸普鲁卡因含有芳伯胺基,故可以

A. 水解失效　　B. 用重氮化-偶合法鉴别

C. 被氧化变色　　D. 与三氯化铁试液显色

7. 属于局部麻醉药的有

A. 盐酸普鲁卡因　　B. 羟基丁酸钠

C. 盐酸利多卡因　　D. 盐酸氯胺酮

8. 下列药物属于全身麻醉药中的静脉麻醉药的有

A. 氟烷　　B. 盐酸氯胺酮

C. 羟基丁酸钠　　D. 盐酸利多卡因

9. 下列药物属于对氨基苯甲酸酯类局麻药的有

A. 普鲁卡因　　B. 盐酸氯胺酮

C. 布比卡因　　D. 丁卡因

10. 以下哪些性质与布比卡因相符

A. 含有酯键,易水解

B. 含有一个手性碳原子,具有两种光学异构体

C. 因苯环上酰胺邻位存在两个甲基,产生空间位阻效应,较稳定,不易水解

D. 可发生重氮化-偶合反应

四、配伍选择题

(备选答案在前,试题在后。每组题均对应同一组备选答案,每题只有一个正确答案。每个备选答案可重复选用也可不选用。)

A. 盐酸利多卡因　　B. 盐酸普鲁卡因

C. 盐酸氯胺酮　　D. 盐酸布比卡因

E. 氟烷

1. 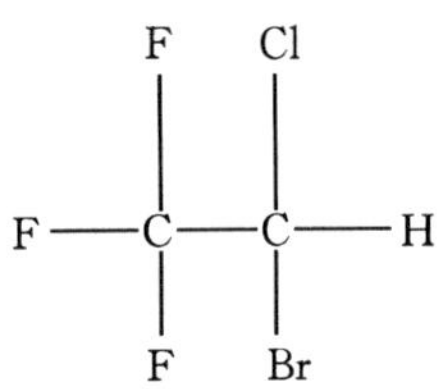

2. 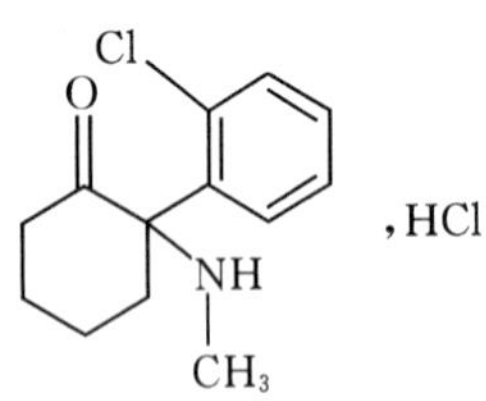

3. 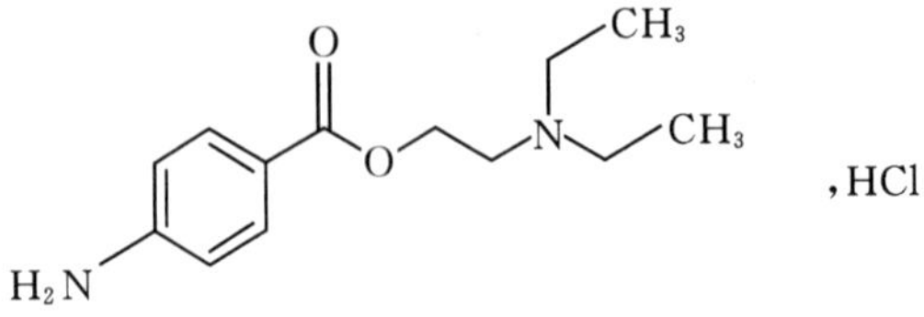

4. 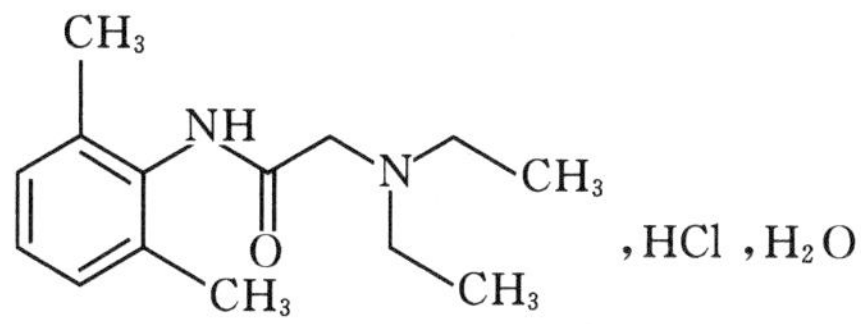

5. 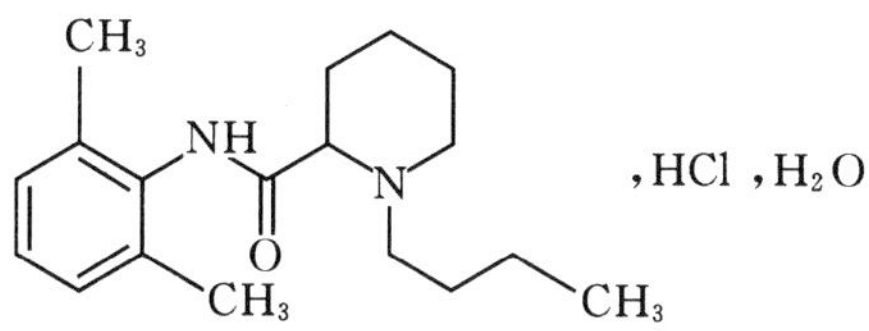

五、问答题

1. 局麻药按化学结构可以分为几类？试列举每一类的代表药物。
2. 试从化学结构上分析利多卡因比普鲁卡因作用时间长的原因。
3. 根据普鲁卡因的结构特点，试分析与其稳定性相关的性质。
4. 简述麻醉药的分类及代表药物。
5. 概述局麻药的构效关系。

（李彩艳　袁秀平）

第十六章　中枢兴奋药

学习目标

【掌握】咖啡因的化学结构、化学名称、理化性质、化学稳定性及作用特点。

【熟悉】中枢兴奋药的分类，尼可刹米、吡拉西坦的结构特点、理化性质，安钠咖的组成与增溶机制。

【了解】其他生物碱类药物(如茶碱、氨茶碱、可可碱)的结构与组成，其他中枢兴奋药的结构和作用特点。

中枢兴奋药是指能选择性兴奋中枢神经系统，促进并改善其功能活动的药物。根据其作用的选择性和用途可分为三类：①主要兴奋大脑皮层的药物，又称精神兴奋药，如咖啡因等，主要用于神经衰弱和精神抑制等。②主要兴奋延髓呼吸中枢的药物，又称回苏药或苏醒药，如尼可刹米等，常用于治疗疾病或药物引起的呼吸衰竭及中枢抑制。③促进大脑功能恢复的药物，又称促智药，如吡拉西坦等，主要用于改善脑功能和记忆障碍，也可用于治疗轻中度老年痴呆。根据其来源及化学结构分为三类：①生物碱类，如咖啡因等。②酰胺类，如尼可刹米等。③其他类，如甲氯芬酯等。

中枢兴奋药随着剂量的增加，不仅作用增强，而且药物作用范围也相应扩大，用量过大时，可引起中枢神经广泛、过度而强烈的兴奋导致惊厥，持续惊厥可转为抑制甚至昏迷，这种抑制不能再被中枢兴奋药所对抗和消除，可危及生命。因此，在应用本类药物时，必须严格控制用量，仔细观察患者用药后的反应，以防用药过量给患者带来危害。

第一节　黄嘌呤生物碱类

黄嘌呤生物碱类药物均为黄嘌呤的衍生物，常用的药物有咖啡因、茶碱、可可豆碱。茶叶中含有1%～5%的咖啡因和少量的茶碱及可可豆碱，咖啡豆中主要含有咖啡因可可豆中含有较多的可可豆碱及少量的茶碱。本类药物可从植物中提取，目前主要采用合成方法制备。

咖啡因、茶碱、可可豆碱具有相似的药理作用，即兴奋中枢、松弛平滑肌、利尿及兴奋心脏等作用，但作用强度因化学结构的差异有显著的不同。其中兴奋中枢作用的强弱顺序依次为：咖啡因＞茶碱＞可可豆碱；兴奋心脏、松弛平滑肌及利尿作用的强弱顺序为：茶碱＞可可豆碱＞咖啡因。因此，咖啡因在临床上主要做中枢兴奋药，茶碱主要做平滑肌松弛药、利尿药及强心药，可可豆碱现已少用。

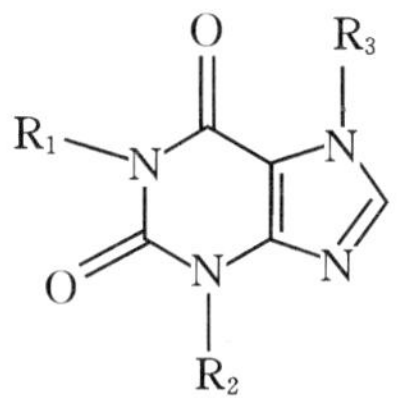

	R_1	R_2	R_3
黄嘌呤	$-H$	$-H$	$-H$
咖啡因	$-CH_3$	$-CH_3$	$-CH_3$
茶碱	$-CH_3$	$-CH_3$	$-H$
可可豆碱	$-H$	$-CH_3$	$-CH_3$

黄嘌呤类药物口服吸收较好，其结构与体内核苷酸及代谢产物（黄嘌呤、次黄嘌呤、尿酸等）的结构相似，体内易于代谢排出，故毒性较低。

近年来，对黄嘌呤生物碱的化学结构进行改造，发现了一些具有药用价值的衍生物，在临床上常用的其他黄嘌呤类药物见表 16－1。

表 16－1 其他黄嘌呤类药物

药品名称	化学结构	临床应用
二羟丙茶碱	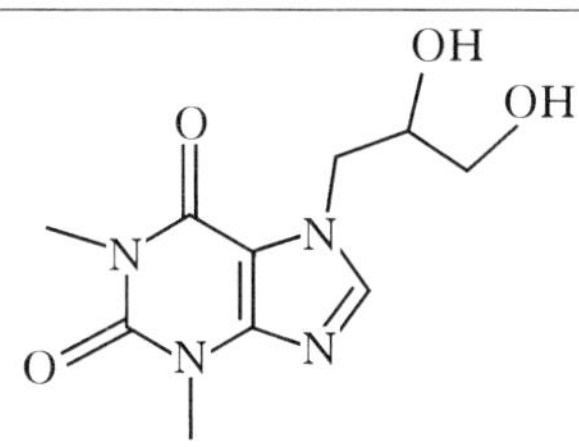	主要用于支气管哮喘，尤其适用于伴有心动过速的哮喘患者
己酮可可碱	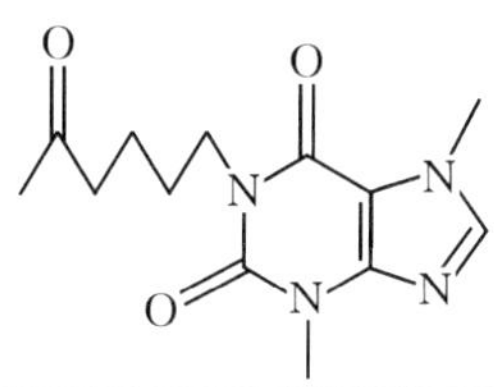	可抑制血小板凝集，改善脑代谢和微循环，用于抗血栓和治疗脑血管性痴呆

黄嘌呤生物碱类药物因分子结构中均具有黄嘌呤环，故具有以下共同的性质。

1. **溶解性**

在水中溶解度都很小。

2. **酸碱性**

由于结构中甲基的取代位置不同，酸碱性略有差别。黄嘌呤类生物碱的 9 位氮原子的 pKb 为 14 左右，碱性极弱，与盐酸、氢溴酸等强酸形成的盐很不稳定，在水或醇中可析出游离生物碱沉淀。黄嘌呤 1、3、7 位氮上的氢因受 2、6 位羰基的吸电子作用，均能解离呈现酸性。咖啡因 1、3、7 位三个氢均被甲基取代，故不显酸性，pKa 为 14；茶碱 3 位和可可豆碱 7 位氮上的氢均可解离而呈现酸性，可可豆碱 pKa 为 10，茶碱 pKa 为 8.8，故可与碱成盐，如氨茶碱为苯碱与乙二胺的形成的盐。

3. **紫脲酸铵反应**

本类药物均能与盐酸和氯酸钾在水浴上共热（黄嘌呤的咪唑环开环），蒸干后，残渣遇氨气则发生缩合反应，生成紫色的紫脲酸铵，再加氢氧化钠试液，紫色消失。此反应称为紫脲酸铵反应，是黄嘌呤类生物碱共有的反应，常用于鉴别。

4. 稳定性

本类药物具有酰脲结构，对碱不稳定。与碱共热，发生水解开环并脱羧。对碱的稳定顺序为：茶碱＞可可豆碱＞咖啡因。

5. 生物碱的性质

与一般生物碱沉淀试剂不产生沉淀，但遇鞣酸试液产生沉淀，沉淀溶于过量的鞣酸试液中。

咖啡因 Caffeine

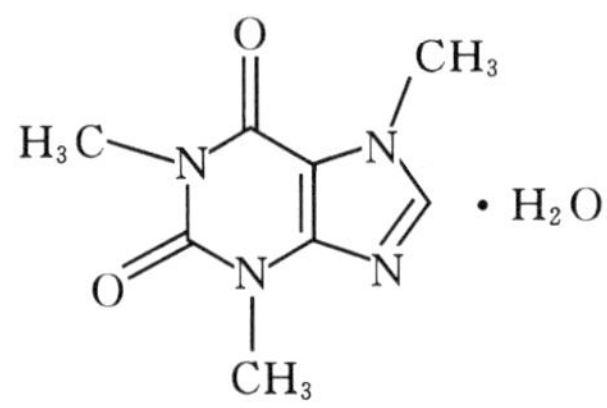

化学名：1,3,7-三甲基-3,7-二氢-1*H*-嘌呤-2,6-二酮一水合物，又名三甲基黄嘌呤或咖啡碱。

本品为白色或带极微黄绿色，有丝光的针状结晶，无臭，味苦，有风化性；应密封保存。受热时易升华，熔点为235℃～238℃。在热水或三氯甲烷中易溶，在水、乙醇或丙酮中略溶，在乙醚中极微溶解。

本品的碱性极弱，水溶液对石蕊试纸呈中性，与强酸如盐酸、氢溴酸形成的盐极不稳定，在水中立即水解析出沉淀。为增加咖啡因在水中的溶解度，可加入有机酸或其碱金属盐如苯甲酸钠、枸橼酸钠等形成复盐，由于分子间氢键及电荷转移复合物，使水溶性增大，可制成注射剂，供临床使用。如安钠咖注射液是咖啡因与苯甲酸钠形成的复盐的水溶液。

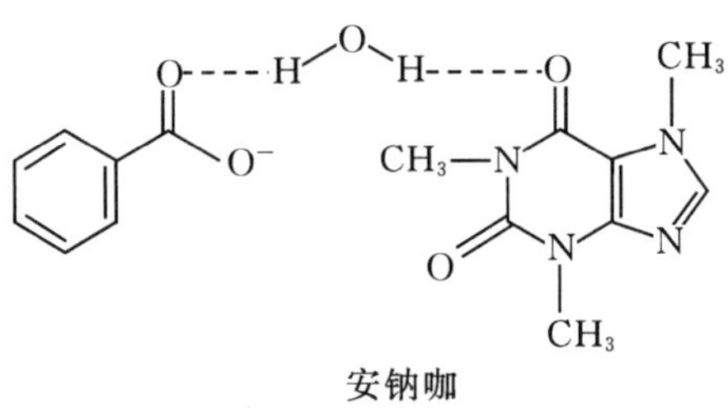

安钠咖

本品具有酰脲结构，与碱共热即水解，生成咖啡亭，但石灰水碱性较弱，对咖啡因无影响。

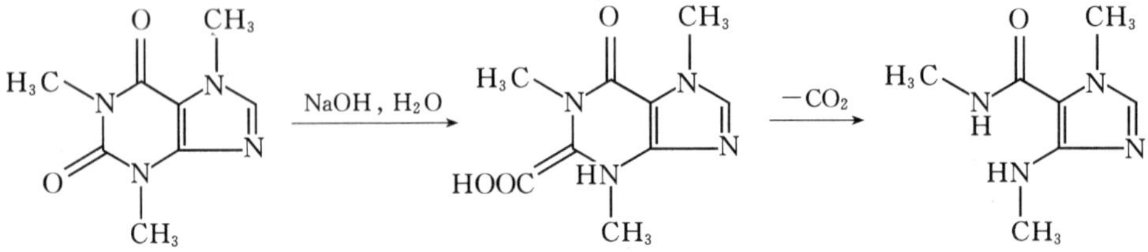

本品可发生紫脲酸铵反应。

本品的饱和水溶液加碘试液不产生沉淀，再加稀盐酸时，则生成红棕色的复盐沉淀，此沉淀可溶于稍过量的氢氧化钠试液中，此反应可区别于其他黄嘌呤类药物。

本品为中枢兴奋药。小剂量咖啡因能增强大脑皮层的兴奋过程，改善思维，振奋精神，减少疲乏感觉，提高工作效率，用于治疗神经衰弱和精神抑制等。大剂量咖啡因能直接兴奋延髓呼吸中枢和血管运动中枢，用于对抗严重传染病、酒精中毒、镇静催眠药和抗组胺药过量引起的中枢抑制。此外，咖啡因可收缩脑血管，常与解热镇痛药制成复方制剂用于缓解感冒、牙痛等引起的头痛，还可与麦角胺配伍制成复方制剂麦角胺咖啡因，用于治疗偏头痛。

本品过度兴奋大脑皮质导致兴奋、不安、心悸，中毒剂量可以出现谵妄、甚至惊厥。

课堂讨论

当你感觉精神疲惫和困乏的时候，喝一杯浓香的热咖啡，感觉会如何？为什么？

知识拓展

咖啡因

咖啡因属于第二类精神药品，由于其具有精神兴奋作用，2004 年以前被世界反兴奋剂机构和奥林匹克委员会(奥委会)列为禁用的药物之一。接受测试的运动员，如果每毫升尿液中咖啡因超过 12μg，便会遭到奥委会的禁赛。2004 年奥委会将咖啡因由禁用单中删除，咖啡因现已成为标配的运动营养品。但由于咖啡因作用于中枢神经系统，大剂量或长期使用也会产生精神依赖性，停药会产生精神委顿、浑身困乏等戒断症状，因此应安全合理使用！

第二节　酰胺类及其他类

(一)酰胺类

酰胺类中枢兴奋药根据酰胺键的结构不同可分为三类：芳酰胺类、内酰胺类和脂肪酰胺类。

尼可刹米　Nikethamide

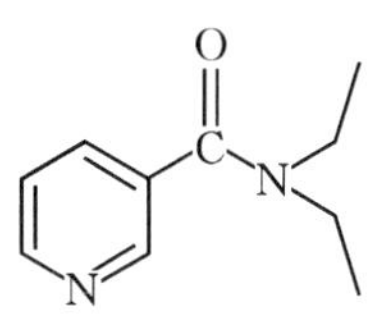

化学名：N，N-二乙基-3-吡啶甲酰胺，又名可拉明。

本品为无色或淡黄色的澄明油状液体，放置冷处，即成结晶；有轻微的特臭，味苦；有引湿性。能与水、乙醇、乙醚或氯仿任意混合。相对密度 1.058～1.066(25℃)，凝点 22℃～24℃。

本品属于芳酰胺类中枢兴奋药，分子结构中具有酰胺键，在一般条件下较稳定，如 25%水溶液在 pH 为 3～7.5 时，经高压灭菌或存放一年，均无明显水解，故制备其注射液时应调 pH 为 5.5～7.8，若注射液变浑或析出沉淀，即不可供药用。当与碱共热时，可发生水解，产生的二乙胺臭气，能使湿润的红色石蕊试纸变为蓝色。

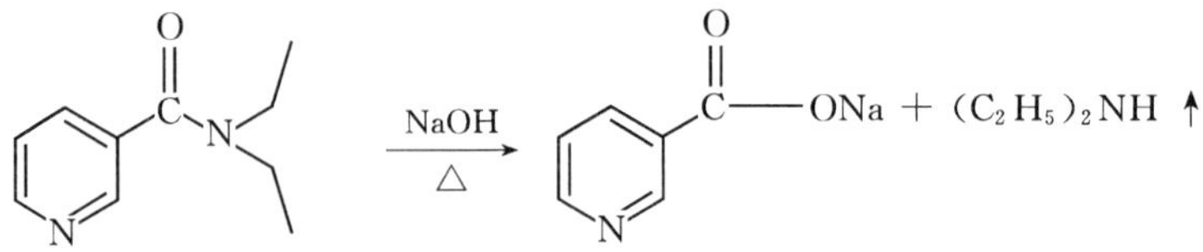

本品与溴化氰试液作用，吡啶环的氮原子由 3 价升到 5 价，水解生成戊烯二醛，再与苯胺缩合，生成黄色的戊烯二醛衍生物。此反应称为戊烯二醛反应。

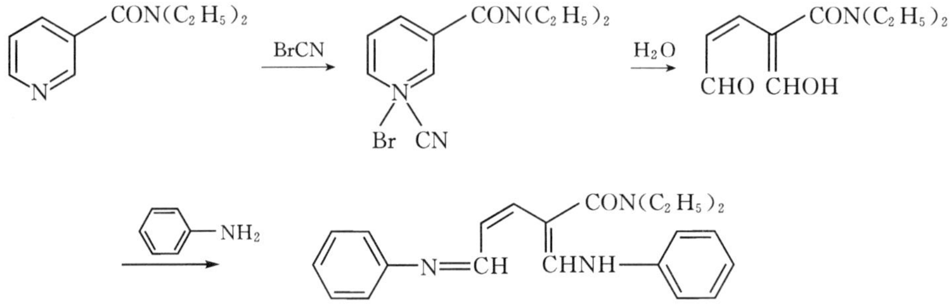

本品可与多种试剂产生沉淀反应，如遇硫酸铜试液，生成蓝色沉淀。遇硫酸铜及硫氰酸铵试液，生成草绿色的配位化合物沉淀[$Cu(SCN)_2 \cdot 2(C_{10}H_{14}N_2O) \cdot 2H_2O$]。遇碱性碘化汞钾、氯化汞或鞣酸试液，均可生成不溶性沉淀，但遇碘化汞钾、碘或三硝基苯酚试液不产生沉淀。

本品可直接兴奋延髓呼吸中枢，属于呼吸兴奋药，提高呼吸中枢对二氧化碳的敏感性而使呼吸加快加深。临床主要用于各种原因引起的中枢性呼吸抑制，如肺心病引起的呼吸衰竭，阿片类、巴比妥类等药物中毒引起的呼吸抑制。应遮光，密封保存。

吡拉西坦 Piracetam

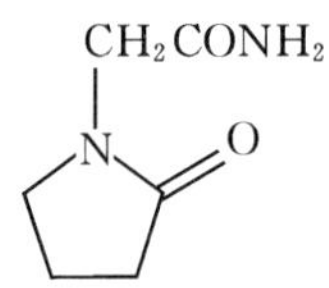

化学名：2-氧化-1-吡咯烷基乙酰胺，又名脑复康、吡乙酰胺。

本品为白色结晶性粉末，无臭，味苦；在水中易溶，在乙醇中略溶，在乙醚中几乎不溶；熔点为 151.5℃～152.5℃。

本品属于内酰胺类中枢兴奋药，由于结构为吡咯烷酮的 N-乙酰胺衍生物，又称为吡咯烷酮类药物。

本品直接作用于大脑皮层，是一种促思维记忆药，促进脑组织对葡萄糖、氨基酸和磷脂的应用，促进蛋白质合成。临床用于脑血管病、脑外伤、CO 中毒所引起的记忆、思维障碍。还用于阿尔茨海默病、脑动脉硬化、脑血管意外等原因引起的思维与记忆力减退，以及儿童智力低下者。

与吡拉西坦类似的药物还有奥拉西坦、普拉西坦、茴拉西坦等(表 16-2)，均用于改善脑功能，精神兴奋作用较弱，无精神药物的副作用，无成瘾性。

表 16－2 其他吡咯烷酮类药物

结构	药物名称	R_1	R_2
	奥拉西坦	$-CH_2CONH_2$	$-OH$
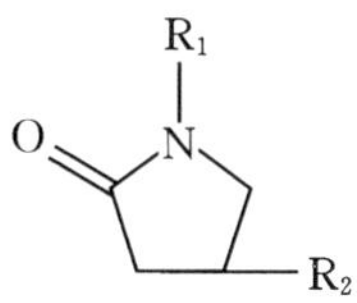	普拉西坦	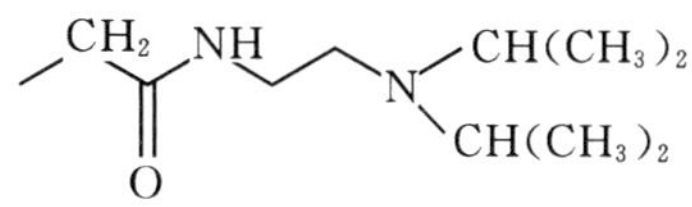	$-H$
	茴拉西坦	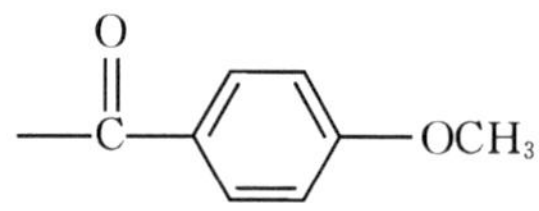	$-H$

(二)其他类

甲氯芬酯(Meclofenoxate,氯酯醒)属于苯氧乙酸酯类中枢兴奋药,能促进脑细胞代谢,增加糖类的利用,对中枢抑制状态的患者有兴奋作用。临床用于颅脑外伤后昏迷、脑动脉硬化及中毒所致意识障碍、儿童精神迟钝、小儿遗尿等。

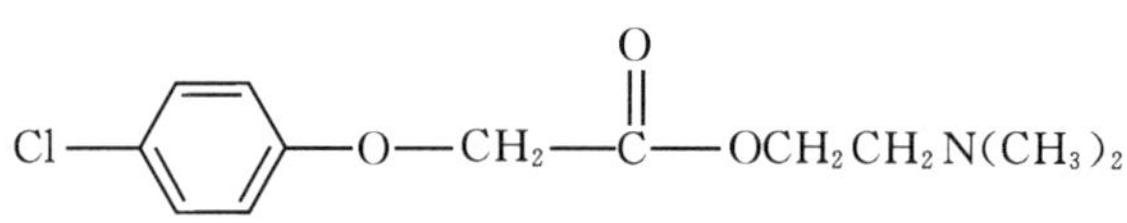

哌醋甲酯(Methylphenidate,利他林),化学结构与具有中枢兴奋作用的苯丙胺相似,但中枢兴奋作用较温和,能改善精神活动,解除轻度抑制及疲乏感,大剂量可引起惊厥,临床用于轻度抑郁及小儿遗尿症等。

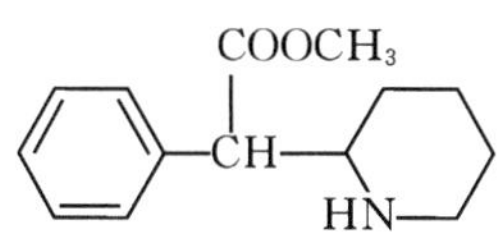

洛贝林(Lobeline,山梗菜碱)是从产于北美的山梗菜科植物山梗菜中提取的一种生物碱,现已能化学合成,本品为呼吸兴奋药,用于治疗新生儿窒息、一氧化碳中毒、中枢抑制药中毒及肺炎、白喉等传染病引起的呼吸衰竭。

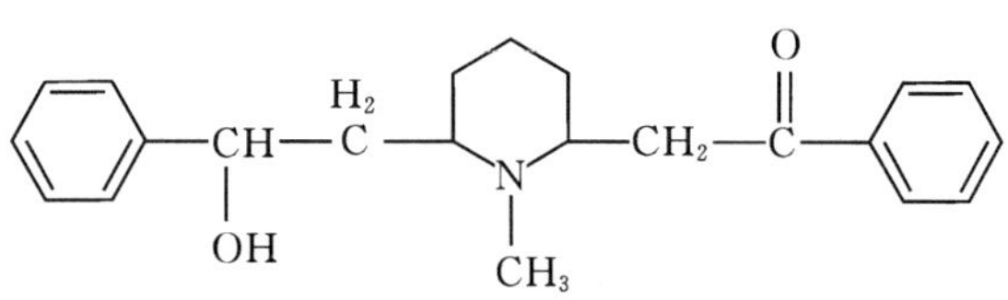

课堂讨论

酰胺类中枢兴奋药分为几种类型?根据什么分类?

知识拓展

阿尔茨海默病

阿尔茨海默病(AD)是一种起病隐匿的进行性发展的神经系统退行性疾病。临床上以记忆障碍、失语、失用、失认、视空间技能损害、执行功能障碍以及人格和行为改变等全面性痴呆表现为特征,病因迄今未明。65 岁以前发病者,称早老性痴呆;65 岁以后发病者称老年性痴呆。

案例分析

张女士的女儿两岁,感冒发热。张女士到药店买了小儿感冒药,回家给孩子服用。两天后,孩子体温基本恢复正常,感冒症状有所缓解,但孩子晚上很晚都不睡,张女士也很苦恼,为此到药店进行咨询。

作为药师,请你帮张女士分析孩子睡眠异常的原因。如何处理该用药问题?

合成介绍

咖啡因的合成

咖啡因的合成是以氯乙酸为原料,经氰化得氰乙酸,再与二甲脲缩合,在碱性条件下环合得到 1,3 -二甲基- 4 -亚氨基脲嗪,然后经亚硝基化、还原、甲酰化及碱性条件下环合得到茶碱,在碱性条件下茶碱与硫酸二甲酯反应,甲基化制得咖啡因一水合物。

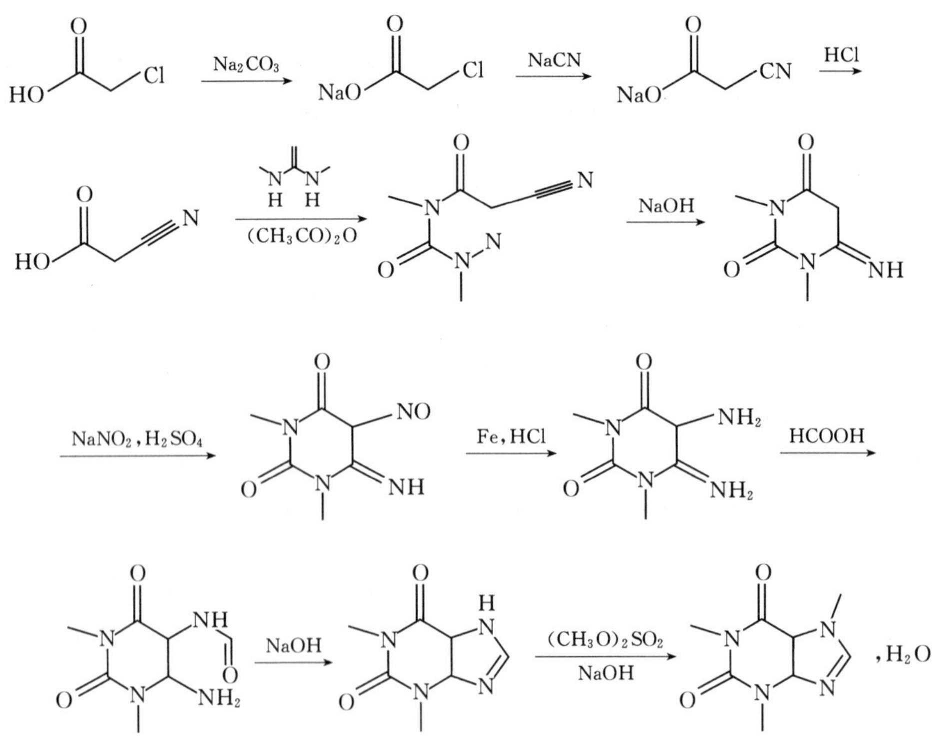

茶碱　　咖啡因

考点提示

一、填空题

1. 按作用机制分类，咖啡因主要兴奋__________，又称为__________。

2. 氨茶碱是由__________和__________形成的盐。

3. 按结构分类，吡拉西坦属于__________中枢兴奋药，由于结构为吡咯烷酮的N-乙酰胺衍生物，又称为__________。

4. 咖啡因与盐酸和氯酸钾在水浴上加热蒸干，残渣遇氨气生成紫色的__________，再加氢氧化钠试液，紫色消失，此反应称为__________，为黄嘌呤类生物碱共有的特征性反应。

5. 尼可刹米结构中含有__________键，与碱共热时，可发生水解，产生的__________臭气，能使湿润的红色石蕊试纸变为蓝色。

二、单项选择题

1. 咖啡因化学结构的母核是

A. 喹啉　　B. 黄嘌呤　　C. 咪唑　　D. 呋喃

2. 下列药物中可兴奋大脑皮层，具有精神兴奋作用的是

A. 尼可刹米　　B. 氯酯醒　　C. 咖啡因　　D. 洛贝林

3. 下列药物中可发生紫脲酸铵反应的是

A. 咖啡因　　B. 硝酸毛果云香碱　　C. 磷酸可待因　　D. 溴新斯的明

4. 增大咖啡因在水中的溶解性可加入

A. 盐酸　　B. 硫酸　　C. 苯甲酸钠　　D. 氢溴酸

5. 中枢兴奋药物尼可刹米，其化学结构属于哪一类

A. 氨基醚类　　B. 酰胺类　　C. 丙胺类　　D. 嘧啶类

6. 下列药物中可兴奋呼吸中枢的药物是

A. 尼可刹米　　B. 吡拉西坦　　C. 咖啡因　　D. 茶碱

7. 下列药物可发生戊烯二醛反应的是

A. 吡拉西坦　　B. 甲氯芬酯　　C. 尼可刹米　　D. 咖啡因

8. 下列药物具有改善大脑功能的是

A. 吡拉西坦　　B. 尼可刹米　　C. 甲氯芬酯　　D. 美解眠

9. 吡拉西坦的化学结构属于

A. 氨基醚类　　B. 嘧啶类　　C. 芳酰胺类　　D. 内酰胺类

10. 洛贝林按作用机制属于

A. 精神兴奋药　　B. 促进记忆思维的药物

C. 呼吸兴奋药　　D. 兴奋脊髓的药物

三、多项选择题

1. 下列药物属于黄嘌呤生物碱的是

A. 咖啡因　　B. 尼可刹米　　C. 茶碱　　D. 洛贝林

2. 以下叙述与咖啡因相符的是

A. 碱性条件下易水解

B. 具有紫脲酸铵反应

C. 黄嘌呤类生物碱

D. 易被氧化

3. 黄嘌呤类生物碱具有的性质包括

A. 在水中溶解度都很小

B. 具有碱性

C. 均可发生紫脲酸铵反应

D. 与碱共热可发生水解

4. 尼可刹米的性质包括

A. 碱性条件下易水解

B. 具有戊烯二醛反应

C. 与硫酸铜生成深蓝色沉淀

D. 遇碱性碘化汞钾可生成不溶性沉淀

5. 下列药物结构中含有酰胺的是

A. 甲氯芬酯

B. 尼可刹米

C. 吡拉西坦

D. 哌醋甲酯

四、配伍选择题

（备选答案在前，试题在后，每组题均对应同一组备选答案，每题只有一个正确答案，每个备选答案可重复选用也可不选用。）

A. 咖啡因

B. 尼可刹米

C. 吡拉西坦

D. 甲氯芬酯

1. 主要兴奋大脑皮层的药物，又称精神兴奋药的是
2. 可直接兴奋延髓呼吸中枢，属于呼吸兴奋药的是
3. 属于黄嘌呤类生物碱的是

A. 紫脲酸铵反应

B. 戊烯二醛反应

C. 含内酰胺结构

D. 含苯氧乙酸酯结构

4. 咖啡因
5. 吡拉西坦
6. 尼可刹米

五、问答题

1. 什么是中枢兴奋药？根据作用部位的不同，可以分成哪几类，各类的代表药物是什么？
2. 如何增大咖啡因在水中的溶解度？并举例说明原因。

（杨瑞虹　钟辉云）

第十七章　利尿药与前列腺增生治疗药

学习目标

【掌握】氢氯噻嗪、呋塞米的结构特点、理化性质、合成反应方法和主要用途。

【熟悉】利尿药物的作用机制。

【了解】前列腺增生治疗药的类型，甘露醇、依他尼酸、螺内酯、非那雄胺、依立雄胺的主要理化性质和主要用途。

第一节　利尿药

利尿药直接作用于肾脏，能促进 Na^+、水排泄，使尿量增加，减少体液量的药物。利尿药还可以排出过多的体液，降低心脏前、后负荷，消除水肿，也常作为高血压的辅助治疗药物。

利尿药的分类一般有化学结构、药效和作用机制方法。

1. 按化学结构可分为多羟基化合物类、含氮杂环类、α，β-不饱和酮类、磺酰胺类及苯并噻嗪类和醛甾酮类。

2. 按药效的大小可分为高效利尿药、中效利尿药、低效利尿药。

3. 利尿药按作用机制可分为：①渗透性利尿药；②碳酸酐酶抑制剂；③髓袢升支利尿药；④保钾利尿药。

一、渗透性利尿药

渗透性利尿药为一类不易代谢、无生理活性、水溶性的低分子量的化合物，能够使组织脱水，又称脱水药。它们的结构是多羟基化合物。这些药物具有特点：①较易经肾小球滤过到肾小管；②不易被肾小管再吸收；③在体内不被代谢，保持原型结构；④不易从血管渗入组织液。临床主要用于治疗脑水肿、青光眼和预防急性肾功能衰竭疾病。主要药物有甘露醇（Manicol）、山梨醇（Sorbitol）、甘油（Glycerol）等多羟基化合物，还有葡萄糖（Glucose）、蔗糖（Sucrose）、尿素（Urea）等。

甘露醇 Mannitol

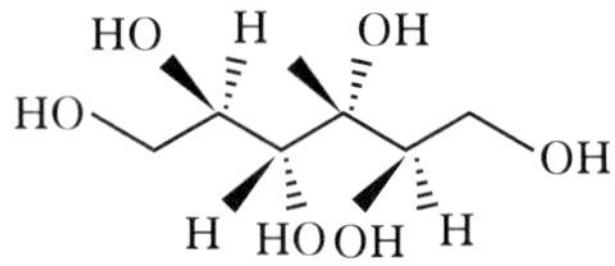

化学名:D-甘露糖醇。

本品为白色结晶或结晶性粉末,无臭,味甜;熔点为166℃～170℃;在水中易溶,但温度降低,溶解度减小,在乙醇中略溶,在乙醚中几乎不溶。

本品为多羟基化合物,其饱和水溶液加三氯化铁试液与氢氧化钠试液即生成棕黄色沉淀,振摇不消失;滴加过量氢氧化钠试液,即溶解成棕色溶液。

本品用于治疗脑水肿、青光眼及预防急性肾衰竭。本品不宜与电解质同时使用,以避免产生沉淀。

二、碳酸酐酶抑制剂

碳酸酐酶抑制剂药物属于低效利尿药,碳酸酐酶是人体内广泛存在的一种酶,大量存在于近曲小管的上皮细胞中,其主要作用是促进二氧化碳和水结合生成碳酸,并使碳酸迅速解离为H^+和HCO_3^-,H^+在肾小管中可与Na^+变换,使Na^+被吸收。碳酸酐酶被抑制,碳酸形成减少,造成肾小管内H^+减少,管腔中Na^+、HCO_3^-的重吸收减少,Na^+的排出量增加,尿液增加,同时由于HCO_3^-的排出,使尿液的pH升高,尿液为碱性。

$$CO_2 + H_2O \rightarrow H_2CO_3 \rightarrow H^+ + HCO_3^-$$

人们在对磺胺类药物的研究中发现了该类药物,进行结构改造合成了较好的碳酸酐酶抑制药物,1953年乙酰唑胺(Acetazolamide)应用于临床,利尿作用虽强于磺胺2～3倍,但还是属于低效利尿药。同时碳酸酐酶抑制剂长期使用后,尿液碱化,体液酸性增多,会造成代谢性酸中毒,此时将失去利尿作用,产生耐药性,故本类药物的利尿作用十分有限,目前在临床上很少单独作为利尿药使用。由于乙酰唑胺具有减少房水的能力,可降低青光眼患者的眼内压,临床主要用于青光眼的治疗。

乙酰唑胺 Acetazolamide

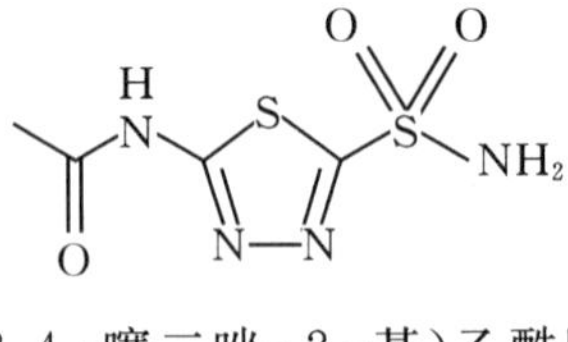

化学名:N-(5-氨磺酰基-1,3,4-噻二唑-2-基)乙酰胺。

本品为白色针状结晶或结晶性粉末,无臭,味微苦;熔点为258℃～259℃。在氨溶液中易溶,在沸水中略溶,在水或乙醇中极微溶解,在三氯甲烷或乙醚中几乎不溶。

本品为非典型的磺胺衍生物,结构中的磺酰胺基的氢离子可以解离,具有弱酸性,pKa为7.2;可形成钠盐,并能与重金属盐形成沉淀。

本品口服吸收良好,作用持续8～12小时,绝大部分药物以原形由肾小管分泌,24小时可完全排尽。临床用于治疗青光眼、脑水肿、心脏性水肿和癫痫小发作。

三、髓袢升支利尿药

髓袢升支利尿药包括一些中效的和高效的利尿药。主要作用于髓袢升支皮质部和远曲小管前段，抑制 Na^+ 和 Cl^- 的转运。这类药物按照化学结构分为三种类型：①噻嗪类利尿药；②磺酰胺类利尿药；③苯氧乙酸类利尿药。

1. 噻嗪类利尿药

氢氯噻嗪(Hydrochlorothiazide)和氯噻嗪(Chlorothiazide)化学结构具有噻嗪环的药物，氢氯噻嗪是氯噻嗪的二氢化合物，该药物的利尿作用比氯噻嗪强 10 倍，为中效利尿药，通过作用于髓袢升支皮质部和远由小管前段，抑制这些部位的 Na^+ 和 Cl^- 的重吸收，使尿钠和水的排泄增加。这类药物长期和大量服用时会产生低血钾症，所以需和保钾利尿药合用。以氯噻嗪和氢氯噻嗪作为母体化合物，对这类化合物进行结构改造，研究出了一类具有苯并噻嗪结构的利尿药，如氢氟噻嗪(Hydroflumethiazide)、泊利噻嗪(Polythiazide)、喹乙宗(Quinethiazone)等，它们在结构上都具有磺胺基，同时噻嗪环有较大的变化，如噻嗪环变为五元杂环、砜基变为酮基，而它们的药理作用都很相似。

2. 磺酰胺类利尿药

呋塞米(Furosemide)是磺酰胺类利尿药、主要作用部位在肾髓质升支部位，抑制髓袢升支皮质、髓质部 Na^+、K^+、Cl^- 的共同转运系统，从而抑制 Na^+ 和 Cl^- 的重吸收，而起利尿作用。磺酰胺类药物是从磺胺类碳酸酐酶抑制剂衍生得到的一类具有利尿作用的药物，还有氯噻酮(Chlorthalidone)、布美他尼(Bumetanide)等。

3. 苯氧乙酸类利尿药

依他尼酸(Ethacrynic Acid)是苯氧乙酸类利尿药，具有较强的利尿作用，苯氧乙酸类药物是对位含有不饱和酮基取代的苯氧乙酸类化合物，该类药物中与羰基相连的双键活性强，双键可以与酶系统中的巯基结合，羰基的邻位氯取代时可使双键活化，特异性地与 Cl^- 竞争 $K^+-Na^+-2Cl^-$ 共同转运载体的 Cl^- 结合部位、抑制肾小管对 Na^+ 的重吸收，发挥强而迅速的利尿作用。

氢氯噻嗪　Hydrochlorothiazide

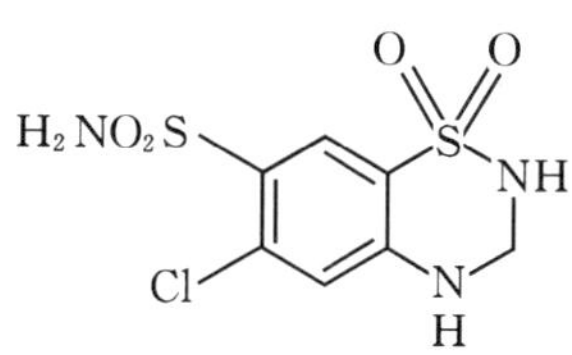

化学名：6-氯-3,4-二氢-2*H*-1,2,4-苯并噻二嗪-7-磺酰胺-1,1-二氧化物，又名双氢克尿塞。

本品为白色结晶性粉末，无臭，味微苦；熔点为 265℃～273℃；在丙酮中溶解，在乙醇中微溶，在水、氯仿或乙醚中不溶，在氢氧化钠溶液中溶解，成盐后可制成注射液。

本品由于分子中含两个磺酰氨基，故具有弱酸性，pKa 为 7.0 和 9.2，2 位氮上的氢酸性较强。

本品固体稳定性好，在室温储存 5 年，未见显著分解；对日光稳定，但不能在强光下暴晒；在碱性溶液中加热易水解，其一水解产物具有芳香伯胺基，可发生重氮化-偶合反应；另一水解产物甲醛，可与变色酸缩合生成蓝紫色化合物。

本品是中效利尿药，且有抗高血压作用，口服吸收良好，2 小时起效、4 小时后作用最强，生物利用度约为 65%，不经代谢降解，以原形排泄。能抑制肾小管对 Na^+ 和 Cl^- 的重吸收，促进肾脏对 NaCl 的排泄，降压作用温和，常与其他降压药合用以增强降压效果。长期、大剂量应用时需要防止血钾浓度下降。

呋塞米 Furosemide

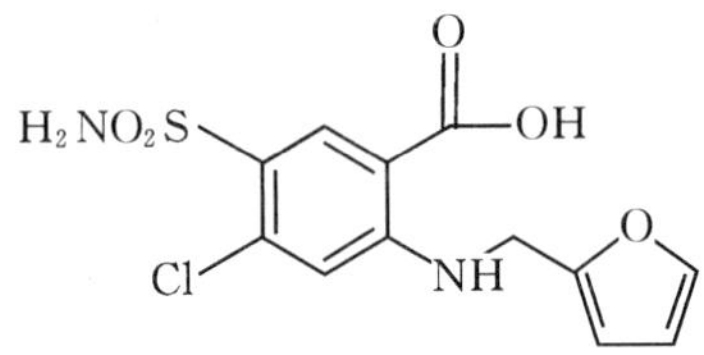

化学名：2-[(2-呋喃甲基)氨基]-5-(氨磺酰基)-4-氯苯甲酸，又名速尿、利尿磺胺。

本品为白色或类白色结晶性粉末，无臭，几乎无味；熔点为 208℃～213℃，熔融时分解；在丙酮中溶解，在乙醇中略溶，在水中不溶，可溶解于碱性溶液。

本品的钠盐水溶液不稳定，易发生水解，分解产物为 2-氨基-4-氯-5-氨磺酰基苯甲酸和呋喃甲酸。

本品口服有效，是一个高效利尿药，利尿作用迅速，为噻嗪类利尿药的 8～10 倍。维持时间血 6～8 小时，53%～58%以原形从尿中排泄，临床用于治疗水肿、急性肺水肿、高血压、肾功能衰竭和高钙血症。

依他尼酸 Etacrynic Acid

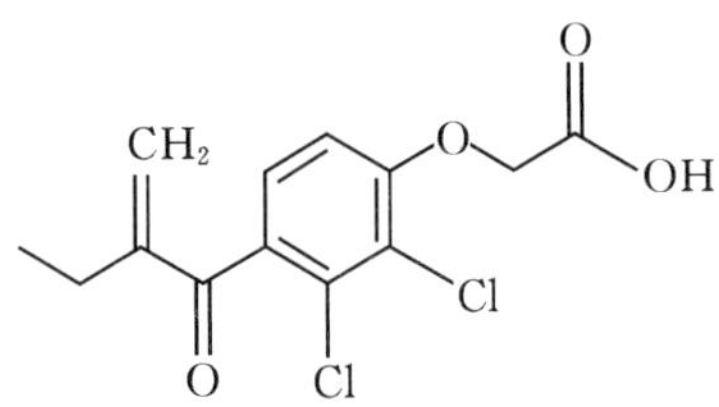

化学名：2,3-二氯 4-(2-亚甲基丁酰)苯氧乙酸，又名利尿酸。

本品为白色结晶性粉末，无臭，味微苦涩；熔点为 121℃～125℃；在乙醇或乙醚中易溶，在水中几乎不溶，在冰醋酸中易溶。具有酸性。

本品分子中的 α,β-不饱和酮结构在水溶液中不稳定，加入氢氧化钠试液煮沸时，其支链上的亚甲基易分解产生甲醛，与变色酸钠在硫酸溶液中反应，呈深紫色。

本品的钠盐水溶液在 pH7 和室温时相对稳定，在较高的 pH 或较高温度下不稳定。通常其钠盐注射剂需临用时配制。

本品是一个高效利尿药，作用强而迅速。口服后，胃肠道吸收迅速，2 小时作用最强，持续时间为 6～8 小时，可从胆汁和尿中排泄。临床用于治疗充血性心力衰竭、肝硬化腹水、急性肺水肿、脑水肿、肾性水肿及其他利尿剂无效的严重水肿。长期、大剂量应用时需要防止血钾浓度下降。

四、保钾利尿药

醛固酮拮抗剂、蝶啶类和氨基吡嗪类是保钾利尿类药物，作用于远曲小管，通过抑制 Na^+-

K^+ 的交换而发挥利尿作用，为低效利尿药。

螺内酯与醛固酮竞争醛固酮受体，是醛固酮受体的完全拮抗剂，最终阻碍蛋白质的合成，抑制 Na^+-K^+ 的交换，减少 Na^+ 的再吸收和钾的分泌，表现出排 Na^+ 留 K^+ 作用。螺内酯的利尿作用较弱，起效慢而维持久，由于利尿作用弱，较少单独用，常与噻嗪类利尿药或高效利尿药合用，以增强利尿效果并减少钾的丧失。

氨苯蝶啶(Triamterene)是含蝶啶结构的药物，它是具有较弱利尿活性的蝶啶类利尿药，其作用部位是远曲小管末端和集合管，抑制远曲小管和集合管的皮质段对 Na^+ 的重吸收，具有排 Na^+ 留 K^+ 作用，长期用药具有高血钾的副作用。临床上主要用于治疗心脏性、肝性和肾性腹水。氨苯蝶啶与苯并噻嗪类利尿药或螺内酯合用时，能显著增强各自的利尿作用，并降低不良反应。

螺内酯　Spironolactone

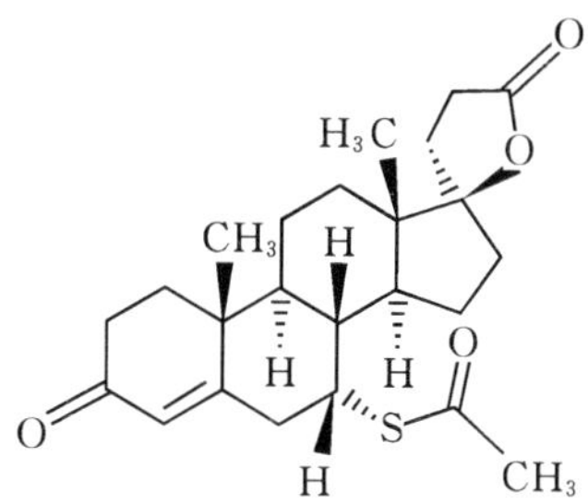

化学名：17β-羟基-3-氧-7α-乙酰巯基-17α-孕甾-4-烯-21-羧酸-γ-内酯，又名安体舒通。

本品为白色或类白色的细微结晶性粉末，有轻微硫醇臭；熔点为 203℃～209℃，熔融同时分解。在三氯甲烷中极易溶解，在苯或乙酸乙酯中易溶，在乙醇中溶解，在水中不溶。$[\alpha]_D^{20}$ 为 -33°～-37°($CHCl_3$)。

本品加硫酸显橙黄色，有强烈的黄绿色荧光，加热变为深红色。本品在甲酸中和羟胺盐酸盐、三氧化铁反应生成红色的配合物，螺内酯的体内活性代谢物坎利酮无该颜色反应。

螺内酯为甾体结构，其 3-酮-4-烯的 A 环是拮抗活性的基本结构，内酯环打开，活性则大大降低。螺内酯在空气中稳定，室温放置一定时间仅有少量的降解产物坎利酮。

螺内酯与醛固酮有类似的结构，是醛固酮受体的完全拮抗剂。醛固酮是一种盐皮质激素，为低效利尿药，同时还属于保钾利尿类药物，它能增强肾小管对 Na^+ 和 Cl^- 的重吸收，具有潴钠排钾作用。螺内酯和醛固酮在远曲小管和集合管的皮质段部位竞争性地与醛固酮受体结合，干扰醛固酮对 Na^+ 和 Cl^- 的重吸收，促进 Na^+ 和 Cl^- 的排泄和 K^+ 的保留，产生利尿作用。

课堂讨论

苯并噻嗪结构的利尿药主要有哪几个药物？药物的化学结构特点是什么？

知识拓展

肾脏

肾脏为成对的扁豆状器官，红褐色，位于腹膜后脊柱两旁浅窝中。长 10～12cm、宽 5～6cm、厚 3～4cm、重 120～150g。肾脏是人体的重要器官，它的基本功能是生成尿液，借以清除体内代谢产物及某些废物、毒物，同时经重吸收功能保留水分及其他有用物质，如葡萄糖、蛋白质、氨基酸、钠离子、钾离子、碳酸氢钠等，以调节水、电解质平衡及维护酸碱平衡。肾脏同时还有内分泌功能，生成肾素、促红细胞生成素、活性维生素 D_3、前列腺素、激肽等，又为机体部分内分泌激素的降解场所和肾外激素的靶器官。肾脏的这些功能，保证了机体内环境的稳定，使新陈代谢得以正常进行。

第二节　前列腺增生治疗药

前列腺增生(hyperplasia of prostate，BPH)是中老年男性常见疾病之一，随全球人口老年化发病日渐增多。前列腺增生的发病率随年龄递增，但有增生病变时不一定有临床症状。有研究发现城镇发病率高于乡村，而且种族差异也影响这种发病的增生程度。有关前列腺增生的发病机制研究颇多，但病因至今仍未能阐明，目前已知前列腺增生与睾丸功能及年龄增长两个条件相关。近年来也注意到吸烟、肥胖及酗酒、家族史、人种及地理环境与前列腺增生(BPH)发生的关系。

目前常用的前列腺增生治疗药物有：①5α-还原酶抑制剂类型；②α-受体阻滞剂类型；③抗雄激素类型；④植物药等。

1. 5α-还原酶抑制剂

5α-还原酶是睾酮向双氢睾酮转变的重要酶。双氢睾酮在前列腺增生中有一定的作用，因此采用5α-还原酶抑制剂可以对增生予以一定的抑制。代表药物有非那雄胺(Finasteride)、依立雄胺(Epristeride)。

2. α-受体阻滞剂

该类药物通过拮抗分布在前列腺和膀胱颈平滑肌表面的α肾上腺素受体，使其平滑肌松弛，改善尿路动力性梗阻，使阻力下降以改善症状，解决前列腺增生时由于平滑肌张力引起的排尿困难。代表药物有盐酸哌唑嗪等。

非那雄胺　Finasteride

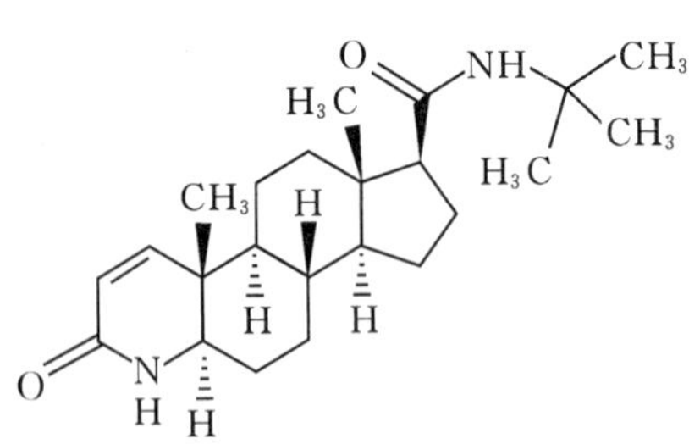

化学名：N-(1,1-二甲基乙基)-3-氧代-4-氮杂-5α-雄甾-1-烯-17β-甲酰胺。

本品为一种4-氮杂甾体化合物，为雄激素生物合成抑制剂，对雄激素受体没有亲和力。通过降低血液和前列腺组织中的二氢睾酮水平而抑制前列腺增生。临床用于良性前列腺增生的治疗。本品的吸收不受食物影响，口服生物利用度为63%。主要在肝脏通过细胞色素P450酶代谢失活。本品的不良反应主要有性欲减退、阳痿、乳房触痛或肿大、过敏反应等。

本品还可用于脱发患者的治疗。

依立雄胺　Epristeride

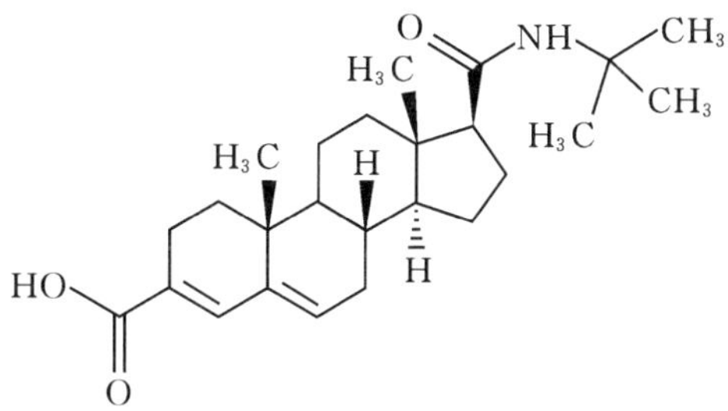

化学名：17β-(N-叔丁基-氨基-甲酰基)雄甾-3,5-二烯-3-羧酸。

本品的药代动力学呈二房室模型，它在消化道中迅速吸收，给药后0.25小时即能测出。3～4小时血药浓度达到峰值，消除半衰期为7.5小时。本品主要经胃肠道排泄，很少经肾脏排泄。

本品为一种新型选择性和非竞争性5α-还原酶抑制剂，可与5α-还原酶、$NADF^{+}$形成三元复合物，从而抑制睾酮转化为双氢睾酮而降低前列腺体内双氢睾酮的含量，导致增生的前列腺体萎缩，达到治疗前列腺增生的目的。本品临床用于良性前列腺增生的治疗。

课堂讨论

前列腺增生治疗药的类型有哪些？

知识拓展

前列腺

前列腺(prostate)是男性特有的性腺器官。前列腺如栗子，上端横径约4cm，垂直径约3cm，前后径约2cm，底朝上，与膀胱相贴，尖朝下，抵泌尿生殖膈，前面贴耻骨联合，后面依直肠，前列腺腺体的中间有尿道穿过，扼守着尿道上口，所以，前列腺有病，排尿首先受影响。

前列腺是人体非常少有的，具有内、外双重分泌功能的性分泌腺。作为外分泌腺，前列腺每天分泌约2ml前列腺液，是构成精液的主要成分；作为内分泌腺，前列腺分泌的激素称为“前列腺素”。

合成介绍

氢氯噻嗪的合成

本品的合成是以间氯苯胺为原料，在三氯化磷催化下与过量氯磺酸进行氯磺化反应生成4-氯-6-氨基-1,3-苯二磺酰氯，再在氯化铵的溶液中，加氨气，在pH8～9条件下反应，生成4-氯-6-氨基-1,3-苯二磺酰胺，然后和甲醛缩合得氢氯噻嗪。

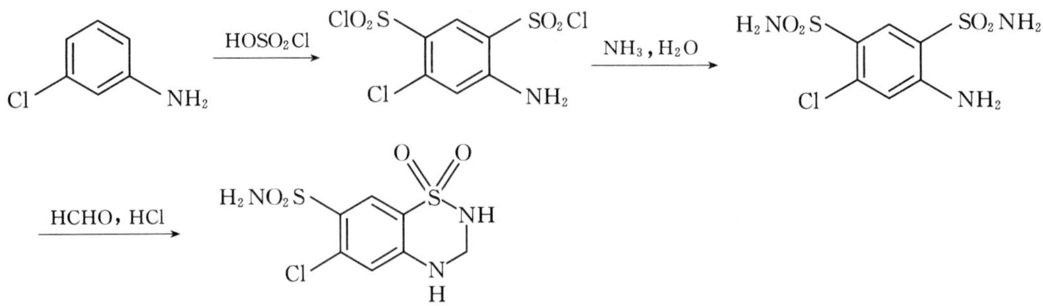

呋塞米的合成

本品的合成是2,4-二氯苯甲酸与氯磺酸进行氯磺化反应，得到2,4-二氯-5-氯磺酰基苯甲酸，再用氨水氨解，制得2,4-二氯-5-氨磺酰基苯甲酸，继续与糠胺缩合得到本品。

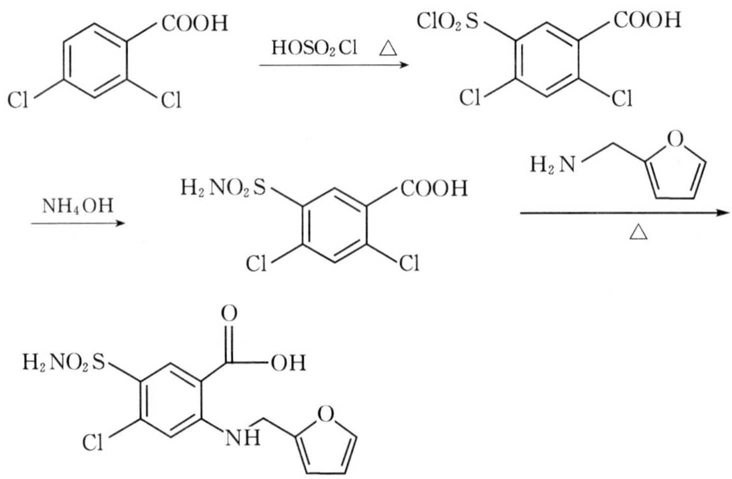

案例分析

2010年7月18日下午，某药师李认真，在检验分析规格为2ml∶20mg的利尿药注射用依他尼酸钠的时候发现，该药品外观为淡淡的紫色，鉴于注射用依他尼酸钠为白色或类白色结晶性粉末性质，李认真药师立即判断该药品为不合格的药品，对该药品进行了封存，并且报告相关领导和部门。

请分析，该药品发生外观变化的原因。

考点提示

一、填空题

1. 利尿药的分类按化学结构可分为__________、含氮杂环类、__________、磺酰胺类及苯并噻嗪类和醛甾酮类。

2. 利尿药的分类按药效的大小可分为__________、中效利尿药、低效利尿药。

3. 第一个用于临床的磺酰胺类利尿药为__________。

4. 甘露醇为多羟基化合物，其饱和水溶液加__________试液与氢氧化钠试液即生成棕黄色沉淀。

5. 氢氟噻嗪、泊利噻嗪、喹乙宗等，它们在结构上都具有__________基。

6. 呋塞米钠盐水溶液__________，易发生__________，分解产物为2-氨基-4-氯-5-氨磺酰基苯甲酸和呋喃甲酸。

7. 螺内酯与醛固酮竞争醛固酮受体、抑制 $Na^{+}-K^{+}$ 的交换，表现出排__________留__________作用。

8. 依立雄胺为一种新型选择性和非竞争性__________酶抑制剂。

9. 常用的前列腺增生治疗药物有：__________类型、__________、抗雄激素类型及植物药等。

二、单项选择题

1. 下列哪个药物的化学结构属于甾体类

A. 呋塞米　　B. 螺内酯　　C. 氢氯噻嗪　　D. 依他尼酸

2. 分子中含有α,β-不饱和酮结构的利尿药是

A. 呋塞米　　B. 螺内酯　　C. 氢氯噻嗪　　D. 依他尼酸

3. 依他尼酸属于哪一类利尿药

A. 甾体类　　B. 多羟基类　　C. 苯氧乙酸类　　D. 磺酰胺类

4. 呋塞米属于哪一类利尿药

A. 甾体类　　B. 多羟基类　　C. 苯氧乙酸类　　D. 磺酰胺类

5. 下述哪一种疾病不是利尿药的适应证

A. 脑水肿　　B. 尿路感染　　C. 青光眼　　D. 高血压

6. 合成氢氯噻嗪的起始原料是

A. 苯酚　　B. 苯胺　　C. 间氯苯胺　　D. 邻氯苯胺

7. 下列哪个药物的化学结构中含有磺酰胺基

A. 甘露醇　　B. 乙酰唑胺　　C. 螺内酯　　D. 依他尼酸

8. 下列哪个药物为碳酸酐酶抑制剂类利尿药

A. 螺内酯　　B. 甘露醇　　C. 乙酰唑胺　　D. 非那雄胺

9. 下列哪个药物水解后经亚硝酸钠盐酸处理后，与β-萘酚生成有色的偶氮化合物

A. 螺内酯　　B. 甘露醇　　C. 氢氯噻嗪　　D. 呋塞米

10. 下列可与醛固酮竞争醛固酮受体的药物是

A. 螺内酯　　B. 二苯胺　　C. 氢氯噻嗪　　D. 邻氯苯胺

三、多项选择题

1. 以下属于渗透性利尿药的药物有

A. 甘露醇　　B. 替尼酸　　C. 美托拉宗　　D. 山梨醇

2. 下列哪些药物为多元醇类利尿药

A. 甘露醇　　B. 替尼酸　　C. 美托拉宗　　D. 山梨醇

3. 久用后需补充 KCl 的利尿药是

A. 氢氯噻嗪　　B. 呋塞米　　C. 依他尼酸　　D. 螺内酯

4. 下列哪些药物可用于治疗前列腺增生

A. 氢氯噻嗪　　B. 非那雄胺　　C. 盐酸哌唑嗪　　D. 依立雄胺

5. 从间氯苯胺到氢氯噻嗪的合成路线中,采用了哪些反应

A. 氧化　　B. 重氮化　　C. 氯磺化　　D. 氨解

6. 利尿药按其作用机制可分为

A. 渗透性利尿药　　B. 碳酸酐酶抑制剂

C. 髓袢升支利尿药　　D. α 受体阻断利尿药

7. 利尿药按化学结构可分为

A. 多羟基化合物类　　B. 含氮杂环类

C. α,β-不饱和酮类　　D. 磺酰胺类

8. 利尿药按药效的大小可分为

A. 高效利尿药　　B. 中效利尿药

C. 低效利尿药　　D. 超效利尿药

9. 下列哪些利尿药结构中含有磺酰胺基

A. 氢氯噻嗪　　B. 呋塞米　　C. 依他尼酸　　D. 甘露醇

10. 常用的前列腺增生治疗药物有

A. 5α-还原酶抑制剂类　　B. α 受体阻滞剂类

C. α,β-不饱和酮类　　D. 磺酰胺类

四、配伍选择题

(备选答案在前,试题在后。每组题均对应同一组备选答案,每题只有一个正确答案。每个备选答案可重复选用也可不选用。)

A. 盐酸哌唑嗪　　B. 非那雄胺　　C. 依立雄胺

D. 依他尼酸　　E. 螺内酯

1. 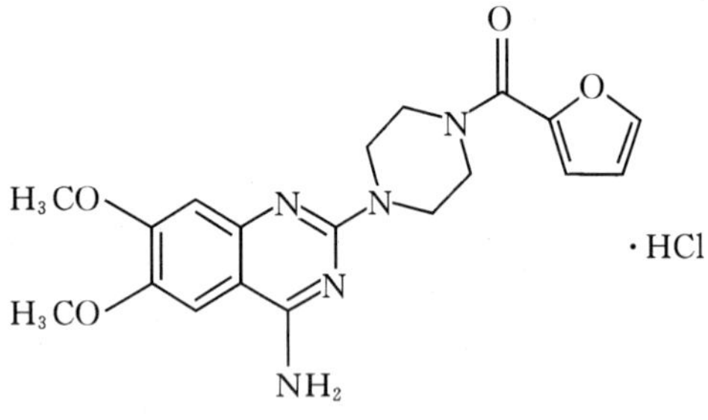

2. 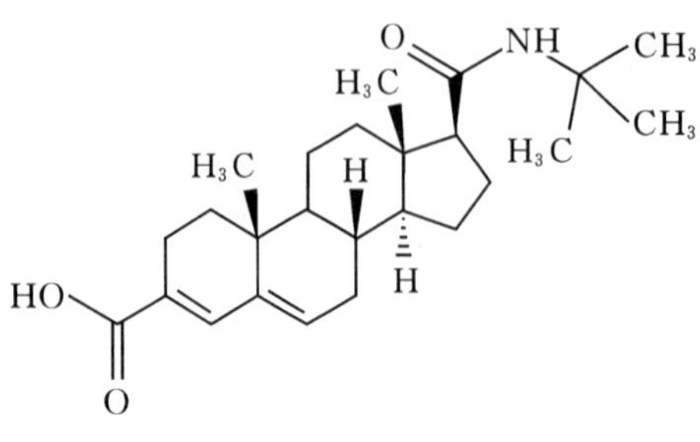

3. 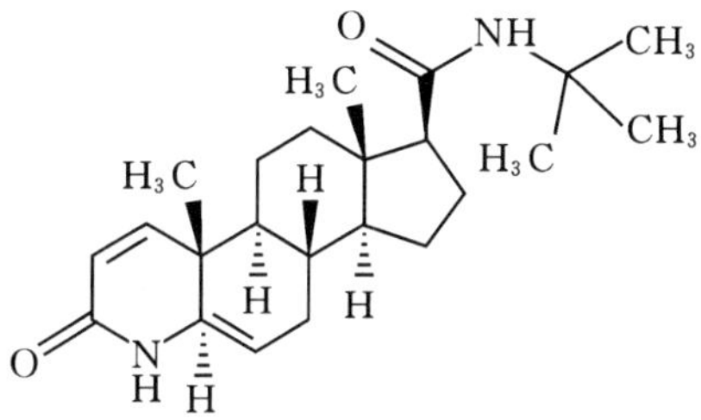

4. 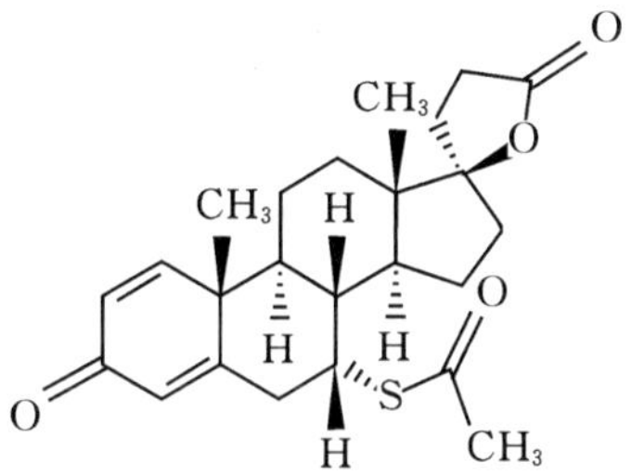

5. 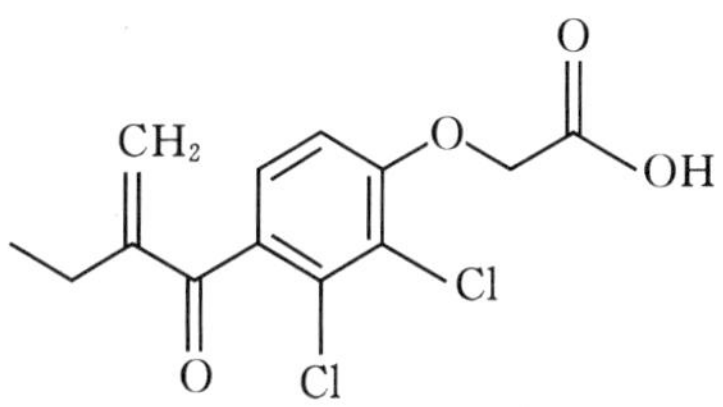

A. 氢氯噻嗪　　B. 乙酰唑胺　　C. 呋塞米
D. 依他尼酸　　E. 螺内酯

6. 第一个用于临床的磺酰胺类利尿药是
7. 通过竞争性抑制 $Na^{+}-Cl^{-}$ 同向转运的 Cl^{-}结合部位而利尿的是
8. 醛固酮的竞争性拮抗剂为
9. 药物分子中含 α,β-不饱和酮结构的是
10. 具有高效利尿药活性的药物是

五、问答题

1. 利尿药的分类一般有哪些方法？每类试举一例。
2. 写出代表药物：氢氯噻嗪、呋塞米的化学结构、化学性质以及作用机制。
3. 非那雄胺是属于什么类型的前列腺增生治疗药？

（许　军　肖晓飞）

第十八章　激素、降血糖药与骨质疏松治疗药

学习目标

【掌握】 甾体激素药物的基本结构、结构类型与结构特征，醋酸地塞米松、黄体酮、雌二醇、己烯雌酚、炔诺酮、胰岛素、二甲双胍、雷洛昔芬的结构特点、理化性质，降血糖药物和骨质疏松治疗药物的类型。

【熟悉】 甾体激素药物的命名、结构修饰原理与意义，甲睾酮、炔雌醇、醋酸氢化可的松、曲安奈德、格列本脲、马来酸罗格列酮、阿仑膦酸钠、降钙素的结构特点、理化性质和临床用途。

【了解】 激素类药物、降血糖药物、前列腺素、肽类激素和骨质疏松治疗药物的发展、作用机制以及其他常见的降糖药、枸橼酸他莫昔芬、苯丙酸诺龙、米非司酮、米索前列醇、缩宫素、依普黄酮的结构特点与主要用途。

激素(hormone)，又称为荷尔蒙，是由高分化的内分泌细胞产生并直接分泌入血的化学物质，对人类的繁殖、生长、发育、代谢、其他各种生理功能、行为变化以及适应内外环境等，都起着重要的调节作用。

激素的种类繁多，其中在临床应用较多的有前列腺素、肾上腺素、甾体激素、肽类激素等。本章主要介绍甾体激素和胰岛素。口服降糖药虽然属于非激素类药物，但由于其与胰岛素同属于降血糖药，故在本章一并介绍。

第一节　甾体激素

具有甾体结构的激素统称为甾体激素(steroidal hormones)。甾体激素具有极重要的医药价值，在维持生命、调节生理功能、影响发育、调节免疫等方面有重要作用。

一、概述

(一)结构与分类

甾体激素按药理作用分类，可分为性激素和肾上腺皮质激素。其中性激素又分为雌激素、雄激素和孕激素。

甾体激素的基本结构是环戊烷并多氢菲(甾烷)，由四个环构成，其中 A、B、C 三个环均为六元环，D 环为五元环。根据甾烷上取代基的不同，可分别得到雌甾烷、雄甾烷和孕甾烷三个

基本母核，并由此又可将甾体激素分为雌甾烷类、雄甾烷类和孕甾烷类。其中雌甾烷类 C_{13} 位有角甲基，编号为 C_{18}，如雌二醇、炔雌醇；雄甾烷类 C_{13} 位、C_{10} 位均有角甲基，编号分别为 C_{18}、C_{19}，如甲睾酮、苯丙酸诺龙；孕甾烷类除 C_{13} 位、C_{10} 位均有角甲基（编号分别为 C_{18}、C_{19}）外，C_{17} 位还有乙基，两个碳编号分别是 C_{20}、C_{21}，如黄体酮、地塞米松。

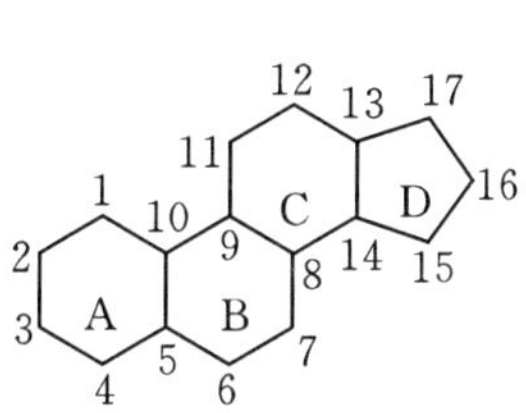

甾烷

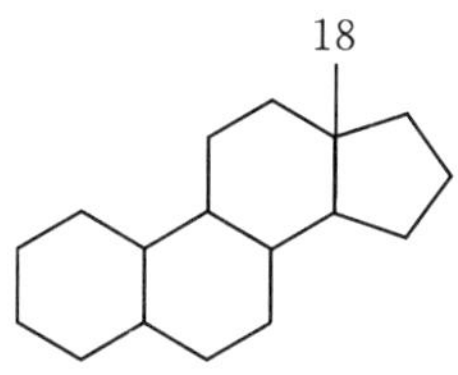

雌甾烷

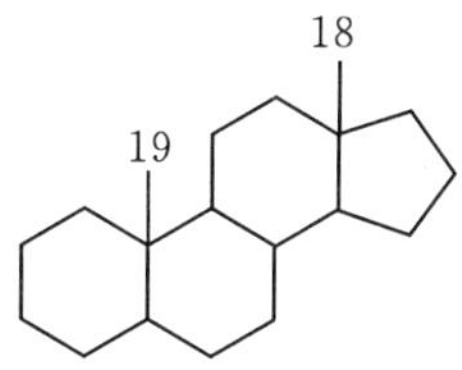

雄甾烷

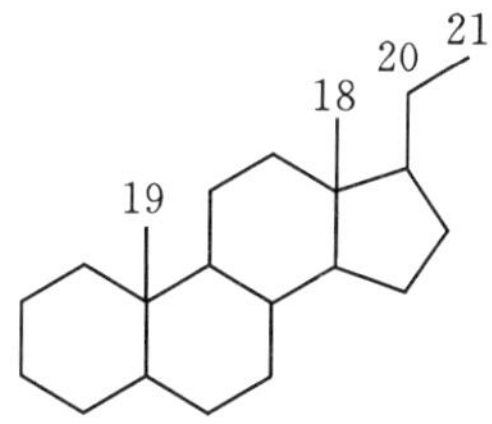

孕甾烷

（二）命名

甾体激素药物的命名方法有系统命名法、以类似化合物为母体进行命名两种方法。

1. 按系统命名法进行命名

（1）基本方法：甾类药物命名时，首先选择一个和被命名药物结构最接近的母核作为母体，然后从被命名药物结构中将母体部分去除后，剩下的基团作为取代基，放在母体前（单键取代基）或母体后（烯或酮基），并在取代基前标明该取代基的位置和构型即可。

在命名时应遵循的规定有：①取代基位于甾环环平面上方，用实线相连，为 β 构型；位于甾环环平面下方，用虚线相连，为 α 构型。②环与原母体相比减少一个甲基或环缩小一个碳原子时，用“去甲基”或“降（nor）”来表示；环扩大比原母体多一个碳原子时，用“高（homo）”表示。③结构中有 1 个或 2 个羰基时分别用“酮”“二酮”表示；有 1 个或 2 个双键时分别用“烯”“二烯”表示。

（2）举例

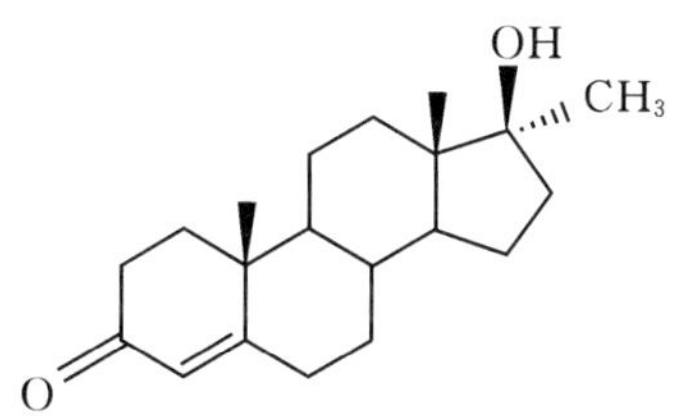

17α-甲基-17β-羟基雄甾-4-烯-3-酮

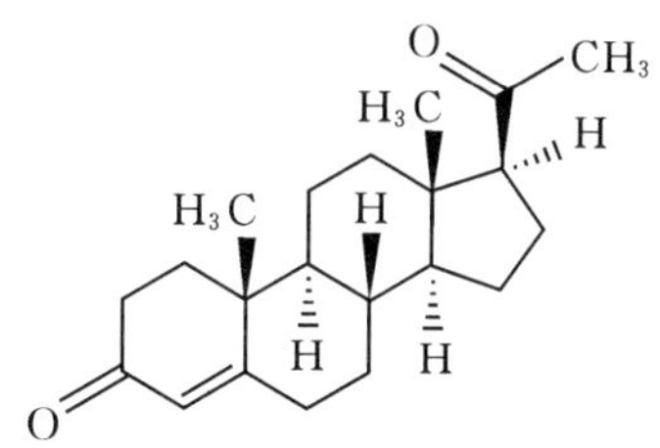

孕甾-4-烯-3,20-二酮

2. 以类似化合物为母体进行命名

即先选择一个和被命名药物结构类似的药物作为母体，而后将二者的差异采用以下规则标明即可。

氢化：表示增加两个氢原子

去氢：表示减少两个氢原子

失氧：表示少一个氧原子

△：表示双键

例如：

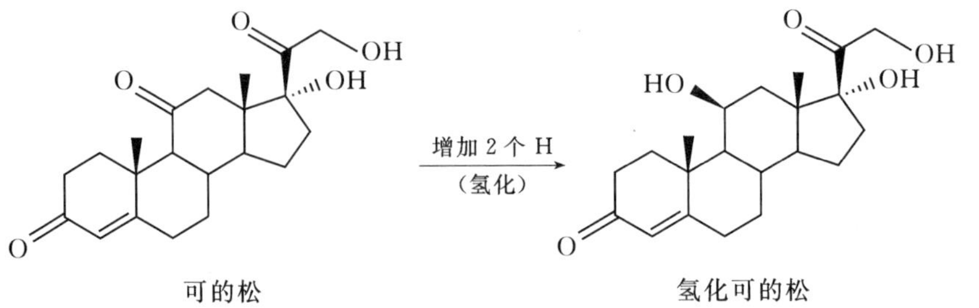

(三)一般性质

1. 呈色反应

(1)与强酸的呈色反应：甾体激素在与强酸的呈色反应中，与硫酸的呈色反应应用较广。部分常见甾体激素药物与硫酸的呈色反应详见表 18－1。

表 18－1　部分甾体激素药物与硫酸的呈色反应

药物名称	颜色	荧光	加水后的变化
氢化可的松	棕黄～红色	绿色	黄～橙黄，微带绿色荧光
地塞米松	淡红棕色	无	颜色消失
炔雌醇	橙红色	黄绿(反射光)	玫瑰红絮状沉淀
甲睾酮	黄色	黄绿	无变化
炔诺酮	红褐色	黄绿	黄褐色沉淀

(2)官能团的呈色反应：

1)C_{17}－α－醇酮基：皮质激素类药物分子结构中 C_{17} 位上的 α－醇酮基具有还原性，能与氧化剂四氮唑盐反应而呈色。如醋酸泼尼松在碱性条件下与氯化三苯四氮唑试液反应生成红色。

2)酮基：甾体激素分子结构中含有酮基，如 C_3－酮基和 C_{20}－酮基，能与 2，4－二硝基苯肼、异烟肼等羰基试剂反应呈色。如醋酸可的松醇溶液加新制的硫酸苯肼试液，加热即显黄色。

3)甲基酮：甾体激素分子结构中含有甲基酮时，能与亚硝基铁氰化钠等反应呈色。其中亚硝基铁氰化钠反应被认为是黄体酮的灵敏、专属的鉴别方法。

4)有机氟：一些含氟的甾体激素药物如醋酸氟轻松、醋酸地塞米松等，经有机破坏后生成无机氟化物，再与茜素氟蓝及硝酸亚铈反应显蓝紫色。

5)酚羟基：C_3 为酚羟基的雌激素，能与三氯化铁试剂反应呈色。

2. 沉淀反应

(1)含 C_{17}－α－醇酮基的甾体激素：因 C_{17}－α－醇酮基具有较强的还原性，能与斐林试剂反应生成砖红色的氧化亚铜沉淀，与多伦试剂反应生成黑色金属银沉淀。

(2)含炔基的甾体激素：如炔雌醇、炔诺酮，遇硝酸银试液，即分别反应生成白色的炔雌醇银盐沉淀和炔诺酮银沉淀。

(3)含有机氯的甾体激素：如丙酸氯贝他索、丙酸贝氯米松中的有机氯，经有机破坏生成无机氯化物，再在硝酸酸性条件下与硝酸银作用，生成白色的氯化银沉淀。

3. 制备衍生物测定其熔点

利用甾醇、甾酮类药物与一些试剂反应生成酯、肟、缩氨脲，或利用醇制碱液水解甾体酯类生成相应的母体，然后测定其熔点进行鉴别。

二、雌激素及抗雌激素

雌激素(estrogens)属雌甾烷类，由雌性动物卵巢分泌产生，是促进雌性动物性器官成熟及第二性征发育的物质。雌激素与孕激素一起完成性周期、妊娠、授乳等方面的作用。临床上主要用于治疗雌激素缺乏症、性周期障碍、绝经症状、骨质疏松及乳腺癌、前列腺癌等。常与孕激素组成复方避孕药。

抗雌激素即雌激素拮抗剂，临床常用于治疗乳腺癌等疾病。

天然雌激素有雌二醇(Estradiol)、雌酮(Estrone)和雌三醇(Estriol)。1923 年，科学家发现卵巢提取物能引起动情。不久后从孕妇尿液中分离得到第一个雌性激素——雌酮，后来又分离得到了雌二醇和雌三醇。三种天然雌激素在体内可相互转化。其中雌二醇生物活性最高，雌二醇、雌酮及雌三醇的生物活性强度比是 100∶10∶3。

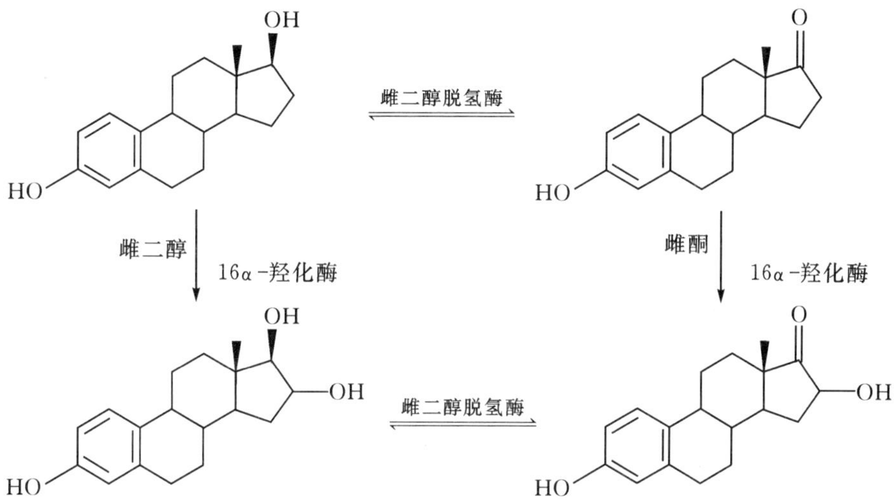

雌三醇

雌二醇在胃肠道及肝脏中迅速失活，因此口服无效。若在雌二醇 17α 位引入乙炔基制成炔雌醇(Ethinylestradiol)，使空间位阻增加，从而阻碍肝脏中酶对药物的代谢破坏，并抵御胃肠道中微生物的降解作用，则可口服，且口服活性是雌二醇的 10～20 倍。若将炔雌醇 3-羟基进一步醚化，如环戊醚化后得到炔雌醚(Quinestrol)，不但保留了口服活性，醚化后产物脂溶性增加，药物贮存在人体脂肪中缓慢释放，作用时间可达数日。

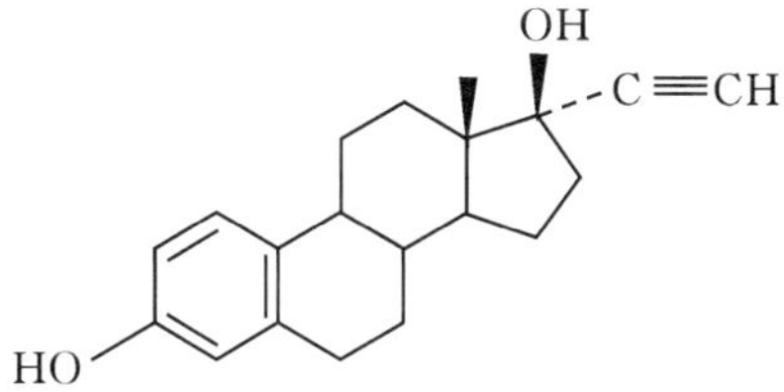

炔雌醇

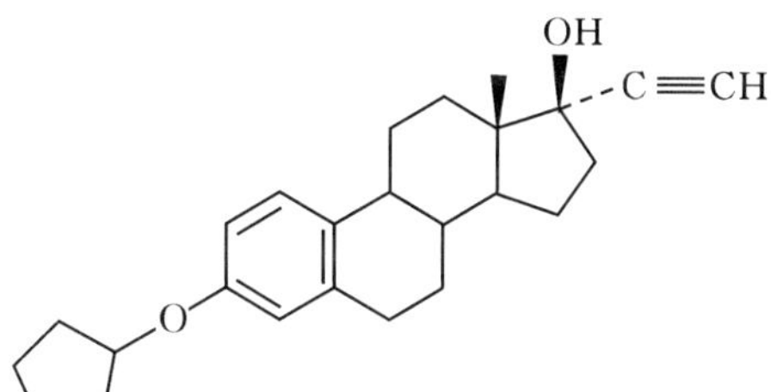

炔雌醚

雌二醇的 3 位和 17β 位都有羟基，用羧酸与其成酯制成前药，虽然生物活性减弱，但在体内缓慢水解，释放出雌二醇，可以达到延长作用时间的目的。如苯甲酸雌二醇(Estradiol Benzoate)是 3 位酯，戊酸雌二醇(Estradiol Valerate)是 17β 位酯。

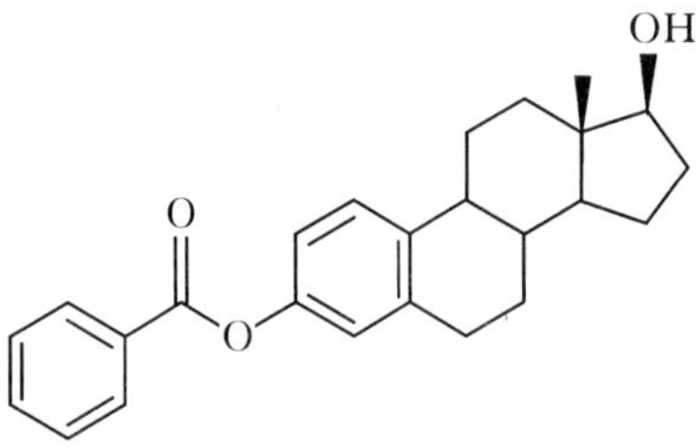

苯甲酸雌二醇

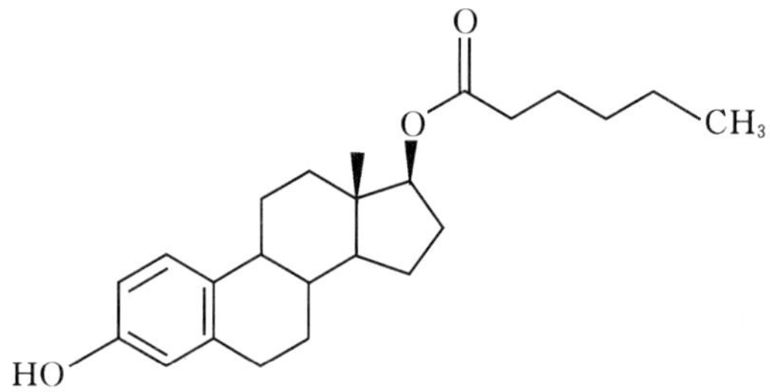

戊酸雌二醇

天然雌激素在动物体内含量较少，且来源非常有限，所以人们试图寻找结构简单、制备方便的代用品。

通过对雌激素构效关系的研究发现，甾核对于雌激素的活性是非必需的，3 位和 17 位的含氧功能基才是雌激素的药效结构。经过合成和筛选，得到超过 30 类、1000 多种有雌激素活性的非甾体化合物，其中比较重要的药物是己烯雌酚(Diethylstilbestrol)。己烯雌酚反式立体结构的两个官能团间的距离为 0.855nm，与天然雌激素的相同。其作用与雌二醇相近，比甾体雌激素便宜，而且可以口服。

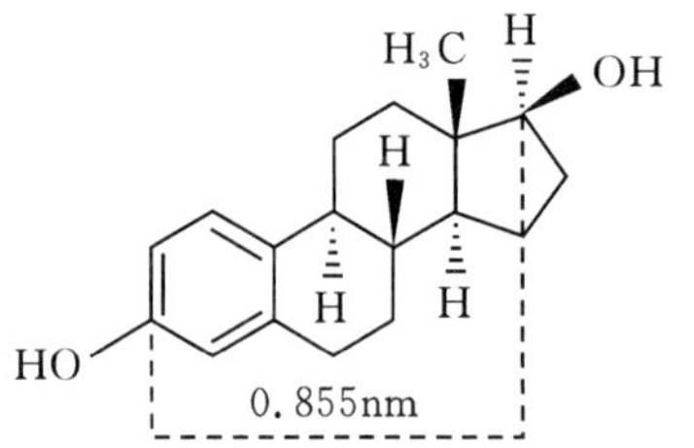

雌二醇

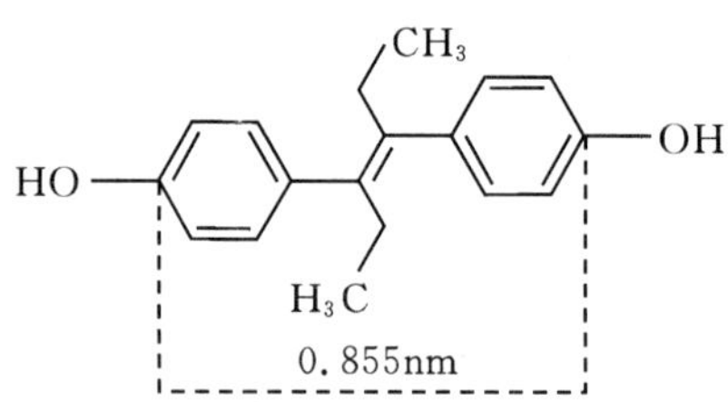

己烯雌酚

在研究己烯雌酚类雌激素的过程中，发现了三苯乙烯类化合物氯米芬(Clomifene)，它与雌激素受体有强而持久的结合力，但二者结合体不能进入靶细胞核，不能与染色体适当结合产生雌激素效应，从而达到雌激素拮抗作用。这一发现激发了科学家们的研究兴趣，从其构效关系入手，寻找更具潜力和作用时间更长的化合物。在这一类药物中他莫昔芬(Tamoxifen)因没有严重的不良反应而被广泛应用于不育症和乳腺癌的治疗中。

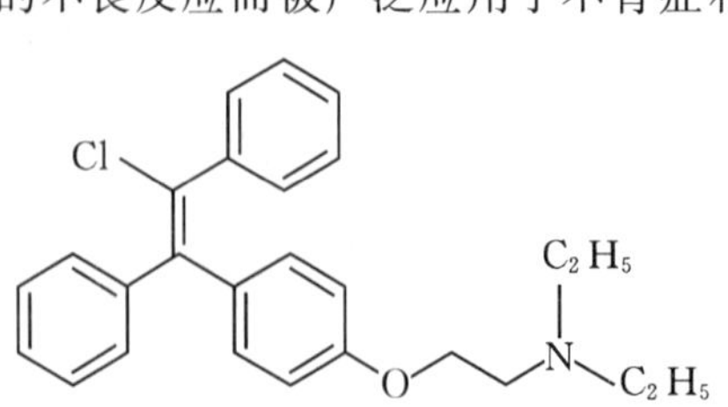

氯米芬

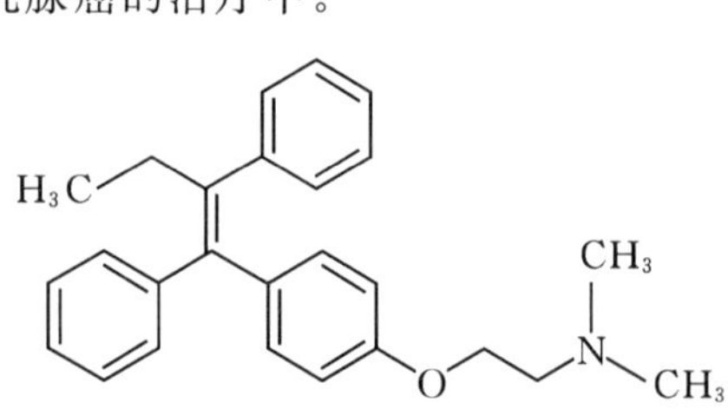

他莫昔芬

雌二醇　Estradiol

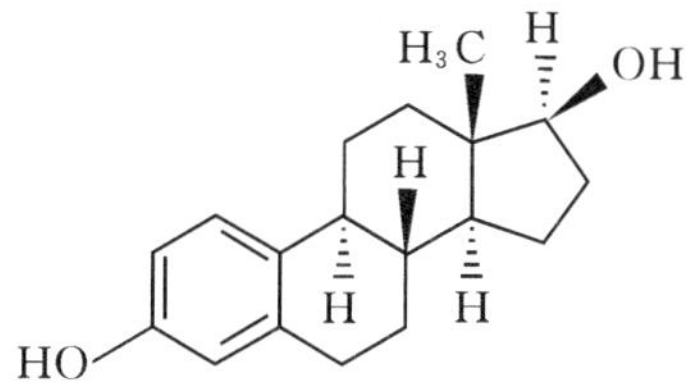

化学名：雌甾-1,3,5(10)-三烯-3,17β-二醇。

本品为白色或乳白色结晶性粉末，无臭，有引湿性，熔点为175℃～180℃；在水中不溶，在碱性水溶液中可溶解，略溶于乙醇，溶解于二氧六环或丙酮。比旋度为+75°～+82°(1%二氧六环溶液)；在280nm的波长处有最大吸收。

本品和硫酸作用显黄绿色荧光。

本品结构上有酚羟基，加三氯化铁呈草绿色，再加水稀释，则变为红色。

本品因结构上有酚羟基，具还原性，见光易被氧化变质。

本品的氢氧化钠溶液与苯甲酰氯反应生成苯甲酸酯，熔点为170℃～196℃。

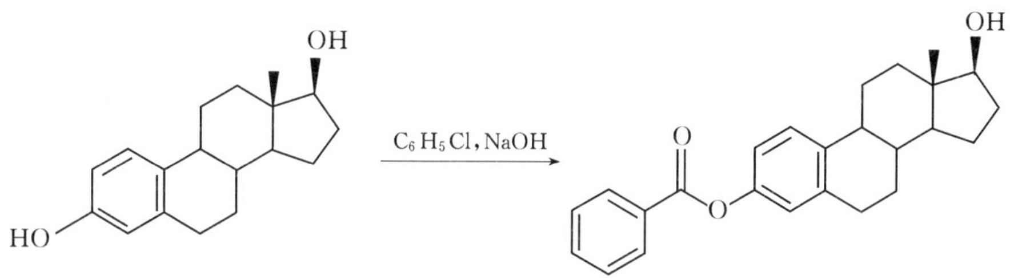

本品有极强的生物活性。口服无效，肌内注射给药起效迅速，但作用时间短。常制成霜剂或贴剂通过皮肤吸收，也可制成栓剂用于阴道给药。同时，还可将雌二醇溶解在植物油中制成长效针剂。

本品主要用于治疗卵巢功能不全或雌激素不足所引起的各种症状，如子宫发育不全、功能性子宫出血、月经不调、原发性闭经及绝经期综合征等。

己烯雌酚　Diethylstilbestrol

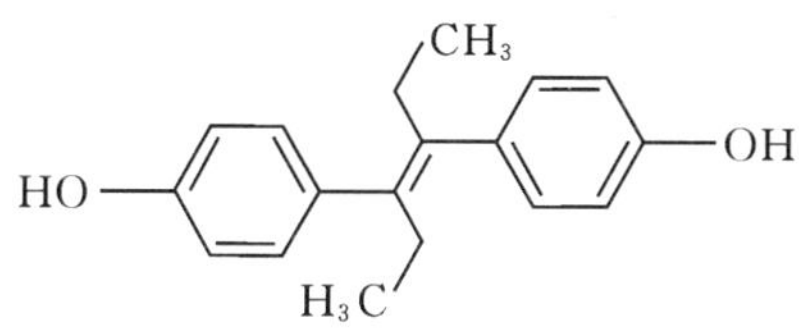

化学名：(E)-4,4′-(1,2-二乙基-1,2-亚乙烯基)双苯酚，又名乙底酚。

本品为无色结晶或白色结晶性粉末；几乎无臭。熔点为159℃～172℃。溶于氢氧化钠溶液，溶解于乙醇、乙醚、稀氢氧化钠溶液或脂肪油，微溶于三氯甲烷，在水中几乎不溶。

本品反式体有效，顺式体无效。

本品结构上具有还原性，见光易被氧化变质。

本品和硫酸作用显橙黄色，加水稀释后，颜色即消失。

本品的稀乙醇溶液，加三氯化铁溶液，生成绿色配合物，缓缓变成黄色。

本品为人工合成的非甾类雌激素，口服吸收良好，作用为雌二醇的 2～3 倍。临床主要用于补充体内雌激素不足、乳腺癌、前列腺癌不能手术治疗的晚期患者、预防产后泌乳、退(回)乳。

三、雄激素及蛋白同化激素

(一)雄性激素

雄激素(androgens)是维持雄性生殖器官及第二性征发育的物质。同时具有蛋白同化活性，能促进蛋白质合成和骨质形成，使肌肉生长发达，骨骼粗壮。临床常用于内源性激素分泌不足的补充疗法。

1931 年，科学家从男性尿中提取到雄素酮(Androsterone)。1935 年，科学家从公牛睾丸中分离出睾酮(Testosterone)，活性为雄素酮的 6～10 倍。

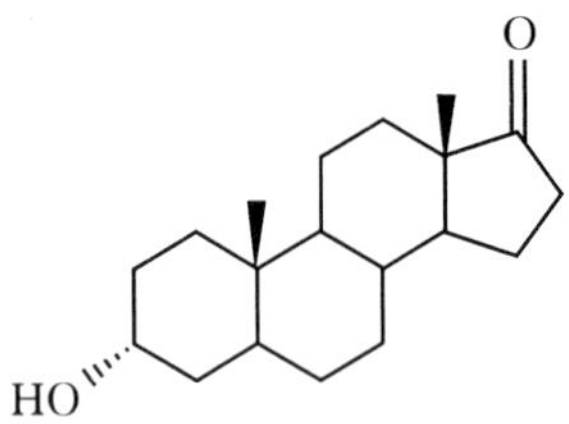

雄素酮

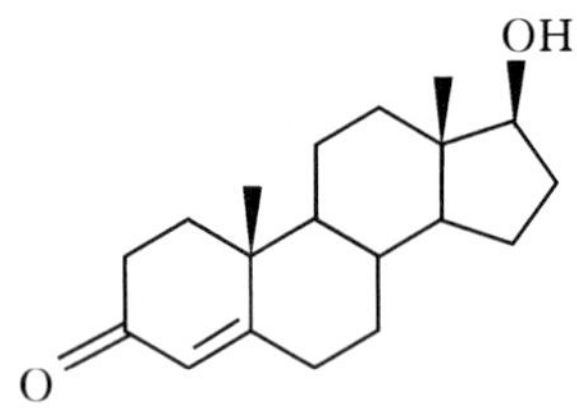

睾酮

睾酮作用时间短，为了延长作用时间，将其 17β-羟基酯化。按照选用的酸不同，可以得到丙酸睾酮(Testosterone Propionate)，苯乙酸睾酮(Testosteroni Phenylacetate)等。

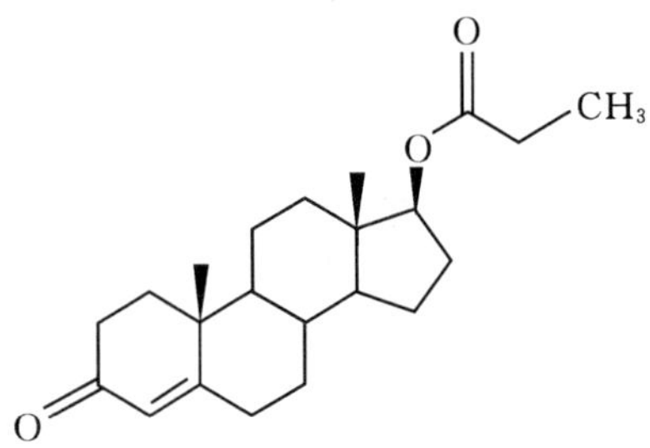

丙酸睾酮

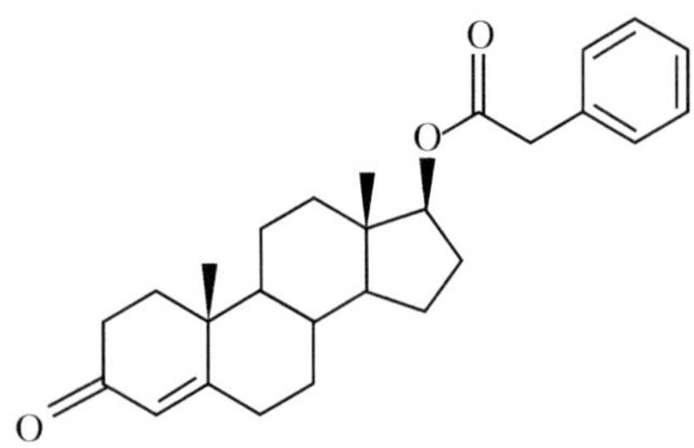

苯乙酸睾酮

睾酮易在消化道被破坏，因此口服无效。在 17α 位引入甲基后得到甲睾酮(Methyltestosterone)，增加空间位阻，使 17β-羟基较难被代谢，稳定性增加，可以口服使用。

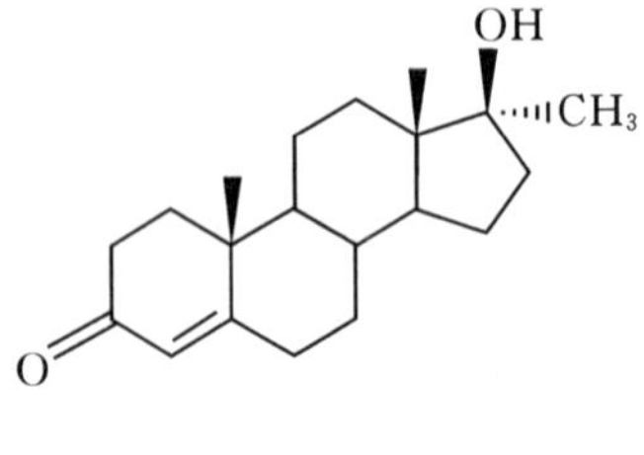

甲睾酮

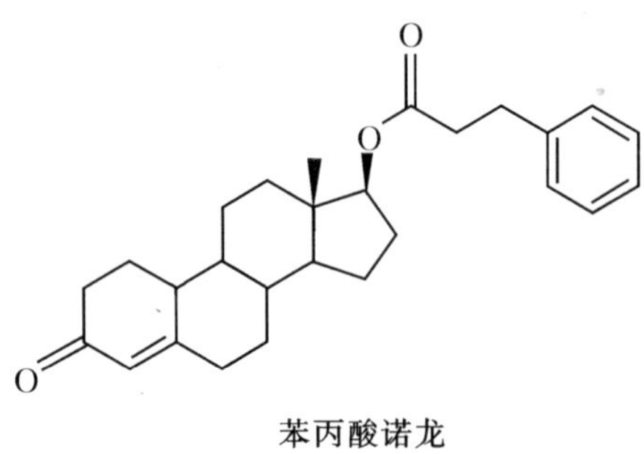

苯丙酸诺龙

(二)同化激素

同化激素(anabolic steroid)亦称蛋白同化激素，是一种能够促进细胞生长与分化，使肌肉扩增、骨骼及其强度增大的甾体激素，是由天然来源的雄性激素经结构改造，降低雄激素活性，提高蛋白同化活性而得到的半合成激素类药物。临床主要用于治疗病后虚弱及营养不良。

睾酮是天然的雄性激素，也是最为常见的天然来源的蛋白同化激素。睾酮曾作为同化激素用于临床，但其雄性激素作用强，不良反应较大。若将雄性激素 10 位上的角甲基去掉，蛋白同化作用变化不大，但雄性激素活性大大降低，常称为 19-去甲雄激素，是一类很重要的蛋白同化激素。如将 17β-羟基再与苯丙酸酯化，得到的苯丙酸诺龙（Nandrolone Phenylpropionate）。同化作用为丙酸睾丸素的 12 倍而且作用时间持久，雄激素活性则较小，其既能促进蛋白质的合成又能抑制氨基酸分解成尿素，并有使钙磷沉积和促进骨组织生长等作用。

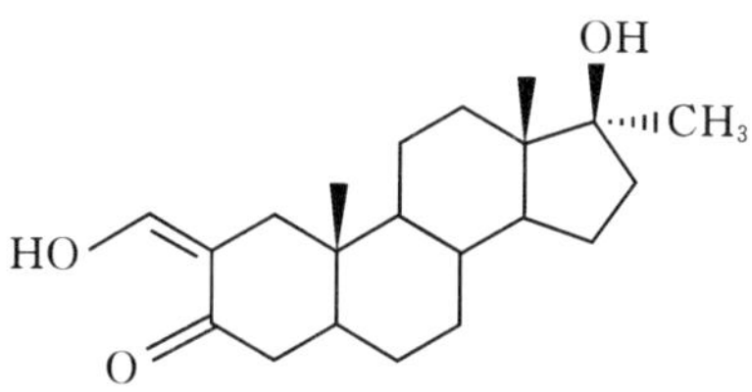

羟甲烯龙

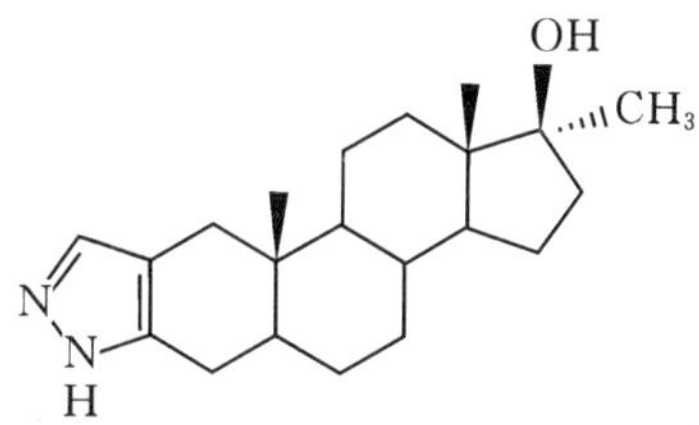

司坦唑醇

对 A 环进行改造，2 位引入取代基或者 4 位引入卤素，也可以得到一些较好的蛋白同化激素，如羟甲烯龙（Oxymetholone），蛋白同化作用是甲睾酮的 3 倍多，而雄激素作用只有 1/2；司坦唑醇（Stanozolol）蛋白同化作用是甲睾酮的 30 倍。

但是做到完全没有雄性活性十分困难，目前，雄性活性仍是蛋白同化激素的主要不良反应。

（三）典型药物

甲睾酮　Methyltestosterone

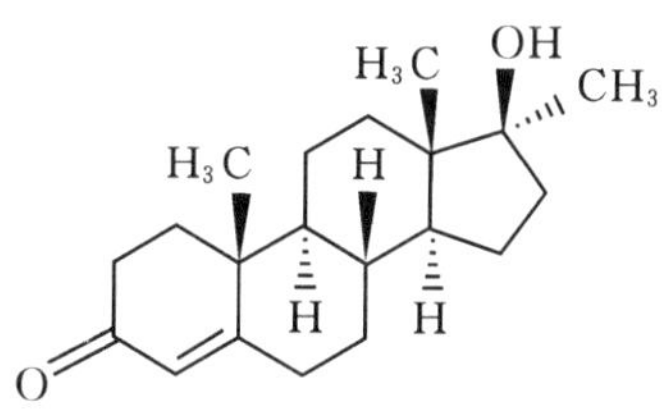

化学名：17α-甲基-17β-羟基雄甾-4-烯-3-酮，又名甲基睾丸素、甲基睾丸酮。

本品为白色或类白色结晶性粉末；无臭，无味；微有引湿性。熔点为 153℃～157℃；易溶于乙醇、丙酮或三氯甲烷，略溶于乙醚，微溶于植物油，不溶于水。比旋度为＋79°～＋85°（1%的乙醇溶液）。

本品加硫酸-乙醇溶解，即显黄色并带有黄绿色荧光。

本品遇硫酸铁铵溶液，显橘红色，后变为樱红色。

本品口服给药，能使体内雌激素水平下降，抑制异位子宫内膜组织生长，使其失活萎缩，为治疗子宫内膜异位症的首选药物，并能预防纤维性乳腺炎结节，可使肿块消失、软化。本品主要用于男性性腺功能减退症、无睾症及隐睾症，绝经妇女晚期乳腺癌。

苯丙酸诺龙 Nandrolone Phenylpropionate

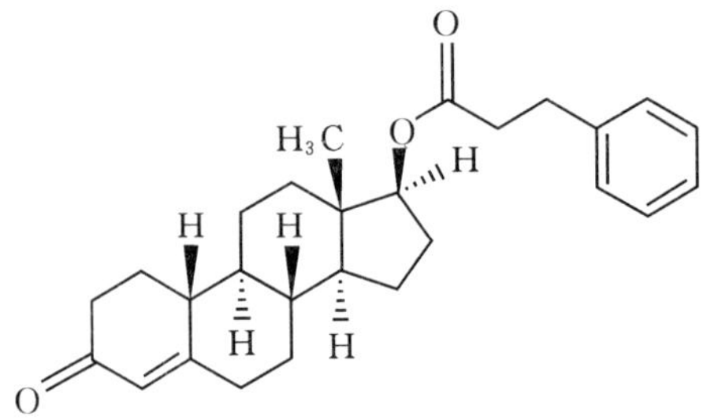

化学名：17β-羟基雌甾-4-烯-3-酮苯丙酸酯。

本品为白色或类白色结晶性粉末；有特臭。熔点为93℃～99℃；溶解于乙醇，略溶于植物油，几乎不溶于水。比旋度为+48°～+51°（1%的二氧六环溶液）。

本品的甲醇溶液与盐酸氨基脲缩合，生成缩氨脲衍生物，熔点为182℃，熔融同时分解。

本品临床用于慢性消耗性疾病、严重灼伤、骨质疏松、骨折不易愈合、发育不良等。

四、孕激素及抗孕激素

（一）孕激素

孕激素（progestins）又称“女性激素”，是由卵巢的黄体细胞分泌，以黄体酮（又称孕酮）为主的一类激素。可促进子宫内膜腺体增长，为接纳受精卵做好准备，又有保胎作用，与雌激素一起共同维持性周期及保持怀孕等。临床主要用于预防先兆性流产、治疗子宫内膜异位症等妇科疾病。

1903年，科学家首先发现，将受孕后的黄体移去，会导致妊娠终止。1934年，从孕妇尿中分离得到了黄体酮，很快就发现其维持妊娠的作用。黄体酮口服易代谢失活，仅能注射给药，因此，获得可口服的长效孕激素，就成了结构改造的主要目的。

第一个口服有效的孕激素药物不是黄体酮的衍生物，而是睾酮的衍生物。在寻找口服雄激素的过程中，在睾酮17α位引入乙炔基得到的炔孕酮（Ethisterone），雄性激素活性减弱，而口服后孕激素活性比黄体酮强15倍。1944年，科学家发现C_{19}甲基不是产生孕激素活性的必需结构。将炔孕酮C_{19}甲基去掉得到炔诺酮（Norethindrone），活性比炔孕酮更高。后来又合成了一系列睾酮类孕激素，如异炔诺酮（Norethynodrel）、炔诺孕酮（Norgestrel）等。

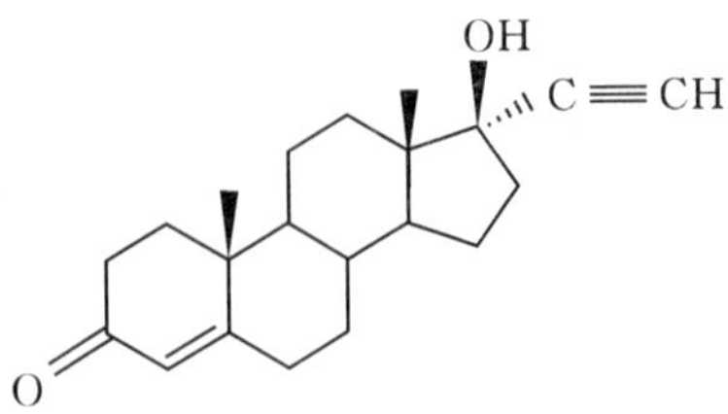

炔孕酮

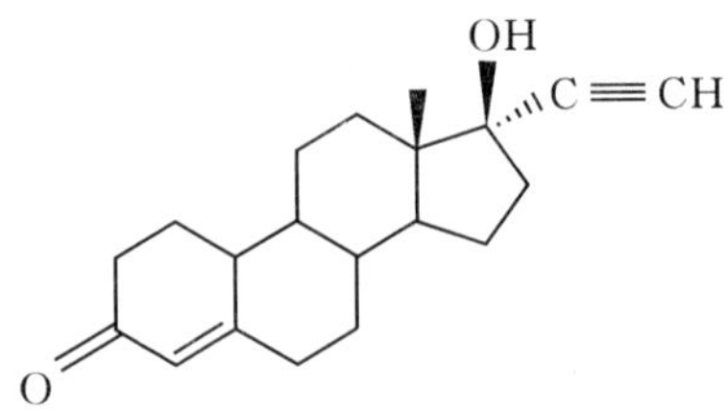

炔诺酮

在研究皮质激素生物合成的过程中，发现了17α-羟基黄体酮，几乎没有孕激素活性。将17α-羟基酯化，得到的化合物口服有活性，如己酸羟孕酮（Hydroxyprogesterone Caproate），是一种长效避孕药。通过对黄体酮代谢研究发现，孕酮类化合物失活的主要途径是6位羟基化，因此结构修饰主要是在 C_6 位进行。用甲基取代，甲基占据 6α 位得到 6α-甲基衍生物醋酸甲羟孕酮（Medroxyprogesterone Acetate），由于 19-角甲基位阻的关系，使 6 位羟基更稳定。醋酸甲羟孕酮是强效孕激素，活性是黄体酮的 20 倍。在此基础上进一步修饰，还可以得到醋酸甲地孕酮（Megestrol acetate）和醋酸氯地孕酮（Chlormadinone Acetate），活性分别是黄体酮的 12 倍和 50 倍，都是常用的孕激素药物。

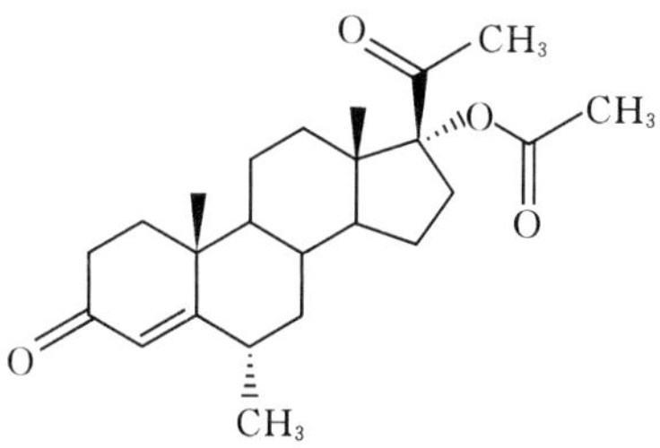
醋酸甲羟孕酮

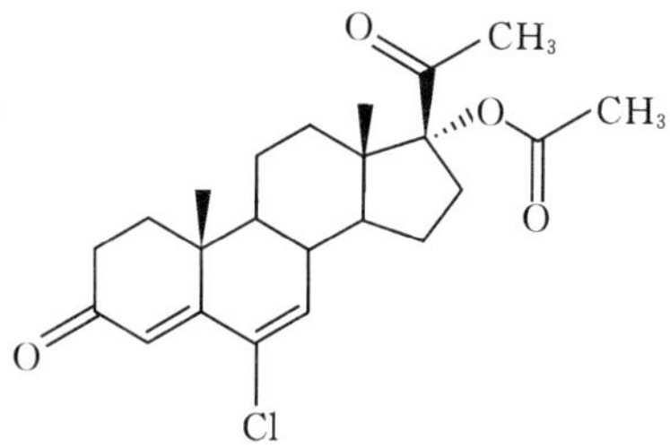
醋酸甲地孕酮

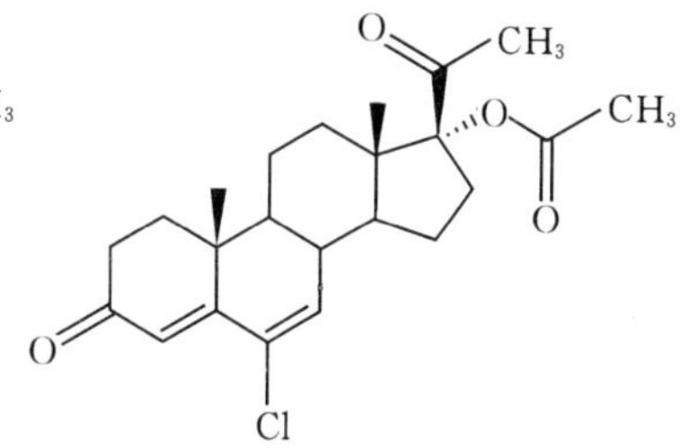
醋酸氯地孕酮

黄体酮　Progesterone

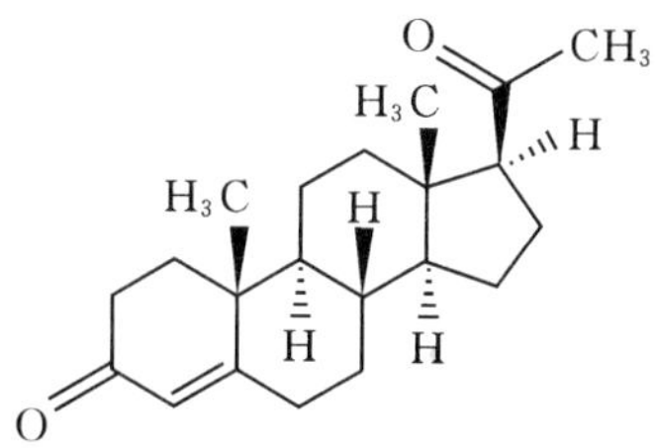

化学名：孕甾-4-烯-3,20-二酮，又名孕酮。

本品为白色或几乎白色的结晶性粉末；无臭，无味。熔点为 128℃～131℃；极易溶解于三氯甲烷，溶解于乙醇、乙醚或植物油，不溶于水。比旋度为+186°～+198°（1%乙醇溶液）。

本品的甲醇溶液，加亚硝基铁氰化钠、碳酸钠及醋酸铵，摇匀，一段时间后，应显蓝紫色。该反应为黄体酮特有专属的鉴别反应。

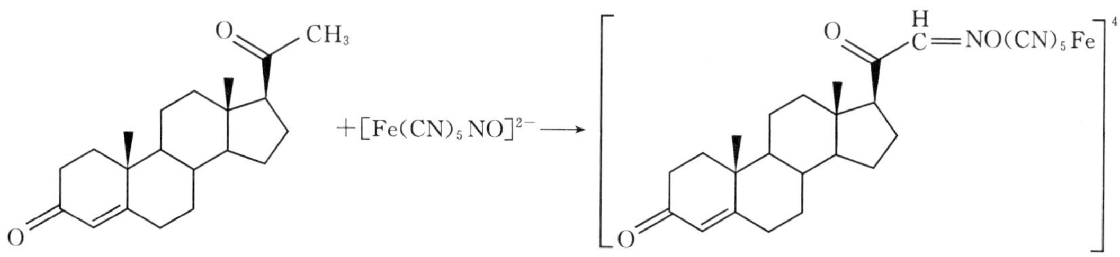

本品与异烟肼缩合生成黄色的异烟腙。

本品具有保胎作用，常用于先兆流产、习惯性流产、子宫功能性出血、月经失调及痛经，与雌激素类药物合用可做避孕药。

炔诺酮　Norethindrone

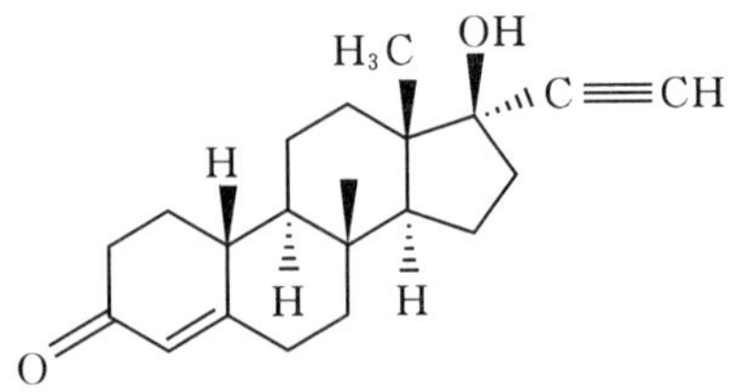

化学名：17β-羟基-19-去甲-17α-孕甾-4-烯-20-炔-3-酮。

本品为白色或类白色的结晶性粉末；无臭，味微苦。熔点为202℃～208℃；溶解于三氯甲烷，略溶于丙酮，微溶于乙醇，不溶于水。比旋度为－22°～－28°（1%的三氯甲烷溶液）。

本品的乙醇溶液遇硝酸银试液，产生白色炔诺酮银盐沉淀。

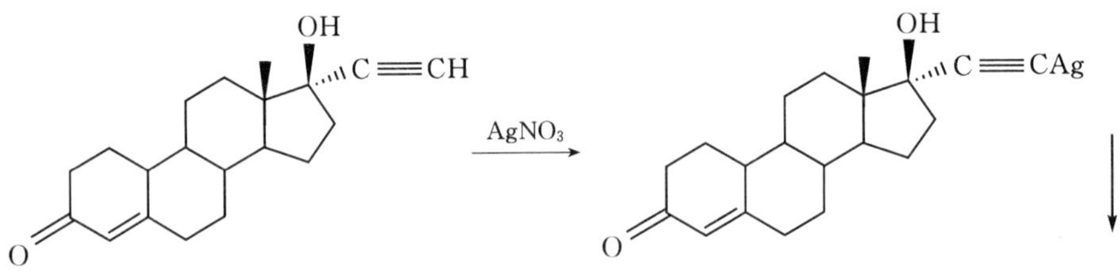

本品临床用于治疗功能性子宫出血、妇女不育症、子宫内膜异位等，并与炔雌醇合用作为短效口服避孕药。

(二)抗孕激素

抗孕激素(antiprogestins)指与孕激素竞争受体并拮抗其活性的化合物，是终止早孕的重要药物。

1982年，报道了第一个抗孕激素米非司酮(Mifepristone)，它能干扰早孕并终止妊娠，但是有抗糖皮质激素活性。另外一个抗孕激素奥那司酮(Onapristone)抗糖皮质激素活性较低。

米非司酮　Mifepristone

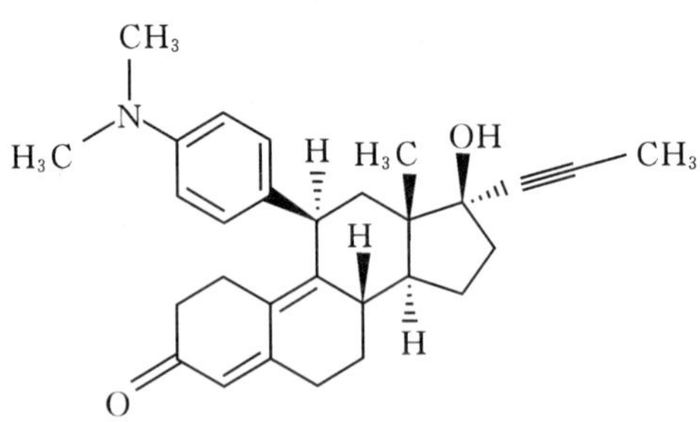

化学名：11β-[(4-二甲氨基)-1-苯基]-17β-羟基-17-(1-丙炔基)-雌甾-4,9-二烯-3-酮。

本品为白色或类白色结晶，熔点为150℃，比旋度为＋138.5°。在二氯甲烷、甲醇中易溶，在乙醇、乙酸乙酯中溶解，在水中几乎不溶。

本品主要用于抗早孕，也可用于紧急避孕。

(三)甾体避孕药

口服甾体避孕药(contraceptives)是通过阻断生殖过程某个环节(排卵、受精、着床等),达到避孕或终止妊娠目的的一类药物。目前临床中常用的口服甾体避孕药多为孕激素和雌激素的复合剂型。

甾体避孕药按药理作用分为:①抗排卵;②改变宫颈黏液的理化性质;③影响孕卵运行;④抗着床及抗早孕。按剂型和使用方式,包括:①复合避孕药;②单纯孕激素避孕药;③事后避孕药等。本节主要介绍作为避孕药使用的甾体激素。

炔雌醇　Ethinylestradiol

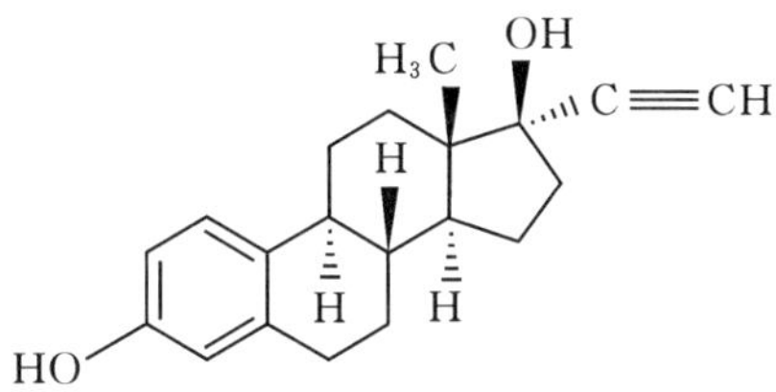

化学名:3-羟基-19-去甲-17α-孕甾-1,3,5(10)-三烯-20-炔-17-醇。

本品为白色或类白色的结晶性粉末;无臭。熔点为180℃～186℃;易溶于乙醇、丙酮或乙醚,溶解于三氯甲烷、氢氧化钠溶液,不溶于水。比旋度为－26°～－31°(1%吡啶溶液)。

本品和硫酸作用显橙红色,在反射光线下出现黄绿色荧光,将此溶液倾入水中,产生玫瑰红色絮状沉淀。

本品的乙醇溶液遇硝酸银试液生成白色炔雌醇银盐沉淀。

本品为口服、高效、长效雌激素,活性为雌二醇的7～8倍,为己烯雌酚的20倍,临床用于月经紊乱、子宫发育不全、前列腺癌等。

本品和孕激素配伍组成各种复方制剂,用作口服避孕药,对抑制排卵有协同作用,可增强避孕效果。

五、肾上腺皮质激素

肾上腺皮质激素(adrenocorticoids)是肾上腺皮质受脑垂体前叶分泌的促肾上腺皮质激素(ACTH)刺激所产生的一类激素。按其生理功能可分为糖皮质激素(影响体内糖代谢)和盐皮质激素(影响体内水盐代谢)。

早在19世纪中叶,人们已发现Addison's病与肾上腺皮质功能有关。1972年,科学家用肾上腺提取物来治疗患者。后来,逐渐分离得到了可的松(Cortisone)、氢化可的松(Cortisol)、皮质酮(Corticosterone)、醛固酮(Aldosterone)等化合物。其中皮质酮和醛固酮影响体内水、盐代谢,称为盐皮质激素;可的松和氢化可的松,调节糖、脂肪和蛋白质的生物合成和代谢,称为糖皮质激素,在临床作用广泛。本章中主要介绍糖皮质激素。

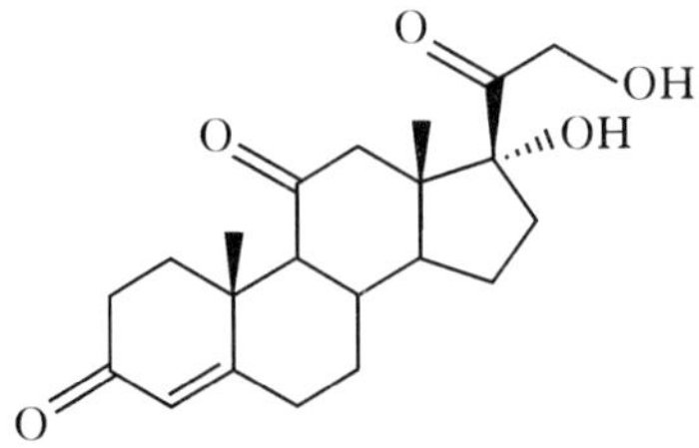

可的松

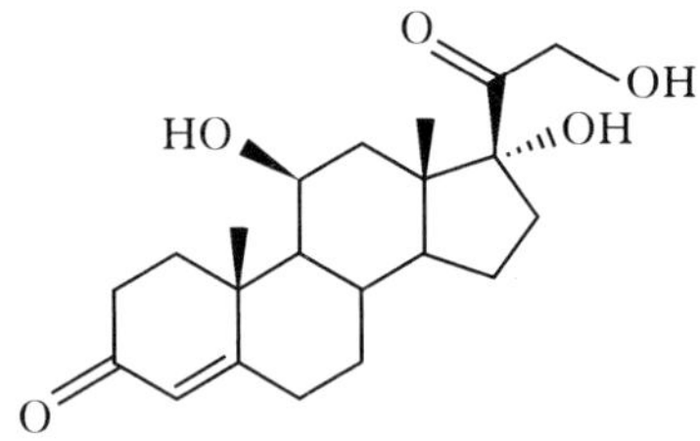

氢化可的松

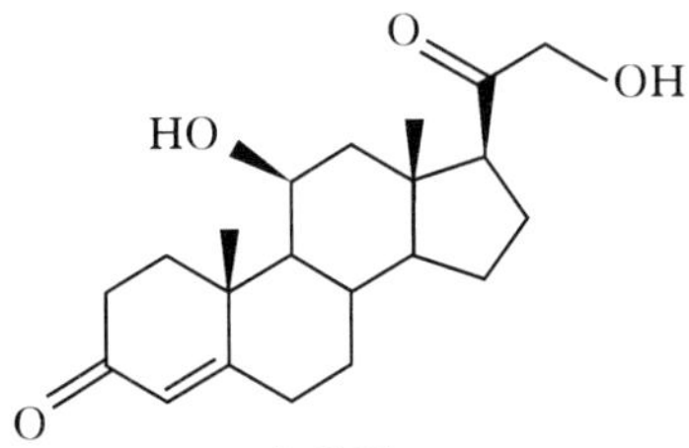

皮质酮

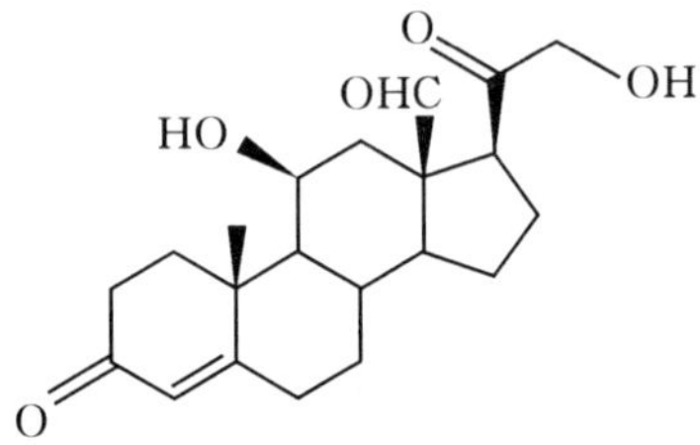

醛固酮

天然皮质激素都具有孕甾烷基本母核，含有 Δ^4-3 酮、20 酮、21-羟基功能基，通常同时具有 17α-羟基和 11-氧(羟基或氧代)的为糖皮质激素；而不同时具备的为盐皮质激素。

天然糖皮质激素存在许多不足，如稳定性差、作用时间短、仍有一定的影响水盐代谢的作用等缺点。通过其结构修饰，得到了一些专一性好、副作用小的药物。进行结构修饰的位置主要是：

1. C_{21} 位的修饰

氢化可的松分子中有三个羟基，但只有 C_{21} 位羟基易被酯化。C_{11} 位羟基因为 C_{13} 位及 C_{18} 位角甲基空间位阻，C_{17} 羟基因为侧链的空间位阻，均不能形成酯。将氢化可的松的 C_{21} 位羟基与醋酐反应，得到前药醋酸氢化可的松(Hydrocortisone Acetate)，稳定性增加，作用时间延长。这种结构修饰在后来出现的糖皮质激素药物中也被广泛采用。

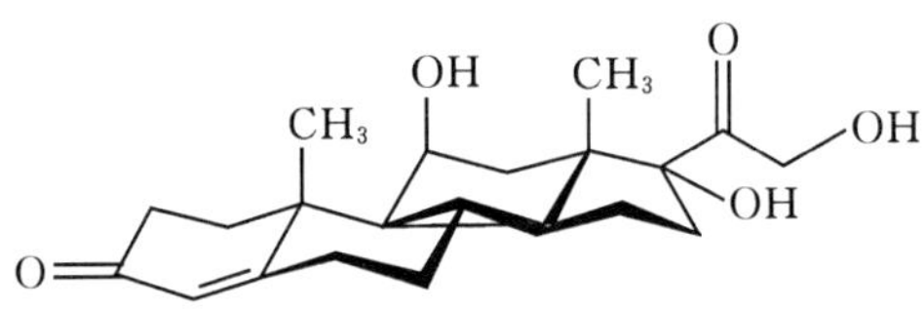

氢化可的松的空间位阻

2. C_1 位的修饰

将可的松和氢化可的松脱氢，在 $C_1 \sim C_2$ 位形成双键，分别得到泼尼松(Prednisone)和泼尼松龙(Prednisolone)，抗炎作用增加，而副作用降低。目前认为这种修饰使 A 环构型由半椅式变为船式，提高了与受体的亲和力。

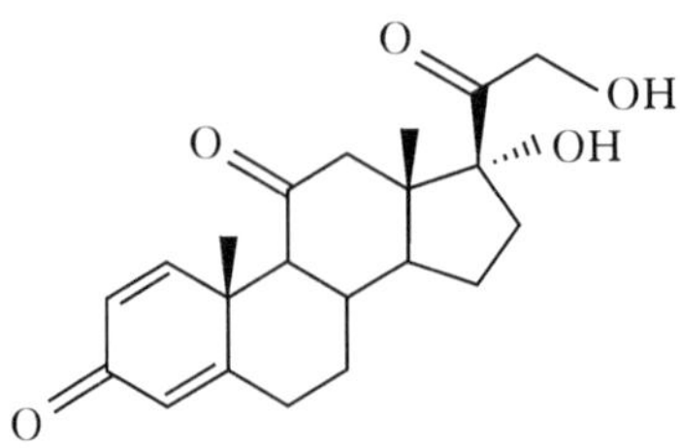

泼尼松

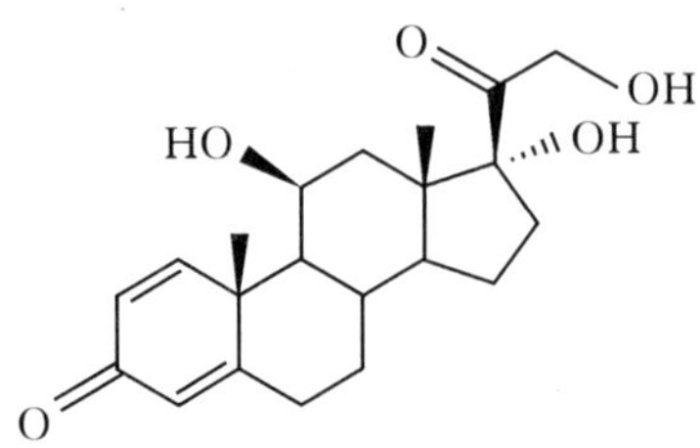

泼尼松龙

3. C_6 位的修饰

在 6α 位引入氟原子，抗炎作用大大增加，但盐皮质激素作用也大幅度增加，如醋酸氟轻松(Fluocinonide Acetate)，只能外用，治疗皮肤病。

4. C_9 位和 C_{16} 位的修饰

在氢化可的松的合成过程中，偶然发现中间体 9-卤化物活性比母体大大增加，而 9α-氟化物作用最强，但是盐皮质激素活性也大大增强。后来在使用氢化可的松的患者的尿中发现了 16α-羟基代谢物，其糖皮质激素作用保留，盐皮质激素作用明显降低。1958 年，在此基础上合成得到了曲安西龙(Triamcinolone)，盐皮质激素作用降低。将曲安西龙的 16α-羟基和 17α-羟基与丙酮缩合后得到曲安奈德(Triamcinolone Acetonide)，作用更强。

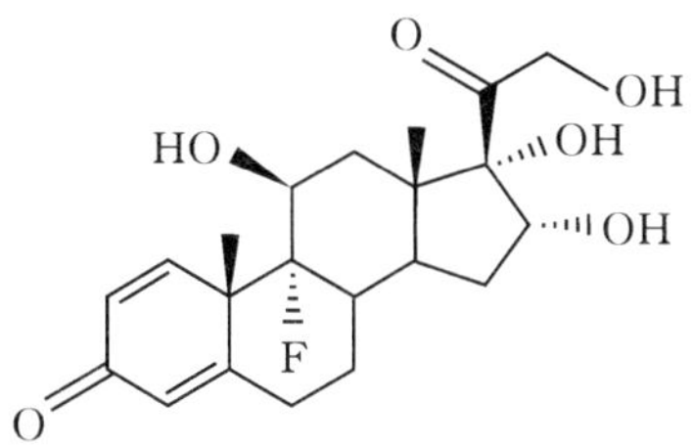

曲安西龙

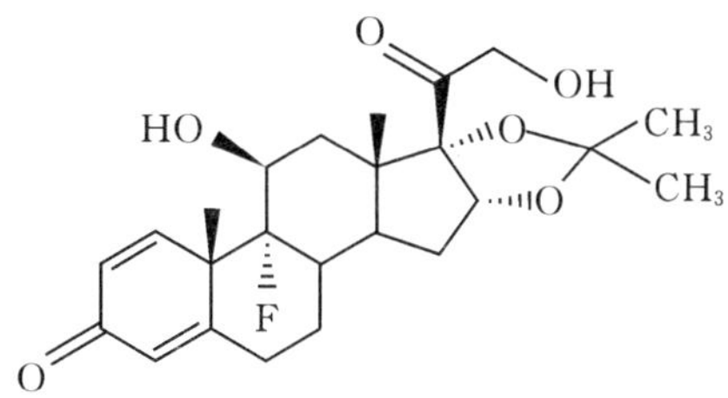

曲安奈德

用甲基替换 16α-羟基，最初目的是提高侧链稳定性，结果不仅减弱了侧链的降解，还进一步增强了抗炎的活性和降低了盐皮质激素作用。引入 16α-甲基的地塞米松(Dexamethasone)和 16β-甲基的倍他米松(Betamethasone)，都是结构修饰后成功的药物。

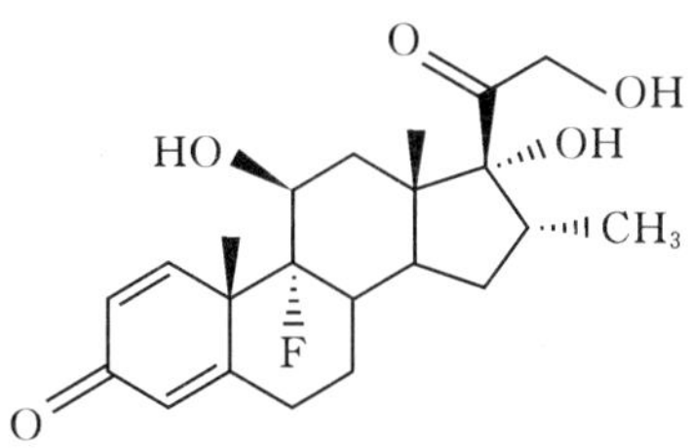

地塞米松

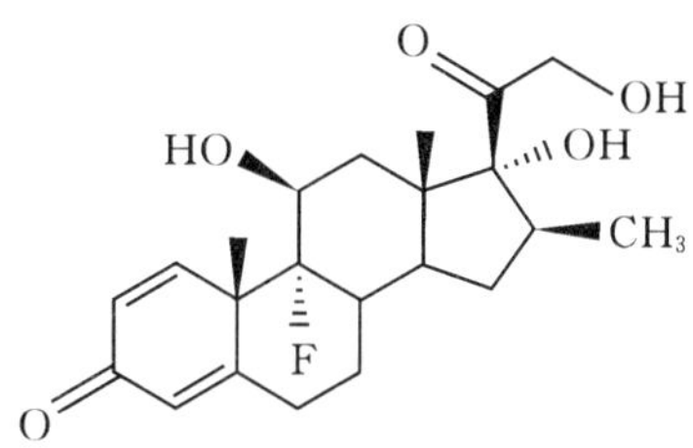

倍他米松

醋酸地塞米松　Dexamethasone Acetate

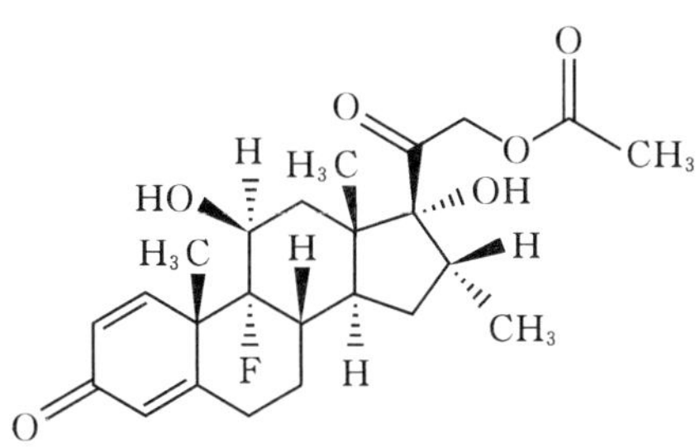

化学名：16α-甲基-11β,17α,21-三羟基-9α-氟-孕甾-1,4-二烯-3,20-二酮 21-醋酸酯，又名醋酸氟美松。

本品为白色或类白色的结晶或结晶性粉末；无臭，味微苦。熔点为 223℃～233℃，易溶于丙酮，溶解于甲醇或无水乙醇，略溶于乙醇或三氯甲烷，极微溶解于乙醚，不溶于水。熔融时同时分解；比旋度为+82°～+88°(1%二氧六环溶液)。

本品具有17α-醇酮基，具有还原性，其甲醇溶液与斐林试剂(碱性酒石酸铜试剂)共热，生成砖红色的氧化亚铜沉淀。

本品具有醋酸酯结构，加乙醇制氢氧化钾试液，水浴加热，冷却，加硫酸煮沸，即发生醋酸乙酯的香气。

本品经有机破坏后，呈氟离子的鉴别反应。

本品作用强而持久，具显著的抗炎抗过敏作用。与可的松相比，其抗炎作用强30倍，糖代谢作用强20～25倍。对电解质代谢的副作用轻微，基本上不引起水钠潴留。

本品主要用于过敏性与自身免疫性炎症性疾病，如结缔组织病、严重的支气管哮喘、皮炎等过敏性疾病、溃疡性结肠炎、急性白血病、恶性淋巴瘤等。此外，本药还用于某些肾上腺皮质疾病的诊断——地塞米松抑制试验。

醋酸氢化可的松 Hydrocortisone Acetate

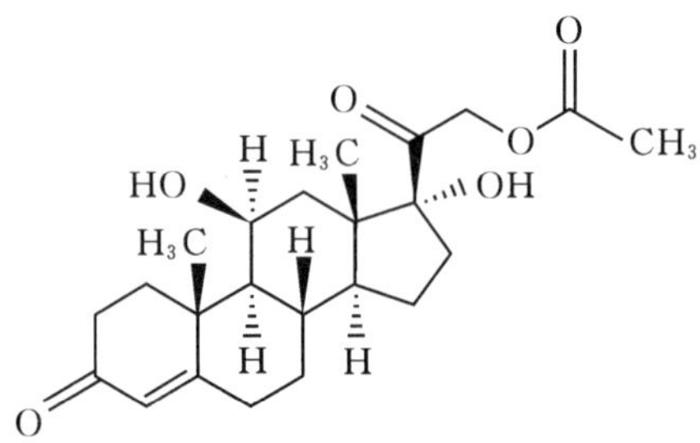

化学名：11β,17α,21-三羟基孕甾-4-烯-3,20-二酮-21-醋酸酯。

本品为白色或几乎白色的结晶性粉末；无臭。熔点为215℃～224℃，熔融时同时分解；微溶于乙醇或三氯甲烷，不溶于水。比旋度为+158°～+155°(1%二氧六环溶液)。每1ml含本品10μg的无水乙醇溶液，在241nm的波长处测定吸收度，吸收系数($E_{1cm}^{1\%}$)为383～407。

本品加硫酸溶解后，即显黄至棕黄色，并带绿色荧光。

本品加乙醇溶解后，加新制的硫酸苯肼试液，加热即显黄色。

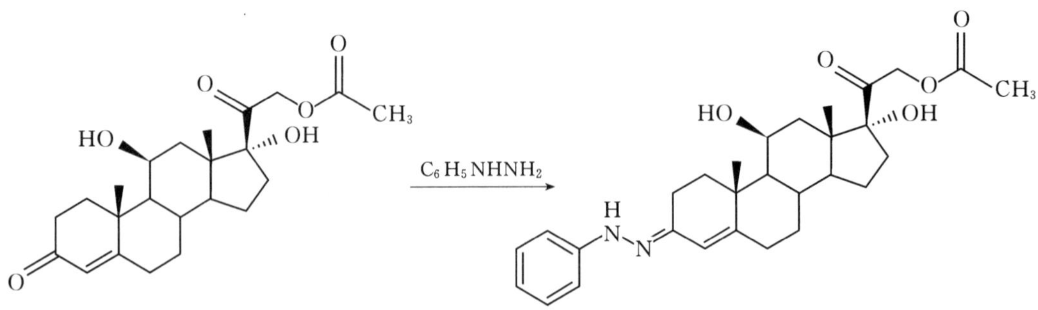

本品加乙醇制氢氧化钾试液，水浴加热，冷却，加硫酸煮沸，即发生醋酸乙酯的香气。

用于抢救危重患者如中毒性感染、过敏性休克、严重的肾上腺皮质功能减退症、结缔组织病、严重的支气管哮喘等过敏性疾病，并可用于预防和治疗移植物急性排斥反应。

曲安奈德 Triamcinolone Acetonide

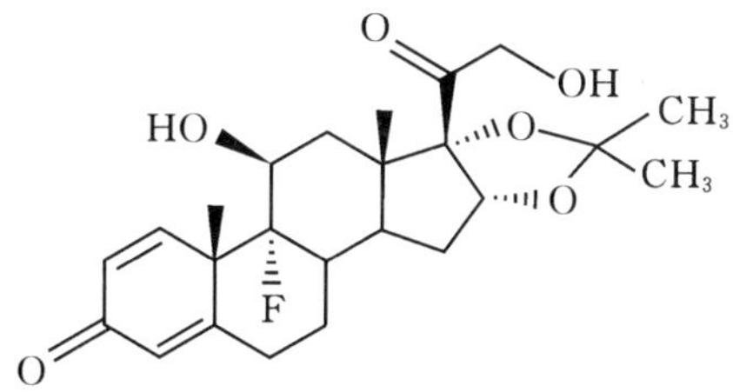

化学名：又 9α-氟-11β,21-二羟基-16α,17α-[(1-甲基亚乙基)双(氧)]-孕甾-1,4-二烯-3,20-二酮，又名曲安缩松。

本品为白色或类白色的结晶性粉末；无臭。熔点为 292℃～294℃；溶于氯仿，微溶于甲醇、丙酮、乙酸乙酯，不溶于水。比旋度为＋109°(75%氯仿溶液)。

本品是一长效的糖皮质激素药物，抗炎、抗过敏作用较强且持久，肌注后数小时内生效，经1～2 日内达最大效应，作用可维持 2～3 周。

本品主要用于治疗风湿性关节炎、类风湿关节炎、支气管哮喘、过敏性鼻炎、荨麻疹、急性扭伤、肩周炎、腱鞘炎、滑囊炎、慢性腰腿痛、各种皮肤病(如神经性皮炎、湿疹、牛皮癣、瘢痕疙瘩、肥厚性瘢痕等)。

课堂讨论

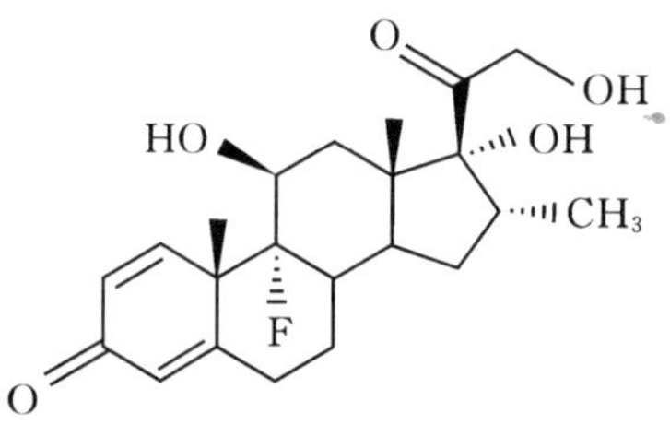

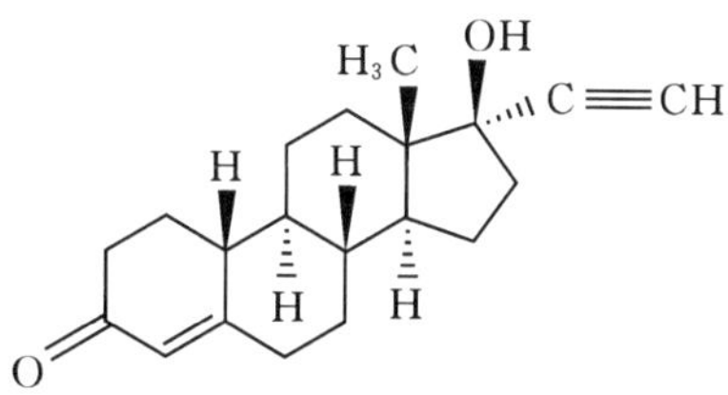

经仔细观察后，根据所学知识，你能找出几种方法来区别以上两个药物？

知识拓展

糖皮质激素的“四抗”

糖皮质激素的药理作用主要可归纳为“四抗”，即抗炎、抗毒、抗免疫和抗休克作用。

1. 抗炎　对各种原因引起的炎症都有抑制作用。主要用于改善炎症早期的红、肿、热、痛等症状，炎症后期防止粘连和瘢痕形成。

2. 抗毒　表现为针对内毒素解热，改善中毒症状，但不能中和内毒素，对外毒素损害亦无保护作用。

3. 抗免疫　对细胞和体液免疫均抑制，但对细胞免疫抑制作用更强，后者在大剂量时才明显。

4. 抗休克　超大剂量可对抗各种严重休克，特别是中毒性休克。

此外，糖皮质激素对血液与造血系统、中枢神经系统等也有广泛的影响。

第二节　前列腺素

前列腺素(PG)是一类化学结构近似的生物活性物质的总称。其基本结构为前列腺烷酸，含一个五元脂环和两个侧链，分别为 7 个碳原子的羧基链和 8 个碳原子的烃基链。

根据五元脂环上基团(羰基、羟基、双键)及立体构型的不同，将 PG 分为 A、B、C、D、E 等类型，分别用 PGA、PGB……PGF 表示。

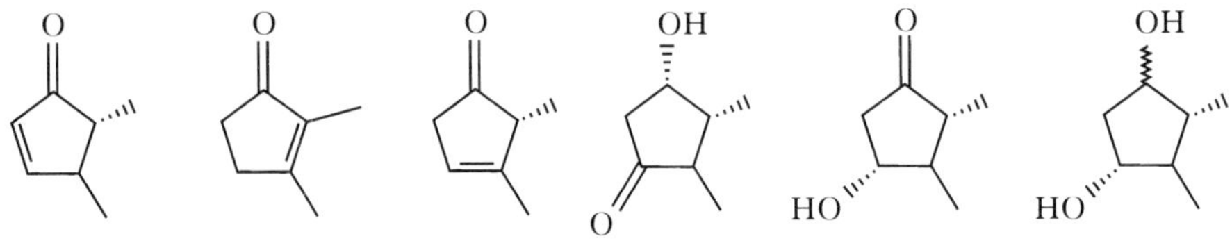

PGA　　PGB　　PGC　　PGD　　PGE　　PGF

其下标数字表示侧链上双键的总数，如 PGE_1 或 PGE_2 即表示侧链上共有一个或两个双键。

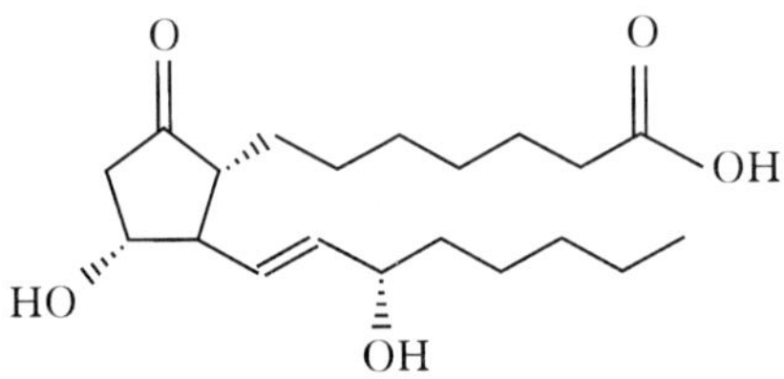

PGE_1

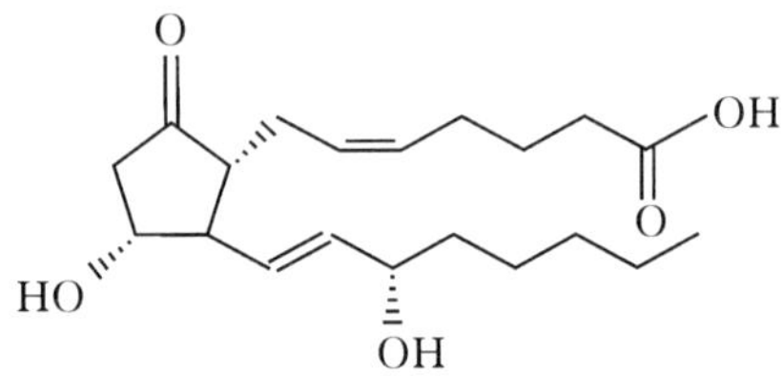

PGE_2

α、β 则表示环上 9 位羟基的构型。如 $PGF_{2\alpha}$ 即表示侧链共有两个双键，9 位羟基为 α 构型。

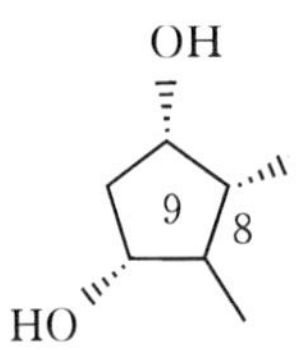

PGF_α

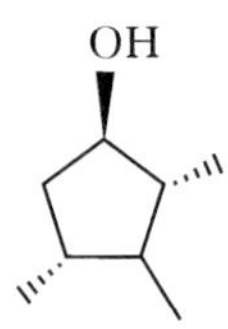

PGF_β

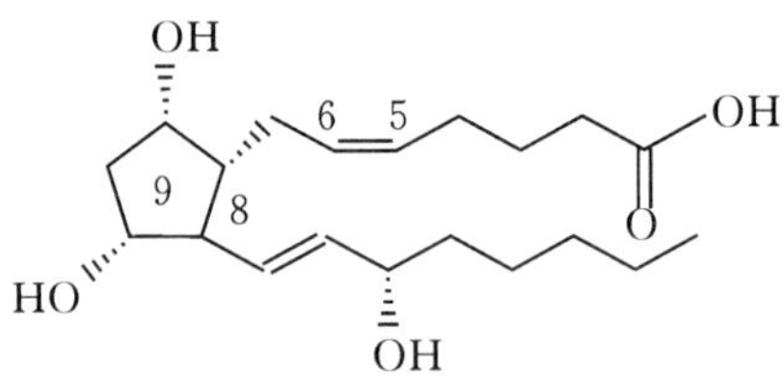

$PGF_{2\alpha}$

常见的前列腺素化合物有 PGE_1、PGE_2、PGF 2α、PGI_2 及其衍生物，如 PGE_1 衍生物米索前列醇(Misoprostol)等。

米索前列醇　Misoprostol

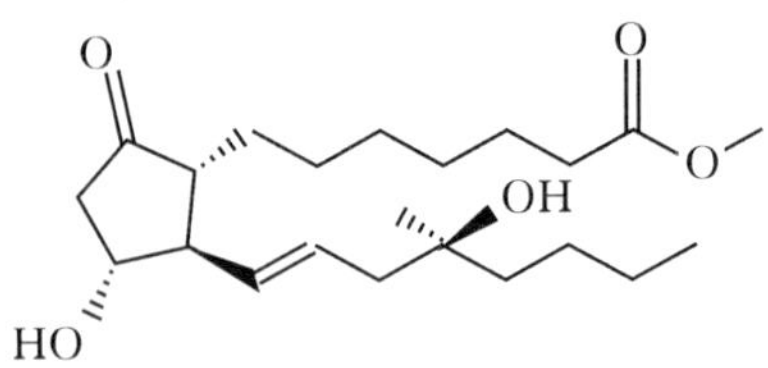

化学名:11α,16-二羟基-16-甲基-9-氧前列烷-13-(反式)烯酸甲酯。

本品为淡黄色油状物;无臭,无味。在二氯甲烷中极易溶解,在甲醇、乙醇、乙酸乙酯中易溶,在水中几乎不溶。

药用米索前列醇是一对非对映异构体的混合物(1∶1),其中11R、16S构型的异构体为其药效成分。

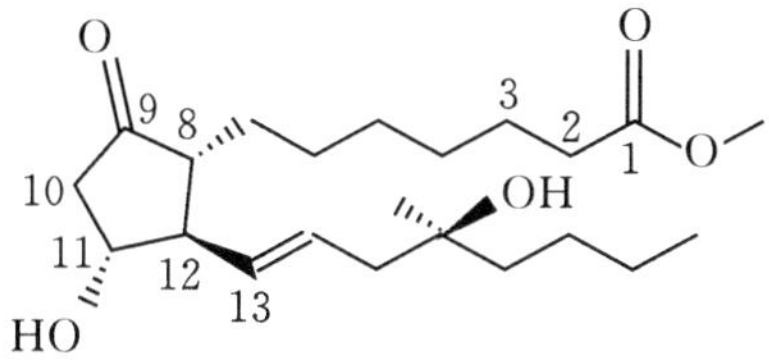

11R,16S-构型

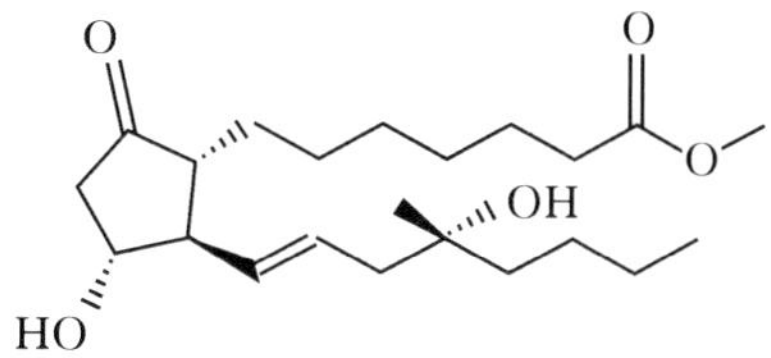

11R,16R-构型

米索前列醇是 PGE_1 类似物,具有抑制胃酸分泌、保护胃黏膜的作用。临床用于消化道溃疡和妊娠早期流产。

课堂讨论

米索前列醇的作用机制和主要用途是什么?其用于药物流产时常与哪个药物一起使用效果更好?

知识拓展

药物流产

药物流产又称药流,是指用米非司酮片加米索前列醇药物口服终止早期妊娠。近年来已广泛应用于临床。在怀孕早期不须手术,而用打针或服药的方法达到人工流产。应用药物使妊娠终止,是近20年来的新发展。目前常用米非司酮片和米索前列醇联合应用,前者使子宫蜕膜变性坏死、宫颈软化,后者使子宫兴奋、子宫收缩,促使胚胎排出。当然,药物流产也存在较多风险,比如流产失败、失血过多危及性命以及其他药流副作用等。

第三节　肽类激素

肽类激素是指具有激素作用的肽类化合物,通常由数个直至几百个氨基酸通过肽键连接而成。按分子量的大小肽类激素可分为多肽激素和蛋白质激素,两者无明确的界限,一般人为地将分子量低于5000的称为多肽激素,高于5000的称为蛋白质激素。多肽激素可以是链状结构,也可以通过肽键或通过半胱氨酸巯基成二硫键而形成环状结构。

肽类药物具有很多共同的性质,如都具有旋光性;当构成多肽的氨基酸中含有多官能基时,会有自由氨基、胍基或羧基,使得多肽激素表现出碱性或酸性;如分子中有巯基、酚羟基存在,则表现出与金属离子结合的倾向。

在室温条件下,肽类激素较稳定,水溶液中稳定性较差。低分子量的寡肽在水中有一定溶解度，分子量大的多肽在水中通常不溶，但能形成溶胶，也可通过调节 pH 使其溶解度增加。

通常情况下多肽激素都含有带苯环（如 Tyr）、杂环（如 Trp，His）的氨基酸而具有紫外吸收，可用以鉴定。

肽类激素可以从动物的脏器中提取得到，也可以用全合成法制得。大分子量的蛋白质激素目前只能依靠天然来源。随着近年来合成技术的逐步成熟，几个或乃至二、三十个氨基酸组成的肽用全合成法制备的成本比从脏器中提取更经济实用，如目前最常用的人和鲑鱼降钙素均用合成法制得。

多肽激素药物在胃肠道中难以吸收，且会受到酶的作用而失活，一般不做口服用药。

常用的多肽类药物有胰岛素、降钙素、绒促性素、缩宫素、促皮质素和生长激素等。胰岛素与降钙素将分别在本章降血糖药和骨质疏松治疗药章节介绍。

缩宫素 Oxytocin

$$\text{H}-\overline{\text{Cys}-\text{Tyr}-\text{He}-\text{Gln}(\text{NH}_2)-\text{Asn}(\text{NH}_2)-\text{Cys}}-\text{Pro}-\text{Leu}-\text{Gly}-\text{NH}_2$$

缩宫素是脑垂体叶激素的一个主要成分，由 9 个氨基酸连接而成，其中两个半胱氨酸通过二硫键形成环状结构。其主要作用是选择兴奋子宫平滑肌、增强子宫收缩力及收缩频率，故临床上广泛用于引产和催产。

课堂讨论

肽类激素药物具有哪些共同的性质？这对我们合理使用和管理该类药物具有什么样的指导意义？

知识拓展

肽类激素的“神通广大”

近年来，随着分子生物学学科的迅速发展及分析技术的进步，肽类激素药物也得到长足发展，一些肽类激素药物被用于临床。如胸腺肽用于因胸腺功能低下而引起的先天性免疫缺陷和先天性胸腺发育不良、类风湿关节炎、系统性红斑狼疮、非小细胞肺癌、恶性黑素瘤、肝细胞癌等恶性肿瘤的治疗及消除细胞毒性药物如环磷酰胺、氟尿嘧啶、异环磷酰胺的骨髓抑制毒性的辅助治疗等。肽类激素在促进及抑制体内激素的分泌、调节机体的各种生理平衡、保持器官正常功能、维持和控制人类生育等方面发挥着重要的作用。

第四节 降血糖药

糖尿病是一种常见病。它是以血糖增高为特征的代谢紊乱性内分泌疾病，可出现“三多一少”（多尿、多饮、多食、体重减少，出现疲乏和消瘦）等症状，严重时可发生酮症酸中毒，并能诱发多种并发症。

降血糖药（hypoglycemic agent）通过减少机体对糖的摄取或加快糖代谢，从而使血糖下降。

目前常用于降血糖的化学药物有：

1.胰岛素类

胰岛素等。

2.口服降糖药

(1)磺酰脲类：如甲苯磺丁脲、格列本脲等。

(2)双胍类：如二甲双胍等。

(3)α-葡萄糖苷酶抑制剂：如阿卡波糖等。

(4)促进胰岛素分泌剂：如瑞格列奈等。

(5)噻唑烷二酮类胰岛素增敏剂：如吡格列酮、罗格列酮等。

口服降糖药种类较多，作用机制各不相同。目前临床中常用的一些口服降糖药见表18-2。

表18-2　一些常用的口服降糖药物

药物名称	药物结构	作用特点
甲苯磺丁脲	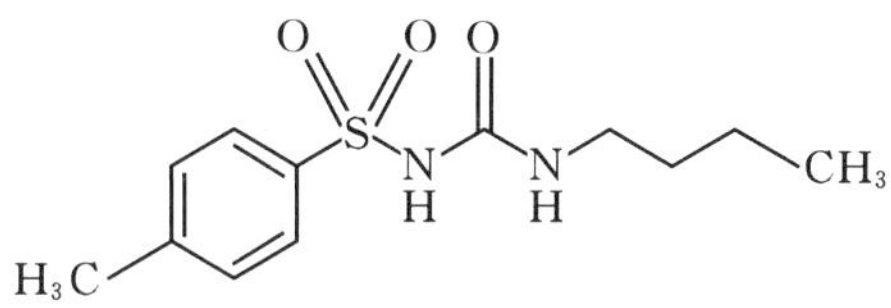	磺酰脲类主要是通过刺激胰岛素分泌，减少肝脏对胰岛素的清除，降低血糖，对正常人及糖尿病患者均有降糖作用。甲苯磺丁脲降糖作用较弱但安全有效，用于治疗轻中度2型糖尿病
格列本脲	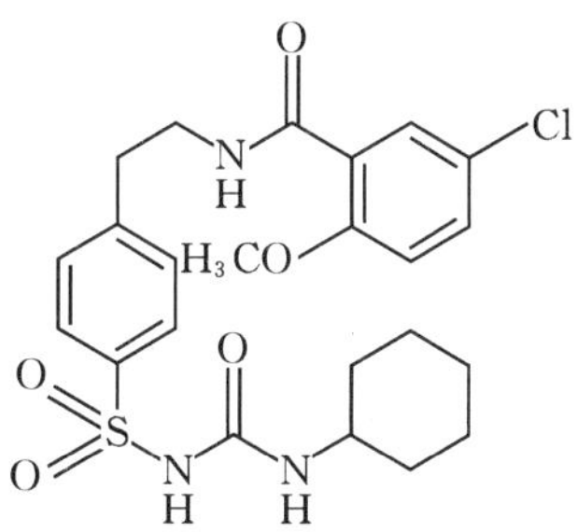	第二代磺酰脲类口服降糖药。其降糖作用是同等剂量甲苯磺丁脲的200～250倍，用于治疗轻、中度2型糖尿病
格列齐特	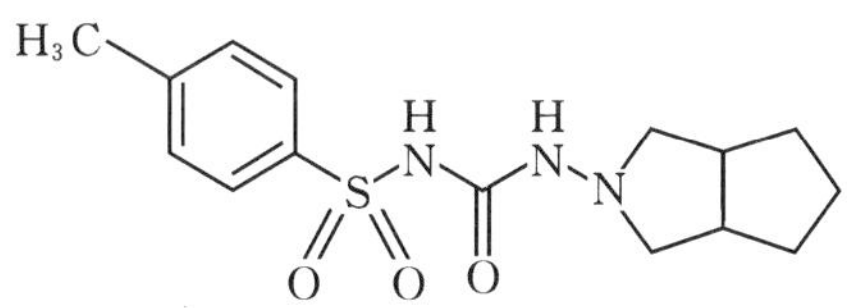	第二代磺酰脲类口服降糖药。用于成年型糖尿病、伴有血管病变者或糖尿病伴有肥胖症者
二甲双胍	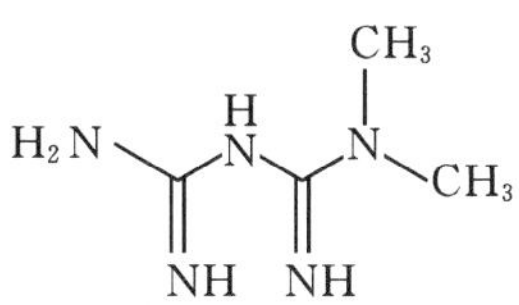	双胍类降血糖药。主要是增加葡萄糖的无氧降解和利用，增加骨骼肌和脂肪组织的葡萄糖氧化和代谢，减少对葡萄糖的吸收，抑制肝糖的产生和输出，降低血糖。有利于降低餐后血糖和控制空腹血糖

续表

药物名称	药物结构	作用特点
阿卡波糖	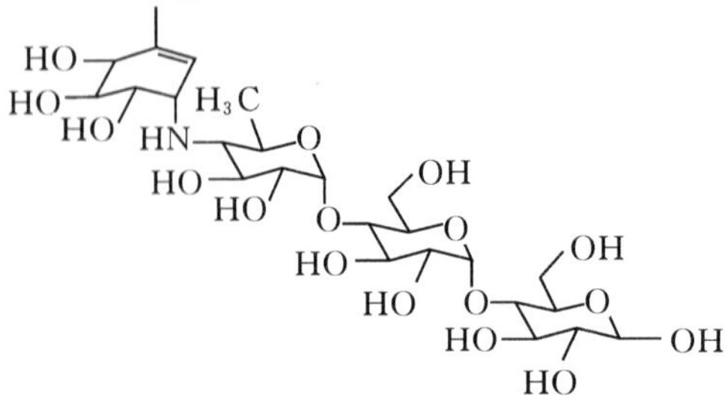	新型口服降血糖药物，通过在肠道内竞争性抑制葡萄糖苷酶，降低糖类的吸收，具有降低饭后高血糖和血浆胰岛素浓度的作用
瑞格列奈	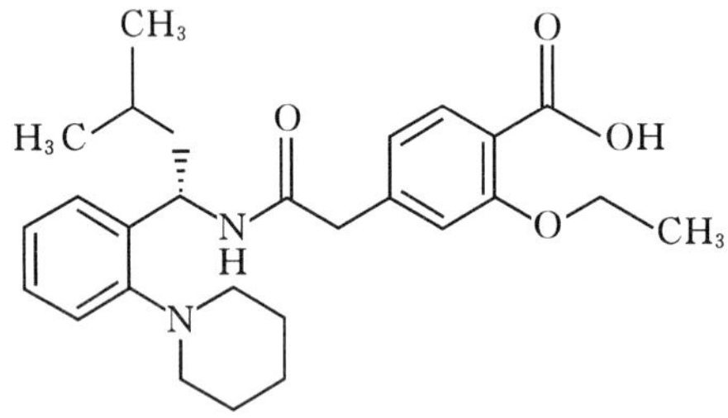	新型短效促胰岛素分泌降血糖药。能刺激胰腺释放胰岛素使血糖水平快速降低，作用依赖于胰岛中有功能的β细胞
吡格列酮	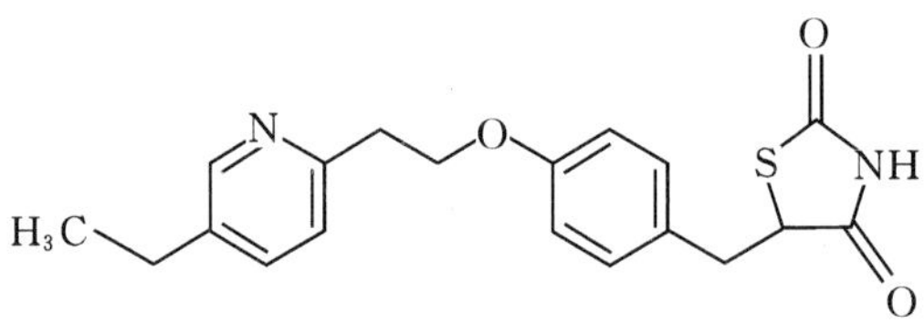	噻唑烷二酮类胰岛素增敏剂。高选择性过氧化物酶体增殖因子激活的γ型受体激动剂，增加骨骼肌、肝脏、脂肪组织对胰岛素的敏感性，提高细胞对葡萄糖的利用而发挥降血糖作用
罗格列酮	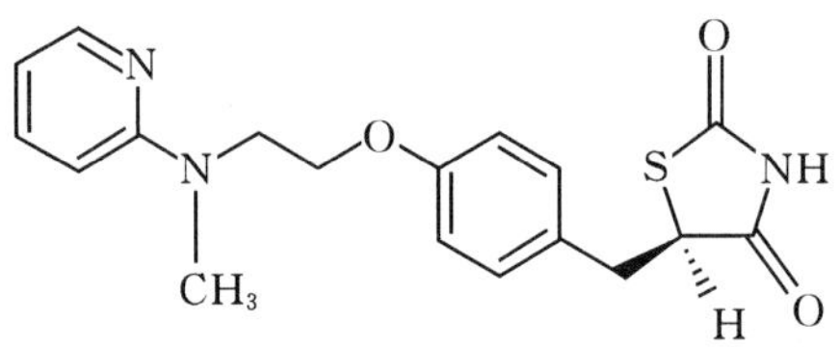	噻唑烷二酮类胰岛素增敏剂。用于经饮食控制和锻炼治疗效果仍不满意的2型糖尿病患者

一、胰岛素

胰岛素(insulin)是由胰脏β细胞分泌的一种蛋白质激素，在体内起调节糖代谢作用，是治疗糖尿病的有效药物。

1926年，科学家首次从动物胰脏中提取分离得到胰岛素结晶，1955年阐明其全部氨基酸序列的一级结构，1965年我国科学家首次将胰岛素人工合成成功。

胰岛素由A、B两个肽链组成。人胰岛素A链有11种21个氨基酸，B链有15种30个氨基酸，共16种51个氨基酸组成。其中A7(Cys)－B7(Cys)、A20(Cys)－B19(Cys)四个半胱氨酸中的巯基形成两个二硫键，使A、B两链连接起来。分子式$C_{257}H_{383}N_{65}O_{77}S_6$。

本品为白色或类白色的结晶粉末。在水、乙醇、三氯甲烷或乙醚中几乎不溶；酸碱两性，易溶于稀酸或稀碱溶液，在微酸性（pH2.5～3.5）中较稳定，在碱性溶液中易破坏。熔点为233℃。本品对热不稳定，《中国药典》规定，胰岛素原料应遮光、密闭，在−15℃以下保存，胰岛素注射液应密闭，在冷处（2℃～10℃）保存，避免冰冻。等电点 pH5.1～5.3，结晶随 pH 变化可得到不同晶型。

本品是蛋白质类药物，可被蛋白酶水解，因此易被消化液中的酶破坏，故口服无效，必须注射。

胰岛素主要用于治疗胰岛素依赖型糖尿病、糖尿病妇女妊娠期与分娩期、糖尿病合并重度感染，有严重并发症以及非胰岛素依赖型糖尿病经口服降糖药足够剂量治疗一段时间后，血糖仍很高者。

二、口服降血糖药

甲苯磺丁脲　Tolbutamide

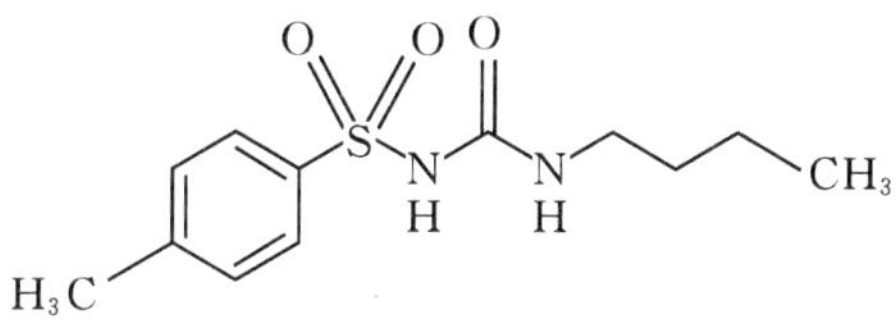

化学名：4－甲基－*N*－[（丁氨基）羰基]苯磺酰胺，又名 D－860。

本品为白色结晶或结晶性粉末；无臭，无味。易溶于丙酮或三氯甲烷，溶于乙醇，几乎不溶于水。熔点 126℃～130℃。

甲苯磺丁脲含磺酰脲结构，显弱酸性，可溶于氢氧化钠溶液。

结构中脲部分不稳定，酸性溶液中受热易水解，生成甲苯磺酰胺。

磺酰脲类主要是通过刺激胰岛素分泌，减少肝脏对胰岛素的清除，降低血糖，对正常人及糖尿病患者均有降糖作用。甲苯磺丁脲降糖作用较弱但安全有效，用于治疗轻中度 2 型糖尿病。

格列本脲　Glibenclamide

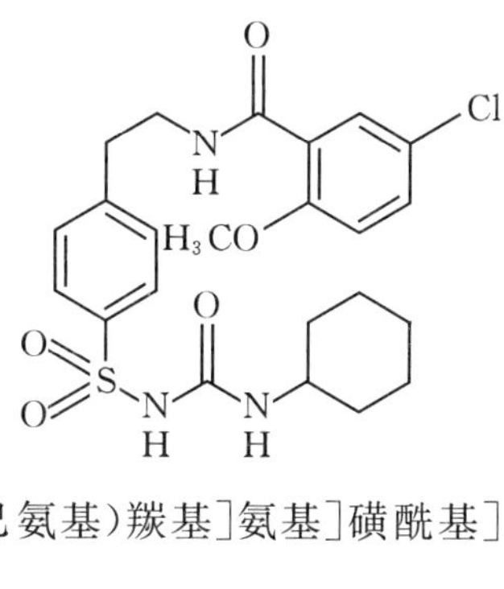

化学名：*N*－[2－[4－[[[（环己氨基）羰基]氨基]磺酰基]苯基]乙基]－2－甲氧基－5－氯苯甲酰胺，又名优降糖。

本品为白色结晶性粉末；几乎无臭，无味。熔点为 170℃～174℃，熔融同时分解。本品在三氯甲烷中略溶，在甲醇或乙醇中微溶，在水或乙醚中不溶。

本品在干燥条件下贮存较稳定，对湿度比较敏感，易发生水解。

本品于 1969 年在欧洲首次上市，是第二代磺酰脲类口服降糖药的代表药物，属于强效降糖药，其降糖作用是同等剂量甲苯磺丁脲的200倍，用于治疗中、重度2型糖尿病。

盐酸二甲双胍 Metformin Hydrochloride

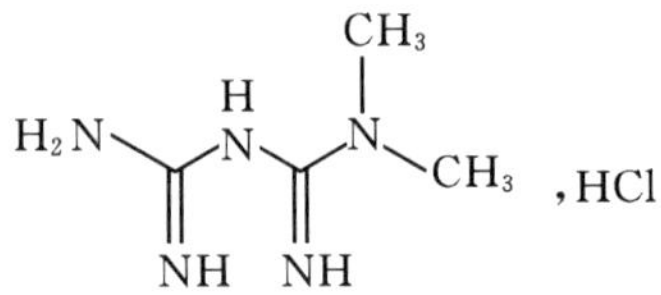

化学名：1,1-二甲基双胍盐酸盐。

本品为白色结晶或结晶性粉末；无臭。熔点220℃～225℃。易溶于水，溶于甲醇，微溶于乙醇，不溶于丙酮、三氯甲烷和乙醚。

二甲双胍因有胍基显强碱性，其p*Ka*值为12.4。

盐酸二甲双胍水溶液加10%亚硝基铁氰化钠溶液、铁氰化钾试液和10%氢氧化钠溶液，放置后显红色。

双胍类主要是增加葡萄糖的无氧降解和利用，增加骨骼肌和脂肪组织的葡萄糖氧化和代谢，减少对葡萄糖的吸收，抑制肝糖的产生和输出，降低血糖。有利于降低餐后血糖和控制空腹血糖。

马来酸罗格列酮 Rosiglitazone Maleate

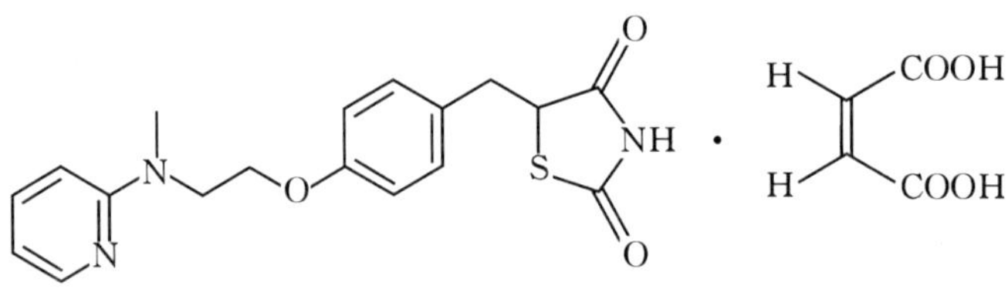

化学名：5-[[4-[2-(甲基-2-吡啶氨基)乙氧基]苯基]甲基]-2,4-噻唑烷二酮马来酸盐。

本品为白色或类白色粉末。熔点为122℃～123℃。在乙醇和pH2.3的水性缓冲液中溶解，在生理pH范围内溶解性随pH升高而降低。pKa6.1～6.8。

罗格列酮的作用机制是激动过氧化物酶体-增殖体活化受体γ，增加脂肪细胞、肝细胞及骨骼肌细胞对胰岛素的敏感性，促进胰岛素靶细胞对血糖的摄取、转运和氧化利用；它不仅能降低血糖，改善胰岛素抵抗，还能降低甘油三酯，提高高密度脂蛋白的水平。此外，罗格列酮还可增强葡萄糖转运子1和葡萄糖转运子4对葡萄糖的摄取。

罗格列酮临床用于饮食管理和运动治疗未能满意控制血糖水平或对其他口服抗糖尿病药物或胰岛素疗效欠佳的2型糖尿病患者的治疗。主要不良反应是引起肝脏转氨酶水平升高、轻度水肿及贫血。

课堂讨论

某糖尿病患者需要长期使用胰岛素注射剂。他每次到医院门诊药房取药后不管天气是否炎热都喜欢将药物握在手中，到家后将药物放在抽屉里。请问：

1. 该患者的做法对吗？为什么？

2. 如果你是药师，你将建议该患者如何运输和贮存胰岛素注射剂？

3. 胰岛素注射剂可以放在冰箱冷冻室吗？为什么？

知识拓展

糖尿病与胰岛素

糖尿病分为1型糖尿病和2型糖尿病。其中1型糖尿病多发生于青少年，患者胰岛素分泌缺乏，必须依赖胰岛素治疗维持生命。2型糖尿病多见于中、老年人，其胰岛素的分泌量并不低甚至还偏高，主要病因是机体对胰岛素不敏感(即胰岛素抵抗)。

胰岛素是由人体胰腺β细胞分泌的身体内唯一的降血糖激素。胰岛素抵抗是指体内组织对胰岛素的敏感性降低，外周组织如肌肉、脂肪对胰岛素促进葡萄糖摄取的作用发生了抵抗。

糖尿病目前不能根治，但可以很好地控制。如果在医师的指导下，正确运用好现在的三类基本疗法，包括饮食、运动、降糖药物的综合疗法，而进行终生治疗，绝大多数患者可以同正常人一样生活和工作。

第五节　骨质疏松治疗药

骨质疏松症(osteoporosis，OP)是一种系统性骨病，为多因素所致的慢性疾病，其特征是骨量下降和骨的微细结构破坏，表现为骨的脆性增加，因而骨折的危险性大为增加，即使是轻微的创伤或无外伤的情况下也容易发生骨折。骨质疏松症可分为原发性、继发性和特发性三大类。其中原发性骨质疏松症(primary osteoporosis，POP)约占骨质疏松症的90%，是以骨量减少、骨质微观结构退化为特征的，致使骨脆性增加以及易于发生骨折的一种全身性疾病。随着人口的老龄化，骨质疏松目前在世界上已成为一个较大的社会问题，严重影响高龄人群的健康和寿命。

近年来，随着对骨质疏松症病因、发病机制及分子生物学的深入研究，骨质疏松症的治疗药物研究有了很大进展，主要分为骨吸收抑制剂和骨形成促进剂两大类。

一、骨吸收抑制剂

治疗骨质疏松症的药物大多是骨吸收抑制剂。骨吸收抑制剂主要通过抑制破骨细胞形成或其生物活性，通过减缓或阻止破骨细胞的活动以达到抑制骨吸收的目的。主要包括双膦酸盐、降钙素和雌激素受体调节剂等三类。

(一)双膦酸盐

双膦酸盐类药物是具有明确骨靶向性的化合物，既可单独用于治疗OP，也可作为载体分子与各种药物联合使用以提高防治OP的效果。双膦酸盐类药物分子中的磷酸根基团与羟基磷石灰有良好的螯合活性和亲合性，能牢固地吸附于骨表面，抑制溶解，同时抑制软组织的钙化和骨的重吸收。临床研究证实，双膦酸盐类药物对抑制破骨细胞重吸收、增加骨质量、减少骨折发生率具有显著疗效，是近20年来发展最为迅速的抗骨吸收药物。

第一个上市的双膦酸盐类药物是依替膦酸二钠(羟乙膦酸钠，Etidronate Disodium)。该药能增加骨量，但治疗面太窄，抗骨折能力不足。经结构改造，保留了双膦酸的基本结构，C_1

上的甲基可用氨基、烷基或其他基团取代，C_1上的羟基通常保留，或用氯、氢取代。如果C_1上为双烃基取代则活性消失。经结构改造得到的阿仑膦酸钠，适用于治疗绝经期妇女骨质疏松症、男性骨质疏松症，并能缓解急性疼痛，而氯屈膦酸二钠则与骨质有高度亲和力从而体现出较好的活性。

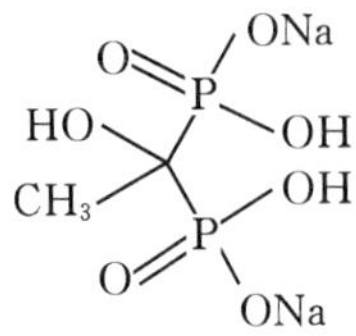

依替膦酸二钠

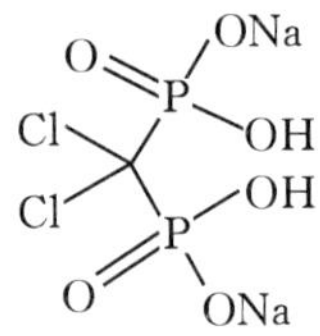

氯屈膦酸二钠

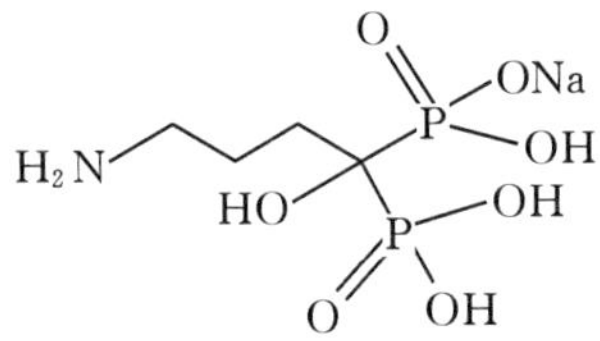

阿仑膦酸钠

在后来的结构改造中，发现帕米膦酸二钠适用于恶性肿瘤并发的高钙血症和溶骨性癌转移引起的骨痛，而利塞膦酸钠抗骨吸收作用则是帕米膦酸二钠的10倍。同时还发现，唑来膦酸钠作为第三代双膦酸盐类药物，使用剂量更小，疗效更强。

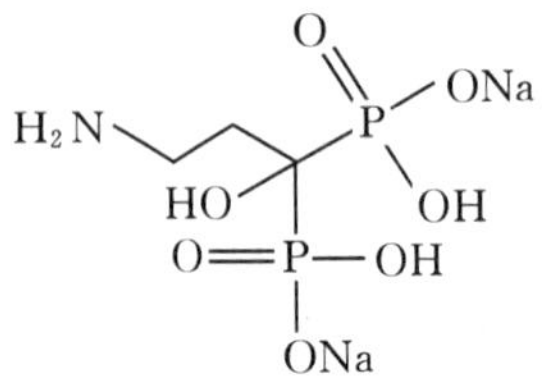

帕米膦酸二钠

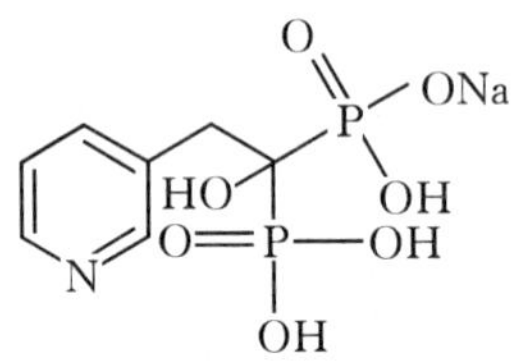

利塞膦酸钠

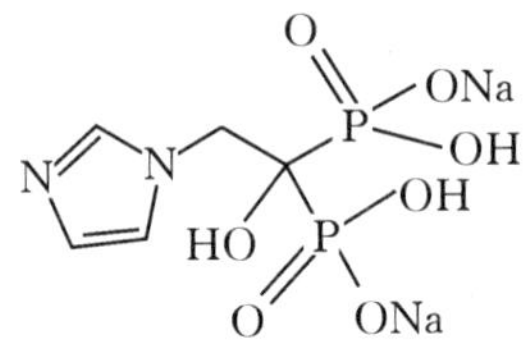

唑来膦酸钠

阿仑膦酸钠 Alendronate Sodium

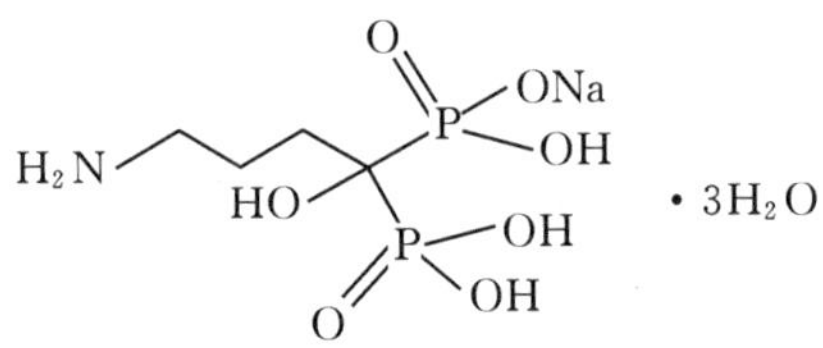

化学名：(4-氨基-1-羟基亚丁基)双膦酸单钠盐三水合物。

本品为白色晶状、不吸湿性粉末。微溶于乙醇，几乎不溶于三氯甲烷。

本品为骨吸收抑制药，与骨内羟磷灰石有强亲和力，可抑制破骨细胞的活性，减缓骨吸收，防止骨丢失，同时抗骨吸收的活性强，无抑制骨矿化的作用。

本品口服后主要在小肠吸收，吸收差，生物利用度仅为0.5%～1%。吸收后的药物20%～60%被骨组织迅速摄取，未被吸收的以原形经肾脏排出。

本品主要用于治疗绝经后妇女的骨质疏松症。

(二)降钙素

降钙素(Calcitonin,CT)是由32个氨基酸构成的多肽。目前能够人工合成的有4种，即鲑鱼降钙素(sCT)、鳗鱼降钙素(eCT)、人降钙素(hCT)和猪降钙素(pCT)，以第一种更为常用，且其作用持续时间是人降钙素的10倍以上。CT注射剂和鼻喷剂是美国食品和药物管理局(FDA)批准的4种抗骨吸收治疗骨质疏松症药物之一。CT能够降低血钙，促进骨钙沉积，抑制破骨细胞活性，从而抑制骨吸收，降低骨转换。

降钙素常采用肌内注射或皮下注射，绝对生物利用度约为 70%，而鼻喷剂约为它的一半。

降钙素　Calcitonin

```
  1    3                                  7 9                12
H-Cys-Ser-Asn-Leu-Ser-Thr-Cys-Val-Leu-Gly-Lys-Leu
   23          13
 Pro-Tyr-Thr-Gln-Leu-Lys-His-Leu-Glu-Gln-Ser
   24               28              32
 Arg-Thr-Asn-Thr-Gly-Ser-Gly-Thr-Pro-NH2
```

降钙素是由哺乳动物甲状腺滤泡旁细胞（C -细胞）分泌的一种多肽激素，由 32 个氨基酸组成。随着种属不同，降钙素的氨基酸排列有差异，其活性也有很大差异。上述结构为鲑鱼降钙素，活性最高。

降钙素 N 端的半胱氨酸与 7 位半胱氨酸间形成二硫键而成环状；不同种属降钙素中的氨基酸只有 AA1、AA3 - 7、AA9、AA28 及 AA32 是完全一致的，其他位置有很大差异。

临床常用的人降钙素和鲑鱼降钙素主要用于治疗高血钙症及骨质疏松症。

（三）雌激素受体调节剂

雌激素对维护和促进女性内分泌系统及骨骼生长系统等具有重要调节作用。雌激素水平降低是引发骨质疏松的重要原因之一，如绝经期妇女或卵巢摘除患者 OP 发病率较高。

雌激素治疗骨质疏松，始于 20 世纪 60 年代的美国，其作用机制为：①抑制骨转换，减少破骨细胞数量且抑制其活性；②直接作用于骨的雌激素受体，影响钙调节激素和骨吸收因子的产生；③促进降钙素分泌而抑制骨吸收，促进肠钙吸收，抑制甲状旁腺激素（PTH）分泌而较少骨吸收；④降低前列腺素 E_2（PGE_2），抑制白介素- 1（IL - 1）、白介素- 6（IL - 6）和肿瘤坏死因子（TNF）的释放。

雌激素替代疗法（ERT）所用药物和选择性雌激素受体调节剂（SERM）等是防治骨质疏松症的临床主要药物。前者包括己烯雌酚、雌三醇、尼尔雌醇以及植物雌激素如依普黄酮等，后者包括他莫昔芬、雷洛昔芬等。其中他莫昔芬（Tamoxifen）是第一个上市的选择性雌激素受体调节剂，主要用于乳腺癌的预防和治疗，后来发现其还具有避免因骨质疏松症引发骨折的作用。

雷洛昔芬　Raloxifene

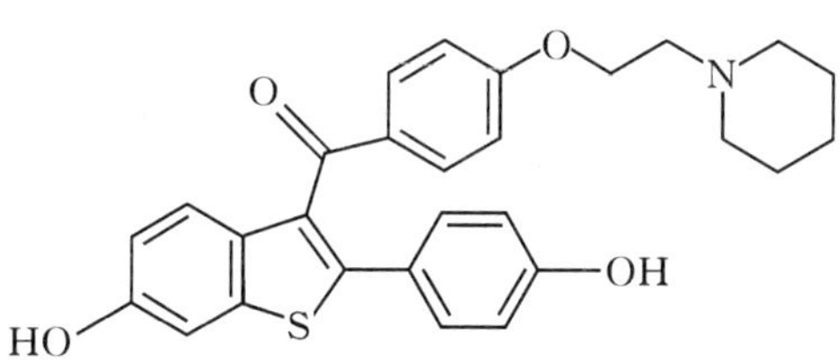

化学名：［6 -羟基- 2 -（4 -羟苯基）苯并［b］噻吩- 3 -基］-［4 -［2 -（1 -哌啶基）乙氧基］苯基］-甲酮。

本品为白色至黄白色结晶或结晶性粉末。熔点为 250℃～253℃。易溶于三氯甲烷或二甲基甲酰胺，较易溶于乙腈、丙酮或乙酸乙酯，较难溶于甲醇、无水乙醇或无水乙醚，几乎不溶于水。

本品是首个被批准用于预防和治疗绝经后骨质疏松症的选择性雌激素受体调节剂，对骨、脂肪代谢和脑组织具有雌激素激活作用，而对乳腺和子宫则具有雌激素拮抗作用。能够降低椎体骨折的发生率，保持骨量和骨矿盐密度。

本品口服后大约 60% 被迅速吸收，进入循环前大量被葡萄糖醛化，绝对生物利用度为 2%。本品在全身分布广泛，与血浆蛋白结合率为 98%～99%。本品及其葡糖苷酸代谢物主要通过粪便排泄，而经尿排出的部分少于 6%。

二、骨形成促进剂

骨形成促进剂的作用机制是促进骨骼的生长和重建，其代表药物包括甲状旁腺激素(PTH)、钙剂与维生素 D_3 等。其中甲状旁腺激素能增加成骨细胞数目和活性，通过引导骨内衬细胞转化为成骨细胞，而不需要刺激前体细胞的增殖，其还可阻止成骨细胞凋亡，在临床实验中得到良好的效果。

(一)甲状旁腺激素

甲状旁腺激素(parathyroid hormone，PTH)为多肽类激素，包含 84 个氨基酸残基，由甲状腺主细胞分泌，能调节体内钙和磷的代谢，促使血钙水平升高，血磷水平下降诱导钙离子从基质释放，维持钙代谢的长期稳定，具有激活成骨细胞和抑制破骨细胞的双重作用。

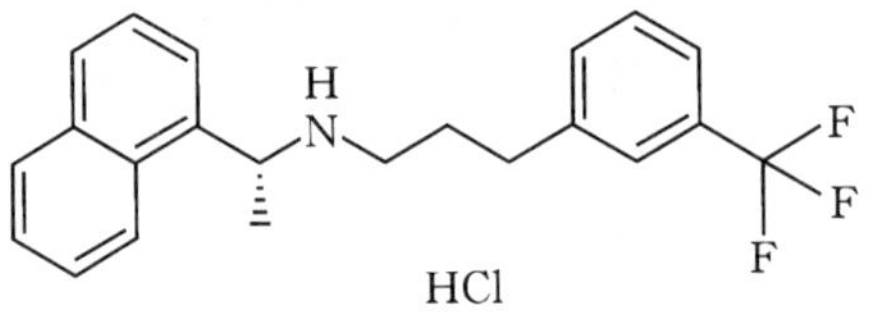

盐酸甲状旁腺激素

(二)钙剂与维生素 D_3

钙是骨骼形成所必需的一种微量元素，慢性钙缺乏将导致骨质脱钙和骨折危险性的增加。补钙可以短暂升高血清钙浓度，减少骨更新，减少 PTH 的生成并增加骨重构部位的活化。

钙剂治疗骨质疏松已经有多年的历史，近几年发现作为有机钙的氨基酸螯合钙治疗老年妇女骨质疏松症有效率达 90.6%，明显高于其他类型的钙剂，其优点主要表现在生物利用度高，其以生物螯合物的形式稳定性好，溶解度，吸收度高，不易被植物中的草酸结合，而且副反应较少。一般钙剂因碱性过强和胃酸中和而导致消化不良、便秘或腹泻，而氨基酸螯合钙的这些副作用却不明显。

肠道 Ca^{2+} 吸收不良是骨质疏松的重要发病原因之一，而维生素 D_3 可以促进肠道对 Ca^{2+} 的吸收，并可促进肾脏对钙、磷的重吸收。维生素 D_3 活性代谢物有阿法骨化醇(Alfacalcidol)和骨化三醇(Calcitriol)，临床使用注射剂或鼻喷剂，绝对生物利用度约为 70%，而鼻喷剂生物利用度相对较低。

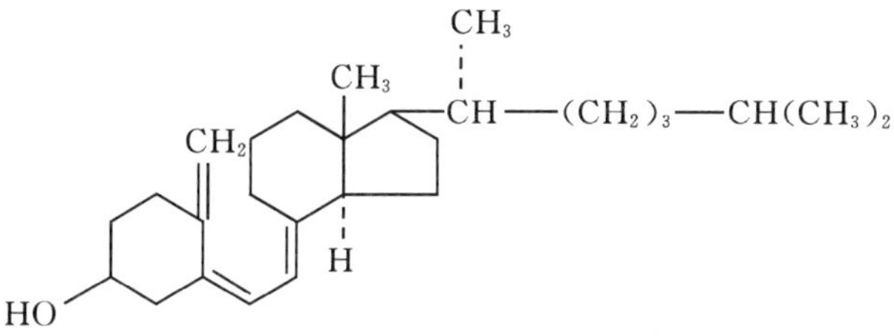

维生素 D_3

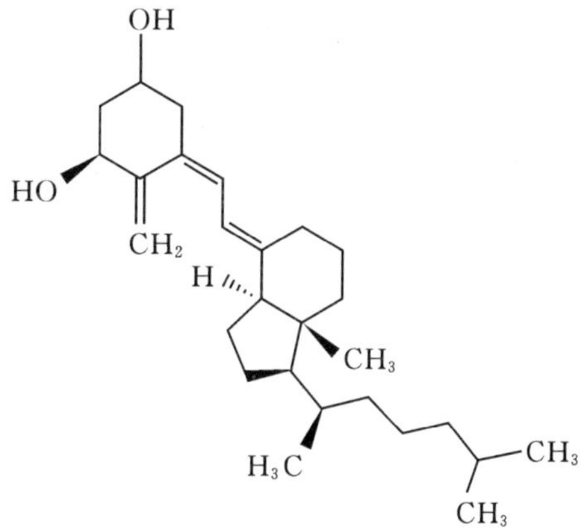

阿法骨化醇

课堂讨论

骨质疏松治疗药的分类及具体药物有哪些？它们的作用机制分别是什么？

知识拓展

骨质疏松症患者的“饮食四忌”

骨质疏松症患者在饮食上有以下四忌：

一忌：高蛋白质食物。多吃瘦肉、鸡蛋、牛奶、豆腐等高蛋白食物，摄入蛋白质过多，会增加体内钙的流失，促发或加重骨质疏松症。

二忌：高含盐量饮食。饮食过咸，吃腌菜多，盐的摄入过多，食盐中的某些成分会与钙结合成为不溶性化合物而妨碍钙的吸收。吃盐多也会增加钙的流失，促发或加重骨质疏松症。

三忌：吃过多的糖。过多食用糖果、点心、水果等食品，摄入糖分过多，也会影响钙的吸收，使机体缺钙，从而加重骨质疏松症的病情。

四忌：经常喝咖啡。医学研究表明，嗜好喝咖啡者较不喝者易流失钙。可能是因咖啡中所含的咖啡因有利尿作用，能加速钙盐的排泄。

合成介绍

己烯雌酚的合成

己烯雌酚具有对称结构，合成路线如下：由对甲氧基苯甲醛经安息香缩合得 2-羟基-1,2-二-(4-甲氧基苯基)乙酮，再经还原、烷基化、格氏加成，最后经脱水、去甲基制得。

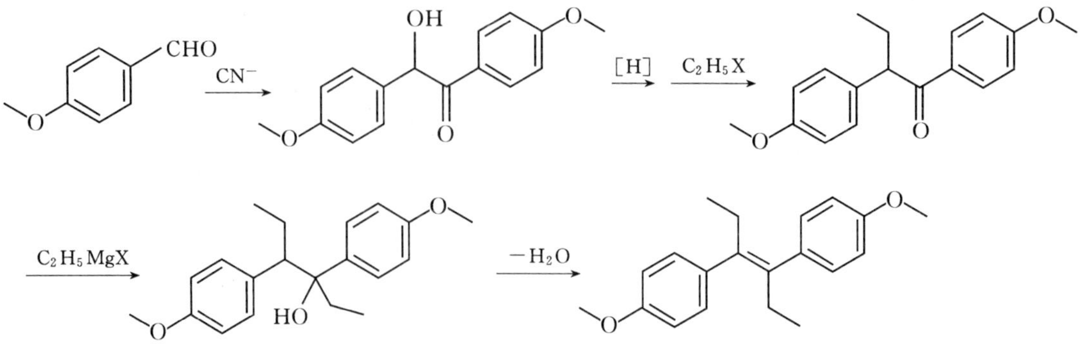

案例分析

在省运会期间，医院根据有关规定要求严控兴奋剂的使用。可药师小李在门诊药房却遇到一名运动员咨询苯丙酸诺龙注射剂用途并欲取用。

作为药师，小李应该如何根据规定和药物作用处置好这一事情？

考点提示

一、填空题

1. 甾体激素药物的母核包括__________、__________、__________。

2. 黄体酮又名__________，其主要结构特点是__________和 4 -烯- 3 -酮结构。

3. 药物流产常用药物是__________和__________合用。

4. 雌激素类药物能发生三氯化铁反应，主要是因为该类药物具有__________结构。

5. 苯丙酸诺龙属于__________药，缩宫素为__________药。

6. 肾上腺皮质激素类药物具有__________结构，具有还原性，可与斐林试剂等氧化性试剂反应。

7. 骨质疏松治疗药主要包括__________和__________两大类。依普黄酮属于__________。

二、单项选择题

1. 甾体激素药的基本结构是

A. 环戊烷并多氢菲　B. 丙二酰脲结构　C. 黄嘌呤结构　D. 异喹啉结构

2. "A 环为苯环，C_3 位为酚羟基"是以下哪一类激素药物的结构特点

A. 雄激素类药物　B. 雌激素类药物

C. 孕激素类药物　D. 肾上腺皮质激素类药物

3. 取代基位于甾环环平面上方，用实线"——"相连，为

A. α 构型　B. β 构型　C. γ 构型　D. ζ 构型

4. 黄体酮属于哪一类甾体药物

A. 雌激素　　B. 雄激素　　C. 孕激素　　D. 盐皮质激素

5. 睾酮在 17α 位增加一个甲基，其设计的主要考虑是

A. 可以口服　　B. 蛋白同化作用增强

C. 雄激素作用增强　　D. 雄激素作用降低

6. 黄体酮灵敏、专属的鉴别反应是

A. 亚硝基铁氰化钠反应　　B. 与斐林试剂反应

C. 与强酸的呈色反应　　D. 有机氟的呈色反应

7. 醋酸地塞米松能与醇制 KOH、H_2SO_4 共热产生香气，是因为该结构上具有

A. 有机 F　　B. 醋酸酯结构　　C. 酮基结构　　D. 酚羟基结构

8. 己烯雌酚属

A. 雄激素药　　B. 孕激素药　　C. 雌激素药　　D. 抗生素药

9. 下列甾体类药物中含有雄甾烷母核结构的是

A. 雌二醇　　B. 己烯雌酚　　C. 甲睾酮　　D. 苯丙酸诺龙

10. 下列能和三氯化铁试剂反应的药物是

A. 甲睾酮　　B. 苯丙酸诺龙　　C. 炔诺酮　　D. 己烯雌酚

11. 遇到硝酸银，生成白色银盐沉淀的是

A. 雌二醇　　B. 黄体酮　　C. 甲睾酮　　D. 炔诺孕酮

12. 具有“四抗”作用的激素是

A. 地塞米松　　B. 雌二醇　　C. 甲睾酮　　D. 黄体酮

13. 下列属于 α-葡萄糖苷酶抑制剂类降糖药物的是

A. 胰岛素　　B. 甲苯磺丁脲　　C. 二甲双胍　　D. 阿卡波糖

14. 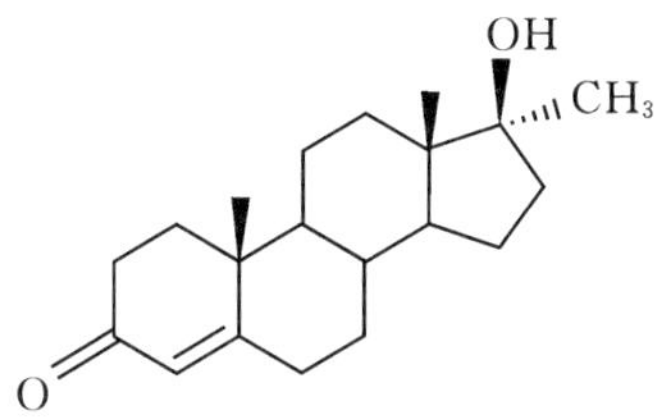

是下列哪个药物的结构

A. 雌二醇　　B. 黄体酮　　C. 甲睾酮　　D. 炔诺孕酮

15. 胰岛素注射剂应存放在

A. 冰箱冷冻室　　B. 冰箱冷藏室　　C. 常温下　　D. 阳光充足处

16. 以下不能口服的药物是

A. 炔雌醇　　B. 炔雌醚　　C. 雌二醇　　D. 甲睾酮

17. 阿仑膦酸钠为

A. 降血脂药　　B. 抗肿瘤药　　C. 骨吸收抑制剂　　D. 平喘药

18. 以下为雌激素受体调节剂的是

A. 维生素 D　　B. 阿仑膦酸钠　　C. 雷洛昔芬　　D. 降钙素

三、多项选择题

1. 以下能用硝酸银试剂鉴别的结构有

A. 盐酸盐、磷酸盐、氢溴酸盐　B. 巴比妥类药物
C. 苯妥英钠　D. 异烟肼

2. 下列甾体类药物中具有 4-烯-3-酮结构的是
A. 雌二醇　B. 黄体酮　C. 甲睾酮　D. 苯丙酸诺龙

3. 下列属于磺酰脲类降糖药物的是
A. 甲苯磺丁脲　B. 阿卡波糖　C. 二甲双胍　D. 格列苯脲

4. 下列药物中哪些不属于雄激素与蛋白同化激素类
A. 炔诺酮　B. 甲睾酮　C. 米非司酮　D. 苯丙酸诺龙

5. 甾类药物按其结构特点可分为
A. 性激素　B. 肾上腺皮质激素　C. 雌甾烷　D. 孕甾烷

6. 以下能用三氯化铁试剂鉴别的药物有
A. 雌二醇　B. 炔雌醇　C. 己烯雌酚　D. 甲睾酮

7. 以下为骨质疏松治疗药的是
A. 降钙素　B. 西格列汀　C. 雷洛昔芬　D. 依普黄酮

四、配伍选择题

（备选答案在前，试题在后。每组题均对应同一组备选答案，每题只有一个正确答案。每个备选答案可重复选用也可不选用。）

A. 阿仑膦酸钠　B. 依普黄酮　C. 雷洛昔芬
D. 鲑鱼降钙素　E. 甲状旁腺激素

1. 为骨形成促进剂的是
2. 为植物性雌激素类药物的是
3. 为双膦酸盐类骨吸收抑制剂的是
4. 为降钙素类骨吸收抑制剂的是
5. 为选择性雌激素受体调节剂的是

A. 三氯化铁反应　B. 硝酸银反应　C. 亚硝基铁氰化钠反应
D. 斐林反应　E. 维他立反应

6. 炔诺酮可以发生
7. 雌二醇可以发生
8. 黄体酮可以发生
9. 阿托品可以发生
10. 地塞米松可以发生

A. 多肽类结构　B. 酚羟基结构　C. 异黄酮结构
D. 双膦酸盐结构　E. 前列腺素类结构

11. 阿仑膦酸钠具有
12. 己烯雌酚具有
13. 缩宫素具有
14. 依普黄酮具有

15. 米索前列醇具有

A. α-葡萄糖苷酶抑制剂　B. 磺酰脲类口服降糖药　C. 双胍类口服降糖药
D. 促进胰岛素分泌剂　E. 噻唑烷二酮类胰岛素增敏剂

16. 格列本脲为
17. 瑞格列奈为
18. 二甲双胍为
19. 罗格列酮为
20. 阿卡波糖为

五、问答题

1. 甾类激素药物是如何命名的?
2. 甾类激素药物是如何分类的? 各类有哪些结构特征?
3. 在雌二醇结构上引入炔基的目的是什么?
4. 如何用化学方法区别黄体酮和炔诺酮?
5. 骨质疏松治疗药如何分类? 有哪些代表药物? 各类代表药物的作用机制是怎样的?

（钟辉云　刘燕华）

第十九章　药物代谢、药物构效关系和药物稳定性

学习目标

【掌握】药物代谢的基本原理。

【熟悉】药物的构效关系。

【了解】影响药物稳定性的因素。

第一节　药物代谢

药物的代谢反应是指药物经不同的途径进入人体后，在各种酶系的催化作用下，药物的分子结构一般会发生改变，包括官能团的增减、变换和分子的结合或降解，这个过程称为药物代谢。药物代谢决定着药物在体内的代谢和排泄，也控制着药物在体内的血药浓度和作用过程。

代谢反应主要包括官能团化反应和结合反应。

一、官能团化反应

官能团化反应是指药物在酶催化剂作用下发生的氧化、还原或水解反应，又称为Ⅰ相代谢。实质是在药物分子中引入某些极性基团（如羟基、羧基、巯基、氨基等）或将药物分子中潜在的这些基团暴露出来，使得药物的极性和水溶性增加，易于排泄，也可以使药物的疗效发生改变。

1. 氧化反应

（1）含芳环的药物：含有芳环的药物在酶系的作用下，在芳环加入一个氧原子形成环氧化合物中间体，由于环氧化合物中间体不稳定，可分子发生重排形成酚。这一过程称为羟化反应。

芳环上有供电子基时，羟基化主要发生在对位。芳环上有吸电子基时，羟基化反应不易发生（如含羧基的丙磺舒）。经过环氧化物历程，然后进一步重排成苯酚或水解成反式二醇，增加了药物的极性和水溶性。环氧化物代谢中间体与核酸大分子共价键结合，可能产生毒性，如苯并芘等含有芳杂环的药物。

（2）含烯键和炔键药物：由于烯烃化合物比芳香烃的 π 键活性大，因此烯烃化合物也会被代谢生成环氧化合物。这些环氧化合物比较稳定，常常可以被分离出并确定其结构。烯烃类

药物经代谢生成环氧化合物后，可以被转化为二羟基化合物，或者是和体内生物大分子如蛋白质、核酸等反应进行烷基化，而产生毒性，导致组织坏死和致癌作用。

例如抗惊厥药物卡马西平(Carbamazepine)，在体内代谢生成 10,11 -环氧化物，这一环氧化物是卡马西平产生抗惊厥作用的活性成分，是代谢活化产物。该环氧化合物会经进一步代谢，被环氧化物水解酶立体选择性地水解产生 10S,11S -二羟基化合物，经由尿排出体外。

炔烃类反应活性比烯烃大，被酶催化氧化速度也比烯烃快。若炔键的碳原子是端基碳原子，则形成烯酮中间体，该烯酮可能被水解成生羧酸，也可能和蛋白质进行亲核性烷基化反应；若炔键的碳原子是非端基碳原子，则炔烃化合物和酶中卟啉上的吡咯氮原子发生 N -烷基化反应。这种反应使酶不可逆地去活化，如甾体化合物炔雌醇则会发生这类酶去活化反应。

(3)含饱和碳原子的药物：烷烃类药物经 CYP450 酶系氧化后先生成含自由基的中间体，再经转化生成羟基化合物，酶在催化时具有区域选择性，取决于被氧化碳原子附近的取代情况。自由基的中间体也会在 CYP450 酶系作用下，发生电子转移，最后脱氢生成烯烃化合物。

如镇静催眠药地西泮(安定)(Diazepam)在羰基的 α -碳原子经代谢羟基化后生成替马西泮(羟基安定)(Temazepam)或发生 N -脱甲基和 α -碳原子羟基化代谢生成奥沙西泮(Oxazepam)，两者均为活性代谢产物。

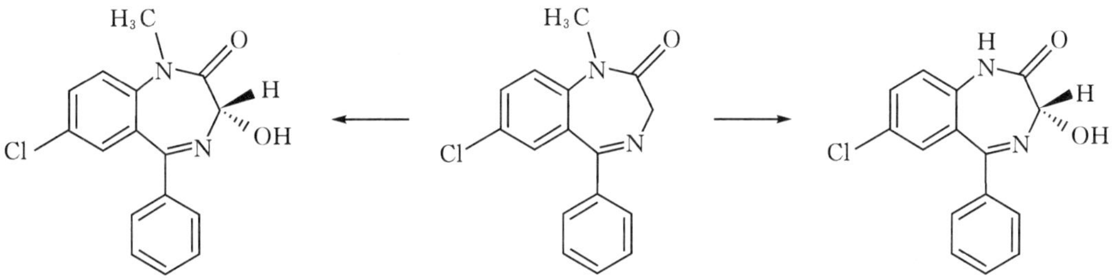

替马西泮　　　　地西泮　　　　奥沙西泮

处于芳环和芳杂环的苄位以及烯丙位的碳原子易被氧化生成苄醇或烯丙醇。对于伯醇会进一步脱氢氧化生成羧酸；仲醇会进一步氧化生成酮。例如，降血糖药甲苯磺丁脲(Tolbutamide)的代谢，先生成苄醇，最后形成羧酸，失去降血糖活性。

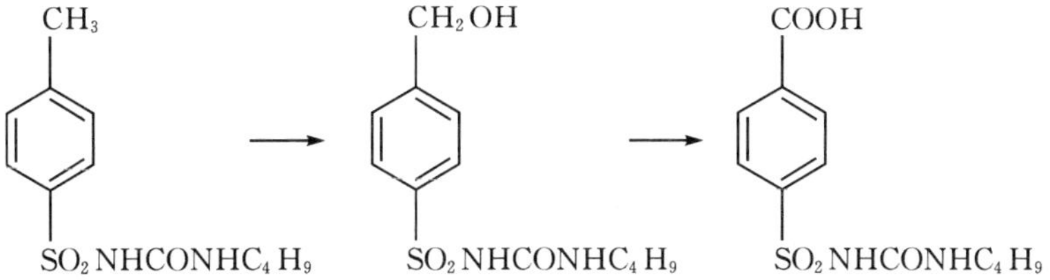

甲基磺丁脲

(4)含卤素的药物：在体内一部分卤代烃和谷胱甘肽形成硫醚氨酸结合物代谢排出体外，其余的在体内经氧化脱卤素反应和还原脱卤素反应进行代谢。氧化脱卤素反应是许多卤代烃的常见代谢途径。

抗生素氯霉素(Chloramphenicol)中的二氯乙酰基侧链代谢氧化后生成酰氯，能对 CYP450 酶等中的脱辅基蛋白发生酰化，是产生毒性的主要根源。

(5)胺类药物:胺类药物的氧化代谢主要发生在两个部位,一是在和氮原子相连接的碳原子上,发生 N -脱烷基化和脱胺反应;另一是发生 N -氧化反应。

N -脱烷基和氧化脱胺是一个氧化过程的两个不同方面,本质上都是碳-氮键的断裂。

如 β 受体拮抗剂普萘洛尔(Propranolol)的代谢,经由两条不同途径,所得产物无生物活性。

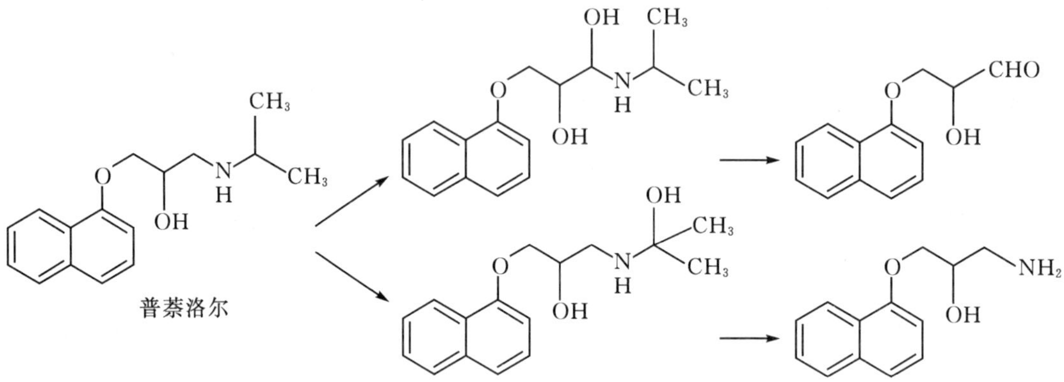

胺类化合物 N -脱烷基化的基团通常是甲基、乙基、丙基、异丙基、丁基、烯丙基、苄基以及其他 α -氢的基团。取代基的体积越小,越容易脱去。对于叔胺和仲胺化合物,叔胺的脱烷基化反应速度比仲胺快,这与他们之间的脂溶性有关。

(6)含氧的药物:含氧药物主要有醚类药物、醇类药物、酮类药物和羧酸类药物。

①醚类药物:醚类药物在肝脏微粒体混合功能酶的催化下,进行氧化 O -脱烷基化反应,生成醇或酚以及羰基化合物。

②醇类和羧酸类药物:含醇羟基的药物在体内醇脱氢酶的催化下,脱氢氧化得到相应的羰基化合物。

在实际中,几乎没有含醛基的药物。只有伯醇和伯胺经代谢后生成醛是这些药物产生毒性的根源。

③酮类药物:酮类药物在酶的催化下经代谢生成相应的仲醇。

(7)含硫的药物:含硫原子的药物相对来讲比含氮、氧原子的药物少,主要有硫醚、含硫羰基化合物、亚砜和砜类。其中硫醚类药物主要经历 S -脱烷基和 S -氧化反应,含硫的羰基化合物会发生氧化脱硫代谢,亚砜类药物则可能经过氧化成砜或还原成硫醚。

(8)含硝基的药物:芳香族硝基在代谢还原过程中可被 CYP450 酶系或消化道细菌硝基还原酶等酶催化还原生成芳香氨基。

(9)酯和酰胺类药物:水解是酯和酰胺类药物在体内代谢的主要途径,如羧酸酯、硝酸酯、磺酸酯、酰胺等药物在体内代谢生成酸及醇或胺。

2. 还原反应

药物在体内经过还原代谢后分子中常引入羟基、氨基等易于代谢结合的基团。

(1)羰基的还原

$$Cl_3C—CH(OH)_2 \longrightarrow Cl_3C—CH_2OH$$

(2)硝基和偶氮化合物的还原

$$R—NO_2 \longrightarrow RNO \longrightarrow RNHOH \longrightarrow R—NH_2$$

3. 水解反应

含有酯和酰胺结构的药物被水解酶水解成羧酸、醇(酚)和胺等,水解产物的极性较其母体强,如阿司匹林。

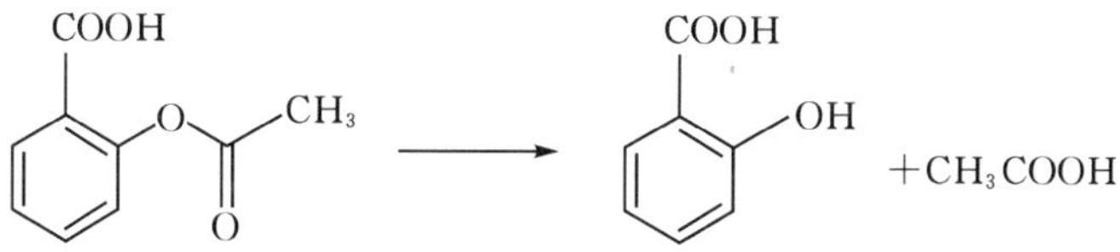

酰胺的水解要比酯慢,如普鲁卡因胺的水解要比普鲁卡因慢得多。

二、结合反应

结合反应是指药物在体内经过第一阶段的氧化、还原、水解等转化后,进入第二阶段与内源性物质如葡萄糖醛酸、硫酸盐、甘氨酸或谷胱肝肽结合,生成水溶性大、极性大、无药理作用的产物,从尿液或胆汁排出体外,这一过程称为结合反应,又称Ⅱ相代谢。

1. 葡萄糖醛酸结合

这是药物代谢的最常见反应。葡萄糖醛酸具有可离解的羧基(pKa=3.2)和多个羟基,无生物活性,易溶于水,它能与羟基、羧基、氨基和巯基结合形成 O—,N—,S—苷结合物。结合过程为葡萄糖醛酸的活化形式——尿苷-5-二磷酸-α-D葡萄酸在肝微肝体中 UDP-葡萄糖醛酸转移酶的作用下,生成葡萄糖醛酸结合物。

当结合物分子量<300 时,主要通过尿排泄。而当结合物分子量>300 时,通过胆汁排泄。当代谢失调时,可导致药物积累而产生毒副作用。

2. 乙酰化结合

芳伯胺、酰胺和芳硝基类药物都产生乙酰化作用,乙酰化作用后生成无活性或毒性很小的产物,水溶性变化不大,不能促进排泄作用。

3. 甲基化结合

在药物代谢中比较少见,主要为内源性物质,如儿茶酚胺(甲基转化酶)。

4. 氨基酸结合

含有羧基的药物或代谢物可与体内的氨基酸(主要为甘氨酸)结合形成代谢物。利用的酶为酰基辅酶 A 和 N-酰基转移酶。

5. 谷胱甘肽或巯基尿酸结合

谷胱甘肽是谷氨酸、半胱氨酸和甘氨酸组成的三肽,其作用是与药物中的亲电基团 E 形成结合物 E-S-Glu,水溶性好。由于谷胱甘肽在体内含量丰富,这一过程有利于解毒作用。

6. 硫酸结合

由于体内硫酸源较少,因此不如葡萄糖醛酸结合方式普遍,主要是含酚羟基的内源性化合物的代谢途径,如激素、儿茶酚。

结合作用有时会引起中毒,导致内源性小分子在体内分布失衡,如乙酰氨基酚过量会产生肝中毒。

三、影响药物代谢的因素及药效的潜优化

1. 影响药物代谢的主要因素

从前面的讨论中，不难看出，药物在体内的代谢过程与药物本身的化学结构密切相关，但同时还有除药物以外的因素影响药物的代谢，那就是药物作用对象本身的特点。

(1)种属差异性：同一药物在不同种属体内常以不同的化学转化途径进行代谢；另外即使代谢途径相同的话，代谢速度也是不相同的。如抗凝血药双香豆乙酯在人体内产生羟基代谢物，而在动物体中则代谢为含羧基的物质。

(2)个体差异性：由于遗传因素导致的体内酶水平的差别，人群中药物代谢的个体差异性十分突出，如不同的人在接受相同剂量的抗抑郁药去甲咪嗪后，血浆中药物的浓度相差 30 倍。

(3)年龄差异性：幼儿酶系统发育不全，氧化剂结合代谢能力弱；老年人由于酶活性减低及内源性辅助因子减少，酶活性下降，药物的代谢速率低，应适当减少用量。

(4)代谢药物间的相互作用：代谢药物间的相互作用是指两种或以上的药物在同时或前后序贯用药时，在代谢环节产生作用的干扰情况，主要表现为使疗效增加而产生毒副作用或疗效减弱以致无效，体现在药物对相关代谢酶的诱导和抑制作用。

2. 药物潜优化

利用药物的代谢转化原理对药物结构进行某些改造，从而改变其理化性质，以提高药效、减少副作用及利于吸收分布，待其到达体内作用部位后，再经酶的作用脱去引入的保护基团，恢复其原来的结构，从而与受体结合，发挥药效，这种结构改造手段称为药物潜优化。

(1)提高水溶性：有些药物不溶于水，应用不便，引入羧基、磺酸基等酸性基便很易形成水溶的盐，或引入氨基带碱性基团。与酸也可生成水溶性盐，于是都可以其水溶液制成针剂。引入羟基也可增加水溶性。引入的基团在体内很易代谢脱去，恢复原来的结构。甾体药物泼尼松龙不溶于水，但利用其侧链上羟基，可引入水溶性基团。

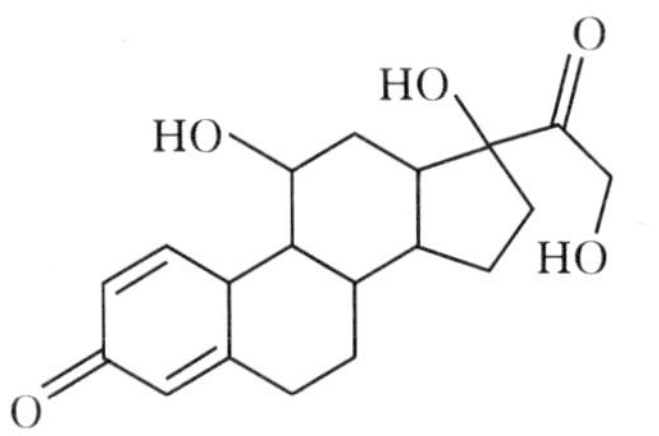

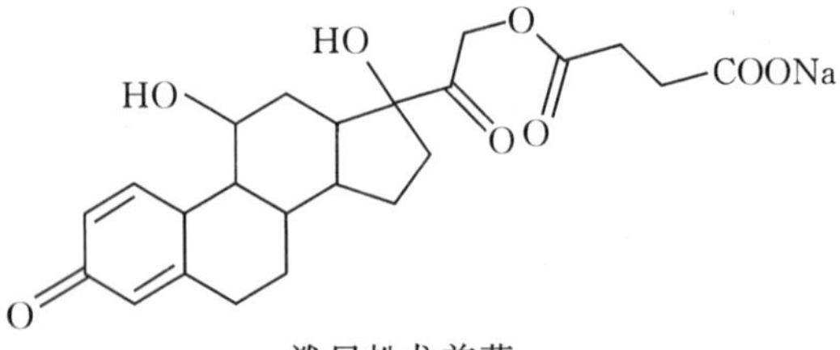

泼尼松龙前药

(2)增大脂溶性：某些药物的脂溶性差，不易渗透过细胞膜而被吸收，如半合成青霉素氨苄西林的生物利用度只有 33%，加大剂量后，因在结肠内浓度过高易引起腹泻，如将羧基酯化为特戊酰氧甲酯，成为匹氨西林，或制成酞乙叉酯巴坎西林，能实现其有效吸收，到达作用部位后，易水解成氨苄西林原药。

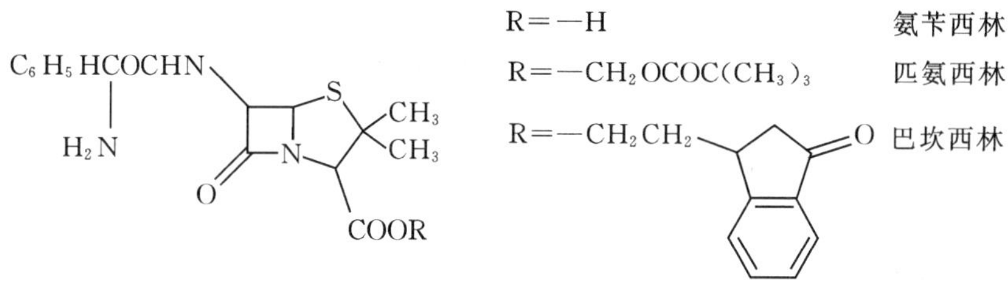

抗艾滋病药物齐多夫定的半衰期较短，且不易渗入脑组织，用1,4-二氢-1-甲基烟酸将其糖上第5位羟基酯化，因脂溶性的提高而利于渗入脑内，在体内经酯酶逐渐水解为齐多夫定原药而发挥作用。

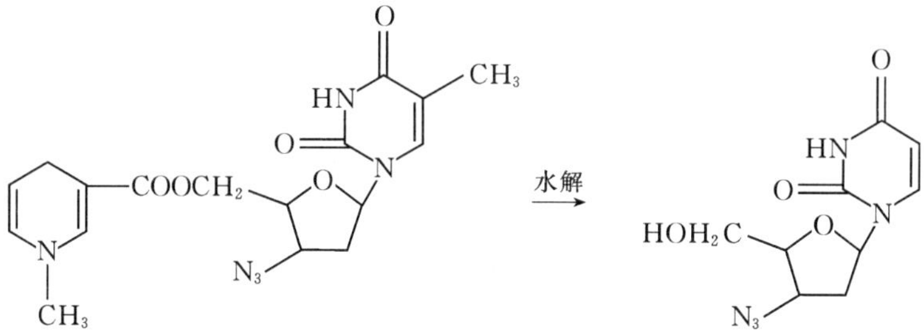

潜药　　　　齐多夫定(原药)

(3)改变酸碱性：阿司匹林(即乙酰水杨酸)的酸性刺激胃黏膜，且羟基上的乙酰基在血浆内很易水解，因而半衰期很短。将羧基与乙酰基改造成非酸性的原酸酯，便可避免对胃黏膜的刺激，但在体内仍可水解为乙酰水杨酸而发挥药效。

(4)提高选择性：皮质酮类药物制成半乳糖苷，糖的分子大，且带有多个羟基，水溶性增大，脂溶性降低，口服后在胃内和小肠内不会吸收，到达大肠后，寄生该处的细菌将糖苷水解释放出原药，于是药物选择性分布在大肠，治疗该处的炎症。

课堂讨论

为什么巴比妥C5位次甲基上的两个氢原子必须全被取代，才有镇静催眠作用？

知识拓展

细胞色素P450同工酶是什么？

人体内代谢药物的主要酶是细胞色素P450超家族(Cytochrome P450 proteins,CYP)，它们是一类主要存在于肝脏、肠道中的单加氧酶，多位于细胞内质网上，催化多种内、外源物质的(包括大多数临床药物)代谢。P450酶能通过其结构中的血红素中的铁离子传递电子，氧化异源物，增强异源物质的水溶性，使它们更易排出体外。CYP有多个亚家族，包括CYP3A4、CYP3A5、CYP2D6、CYP2C9、CYP2C19等。

第二节 药物构效关系

一、基本概念

1. 药物构效关系

药物构效关系是指药物化学结构与活性的关系。药物按体内作用方式可分为结构非特异性药物和结构特异性药物，其中结构非特异性药物是指药物的药效主要与其理化性质有关，与结构关系不大(如全身麻醉药)，其特征是不与受体结合。结构特异性药物是指药物的活性与其化学结构有关的药物。结构特异性药物是药物的主要类型，其特征是与体内特定的受体发生特异性结合，受体主要是生物大分子、离子通道及核酸等。

2. 药效团

药效团是指药物与受体结合及产生药效的重要官能团及其空间相对的位置。

3. 药物产生药效的因素

药物产生药效需要特定的条件，主要体现为以下两个方面：

(1)药物达到作用部位的有效浓度：也称药物的动力学时相，药物必须首先通过生物膜转运，而其通过的能力由它的理化性质及其特定的分子结构所决定的，该因素与药物的吸收、分布及排泄等密切相关。

(2)药物与作用部位与受体产生的相互作用：也称为药物的药效学时相，它依赖于药物本身特定化学结构所提供的空间特征和与受体分子产生的相互作用的种类和强度，它决定着药效的高低。

二、药物的理化性质对活性的影响

生物体系的基本溶剂是水，生物体中的血液、细胞浆液和体液都是水溶液。因此药物要转运扩散至血液或体液，首先需要药物本身有一定的水溶性，另外由于药物的传输首先要通过脂质的生物膜，因此还要求药物要有适当的脂溶性。图 19 - 1 为人体脂质膜示意图。

固体药物首先通过崩解及溶解等步骤形成水溶液，然后通过酯质膜进入到血浆中，因此药物的水溶性和脂溶性的大小就成为药物吸收的控速步骤。有鉴于此，下面重点讨论药物的溶解度、分配系数和解离度对药物活性的影响。

1. 脂水分配系数(P)

脂水分配系数(P)是指药物在有机相和水相中分配达到平衡时的物质的量浓度，即 C_0 与 Cw 之比，即

$$P = C_0/Cw$$

P 的大小反映了药物的脂溶性与水溶性间的相对大小。测定时以正辛醇为有机相，实际用 logP 表示。

通过对药物官能团的改变，可以改变药物的脂溶性。当药物分子引入烷基、卤素、芳环、脂环及碳链时，P 增大，药物的脂溶性提高。当引入羟基、羧基、磺酸基和巯基等时，药物的脂溶性降低，水溶性增大。

不同药物对亲脂性要求不同，中枢神经类药物由于需要通过脑血屏障，P 要适当大些。但

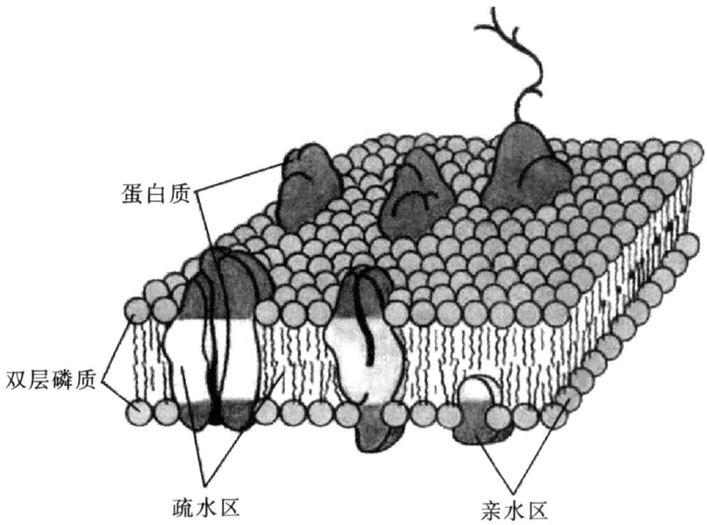

图 19-1 人体脂质膜示意图

若 lgP 过大，由于药物在人体组织中的脂/水相运转中困难，反而不能产生理想的药效。

2. *解离度及酸碱性*

人体体重的 70%～75%是由水组成的，而有机药物多为弱酸或弱碱性物质，在体液中会发生部分解离，因此药物在体液中以离子型和分子型两种形态存在，其解离度由 pKa 和环境的 pH 决定。通常药物以离子型发挥作用，但由于离子型药物存在水合作用，从而使其不易通过生物膜，因此药物要有适宜的解离度。

根据化学平衡原理，弱酸类和弱碱类药物解离过程中，离子和未解离的分子比例按下列公式计算：

弱酸类：
$$pKa = pH + \lg \frac{[RCOOH]}{[RCOO^-]}$$

弱碱类：
$$pKa = pH + \lg \frac{[RNH_3^+]}{[RNH_2]}$$

pKa 增大，离子型浓度增高，分子型浓度降低，药物在亲脂性组织中的吸收下降。不同药物有不同的适宜解离度。如弱酸性药物阿司匹林（pKa＝3.5），在胃液中（pH＝1）99%不解离，易于吸收；而弱碱性药物可待因（pKa＝8），在肠道（pH＝7～8）100%不解离，易于吸收。更典型的例子为催眠药巴比妥类药物，该类药物通常以分子形式透过细胞膜，以离子形式发生作用。

三、药物的特征官能团与药效的关系

药物各功能基团可使整个分子结构与性质发生变化，从而影响药物与受体的结合及药效。不同的基团会对药物的性质产生不同的影响。

1. —R（*烷基*）

不仅增强药物与受体的疏水结合，提高 lgP 值（每增加一个—CH_2—，lgP 增加 0.5），还可降低其离解度，增强药物对代谢的稳定性（R 体积大时）。

2. —X(卤素)

影响药物的电荷分布，增强与受体的电性结合作用，苯环上引入—X 增强脂溶性，每增加一个 X，P 增加 4～20 倍。

3. —OH(羟基)

增加药物水溶性，当为醇时毒性和活性均下降；当为苯酚时活性和毒性均增大。—OH 酯化后可用作前药。

4. —SH(巯基)

比—OH 脂溶性高，易于吸收，有亲核性，与重金属螯合成硫醇盐，可做解毒药(如二巯基丙醇)。

5. —SO_3H(磺酸基)

仅有自身时无药理活性，但用作药物能增加其亲水性。

6. —COOH(羧基)

与—SO_3H 类似；解离度及水溶性比其小，成盐后可增加药物的水溶性。羧基可与受体氨基结合，提高药物的生物活性，成酯后的药物脂溶性增强，生物活性较强，同时可利用其制备前药。

7. —$CONH_2$(酰胺)

易与生物大分子形成氢键，增强与受体的结合作用。

8. —NH_2(氨基)

易与受体蛋白质的—COOH 结合，氮原子又可形成氢键，表现出多种生物活性，其活性及毒性的顺序为 $RNH_2>R_2NH>R_3N$。

9. R—O—R(醚键)

具有亲水及亲脂性，药物易于通过生物膜，有利于药物运转。

四、药物的立体结构对药效的影响

药物所作用的受体、酶、离子通道等都是生物大分子，有一定的三维空间结构。在药物和受体相互作用时，两者之间的空间互补程度将对药效产生较大影响，包括药物结构中官能团间距离、几何异构、光学异构(手性)、构象异构等。

1. 官能团间距离

药物结构中官能团间的距离，特别是与受体作用部位相关的官能团间的距离，可影响药物的药理活性。

2. 几何异构

双键或环等刚性或半刚性系统导致药物分子内旋转受到限制，产生几何异构体，它们的理化性质和生理活性有较大的差异。

3. 光学异构

药物中光学异构体生理活性的差异反映了药物与受体结合时有较高的立体要求，因而两个对映体虽然有着相同的物理性质和化学性质，但其生理活性不同。而在下例中表现出了较大的差异性。D-(-)-异丙基肾上腺素作为支气管舒张剂，比 L-(+)-异丙基肾上腺素强 800 倍，这是由于 D-(-)-异丙基肾上腺素与受体产生三点结合，即氨基、苯环及其两个酚羟基、侧链上的醇羟基，而 L-(+)-异丙基肾上腺素只能有两点结合。异丙基肾上腺素与受体结合示意图见图 19-2。

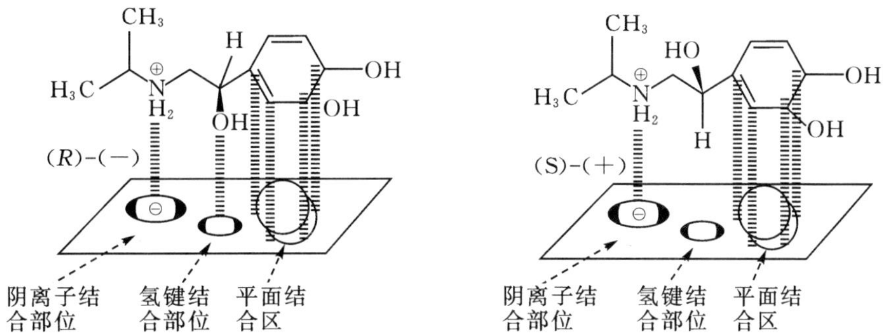

图 19-2　异丙基肾上腺素与受体结合示意图

4. **构象异构**

构象是指分子结构中的共价键结构不发生改变，仅仅是单键的旋转所造成的分子内各原子不同的空间排布状态，因而发生了分子形状的变化。药物分子的构象变化与生物活性有着重要的影响，同一种分子结构因其具有不同构象，而与不同的受体结合而产生不同的药物活性，如组胺可同时作用与组胺 H_1 和 H_2 受体，因结合方式不同而产生不同的作用。

五、药物与受体相互作用对药效的影响

受体理论认为，药物在与受体相互作用形成复合物后才能产生药理活性，结构特异性药物的活性主要与药物和受体的相互作用有关。影响药物与受体间的相互作用因素有很多，如药物与受体的结合方式、药物的电荷分布等。

1. **药物与受体的结合方式**

药物与受体结合方式包括静电作用、氢键作用、范德华引力、点和转移复合物等。其作用程度有可逆与不可逆两种。在大多数情况下，药物与受体作用是可逆的。当呈共价键时形成不可逆复合物，药效持久，如抗菌药。不同类型作用力及作用能见表 19-1。

表 19-1　不同类型作用力及作用能

键型	相互作用能(kJ/mol)	实例
1. 加强的离子键	-10×4.18	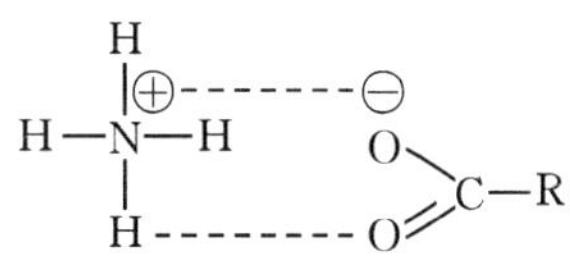
2. 离子键	-5×4.18	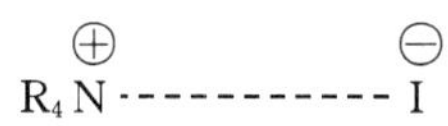
3. 离子-偶极	-(1～7)×4.18	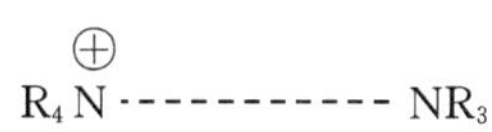

续表

键型	相互作用能(kJ/mol)	实例
4. 偶极-偶极	-(1～7)×4.18	O═C--------NR_3
5. 氢键	-(1～7)×4.18	═O----------$HO^{\ominus}$
6. 电荷转移	(1～)×4.18	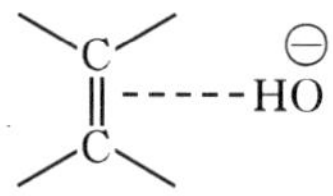
7. 疏水键	-1×4.18	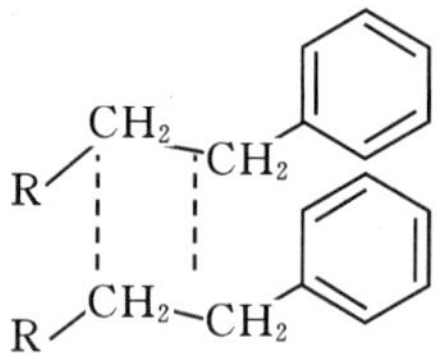
8. 范德华力	-(0.5～1)×4.18	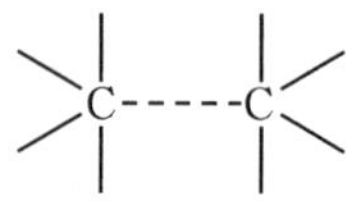

可逆结合时主要有以下几种键合方式：

(1)氢键：药物分子中具有孤对电子的 O、N、S、F、Cl 等原子与 C、N、O、F 等共价结合的 H 形成氢键较弱。氢键的键能约为共价键的 1/10，对理化性质和与受体相互间的结合的影响较大。药物与水形成氢键，药物的水溶性增强；药物分子内或分子间形成氢键，可增强与非极性溶剂中的溶解度。

(2)疏水键：水分子与药物非极性分子结构的外周进行有秩序地排列，药物亲脂部分与受体亲脂部分相互接近，稳定了两个非极性部分的结合，称为疏水键。

(3)电荷转移复合物：电子多的分子与电子相对缺乏的分子间通过电荷转移而形成的稳定的化合物。它可增强药物的稳定性、溶解度，并有利于药物与受体的结合。

(4)金属离子配合物：电荷密度低的金属离子与电荷密度高的配体形成的化合物。金属离子可与多个配体形成环状螯合物四、五、六元环，如抗肿瘤药物中铂的配合物。

药物与受体作用往往是多种作用的结合。一般而言，作用部位越多，作用力强，药物活性越好。

2. **药物的电荷分布**

药物分子中电荷分布是不均一的，如电荷分布正好与受体的分布相适应，那么药物的正、负电荷与受体的负、正电荷产生静电引力，使药物与受体的相互作用力增加，药物与受体容易形成复合物而增加药理活性。如局部麻醉药是通过羰基的偶极作用与受体结合，普鲁卡因结构中的对位氨基取代基，由于给电子特性，通过共轭效应使羰基极化度增加，药物与受体结合更牢固，作用时间延长。而硝基卡因由于硝基的吸电子作用，降低了羰基氧原子上的电荷密度，使与受体的结合弱，不产生麻醉作用。

课堂讨论

药物空间结构对药效的影响有哪些方面?

知识拓展

抗 HIV 药物构效关系

艾滋病仍是整个世界面临的医学难题,尚无有效的预防疫苗,而当前的治疗药物毒副作用较大,且病毒耐药性不断发生。目前,美国食品药品管理局共批准了 20 多种抗 HIV 药物上市,临床用于治疗 HIV-1 感染的主要药物有核苷类(NRTIs,齐多夫定、拉米夫定等)、非核苷类逆转录酶抑制剂(NNRTIs,奈韦拉平、地拉韦啶)、蛋白酶抑制剂(PIs,奈非那韦、沙奎那韦等)和整合酶抑制剂(IIs)等。然而这些药物及鸡尾酒疗法(HAART,三联治疗方案)等虽在一定程度上抑制了 HIV 的复制,有效地延长了患者的生命,但是由于不能根治,且由于耐药病毒株的出现,使抗艾滋病药物的研究面临着挑战。而新药开发耗费大量的人力、财力,促使研究机构和制药公司想办法降低研发费用,缩短开发时间。当前非常有效的方法是利用各种数据处理方法,根据已知化合物的信息进行构效关系(SAR)及其他研究,分析待开发药物的分子结构,对药物的药效团(包括特定的化学基团、氢键基团、正负电荷基团和疏水基团等)、作用靶点、作用机制等有一定的认识,从而指导新药的合成,降低开发费用,开发出高活性、低副作用的新药。

第三节　药物稳定性

药物在生产、制剂、贮存、调配和使用过程中,由于药物受到外界因素的影响发生变质反应,从而引起药物稳定性的变化,导致药物的疗效下降,甚至产生毒副作用而危及患者的生命。因此认识掌握药物稳定性的变化和发生变质反应的规律是非常重要的。

药物变质反应主要有水解反应、氧化反应、还原反应、异构化反应、脱羧反应及聚合反应等。其中,以药物的水解反应、氧化反应最为常见。此外,空气中的二氧化碳对药物质量也有一定影响。

一、药物的水解性对药物稳定性的影响

易发生水解反应的药物在化学结构上一定含有易被水解的基团,由于药物中这些易被水解的基团多种多样,所以构成多种多样的水解类型。其中以盐类的水解、酯类的水解、酰胺类的水解和苷类的水解较为常见。

(一)药物水解的类型

1. 盐类的水解

盐类的水解是组成盐的离子键与水发生复分解反应,生成弱电解质(弱酸或弱碱);当溶液中水解产生的弱酸或弱碱超过其溶解度时,则由溶液中析出。

2. 酯类药物的水解

酯类药物包括无机酸酯类、有机酸酯类及内酯类药物,均有水解性,水解产物为酸和醇。

酯类药物的水解反应在酸性及碱性下均可发生。酯类药物的水解反应在酸性下是可逆的;在碱性条件下的水解反应速度比酸性条件下水解反应速度快,并能水解完全。

3. 酰胺类药物的水解

酰胺类药物是氨或胺的氮原子上的氢被酰基取代所成的羧酸衍生物,水解产物为羧酸和氨或胺。

4. 苷类药物的水解

单糖的半缩醛羟基与含羟基的化合物(醇、酚等)作用,可脱去一分子水,生成糖苷。糖苷由糖和非糖两部分组成,非糖部分称为苷元。糖苷键在碱性条件下稳定,在酸作用下很易水解,生成原来的苷元和糖。

(二)影响药物水解的结构因素

1. 药物化学结构的电子效应对水解速度的影响

酯类药物的水解反应是通过酰氧键的断裂而进行的。所以水解反应的速度取决于羰基碳原子的电子云密度。如果 R 为供电子基团时,增加了羰基碳原子的电子云密度,使 H^+ 不易离去,则水解速度减慢;反之,R 基团为吸电子基时,则减弱羰基碳原子的电子云密度,使 H^+ 容易离去,水解速度加快。

酰胺类药物的水解反应与酯类药物的水解反应相似,但比相应的酯类药物的水解反应速度慢。

2. 离去酸性

离去酸性越强的药物越易水解,反之,离去酸性越弱的药物越不易水解。在羧酸衍生物中,离去酸的酸性越强的药物越易水解。因为羧酸衍生物在水解时,羰基正碳原子的正电荷增加时,易受亲核试剂的进攻而水解。

3. 邻助作用的影响

羧酸衍生物的酰基邻近有亲核基团时,能引起分子内催化作用,使水解加速,这一过程称为邻助作用。如阿司匹林在中性水溶液中的水解,除酚酯较易水解外,还由于邻位羧基负离子的邻助作用;青霉素类药物的水解除 β-内酰胺环不稳定以外,还有其侧链酰基氧原子的邻助作用。

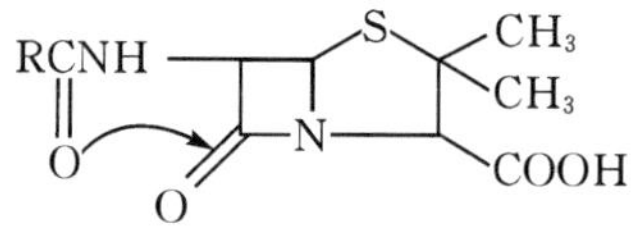

4. 空间位阻的影响

在羧酸衍生物中,若在羰基的两侧具有较大空间体积的取代基时,由于空间掩蔽的作用,产生较强的空间位阻,而减缓了水解速度。异丁基水杨酸的水解速度比阿司匹林慢 10 倍。

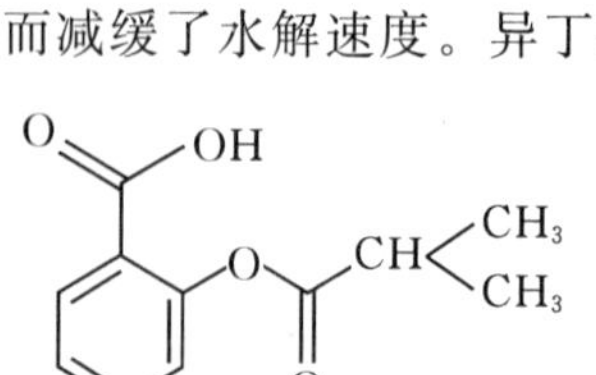

异丁基水杨酸

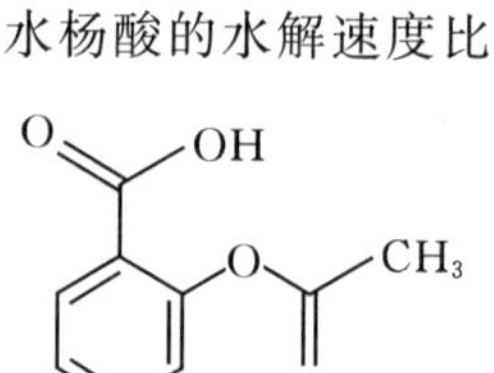

阿司匹林

(三)影响药物水解的外界因素

影响药物水解的外界因素很多,主要有水分、溶液的酸碱性、温度、重金属离子等。

二、药物的还原性对药物稳定性的影响

药物的氧化反应一般分为化学氧化反应和自动氧化反应。化学氧化是化学试剂与药物间的反应，主要应用于药物分析方面；药物的自动氧化反应是指药物在贮存过程中遇空气中的氧自发引起的游离基链式反应。

(一)药物自动氧化反应的官能团

碳碳双键——环氧化合物。

酚羟基——有色的醌类化合物。含有羟基数目越多，越易被氧化。在碱性条件下更易被氧化。

芳伯胺基(芳香第一胺 Ar—NH_2)——有色的醌类化合物、偶氮化合物和氧化偶氮化合物。

巯基——生成二硫化物。

醛基——生成相应的羧酸。

杂环——吡啶杂环氧化变色，呋喃类水解氧化成黑色聚合物，吩噻嗪类被氧化成醌类和亚砜。

(二)药物的化学结构对自动氧化的影响

1. 在不同的化学结构中，C—H 键的离解能不同。一般情况下 C—H 键的离解能越小，越易均裂成自由基，也越易发生自动氧化。

2. 含有酚羟基结构的药物由于苯氧间 p-π 共轭的缘故，使苯环电子云密度增大，易于形成苯氧负离子发生异裂自动氧化。

3. 烯醇的自动氧化与酚相似，自动氧化为 O—H 键异裂，生成烯氧负离子。

4. 芳香胺比脂肪胺更易发生自动氧化，芳胺中芳香第一胺和肼基的还原性相对较强，易发生自动氧化。

5. 含脂肪或芳香巯基的药物一般都具有还原性，均易发生自动氧化。

(三)影响药物氧化的外因

影响药物自动氧化的外界因素有氧、光、金属离子、温度和溶液酸碱性等。

三、药物的其他变质反应

(一)药物的异构化反应

1. 几何异构化反应

如维生素 A 在长期贮存过程中，可部分发生顺反异构化，使活性降低。

2. 光学异构化反应

(1)消旋异构化反应：如肾上腺素的溶液由于 pH 过低或过高，加热或室温放置过久等会加速其消旋化，使药效降低(右旋体的效率仅为左旋体的 1/15)。

(2)差向异构化反应：在立体异构中，含有多个手性碳原子的立体异构体中，只有一个手性碳原子的构型不同，其余的构型都相同的非对映体叫差向异构体。

四环素遇某些阴离子如磷酸根、枸橼酸根、醋酸根可生成差向四环素，而失去活性。

(二)药物的脱羧反应

维生素C贮存中颜色加深，其主要原因是在空气、光线、温度等的影响下，氧化生成去氢维生素C，在一定条件下发生脱水、水解和脱羧反应而生成糠醛，以至聚合呈色。

(三)聚合反应

由同种药物的分子相互结合成大分子的反应称聚合反应。药物发生聚合反应往往会产生沉淀或变色，影响药物正常使用及疗效。

维生素K_3光照后变为紫色，是因为分解并聚合成双分子化合物而引起的。

四、二氧化碳对药物质量的影响

二氧化碳在空气中约占0.03%的体积，极易溶于水。二氧化碳在水中溶解后部分与水作用形成碳酸，碳酸又会发生电离，生成H^+和CO_3^{2-}。H^+和CO_3^{2-}都会直接影响药物稳定性。

1. 改变药物的酸碱度
2. 促使药物分解变质
3. 导致药物产生沉淀
4. 引起固体物质变质

课堂讨论

影响药物变质的化学和物理因素有哪些？

知识拓展

家庭药品的正确保存方法

把药品放在清洁、干燥、避光的地方。

保证药品标签清晰明了，如果不清楚要及时更换，以免错拿、错服。另外，内服药和外用药要分开放。

定期检查药物，如有过期、浑浊，甚至发霉的都要将其扔掉，要注意药品的有效期，不要服用过期的药品。

不同性质的药品应用不同的保管方法来保存。因室温过高而易变质的药品，如青霉素、链霉素、乙肝疫苗、丙种球蛋白等，应放在冰箱中低温保存；易氧化分解的药物，如利福平等，应密封于瓶或袋中；需要避光的药物，如维生素K和维生素B等，应放于棕色瓶中。

要把药品放在婴幼儿够不到的地方，以防止婴幼儿误服中毒。

中药丸、散类药要防潮、防鼠、防虫蛀；芳香类药要瓶装，防挥发；易霉变药要放于阴凉通风处。

分开放置成人用药和婴幼儿用药，以免错拿错服。

考点提示

一、填空题

1. 代谢反应主要包括__________和__________。

2. 官能团化反应是指药物在酶催化剂作用下发生的__________、__________或__________，又称为Ⅰ相代谢。

3. 药物按体内作用方式可分为__________和__________。

4. 药物变质反应主要有__________、__________、__________、__________、__________及__________等。其中，以药物的__________、__________最为常见。

二、单项选择题

1. 药物的变质反应不包括

A. 水解反应　B. 氧化反应　C. 结合反应　D. 异构化反应

2. 羧酸衍生物的酰基邻近有亲基团时，可起分子内催化作用，使水解加速，称为

A. 电性效应　B. 邻助作用　C. 空间障碍　D. 共轭效应

3. 药物易发生水解变质的结构是

A. 烃基　B. 苯环　C. 内酯　D. 羧基

4. 药物易发生自动氧化变质的结构是

A. 烃基　B. 苯环　C. 内酯　D. 酚羟基

5. 药物中最常见的酰胺、酯类，一般来说溶液的 pH 值增大时

A. 不水解　B. 愈易水解　C. 愈不易水解　D. 水解度不变

6. 药物的水解速度与溶液的温度变化有关，一般来说温度升高

A. 水解速度不变　B. 水解速度减慢

C. 水解速度加快　D. 水解速度先慢后快

7. 药物的自动氧化反应是指药物与

A. 高锰酸钾的反应　B. 过氧化氢的反应

C. 空气中氧气的反应　D. 硝酸的反应

8. 易发生自动氧化的药物，可采用下列哪种方法增加稳定性

A. 增加氧的浓度　B. 加入氧化剂

C. 长时间暴露在空气中　D. 加入抗氧剂

9. 下列对前药原理的作用叙述错误的是

A. 前药原理可以改善药物在体内的吸收

B. 前药原理可以缩短药物在体内的作用时间

C. 前药原理可以提高药物的稳定性

D. 前药原理可以消除药物的苦味

10. 药物分子中引入羟基、羧基、脂氨基等，可使药物的

A. 水溶性降低　B. 脂溶性增高

C. 脂溶性不变　D. 水溶性增高

11. 一般来说，酸性药物在体内随介质 pH 增大

A. 解离度增大,体内吸收率降低
B. 解离度增大,体内吸收率升高
C. 解离度减小,体内吸收率降低
D. 解离度减小,体内吸收率升高

12. 一般来说,碱性药物在体内随介质 pH 增大

A. 解离度增大,体内吸收率降低
B. 解离度增大,体内吸收率升高
C. 解离度减小,体内吸收率降低
D. 解离度减小,体内吸收率升高

13. 药物的基本结构是指

A. 具有相同药理作用的药物的化学结构
B. 具有相同化学结构的药物
C. 具有相同药理作用的药物的化学结构中相同部分
D. 具有相同理化性质的药物的化学结构中相同部分

14. 在药物的基本结构中引入烃基对药物的性质影响叙述错误的是

A. 可以改变药物的溶解度
B. 可以改变药物的解离度
C. 可以改变药物的分配系数
D. 可以增加位阻从而降低药物的稳定性

15. 在药物的基本结构中引入羟基对药物的性质影响叙述错误的是

A. 可以增加药物的水溶性
B. 可以增强药物与受体的结合力
C. 取代在脂肪链上,使药物的活性和毒性均下降
D. 取代在芳环上,使药物的活性和毒性均下降

16. 在药物的基本结构中引入羧基对药物的性质影响叙述错误的是

A. 可以增加药物的水溶性
B. 可以增强药物的解离度
C. 使药物的活性下降
D. 羧酸成酯后,可以增加脂溶性,易被抗体吸收

17. 下列对立体结构对药效的影响的叙述错误的是

A. 原子间的距离
B. 分子的几何异构
C. 分子的旋光异构
D. 分子的同分异构

18. 药物几何异构对药效的影响中一般表现为反式结构比顺式结构

A. 生物活性小
B. 生物活性大
C. 生物活性相等
D. 与受体的互补性较差

19. 具有手性的药物可存在光学异构体,多数药物的光学异构体

A. 体内吸收和分布相同
B. 体内代谢和排泄相同
C. 药理作用相同
D. 化学性质相同

20. 巴比妥类药物有水解性,是因为具有

A. 酯结构
B. 酰胺结构
C. 醚结构
D. 氨基甲酸酯结构

21. 下列对脂水分配系数的叙述正确的是

A. 药物脂水分配系数越大,活性越高

B. 药物脂水分配系数越小，活性越高

C. 脂水分配系数在一定范围内，药效最好

D. 脂水分配系数对药效无影响

22. 决定药物药效的主要因素是

A. 药物是否稳定

B. 药物必须完全水溶

C. 药物必须有一定的浓度到达作用部位，并与受体互补结合

D. 药物必须有较大的脂溶性

23. 药物经化学结构修饰得到无活性或活性很低的化合物，在体内经代谢又转变为原来的药物发挥药效，此化合物称为

A. 硬药　　B. 前药

C. 原药　　D. 软药

三、多项选择题

1. 药物的变质反应主要有

A. 水解反应　　B. 氧化反应

C. 异构化反应　　D. 结合反应

2. 药物在体内的代谢反应主要有

A. 氧化反应　　B. 还原反应

C. 水解反应　　D. 结合反应

3. 影响药物水解的外界因素有

A. 水分的影响　　B. 溶液的酸碱性影响

C. 压强的影响　　D. 温度的影响

4. 影响药物自动氧化的外界因素有

A. 氧的浓度　　B. 光线的影响

C. 溶液酸碱性的影响　　D. 温度的影响

5. 有机药物中常见易水解的基团有

A. 酯键　　B. 酰脲

C. 酰胺　　D. 酚羟基

6. 有机药物中常见易发生自动氧化的基团有

A. 芳香伯胺　　B. 酚羟基

C. 苯环　　D. 烯醇

四、配伍选择题

（备选答案在前，试题在后。每组题均对应同一组备选答案，每题只有一个正确答案。每个备选答案可重复选用也可不选用。）

A. 水解反应　　B. 芳香伯胺

C. 氧的浓度　　D. 还原反应

1. 盐酸普鲁卡因的结构含有

2. 什么是药物自动氧化的主要外界因素
3. 盐酸地巴唑在水溶液中受热发生什么反应后析出地巴唑沉淀

A. 共价键
B. 氢键
C. 离子-偶极和偶极-偶极相互作用
D. 范德华引力
E. 疏水性相互作用

4. 乙酰胆碱与受体作用，形成的主要键合类型是
5. 环磷酰胺与DNA碱基之间，形成的主要键合类型是
6. 碳酸与碳酸酐酶的结合，形成的主要键合类型是

五、简答题

1. 药物的变质反应有哪些？
2. 二氧化碳对药物质量的影响有哪些？
3. 药物经生物转化后，其理化性质和生物活性多会发生什么改变？
4. 药物在体内发生氧化、还原、水解等反应的实质是什么？
5. 何谓药物构效关系？解离度对药物活性有何影响？

（肖晓飞　米浩宇）

下　篇

实训指导

实训一　磺胺醋酰钠的合成

化学名： N-[(4-氨基苯基)磺酰基]乙酰胺钠盐。

结构式：

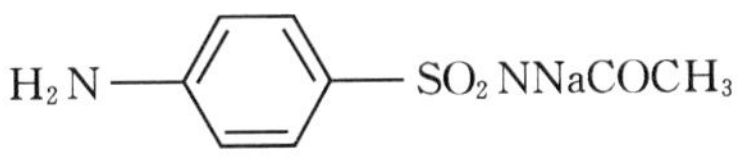

一、乙酰化

学习目标

了解酰化反应的原理和掌握其操作技能。

1. 实验原理

反应式：

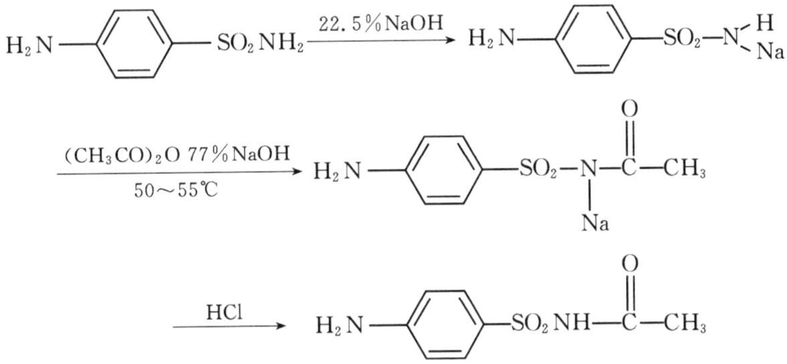

2. 原料规格及投料量

名称	规格	摩尔比	用量
磺胺	C. P.	1	17.2g
醋酐	C. P.	1.42	13.6ml
氢氧化钠	22.5%	1.13	22.0ml
氢氧化钠	77%	1.9	15.0ml
氢氧化钠	40%		适量

3. 实验步骤

在装有搅拌、温度计和回流冷凝管的 250ml 三口瓶中投入 17.2g 磺胺和 22.5%的氢氧化钠溶液 22ml，开搅拌，于水浴上加热至 50℃～55℃，待磺胺溶解后，滴加醋酐 3.6ml，5 分钟后再滴加 77%氢氧化钠液 2.5ml，并保持反应液 pH 在 12～13 之间，随后每隔 5 分钟交替滴加醋酐每次 2ml 和氢氧化钠液 2.5ml，加料期间反应温度维持在 50℃～55℃及 pH 12～13。重复上述加料共 5 次，每次间隔不少于5分钟。加料完成后,继续在水浴上保温搅拌30分钟,反应结束。将反应液倾入250ml的烧杯中,加30ml常水稀释,用浓盐酸调至pH=7,放置结晶,待精制用。

二、精制

学习目标

掌握如何控制反应过程的pH、温度等条件及利用主产物与副产物不同的理化性质来分离副产物。

实验步骤:

取结晶液,抽滤,沉淀物用10~15ml水洗涤,洗液与滤液合并,滤液用浓盐酸调至pH为4~5,抽滤,压干,称重,用3倍量的10%HCl溶解混合物,放置30分钟,使溶解完全,抽除不溶物,滤液加少量活性炭室温脱色后,抽滤,滤液用40%氢氧化钠溶液调pH=5,析出磺胺醋酰,抽滤,于红外灯下干燥得精品,熔点179℃~180℃,如果所得产品熔点不合格,可用热水(1∶15)进行重结晶,直至合格。

三、成盐

学习目标

了解和掌握其成盐方法和操作方法。

1. 实验原理

反应式:

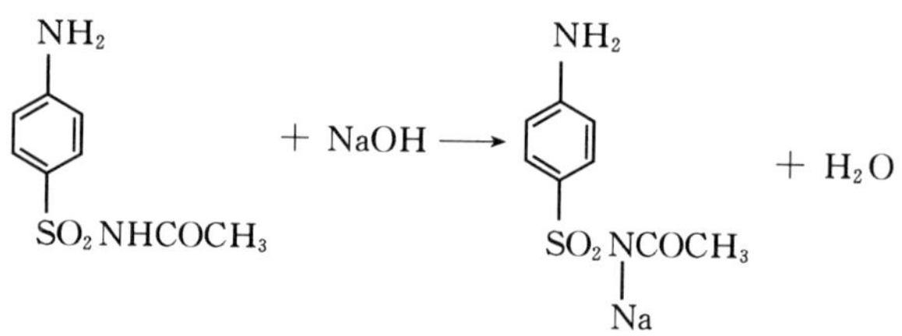

2. 实验步骤

将所得的磺胺醋酰精品投入100ml烧杯中,用少量水湿润后,于水浴上加热至90℃,用滴管滴加20%氢氧化钠至恰好溶解(在水浴中进行),pH=7~8,趁热过滤,滤液转入烧杯中放冷析出,滤取结晶,干燥,得磺胺醋酰钠成品,称重,计算收率。

目标检测

1. 由磺胺乙酰化做成磺胺醋酰结构,修饰的目的是什么?
2. 乙酰化加碱原理是什么?为什么要交替加料?
3. 乙酰化有哪些副产物?怎样分离?

实训二　贝诺酯的合成

化学名:2-乙酰氧基苯甲酸-4-乙酰胺基苯酯。

结构式:

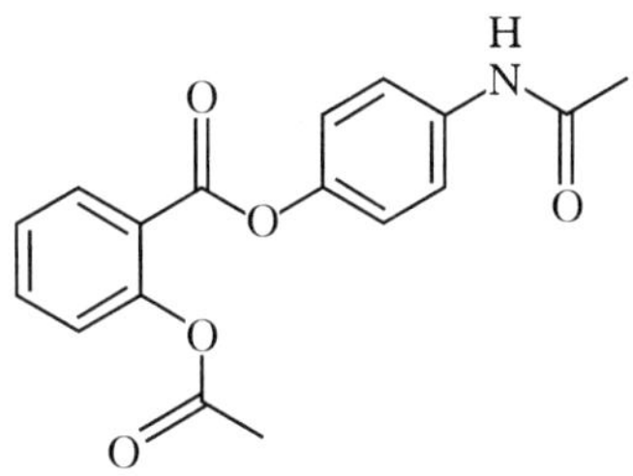

学习目标

1. 通过本实验,了解酯化反应的方法,以及酯化反应在药化结构修饰中的应用。
2. 通过酰氯的制备,掌握无水操作的技能。
3. 了解骈合原理在药物化学中的应用。

一、实验原理

反应式:

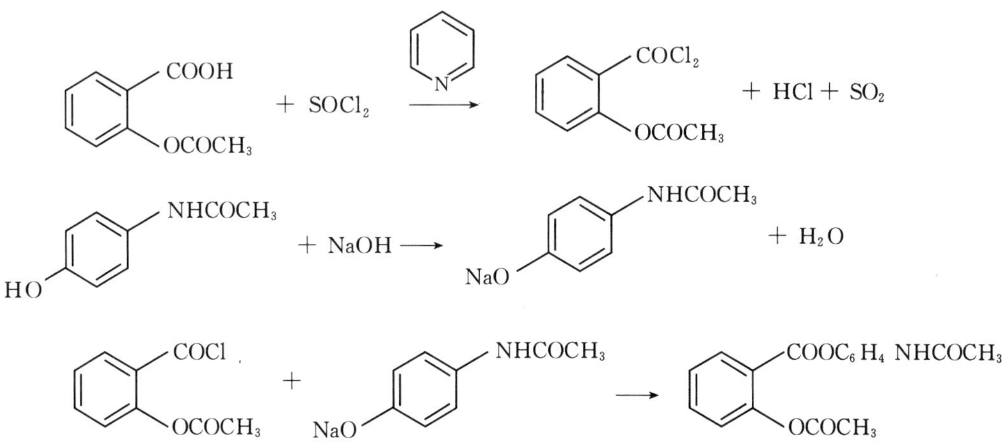

二、原料规格及投料量

名称	规格	摩尔比		投料量
阿司匹林	药用	1	0.05	9g
氯化亚砜	C.P	1.17	0.06	5ml
吡啶	C.P			1d
扑热息痛	药用	1.13	0.057	8.6g
氢氧化钠	C.P	1.55	0.067	3.3g
丙酮	C.P			6ml

三、实验步骤

在装有搅拌、温度计和回流冷凝管的150ml三口瓶(上端附有氯化钙干燥管及气体吸收装置)中加入止爆剂,阿司匹林9g,氯化亚砜5ml,搅拌,滴入吡啶1滴,置油浴上缓缓加热,约50分钟升至75℃,保持70℃～75℃,搅拌至无气体逸出(2～3小时)。反应毕,以水泵减压,蒸除过量的氯化亚砜后,冷却,得乙酰水杨酸氯,加入无水丙酮6ml,混匀密封备用。

在装有搅拌、温度计和恒压滴液漏斗的100ml三口瓶中加入扑热息痛8.6g,水50ml,保持10℃～15℃,搅拌下缓缓加入氢氧化钠液18ml(3.3g氢氧化钠加水至18ml),降温至8℃～12℃,慢慢滴加上述乙酰水杨酸氯无水丙酮液(约20分钟滴完),调pH至9～10,于20℃～25℃搅拌1.5～2小时,反应毕,抽滤,沉淀物用10～15ml水洗涤,洗液与滤液合并,滤液用浓盐酸调至pH为4～5,抽滤,滤饼用水洗至中性,烘干得粗品,以1∶8得95%乙醇精制,得精品5～7g,熔点174℃～178℃。

目标检测

1. 该实验为什么要无水操作?
2. 吡啶和氯化亚砜起什么作用?

实训三　阿司匹林的合成

化学名：2-(乙酰氧基)苯甲酸，又称乙酰水杨酸。

结构式：

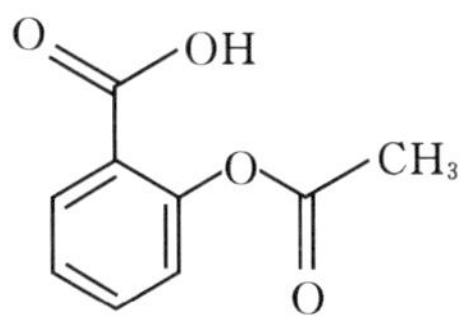

学习目标

掌握药物精制的方法。

掌握酯化反应的原理。

一、实验原理

反应式：

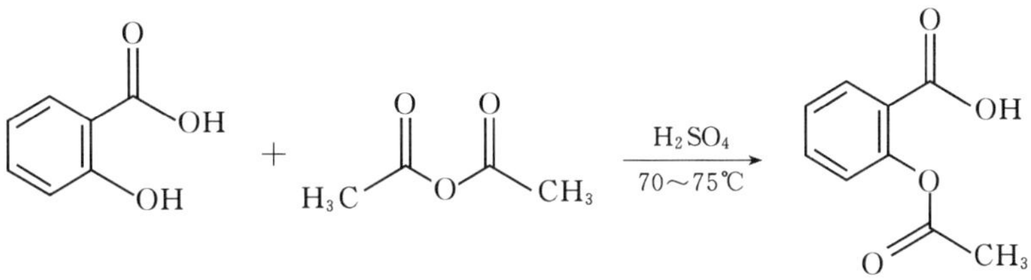

二、原料规格及投料量

原料名称	规格	用量	摩尔数	摩尔比
水杨酸	药用	10.0g	0.075	1
醋酐	C.P.	25ml	0.25	3.3

三、实验步骤

1. 酯化

取500ml的锥形瓶，加入水杨酸10.0g，醋酐25.0ml，然后用滴管加入浓硫酸25滴（约1.5ml），使水杨酸溶解。将锥形瓶放在蒸气浴上慢慢加热至80℃，维持此温度反应10分钟。然后将锥形瓶从热源上取下，使其慢慢冷却至室温。在冷却过程中，阿司匹林逐渐从溶液中析出。结晶形成后，加入蒸馏水250ml；并将该溶液放入冰浴中冷却。待充分冷却后，大量固体析出，抽滤得到固体，冰水洗涤，尽量压紧抽干，得到阿司匹林粗品。

2. 精制

将所得粗品置于150ml烧杯中，加入饱和的碳酸氢钠水溶液125ml。搅拌至无二氧化碳放出为止（无气泡放出，嘶嘶声停止）。有不溶的固体存在，抽滤，除去不溶物并用少量水洗涤。另取150ml烧杯一只，放入浓盐酸17.5ml和蒸馏水50ml，将得到的滤液慢慢地分多次倒入烧杯中，边倒边搅拌。阿司匹林从溶液中析出。将烧杯放入冰浴中冷却，抽滤固体，并用冷水洗涤，压紧抽干，固体干燥后测熔点，熔点135℃～136℃。

将上述固体放入25ml锥形瓶中，加入少量的热乙酸乙酯（不超过15ml），在蒸汽浴上缓缓地不断加热至全部溶解，冷却至室温，或用冰浴冷却，阿司匹林逐渐析出，抽滤得到阿司匹林精品。

目标检测

1. 向反应液中加入少量浓硫酸的目的是什么？能否用其他酸来代替？
2. 本反应还可能产生哪些副产物？

实训四　依达拉奉的合成

化学名:3 -甲基- 1 -苯基- 2 -吡唑啉- 5 -酮。

结构式:

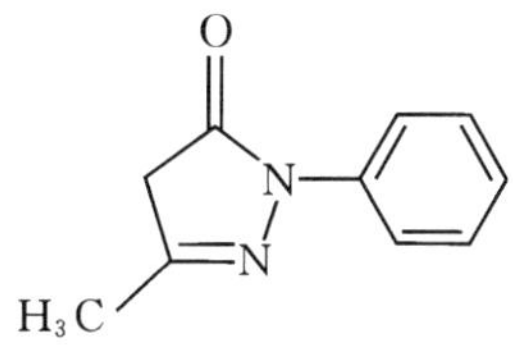

学习目标

通过本实验,掌握依达拉奉的合成方法。

一、实验原理

反应式:

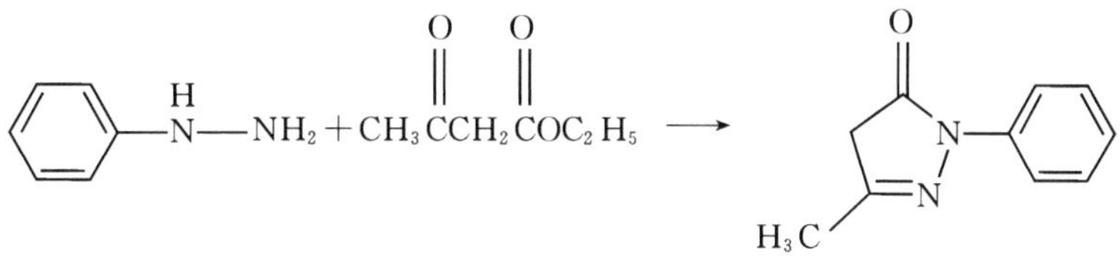

二、原料规格及投料量

名称	规格	摩尔比	摩尔数	投料量
苯肼	C. P.	1	0.25	32.5g
乙酰乙酸乙酯	C. P.	1	0.25	27g
乙醇	C. P.			125ml

三、实验步骤

1. 缩合

将 40ml 乙醇、27g(0.25mol)苯肼加入装有搅拌、温度计和回流冷凝管的 250ml 三口瓶。50℃滴加 32.5g(0.25mol)乙酰乙酸乙酯。升温至回流反应 5 小时后停止加热,反应毕,然后放置过夜析晶。将湿粗品直接以 75ml 乙醇回流下溶解,稍冷,加入 0.5g 活性炭再回流 15 分钟,热过滤,滤液室温放置析晶。抽滤,60℃干燥,得到白色结晶性粉状固体依达拉奉,计算收率。

2. **精制**

称取依达拉奉 10g，用乙醇加热溶解，热过滤，滤液室温放置析晶，滤集固体，60℃干燥得 6g 白色结晶性粉状固体，熔点 128℃～129℃。

目标检测

1. 成环反应为什么要求无水操作？
2. 影响成环反应收率的主要因素是什么？
3. 为什么要避光反应？

实训五　对氯苯氧异丁酸盐的合成

化学名:2-甲基-2-(4-氯苯氧基)丙酸盐。

结构式:

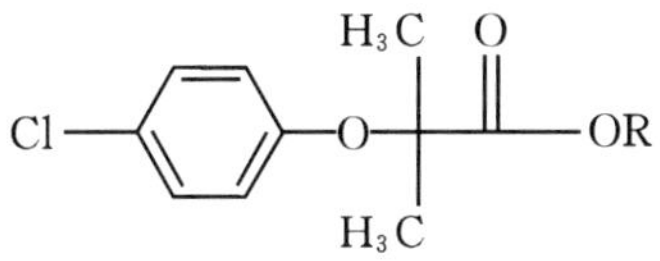

【缩合反应】

学习目标

掌握安妥明合成中缩合反应原理及产品精制操作方法。

了解和掌握成盐方法、原理以及基本操作。

一、实验原理

反应式:

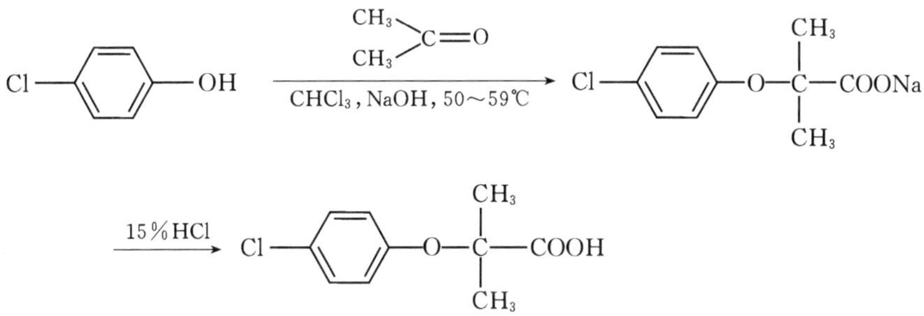

二、原料规格及投料量

名称	规格	摩尔数(重量)
对氯苯酚	工业	0.1(12.9g)
氢氧化钠	C.P.	0.53(21.2g)
丙酮	C.P.	0.88(64.6ml)
氯仿	C.P.	0.13(10.5ml)
盐酸	浓盐酸(36%)	Q.S.(适量)

三、实验步骤

1. 缩合反应

在装有液封搅拌和温度计(100℃)的干燥三口瓶(250ml)中,投入对氯苯酚、丙酮,开动搅拌,再分次投入 NaOH,充分搅拌,使 NaOH 混悬在反应液中,水浴上加热,至内温 42℃左右,开始缓缓滴加计算量的氯仿,滴加氯仿时反应温度始终控制在 42℃～48℃之间,不得超过 50℃,加毕,升温,在 50℃～59℃保持搅拌回流 2 小时,保温完毕,停搅拌,安装蒸馏装置。在缓缓搅拌下,蒸馏回收丙酮,至反应物呈稠糊状时,加入热水 100ml,加热至 70℃使反应物全部溶解,再蒸出残留丙酮后,将瓶中反应物倒入 250ml 的烧杯中,在搅拌下用 15% HCl 中和至 pH=2,冷却析晶,抽滤,固体依次用水、石油醚、水、甲苯、水等洗涤两次,每次 15ml 后,最后压紧抽干,得淡黄色的对氯苯氧异丁酸粗品,称重。

仪器与实验装置图:

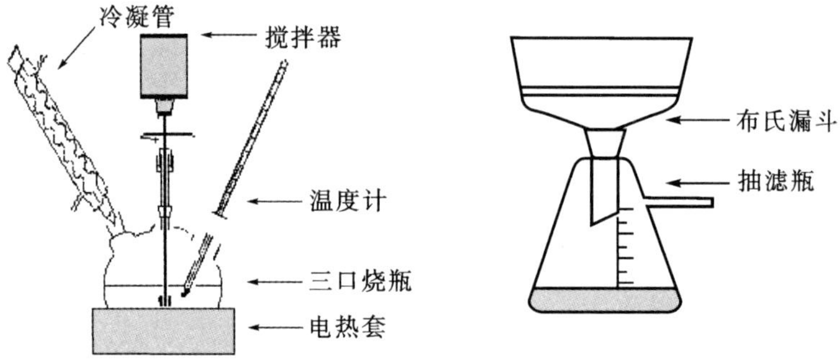

2. 精制

取上述干燥的粗品 12.5g(折合干燥的 7.5g 左右)置于 250ml 烧杯中,加入蒸馏水 40ml,水浴加热至 60℃～65℃,加 10%NaOH 液 16ml,搅拌使溶液 pH 为 8 左右,如不到 pH=8 则继续用碱液调,加活性炭 0.4g,保湿 15 分钟,趁热抽滤,滤液调节至温度为 55℃时,用 18%的盐酸调节至 pH=2,放置冷水浴中冷却 30 分钟,析出沉淀,抽滤,沉淀用蒸馏水洗涤 5 次,每次 20ml,取出沉淀,置红外灯下于 50℃干燥,得白色结晶粉末,称重,测熔点 118℃～122℃。计算收得率。

3. 安妥明 TLC 反应终点的判断

方法:薄层层析法

固定相:硅胶 G

展开剂:氯仿-甲醇(7∶3)

点样量:各 10μl(对氯苯酚甲醇液 1ng/ml 和反应液)

显色:紫外 UV254nm

【成铝盐】

学习目标

了解和掌握成盐方法、原理以及基本操作。

一、实验原理

反应式：

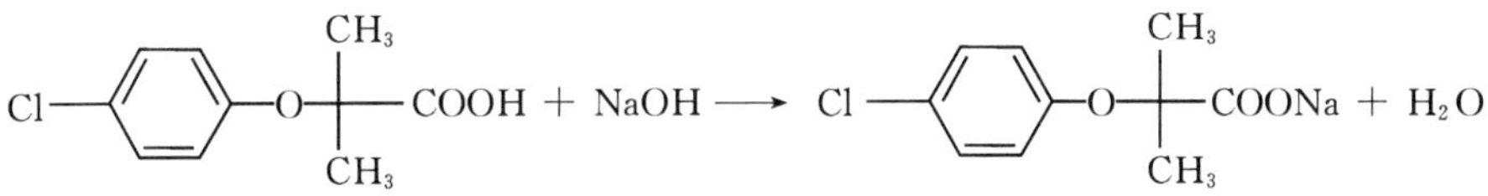

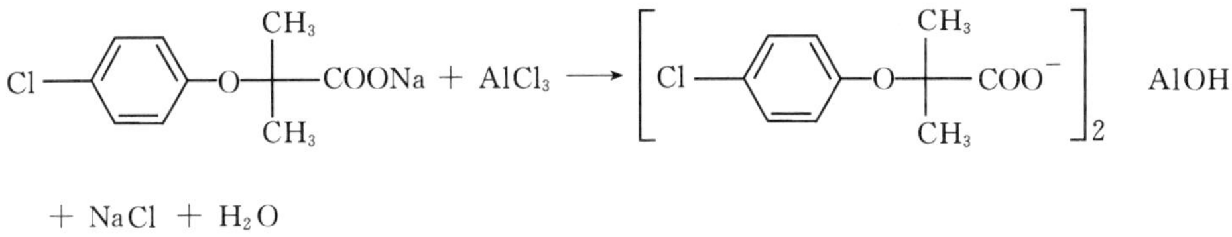

二、原料规格及投料量

名称	规格	摩尔数(重量)
对氯苯氧异丁酸	自制	5.4g
氢氧化钠	C.P.	1.46g
水		38ml
氯化铝	C.P.	3g
水		16.5ml

三、实验步骤

1.测对氯苯氧异丁酸的熔点

对氯苯氧异丁酸的熔点为120.52℃，否则重新精制。

2.对氯苯氧异丁酸铝的制备

将3.0g结晶氯化铝置于150ml高型烧杯中，加水16.5ml，搅拌溶解，备用。如果溶液不澄清，浑浊，需过滤。

先用NaOH 1.46g、水38ml配成为4%的NaOH溶液，加入5.4g对氯苯氧异丁酸，搅拌溶解，备用。如果溶液不澄清，浑浊，需过滤，滤液备用。

将盛有氯化铝溶液的烧杯置水浴加热，开动搅拌，当内温70℃～80℃时，滴入对氯苯氧异丁酸碱性溶液，立即产生白色沉淀，控制反应液pH=3～4，加毕，搅拌保温反应半小时，趁热抽滤。沉淀物用水洗涤，压紧抽干，置红外灯下于80℃干燥，得安妥明铝，称重，计算收得率。

【成钙盐】

学习目标

掌握成钙盐方法并与成铝盐方法进行比较。

一、实验原理

反应式：

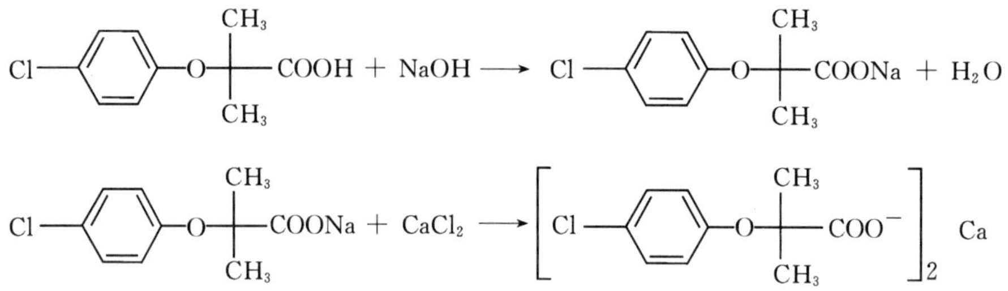

二、原料规格及投料量

名称	规格	摩尔比	重量
对氯苯氧异丁酸	自制	1	5.4g
氢氧化钠	C. P.	1.07	1.5g
氯化钙	C. P.	0.57	

三、实验步骤

将对氯苯氧异丁酸置于150ml高型烧杯中，不断搅拌下分次加入10%NaOH溶液，调节pH为6～7，加入活性碳，于60℃搅拌褪色15分钟，趁热过滤，取滤液在搅拌下于70℃～75℃时，滴入20%氯化钙溶液，控制反应液中性，至母液加氯化钙溶液无白色沉淀析出为止，过滤，滤液用水洗涤两次，压紧抽干，于90℃干燥，得安妥明钙，称重，计算收得率。

目标检测

1. 缩合反应为什么要求无水操作？
2. 影响缩合反应收率的主要因素是什么？
3. 成铝盐时，规定将对氯苯氧异丁酸碱性溶液滴入氯化铝溶液中，反过来操作行不行？为什么？
4. 成铝盐时控制反应液维持在pH=3～4，为什么？
5. 成铝盐时与成钙盐之异同点。

实训六　抗生素类药物的定性鉴定

学习目标

掌握抗生素类药物的鉴定方法。

一、检品

1. 头孢氨苄(Cefalexin)

化学名：(6R,7R)-3-甲基-7-[(R)-2-氨基-2-苯乙酰氨基]-8-氧代-5-硫杂-1-氮杂双环[4,2,0]辛-2-烯-2-甲酸一水合物。

结构式：

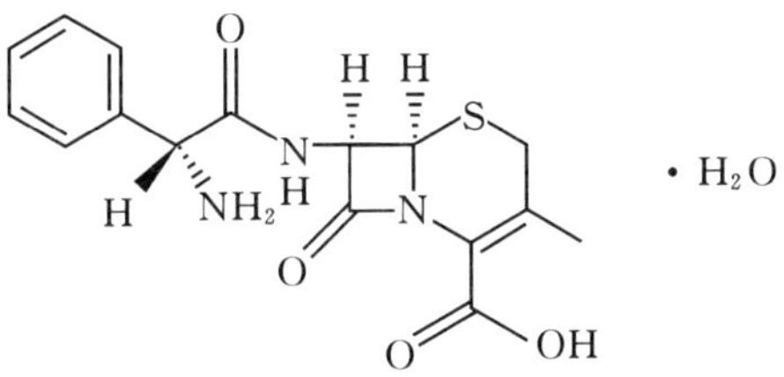

2. 氯霉素(Chloramphenicol)

化学名：D-苏式-(-)-N-[α-(羟基甲基)-β-羟基对硝基苯乙基]-2,2-二氯乙酰胺。

结构式：

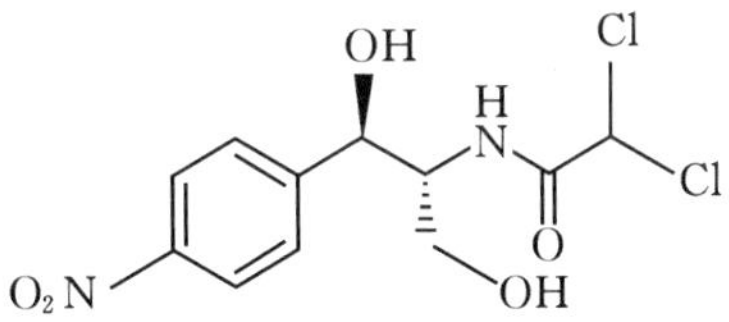

3. 红霉素(Erythromycin)

化学名：3-[(2,6-二脱氢-3-甲基-3-O-甲基-α-L-核-吡喃糖基)氧]-13-乙基-6,11,12-三羟基-2,4,6,8,10,12-六甲基-5-[[3,4,6-三脱氧-3-(二甲氨基)-β-D-木吡喃糖基]氧]-氧杂环十四烷-1,9-二酮。

结构式：

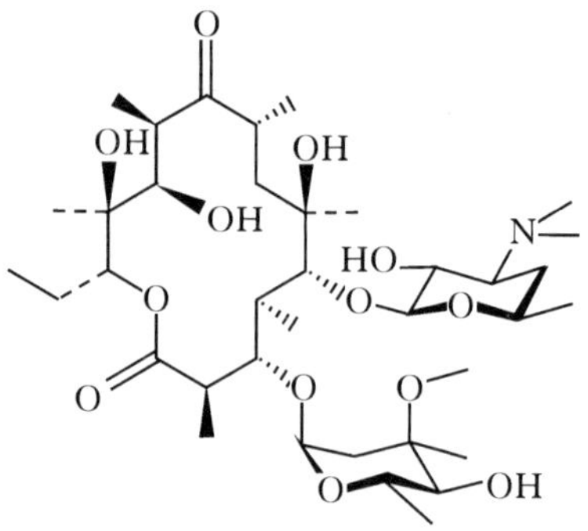

二、实验原理

1. 头孢氨苄

和硫酸铜溶液生成橄榄绿色配合物。

2. 氯霉素

酰化物在弱酸性溶液中与高铁离子生成紫红色配合物。

3. 红霉素

结构中的苷键、内酯键发生水解断裂，得到有色物质。

三、实验步骤

1. 头孢氨苄

(1)取本品约 5mg，加 1%醋酸溶液 5 滴，1%硫酸铜溶液 2 滴与氢氧化钠(2mol/L)1 滴，应显橄榄绿色。

(2)取本品与头孢氨苄对照品，加 0.5mol/L 盐酸溶液分别制成每 1ml 中含 5mg 的溶液，照有关物质项下的薄层色谱法试验，供试品所显主斑点的颜色和位置应与对照品的主斑点相同。

2. 氯霉素

(1)取本品 10mg，加稀乙醇 1ml，溶解后，加 1%氯化钙溶液 3ml 与锌粉 50mg，置水浴上加热 10 分钟，倾取上清液，加苯甲酰氯约 0.1ml，立即强力振摇 1 分钟，加三氯化铁试液 0.5ml 与氯仿 2ml，振摇，水层显紫红色。如按同一方法，但不加锌粉试验，应不显色。

(2)取本品的无水乙醇溶液，测其旋光度，应为右旋；另取本品的醋酸乙酯溶液，测其旋光度，应为左旋。

3. 红霉素

(1)取本品 5mg，加硫酸 2ml，缓缓摇匀，即显红棕色。

(2)取本品 3mg，加丙酮 2ml 溶解后，加盐酸 2ml 即显橙黄色，渐变为紫红色，再加氯仿 2ml 振摇，氯仿层显蓝色。

目标检测

头孢氨苄、氯霉素、红霉素各属于哪种抗生素类型？还有什么类型的抗生素？

实训七　磺胺类药物的定性鉴定

学习目标

掌握磺胺类药物的鉴定方法。

一、检品

1. 磺胺嘧啶(Sulfadiazine)(SD)

化学名: N－2－嘧啶基－4－氨基苯磺酰胺。

结构式:

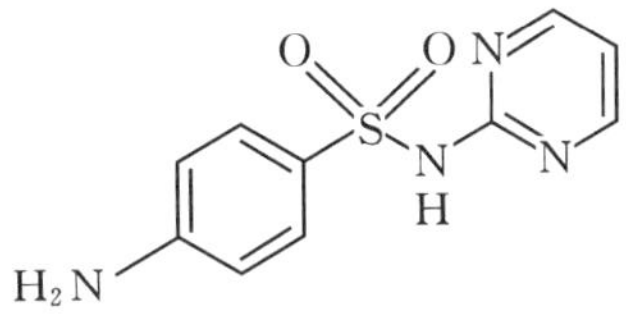

2. 磺胺醋酰钠(Sulfacetamide Sodium)(SA－Na)

化学名: N－[(4－氨基苯基)磺酰基]乙酰胺钠一水合物。

结构式:

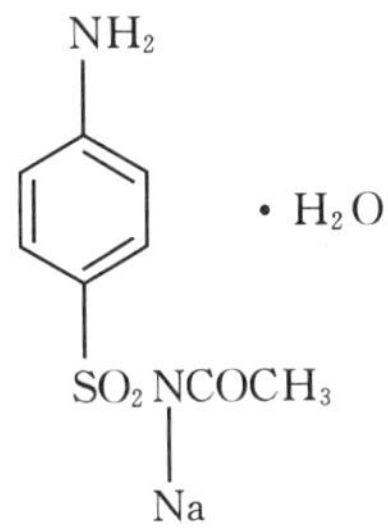

3. 磺胺甲噁唑(Sulfamethoxazole)(SMZ)

化学名: N－(5－甲基－3－异噁唑基)－4－氨基苯磺酰胺。

结构式:

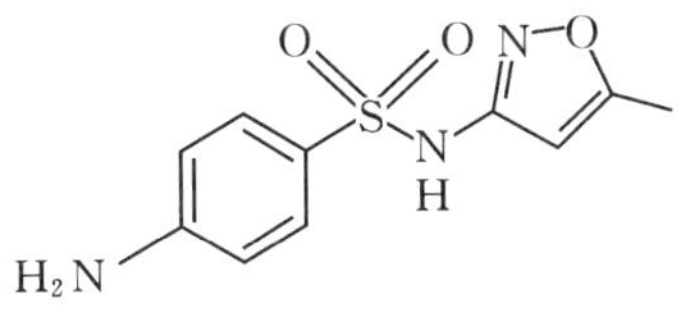

二、实验原理

1. 重氮-偶合反应

反应式：

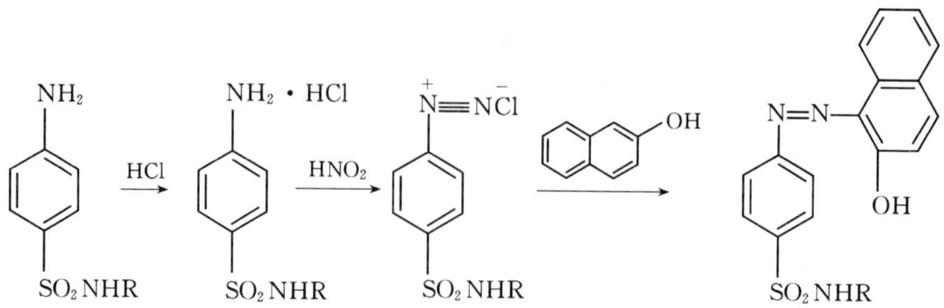

2.铜盐反应

反应式：

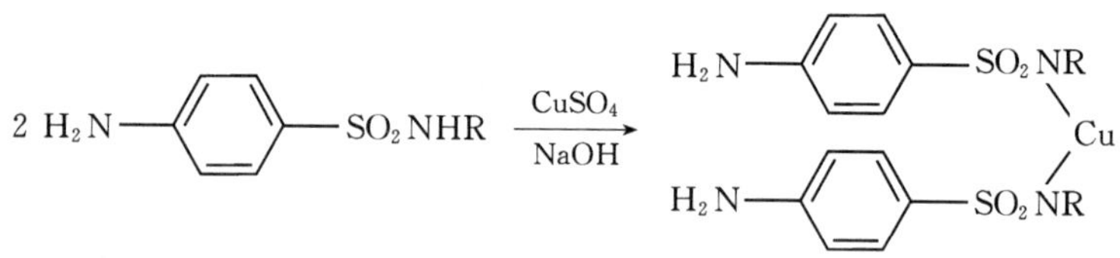

三、实验步骤

1.磺胺嘧啶

(1)本品显芳香第一胺类的鉴定反应。取本品约0.05g,加稀盐酸1ml,缓缓煮沸使溶解，放冷;滴加亚硝酸钠试液数滴,摇匀,加碱性β-萘酚试液数滴,振摇,即显红色。

(2)取本品约0.1g,加水与0.4%氢氧化钠溶液各3ml,振摇使溶解,滤过,取滤液,加硫酸铜试液1滴,即生成黄绿色沉淀,放置后变为紫色。

2.磺胺醋酰钠

(1)取本品约0.1g,加水3ml溶解后,加硫酸铜试液5滴,即生成蓝绿色的沉淀。

(2)取本品约1g,加水3ml溶解后,加醋酸2ml,即生成沉淀,滤过,取铂丝,用盐酸湿润后,蘸取滤液,在无色火焰中燃烧,火焰即显黄色。显钠盐的鉴定反应。

3.磺胺甲噁唑

(1)本品显芳香第一胺类的鉴定反应。取本品约0.05g,加稀盐酸1ml,缓缓煮沸使溶解，放冷;滴加亚硝酸钠试液数滴,摇匀,加碱性β-萘酚试液数滴,振摇,即显红色。

(2)取本品约0.1g,加水与0.4%氢氧化钠溶液各3ml,振摇使溶解,滤过,取滤液,加硫酸铜试液1滴,即生成草绿色沉淀。

目标检测

磺胺醋酰钠的鉴定为什么不采用芳伯氨基类酸性条件下的重氮-偶合反应鉴定方法?

实训八　抗结核病药的定性鉴定

学习目标

掌握抗结核病药的鉴定方法。

一、检品

1. 对氨基水杨酸钠(Sodium Aminosalicylate)

化学名:4 -氨基- 2 -羟基苯甲酸钠盐二水合物。

结构式:

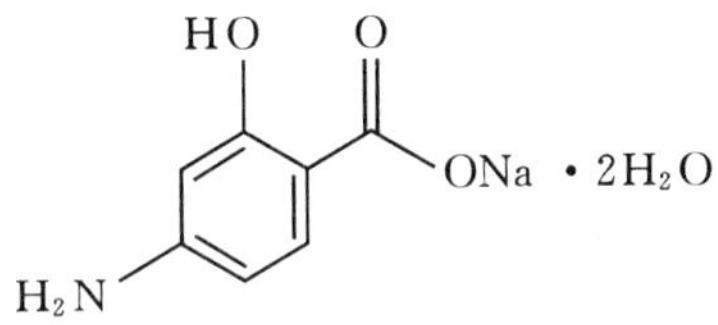

2. 异烟肼(Isoniazid)

化学名:4 -吡啶甲酰肼。

结构式:

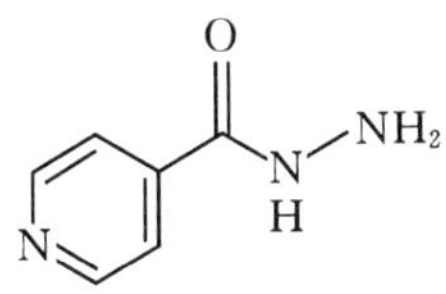

3. 硫酸链霉素(Streptomycin Sulfate)

化学名:O - 2 -甲氨基- 2 -脱氧- α - L -葡吡喃糖基-(1→2)- O - 5 -脱氧- 3 - C -甲酰基- α - L -来苏呋喃糖基-(1→4)- N″,N′-二脒基- D -链霉胺硫酸盐。

结构式:

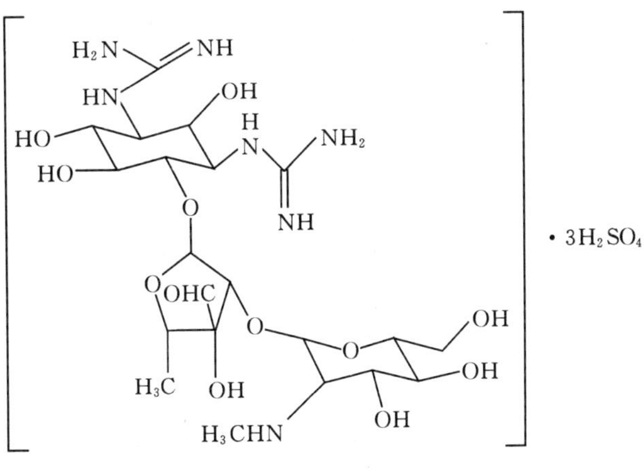

二、实验原理

1. 异烟肼的鉴定原理

(1)异烟肼与醛缩合生成腙,与香草醛缩合生成异烟腙。

(2)分子中含肼的结构具还原性:与硝酸银作用,被氧化为异烟酸,析出金属银。

2. 硫酸链霉素的鉴定原理

(1)碱性条件下苷键破裂,水解后加入次溴酸钠反应生成橙红色的物质。

反应式:

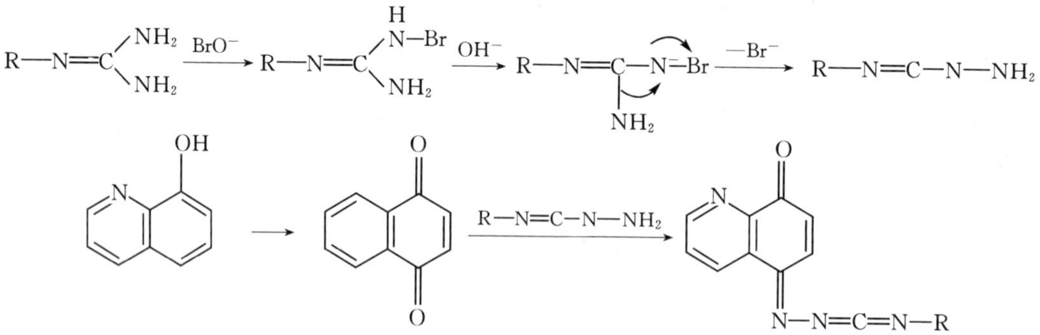

(2)在碱性条件下,链霉糖缩合重排为麦芽酚,与 Fe^{3+} 生成紫红色络合物。

反应式:

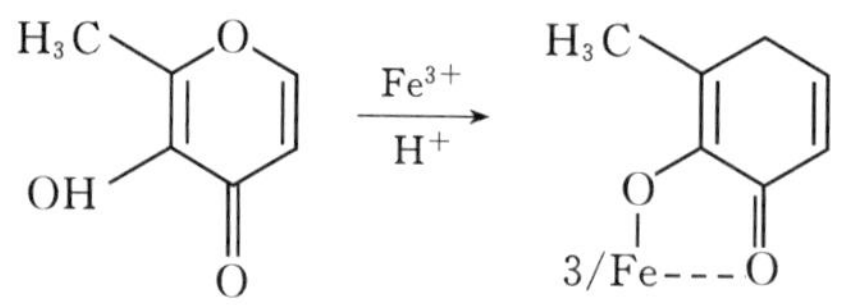

三、实验步骤

1. 对氨基水杨酸钠

(1)取本品约 10mg,加水 10ml 溶解后,加稀盐酸 2 滴使成酸性,加三氯化铁试液 1 滴,应显紫红色;放置 3 小时,不得发生沉淀。

(2)本品的水溶液显钠盐的鉴定反应。取铂丝,用盐酸湿润后,蘸取本品的水溶液,在无色火焰中燃烧,火焰即显黄色。

2. 异烟肼

(1)取本品约 0.1g,加水 5ml 溶解后,加 10%香草醛的乙醇溶液 1ml,摇匀,微热,放冷,即析出黄色结晶。

(2)取本品约 10mg,置试管中,加水 2ml 溶解后,加氨制硝酸银试液 1ml,即发生气泡与黑色浑浊,并在试管壁上生成银镜。

3. 硫酸链霉素

(1)在试管中加入硫酸链霉素约 0.5mg,水 4ml 振摇溶解后,加氢氧化钠试液 2.5ml 与 0.1%8-羟基喹啉乙醇溶液 1ml,放冷,加次溴酸钠试液 3 滴,即显橙红色。

(2)在试管中加入硫酸链霉素约 20mg,水 5ml 振摇溶解,加 0.4%氢氧化钠试液 0.3ml,置于水浴上加热 5 分钟,加硫酸铁铵试液 0.5ml,即显紫红色。

目标检测

造成硫酸链霉素结构不稳定的原因是什么?

实训九　解热镇痛药类的定性鉴定

学习目标

掌握解热镇痛药类的鉴定方法。

一、检品

1. 乙酰水杨酸(阿司匹林)(Aspirin)

化学名:2 -(乙酰氧基)苯甲酸。

结构式:

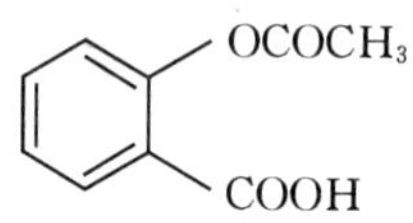

2. 扑热息痛(对乙酰氨基酚)(Paracetamol)

化学名:N -(4 -羟基苯基)乙酰胺。

结构式:

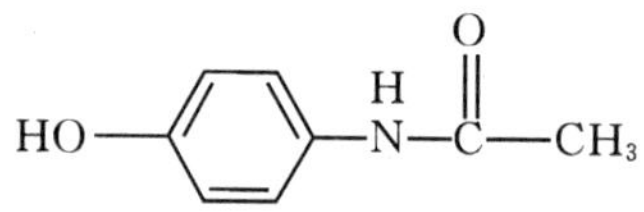

3. 安乃近(Metamizole Sodium)

化学名:[(1,5 -二甲基- 2 -苯基- 3 氧代- 1*H* -吡啶- 4 基)甲氨基]甲烷磺酸盐。

结构式:

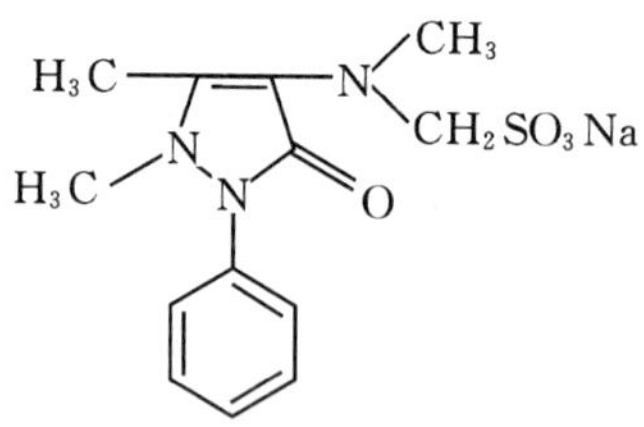

二、实验原理

1. 酚羟基与氯化铁的显色反应

反应式：

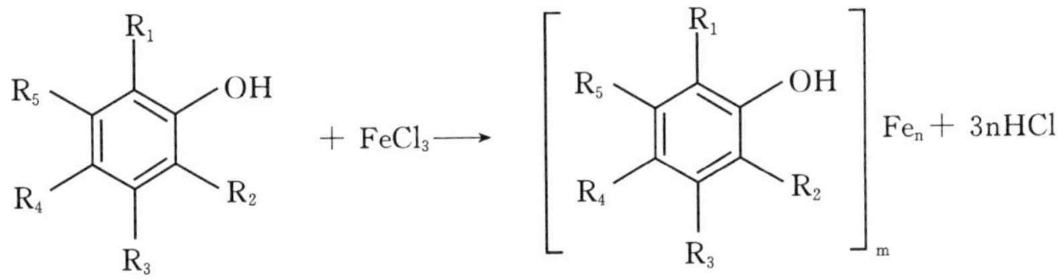

2. 重氮化-偶合反应

反应式：

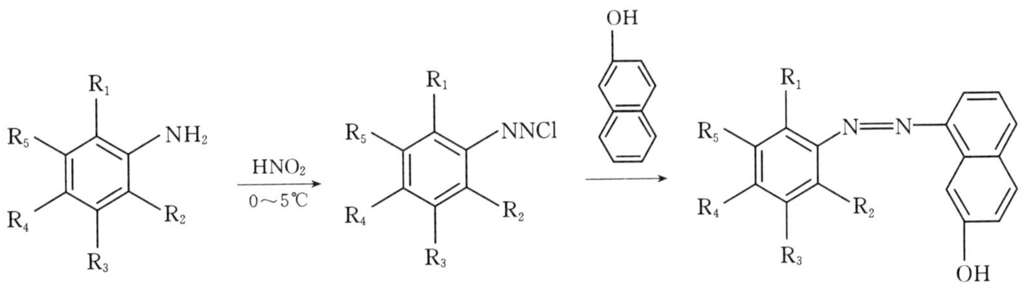

3. 酯和酰胺的水解反应

反应式：

$$R_1COOR_2 \xrightarrow{\text{酸或碱}} R_1COOH + R_2OH$$

$$R_2CONHR_2 \xrightarrow{\text{酸或碱}} R_1COOH + R_2NH_2$$

4. 安乃近的鉴定反应

(1)安乃近与次氯酸钠反应：

反应式：

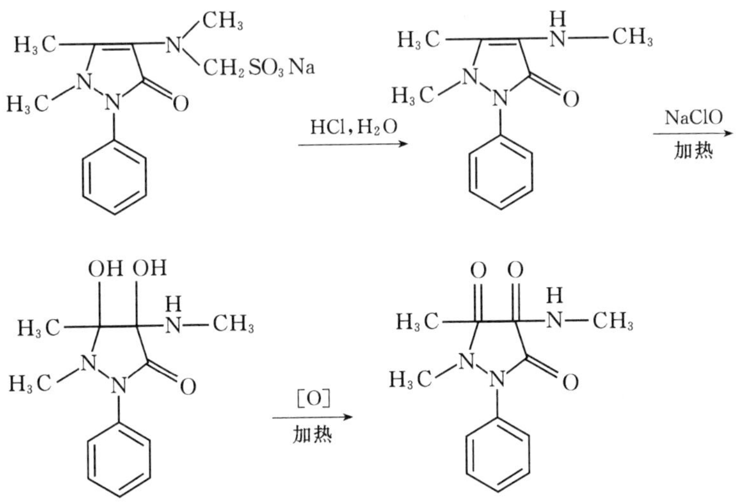

（蓝色）　　（黄色）

(2)安乃近与盐酸反应：

反应式：

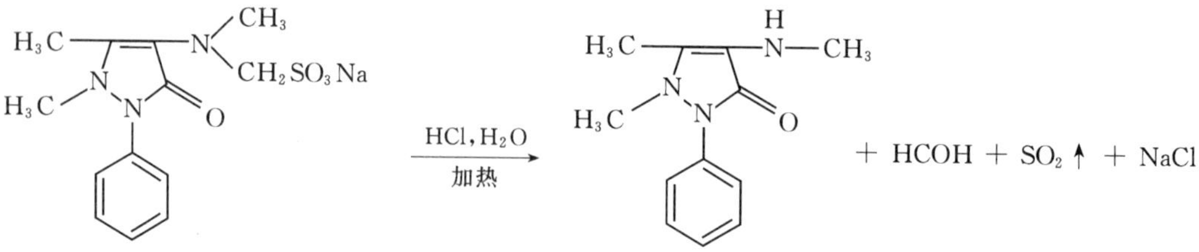

三、实验步骤

1. 乙酰水杨酸(阿司匹林)

(1)取本品约0.1g,加水10ml,煮沸,放冷,加三氯化铁试液1滴,即显紫堇色。

(2)取本品约0.5g,加碳酸钠试液10ml,煮沸2分钟,放冷,加过量的稀硫酸,即析出白色沉淀,并发生醋酸的臭气。

2. 扑热息痛(对乙酰氨基酚)

(1)本品的水溶液加三氯化铁试液,即显蓝紫色。

(2)取本品约0.1g,加稀盐酸5ml,置水浴中加热20分钟,放冷;取0.5ml,滴加亚硝酸钠试液5滴,摇匀,用水3ml稀释后,加碱性β-萘酚试液2ml,振摇,即显红色。

3. 安乃近

(1)取本品约20mg,加稀盐酸1ml溶解后,加次氯酸钠试液2滴,产生瞬即消失的蓝色,加热煮沸后变成黄色。

(2)取本品约0.2g,加稀盐酸8ml溶解后,加热即发生二氧化硫的臭气,然后发生甲醛的臭气。

目标检测

对阿司匹林和乙酰氨基酚进行鉴定时,是否能用氯化铁来鉴定?

实训十　维生素类药物的定性鉴定

学习目标

了解氧化还原反应在药物定性鉴定上的应用。

一、检品

1. 维生素 B_1（盐酸硫胺，Thiamine Hydrochloride）（Vitamin B_1）

化学名：氯化-4-甲基-3-[(2-甲基-4-氨基-5-嘧啶基)甲基]-5-(2-羟乙基)-噻唑鎓盐酸盐。

结构式：

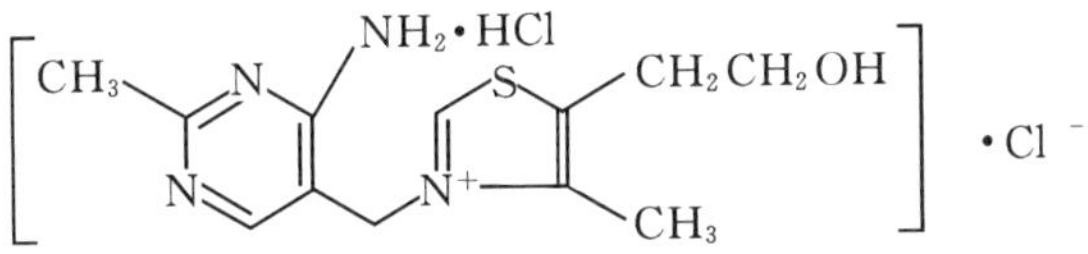

2. 维生素 B_2（核黄素，Riboflavine）（Vitamin B_2）

化学名：7,8-二甲基-10-[(2S,3S,4R)-2,3,4,5-四羟基戊基]-3,10-二氢苯并蝶啶-2,4-二酮。

结构式：

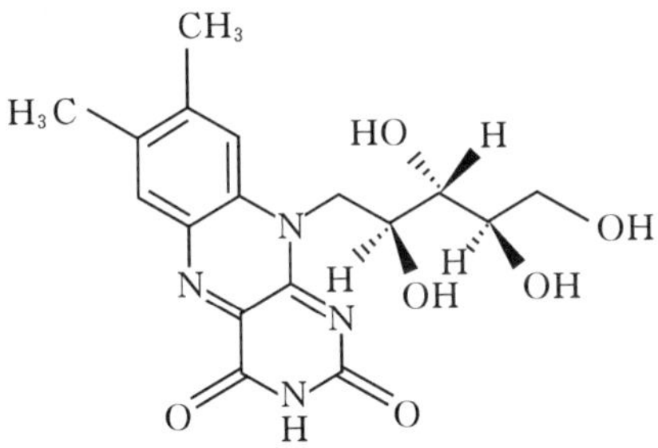

3. 维生素 B_6（盐酸吡多辛，Pyridoxine Hydrochloride）（Vitamin B_6）

化学名：5-羟基-6-甲基-3,4-吡啶二甲醇盐酸盐。

结构式：

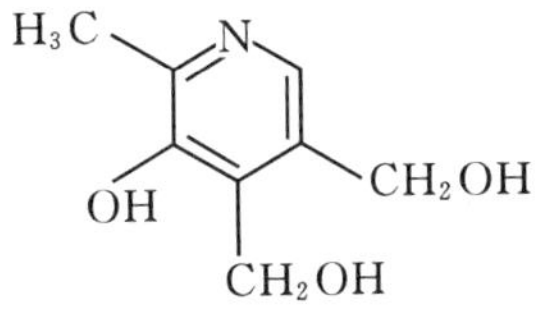

4. 维生素 C（抗坏血酸，Ascorbic Acid）（Vitamin C）

化学名：L-(+)-苏糖型-2,3,4,5,6-五羟基-2-己烯酸-4-内酯。

结构式：

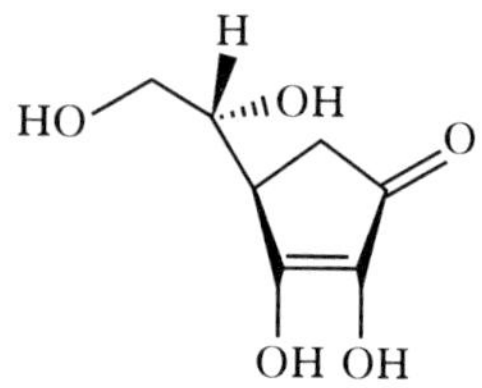

二、实验原理

1. 维生素 B_1 的氧化反应

反应式：

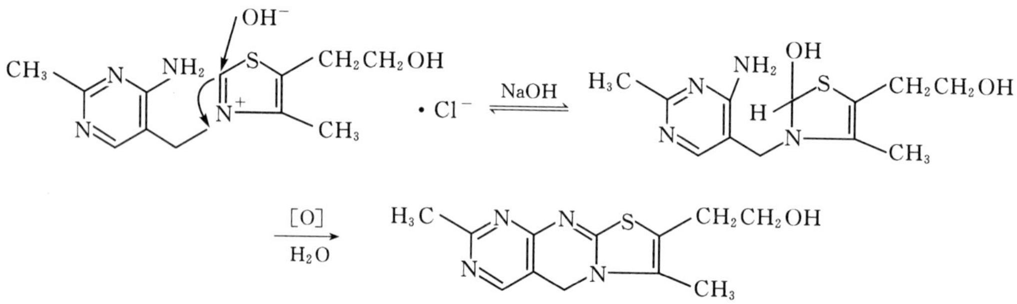

2. 维生素 B_2 的还原反应

反应式：

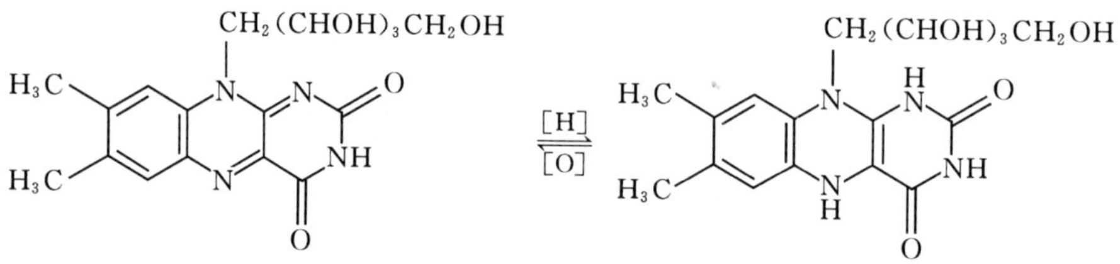

3. 维生素 B_6 的靛酚反应

反应式：

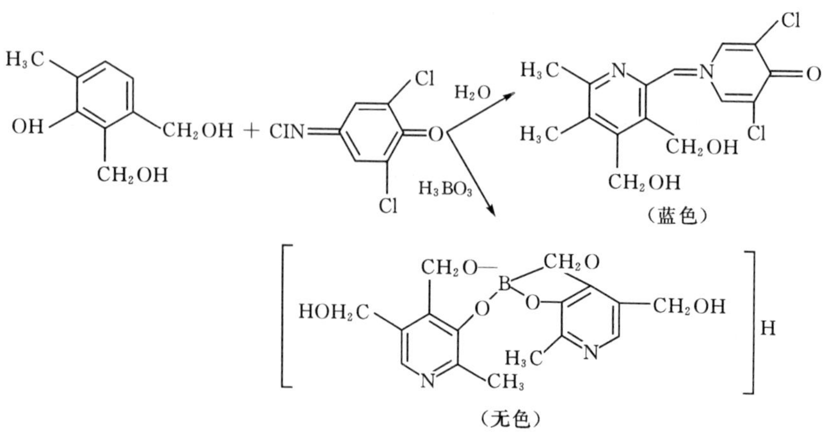

4. 维生素C的定性鉴定

(1)与硝酸银的氧化反应：

反应式：

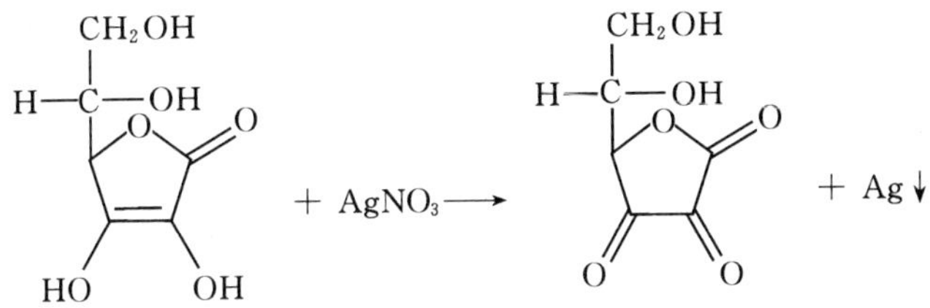

(2)与2,6-二氯靛酚钠的氧化反应：

反应式：

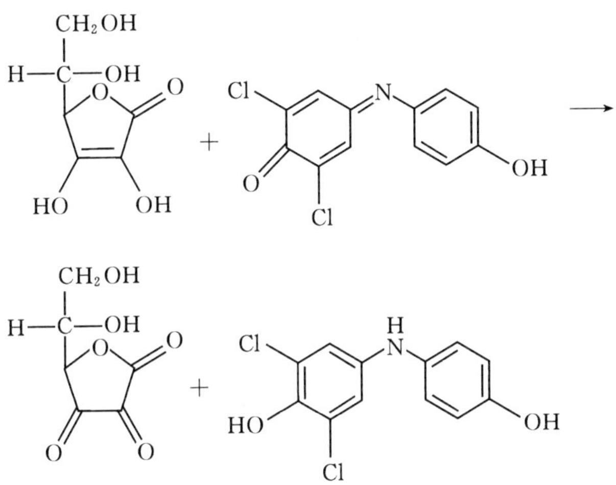

三、实验步骤

1. 维生素B_1定性鉴定

(1)试管中加本品约5mg，再加氢氧化钠试液2.5ml溶解后，加铁氰化钾试液0.5ml与正丁醇5ml，强力振摇2分钟，放置分层，上层的醇层显强烈的蓝色荧光；滴加稀硝酸，荧光立即消失；再滴加10%的氢氧化钠成碱性，又出现蓝色荧光。

(2)维生素B_1水溶液显氯化物的鉴定反应：加硝酸酸化，再加硝酸银试液，生成白色沉淀；加入氨试液，沉淀溶解，再加硝酸又生成白色沉淀(氯化银)。

2. 维生素B_2定性鉴定

取本品约1mg，加水100ml溶解后，溶液在透射光下显淡黄绿色并有强烈的黄绿色荧光。将此溶液分成三等份：第一份试管中加稀硝酸，荧光即消失；第二份试管中加10%的氢氧化钠溶液，荧光即消失；第三份试管中加连二亚硫酸钠结晶少许，摇匀后，黄色即消失，荧光亦消失，若将此悬浊液在空气中振摇，又复现荧光。

3. 维生素B_6定性鉴定

取本品约10mg，加水100ml，振摇溶解后，按照下述方法进行操作。

(1)取溶液1ml，加醋酸钠2ml，水1ml，摇匀，迅速加入氯亚氨基-2,6-二氯醌试液1ml，不显蓝色。

(2)取溶液 1ml,加醋酸钠 2ml,硼酸溶液 1ml,摇匀,迅速加入氯亚氨基-2,6-二氯醌试液 1ml,出现蓝色,放置,几分钟后转变为红色。

(3)维生素 B_6 水溶液显氯化物的鉴定反应:加硝酸酸化,再加硝酸银试液,可生成白色沉淀;加入氨试液,沉淀溶解,再加硝酸又生成白色沉淀(氯化银)。

4. 维生素 C 的定性鉴定

取本品约 0.2g,加水 100ml 溶解后,平均分成两份,按照下述方法进行操作。

(1)1 号试管加硝酸银试液 0.5ml,立即产生银的黑色沉淀。

(2)2 号试管加二氯靛酚钠试液 1~2 滴,试液的颜色立即消失。

目标检测

1. 叙述维生素 B_1 和维生素 B_2 氧化还原反应用作定性鉴定的机制。

2 维生素 B_6 水溶液中加醋酸钠的目的是什么?

(刘燕华　杨瑞虹)

参考文献

[1] 中华人民共和国国家药典委员会.中华人民共和国药典.北京:中国医药科技出版社,2015.

[2] 中华人民共和国国家药典委员会.中国药品通用名称.北京:化工出版社,1997.

[3] 许军,严琳.药物化学.北京:中国医药科技出版社,2014.

[4] 许军,严琳.药物化学实验.北京:中国医药科技出版社,2014.

[5] 许军,王润玲,李伟.药物化学.北京:清华大学出版社,2013.

[6] 许军,李伟.药物化学.武汉:华中科技大学出版社,2011.

[7] 严琳,胡国强.实用药物化学.北京:中国医药科技出版社,2009.

[8] 孙铁民.药物化学.北京:人民卫生出版社,2014.

[9] 彭司勋.药物化学.北京:中国医药科技出版社,1999.

[10] 李志裕.药物化学.南京:东南出版社,2006.

[11] 王润玲.药物化学.2 版.北京:中国医药科技出版社,2013.

[12] 尤启冬.药物化学.北京:人民卫生出版社,2016.

[13] 宫平.药物化学.北京:人民卫生出版社,2014.

[14] 葛淑兰.药物化学.北京:人民卫生出版社,2013.

[15] 方浩.药物化学.北京:人民卫生出版社,2013.

[16] 徐敬宜.药物化学.北京:化学工业出版社,2006.

[17] 王纬英.药物化学.北京:人民卫生出版社,2003.

[18] 仉文升.药物化学.北京:高等教育出版社,1999.

[19] 徐文方.药物化学.北京:高等教育出版社,2006.

[20] 李玉杰,邢晓玲.药物化学.2 版.北京:化学工业出版社,2009.

[21] 彭司勋.药物化学——回顾与发展.北京:人民卫生出版社,2002.

[22] 陈凯先.计算机辅助药物设计——原理、方法、应用.上海:上海科学技术出版社,2000.

[23] 郭宗儒.药物化学总论.2 版.北京:中国医药科技出版社,2003.

[24] 张礼和.以核酸为作用靶的药物研究.北京:科学出版社,1997.

[25] 曾苏.手性药理学与手性药物分析.杭州:浙江大学出版社,2002.

[26] 张亮仁.核酸药物化学.北京:北京医科大学,中国协和医科大学联合出版社,1997.

[27] 彭师奇,徐萍.药物化学原理.北京:北京大学医学出版社,2006.

[28] 陈新谦.新编药物学.北京:人民卫生出版社,2011.

[29] 嵇汝远.抗高血压药物.济南:山东科学技术出版社,1995.

[30] 姚其正.核苷化学合成.北京:化学工业出版社,2005.

[31] 金学平,武莹浣.药物化学实验与实训.北京:化学工业出版社,2010.

[32] 王小燕.常用药物的化学结构与系统命名.上海:第二军医大学出版社,2002.